高等院校医学实验教学系列教材

临床技能学

第2版

主　编　徐　军　高　航　万义增

副主编　黄　超

编　者　（按姓氏笔画排序）

马艳梅　王　冰　王万旗　王学哲
乐　原　刘　忠　严宁生　张　莹
张荣明　张祥林　李东宁　陈　冬
庞东渤　徐　军　高　航　黄　超
黄　鑫　郭莲怡　陶贵周

科学出版社

北　京

内 容 简 介

本书根据国家卫生和计划生育委员会指定的《高等医学院校五年制医学专业学生基本技能训练项目》和国家教育部《关于全国普通高等学校临床医学专业（五年制）主要课程基本要求》（试行）的有关规定编写，以新编国家执业医师资格考试大纲、中国医学生临床技能操作指南为参考，结合国家卫生和计划生育委员会新版规划教材，内容涵盖内科学、外科学、妇产科、儿科、耳鼻喉、眼科、护理学、皮肤科、急救、输血、检验、麻醉、影像等学科的临床操作技术。针对医学生需要掌握的 70 项基本临床技能，详细介绍各科的临床基本技能和操作方法，重点培养医学生的诊疗综合素质。本书纸质内容与数字化资源一体化设计紧密结合，推进了临床教学实践教学改革，促进了医学生和住院医师临床基础理论、基本知识和基本技能的培养。本书由多年指导医学生进行临床技能训练的经验丰富的指导教师编写，每项技能讲解包括适应证、禁忌证、操作前准备、操作步骤、注意事项等内容，并附有测试题，以指导学生规范训练，提高其临床技能水平。

本书可供临床医学相关专业在校学生、高等医学院校教师、青年医生、需要参加执业医师资格考试的医学相关专业学生及临床医师和护士等使用。

图书在版编目（CIP）数据

临床技能学 / 徐军，高航，万义增主编. —2 版. —北京：科学出版社，2018.1

ISBN 978-7-03-053699-0

Ⅰ. ①临… Ⅱ. ① 徐… ②高… ③万… Ⅲ. ①临床医学–高等学校–教材 Ⅳ. ①R4

中国版本图书馆 CIP 数据核字（2017）第 146466 号

责任编辑：朱 华 / 责任校对：郭瑞芝
责任印制：李 彤 / 封面设计：陈 敬

科学出版社出版
北京东黄城根北街 16 号
邮政编码：100717
http://www.sciencep.com
北京凌奇印刷有限责任公司 印刷
科学出版社发行 各地新华书店经销
*
2011 年 9 月第 一 版 开本：787×1092 1/16
2018 年 1 月第 二 版 印张：35
2023 年 8 月第七次印刷 字数：836 000

定价：118.00 元

（如有印装质量问题，我社负责调换）

高等院校医学实验教学系列教材（第2版）

总 编 委 会

总　　序

医学专业教育不仅要让学生系统掌握医学理论知识，更需要关注学生实践技能、科学思维和创新能力的培养。实验教学与理论教学相辅相成，在全面提高医学教育质量方面有着理论教学不可替代的作用，是高等教育体系中的一个重要环节，是医学教育教学的重要组成部分。实验教材是体现实验教学内容和教学方法的知识载体，是指导学生动手操作、培养学生实践能力的重要工具，是做好实验教学、提高实验教学质量的重要保证，是培养创新型人才的重要手段。为顺应当代医学发展形势、满足医学教育和医学生培养需求，建立以能力培养为主线，分层次、多模块、相互衔接的实验教学体系，培养适应 21 世纪医药卫生事业发展的高素质医学人才，从实际应用性出发，构建具有自身特点的实验教学内容和建材体系。

系列实验教材第 1 版于 2011 年由科学出版社出版发行，为推动实验教学改革，整合实验教学资源，完善实验教学体系，提高实验教学水平，于 2016 年 10 月对第 1 版系列教材进行全面修订。第 2 版教材由长期工作在教学、科研、医疗第一线的具有丰富理论与实践教学经验的教师编写而成，延续上一版教材的结构框架，将实验内容分为基本实验操作及常用仪器使用、经典验证性实验、综合性实验、研究创新型实验，并依据学科特点适当调整结构比例，增加综合性、创新性实验项目，减少验证性实验。进一步整合、更新了实验项目，删减陈旧内容，纠正在使用过程中发现的问题，使实验项目设置更加科学，实验技术操作更加规范，更有利于培养和提高学生实践能力、观察能力、分析和解决问题能力。

第 2 版实验系列教材共八本，包括《医用化学实验》《医用物理学实验》《医学大体形态学实验》《医学显微形态学实验》《医学机能实验学》《生物化学与分子生物学实验》《医学免疫学与病原生物学实验》《临床技能学》。其中《临床技能学》融合视频、音频等富媒体技术，使纸质教材与数字教材有机地结合，顺应教材多样化、个性化的发展需要。

本系列教材读者对象以本科、专科临床医学专业为主，兼顾预防、口腔、影像、麻醉、检验、护理、药学等专业需求，涵盖医学生基础医学全部实验教学内容。

在修订过程中，虽经全体编委努力工作及反复修改，但由于水平和时间限制，教材中难免有疏漏或缺陷，恳请读者和同行专家提出宝贵意见。

高等院校医学实验教学系列教材
总编委会
2017 年 7 月

前 言

近几年，全国高等医学院校大学生技能竞赛的开展和住院医师规范化培训制度的推出，极大地推动了临床实践教学改革。当前，如何顺应国家教学和医药体制改革的要求，培养具有扎实的临床基本操作技能和缜密的临床思维能力的医学生是我们面临的重要任务。掌握临床基本技能是医学生成为医师的关键，临床基本技能也是医师最重要的基本功。锦州医科大学附属第一医院作者团队编写的《临床技能学》就是在这样的大背景下诞生的。

根据国家卫生和计划生育委员会制定的《高等医学院校五年制医学专业学生基本技能训练项目》和国家教育部《关于全国普通高等学校临床医学专业（五年制）主要课程基本要求》（试行）的有关规定，为了满足对医学专业学生临床基本技能训练和考核工作的要求，参照全国执业医师技能考试的相关要求和全国高等医学院校大学生临床技能竞赛的标准，在科学出版社的大力支持下，"高等医学院校系列教材"编委会组织相关学科专业具有丰富的教学经验的专家教授，遵循学生的认识规律，站在应用型人才培养的战略高度，以《中国医学教育标准》为参照体系，以培养学生综合素质、创新精神和实践创新能力为目标，依托临床实验教学中心，在借鉴相关医学院校实验教学改革经验的基础上，编写了《临床技能学》。

《临床技能学》从临床实践出发，以科学严谨的态度和标准规范为基准，纸质内容与数字化资源一体化设计紧密结合。纸质内容中操作规程包括操作前准备、操作步骤、操作后的处理及注意事项等；教学视频对各操作中需要重点掌握的内容或特别需要关注的部分进行演示，聚焦重点和难点。全面、系统地阐述临床技能操作的流程和基本要求，使医学生在学习临床医学各科基本理论的同时，能更好地学习临床基本技能，更好地达到教与学的互动，提高动手及分析、解决问题的能力。

本书仍然保持第1版的编写风格，同时结合国内外医学进展，根据我国医学生临床教学要求，适当修改并增减了一些章节，内容科学严谨、重点内容突出、条理清晰、简明扼要、实用性强，便于学生及时查阅。

由于学科多、内容广，限于作者的精力和水平有限，加之学科发展快、研究资料不断更新，在编写过程中难免有疏漏之处，衷心希望读者和同仁不吝赐教和批评指正，以便更正并不断提高。最后，在此书出版之际，我们对为《临床技能学》第2版付出辛勤劳动并做出巨大贡献的全体编委致以衷心的感谢！

编　者

2017年7月

目　录

第一章 医患沟通

第一节 现代医患关系特征

(一) 医患关系的含义

现代医患关系，不仅是医生和患者个体之间的关系，还包括了护士、医技人员及医院行政、后勤人员所构成的医务工作人员群体，与患者及其亲属、朋友、单位组织等所构成的以患者为中心的群体相互之间的关系。随着医学的发展，医患关系也在逐渐发生着变化，其主要原因是医学模式的转变，从单一的生物医学模式发展到生物-心理-社会医学的模式，实质是人的地位的变化，即医疗行为必须以“人”为中心，而非以“疾病”为中心。医学模式的转变、大众生活水平的提高及自我利益保护意识的增强，也使现代医患关系出现新的特点：现代医学要求医务人员在诊疗患者时，既要重视患者的心理和社会方面的致病因素，又要重视患者的社会文化心理状态及要求，尤其要重视患者的权利。随着患者对医疗参与程度的提高，其对医疗服务的要求从单一的医技质量上升至对整体医疗服务品质的要求上（包括医疗质量、医疗环境、服务流程、服务态度、医疗费用等）。

医患双方在医务活动中都能充分认识自己的权利和义务并尊重对方的权利，履行自己的义务，医患沟通就有了坚实的基础。医务人员的职责和义务就是“救死扶伤、治病救人”。患者的权利应包括医疗享有权和疾病认知权、保守秘密权、知情同意权，同时患者也有配合治疗、尊敬医务人员、支持医学发展、维护医疗秩序、按时交纳医疗费用的义务。

(二) 医患关系的内容

医患关系可以概括表现为以下五个方面。

1. 伦理道德关系　医学伦理关系即医学道德关系，是指医生、护士及其他医务人员在为患者诊疗、护理过程中，实现救死扶伤、防病治病，实行人道主义，全心全意为人民身心健康服务的关系，患者在实现自己的医疗权利、保持健康和生存繁衍的求医行为中，与医疗部门、医务人员发生的关系。伦理道德关系是最基本的医患关系，也是其他医患关系的前提。

2. 经济关系　维持医院正常运行，保证医务人员的正常工作报酬，看病支付医疗费用，是由我国医疗保险体制决定的。

3. 法律关系　医患双方人身安全均受一系列规章制度、法律、法规保护和监督，医患双方要共同守法，在法律面前，人人平等。

4. 服务与被服务的关系　医患双方要明确各自的角色关系，明确自己的义务。

5. 科学技术关系　医学是一种以高科技为手段的技术工作，关系人的生命安危和千万个家庭的悲欢离合，同样也受到当时当地技术条件的制约。

(三) 医患关系新特点

当前医患交往中新的特点：医学科学的发展，使很多先进的医疗技术进入医院，医生与患者这对认识与被认识的主客体关系从中介入了很多检查、治疗设备，医患关系出现了个别的淡化、物化，而医院分科、疾病分类越来越细，又使很多医务人员只见病不见人，医患关系出现了分离、分解。

在生物-社会-心理医学模式中，医患之间更需要的是平等、真诚的交流，随着市场经济的发展，某些不良社会习俗侵入医患关系中，进而出现了个别的红包现象，收礼受请、搭车开药、弄虚作假等现象。极个别的医务人员对患者态度冷漠，缺乏同情心，甚至把自己利益置于患者权利之上；而有的患者不尊重医务人员的劳动，把医务人员当成自己用钱雇请的医疗工具，或者贿赂医务人员做假弄假，或者不配合诊断、治疗，或者拖欠医疗费用等。因此，认识当前医患关系的新特点更有利于缔结正常、优良且有利于诊断、治疗的医患关系。

第二节　医患沟通的重要性

（一）加强医患沟通是适应生物心理社会医学模式的需要

现代医学把患者看成生了病的人，认为患者不仅是一个生物学的人，更重要的是一个有情感、有思想的社会人。医患关系的形式从主动被动型转变为指导参与型。这种新型医患关系把医者和患者置于平等地位，要求医者在提供医疗服务的同时必须尊重患者，平等相待，医院从以疾病为中心转向以患者为中心。医务人员在给患者诊断疾病时，不仅要考虑生物、遗传、创伤等致病因素，还要考虑心理、社会等综合因素；不仅给予药物治疗，而且要给予心理等综合治疗，并同时对疾病的预防和健康的维持提出建议，做到“以患者为中心”。在生物-社会-心理-医学模式下，患者与医务人员的关系不是简单、短暂的，而是较为深刻、持续的。加强医患沟通，提倡尊重、理解、配合，是现代医学模式的要求，没有沟通、不会沟通、沟通不恰当都在不同程度上加剧了医患之间紧张对立的情绪。因此，强化医务人员的沟通意识，培养医务人员的沟通技巧，并落实到实际行动上，做到事前防范，利用医患沟通技巧将医患矛盾解决在萌芽状态，是减少医患纠纷的关键。

（二）加强医患沟通是提高医疗质量的需要

患者的理解和配合是提高医疗质量，保证医疗安全的重要条件，这就需要医务人员与患者就疾病的诊断、检查、医疗方案、可能的并发症及风险、预后及费用等问题进行沟通交流，争取他们的理解和配合。良好的医患沟通，不仅能帮助患者树立战胜疾病的信心，改善患者对疾病的消极心理，增强患者同疾病作斗争的主观能动性，促使患者积极地参与、配合治疗，争取早日康复，还能帮助医务人员更好地采集病史并将诊治方案准确地转达给患者，得到患者的配合，达到预期目的，从而获得疾病诊治的第一手资料，增强医务人员对治疗疾病的信心，避免医务人员采取防卫性医疗措施，有利于疾病的救治和医学的发展。因此，加强医患沟通，对提高医疗质量极为重要。

（三）加强医患沟通是防范和杜绝医疗纠纷的需要

随着法律知识的日益普及，人们的法律观念也日益增强。患者日益重视自己的权利，对医务人员的要求也越来越高。其中患者对疾病认知权和知情同意权尤其看重，而要履行好患者的疾病认知权和知情同意权，离不开医患之间的沟通和交流。目前，多数医疗纠纷并不是因医疗技术而引发的，而是由于医患交流障碍导致患者或其家属对医院、医务人员不满意所引起的。多数患者对医院、对医务人员的满意程度，并不在于判断医师诊断和治疗的优劣、手术操作的熟练程度，而在于其是否有耐心。这些主要是通过医务人员专业以外的言行表现出来的。有时病虽然没有治好，但是患者仍然表示满意。而有的情况是病虽然治好了，但患者对医院、对医务人员仍有怨言，甚至成为医疗纠纷。医患沟通可以为医患之间构筑一座双向交流的通道，通过医患沟通可以使医患之间得到最大程度的理解和相互信任，从而减少医疗纠纷的发生。因此，加强医患沟通是防范医疗纠纷的重要手段。

（四）加强医患沟通是医院生存和发展的需要

随着医疗卫生制度改革的不断深化，医疗供求关系发生了显著的变化，医疗市场的竞争日趋激烈，各种因素影响着医院的生存和发展。医院要生存和发展，首先必须有患者和医疗市场。患者、患者购买力和消费意识是医疗市场的三大要素。不久的将来，合资医院、外资医院将会增多，这些医院在医疗技术、设备等方面较国内大医院并不一定占有优势，但是在服务管理方面将对许多医院形成强有力的竞争，其结果将会切走一块医疗市场的蛋糕，这将对仍因循守旧，不改变服务模式的医院造成极大的冲击和挑战。因此，加强医患沟通，树立医院现代服务理念，提供现代医疗服务，使患者享受真正的全程优质服务，已成为赢得患者信赖的重要条件，关系到医院的生存和发展。

第三节　影响医患沟通的心理特征

近年来，医患关系较为紧张、矛盾较为突出。医患冲突高发的原因是多方面的，与医疗管理体制机制、社会保障制度、群体价值观等密切相关，而从微观角度来反思，则与服务模式落后、人文关怀缺失、患者有心理问题、医患沟通不畅有很大关系，而在这方面医务人员往往没有意识到。因此，感知医患双方的心理特征，引导医患双方走向良好的发展轨道，是当前迫切需要解决的问题。

（一）医师心理特征

1. 高控制性　医师受过系统的医学教育和治疗训练，医患双方信息不对称，沟通未建立在平等的前提下，医疗决策权方面具有主导优势，这是医学科学的客观规律或更广泛的医学文化标准所赋予的优势。但是医师高控制性的工作风格会降低医患交流质量，因为医师处于帮助和拯救者的强势地位，造成其语言和行为上的不礼貌，进而导致患者不愿多提供信息，而这部分信息恰恰可能有助于诊断。医师一旦给出诊断，就趋向于不再考虑其他可能性。医学具有不确定性，对不确定性的难以容忍是“高控制个性”的主要特征，高控制医师的行为表现是与患者交流不良，趋向于独白而不是对话。

2. 价值观偏差　受技术主体化和市场经济影响，医学的目标发生了颠覆性的改变。技术本来是一种医疗手段，如今却成为医学发展的目的；曾经以救死扶伤为宗旨的医院，如今却希望患者越多越好。医务人员价值取向发生偏差，不适当地追逐经济利益。当今过度医疗行为是一种典型的集体无意识而有组织的不负责任，在诊疗过程中过分技术干预的普遍化和常态化，必然带动医疗费用上涨。加之技术主体化使医患关系全面物化：医生离开病房而与技术打交道，临床诊疗中不重视医患沟通，不与患者交流沟通，不愿向患者多解释，不愿多倾听，缺乏人文关怀与情感交流，为医患矛盾埋下隐患。

3. 共情水平逐渐下滑　共情是一种助人能力，是医务人员人本理念的具体表现形式。医生给患者及患者家属解释自己的诊断与治疗，能否得到他们的理解？患者满意还好，一旦出现患者“不满意”的结果，如何承受良心的谴责甚至法律责任？当医师在临床情境中一段时间以后，面对医患关系的紧张局面，医生群体的压力会加剧，工作倦怠情绪也会不断加重，对患者、疾病等消极状态的共情唤起（如担忧、无力感），会产生共情疲劳，会逐渐遗忘最初的梦想与坚守，会变得愤世嫉俗或唯我独尊。缺乏对患者的同情心，仅把对方当作一个病例，这也预示着医师对患者的积极情感在逐渐消失。

（二）患者就医心理分析

1. 不依从性 我们把患者不接受和不采纳医师的建议或治疗方案的现象，称之为不依从性。随着年龄的增长，人们患上的疾病会越来越多，但他们遵从医嘱的能力却越来越弱。患者不配合、不重视、缺乏动机或健忘，导致许多有益的治疗都无法在患者中真正得到实施。在医生推荐患者进行生活方式改变（如戒烟限酒、合理锻炼）时，患者一般很难坚持下去。这与个人控制力、价值观、年龄、能觉察到的躯体症状有关。一般来说，年长、比较贫穷、未受过良好教育、低社会支持、高应激性事件的群体不依从性高。良好的医患沟通可以促进患者的依从性，让患者觉得医师是温暖的、关心自己的，患者会更乐于合作。

2. 疑病 临床上，经常遇到这样一类患者，由于对医学科学的认知不够，对医学知识一知半解，他们主要是诉述各种不适感，夸大症状。医学能否解释主诉的症状，缺乏相应的器质性证据，缺乏肯定的病理生理基础，不再是关注的重点。患者主要是一套推断和解释，感到痛感，坚信自己有病，请求治疗，不治疗就换一家医院，反复就医，存在逛医行为。患者躯体症状常与心理社会因素有关，我们很难发现症状的根源。例如，患者刚刚失去亲人或与亲人分离，症状很有可能是由焦虑抑郁产生。再如，临床上的紧张性头痛，或者孩子因为厌学一到上学的时间就肚子疼。躯体化表现可能只是为了缓解内心冲突或患者对外界环境的诉求。

3. 患者消费主义 随着物质文化生活水平的不断提高，社会人群受教育程度日益增长，患者及其家属不可避免地对医疗护理服务提出更多、更高的要求。通讯资讯科技及传媒的飞速发展，使民众从多渠道获取大量医学护理知识信息，加之各种法律知识的宣传普及，广大群众从“义务本位”向“权利本位”转化，患者越来越希望能参与到临床诊疗的决策中。患者参与到诊疗计划中来，与医生共享决策，是被医学人文学者提倡的。但是，患者必须承担起自己的角色，恰当遵从医生诊疗方案，为自己的健康和抉择负责，形成积极的医疗消费意识。正如我们看到的那样，生活方式是导致疾病的一个主要原因，如果患者单纯认为自己的行为不必受约束，自己花钱了，消费了，医疗就应对自己的健康负全责，对医生期望值过高，一旦产生不满，就有可能发生偏激行为甚至恶性事件。

第四节　临床医师实现沟通的基础及环节

（一）医学生实现有效沟通的基础

医学生应掌握沟通基本技巧（如同情、尊重、关怀和支持）、信息获得技巧、体格检查和有创治疗的准备、健康教育技巧等，还应掌握如何处理不利治疗、如何通告坏消息、开展团队合作、促进持续治疗等。

1. 在临床实习中习得沟通知识，强化沟通意识 医学生进入医院后，首先会接受系统的岗前教育。熟悉医院的情况；熟知医疗基本制度、规范；了解医疗安全形势。学习医疗法律法规；学习医院精神文明建设和职业道德规范要求等。沟通不仅重视技术层面，更要重视非技术层面（如社会、心理、法律、环境等影响）。医学生要充分认识到与患者沟通关系到诊断的正确性、治疗的有效性；关系到医疗服务质量；关系到患者的满意度。沟通技能也充分体现了医生的诊疗水平，与药物、手术等其他治疗措施同等重要。要处理好医患关系，就要在各种不同情况下采取不同的沟通方法，最基本的还是要掌握临床工作的基本理论、基础知识、基本技能，及时了解患者病情变化，及时向带教老师汇报，并在老师指导下做出相应处理，及时向患者及家属告知病情变化、采取的医疗方案、预后、费用等，取得患者及家属的理解、支持。因此，沟通技能的学习与医疗技术的学习同样重要，不可偏废，只有习得沟通技能，才能成为一名合格的医生。

2. 在沟通中强化法律意识 随着卫生法规体系的不断完善，医患关系不仅涉及伦理、道德、制度等，而且已变成一种契约、合同及法律关系。患者及家属的权力越来越多，他们有选择医生权、知情同意权、参与医疗抉择权。患者的法律意识、维权意识、自我保护意识明显增强，医生采取什么样的诊疗措施，必须告知患者及家属，取得患者及家属的同意方可实施。医学生要牢固树立依法行医的意识，自觉遵纪守法，学习沟通知识，训练沟通技能，掌握沟通技巧，一切以患者为中心，使自己的行为符合法律法规。

3. 职业礼仪是沟通技能的基础 作为一个与人打交道的行业，医疗服务具有一定的行为准则和礼仪规范。注重职业礼仪，树立良好的职业形象是培养沟通技能的基础。职业礼仪包括语言、姿态、动作、表情等。在与患者及家属的交往中服饰要整洁大方，语言要文明礼貌，多使用安慰性语言和鼓励性语言，培养沟通的良好氛围。

4. 增强沟通信心，提高沟通技巧 实习医生刚进入临床时，因为环境不熟悉，流程不清楚，面对患者时往往缩手缩脚，普遍信心不足，怕说错话、做错事，有些同学干脆避免跟患者接触，临床医学变成离床医学。医学实际上是一门“以人为本”的科学。医患沟通实际上就是人与人心灵的对话、思想的交流。医患沟通的前提是关爱生命。只要有关爱患者的真心和敬业精神，就会得到患者的支持，学生要对自己的沟通技巧和能力充满信心，相信通过沟通能很好地解决遇到的临床问题。

综上所述，在发展社会主义市场经济和医疗市场激烈竞争的新形势下，良好的沟通能力是医学生成为真正意义的医生的必备条件，医患之间建立成功的双向交流沟通，促进和谐、互动式的医患关系的良性发展。我们要树立“以患者为中心、以人为本”的宗旨意识，进一步强化医患之间的交流、沟通，充分尊重和落实患者的知情权，只有这样才能够构建和谐的医患关系。

5. 提高医务人员的沟通能力 随着人民生活水平的提高和就医观念的变化，患者希望有知情权，了解更多的诊疗、费用、服务信息。但客观存在的医患间信息的不对称、沟通不充分，使得医患关系日趋紧张，医患矛盾日益突出，个别情况下，甚至到了威胁医务人员生命安全的地步。医患间这种不信任、不和谐的局面，对医务人员提出了更高的要求，必须加强与患者、社会和媒体的沟通，取得各方的理解和信任，而这正是目前医务人员所欠缺的。长期以来，我国的医学教育主要是借鉴苏联的医学教育模式，这种模式注重医学生职业技能的培养，对人文素质和社会交往能力的培养重视不够，致使临床医务工作者人文精神与人文知识不足。这种先天不足使他们对于医患沟通的知识贫乏，临床实践中与患者沟通的技巧与能力缺失，这也是医患纠纷增多的原因之一。因此，有必要对医务人员进行沟通课程的培训，提高医务人员的沟通能力，掌握沟通技巧，从而建立融洽的医患关系。

6. 提高医务人员综合素质 21 世纪是信息时代，是知识爆炸的时代。现代医生不仅要有精湛的医术、良好的医德，熟悉法律，尊重患者权利，做到安全医疗，还要有良好的沟通能力，学会与患者交朋友，针对不同患者，简短聊一些与医疗无关的话题，可以拉近与患者的距离，起到事半功倍的效果。每个医务人员在工作中要不断学习，增添新知识，不仅要有专业知识，还要掌握心理学、社会学、伦理学、人际交往、教育学等综合知识，提高自身综合素质，使自己在医患沟通中充满自信、有说服力、取得患者信任，以便解决患者提出的健康问题和消除影响康复的因素。医务人员要给人以信任和亲切感的外在形象，有真诚的态度、敏锐的观察力和反应能力。注重医德医风建设，使医院上下形成注重社会效益，处处维护患者合法利益，努力为患者服务的工作作风，使医院成为人民群众的“健康保护神”。

（二）医患沟通的环节

沟通贯穿于医疗活动的全过程，一般采取查房沟通、预防沟通、书面沟通、分级沟通、集中沟通、间接沟通（亲友沟通、保护性沟通）、直接沟通等有效方式加强医患沟通。

1. 门诊沟通 门诊医师接诊患者时向其本人或家属做必要的告知，内容包括初步诊断、拟做检查的意义、服药及随诊等。必要时，还要将沟通的关键内容记录在门诊病历上。

2. 入院后沟通 医生第一次接诊患者时，主动告诉患者或其家属：①医院实行三级医生管理制，具体负责医生的情况；②患者目前的身体情况；③初步诊断；④进行检查的项目和意义；⑤了解患者的全部病情、家庭情况、心理状态、社会关系及委托人的基本情况；⑥了解患者本次住院的疑问及对疾病的预期目的，消除患者或家属紧张无助的感觉，帮助患者尽快适应角色转换。

3. 查房沟通 主管医师查房时，及时将病情、初步诊断、治疗方案、进一步检查方案、治疗期间注意事项等与患者和（或）家属进行沟通交流，使患者和（或）家属了解病情，治疗方案征得患者或其家属同意。

4. 查房后沟通 由主治或主任医师与家属及委托人进行沟通，沟通的内容为：①疾病的诊断；②患者现有的合并疾病；③诊疗计划；④疾病的转归。

5. 预防沟通 如发现可能出现问题或纠纷的患者，主要采取预防为主的方法，将其作为重点沟通对象，有针对性地进行沟通。在交班时，作为重要内容进行交班，使下一班医务人员做到心中有数，有的放矢地与其沟通，消除患方的疑惑，减少医疗纠纷的发生。

6. 分级沟通 当下级医生对某种疾病的解释不肯定时，先请示上级医师或与上级医师共同与患者沟通。上级医师与患者沟通，往往能达到事半功倍的效果。责任医师与患者或家属沟通有困难或患者家属情绪激动时，应变换沟通者，即换成其他医务人员或上级医师、科主任与其进行沟通。

7. 集中沟通 诊断不明或疾病病情恶化时，在沟通前，医师之间、医护之间、护士之间先进行集体讨论，统一认识后由上一级医师对家属进行解释。特殊重大事件（特殊患者、突发成批伤员、意外事件等）及时向有关部门汇报，必要时经医生、护士、专家、院领导集体讨论后再进行沟通，避免由于意见不统一导致患者和家属的不信任和疑虑。在紧急情况下，由在场最高职称的医师进行沟通。

8. 手术沟通 如需进行手术的，进入手术沟通程序。①术前谈话：尽量要求患方全部直系亲属或重要社会关系人员参与，由同一医师进行谈话，确保全部家属获得同一信息。

可以向患方推荐最合适的手术方案。②手术中沟通：术中若出现手术方案以外的情况，需变更手术方式、增加其他手术操作内容时，要向科主任报告，统一意见后，由术者向患者直系亲属或授权委托人通报，征得其同意并进行记录、签字后方可实施。③手术后沟通：术后及时与家属沟通，如实告知手术中情况、手术结果、术后的观察、治疗方案、术后家属应配合做的工作及注意事项。离体标本必须向家属出示并讲解。

9. 特殊沟通 如遇以下10种情况需要进行特殊沟通。

①在患者病情发生变化时。②危、急、重症患者疾病演变过程中。③有创检查及有风险处置前后。④重要治疗方案有重大变更时。⑤贵重药品、卫生耗材使用前。⑥输血前。⑦麻醉前（应由麻醉师完成）。⑧发生欠费且影响患者治疗时。⑨医保患者采用医保以外的诊疗、药品、卫生材料及特殊检查前。⑩特殊患者（如特诊者、特殊传染病、心理障碍者），需要医务人员、患者或家属及时进行特殊沟通。

10. 出院时沟通 主管医生及护士与患者及委托人进行沟通，包括出院后生活、饮食、活动、服药方式及时间、随诊等注意事项必要时随访。

11. 出院后沟通 主管医生和护士与患者或家属建立及时有效的联系，对病情变化及治疗效果进行随访，并对治疗及生活方式进行科学的指导。

第五节 医患沟通的形式、原则和技巧

（一）医患沟通的形式

1. 直接沟通 即面对面沟通。在患者病情、心理承受能力允许的情况下，直接与其沟通。

2. 间接沟通 考虑到保护患者隐私及保护性医疗措施，可以通过保护性沟通或与亲属或委托人沟通，以达到沟通的目的。

3. 书信沟通 对需要进行某些特殊检查、治疗、重大手术的患者，不配合或不理解医疗行为的患者或家属，或一些特殊（如丧失语言能力）的患者，采用书信形式进行沟通。

（二）医患沟通的原则

医务人员必须学会交流技巧，提高沟通水平，才能取得患者的理解、配合，达到有效的沟通效果。与患者或家属沟通时尊重对方，耐心倾听对方的倾诉，同情患者的病情，以诚恳的姿态并坚持诚信的原则，应做到以下几点："一个要求、两个保障、三个掌握、四个留意、五个避免"。

一个目的：以患者为中心、为患者谋利益。

两个保障：尊重与保密。在医德内容上的一个重要原则是尊重患者并为其保密。尊重患者即强调医务人员尊重患者及其家属的独立而平等的人格与尊严，以及尊重患者的自主权。严格保密，这是每个患者的权益，也是医患沟通的保障。只有尊重患者、恪守为患者保密的职业道德，才能更好地得到患者信任，医患沟通才能达到预期目的。

三个掌握：掌握患者的病情、检查结果和治疗情况；掌握患者医疗费用情况；掌握患者及家属的社会心理状况。

四个留意：留意沟通对象的情绪状态；留意对方受教育程度及对沟通的感受；留意沟通对象对疾病的认知程度和对交流的期望值；留意自己的情况反映，学会自我控制。

五个避免：避免强求沟通对象即时接受事实；避免使用易刺激对方情绪的语气和语言；避免过多使用对方不易听懂的专业词汇；避免刻意改变对方的观点；避免压抑对方的情绪。

医务人员的职责是救死扶伤、治病救人。患者在医务人员的帮助下战胜疾病，就是对医务人员劳动的最大回报，也是医学的最终目的。医患关系，实际上是唇齿相依、共存共荣的关系，医因患愈而荣，患因医高而敬，最终医患双方都是共赢的。

（三）医患沟通的技巧

成功的双向交流沟通，往往会取得患者对医务人员的信任性和对诊疗的顺应性、主动性，不但能互相理解、互相合作、取得良好的临床疗效，而且有利于隔阂的清除与分歧的化解。因此，我们要掌握沟通技巧构建和谐的医患关系。

1. 沟通的态度 患者要求改善医疗环境和体系的言论可能会激怒我们，缺少情感交换的看病，会导致医患双方成为对立面。爱心与良知、敬业精神，可以使人克服困难，远离冷漠；可以使人拒绝贪婪，心存善念。医务人员应处处体现对患者的真心、细心、耐心和责任心，以此缩短医患之间的距离，融洽双方感情，建立心理沟通的基础。同时，以良好的人格气质、心理行为、着装举止、尊重及诚信的态度，最大限度给以亲切感、信任感，诚信、耐心、真诚的交流，可以获得心灵的提升，折射出修养和人性，使患者感觉到被尊重、被理解。

总是有患者和家属被医护者认为是“困难的”“挑战的”“难以应付的”，他们中有一些人虽然有心理疾病，但是大多数只是想尽最大的努力去理解和管理他们自己或他们爱着的人的疾病。换位思考，如果是您带着家属去看病，或您自己就是患者，您希望医生怎么对待您？生命所系，健康相托，医生更应该有一颗悲天悯人的情怀。医务人员要善于运用心理疏通引导法，以亲切、耐心、关怀的态度倾听患者诉说主观感觉，耐心疏导，以增强其心理承受能力，积极配合治疗。

医者站在患者和家属的角度，医务人员作为主导方更应如此。这种沟通应该是心灵的沟通和感情的沟通，患者容易产生不满意的地方：一是服务质量；二是医疗费用。医者应该站在患者和家属的角度，设身处地为患者着想，把患者担心的事情讲清楚、说明白，帮助患者选择既保证医疗质量，又能够减少费用支出的治疗方法。将心比心，尊重患者的权利与自我，对诊治的必要性、安全性、合理性要尽量解释，尽可能为患者提供更多选择，使患者真正感受到医院完全是为他的健康和利益出发施行诊治。沟通过程中要时刻站在患者及家属的角度，让患者利益最大化，使得患者理解医务人员的难处。如果患者花了许多钱，获得的是低质量的医疗服务，这样的医患关系如何能和谐？

2. 一般沟通规范 医疗过程中许多交流的失败都是因为违背了一些礼貌的简单规则。稍作努力就可以把这些规则融入到医生们的行为中去，如不使用强硬的指导性言语，避免使用专业术语和幼稚言语，尽量使用礼貌用语，经常对患者说您好、请，称呼患者的名字等。在医疗活动中，患者的姓名向来被诊疗号、病床号代替，殊不知，称呼患者的名字，代表一种执着的存在，代表一种如火如荼的期望，是对患者独立人格的尊重。

社会心理学中著名的“73855”法则——人际交往信息 7%是来自于你说话的内容，38%来自于你说话的语音语调，而 55%的信息通过肢体语言、面部表情、人际距离来表达。身体前倾、目光注视、微笑、温和的非言语沟通方式会让人觉得热情和舒服，还会增添患者通过言语方式获得的温暖感。

3. 共情式反应影响医患沟通水平 共情是社会认知的重要组成部分，在社会交往及道德发展中扮演着重要角色。临床共情的应用能改善医患关系、提高医疗效果、减少医疗纠纷、促进患者康复和增进、增强医生职业成就感。医师共情和关怀是患者最为珍视的医师品质。共情能使患者感到被理解、被接纳，从而信任医生，使患者逐渐放下自己原有的思维定势和行为习惯，勇于接受现实并努力改变自己。共情既是医护者的一个基本素质，也是医护者必备的临床诊疗能力。医护者重视运用共情技巧有利于在临床实践中更好地了解患者的真实感受，并做出有助于患者的适当反应。

医生在第一次与患者接触的时候，就在彼此之间建立起了某种联系。首先患者来就医就是对医生的一种信任，医生应充分利用患者的信任，设身处地的理解患者的心情，站在患者的立场考虑问题，详细地向患者解释病情的发生、发展和结局，增进信任，为进一步的治疗和协调医患关系奠定良好的基础。和谐的医患关系应该是建立在爱和信任的基础之上，医护工作者的共情能力能预测医患间交流的好坏，建立和谐医患关系，避免医疗纠纷和患者不依从。

4. 共享决策能力是良好医患沟通的表现 医生在临床诊疗方案的制订和实施过程中经常面对不确定的条件和信息的不对称性，医师面临着效率、效益和患者自主的高要求，需要做出风险决策。在临床诊疗的确定治疗方案阶段，在传统医学模式下，往往由医生单独做出临床决策。共享决策是在医患双方共同努力的情况下同时考虑临床证据和患者偏好，协商选择医疗方案。美国医学研究所认为共享决策是临床决策的最佳选择。共享决策为医师以患者为中心的临床实践提供了结构，为患者卷入会谈提供了平台，也为个体水平的不确定性的交流提供了模式。研究显示，共享决策对患者的情感-认知结局影响最大，让患者及其家人共同参与诊疗方案的制订，对于提高患者的满意度、减少决策冲突和改善患者的健康状况有重要意义。

5. 具体沟通技巧

（1）开放式提问，无条件倾听：沟通的最初阶段，为获得更多的信息，医师应采用开放式问题，如“您想和我讨论什么问题？”“我能为您做什么呢？”“怎么了？”“谈谈您的胸痛吧”。能听到的答案涉及人的生理、心理和社会多个层面，反映患者的独特的需要、价值观和偏好。

事实上，医护者平均的诊断时间仅 10～12min，而当患者试图向医护者描述症状时，描述的平均时间不到 23s 就会被打断。问诊的过程类似于“审问、讯问”，而不是倾听的方法。医师不注意倾听会导致许多重要的信息缺失。因此，医师要善于倾听、主动倾听、反思性倾听。多听患者和家属说几句，多观察他们的非言语信息，让患者感觉舒服、受重视。

（2）面对面交谈，使用患者能接受的语言：医患沟通中，最直接、最有效的沟通方式是面对面的交谈。交谈中，医务人员要善于运用语言艺术和身体语言的交往，注重情感的支持，在语言沟通活动中要注意以下几点：要运用得体的称呼语，多用肯定、激励的语言，拉近与患者之间的距离；谈话时要表达准确、通俗易懂，多用保护性语言，切忌用伤害性语言、威胁性语言；把握好患者的内心世界，适时、恰当地给予患者反馈信息。

医务人员要有积极的沟通愿望和良好的沟通态度，善于运用语言艺术。不使用高度专业的术语；鼓励并引导患者表述内心感受。语言具有治病和致病的双重作用，一句鼓励的话，可能使患者消除疑虑，增加信心、希望和力量，从而坚定战胜疾病的信心，达到沟通效果。

（3）多说多问多听：医患沟通的困难，说白了是由于人与人之间的冷漠造成的，这种冷漠在门诊最常见的是医生们的“三少”——说得少、问得少、听得少。说得少指医生不愿意回答患者提出的问题，也不主动提出或解释、说明与疾病相关的问题，使患者看完病以后对自己的疾病仍然不清楚，疑惑重重。问得少指医生不积极、不主动、不耐心、不细致地询问和检查患者的病症和病史，结果遗漏了一些重要的与当前疾病密切相关的病史情况，导致误诊，使病情延误诊断，甚至会出现不可逆转的严重后果。听得少指医生不认真、不愿意耐心倾听患者的陈述，没有掌握足够的诊断信息，导致误诊、漏诊，从而产生医患纠纷。

“三少”的原因是医者没有把沟通看成是对患者负责、诊断疾病不可缺少的环节，所以不注意也不愿意主动与患者沟通。其实，沟通是对爱心和责任心的考验，是如何对待沉甸甸的生命之托的问题。多说多问多听，热情周到的礼仪能赢得患者的信任，构建和谐医患关系。

第六节　医患沟通案例分析

（一）临床沟通特殊案例

本节我们将探讨临床沟通中的一些特殊案例。这些案例的背景和对象具有特殊性，虽然基本的临床沟通原则和技巧仍适用，但有些技巧尤其值得我们特别关注并掌握。

1. 告知坏消息　告知患者糟糕的检查结果是个棘手的问题。首先，要选择恰当的沟通场所，如医师的私人办公室等。告知坏消息会对患者的心理造成严重的冲击，医生首先要理解患者是带着希望走进房间的，他幻想着哪怕有一线希望也好。告知患者的事实应依靠患者想知道什么，医生要逐步的将患者的关注点聚焦在担忧的事实上。随着社会的发展和人群受教育程度的提高，患者希望得到更多的信息。因此，医生除了告知生理医学方面的信息外，还应给予心理社会和生活方式方面的建议，医生的态度上，温暖和共情式的回应是重要的；给予患者心理支持，给患者希望，但是不要给不切实际的期望。

2. 如何与老年人沟通　据估计，到2020年我国的老龄人口将达到2.48亿人，约占总人口的17.86%，到2050年，这一百分比将超过25%。随着人口老龄化和慢性病人群的增加，我们需要特别的关注与老年人的沟通。老人的心身功能逐渐从成熟走向衰弱，在与他们交流的过程中，除了把他们作为一个个体来看待外，还需要医生特别关注老年人的其他方面。例如，他与年龄相关的特定心理和生理问题是什么？他伴有听力障碍或视力问题吗？如果有，我们需要特别做点什么；疾病或死亡对他意味着什么？

医生尤其要注意，很多老年人把医生看成亲人或照看人，当与老年人咨商时要衡量好他的情绪状态，关注言语线索和非言语表现；语言表述要清晰，不要使用专业术语，为使老年人理解，必要的时候使用书写文字的形式进行交流。在这里，患者的视角尤其重要，患者的期望和希望尤其值得医生予以关注。医生应以患者的交流节奏为重，充满耐心，舍得花时间。接受患者的困境，理解患者的沮丧或不同寻常的行为，共情式的、充满尊重的为老年人提供帮助。老人的陪同人员如亲戚或朋友，他们可能有不同的感受，医生也应予以关注，给他们问问题或提供信息的机会。

3. 如何与儿童和父母沟通　临床问诊中，医生在与患儿及其父母面谈时，首先要关注儿童，准备一些玩具，权衡儿童对就医环境的舒适度，适时调整自己的方法。医生应对儿童及其父母表现出兴趣和关切，如果可能，询问儿童是否能谈论自己的情况。对年纪小的儿童使用封闭式问题，仅让他回答是或否；对年纪大点儿的儿童使用开放式问题，让他陈述问题。医生应鼓励父母和儿童表达感觉。如果你正在努力让儿童保持高兴，不要忘记同时与父母分享你的担忧和感受。

整个临床诊疗中，保持与儿童和父母建立适宜的亲密关系。体格检查时，考虑让幼儿躺在父母的腿上，尽量选择非入侵的检查技术，使用游戏的方式以便于检查活动的开展，尽可能让患儿舒适。为了让儿童和父母都能理解，提供的信息要准确，信息类型要适宜。让父母代表医生跟患儿解释信息更适宜。提供信息时要整合父母和儿童的视角。让父母和儿童共同参与诊疗方案的制订。

结束阶段，医生仔细交代一些注意事项对父母的满意度来说非常重要，并能确保父母准确的理解医疗干预程序。有些父母在孩子接受创伤性治疗的过程中，自己会变得不安，这会加重孩子的焦虑。父母对疾病及其治疗的态度可以在情绪上抚慰孩子，如果父母不在孩子面前表露不安，认为孩子的病能够控制，能在危急情况下保持冷静和情绪稳定，都对儿童的适应程度有积极作用。

（二）临床科室医患沟通

门诊和急诊案例解析

【患者概要】 患者，男，58岁，教师，汉族，经济情况良好。

【诊疗概况】 患者因左侧上、下肢无力10h来院。既往有长期原发性高血压史，血压最高达210/110mmHg，不规则服用降压药，血压控制不理想。发病后出现口角右偏，左手不能持物，左上肢不能上举，左下肢不能行走，语言不清，有时不理解他人问话。急诊室查体：痛苦面容，体温37℃，心率80次/分，呼吸20次/分，血压170/ 100mmHg，神志清晰，不完全性混合性失语，左侧鼻唇沟浅，伸舌稍左偏，左侧上下肢肌力4级。进行头颅 CT检查途中突然停电，电梯门无法打开。经院总值班全面协调，电梯检修人员及值班医务人员赶赴现场紧急处置，20min后恢复供电，电梯门打开，患者及家属情绪激动，殴打医院总值班及医务人员。当班急诊医务人员不计个人得失，迅速进行头颅CT检查，请神经内科医生会诊，进行降压、保护脑组织、镇静、心电监护等多项救治措施。次日晨患者病情稳定，醒来说话正常，鼻唇沟对称，伸舌居中，四肢运动灵活有力，家属向总值班及当班医务人员表示道歉并感谢。

【患者心理和表现】

（1）患者有既往疾病病史，此次发病急、病情重、变化快，患者和家属求医心切，心情非常紧张和焦虑。

（2）在急救过程中出现意外停电，使一个急需CT检查和治疗的患者延误了时间，患者家属情绪不稳，进而失去理智，出现过激行为，换位思考可以理解。

（3）急诊医务人员及总值班不计个人得失，以大局为重，积极为患者实施抢救，使患者病情稳定。家属被医务人员的付出感动，双方经过沟通化解了矛盾。

【沟通过程与成效】 当事故发生后，院总值班及时与家属进行沟通，对出现该意外情况表示歉意，同时全面协调，在尽可能短的时间内解决问题。但是，由于患者及家属对疾病的恐惧和对身体的担心，情绪失控，殴打医务人员及总值班。总值班以患者病情为重、指挥急诊医务人员全力救治患者，稳定了患者的脑梗死病情，最终家属对医院的救治工作及对意外事故的处理情况表示肯定，并对之前的过激行为感到内疚，表示歉意。由此，我们得出结论：积极主动的行动就是最有效的沟通。

【沟通要点和分析】

1. 头脑冷静，果断判断，协调工作 急救过程本来紧张，却出现了停电的现象，家属情绪激动殴打总值班及医务人员，属于过激行为。但作为总值班及医务人员应该有冷静的头脑，理解家属的不理智行为，抓紧时间抢救患者，患者的安危是第一位的。

2. 以大局为重，以患者病情为重 医务人员的首要任务就是救死扶伤，虽然停电意外引发家属对医务人员的暴力行为，但全体急诊医务人员及总值班不计个人得失，以患者病情为重，积极施行抢救工作。

3. 积极抢救，通力合作 此次急救过程能够顺利完成，是一个团队内部协作配合的结果，这中间离不开总值班的指挥得当，离不开全体急诊医务人员的全力抢救，及时采取有效的诊治措施，积极与家属沟通，从而使患者脱离危险，得到患者家属的理解与感激，减少医疗纠纷的发生。

内科案例解析

【患者概要】 患者，男，75 岁，满族，高校退休教师，经济情况良好。

【诊疗概况】 患者因胸闷、气短 8 年，活动后加重伴夜间阵发性呼吸困难 2 个月入院。患者 8 年前于活动后觉胸闷，胸部压迫感、气短，休息后减轻。2 个月前因上述症状加重，夜间经常憋醒，双足背轻度水肿入院。辅助检查示：超声心动图示左心室扩大，室壁运动普遍减弱，左心室射血分数 32 %。冠状动脉造影示三支血管病变，行左前降支、左回旋支 PTCA 及支架植入术。经其他相关治疗 20 余日，症状减轻出院。回家即觉胸闷、气短加重，睡眠差，多梦，脾气急躁，2 周内无减轻。患者认为是支架质量有问题，到科室及院医务处吵闹，要求经济及精神赔偿。

【患者心理和表现】

1. 躯体疾病并抑郁焦虑 患者长时间受病痛折磨，心功能严重受损，心理上难以承受，对未来的生活充满担忧而产生抑郁焦虑症状。

2. 对疾病缺乏足够的认识 患者虽然心脏严重受损，但心功能尚处于代偿阶段，其他脏器功能无明显异常，心电图无缺血，介入治疗术后无血管再闭塞的表现，不必过分担心。

3. 对医生及介入治疗期望值过高 患者及家属把所有希望寄托在现代化治疗上，以为花了钱就可以解决所有问题。

【沟通过程与成效】 在第二次入院时，注意到患者刚出院，心脏病症状实际并无加重，而情绪反应突出，进一步问诊获得更多支持抑郁焦虑状态的诊断依据，遂与患者及家属沟通，让其科学地看待自身疾病，坚持治疗可不断提高生活质量。给予抗抑郁药口服，3 周后上述症状逐渐好转消失。

【沟通要点和分析】 该病例沟通有效的启示如下。

1. 对心脏疾病的准确评估 患者心脏受损虽严重，但不足以解释所有临床表现。介入治疗后无冠状动脉闭塞的依据。只有充分掌握这些信息，才能取得患者信任。

2. 了解常见的心理异常 了解心血管疾病患者经常合并的心理、生理异常（尤其是焦虑、抑郁），并能正确识别，对诊断、鉴别诊断和有效的治疗均有重要意义，也可减少不必要的医疗纠纷。

3. 采用合适的沟通技巧 首先是对患者的理解和同情，取得患者信任，其次是耐心解释，细心关怀是成功沟通的制胜法宝。

外科案例解析

【患者概要】 患者，男，39岁，工人，汉族，家庭经济一般。

【诊疗概况】 患者以反复出现脐周胀痛，下腹不适20日，收入普外科。患者发病以来无畏寒发热，大便稍稀，小便正常，近来发现体重减轻，3个月内下降约10kg，疼痛转至右下腹，并自觉右下腹有包块，初步诊断为结肠癌，过去曾有便秘、腹泻交替病史。查体：体温36.9°C，心率88次/分，呼吸20次/分，血压130/85mmHg。慢性消瘦病容，心肺正常，舟状腹，腹软，肝脾未触及，右中下腹稍隆起，可触及8cm×7cm包块，边界尚清，有触痛，肠鸣音正常。WBC 8.6×10^9/L，Hb 78g/L。B超示右肾下内方升结肠肿块。钡剂灌肠：升结肠上部钡剂受阻，升结肠下段盲肠部可见长约7.1cm的一段肠腔略窄。结肠袋消失，黏膜皱襞破坏与肿物部相符。诊断：结肠癌。在全身麻醉（简称全麻）下行开腹探查术，术中见盲肠壁增厚水肿，后壁与腹膜粘连，切开侧腹膜分离阑尾尖端时，有脓性分泌物约5ml，周围组织有炎症浸润反应，未见肿物，切除阑尾病理诊断为慢性阑尾炎。患者及家属因曾被告知结肠癌，精神受到创伤投诉主治医师及科室。

【患者心理和表现】 患者发热自觉有下腹肿块增大，疼痛加重，经抗感染治疗后肿块缩小，但未引起重视。与医生交流时，存有不信任感，后经多方检查诊断为结肠癌，给患者及家属带来了极大的焦虑和恐惧；患者家属为了此次手术承担了巨大的精神压力；患者家庭经济条件一般，此次住院增加了经济负担。

【沟通过程与成效】 由于医生与患者及家属沟通不足，患者病史未引起重视，未能及时明确诊断，患者和家属对医生不满意是可以理解的。手术结束后医生立即通知患者及家属，患者的诊断明确，并请患者及家属放心，尽到了术后第一时间告知义务，及时消除了患者及家属的焦虑和恐惧。患者及家属从绝望的痛苦中解脱出来，也为医患沟通创造了条件，严谨的工作态度在医患沟通中起着至关重要的作用。

【沟通要点和分析】

1. 医生的不足

（1）病史采集不详细：没有认真倾听患者的描述，导致诊断方向的偏差。

（2）专业知识不扎实：过分依赖检查，X线钡剂灌肠检查见有一段肠腔略窄，未想到由于局部炎症浸润水肿形成肠壁增厚致结肠袋消失，肠腔略窄。

（3）没有尊重患者提出的建议，行为武断。如果再进行一些检查，如CT，可能会明确诊断。向患者家属交代病情时没有留有任何余地，造成患者和家属极大的悲痛和恐惧，实质上也没有为自己留有余地，事情发生后，医务人员处于非常被动的地位。

2. 沟通要点

（1）倾听患者真实感受，采用共同参与的方法沟通，就有可能避免此类问题发生。

（2）提高专业技术水平，树立良好的医德和科学严谨的工作作风，这不但是医患沟通的基础，更是保证医疗安全、防范医疗纠纷的有力保障。

（3）发现问题，及时改正，尊重患者知情权，争取患者的谅解，并积极治疗，病变的最佳疗效是成功沟通的主要保证。

妇产科案例解析

【患者概要】 患者，女，27岁，中学教师，师范本科毕业，汉族，丈夫是公务员，家庭经济情况良好。

【诊疗概况】 产妇因"停经 37^{+2} 周，下腹阵痛 5h"入院。产妇系孕 1 产 0，孕期常规产前检查，无特殊异常。既往身体健康，无心、肝、肾等疾病史，无外伤、手术史，月经史正常，无家族遗传性疾病史。入院体检无异常。产科检查：宫底剑突下四指，头先露，已衔接，胎心 134 次/分，宫缩 25s/（5～6min），肛查宫口开一指尖，已见红。胎心监护及 B 超检查均无异常，估计胎儿 3200g。产妇向管床医生提出要求剖宫产，主治医师未做详细解释，只说目前该产妇无剖宫产指征，故不能剖宫产。产妇及家属极其不满，投诉至院医务部。

【患者心理和表现】

（1）产妇第一次怀孕、分娩，对分娩过程中的痛苦充满焦虑和恐惧心理，从而希望通过剖宫产来尽快终止这一"痛苦"的过程。

（2）产妇及家属向主治医师提出要求剖宫产时，主治医师没有做耐心、细致的解释工作，仅以"无指征"来加以拒绝，产妇及家属产生了误解。

【沟通过程与成效】 主任详细阅读了产妇的病历并进行了相应检查，对主治医师未能解释清楚，造成误解表示道歉。详细向产妇及家属说明产程进展的过程，剖宫产虽然是解决难产的重要手段但对母儿均有一定影响，只有出现一些医疗情况，不能阴道分娩时才会考虑。同时分析了产妇的目前状况并无难产倾向，介绍了本院开展的一些医疗、服务项目，听取了主任的介绍，产妇及家属均表示理解，并积极配合医生的处理，产程非常顺利，皆大欢喜。

【沟通要点和分析】 主治医师没有详细为产妇分析目前的状况，也没有向产妇及家属解释不应选择剖宫产的理由，造成产妇及家属的误解。

（1）当下级医师解释问题不清，由上级医师进行解释，以取得患者的信任。

（2）当医生与患者之间沟通存在问题时，应该首先认识到患者医学知识的贫乏，向患者解释病情时应耐心、细致，尽量避免应用医学术语，用患者能够理解的通俗语言，达到沟通的目的。

儿科案例解析

【患者概要】 患儿，男，4 岁，独生子女。父亲经商，母亲银行工作人员，家庭条件优越。

【诊疗概况】 患儿因高热 5 日就诊。5 日前患儿发热，体温达 39. 5℃，在家自服对乙酰氨基酚（泰诺林）后热退。就诊当日高热，40℃ 不退，由姥姥带来看病。医生询问病史、做体格检查后肌内注射了一针阿尼利定（安痛定），打完针后姥姥不放心，又到诊室问医生病情，医生头也没抬回答说退热针打过了就不要紧了，约 20min 后患儿突然惊厥，持续 6min 抽搐才停止。医生只开了一张脑电图单子叫家长去检查。1h 后脑电图结果提示"轻度异常"。孩子妈妈也匆匆赶到，此时医生尚未对患儿做进一步治疗和处理，家属对医生意见非常大，随即投诉。

【患者心理】 患者及家属存在以下几种心理。

（1）孩子高热不退，又抽搐一次，家属内心万分焦急。

（2）孩子高热 40℃ 时排队候诊，整个看病过程短暂，如果早点采取预防高热惊厥的措施，就不会病情加重导致抽搐。

（3）患儿抽搐后医生只做了一个脑电图，以后 1h 没有特殊治疗，家属对此非常不理解。

（4）医生没有耐心解答，不理解家属的迫切心情。

【沟通过程与成效】 接到投诉后不久，儿科主任赶到，考虑到治疗孩子疾病要紧，主任首先嘱咐护士给患儿吸氧，然后详细询问病史、仔细体格检查予苯巴比妥肌内注射，并积极采取物理及药物降温措施，患儿未再抽搐，家属情绪逐渐平和。主任向家属解释病情，告诉家人不要因为一次抽搐发作而担忧，对孩子的智力不会有大影响，脑电图异常是暂时的，不会留下严重的后遗症。医生的经验不足，处理不够及时，应本着“全心全意为患者服务”的精神，改进工作作风，提高医疗服务质量。

【沟通要点和分析】

1. 沟通分析

（1）首诊医生经验缺乏，没有预见到高热 40℃ 可能会引起惊厥，也没有及时采取预防高热惊厥的措施，引起家长不满；首诊医生专业知识掌握不够，患儿抽搐后未做体格检查，只开一张脑电图单子，没有采取其他任何处理，使家属对急诊医生及医院的诊疗水平和技能产生怀疑。

（2）家长对孩子都非常重视，尤其是在发生抽搐的情况下，误以为会对智能造成不利影响，首诊医生不理解患儿家人焦虑的心情，相反还表现出不耐心的态度，导致事态扩大。

2. 沟通要点

（1）当矛盾产生时应首先采取积极措施，稳定病情，使家属对医生医疗服务水平放心，减少不良情绪产生的原因。

（2）缓和家属情绪，避免矛盾升级，要勇于承认做得不足的地方，取得家属谅解，在患者的生命面前我们要勇于承认自己的错误。

（张 莹）

第二章 病史采集与体格检查

第一节 问 诊

一、问诊的内容

（一）一般项目

包括：姓名、性别、年龄、籍贯、出生地、民族、婚姻、通信地址、电话号码、工作单位、职业、入院日期、记录日期、病史陈述者及可靠程度等。若病史陈述者不是本人，则应注明与患者的关系。

（二）主诉

为患者感受最主要的痛苦或最明显的症状和/或体征，也就是本次就诊最主要的原因及其持续时间。确切的主诉可初步反映病情轻重与缓急，并提供对某系统疾患的诊断线索。记录主诉的要求：应用一两句话加以概括，并同时注明主诉自发生到就诊的时间；要简明，应尽可能用患者自己描述的症状，而不是医生对患者的诊断用语；病程较长、病情比较复杂的病例，应该结合整个病史，综合分析以归纳出更能反映其患病特征的主诉；对当前无症状，诊断资料和入院目的又十分明确的患者，可直接采用入院目的作主诉。

（三）现病史

是病史中的主体部分，它记述患者患病后的全过程，即发生、发展、演变和诊治经过。可按以下的内容和程序询问。

1. 起病情况与患病的时间 每种疾病的起病或发作都有各自的特点，详细询问起病的情况对诊断疾病具有重要的鉴别作用。患病时间是指从起病到就诊或入院的时间。如先后出现几个症状则需追溯到首发症状的时间，并按时间顺序询问整个病史后分别记录。

2. 主要症状的特点 包括主要症状出现的部位、性质、持续时间和程度，缓解或加剧的因素，了解这些特点对判断疾病所在的系统或器官以及病变的部位、范围和性质很有帮助。

3. 病因与诱因 尽可能了解与本次发病有关的病因和诱因，有助于明确诊断与拟定治疗措施。

4. 病情的发展与演变 包括患病过程中主要症状的变化或新症状的出现。

5. 伴随病状 在主要症状的基础上又同时出现一系列的其他症状，常是鉴别诊断的依据，或提示出现了并发症。与鉴别诊断有关的阴性症状也应记述于现病史中。

6. 诊治经过 患者于本次就诊前在何时、何地已经接受过何种检查、诊断及治疗，效果如何。

7. 病程中的一般情况 在现病史的最后应记述患者患病后的精神、体力状态，食欲及食量的改变，睡眠与大小便的情况等。

（四）既往史

包括患者既往的健康状况和过去曾经患过的疾病，包括各种传染病、地方病史，外伤、手术史，预防接种史，以及对药物、食物和其他接触物的过敏史等，特别是与目前所患疾病有密切关系的情况。在记述既往史时应注意不要和现病史发生混淆，记录顺序一般按年月的先后排列。

（五）系统回顾

用以作为最后一遍搜集病史资料，避免问诊过程中患者或医生所忽略的或遗漏的内容。它可以帮助医师在短时间内扼要地了解患者除现在所患疾病以外的其他各系统是否发生目前尚存在或已痊愈的疾病。

1. 呼吸系统　有无咳嗽、咳痰、咯血、呼吸困难、胸痛。

2. 循环系统　有无心悸、心前区疼痛、呼吸困难、水肿；有无咳嗽、咯血；有无头痛、头晕、晕厥等。有无风湿热、心脏疾病、高血压病、动脉硬化等病史。

3. 消化系统　有无腹痛、腹泻、食欲改变、嗳气、反酸、腹胀、口腔疾病；有无发热与皮肤、巩膜黄染；有无体力、体重的改变。

4. 泌尿系统　有无尿痛、尿急、尿频和排尿困难、夜尿增多、血尿；有无尿潴留及尿失禁等；有无咽炎、高血压、水肿、出血等。

5. 造血系统　皮肤黏膜有无苍白、乏力、头晕、眼花、黄染、出血点、瘀斑、血肿及淋巴结、肝、脾肿大，骨骼痛等。

6. 内分泌系统及代谢　有无怕热、多汗、乏力、畏寒、头痛、视力障碍、心悸、食欲异常、烦渴、多尿、水肿等。

7. 神经精神系统　有无头痛、失眠、嗜睡、记忆力减退、意识障碍、晕厥、痉挛、瘫痪、视力障碍、感觉及运动异常、性格改变、感觉与定向障碍。

8. 肌肉骨骼系统有无肢体肌肉麻木、疼痛、痉挛、萎缩、瘫痪等。有无关节肿痛、运动障碍、外伤、骨折、关节脱位、先天畸形等。

（六）个人史

1. 社会经历包括出生地、居住地区和居留时间（尤其是疫源地和地方病流行区）、受教育程度、经济生活和业余爱好等。

2. 职业及工作条件　包括工种、劳动环境、对工业毒物的接触情况及时间。

3. 习惯与嗜好　起居与卫生习惯、饮食的规律与质量。烟酒嗜好时间与摄入量，以及其他异嗜物和麻醉药品、毒品等。

4. 冶游史　是否患过淋病性尿道炎、尖锐湿疣、下疳等。

（七）婚姻史

未婚或已婚，结婚年龄，配偶健康状况、性生活情况、夫妻关系等。

（八）月经史与生育史

月经初潮的年龄、月经周期和经期天数，经血的量和颜色，经期症状，有无痛经与白带，末次月经日期，闭经日期，绝经年龄。

妊娠与生育次数，人工或自然流产的次数，有无死产、手术产、围生期感染、计划生育、避孕措施等。对男性患者应询问是否患过影响生育的疾病。

（九）家族史

询问双亲与兄弟、姐妹及子女的健康与疾病情况，特别应询问是否有与患者同样的疾病，有无与遗传有关的疾病，对已死亡的直系亲属要问明死因与年龄。某些遗传性疾病还涉及父母双方亲属，也应了解。

二、问诊的方法与技巧

（一）问诊的基本方法与技巧

1. 问诊开始，由于对医疗环境的生疏和对疾病的恐惧等，患者就诊前常有紧张情绪。医生应主动创造一种宽松和谐的环境以解除患者的不安心情。注意保护患者隐私，最好不要当着陌生人开始问诊。

2. 尽可能让患者充分地陈述和强调他认为重要的情况和感受，只有在患者的陈述离病情太远时，才需要根据陈述的主要线索灵活地把话题转回，切不可生硬地打断患者的叙述，甚至用医生自己主观的推测去取代患者的亲身感受。只有患者的亲身感受和病情变化的实际过程才能为诊断提供客观的依据。

3. 追溯首发症状开始的确切时间，直至目前的演变过程。如有几个症状同时出现，必须确定其先后顺序。虽然收集资料时，不必严格地按症状出现先后提问，但所获得的资料应足以按时间顺序口述或写出主诉和现病史。

4. 在问诊的两个项目之间使用过渡语言，即向患者说明将要讨论的新话题及其理由，使患者不会困惑你为什么要改变话题以及为什么要询问这些情况。如过渡到家族史之前可说明有些疾病有遗传倾向或在一个家庭中更容易患病，因此我们需要了解这些情况。过渡到系统回顾前，说明除已经谈到的内容外，还需了解全身各系统情况，然后开始系统回顾。

5. 根据具体情况采用不同类型的提问。一般性提问，常用于问诊开始，让患者将自己的实际情况加以详细描述，直接提问，用于收集一些特定的有关细节。询问者应遵循从一般提问到直接提问的原则。

6. 避免不正确的提问　诱导性提问或暗示性提问，责难性提问，连续提问。

7. 注意系统性和目的性　杂乱无章的重复提问会降低患者对医生的信心和期望。

8. 归纳小结　可达到以下目的：①唤起医生自己的记忆和理顺思路，以免忘记要问的问题；②让患者知道医生如何理解他的病史；③提供机会核实患者所述病情。对现病史进行小结常常显得特别重要。小结家族史时，只需要简短地概括，特别是阴性或不复杂的阳性家族史。小结系统回顾时，最好只小结阳性发现。

9. 避免医学术语　不同文化背景的患者对各种医学词汇的理解有较大的差异。与患者交谈，必须用常人易懂的词语代替难懂的医学术语。

10. 及时核实有疑问的情况　针对患者陈述中不确切或有疑问的情况，注意及时核实。如果患者提供了特定的诊断和用药，就应问明诊断是如何做出的及用药量等。还要核实其他信息，包括饮酒史、吸烟史，兴奋药品和咖啡因服用史以及过敏史等。

11. 态度友善　有助于发展与患者的和谐关系，使患者感到温暖亲切，获得患者的信任，甚至能使患者讲出原想隐瞒的敏感事情。恰当地运用一些评价、赞扬与鼓励语言，可促使患者与医生的合作，使患者受到鼓舞而积极提供信息。

12. 医师应明白患者的期望，了解患者就诊的确切目的和要求。在某些情况下，咨询和教育患者是治疗成功的关键，甚至本身就是治疗的目标。

13. 如患者问到一些问题，医生不清楚或不懂时，可以回答自己以后去查书、请教他人后再回答，或请患者向某人咨询，或建议去何处能解决这一问题。

14. 结束语　问诊结束时，应谢谢患者的合作、告知患者或体语暗示医患合作的重要性，说明下一步对患者的要求、接下来做什么、下次就诊时间或随访计划等。

只有理论学习结合实际反复训练，才能较好地掌握问诊的方法与技巧。不可能有机械的、一成不变的问诊模式和方法，应机敏地关注具体情况灵活把握。

（二）重点问诊的方法

重点的病史采集（focused history taking）是指针对就诊的最主要或“单个”问题（现病史）来问诊，并收集除现病史外的其他病史部分中与该问题密切相关的资料。需要做这种重点病史采集的临床情况主要是急诊和门诊。

1. 要采集重点病史，要求医生已经深入学习和掌握前章所述的全面问诊的内容和方法。

2. 并具有丰富的病理生理学和疾病的知识；具有病史资料分类和提出诊断假设的能力。

3. 重点的病史采集不同于全面的病史采集过程，医生应选择那些对解决该问题所必需的内容进行问诊。

4. 以一种较为简洁的形式和调整过的顺序进行的。

5. 通常患者的主要症状或主诉提示了需要做重点问诊的内容，医生逐渐形成诊断假设。

6. 形成诊断假设后，通过直接提问收集有关本系统中疑有异常的更进一步的资料。

7. 不必询问全面系统的常规的过去史问诊的全部内容，除非询问者认为这样对解决目前问题很有帮助，但药物和过敏史对每个患者都应询问。

8. 是否询问家族史或询问家族史中的哪些内容，决定于医生的诊断假设。

问诊本身就是收集客观资料与医生的主观分析不断相互作用的过程。较好地完成重点的病史采集以后，医生就有条件选择重点的体格检查内容和项目，体格检查结果将支持、修正或否定病史中建立的诊断假设。

（三）特殊情况的问诊技巧

1. 缄默与忧伤

（1）注意观察患者的表情、目光和躯体姿势，为可能的诊断提供线索。

（2）以尊重的态度，耐心地向患者表明医师理解其痛苦并通过言语和恰当的躯体语言给患者以信任感，鼓励其客观地叙述其病史。

2. 焦虑与抑郁　①应鼓励焦虑患者讲出其感受，注意其语言的和非语言的各种异常的线索，确定问题性质。②给予宽慰和保证时应注意分寸，应按精神科要求采集病史和作精神检查。

3. 多话与唠叨　①提问应限定在主要问题上，巧妙地打断患者不相关的叙述。②分次进行问诊、告诉患者问诊的内容及时间限制等，应有礼貌、诚恳表述，切勿表现得不耐心而失去患者的信任。

4. 愤怒与敌意　①应采取坦然、理解、不卑不亢的态度，尽量发现患者发怒的原因并予以说明。②提问应该缓慢而清晰，内容主要以现病史为主。

5. 多种症状并存　①在大量的症状中抓住关键、把握实质。②在注意排除器质性疾病的同时，亦考虑其可能由精神因素引起。

6. 说谎和对医生不信任　查找说谎的原因，给予恰当的解释。

7. 文化程度低下和语言障碍　①问诊时，语言应通俗易懂，减慢提问的速度，注意必要的重复及核实。②语言不通者，最好是找到翻译，并请如实翻译。

8. 重危和晚期患者　①重危患者的病史及体格检查可同时进行。不应催促患者，应予理解。②对重症晚期患者，应特别关心，安慰和鼓励，有利于获取准确而全面的信息。

9. 残疾患者　①对听力损害或聋哑人，可用简单明了的手势或其他体语；必要时作书面提问，书面交流。②对盲人，应更多安慰，仔细聆听病史叙述并及时作出语言的应答，更能使患者放心与配合。

10. 老年人 ①先用简单清楚、通俗易懂的一般性问题提问；减慢问诊进度，必要时作适当的重复。②注意患者的反应，必要时向家属和朋友收集补充病史。③耐心仔细进行系统回顾，仔细询问过去史、用药史及个人史。

11. 儿童 ①态度和蔼，体谅家长因子女患病而引起的焦急心情，认真地对待家长所提供的每个信息。②注意儿童表达的准确性，有助于判断其可靠性。

12. 精神疾病患者 对缺乏自知力的患者，其病史是从患者的家属或相关人员中获得。医生应结合医学知识综合分析，归纳整理后记录。

第二节 常见症状的问诊及相关病例

一、发 热

正常人的体温受体温调节中枢所调控，并通过神经、体液因素使产热和散热过程呈动态平衡，保持体温在相对恒定的范围内。正常人体温一般为36～37℃左右，正常体温在不同个体之间略有差异，且常受机体内、外因素的影响稍有波动。当机体在致热源作用下或各种原因引起体温调节中枢的功能障碍时，体温升高超出正常范围，称为发热。

【问诊要点】

①起病时间、季节、起病情况（缓急）、病程、程度（热度高低）、频度（间歇性或持续性）、诱因。②有无畏寒、寒战、大汗或盗汗。是否伴有咳嗽、咳痰、咯血、胸痛；腹痛、恶心、呕吐、腹泻；尿频、尿急、尿痛；皮疹、出血、头痛、肌肉关节痛等。③患病以来一般情况，如精神状态、食欲、体重改变、睡眠及大小便情况。④诊治经过（药物、剂量、疗效）。⑤传染病接触史、疫水接触史、手术史、流产或分娩史、服药史、职业特点等。

【问诊项目及评价】

1. 急性发热

（1）特殊药物注射史可引起急性发热，有无服药或注射用药史，有助于诊断药物反应及血清病。

（2）6-磷酸葡萄糖脱氢酶缺乏的患者在应用某些药物后可出现发热。

（3）根据伴随症状进行鉴别，口唇单纯疱疹多出现于急性发热性疾病，常见于大叶性肺炎、流行性脑脊髓膜炎、间日疟、流行性感冒等。伴皮疹可见于麻疹、猩红热、风疹、水痘、斑疹伤寒、风湿热、结缔组织病、药物热等。伴咽痛常见于链球菌性咽炎或病毒性上呼吸道感染。伴头痛，需考虑脑膜炎或脑炎。伴有关节痛常见于败血症、猩红热、布氏杆菌病、风湿热、结缔组织病、痛风等。

2. 慢性发热

（1）明确发热的热型以排除特殊疾病，临床常见的热型有稽留热、弛张热、间歇热、波状热、回归热、不规则热等。

（2）根据阳性体征进行鉴别，淋巴结肿大常见于传染性单核细胞增多症、风疹、淋巴结结核、局灶性化脓性感染、丝虫病、白血病、淋巴瘤、转移癌等。肝脾肿大常见于传染性单核细胞增多症、病毒性肝炎、肝及胆道感染、布氏杆菌病、疟疾、结缔组织病、白血病、淋巴瘤、黑热病、急性血吸虫病等。伴腹部包块可能为肝脓肿、胰腺囊肿或憩室脓肿，腰部包块可能为肾上腺样瘤或肾周脓肿。

二、水　肿

水肿是指人体组织间隙有过多的液体积聚使组织肿胀。水肿可分为全身性与局部性。当液体在体内组织间隙呈弥漫性分布时呈全身性水肿（常为凹陷性）；液体积聚在局部组织间隙时呈局部水肿；发生于体腔内称积液，如胸腔积液、腹腔积液、心包积液。

【问诊要点】

①相关病史：有无心、肾、肝、内分泌及过敏性疾病病史及其相关症状，如心悸、气促、咳嗽、咳痰、咯血、头晕、头痛、失眠、腹胀、腹痛、食欲、体重及尿量变化等。②水肿出现时间、急缓、部位（开始部位及蔓延情况）、全身性或局部性、是否对称性、是否凹陷性，与体位变化及活动关系。③水肿与药物、饮食、月经及妊娠的关系。④诊断、治疗经过：是否使用利尿剂，药物种类、剂量、疗效和不良反应。

【问诊项目及评价】

1. 询问开始部位及急缓，水肿从眼睑、颜面开始而延及全身，发展迅速，提示肾源性水肿。水肿从足部开始，向上延及全身，发展缓慢，提示心源性水肿。

2. 根据伴随症状进行鉴别，如伴呼吸困难与发绀，常提示由于心脏病、上腔静脉阻塞综合征等所致。伴心跳缓慢、血压偏低，可见于甲状腺功能减退症。伴消瘦、体重减轻，可见于营养不良。

3. 根据阳性体征进行鉴别，伴肝大，可为心源性、肝源性与营养不良，而同时有颈静脉怒张者则为心源性。伴重度蛋白尿，常为肾源性，而轻度蛋白尿也可见于心源性。

4. 水肿可与月经周期有明显关系，可见于经前期紧张综合征。

三、咳嗽与咳痰

咳嗽、咳痰是临床最常见的症状之一。咳嗽是一种反射性防御动作，通过咳嗽可以清除呼吸道分泌物及气道内异物。但是咳嗽可使呼吸道内感染扩散，剧烈的咳嗽可导致呼吸道出血，甚至诱发自发性气胸等。痰是气管、支气管的分泌物或肺泡内的渗出液，借助咳嗽将其排出称为咳痰。

【问诊要点】

1. 相关病史与诱因　有无与咳嗽、咯痰相关的病史或诱发因素

2. 发病性别与年龄　异物吸入或支气管淋巴结肿大是致儿童呛咳的主要原因；青壮年长期咳嗽首先须考虑肺结核、支气管扩张，40 岁以上男性吸烟者须考虑慢性支气管炎、肺气肿、支气管肺癌，青年女性须注意支气管结核和支气管腺瘤等。

3. 痰液的性状改变　痰液性质、痰量、颜色、气味、黏稠度及与体位的关系。咳嗽出现和持续的时间、性质、节律、音色及其与体位、睡眠的关系。

4. 咳嗽伴随症状　如肺炎、肺脓肿、脓胸、胸膜炎等患者咳嗽可伴高热、胸痛；支气管扩张、肺结核（尤其是空洞型）、支气管肺癌患者可伴咯血；伴大量脓臭痰，将痰收集静置后出现明显分层现象多见于支气管扩张和肺脓肿患者；伴随有进行性体重下降须考虑有无支气管肺癌或结核等。

【问诊项目及评价】

1. 明确咳嗽的性质，咳嗽无痰或痰量极少称为干性咳嗽。干咳或刺激性咳嗽见于急性或慢性咽喉炎、喉癌、急性支气管炎初期、气管受压、支气管异物、支气管肿瘤、胸膜疾病、原发性肺动脉高压以及二尖瓣狭窄等。咳嗽有痰称为湿性咳嗽，常见于慢性支气管炎、

支气管扩张、肺炎、肺脓肿和空洞性肺结核。

2. 注意咳嗽的时间及规律，突发性咳嗽常由于吸入刺激性气体或异物、淋巴结或 肿瘤压迫气管或支气管分叉处引起的。发作性咳嗽见于百日咳、咳嗽变异性哮喘等。长期慢性咳嗽多见于慢性支气管炎、支气管扩张、肺脓肿及肺结核等。夜间咳嗽常见于左心衰竭、咳嗽变异性哮喘。

3. 注意咳嗽的特点，咳嗽声音嘶哑：多为声带的炎症或肿瘤压迫喉返神经所致。鸡鸣样咳嗽：表现为连续阵发性剧咳伴有高调吸气回声，多见于百日咳、会厌、喉部疾病或气管受压。金属音咳嗽：常因纵隔肿瘤、主动脉瘤或支气管癌直接压迫气管所致。咳嗽声音低微或无力：常见于严重肺气肿、声带麻痹及极度衰弱者。

4. 根据痰的性状进行鉴别，痰的性质可分为黏液性、浆液性、脓性和血性等。黏液性痰多见于急性支气管炎、支气管哮喘及大叶性肺炎的初期，也可见于慢性支气管炎、肺结核等。浆液性痰见于肺水肿、肺泡细胞癌等。脓性痰常见于化脓性细菌性下呼吸道感染，如肺炎、支气管扩张、肺脓肿等。血性痰是由于呼吸道黏膜受侵害、损害毛细血管或血液渗入肺泡所致。铁锈色痰为典型肺炎球菌肺炎的特征；黄绿色或翠绿色痰提示铜绿假单胞菌感染、金黄色葡萄球菌感染；痰白黏稠且拉丝状提示有真菌感染；大量稀薄浆液性痰中含粉皮样物提示棘球蚴病（包虫病）；粉红色泡沫痰是肺水肿的特征。恶臭提示有厌氧菌感染。

四、咯　　血

喉及喉部以下的呼吸道任何部位的出血，经口腔咯出称为咯血，咯血量与疾病的严重程度不完全一致，需要与呕血进行鉴别。

【问诊要点】

1. 病史或诱发因素　有无与咯血相关的病史或诱发因素。

2. 确定是否咯血　首先须鉴别是咯血还是呕血。咯血与呕血首先病因不同，咯血常见于肺结核、支气管扩张症、肺癌、肺炎、肺脓肿和心脏病等；呕血常见于消化性溃疡、肝硬化、急性胃黏膜病变、胃癌、胆道病变等。出血前症状不同，咯血前患者常自觉喉部痒感、胸闷、咳嗽等；呕血患者常自觉上腹部不适、恶心等。咯血颜色常呈鲜红色，呕血常呈暗红色、红棕色，有时为鲜红色。咯血中常混有痰液及泡沫，呕血中常见食物残渣。咯血呈碱性，呕血呈酸性。呕血伴有黑便，可为柏油样便，呕血停止后仍可持续数天，咯血一般无黑便，仅在吞咽较多血液时出现。咯血常有血痰数日，呕血一般无痰。

3. 发病年龄及咯血性状　青壮年大咯血多考虑肺结核、支气管扩张等；中年以上间断或持续痰中带血则须高度警惕支气管肺癌的可能；中老年有慢性潜在疾病出现咳砖红色胶冻样血痰时多考虑克雷伯菌肺炎等。

4. 伴随症状　伴有发热、胸痛、咳嗽、咳痰、首先须考虑肺炎、结核、支气管扩张等；中年以上间断或持续痰中带血则须高度警惕支气管肺癌的可能；中老年有慢性潜在疾病如出现咳砖红色胶冻样血痰时多考虑克雷伯菌肺炎等。

5. 个人史　须注意有无结核病接触史、吸烟史、职业性粉尘接触史、生食海鲜史及月经史等。如肺寄生虫病所致咯血、子宫内膜异位症所致咯血均须结合上述病史作出诊断。

【问诊项目及评价】

1. 明确是否为咯血，与呕血进行鉴别。

2. 咯血的颜色及性状，因肺结核、支气管扩张症、肺脓肿和出血性疾病所致的咯血为鲜红色；铁锈色血痰见于肺炎链球菌性肺炎、也可见于肺吸虫病和肺泡出血；砖红色胶冻样痰见于肺炎克雷伯菌肺炎。二尖瓣狭窄所致咯血多为暗红色；左心衰所致咯血为浆液性粉红色泡沫痰；肺栓塞所致咯血为黏稠暗红色血痰液。

3. 根据伴随症状进行鉴别，伴有胸痛提示肺炎链球菌、肺结核、肺栓塞（梗死）、支气管肺癌等；伴有发热多见于肺结核、肺炎、肺脓肿、流行性出血热、肺出血型钩端螺旋体病、支气管肺癌等；伴呛咳，多见于支气管肺癌、支原体肺炎等；伴脓痰，多见于支气管扩张、肺脓肿、空洞型肺结核继发细菌感染等。

4. 根据阳性体征进行鉴别，伴皮肤黏膜出血，可见于血液病、风湿病、肺出血型钩端螺旋体病、流行性出血热等；伴杵状指（趾），多见于支气管扩张、肺脓肿、支气管肺癌等；伴黄疸，需注意钩端螺旋体病、肺炎链球菌、肺栓塞等。

五、胸　痛

胸痛是临床上常见的症状，主要由胸部疾病所致，少数由其他疾病引起。胸痛的程度因个体痛阈的差异而不同，与疾病病情轻重程度不完全一致。

【问诊要点】

1. 病史　有无与胸痛相关的疾病病史。

2. 一般资料　包括发病年龄、发病急缓、诱因、加重与缓解的方式。

3. 胸痛表现　包括胸痛部位、性质、程度、持续时间及患者有无放射痛。

4. 伴随症状　包括呼吸、心血管、消化系统及其他各系统症状和程度。

【问诊项目及评价】

1. 判断胸痛发展的时间，如为急性，应考虑急性心肌梗死、肺栓塞、气胸、心包炎和肋骨骨折等。如为慢性，应考虑慢性冠状动脉供血不足、食管炎、食管裂孔疝及各种胸壁疾病。

2. 根据疼痛持续的时间进行鉴别，持续性胸痛见于急性心肌梗死、肺栓塞、夹层动脉瘤和肺炎。间歇性胸痛见于冠状动脉供血不足、Tietze 病和 DaCosta 综合征。

3. 根据伴随症状进行鉴别，伴有高血压提示夹层动脉瘤，偶尔也见于急性心肌梗死；伴有咳嗽及脓痰常提示肺炎；伴有呼吸困难应考虑气胸、肺动脉栓塞、肺炎以及继发于急性心肌梗死的心力衰竭；伴有咯血主要见于肺栓塞、支气管肺癌。

4. 根据药物是否能缓解进行鉴别，若抑酸药能缓解疼痛提示食管炎或食管裂孔疝；若疼痛在服用硝酸甘油后可缓解提示冠状动脉供血不足。

六、呼吸困难

呼吸困难是指患者主观感到空气不足、呼吸费力，客观上表现呼吸运动用力，严重时可出现张口呼吸、鼻翼扇动、端坐呼吸、甚至发绀、呼吸辅助肌参与呼吸运动，并且可有呼吸频率、深度、节律的改变。

【问诊要点】

1. 呼吸困难发生的诱因　包括有无引起呼吸困难的基础病因和直接诱因，如心、肺疾病、肾病、代谢性疾病病史和有无药物、毒物摄入史及头痛、意识障碍、颅脑外伤史。

2. 呼吸困难发生的缓急　询问起病是突然发生、缓慢发生、还是渐进发生或者有明显的时间性。

3. 呼吸困难与活动、体位的关系　如左心衰竭引起的呼吸困难。

4. 伴随症状　呼吸困难伴胸痛常见于大叶性肺炎、急性渗出性胸膜炎、自发性气胸、急性心肌梗死等；呼吸困难伴发热常见于呼吸道感染性疾病；发作性呼吸困难伴哮鸣音多见于支气管哮喘、心源性哮喘；突发性重度呼吸困难见于急性喉水肿、气管异物、大面积肺栓塞、自发性气胸等。

【问诊项目及评价】

1. 明确呼吸困难发生的诱因，包括引起呼吸困难的基础病因和直接诱因，如心、肺疾病、肾病、代谢性疾病病史、药物、毒物摄入史及头痛、意识障碍、颅脑外伤史。

2. 根据呼吸困难发生的缓急进行鉴别，对于急性发作的呼吸困难，应询问有无药物摄入史，尤其是常用的麻醉剂。此外，还应注意是否存在可能引起肺栓塞的栓子来源；若呼吸困难为逐渐发作，应考虑慢性疾病，如充血性心力衰竭和肺气肿、肺纤维化。

3. 根据伴随症状进行鉴别，若伴有发热和浓痰考虑为肺炎的征象；若伴有啰音，需要明确啰音的性质，伴湿啰音提示充血性心力衰竭或者肺炎，而哨笛音和鼾鸣音提示支气管哮喘或者肺气肿；若伴有伴胸痛，常见于大叶性肺炎、急性渗出性胸膜炎、自发性气胸、急性心肌梗死等。

4. 根据阳性体征进行鉴别，明确是否存在肝大，肝大是充血性心力衰竭的征象，但是在急性期可能不会立即显现出来。肝大还可能是其他累及肺脏或者心脏的系统性疾病的征象，通常应考虑到。

七、心　悸

心悸是一种自觉心脏跳动的不适感或心慌感。当心率加快时感到心脏跳动不适，心率缓慢时则感到搏动有力。心悸时，心率可快、可慢，也可有心律失常，心率和心律正常者亦可有心悸。

【问诊要点】

1. 病史及相关因素　有无心脏病、内分泌疾病、贫血性疾病、心脏神经官能症等病史或吸烟、饮酒和咖啡、精神受刺激等诱发因素。

2. 心悸的特点　发作时间、频率、病程。

3. 伴随症状　有无心前区疼痛、发热、头晕、头痛、晕厥、抽搐、呼吸困难、消瘦及多汗、失眠、焦虑等相关症状。

【问诊项目及评价】

1. 询问患者心悸为持续性还是间断的，持续心悸可能为心动过速，见于甲亢或过量摄入咖啡因及其他一些药物；间断心悸更多与心律失常特别是期前收缩有关。

2. 根据伴随症状进行鉴别，若伴有体重下降、食欲减退及尿量增多提示甲亢；若伴有气短及凹陷性水肿提示充血性心力衰竭。

3. 根据阳性体征进行鉴别，如有心脏增大，应考虑充血性心力衰竭或心脏瓣膜病可能；如有心脏杂音，更倾向于心脏瓣膜病，如急性或慢性风湿热；如心脏不增大不伴杂音提示心脏病、充血性心衰和甲状腺功能低下。心悸无心脏增大但有高血压特别是收缩期高血压时提示嗜铬细胞瘤，但也可见于甲亢。持续或间断心悸但全身体检正常提示对咖啡因敏感或应用其他药物有不良反应。

八、恶心与呕吐

恶心、呕吐是临床常见症状。恶心为上腹部不适和紧迫欲吐的感觉。可伴有迷走神经兴奋的症状，如皮肤苍白、出汗、流涎、血压降低及心动过缓等，呕吐是通过胃的强烈收缩迫使胃或部分小肠的内容物经食管、口腔而排出体外的现象。

【问诊要点】

1. 相关病史与诱因　有无与恶心、呕吐相关的病史或诱发因素。发作的诱因，如体位、进食、药物、精神因素、咽部刺激等。

2. 呕吐的特点　起病的缓急、症状发作频率、持续时间、严重程度等。

3. 诊治情况，注意诊治过程中的设备及药物是否有刺激反应，如是否作 X 线钡餐、胃镜、腹部 B 超、CT、血糖、尿素氮等检查。

【问诊项目及评价】

1. 询问相关病史及诱因，包括有无饮酒或服药史，许多药物如洋地黄、阿司匹林、非甾体类消炎药、降压药、抗生素都可以刺激胃或引起胃炎。

2. 询问呕吐的特点，包括起病的急缓、症状发作频率、持续时间、严重程度等。

3. 根据伴随症状进行鉴别，如是否发热，发热提示腹部有局部病变，如急性胆囊炎或急性阑尾炎，也可能是系统性疾病如结核、布氏杆菌病、黄热病及其他发热性疾病；是否伴腹痛，腹痛提示有急性胆囊炎、急性阑尾炎、肾盂肾炎、肾结石及腹膜炎；有无眩晕，内耳疾病如梅尼埃病及内耳炎可伴发呕吐，而患者有时并不提及眩晕；有无头痛，偏头痛、脑震荡、脑肿瘤或其他占位性病变、脑膜炎、蛛网膜下腔出血都伴有头痛、恶心及呕吐。

4. 根据阳性体征进行鉴别，如有无腹部包块，腹部包块提示幽门或肠梗阻、胰腺肿瘤、克罗恩病、肾周脓肿、憩室炎及其他脓肿或肿瘤；

九、呕血与黑便

呕血是上消化道疾病（指屈氏韧带以上的消化道，包括食管、胃、十二指肠、肝、胆、胰疾病）或全身性疾病所致的上消化道出血，血液经口腔呕出。常伴有黑便，严重时可有急性周围循环衰竭的表现。

【问诊要点】

1. 确定是否为呕血　应注意排除口腔、鼻咽部出血和咯血。

2. 呕血的诱因　有否饮食不节、大量饮酒、毒物或特殊药物摄入史。

3. 呕血的颜色　可帮助推测出血的部位和速度。

4. 呕血量　呕血与黑便的持续时间、次数、量、颜色及性状变化，可作为估计出血量的参考。

【问诊项目及评价】

1. 确定是否为呕血，应注意排除口腔、鼻咽部出血和咯血。

2. 呕血的诱因，是否存在饮食不节、大量饮酒、毒物或特殊药物摄入史。毒物、许多药物及酒精可引起急性胃炎、胃溃疡及腐蚀性食管炎。

3. 呕血的颜色及呕血量，颜色可帮助推测出血的部位和速度，如食管病变出血或出血量大、出血速度快者多为鲜红或暗红色；胃内病变或出血量小、出血速度慢者多呈咖啡色样。对于呕血量，呕血与黑便的持续时间、次数、量、颜色及性状变化，可作为估计出血量的参考。便隐血阳性提示每日出血量大于 5ml；黑便提示出血量在 50～75ml 以上；呕血提示胃内积血量达 250～300ml。由于呕血与黑便常混有呕吐物与黑便，故失血量难以估计，临床上常根据全身反应估计出血量。

4. 根据伴随症状进行鉴别，包括是否有发热，发热提示猩红热、囊虫病、疟疾、钩端螺旋体病、黄热病以及其他急性和慢性感染性疾病；是否伴有腹痛，呕血伴有腹痛提示胃溃疡及十二指肠溃疡、食管裂孔疝、食管炎或胃癌，这些疾病也可不伴有腹痛。

5. 根据阳性体征进行鉴别，是否有肝大或者脾大，脾肿大、有腹壁静脉曲张或有腹水者，提示肝硬化；肝区疼痛、肝大、质地坚硬、表面不平或有结节者多提示肝癌；如有脾肿大应鉴别是否为 Banti 综合征，该病同时伴有血小板、白细胞数量减少及贫血，脾肿大可提示许多其他血液疾病。

6. 是否为呕吐后发生的呕血，若最初的呕吐物不含有血性物质，则可考虑 Mallory-Weiss 综合征（即由于剧烈呕吐导致的食管贲门黏膜撕裂症）。

7. 应注意止血带试验及皮肤出血时间（IVY 法）是否为阳性，血小板减少症和其他血液疾病可导致检查结果阳性。若均为阴性且无肝、脾肿大或腹痛，应想到遗传性出血性毛细血管扩张症，大的动脉瘤和弹力纤维假黄瘤。

十、便　血

便血是指消化道出血，血液由肛门排出。便血颜色可呈鲜红、暗红或黑色。少量出血不造成粪便颜色改变，须经隐血试验才能确定者，称为隐血。

【问诊要点】

1. 相关病史　过去有否腹泻、腹痛、肠鸣、痔、肛裂病史，有否胃肠手术史等。

2. 便血的病因和诱因　是否有饮食不节、进食生冷、辛辣刺激等食物史。有否服药史或集体发病。便血的颜色及其与大便的关系可以帮助推测出血的部位、速度及可能的病因。

3. 确定是否为便血　是否食用过多肉类，服用铋剂、碳粉或中药等。

4. 便血方式　与病变部位、出血速度及出血量等密切相关。便血出现在排便前、排便后；血液滴下、喷出，还是与粪便混在一起。

5. 患者一般情况　如是否伴有头晕、眼花、心慌、出汗等，可以帮助判断血容量丢失情况。

【问诊项目及评价】

1. 确定患者是否为便血，是否存在食用过多肉类，服用铋剂、碳粉或中药等情况。

2. 便血的颜色及其与大便的关系，便血颜色可因出血部位不同、出血量的多少以及血液在肠腔内停留时间的长短而异。如出血量多、速度快则呈鲜红色；若出血量小、速度慢、血液在肠道停留的时间较长，可呈暗红色。粪便可全为血液或混合有粪便，也可仅黏附于粪便表面或与排便后肛门滴血。消化道出血每日在 5～10ml 以内者，无肉眼可见的粪便颜色改变，需用隐血试验才能确定，称为隐血便。

3. 根据阳性体征进行鉴别，有无直肠肿块，如存在直肠肿块可见于结肠癌、肠结核、肠道恶性淋巴瘤、息肉、肠套叠及 Crohn 病等。

4. 根据伴随症状进行鉴别，包括是否伴腹泻或黏液，可见于溃疡性结肠炎、阿米巴痢疾、细菌性痢疾等；有无排便疼痛，排便疼痛且伴有新鲜血液见于肛裂或血栓性外痔等；有无肠梗阻，肠梗阻见于肠套叠、肠系膜血管血栓形成或栓塞。

十一、腹　痛

腹痛是临床极其常见的症状。多数由腹部脏器疾病引起，但腹腔外疾病及全身性疾病也可引起。腹痛的性质和程度，既受病变性质和刺激程度的影响，也受神经和心理因素的影响。由于原因较多，病机复杂，因此，必须认真了解病史，进行全面体格检查和必要的辅助检查，并联系病理生理改变，进行综合分析，才能作出正确诊断。临床上一般将腹痛按起病缓急、病程长短分为急性腹痛和慢性腹痛。

【问诊要点】

1. 相关病史 对于腹痛的诊断颇有帮助，如有消化性溃疡病史要考虑溃疡复发或穿孔；育龄妇女有停经史要考虑宫外孕；有酗酒史要考虑急性胰腺炎和急性胃炎；有心血管意外史要考虑血管栓塞。

2. 腹痛与年龄、性别、职业的关系 幼儿常见原因有先天畸形、肠套叠、蛔虫病等；青壮年以急性阑尾炎、胰腺炎、消化性溃疡等多见；中老年以胆囊炎、胆石症、恶性肿瘤、心血管疾病多见；育龄妇女要考虑卵巢囊肿扭转、宫外孕等；有长期铅接触史者要考虑铅中毒。

3. 腹痛起病情况 有无饮食、外科手术等诱因，急性起病者要特别注意各种急腹症的鉴别，因其涉及内、外科等多种疾病，应仔细询问、寻找诊断线索。缓慢起病者涉及功能性与器质性及良性与恶性疾病的区别，除注意病因、诱因外，应特别注意缓解因素。

4. 腹痛的部位 多代表疾病部位，对牵涉痛的理解更有助于判断疾病的部位和性质。

5. 腹痛的性质和程度 腹痛的性质与病变性质密切相关。烧灼样痛多与化学性刺激有关，如胃酸的刺激；绞痛多为空腔脏器痉挛、扩张或梗阻引起，临床常见者有肠绞痛、胆绞痛、肾绞痛。

6. 腹痛的时间 特别是与进食、活动、体位的关系。

7. 根据伴随症状进行鉴别 腹痛伴发热、寒战，提示有炎症存在，见于急性胆道感染、胆囊炎、肝脓肿、腹腔脓肿，也可见于腹腔外感染性疾病；腹痛伴黄疸可能与肝胆胰疾病有关。急性溶血性贫血也可出现腹痛与黄疸；腹痛伴休克同时有贫血者可能是腹腔脏器破裂（如肝、脾或异位妊娠破裂）；无贫血者则见于胃肠穿孔、绞窄性肠梗阻、肠扭转、急性出血坏死性胰腺炎等。腹腔外疾病如心肌梗死、肺炎也可有腹痛与休克；腹痛伴呕吐提示食管、胃肠病变，呕吐量大者提示胃肠道梗阻；伴反酸、嗳气者提示胃十二指肠溃疡或胃炎；伴腹泻者提示消化吸收障碍或肠道炎症、溃疡或肿瘤；腹痛伴血尿可能为泌尿系疾病（如泌尿系结石）所致。

【问诊项目及评价】

1. 急性腹痛

（1）明确腹痛部位，弥漫性的疼痛见于消化性溃疡穿孔、胰腺炎、机械性肠梗阻、肠系膜动脉栓塞。此外，异位妊娠破裂造成的穿孔也可以导致腹膜炎。若为局限性，需了解腹痛部位的象限。如胃、十二指肠和胰腺疾病，疼痛多在中上腹部；胆囊炎、胆石症、肝脓肿等疼痛部位多在右上腹部；而憩室炎常致右下腹痛。

（2）腹痛的性质，腹部绞痛常见于肠梗阻、肾结石、胆囊或胆总管结石，而持续性腹痛是胰腺炎、消化性溃疡穿孔、阑尾炎及憩室炎的典型表现。突发的中上腹剧烈刀割样痛或烧灼样痛，多为胃、十二指肠溃疡穿孔；中上腹持续性隐痛多为慢性胃炎或胃、十二指肠溃疡。有无放射痛：典型急性胆囊炎可向右肩胛部放射、消化性溃疡穿孔也可放射至肩部，肾绞痛可放射至腹股沟、外生殖器及大腿内侧。

（3）腹痛的发作时间，餐后疼痛可能由于胆胰疾病、胃部肿瘤或消化不良所致；周期性、节律性上腹痛见于胃、十二指肠溃疡。

（4）根据伴随症状进行鉴别，腹痛伴急性发热见于急性胆道感染、胆囊炎等。腹痛伴黄疸可能与肝胆胰疾病有关。腹痛伴休克可能是腹腔脏器破裂（如肝、脾或异位妊娠破裂）。

2. 慢性腹痛

（1）明确患者疼痛部位，上腹痛应考虑消化性溃疡、胰腺炎、胆囊炎或胆结石。腹部疼痛应考虑肾结石或肾盂肾炎。下腹痛应考虑输卵管炎、子宫内膜炎或慢性阑尾炎。Crohn病也可造成下腹痛特别是右下腹痛。

（2）明确患者疼痛性质，慢性腹部绞痛可见于慢性胆囊炎、肾结石或小肠不全梗阻。

（3）根据伴随症状进行鉴别，腹痛伴发热应考虑肾盂肾炎、阑尾炎。伴便血者应考虑消化性溃疡、溃疡性结肠炎等。伴血尿可能为泌尿系疾病，考虑为泌尿系结石。

（4）根据阳性体征进行鉴别，是否存在腹部包块，腹痛伴中上腹包块应考虑慢性胰腺炎所致胰腺囊肿，右下腹包块应考虑 Crohn 病或输卵管炎，左下腹包块应考虑憩室炎或输卵管炎。

十二、腹　　泻

腹泻指排便次数增多，粪质稀薄，或带有黏液、脓血或未消化的食物。腹泻可分为急性与慢性两种，超过两个月者属慢性腹泻。

【问诊要点】

1. 相关病史与诱因　有无与腹泻相关的疾病病史或不洁饮食、旅行、聚餐史。

2. 腹泻特点　腹泻的次数、粪便量、大便的性状及臭味，腹泻加重、缓解的因素，与进食、与油腻食物的关系及抗生素使用史等。

【问诊项目及评价】

1. 急性腹泻

（1）根据伴随症状进行鉴别，伴有发热，可见于急性细菌性痢疾、伤寒或副伤寒、溃疡性结肠炎急性发作期。不伴发热提示阿米巴痢疾或贾第鞭毛虫病，但重症阿米巴痢疾也可伴有发热。伴有严重呕吐可见于急性胃肠炎，发生于进食受毒素污染的食物后 2～4 小时。旅行者腹泻和病毒性胃肠炎也可因进食不洁食物而导致严重的呕吐。大便带血提示痢疾志贺菌、空肠弯曲菌感染以及溃疡性结肠炎。大便不带血，则急性腹泻更可能是葡萄球菌毒素感染、贾第鞭毛虫病。

（2）明确是否有多人同时腹泻，提示中毒性葡萄球菌胃肠炎及肠道感染的可能，比如痢疾志贺菌、空肠弯曲菌感染。

（3）是否有国外旅游史，提示可能有旅行者腹泻、霍乱、痢疾志贺菌病、沙门杆菌感染。

2. 慢性腹泻

（1）询问患者是否有滥用药物或者酗酒史，酗酒可引起腹泻，通常使用的药物也有同样的作用，如洋地黄、利尿剂、阿司匹林、秋水仙碱和其他非甾体类抗炎药物。也可能有过量的使用通便药物的情况。

（2）明确大便性状，大便带血常见于炎症性肠病、慢性细菌性痢疾、肿瘤和憩室炎。大便中带有大量黏液：在炎症性肠病、肠易激综合征可见。

（3）根据伴随症状进行鉴别，伴有腹部肿块：见于胃肠道恶性肿瘤、肠结核、Crohn 病、血吸虫病等。伴明显消瘦：多提示病变位于小肠，如胃肠道恶性肿瘤、肠结核。腹泻伴关节痛或关节肿胀者：见于 Crohn 病、溃疡性结肠炎、系统性红斑狼疮、肠结核等。

（4）进食后是否有明显的持续的腹泻，若有提示为分泌多肽的肿瘤所致的分泌性腹泻，如绒毛腺瘤、胃泌素瘤及类癌。

十三、黄　　疸

黄疸是由于血清中胆红素升高致使皮肤、黏膜和巩膜发黄的症状和体征。正常血清总胆红素为 1.7～17.1μmol/L。胆红素在 17.1～34.2μmol/L，临床不易察觉，称为隐性黄疸，超过 34.2μmol/L 时出现临床可见黄疸。引起黄疸的疾病很多，发生机制各异，全面理解胆红素代谢过程对黄疸的鉴别诊断有重要意义。

【问诊要点】

1. 确定是否黄疸　注意与皮肤苍白、球结膜下脂肪及高胡萝卜素血症等相区别。

2. 病因与诱因　注意既往有无溶血性疾病、肝病、胆石症、胆道蛔虫及胆道手术等病史；有无肝炎患者密切接触史或输血史；有否群集发病、外出旅游史、药物使用史，有无长期酗酒史。

3. 黄疸的程度　肝细胞性黄疸的深度与肝功能损害程度呈正相关，先天性非溶血性黄疸全身情况较好。

4. 黄疸的时间与波动情况　有利于区别梗阻性与肝细胞性黄疸。

总之，对黄疸患者应首先确定黄疸的类型，再确定黄疸的病因。应从临床、实验室、辅助检查等多项指标入手，认真分析、合理安排必要的辅助检查，及时作出判断。

【问诊项目及评价】

1. 根据伴随症状进行鉴别　黄疸伴发热，见于急性胆管炎、肝脓肿、钩端螺旋体病、败血症、大叶性肺炎及病毒性肝炎等。黄疸伴有上腹剧烈疼痛，可见于胆道结石、肝脓肿或胆道蛔虫病。右上腹剧痛、寒战高热、和黄疸为夏科三联征，提示急性化脓性胆管炎。

2. 根据阳性体征进行鉴别　黄疸伴有肝大：若为轻至中度增大，置地软或中等且表面光滑，见于病毒性肝炎。若质地坚硬，表面凹凸不平有结节者见于原发性或继发性肝癌。黄疸伴胆囊肿大：提示胆总管有梗阻，常见于胰头癌、壶腹癌等。黄疸伴脾肿大：见于病毒性肝炎，钩端螺旋体病、败血症、疟疾、肝硬化等。黄疸伴腹水：见于重症肝炎，失代偿期肝硬化、肝癌等。

十四、血　　尿

血尿包括镜下血尿和肉眼血尿，前者是指尿色正常，须经显微镜检查方能确定。后者是指尿呈洗肉水色或血色，肉眼即可见的血尿。

【问诊要点】

1. 相关病史及诱因　是否有高血压和肾炎史、泌尿系感染或结石、结核病史，有无腰腹部新近外伤和泌尿道器械检查史。

2. 血尿类型　血尿出现在尿程的哪一段，是否全程血尿、初始血尿或终末血尿，有无血块。是间歇发作还是持续性血尿。

3. 影响因素　是否进食引起红色尿的药品或食物，是否为女性的月经期间，以排除假性血尿。

【问诊项目及评价】

1. 根据伴随症状进行鉴别　血尿伴腹痛应首先考虑为泌尿系结石可能性大，但其他原因如肾梗死，肾挫伤或撕裂都应予以考虑；血尿伴有尿频尿痛则提示有膀胱结石、前列腺疾病或急性尿路感染；血尿伴有发热可考虑为肾盂肾炎。

2. 根据阳性体征进行鉴别　查体如患者两侧腰部均可触及肿块，提示多囊肾或肾积水，单侧腹部肿块可考虑肾上腺样瘤或单侧肾积水，孤立的囊肿或肾静脉血栓也可表现为腰部肿块伴血尿。血尿伴有高血压则提示肾小球肾炎、多囊肾和结缔组织疾病。若伴有其他系统症状和体征，则应寻找有无结缔组织疾病、凝血异常性疾病和白血病、镰形红细胞性贫血，当不伴有其他系统疾病症状或体征时可考虑膀胱的良性或恶性肿瘤、结核或寄生虫感染。

十五、少尿、无尿与多尿

正常成人 24h 尿量约为 1000～2000ml。如 24h 尿量少于 400ml，或每小时尿量少于 17ml

称为少尿；如 24h 尿量少于 100ml，12h 完全无尿称为无尿；如 24h 尿量超过 2500ml 称为多尿。

【问诊要点】

1. 少尿 ①相关病史及诱因：有无引起少尿的病因如休克、大出血、脱水或心功能不全等；过去和现在是否有泌尿系统疾病如慢性肾炎、尿路结石、前列腺肥大等诱因。②少尿的伴随症状。③诊断、治疗及护理经过：包括应用利尿药的措施及效果。

2. 多尿 ①相关病史及诱因：有无与多尿相关的疾病病史或糖尿病、尿崩症、急性肾衰竭的多尿期及精神性多尿等诱发因素。①多尿的伴随症状。

【问诊项目及评价】

1. 少尿 ①询问患者是否存在服药史，磺胺类药物易造成肾损害，但关节炎患者所用的两性霉素 B 或金制剂以及铅和其他药物或重金属等也可造成肝损害。②询问患者近期液体入量，脱水是少尿或无尿的常见原因。③根据伴随症状进行鉴别，伴无尿高血压应考虑急性或慢性肾小球肾炎、多囊肾和急性肾小管坏死。若出现低血压，应考虑肾前性无尿。若伴心脏扩大，应考虑充血性心力衰竭，若伴胸痛，应考虑心肌梗死或肺栓塞。若伴胸痛或腹部疼痛及高血压，应考虑夹层动脉瘤。④根据阳性体征进行鉴别，双侧肾肿大应考虑双侧肾积水或多囊肾。单侧肾肿大通常不引起无尿。膀胱肿大通常见于前列腺增生或前列腺癌的可能，或见于盆腔肿瘤压迫输尿管。若出现血尿常提示肾小球肾炎、急性肾小管坏死、血管内溶血或肾结石。

2. 多尿 ①明确患者多尿是否为一过性的，偏头痛、哮喘以及利尿剂类药物可引起一过性多尿。②明确多尿的程度，重度多尿通常是由于垂体或肾源性尿崩症以及精神性多尿引起，也可见于糖尿病；轻度多尿通常是由于慢性肾衰、肾小管性酸中毒、甲状旁腺功能亢进。③是否伴有多饮多食，多饮多食提示糖尿病和甲亢。

十六、意 识 障 碍

意识障碍是指人对周围环境及自身状态的识别和觉察能力出现障碍。可表现为嗜睡、意识模糊和昏睡，严重的意识障碍为昏迷。

【问诊要点】

1. 相关病史及诱因 有无急性感染休克、高血压、动脉硬化、糖尿病、肝肾疾病、肺源性心脏病、癫痫、颅脑外伤、肿瘤等病史；有无服毒及毒物接触史。

2. 起病时间、发病前后情况、诱因、病程、程度。

3. 伴随症状 有无发热、头痛、呕吐、腹泻、皮肤黏膜出血及感觉与运动障碍等相关伴随症状。

【问诊项目及评价】

1. 明确患者有无药物及酒精摄入史 这是病史中重要一点，因为许多昏迷患者是由于急性酒精中毒、巴比妥类药物中毒及其他脑抑制剂中毒等引起。

2. 明确患者有无外伤史 部分患者可能会由于头部外伤所致昏迷。

3. 根据伴随症状进行鉴别 若伴有发热可能提示脑膜炎、蛛网膜下腔出血或急性脑炎，但合并吸入性肺炎、尿路感染或败血症时也可引起发热。

4. 根据阳性体征进行鉴别 有神经系统定位体征提示中风、脑脓肿、脑肿瘤或硬膜下血肿；有视盘水肿则提示占位性病变的可能，如脑肿瘤或硬膜下血肿；有颈项强直提示可能为脑膜炎或蛛网膜下腔出血；肺部查体有哮鸣音提示：肺气肿所致，捻发音提示：充血性心力衰竭或肺炎；呼吸中带甜味提示糖尿病昏迷或酒精中毒。

十七、问诊相关病例

（一）发热

简要病史：女性，30 岁，2 天来高热伴尿痛来急诊部就诊。

初步诊断：急性尿路感染。问诊内容如下：

1. 现病史

（1）根据主诉及相关鉴别问诊：①发病可能诱因：如有无传染病接触史、疫水接触史、特殊药物服用及注射史，有无女性卫生情况差及劳累等。②体温升高和变化情况，最高体温；有无畏寒、寒战、大汗、盗汗；是否伴有咳嗽、咳痰、咯血、胸痛、腹痛、恶心、呕吐、腹泻等。③尿痛的性质（烧灼痛、刺痛）及与排尿时间的关系，是否伴尿频、尿急和排尿困难。④尿的颜色变化（如出现血尿或浑浊状脓尿）。⑤有无腰痛。⑥患病以来的一般情况，如精神状态、食欲、体重改变、睡眠等。

（2）诊疗经过：①是否到其他医院就诊？做过哪些检查？如到过医院做尿常规、血常规、尿细菌学检查和肾脏 B 超检查等，检查结果如何？②治疗和用药情况，疗效如何？如是否应用过抗生素治疗，若用过，是哪些抗生素？用法及用量？疗效如何？

（3）一般情况：近期精神状态、饮食、睡眠、大便和体重变化情况。

2. 其他相关病史

（1）有无药物过敏史。

（2）与该病有关的其他病史 既往有无类似发作，有无糖尿病、结核病、妇科病病史或服用免疫抑制药物史，月经和婚育史及不洁性交史等。

（二）胸痛

简要病史：男性，70 岁，突发胸痛 3 小时。高血压病史 30 年。

初步诊断：急性心肌梗死。相关问诊内容如下：

1. 现病史

（1）根据主诉及相关鉴别问诊：①发病可能诱因：劳累、剧烈运动、情绪激动、外伤等。②胸痛的具体部位、程度、性质，有无放射痛，发病的急缓，疼痛是否呈持续性，有无缓解及加重的因素。③胸痛与呼吸、咳嗽、体位的关系，有无出汗、发热、心悸、晕厥等。④伴随症状：胸痛是否伴有咳嗽、咳痰、发热、呼吸困难、咯血、反酸、大汗、血压下降及吞咽困难等。

（2）诊疗经过：①是否到医院就诊？做过哪些检查？如到医院做心电图、心肌酶学、胸部 CT，检查化验结果如何？②治疗和用药情况，疗效如何？如是否应用过硝酸甘油等治疗，若用过，疗效如何？有无其他急救处理。

（3）一般情况 近期精神状态、饮食、睡眠、二便和体重变化情况。

2. 其他相关病史

（1）有无药物过敏史。

（2）与该病有关的其他病史 既往有无类似发作，患者有高血压病史 30 年，（平素血压情况，有无药物治疗及治疗效果），有无冠心病、糖尿病、高脂血症、肺部疾病病史，有无烟酒嗜好等。

（三）腹痛

简要病史：女性，21 岁，转移性右下腹痛 6 小时急来诊。

初步诊断：急性阑尾炎。相关问诊内容如下：

1. 现病史

（1）根据主诉及相关鉴别问诊。①发病情况：有无不洁饮食、着凉、外科手术等诱因；突然起病或缓慢起病，急性起病应特别与各种急腹症鉴别，缓慢起病应考虑功能性与器质性；②腹痛的性质和程度：是阵发性绞痛还是持续性胀痛；是剧烈刀割样痛、绞痛还是持续性钝痛、隐痛或烧灼痛等。③腹痛的部位：是弥漫性疼痛或是局部痛，何处部位明显，有无放射痛（牵涉痛），腹痛部位的变化情况。④腹痛有无缓解及加重因素，如禁食水、保暖、休息、体位变化等。⑤伴随症状，如是否伴有恶心、呕吐；若有，则继续询问呕吐的频率、呕吐物性质和量，是否伴寒战、发热、黄疸、贫血、休克、血尿等。

（2）诊疗经过：①是否到医院就诊？做过哪些检查？如到医院做血细胞分析、尿常规、粪便常规、血尿淀粉酶、立位腹平片、腹部 CT、心电图、腹部超声等检查，检查结果如何？②治疗和用药情况，疗效如何？

（3）一般情况：近期饮食、睡眠、二便和体重变化情况。

2. 其他相关病史 ①有无药物过敏史。②与该病有关的其他病史 既往有无类似发作，有无消化性溃疡、胆道疾病、胰腺疾病、心血管疾病、妇科疾病史等。有无腹部手术史。有无酗酒史。月经史及婚育史。

（四）水肿

简要病史：男性，40 岁，间断双下肢水肿 1 周。风湿性心脏病 10 年。

1. 现病史

（1）根据主诉及相关鉴别问诊

1）有无诱因和前驱症状：有无劳累、感染、受凉、服用药物等。

2）针对水肿：①首先发生水肿的部位和发生顺序，是否受体位影响。②水肿发生的速度。③水肿是否双侧对称、是否为凹陷性。④加重或缓解的因素。

3）相关鉴别诊断问诊：①局部皮肤是否有红肿、发热或压痛，局部是否有静脉曲张。②尿量、尿色、是否有夜尿增多、腰痛。③是否有皮疹、脱发、光过敏、口腔溃疡、局部皮肤增厚、变硬等。④是否有怕冷、多汗、心悸、食欲下降、体重减轻、便秘、腹泻等症状。⑤是否有呼吸困难及发绀。⑥是否有心跳缓慢及血压偏低。⑦是否有厌食、皮下脂肪减少。

（2）诊疗经过

1）是否到医院就诊？做过哪些检查？如到医院做血细胞分析、尿便常规、生化检查、BNP、甲状腺功能，胸片，心脏超声，腹部超声，心电图等检查，检查结果如何？

2）治疗和用药情况，疗效如何？是否使用利尿剂，用量如何？疗效如何？

（3）一般情况 近期饮食、睡眠、二便和体重变化情况。

2. 其他相关病史

（1）有无药物过敏史。

（2）与该病有关的其他病史 既往有无类似发作，有无肺部疾病、肝肾疾病、结缔组织病、甲亢、甲减等。有无毒物接触史，是否到过疫区，是否有导致水肿的用药史。

（郭莲怡）

第三节 体格检查

一、检查前准备

（一）器械准备

体温计、水银血压计、听诊器（包括钟型和膜型体件）、手电筒、无菌压舌板、棉签、酒精或酒精棉球、软尺、记号笔、叩诊锤、近视力表、手表、垃圾桶、纸巾或纱布、免洗手消毒液、记录笔和记录纸。

（二）检查者准备

①向被检者做自我介绍。②向被检者说明体格检查的目的和要求。③与被检者进行简短交谈，核对被检者信息（姓名、性别、年龄、住院号或门诊号），融洽医患关系，取得配合。

举例：您好！我是您的接诊医生（某某医生），请告诉我您的名字（或请问您叫什么名字？），多大年纪了？核对床头卡和腕带（门诊患者与挂号单核对），根据您的病情需要给您进行查体，不会给您带来痛苦，不要紧张，查体过程中如有不舒服请您告诉我。

二、注意事项

1. 应以患者为中心，要关心、体贴患者。

2. 检查过程中，接触患者前后洗手或手消毒，应注意避免交叉感染。

3. 检查患者时光线适宜，室内应温暖，环境应安静，检查手法应规范轻柔。

4. 被检查部位暴露应充分，暴露过程中应注意保护患者隐私，包括遮挡屏风以及为异性检查时需同性人员陪同。

5. 全身体格检查时应全面、有序、重点、规范和正确。

6. 体格检查要按一定顺序进行，避免重复和遗漏，避免反复翻动患者。

三、基本检查法

（一）视诊

视诊是医师用眼睛或借助某些仪器观察患者全身或局部表现的诊断方法。视诊用于全身一般状态和部分体征的检查，如年龄、发育、营养、意识状态、面容、表情、体位、姿势、步态等。局部视诊用于了解患者身体各部分的改变，如皮肤、黏膜、眼、耳、鼻、口、舌、头颈、胸廓、腹形、肌肉、骨骼、关节外形等。

（二）触诊

触诊是医师通过手接触被检查部位时的感觉来进行判断的一种方法，分为浅部触诊法和深部触诊法。

1. 浅部触诊法 ①用于体表浅在病变，如关节、软组织，浅部的动脉、静脉和神经，阴囊、精索等的触诊。②检查方法：用一手轻轻地平放在被检查的部位，四指并拢，利用掌指关节和腕关节的协同动作，以旋转或滑动的方式柔和地进行轻压触诊，触诊深度为1cm。

2. 深部触诊法

（1）体位要求：嘱被检者排空膀胱、低枕仰卧位、张口平静呼吸，屈髋屈膝放松腹肌。

（2）主要用于检查和评估腹腔病变和脏器的情况，触诊深度常常在 2cm 以上，有时可达 4～5cm，包括深部滑行触诊法、双手触诊法、冲击触诊法和深压触诊法。

1）深部滑行触诊法：①用于腹腔深部包块和胃肠病变的检查。②检查方法：检查时让被检查者配合做腹式呼吸，检查者用右手并拢的示指、中指、环指平放在腹壁上，以手指末端逐渐触向腹腔的脏器或包块，并在被触及的包块上做上下左右滑行触诊。

2）双手触诊法：①用于腹腔包块及肝、脾、肾等检查。②检查方法：检查时让被检查者配合做腹式呼吸，检查者左手放在被检查者脏器或包块的背后部，并向右手方向托起，右手放在腹壁上，用示指、中指、环指配合腹式呼吸做深部滑行触诊。

3）冲击触诊法（又称浮沉触诊法）：①用于大量腹水而对肝、脾及腹部包块触诊不满意时。②检查方法：检查者以右手示指、中指、环指并拢的手指，放在腹壁上的相应部位，手指与腹部之间成 70°～90°角，作数次急速而较有力的冲击动作。

4）深压触诊法：①用于确定腹部压痛点（如阑尾压痛点、胆囊压痛点、输尿管压痛点等）。②检查方法：检查者用右手一个或两个手指逐渐深压腹部被检查部位，同时检查反跳痛，在手指深压基础上停留约 2～3 秒，迅速将手抬起，观察被检查者的面部表情变化，同时询问疼痛是否加重。

（三）叩诊

叩诊是用手指叩击身体表面某一部位，使之震动而产生音响，根据震动和声响的特点，判断被检查部位的脏器状态有无异常的一种方法。根据叩诊的目的和叩诊的手法不同，分为直接叩诊法和间接叩诊法。

1. 直接叩诊法

（1）适用于胸部和腹部范围较广泛的病变，如胸膜粘连或增厚、大量胸腔积液或腹水及气胸等。

（2）检查方法：医师右手中间三手指并拢，用其掌面直接拍击被检查部位。

2. 间接叩诊法

（1）左手中指第二指节紧贴于叩诊部位，其他手指稍微抬起，勿与体表接触。

（2）右手指自然弯曲，用中指指端叩击左手中指末端指关节处或第二节指骨的远端（该处易与被检查部位紧密接触，且对于被检查部位的震动较敏感）。

（3）叩击方向应与叩诊部位的体表垂直。

（4）叩诊时以腕关节与掌指关节的活动为主，避免肘关节和肩关节参与运动。

（5）叩击后右手中指立即抬起，以免影响对叩诊音的判断。

（6）在同一部位叩诊可连续叩击 2～3 下，若未获得明确印象，可再连续叩击 2～3 下（避免不间断地连续快速叩击，不利于叩诊音的分辨）。

（7）检查肝区或肾区有无叩击痛，医师可将左手掌平置于被检查部位，右手握成拳状，并用其尺侧由轻到重叩击左手手背 2～3 下，询问或观察被检者有无疼痛感。

（四）听诊

听诊是医师根据患者身体各部位发出的声音判断正常与否的一种诊断方法。包括听身体各部分所发出的声音，如语声、呼吸声、咳嗽声和呃逆、嗳气、呻吟、啼哭、呼叫发出的声音，以及肠鸣音、关节活动音和骨擦音。听诊可分为直接听诊和间接听诊。

1. 直接听诊法　医师将耳直接贴附于被检查者的体壁上进行听诊，这种方法所能听到的体内声音很弱，仅适用于某些特殊和紧急情况。

2. 间接听诊法　用听诊器进行听诊的一种检查方法。适用于于心、肺、腹的听诊以及血管音、皮下气肿音、肌束颤动音、关节活动音、骨折面摩擦音等。

四、一般检查

（一）性别

正常人可通过第二性征判断。①女性：乳房发育，月经初潮，声音细音调高，喉结不突出，不长胡须等。②男性：腋毛多，长胡须，声音低沉洪亮，喉结突出，乳房不发育等。

（二）年龄

通过问诊获取，若遇隐瞒或死亡、昏迷等情况，可通过皮肤弹性、肌肉状态、毛发的颜色和分布、面与颈部皮肤皱纹、牙齿状态等大体判断。

（三）生命体征

包括体温、呼吸、脉搏和血压。

1. 体温

测量方法：常规有腋测法、口测法、肛测法，还有耳测法和额测法。

体温计：水银体温计、电子体温计、红外线体温计。

（1）腋测法：先将腋窝汗液擦干（注意腋窝处有无致热或降温物品），将体温计的水银柱甩到 35℃以下，将体温计头端置于被检者腋窝深处，用上臂将体温计夹紧，测量 10 分钟后读数，正常值为 36～37℃。

（2）口测法：先将体温计消毒，将体温计的水银柱甩到 35℃以下，将体温计头端置于舌下，紧闭口唇，测量 5 分钟后读数，正常值为 36.3～37.2℃。此法检查时不能用口呼吸，测量前 10 分钟内禁饮热水和冰水。

（3）肛测法：被检者取侧卧位，体温计的表面涂上润滑剂，将体温计的水银柱甩到 35℃以下，将体温计头端徐徐插入肛门达体温计长度的一半，测量 5 分钟后读数，正常值为 36.5～37.7℃，适用于婴幼儿和神志不清者。

（4）耳测法：用红外线耳式体温计，测量骨膜的温度，适用于婴幼儿。

（5）额测法：用红外线测温计，测量额头皮肤温度，适用于体温筛查。

2. 呼吸

（1）检查方法：视诊观察胸廓的起伏，男性和儿童以腹式呼吸为主，女性以胸式呼吸为主。

（2）检查内容：

1）呼吸频率：①正常静息状态：12～20 次/分，呼吸/脉搏=1：4；新生儿呼吸约 44 次/分。②呼吸过速：超过 20 次/分。见于发热、疼痛、贫血、甲亢及心衰等。体温升高 1℃，呼吸大约增加 4 次/分。③呼吸过缓：低于 12 次/分。呼吸浅慢见于麻醉剂或镇静剂过量和颅内压增高等。④呼吸深度变化

呼吸浅快：见于呼吸肌麻痹、严重鼓肠、腹水和肥胖等；肺部疾病：肺炎、胸膜炎、胸腔积液、气胸等。

呼吸深快：见于剧烈运动、情绪激动或过度紧张，出现过度通气时患者可感到口周及肢端发麻，手足搐搦及呼吸暂停。库斯莫尔（Kussmaul）呼吸：见于严重代谢性酸中毒（如

糖尿病酮症酸中毒和尿毒症酸中毒等）。

2）呼吸节律：①正常静息状态应该是均匀整齐。②常见的异常呼吸节律如下。

潮式呼吸：Cheyne-Stokes 呼吸。浅慢→深快→浅慢→ 一段呼吸暂停，暂停期可持续 5～30s，潮式呼吸周期可长达 30s 至 2min。常见于中枢神经系统疾病及某些中毒；有些老年人深睡时。

间停呼吸：又称比奥（Biot）呼吸。有规律呼吸→突然停止一段时间→呼吸，周而复始的间停呼吸。常见于中枢神经系统疾病及某些中毒，更为严重，预后多不良，常在临终前发生。

抑制性呼吸：胸部发生剧烈疼痛所致的吸气相突然中断，呼吸运动短暂地突然受到抑制，患者表情痛苦，呼吸较正常浅而快。见于急性胸膜炎、胸膜恶性肿瘤、肋骨骨折及胸部严重外伤等。

叹气样呼吸：在一段正常呼吸节律中插入一次深大呼吸，并常伴有叹息声，此多为功能性改变。见于神经衰弱、精神紧张或抑郁症。

3. 脉搏

（1）检查部位：触诊桡动脉、肱动脉、股动脉、颈动脉及足背动脉，两侧对比，明显不同见于缩窄性大动脉炎和无脉症。

（2）检查内容包括：①脉率：60～100 次/分，脉率是否与心率一致，脉率＜心率常见于房颤或期前收缩。②脉律：是否规则，节律不齐、二联脉、三联脉、脱落脉等。③紧张度、动脉壁弹性：紧张度、弹性与动脉硬化有关，检查方法：将桡动脉压紧，虽远端手指触不到动脉搏动，但可触及条状动脉，硬且缺乏弹性。④强弱：与心搏出量、脉压和外周血管阻力相关。⑤脉波，分为 4 种，具体如下：

A. 水冲脉：检查者右手握住被检者腕部，其中食指、中指和环指置于桡动脉搏动处，将其前臂高举过头部，可明显感知犹如水冲的急促而有力的脉搏冲击。见于甲状腺功能亢进、严重贫血、脚气病、主动脉瓣关闭不全、先天性心脏病动脉导管未闭、动静脉瘘等。

B. 交替脉：节律规则而强弱交替的脉搏，测量血压可发现强弱脉搏间有 10～30mmHg 的压力差，为左心室心力衰竭的重要体征之一。常见于高血压性心脏病、急性心肌梗死和主动脉瓣关闭不全等。

C. 奇脉：吸气时脉搏明显减弱或消失，为左心室搏血量减少所致，又称“吸停脉”。触诊不明显时可用血压计测量，吸气时收缩压较呼气时低 10mmHg 以上，见于心脏压塞或心包缩窄。

D. 无脉：脉搏消失，见于休克或多发性大动脉炎。

4. 血压 测量前询问被检者在 30min 内有无剧烈活动、吸烟、喝咖啡、饮酒、洗澡、情绪不稳定等情况，休息至少 5 分钟后再测量。

（1）上肢血压测量：①取仰卧位或坐位，充分暴露上臂，伸直肘部轻度外展，肘与心脏平齐。测量前检查双侧桡动脉搏动是否对称一致，若搏动对称一致常规测量右上肢，若不对称，则分别测量双上肢。②将血压计水平放稳，打开水银槽开关，观察水银柱是否在零点，保持血压计零点、肱动脉与心脏同一水平。③排尽袖带内气体，平整缠于上臂中部，下缘距肘窝中线 2.5cm，松紧度以能放入 2 指为宜，气袖中央位于肱动脉表面。④询问被检者有无高血压病史，有无用药史。⑤告知被检者测量血压时保持安静。⑥戴好听诊器（耳件方向朝前），触诊肱动脉搏动，将听诊器体件紧贴肱动脉搏动最明显处（不能放在袖带内），边充气边听诊至肱动脉搏动音消失，再上升 30mmHg。⑦以每秒 2～6mmHg 的速度缓慢放气。⑧双眼平视水银柱凹面最低点，首先听到的第一声搏动音，此时水银柱凹面最低点所指的刻度为收缩压；当搏动音突然减弱（搏动音持续存在）或消失时，此时水银柱凹面最低点所指的刻度为舒张压。⑨间隔 1～2min 测量第 2 次，取 2 次平均值，若 2 次收缩压或舒张压相差大于 5mmHg，需测量第 3 次，取平均值。⑩测量完毕，排尽袖带余气，整理好放入血压计盒内，将血压计右倾 45°角，使水银回流槽内，关闭水银槽开关，关闭血压计。

（2）下肢血压测量

可选择腘动脉或踝部动脉测量，其中踝部动脉测量不受体位限制，且与上臂血压更接近，故常选择踝部动脉测量下肢血压。

1）踝部动脉测量方法。①体位：常取仰卧位。②测量部位：袖带平整缚于小腿内踝上 3cm，听诊器置于足背动脉搏动最强处。③袖带选择：小腿下部周径与上臂周径相近，可使用相应的上臂袖带。④测量值：踝部血压比上臂高 4～10mmHg/4～9mmHg。其余同上肢血压测量方法。

2）腘动脉测量方法：①体位：俯卧位。②测量部位：袖带平整缚于大腿下部，腘窝上 3～5cm 处，听诊器置于腘窝中点，腘动脉搏动最强处。③袖带选择：大腿袖带。④测量值：同侧下肢血压比同侧上肢高 20～40mmHg。其余同上肢血压测量方法。

3）袖带大小选择推荐

瘦型成人或少年，袖带尺寸 12cm×18cm（超小号）

上臂围 22～26cm，袖带尺寸 12cm×22cm（成人小号）

上臂围 27～34cm，袖带尺寸 16cm×30cm（成人标准号）

上臂围 35～44cm，袖带尺寸 16cm×36cm（成人大号）

上臂围 45～52cm，袖带尺寸 16cm×42cm（成人超大号或大腿袖带）

4）注意事项：①选择合适的气袖，袖带宽度应覆盖上臂的 40%，大小应至少包裹 80% 的上臂周径，避免袖带过紧和过松。②重复测量间应重复确定袖带的位置、松紧度以及袖带内是否有残余气体。

5）特殊情况血压测量：①当左右上臂血压差值（收缩压）＞20mmHg 时，建议进行四肢血压测量。左右上臂不适合进行血压测量时（如上臂受伤、骨折、输液、缺如等），可以考虑测量下肢血压。②老年人、糖尿病或某些疾病患者易出现体位性低血压，建议测量多种体位血压，如卧位和站立位。站立位血压测量应在卧位改为站立 3min 后进行。

（四）发育与体型

1. 发育

（1）发育通过年龄、智力和体格成长状态（包括身高、体重及第二性征）之间的关系进行综合评价。

（2）成人发育正常的指标包括：①头部的长度为身高的 1/8～1/7；②胸围为身高的 1/2；③双上肢水平展开后，左右指端的距离与身高基本一致；④坐高等于下肢的长度。

（3）常见的几种病态发育

1）巨人症：面部增长变阔，眉及双颧隆突，巨鼻大耳，唇舌肥厚，下颌突出，牙齿稀疏，鼻翼与喉头增大，语言钝浊，容貌趋丑陋，指趾粗短、掌跖肥厚，全身皮肤粗厚、多汗、多脂。常见于腺垂体功能亢进。

2）侏儒症：身材矮小，躯干、四肢和头部比例对称，骨龄低于其实际年龄，第二性征不发育。常见于垂体功能减退。

3）呆小症：身体矮小，上身长，下身短，常伴有四肢骨骼畸形，表情淡漠，精神呆滞，动作迟缓，智力低下，并常可有耳聋。常见于新生儿期，甲状腺功能减退导致体格矮小和智力低下。

2. 体型

（1）正常体型：①无力型：又称瘦长型，表现为体高肌瘦、颈细长、肩窄下垂、胸廓扁平、腹上角＜90°（腹上角：两侧肋弓至剑突根部形成的向下开放的角）。②正力型：又称匀称型，身体各部分匀称适中，腹上角 90°左右。③超力型；又称矮胖型，表现为体格粗壮、颈粗短、面红、肩宽平、胸围大、腹上角＞90°。

（2）病态体型。①矮小型：见于侏儒症、呆小症和性早熟。②高大型：见于巨人症和肢端肥大症。

（五）营养状态

1. 分度 临床上通常将营养状态分为良好、中等、不良三个等级。

（1）营养良好：黏膜红润、皮肤有光泽、弹性良好，皮下脂肪丰满而有弹性，肌肉结实，指甲、毛发润泽，肋间隙及锁骨上窝深浅适中，肩胛部和股部肌肉丰满。

（2）营养不良：皮肤黏膜干燥、弹性降低，皮下脂肪菲薄，肌肉松弛无力，指甲粗糙无光泽、毛发稀疏，肋间隙、锁骨上窝凹陷，肩胛骨和髂骨嶙峋突出。

（3）营养中等：介于两者之间。

2. 判断方法 用拇指和食指捏起前臂屈侧或上臂背侧下 1/3 处皮下脂肪，卡尺测量厚度。

（1）检查方法：被检者站立，右臂自然下垂，也可卧床，右前臂横置于胸部，应采用同一位置多次测量。取肩峰尺骨与鹰嘴间的中点，检测者用拇指和示指捏起皮肤和皮下组织，使皮肤皱褶方向与上臂长轴平行，卡尺固定接触皮肤 3 秒后再读数，取 3 次平均值。

（2）意义：女性 14.9～18.1mm，男性 11.3～13.7mm，低于 60%为重度营养不良，60～80%为中度营养不良，80～90%轻度营养不良。

3. 异常营养状态

（1）不良：体重减轻低于标准体重 10%或体重指数（BMI）＜18.5kg/m^2；

（2）过度：体重增加超过标准体重 20%或体重指数（BMI）≥30kg/m^2（WHO 标准），BMI≥28kg/m^2（我国标准）。

（3）标准体重

男性：体重（kg）=[身高（cm）−80]×0.7

女性：体重（kg）=[身高（cm）−70]×0.6

粗略计算：体重（kg）=身高（cm）−105

（4）体重指数（BMI）=体重（kg）/身高的平方（m^2），正常 BMI：18.5～24.9kg/m^2（WHO 标准），18.5～23.9kg/m^2（我国标准）。

（六）意识状态

1. 判断方法 多采用问诊，通过交谈了解患者思维、反应、情感、计算和定向力等，对较为严重者，应进行痛觉试验、瞳孔反射等检查确定。

2. 分度

（1）嗜睡：是最轻的意识障碍，患者陷入持续的睡眠状态，能被唤醒，能正确回答和做出各种反应，停止刺激后继续入睡。

（2）意识模糊：意识水平轻度下降，患者对时间、空间及人物定向力发生障碍。

（3）昏睡：患者处于熟睡状态，接近于不省人事，一般外界刺激不能被唤醒，不能对答，较强烈刺激（如压迫眶上神经或摇动患者身体等）可有短时意识清醒，醒后答话含糊或答非所问，当刺激减弱后很快进入睡眠状态。

（4）谵妄：是一种兴奋性增高的意识障碍，对客观环境的认识能力及反应能力均有所下降，注意力涣散，定向障碍，躁动不安，言语杂乱。

（5）昏迷：是严重的意识障碍，意识持续中断或完全丧失。①轻度昏迷：意识大部分丧失，无自主运动，对声、光刺激无反应，对疼痛刺激尚可出现痛苦的表情或肢体退缩等防御反应。角膜反射、瞳孔对光反射、眼球运动、吞咽反射等可存在。②中度昏迷：对周围事物及各种刺激均无反应，对于剧烈刺激可出现防御反射。角膜反射减弱，瞳孔对光反射迟钝，眼球无转动。③深度昏迷：全身肌肉松弛，对各种刺激全无反应。深、浅反射均消失。

（七）语调与语态

1. 语调

（1）言语过程中的音调。

（2）异常语调：①声音嘶哑：常见于喉部炎症、结核和肿瘤。②音调变浊和发音困难：常见于脑血管意外。③音调降低和语言共鸣消失：常见于喉返神经麻痹。

2. 语态 ①言语过程中的节奏。②异常语态：常见于帕金森、舞蹈症、手足徐动症和口吃。

（八）面容与表情

1. 面容

（1）面部呈现的状态。

（2）临床常见的面容

1）急性面容：面色潮红，兴奋不安，鼻翼翕动，口唇疱疹，表情痛苦。多见于急性感染性疾病，如肺炎球菌肺炎、疟疾、流行性脑脊髓膜炎等。

2）慢性病容：面容憔悴，面色晦暗或苍白无华，目光暗淡、表情忧虑。见于慢性消耗性疾病，如恶性肿瘤、肝硬化、严重结核病等。

3）贫血面容：面色苍白，唇舌色淡，表情疲惫。见于各种原因所致的贫血。

4）肝病面容：面色晦暗，额部、鼻背、双颊有褐色色素沉着。见于慢性肝脏疾病。

5）肾病面容：面色苍白，眼睑、颜面水肿，舌色淡、舌缘有齿痕。见于慢性肾脏疾病。

6）甲亢面容：面容惊愕，眼裂增宽，眼球凸出，目光炯炯，兴奋不安，烦躁易怒。见于甲状腺功能亢进症。

7）黏液性水肿面容：面色苍黄，颜面水肿，睑厚面宽，目光呆滞，反应迟钝，眉毛、头发稀疏舌色淡、肥大。见于甲状腺功能减退症。

8）二尖瓣面容：面色晦暗、双颊紫红、口唇轻度发绀。见于风湿性心瓣膜病二尖瓣狭窄。

9）肢端肥大症面容：头大，面长，下颌大且前突，眉弓及两颧隆起，唇舌肥厚，耳增大，见于肢端肥大症。

10）伤寒面容：表情淡漠、反应迟钝呈无欲状，见于肠伤寒、脑脊髓膜炎、脑炎等高热衰竭者。

11）苦笑面容：牙关紧闭，面肌痉挛，呈苦笑状，见于破伤风。

12）满月面容：面圆如满月，皮肤红常伴痤疮和胡须，见于库欣综合征和长期应用糖皮质激素者。

13）面具面容：面部呆板，无表情，似面具，见于帕金森和脑炎。

2. 表情 ①在面部或姿态上思想感情的表现。②正常人：表情自然，神志安怡。③患者：表情痛苦、忧虑、疲惫。

（九）体位、姿势与步态

1. 体位

（1）患者身体所处的状态。

（2）常见体位分述如下。①自主体位：身体活动自如，不受限制；见于正常人、轻症、疾病早期。②被动体位：患者不能自己调整、变换身体位置。见于极度衰弱、意识丧失者。③强迫体位：为减轻痛苦，被迫采取某种特殊体位。

A. 强迫仰卧位：患者仰卧，双腿蜷曲，借以减轻腹部肌肉的紧张程度。见于急性腹膜炎等。

B. 强迫俯卧位：俯卧位可减轻脊背肌肉的紧张程度；见于脊柱疾病。

C. 强迫侧卧位：有胸膜疾病的患者多采取患侧卧位，可限制患侧胸廓活动而减轻疼痛和有利健侧代偿呼吸。见于一侧胸膜炎和大量胸腔积液的患者。

D. 强迫坐位：亦称端坐呼吸，患者坐于床沿上，以两手置于膝盖或扶持床边；见于心、肺功能不全患者。

E. 强迫蹲位：患者在活动过程中，因呼吸困难和心悸而停止活动并采用蹲踞位或膝胸位以缓解症状；见于先天性发绀型心脏病。

F. 强迫停立位：在步行时心前区疼痛突然发作，患者常被迫立刻站住，并以右手按抚心前部位，待症状稍缓解后才继续行走；见于心绞痛。

G. 辗转体位：患者辗转反侧，坐卧不安；见于胆石症、胆道蛔虫症、肾绞痛等。

H. 角弓反张位：患者颈及脊背肌肉强直，出现头向后仰，胸腹前凸，背过伸，躯干呈弓形；见于破伤风及小儿脑膜炎。

2. 姿势

（1）举止的状态。

（2）正常：躯干端正，肢体活动灵活适度。

（3）病理：①颈活动受限常提示颈椎病。②坐位常见于心肺功能不全的患者。③躯干制动或弯曲常见于腹部疼痛的患者。④捧腹而行常见于胃、十二指肠溃疡或胃肠痉挛性疼痛发作时。

3. 步态 走动时所表现的姿态。常见的步态有以下几种：

（1）蹒跚步态：走路时身体左右摇摆似鸭行。见于佝偻病、大骨节病、进行性肌营养不良或先天性双侧髋关节脱位等。

（2）醉酒步态：行走时躯干重心不稳，步态紊乱不准确如醉酒状。见于小脑疾病、酒精及巴比妥中毒。

（3）共济失调步态：起步时一脚高抬，骤然垂落，且双目向下注视，两脚间距宽，以防身体倾斜，闭目时则不能保持平衡。见于脊髓病变患者。

（4）慌张步态：起步后小步急速趋行，双脚擦地，身体前倾，有难以止步之势。见于帕金森病患者。

（5）跨阈步态：由于踝部肌腱、肌肉弛缓，患足下垂，行走时必须抬高下肢才能起步。见于腓总神经麻痹。

（6）剪刀步态：由于双下肢肌张力增高，尤以伸肌和内收肌张力增高明显，移步时下肢内收过度，两腿交叉呈剪刀状。见于脑性瘫痪与截瘫患者。

（7）间歇性跛行：步行中，因下肢突发性酸痛乏力，被迫停止行进，休息后方可继续行进，见于高血压、动脉硬化者。

（十）皮肤

检查内容：颜色、湿度、弹性、皮疹、脱屑、皮下出血、蜘蛛痣与肝掌、水肿、皮下结节、瘢痕、毛发。

1. 颜色

（1）苍白

1）皮肤苍白：贫血、末梢血管痉挛或充盈不足，如寒冷、惊恐、休克、虚脱及主动脉瓣关闭不全。

2）肢端苍白：与肢体动脉痉挛或阻塞有关，如雷诺症、血栓闭塞性脉管炎。

（2）发红

1）生理情况：见于运动、饮酒后。

2）病理情况：见于发热性疾病，如肺炎球菌肺炎、肺结核、猩红热、阿托品及一氧化碳中毒等。皮肤持久性发红见于库欣综合征及真性红细胞增多症。

（3）发绀：皮肤呈青紫色，常出现于口唇、耳郭、面颊及肢端。见于还原血红蛋白增多或异常血红蛋白血症。

（4）黄染

1）病理性：黄疸：由于血清中胆红素浓度增高导致皮肤黏膜发黄，血清总胆红素超过 34.2μmol/L。

2）食物性：胡萝卜素增高，见于过多食用胡萝卜、南瓜、橘子等。

3）药物性：如米帕林、呋喃类药物。

4）三种黄染的区别：

黄疸：①黄染首先出现于巩膜、硬腭后部及软腭黏膜上，随着血中胆红素浓度的继续增高，黏膜黄染更明显时，才会出现皮肤黄染；②巩膜黄染是连续的，近角巩膜缘处黄染轻、黄色淡，远角巩膜缘处黄染重、黄色深。

食物性：①黄染首先出现于手掌、足底、前额及鼻部皮肤；②一般不出现巩膜和口腔黏膜黄染；③血中胆红素不高；④停止食用富含胡萝卜素的蔬菜或果汁后，皮肤黄染逐渐消退。

药物性：①黄染首先出现于皮肤，严重者也可出现于巩膜；②巩膜黄染的特点是角巩膜缘处黄染重，黄色深；离角巩膜缘越远，黄染越轻，黄色越淡，这一点是与黄疸的重要区别。

（5）色素沉着：是由于表皮基底层的黑色素增多所致的部分或全身皮肤色泽加深。

1）生理情况：身体的外露部分以及乳头、腋窝、生殖器官、关节、肛门周围等处皮肤色素较深。

2）病理情况：生理状态下色素较深的部位色素明显加深或其他部位出现色素沉着。常见于慢性肾上腺皮质功能减退，其他如肝硬化、晚期肝癌、肢端肥大症、黑热病、疟疾以及使用某些药物如砷剂和抗肿瘤药物等，亦可引起不同程度的皮肤色素沉着。

（6）色素脱失：酪氨酸酶缺乏致体内酪氨酸不能转化为多巴而形成黑色素时，即可发生色素脱失。临床上常见的色素脱失，有白癜、白斑及白化症。

1）白癜风：为多形性大小不等的色素脱失斑片，发生后可逐渐扩大，但进展缓慢，无自觉症状亦不引起生理功能改变。见于白癜风患者，有时偶见于甲状腺功能亢进症、肾上腺皮质功能减退症及恶性贫血患者。

2）白斑：多为圆形或椭圆形色素脱失斑片，面积一般不大，常发生于口腔黏膜及女性外阴部，部分白斑可发生癌变。

3）白化病：为全身皮肤和毛发色素脱失，头发可呈浅黄色或金黄色。属于遗传性疾病，为先天性酪氨酸酶合成障碍所致。

2. 湿度

（1）生理：高温、湿度大、汗多。

（2）病理：影响湿度因素如下。①汗多：风湿病、结核病、布氏杆菌病、甲亢、佝偻病、脑炎后遗症。②盗汗：夜间睡后出汗，结核病。③冷汗：手足皮肤发凉，大汗淋漓，见于休克、虚脱。④无汗：皮肤异常干燥，见于维生素 A 缺乏、甲减、尿毒症、硬皮病。

3. 弹性

（1）检查方法：选择手背和上臂内侧，拇指和食指将皮肤提起，松手后皮肤皱褶迅速平复为弹性正常，平复缓慢为弹性减弱。

（2）临床意义：①儿童和青年皮肤紧张富有弹性；中年以后皮肤组织逐渐松弛，弹性减弱；老年皮肤组织萎缩，弹性减弱。②皮肤弹性减弱：长期消耗性疾病、严重脱水。③皮肤弹性增加：发热、血循环加速、周围血管充盈。

4. 皮疹

（1）斑疹：只有局部皮肤颜色变化，既不高起皮面也无凹陷的皮肤损害，见于斑疹伤寒、丹毒、风湿性多形性红斑等。

（2）丘疹：是一种较小的实质性皮肤隆起伴有颜色改变的皮肤损害，见于药物疹、麻疹、猩红热、湿疹等。

（3）玫瑰疹：常与胸腹部出现的一种鲜红色、小的（直径多为 2～3mm）、圆形斑疹，压之退色。对伤寒和副伤寒具有重要诊断价值的特征性皮疹。

（4）斑丘疹：在斑疹的底盘上出现丘疹为斑丘疹，见于猩红热、风疹及药疹等。

（5）荨麻疹：又称风团，是局部皮肤暂时性的水肿性隆起，大小不等，形态不一，颜色或苍白或淡红，消退后不留痕迹，是皮肤速发型变态反应所致，见于异性蛋白性食物、药物或其他物质过敏、虫咬伤等。

（6）疱疹：为局限性高出皮面的腔性皮损，颜色因腔内液体不同而异。腔内液体为血清、淋巴液，直径小于 1cm 者为小水疱，可见于单纯疱疹、水痘等。直径大于 1cm 为大水泡，腔内含脓者为脓疱，脓疱可以原发也可以由水疱感染而来，可见于糖尿病足和烫伤患者。

5. 脱屑 ①米糠样脱屑：麻疹。②片状脱屑：猩红热。③银白色鳞状脱屑：银屑病。

6. 皮下出血

（1）分类。①瘀点：皮下出血直径＜2mm。②紫癜：皮下出血直径 3～5mm。③瘀斑：皮下出血直径＞5mm。④血肿：片状出血并伴有皮肤显著隆起。

（2）临床意义：见于造血系统疾病、重症感染、血管损害、中毒等。

（3）鉴别：①瘀点：受压不褪色，不高于皮肤表面。②小红痣：受压不褪色，触诊时高于皮肤表面，且光亮。③红色皮疹：受压后，褪色或消失。

7. 蜘蛛痣与肝掌

（1）蜘蛛痣：皮肤小动脉末端分支性扩张形成的血管痣，形似蜘蛛。①部位：面、颈、手背、上臂、前胸、肩部（披肩症）。②检查方法：用棉签或火柴杆压迫蜘蛛痣的中心，其辐射状小血管网立即消失，去除压力后又复出现。

（2）肝掌：慢性肝病者大小鱼际处发红，压之退色。

（3）临床意义：见于急慢性肝炎、肝硬化。

8. 水肿

（1）分型

1）凹陷性：局部受压后出现凹陷。

2）非凹陷性：受压后无组织凹陷，黏液性水肿（甲减）；象皮肿（丝虫病）。

（2）程度分级。①轻度：眼睑、眶下、胫前和踝部，指压后组织轻度下陷，平复较快。②中度：全身水肿，指压后出现明显或较深的组织下陷，平复缓慢。③重度：全身水肿，低位皮肤张紧发亮，可液体渗出，胸腹腔积液，外阴水肿。

9. 皮下结节

（1）采用视诊和触诊检查。

（2）要点：部位、大小、硬度、活动度、压痛。

（3）常见的皮下结节

1）风湿结节：于关节、骨隆突附近，圆形硬质无压痛，数目不多，大小不等（直径0.5～2cm），见于风湿热和类风湿疾病。

2）囊蚴结节：于躯干、四肢皮下出现黄豆或略大结节，圆形或椭圆形，表面光滑，无压痛，与皮肤无粘连，可推动，质地硬韧，数目多少不一，见于囊尾蚴病，也称囊虫病。

3）痛风结节：也称痛风石，常见于外耳耳郭、跖趾、指（趾）关节及掌指关节等部位，大小不一（直径为0.2～2.0cm）黄白色结节，为痛风特征性改变。

4）结节性红斑：青壮年女性，小腿伸侧，对称性，大小不一（直径为 1～5cm）、数目不等的疼痛性结节。皮损由鲜红变为紫红，最后为黄色，持续数天或数周而逐渐消退，不留瘢痕，见于溶血性链球菌感染、自身免疫性疾病。

5）其他

A. Osler 小结：在指尖、足趾、大小鱼际肌腱部位粉红色的压痛小结节。见于感染性心内膜炎。

B. 脂膜炎结节：以淡红色至棕褐色的皮下结节或斑块较为多见，大小、数目不定，有疼痛和压痛。皮损可发生在身体各处，以双下肢及臀部为多见。见于脂膜炎。

C. 动脉炎结节：直径 1～2cm，单个或多个沿表浅动脉排列或不规则地聚集在血管旁，呈玫瑰红，鲜红或近正常皮色，有压痛，结节中心可发生坏死形成溃疡，常伴有网状青斑，风团，水疱和紫癜等。好发于小腿和前臂、躯干、面、头皮和耳垂等部位，发生在两侧但不对称。见于结节性多发动脉炎。

10. 瘢痕

（1）皮肤外伤或病变愈合后结缔组织增生形成的斑块。

（2）表面低于周围正常皮肤者为萎缩性瘢痕；高于周围正常皮肤者为增生性瘢痕。

（3）外伤、感染及手术等均可在皮肤上遗留瘢痕，为曾患某些疾病的证据。

（4）患过皮肤疮疖者在相应部位可遗留瘢痕；患过天花者，在其面部或其他部位有多数大小类似的瘢痕；颈淋巴结结核破溃愈合后的患者常遗留颈部皮肤瘢痕。

11. 毛发

（1）毛发增多：库欣综合征、长期使用肾上腺皮质激素和性激素。女性体毛增多，长胡须。

（2）毛发脱落。①头部皮肤疾病：以顶部为著，脂溢性皮炎，螨寄生。②神经营养障碍：斑秃，可再生。③发热疾病：肠伤寒。④内分泌疾病：甲状腺功能减退症、垂体功能减退。⑤理化因素：过量的放射线、应用抗癌药，如环磷酰胺、顺铂等。

（十一）全身浅表淋巴结

1. 检查顺序 耳前、耳后、枕部、颌下、颏下、颈前、颈后、锁骨上窝、腋窝、滑车上、腹股沟、腘窝部。

2. 检查内容 部位、大小、数目、硬度、压痛、活动度、有无粘连、局部皮肤有无红肿、瘢痕、瘘管等。

（1）头部淋巴结：双手或单手进行滑动触诊：耳前、耳后（乳突区）、枕部。

（2）颈部淋巴结：包括颌下、颏下、颈前、颈后；①手指紧贴检查部位；②嘱受检者头稍低或偏向检查侧；③由浅及深进行滑动触诊。

（3）锁骨上淋巴结：①受检者取坐位或仰卧位；②头部稍向前屈；③用双手触诊，左手触右侧，右手触左侧；④由浅部逐渐触摸至锁骨后深部。

（4）腋窝淋巴结：一般先检查左侧，后检查右侧；以右手检查左腋窝，左手检查右腋窝；①左侧腋窝：受检者采取坐位或仰卧位，检查者面对受检者；以左手握住受检者左腕外展 45°角；右手指并拢；掌面贴近胸壁向上逐渐达腋窝顶部；按下列顺序进行检查：尖群—中央群—胸肌群—肩胛下群—外侧群；②检查右侧腋窝淋巴结，右手握受检者右手腕，左手触摸，方法同检查左侧。

（5）滑车上淋巴结：位于上臂内侧，内上髁上方 3～4cm 处，肱二头肌与肱三头肌肌间沟内；一般先检查左侧，后检查右侧；以右手检查左侧，左手检查右侧；①检查左侧滑车上淋巴结：受检者采取坐位或仰卧位，检查者面对受检者；左手握住受检者左手腕抬至胸前；右手掌面向上；小指抵在肱骨内上髁；无名指、中指、示指并拢；在肱二头肌与肱三头肌沟中纵行、横行滑动触摸；②右侧滑车上淋巴结：右手握受检者右手腕，左手触摸，方法同检查左侧。

（6）腹股沟淋巴结：①受检者取仰卧位；②髋关节稍屈曲；③按上群、下群顺序由浅逐深滑动触诊。

（7）腘窝淋巴结：扶起（或托起）被检查者小腿后在腘窝内滑动触诊。

五、头部及颈部

（一）头部

1. 头发 观察头发的颜色、疏密度、分布与光泽。儿童和老年人头发较稀疏，头发逐渐变白是老年性改变。

2. 头皮 观察头皮的颜色、有无头皮屑、头癣、疖痈、外伤、血肿及瘢痕。

3. 头颅

（1）视诊

1）大小：通过测量头围来衡量，测量方法：软尺自眉间绕到枕后通过枕骨粗隆。

2）外形：常见的大小异常或畸形

A. 小颅：小儿囟门多在 12～18 个月内闭合，如过早闭合可形成小头畸形，同时伴有智力发育障碍。

B. 尖颅，亦称塔颅，头顶部尖突高起，造成与颜面的比例异常，这是由于矢状缝与冠状缝过早闭合所致。见于先天性疾病尖颅并指（趾）畸形，即 Apert 综合征。

C. 方颅：前额左右突出，头顶平坦呈方形，见于小儿佝偻病或先天性梅毒。

D. 巨颅：额、顶、颞及枕部突出膨大呈圆形，颈部静脉充盈，对比之下颜面很小。

由于颅内压增高，压迫眼球，形成双目下视，巩膜外露的特殊表情，称落日现象，见于脑积水。

E. 长颅：自颅顶至下颌部的长度明显增大，见于 Marfan 综合征及肢端肥大症。

F. 变形颅：发生于中年人，以颅骨增大变形为特征，同时伴有长骨的骨质增厚与弯曲，见于变形性骨炎（Paget 病）。

3）异常活动：活动受限（颈椎病）、不随意颤动（帕金森）、与颈动脉搏动一致的点头运动，Musset 征（严重主动脉瓣关闭不全）。

（2）触诊：双手触摸头颅的每一个部位，了解其外形、有无压痛和异常隆起。

4. 颜面及其器官

（1）眼

1）被检查者取坐位或仰卧位，视诊观察眉毛的分布。正常时，内侧和中间部分比较浓密，外侧部分比较稀疏。若眉毛外侧 1/3 过于稀疏或脱落，见于黏液性水肿和垂体功能减退，特别稀疏者应考虑麻风。

2）观察睫毛有无倒睫。

3）眼睑检查：观察有无上睑下垂、眼睑闭合障碍及水肿，有无压痛及包块。

4）检查眼球有无突出或凹陷。

A. 单侧眼球突出多由于局部炎症和眶内占位性病变所致，偶见于颅内病变。

B. 双侧眼球突出见于甲状腺功能亢进症，应进行甲状腺功能亢进的眼征检查：①被检查者取坐位或仰卧位；②检查是否存在 Graefe 征（眼球下转时上睑不能相应下垂）；③检查是否存在 Mobius 征（集合运动减弱），嘱被检查者注视眼前 1m 处的检查者手指，检查者手指缓慢移至眼前 5～10cm 处，两侧眼球不能适度内聚；④检查是否存在 Stellway 征（瞬目减少）；⑤检查是否存在 Joffory 征（上视无额纹）。

5）检查眼球运动功能：检查者将手指置于被检查者眼前 30～40cm 处，嘱被检查者固定头部位置，眼球随目标方向移动。一般按照 6 个方位检查眼球运动：水平向左、左上、左下，水平向右、右上、右下。

6）瞳孔对光反射、集合反射的检查

A. 被检查者取坐位或仰卧位。

B. 瞳孔对光反射：①直接对光反射：让被检查者双眼平视前方，检查者手持电筒从眼外侧迅速将光线移向一侧瞳孔部位（勿使光线同时照射双眼，被检查者不要注视光线），可见该侧瞳孔缩小，移开光线，瞳孔扩大，此为瞳孔直接对光反射。②间接对光反射：将光线照射一眼（以手挡住光线以免对检查眼受照射而形成直接对光反射），对侧眼的瞳孔缩小，移开光线，瞳孔扩大，称为瞳孔间接对光反射。用同样的方法检查另一眼。

C. 集合反射：检查者置示指于被检查者眼前 1m 处，指尖向上，然后逐渐移至眼前 5～10cm 处，观察双侧瞳孔由大变小，双眼内聚，则为调节反射。

7）角膜反射检查：①被检查者取坐位或仰卧位。②直接反射：嘱被检查者向内上方注视。检查者用细棉签毛由角膜外缘轻触被检查者角膜，被检查者迅速出现眼睑闭合反应（闭眼）。③间接反射：刺激一侧角膜，对侧眼睑也迅速出现闭合反应。

临床意义：直接、间接反射皆消失见于患侧三叉神经病变（传入障碍）。直接反射消失，间接反射存在，见于患侧面神经瘫痪（传出障碍）。角膜反射完全消失，见于完全昏迷的患者。

8）巩膜、角膜、虹膜的检查

A. 被检查者取坐位或仰卧位。

B. 巩膜：①用拇指向上牵拉上睑，嘱被检查者下视；②正常巩膜为瓷白色，黄疸时巩膜呈均匀黄色，中年以后在内眦部可有黄色斑块，呈不均匀分布。血中黄色色素增多时，黄色只出现于角膜周边。

C. 角膜：检查角膜的透明度，有无云翳、白斑、软化、溃疡、新生血管等。此外，还应注意有无老年环和凯-弗环（Kayser-Fleischer ring）

D. 虹膜检查：①虹膜中间的空洞为瞳孔，正常直径为 3～4mm；②检查时应注意瞳孔大小、形状、两侧是否等大、等圆，对光及调节反射等。

（2）耳：①被检查者取坐位或仰卧位。②观察双侧耳郭：注意有无畸形、红肿、结节。③观察外耳道：检查者用手向后上方牵拉耳郭，注意有无分泌物、疖肿、阻塞。④乳突检查：注意有无红肿、压痛。⑤检查双侧听力：a. 粗测法：在静室内嘱被检查者闭目坐于椅子上，并用手指堵塞一侧耳道，医生持手表或以拇指与食指相互摩擦，自 1m 以外逐渐移近被检查者耳部，直到被检查者听到声音为止，同样方法测量另一耳。比较两耳的检查结果，并与正常人对比。b. 精准方法：使用音叉或电测听设备。

（3）鼻：①被检查者取坐位或仰卧位。②观察外鼻：注意鼻部皮肤颜色及外形的改变，有无酒渣鼻、鞍鼻、蛙鼻；有无鼻翼扇动。③鼻腔检查：用手电筒照明，检查鼻前庭、鼻中隔、鼻甲及鼻黏膜。④鼻道通气状态检查：检查者用手指压闭被检查者一侧鼻翼，让其吸气，以判断通气状态，用同样方法检查另一侧。⑤检查双侧额窦：一手扶持被检者枕部，检查者另一手拇指或示指置于眼眶内缘上侧用力向上向后按压，左右对比。或用右手中指指腹叩击。⑥检查双侧筛窦：检查者双手二至五指置于两侧耳后，双手拇指分别置于鼻根部与眼内眦之间向后方按压，左右对比。⑦检查双侧上颌窦：检查者双手二至五指分别置于被检查者两侧耳后，双手拇指分别于左右左右颧部向后按压，左右对比。或用右手中指指腹叩击。⑧鼻窦区压痛或叩击痛阳性，提示鼻窦炎。

（4）口、咽部

1）口唇、口腔黏膜的检查：①被检查者取坐位或仰卧位。②口唇检查：观察有无疱疹、口唇颜色、口角糜烂。③自然光线或手电照明下，借助无菌压舌板观察口腔黏膜的颜色，有无出血、充血、溃疡及麻疹黏膜斑。

2）牙齿、牙龈的检查：①被检查者取坐位或仰卧位。②牙齿检查：有无龋齿、残根、缺牙、义齿。③观察牙齿的颜色，同时注意有无铅线。④牙龈检查：观察有无出血、溢脓和水肿。

3）舌的检查：①被检查者取坐位或卧位。②观察舌的形态及改变（如舌体增大），同时观察舌苔改变，必要时可借助无菌压舌板。③舌的运动有无异常：让检查者伸舌，观察有无偏斜、萎缩和震颤。

4）咽部检查：①被检查者取坐位或仰卧位，头略后仰。②张大口发“啊”音，检查者用压舌板在舌后 1/3 与前 2/3 交界面上迅速下压，此时软腭上抬，配合照明，观察软腭、腭垂、咽腭弓及舌腭弓、扁桃体和咽后壁。

5. 颈部 协助患者取舒适坐位或卧位，暴露检查部位（暴露颈部和肩部）。

（1）视诊

1）颈部外形及分区：颈部直立，两侧对称。①颈前三角：胸锁乳突肌前缘、下颌骨下缘、颈前正中线之间。②颈后三角：胸锁乳突肌后缘、锁骨上缘、斜方肌前缘之间。

2）皮肤：观察有无皮疹、蜘蛛痣，感染（疖、痈、结核），疤痕，头稍后仰进一步观察有无包块（部位、数目、大小、质地、活动性、与邻近器官的关系、有无压痛）及甲状腺肿大。与来源于甲状腺包块鉴别：做吞咽动作，随吞咽上下移动的来源于甲状腺。

3）活动度：正常直立，伸屈、转动自如。

4）颈部血管

A. 颈静脉：正常人立位或坐位时颈外静脉常不显露，平卧时可稍见充盈，充盈程度仅限于锁骨上缘与下颌角距离的下 2/3。在半卧时（45°）颈静脉明显充盈、怒张或搏动为异常征象，提示颈静脉压升高，常见于右心衰、缩窄性心包炎、心包积液和上腔静脉阻塞、胸腹腔压力增加等。颈静脉搏动见于三尖瓣关闭不全。

B. 颈动脉：正常人，剧烈运动后可见搏动且微弱。安静状态下搏动明显见于，主动脉瓣关闭不全、甲亢、贫血、高血压。

C. 颈静脉搏动和颈动脉搏动鉴别：静脉搏动柔和，范围弥散，触诊无搏动感；动脉搏动强劲，为膨胀性，搏动感明显。

（2）触诊

1）淋巴结：耳前、耳后、枕后、颌下、颏下、颈前、颈后、锁骨上，发现淋巴结肿大应描述（部位、数目、大小、质地、活动度、压痛、与邻近器官的关系）。

2）甲状腺：包括峡部和侧叶，分为前面和后面。

A. 峡部：位于环状软骨下方第 2～4 气管环前面。站于受检者前面用拇指或站于受检者后面用示指从胸骨上切迹向上触摸，可感到气管前软组织，判断有无增厚，请受检者吞咽，可感到此软组织在手指下滑动，判断有无长大和肿块。

B. 侧叶：①前面触诊：一手拇指施压于一侧甲状软骨，将气管推向对侧，另一手示指、中指在对侧胸锁乳突肌后缘向前推挤甲状腺侧叶，拇指在胸锁乳突肌前缘触诊，配合吞咽动作，重复检查，可触及被推挤的甲状腺。用同样方法检查另一侧甲状腺。②后面触诊：一手示指、中指施压于一侧甲状软骨，将气管推向对侧，另一手拇指在对侧胸锁乳突肌后缘向前推挤甲状腺，示、中指在其前缘触诊甲状腺。配合吞咽动作，重复检查。用同样方法检查另一侧甲状腺。

3）气管触诊

A. 检查是否居中：协助被检查者取舒适坐位或仰卧位，使颈部处于自然正中位置，检查者将示指与环指分别置于两侧胸锁关节上，然后将中指置于气管之上，观察中指是否在示指与环指中间，或以中指置于气管与两侧胸锁乳突肌之间的间隙，据两侧间隙是否等宽来判断气管有无偏移。

B. Oliver 征：见于主动脉弓动脉瘤，由于心脏收缩瘤体膨大将气管压下后，每随心脏搏动可以触及气管的向下拽动。

（3）听诊（钟型听诊器）

1）血管：被检查者取坐位，把听诊器体件放到颈部大血管区及锁骨上窝听诊。

颈部大血管区若听到血管性（收缩期）杂音，考虑为颈动脉或椎动脉狭窄；若右锁骨上窝听到连续性“嗡鸣”样杂音，可能为颈静脉流入上腔静脉口径较宽的球部所产生（系生理性的），用手指压迫颈静脉后可消失。

2）甲状腺：听诊器置于肿大甲状腺上听诊，低调连续性嗡鸣音或收缩期动脉杂音提示甲状腺功能亢进。

六、胸　　部

（一）胸廓、肺和胸膜

体位：仰卧位或坐位，双手自然放于身体两侧，充分暴露胸部。

检查原则：先检查前侧胸部，后检查背部。

1. 视诊

（1）胸廓：有无畸形（扁平胸、桶状胸、佝偻病胸、一侧变形、局部隆起等），注意：下蹲视线与胸廓呈切线方向观察。

（2）胸壁：有无皮疹、蜘蛛痣、静脉曲张，肋间隙有无回缩或膨隆。

（3）呼吸运动：观察胸廓的起伏，呼吸频率 12～20 次/分，节律是否规整。

2. 触诊

（1）胸壁：有无压痛、有无皮下气肿（双手掌从上至下按压整个胸壁），胸骨有无压痛（右手拇指按照上、中、下部位按压）。

（2）胸廓扩张度

1）前胸：两手置于胸廓下面的前侧部，左右拇指沿肋缘指向剑突，拇指尖在前正中线两侧对称部位，两手掌置于前侧胸壁，嘱被检者做深呼吸动作，观察比较两侧胸廓活动度。

2）后胸：后背部约第 10 肋水平，拇指与中线平行，将两侧皮肤向中线轻推，嘱被检者做深呼吸动作，比较两侧胸廓活动度。

（3）语音震颤（嘱被检者发长音“yi”，前 3 后 4，注意交叉）：前胸部用双手掌掌面检查，上、中、下外胸部；后胸部肩胛间区（手掌尺侧缘）和肩胛下区（手掌掌面），判断两侧是否一致，有无增强或减弱。

（4）胸膜摩擦感：双手尺侧缘放于两侧胸廓下前侧部，嘱被检者深呼吸，触诊有无摩擦感。

3. 叩诊

（1）正常肺脏叩诊：正常呈清音。分别在锁骨中线、腋前线、腋中线、腋后线及肩胛线上进行叩诊，从锁骨上窝开始，由上至下，先前后侧再后，左右对比，沿肋间，扳指平行肋间，锁中线和腋前线叩诊至第 6 肋间，腋中线叩诊至第 8 肋间，腋后线和肩胛线叩诊至第 10 肋间。

（2）肺上界：自斜方肌前缘中央部开始叩诊为清音，逐渐叩向外侧，清音变浊音，为外侧终点，然后再由中央叩向内侧，清音变浊音为内侧终点，测量长度，正常 4～6cm，又称 kronig 峡。

（3）肺前界：正常肺前界相当于心脏绝对浊音界。

（4）肺下界：两侧基本相同，平静呼吸时，锁骨中线 6 肋间隙（清音变浊音变实音），腋中线 8 肋间隙（清音变浊音），此处需标记第 8 肋间隙，为定位肩胛下角对应的肋间隙做准备，肩胛线 10 肋间隙（清音变浊音）。

（5）肺下界移动度：以右侧为例，左侧检查方法同右侧。沿右肩胛线自上而下，叩出平静呼吸时的肺下界，嘱被检者作深吸气后屏住呼吸，迅速自上而下叩诊清音变为浊音，为肺下界最低点。恢复平静呼吸，沿右肩胛线自上而下，叩出平静呼吸时的肺下界，再嘱其深呼气后屏气，迅速自下而上叩诊浊音变为清音，为肺下界最高点。测量距离正常为 6～8cm。

4. 听诊

（1）双肺呼吸音：分别在锁骨中线、腋前线、腋中线、腋后线及肩胛线上进行听诊，从肺尖开始，由上至下，先前后侧再后，左右对比，锁中线和腋前线听诊至第 6 肋间，腋中线听诊至第 8 肋间，腋后线和肩胛线听诊至第 10 肋间。听诊内容：正常呼吸音、异常呼吸音、干湿啰音。

（2）语音共振：听诊方法及位置同语音震颤。

（3）胸膜摩擦音：听诊方法及位置同触诊胸膜摩擦感。

（二）心脏检查

体位：仰卧位或坐位，双手自然放于身体两侧，充分暴露胸部。

要求：视诊前画出2条标志线：①前正中线（通过胸骨正中的垂直线，上缘为胸骨柄上缘的中点）；②锁骨中线（通过锁骨的肩峰端与胸骨端两者中点的垂直线）。

1. 视诊

（1）胸廓：视线与胸廓呈切线方向，判断胸廓有无畸形（鸡胸、漏斗胸、脊柱畸形），有无心前区隆起（胸骨下端，胸骨左缘3、4、5肋间）。

（2）心尖冲动：视线与心前区呈切线方向，正常位置（第五肋间左锁骨中线内0.5～1cm）及搏动范围（直径2.0～2.5cm）。

（3）心前区搏动：胸骨左缘3、4肋间（右心室肥厚），剑突下（右心室大或腹主动脉），心底部（右为主动脉扩张或升主动脉瘤，左为肺动脉扩张或肺动脉高压）。

2. 触诊

（1）心尖冲动：从全手掌到3个手指（示、中、环指）缩小到单指确定位置，标记心尖冲动最强点，2指（示指和中指）测量搏动范围，具体方法：示指和中指固定在心尖搏动最强处，两指从心尖冲动最强点逐渐向外滑动至搏动的最远处，测量两指间的距离为心尖冲动范围直径。描述：正常心尖搏动位于第5肋间，左锁骨中线内0.5～1.0cm，搏动范围直径2.0～2.5cm。同时判断有无心尖及心前区抬举样搏动。

（2）各瓣膜区震颤：检查者采用右手小鱼际进行触诊，触诊顺序为逆时针，二尖瓣区（心尖区，心尖冲动最强点）—肺动脉瓣区（胸骨左缘第2肋间）—主动脉瓣区（胸骨右缘第2肋间）—主动脉瓣第二听诊区（胸骨左缘第3肋间）—三尖瓣区（胸骨左缘第4～5肋间），描述各瓣膜区是否触及震颤。

（3）心包摩擦感：检查者采用右手小鱼际进行触诊，触诊位置在心前区或胸骨左缘3、4肋间，以收缩期、前倾体位和呼气末更明显。

3. 叩诊　心脏相对浊音界（表2-1），叩诊顺序：先左后右，从下向上，由外到内。左侧从心尖冲动外2～3cm逐渐向内侧叩诊，逐一肋间向上至第二肋间；右侧首先在右锁骨中线上叩出肝上界（正常情况一般位于第5肋间），从肝上界上一肋间即第4肋间开始逐渐向上至第二肋间，每一肋间均为叩诊音由清音变浊音后停止叩诊，分别翻转扳指做标记，乳房影响，先恢复乳房位置再做标记。平卧位，扳指与肋间平行；坐位，扳指与肋间垂直。

测量方法：用2把直尺逐个肋间测量标记点到前正中线的垂直距离。

表2-1　正常成人心脏相对浊音界

右界（cm）	肋间	左界（cm）	右界（cm）	肋间	左界（cm）
2～3	Ⅱ	2～3	3～4	Ⅳ	5～6
2～3	Ⅲ	3.5～4.5		Ⅴ	7～9

注：正常左锁骨中线距前正中线为8～10cm

4. 听诊　心音、心率、心律、杂音、额外心音及心包摩擦音，听诊顺序及位置同触诊。（如听诊二尖瓣狭窄的舒张期隆隆样杂音应选择钟型体件，而主动脉瓣关闭不全的杂音应选择膜型体件）

描述内容：心率60～100次/分，节律规整，第一心音有力，A_2=、>或<P_2，有无杂音、额外心音及心包摩擦音。

七、腹　　部

低枕仰卧位，排空膀胱，双手自然放于身体两侧，双下肢屈曲稍分开，暴露检查部位（上至剑突，下至耻骨联合）。检查顺序：视、听、触、叩。

（一）视诊

1. 外形 视线与腹壁呈切线方向观察腹部外形，判断有无膨隆或凹陷（全腹或局部），正常为平坦、饱满或低平。

2. 呼吸运动 腹式呼吸为主（男性和小儿），胸式呼吸为主（女性），判断有无增强或减弱。

3. 静脉 有无静脉曲张（门静脉高压、上或下腔静脉梗阻），如果有需判断血流方向。判断方法：选择一段没有分支的腹壁静脉，医生将右手示指和中指并拢压在静脉上，然后一只手指紧压静脉向外滑动，挤出该段静脉内血液，至一定距离后（约 7.5～10cm）放松该手指，另一手指紧压不动，看静脉是否充盈，如迅速充盈，则血流方向是从放松的一端流向紧压手指的一端。再同法放松另一手指，观察静脉充盈速度，即可看出血流方向。

4. 胃肠型及蠕动波 有无。

5. 其他 有无皮疹、色素沉着、腹纹、瘢痕、疝（脐疝、腹股沟疝、切口疝、股疝等）、脐、上腹部搏动等。

（二）听诊

1. 肠鸣音 右下腹听诊 1 分钟，正常 4～5 次/分，是否存在活跃（>10 次/分，不高亢）、亢进（金属音）、减弱（数分钟听到 1 次）或消失（如果 2 分钟以上持续听不到肠鸣音，轻叩腹部，仍未听到为肠鸣音消失）。

2. 血管杂音

（1）动脉杂音：腹主动脉（腹中部）、肾动脉（2 个听诊区，左右上腹）、髂动脉（2 个听诊区，下腹两侧）、股动脉（2 个听诊区，腹股沟韧带中部下方 2～3cm 处）。

（2）肝左叶肝癌压迫肝动脉或腹主动脉，可于肿块处闻及吹风样或连续性杂音。

（3）静脉杂音：连续性潺潺声，常出现于脐周或上腹，尤其是腹壁静脉曲张严重处，此音提示门静脉高压（常为肝硬化引起）时的侧支循环形成，称克吕韦耶-鲍姆加滕综合征（Cruveilhier- Baumgarten syndrome）。

3. 摩擦音 在脾梗死所致脾周围炎、肝周围炎、胆囊炎累及局部腹膜时，深呼吸于相应部位可闻及。（口述：肝区、脾区未闻及摩擦音）。

4. 搔刮试验 肝下缘触诊不清楚时（肥胖等），用于测定肝下缘。患者取仰卧位，医生以左手持听诊器膜型体件置于右肋缘肝脏表面上，右手示指在上腹部（从剑突下至腋前线）沿听诊器膜型体件半圆形等距离搔刮腹壁，当其未达肝缘时，只听到遥远而轻微的声音，当搔刮至肝脏表面时，声音明显增强而近耳。

（三）触诊

注意手的温度，保暖。被检者取低枕仰卧位，排空膀胱，双手自然放于身体两侧，双下肢屈曲稍分开放松腹壁。

1. 全腹触诊 先健侧后患侧，正常从左下到右下再到脐。全手掌放于腹壁上，使患者适应片刻，并感受腹壁紧张度（增加或减弱），深压触诊右下腹（麦氏点）有无压痛、反跳痛（触诊腹部出现压痛后，用并拢的 2 个手指压于原处稍停片刻，使压痛感觉趋于稳定，然后迅速将手抬起，疼痛骤然加重，注意观察患者的表情变化）。

2. 肝脏触诊　（单手或双手），左手置于第 12 肋与髂嵴之间脊柱旁肌肉的外侧向上推起肝脏，右手四指并拢（示指前端桡侧最敏感），掌指关节伸直，与肋缘大致平行触诊，两条线上分别触诊（右侧锁中线在髂前上棘水平开始，前正中线脐水平开始），配合腹式呼吸，手落后于腹壁抬起，先于腹壁下去。还有两种触诊方法分别是浮沉触诊法，适用于大量腹水者，另一种勾指触诊法适用于儿童或腹壁薄软者。触诊到肿大肝脏后应描述：大小、质地、边缘和表面状态、压痛、搏动、肝区摩擦感、肝震颤。

3. 胆囊触诊　正常不能触及，肿大后可触及，滑行触诊或勾指触诊法。Murphy 征：左手掌平放于被检者右胸下部，以拇指腹勾压于右肋下胆囊点（右肋缘下腹直肌外缘）处，嘱被检者深吸气，观察被检者面部表情，因疼痛导致吸气停止为阳性。

4. 脾脏触诊　左手置于左胸下部 9～11 肋处向前托起脾脏，右手掌平放于脐部，自脐平面开始触诊，与左肋弓大致成垂直方向，直至左肋缘，如平卧位不能触及脾时，可让被检者改为右侧卧位（右下肢伸直，左下肢屈曲）。

5. 肾脏触诊　双手触诊，左手掌从后面托起腰部，右手掌平放在腰部，吸气时双手夹触肾脏。

6. 膀胱触诊　用右手从脐至耻骨联合上缘进行触诊，膀胱空虚时触不到。

7. 肾脏和尿路有炎症或其他疾病时，相应部位出现压痛点

1）季肋点（前肾点）：第 10 肋骨前端，右侧位置稍低，相当于肾盂位置。

2）上输尿管点：脐水平线腹直肌外缘。

3）中输尿管点：髂前上棘水平腹直肌外缘，相当于输尿管第二狭窄处。

4）肋脊点：背部第 12 肋骨与脊柱的交角（肋脊角）的顶点。

5）肋腰点：第 12 肋骨与腰肌外缘的交角（肋腰角）顶点。

检查方法：先两侧分别触诊，再同时触诊对比两侧有无不同。

8. 腹部包块　部位、大小、形态、质地、压痛、搏动、移动度。

9. 液波震颤　见于 4000ml 以上腹水。请他人将手掌的尺侧轻轻压在被检查者脐上中线处（阻止由腹壁脂肪传来的波动），检查者一手掌贴于被检查者腹壁一侧，另一手四指并拢屈曲，用指轻轻叩对侧腹壁，如有大量腹水时，贴于腹壁的手掌则有水波冲击感。

10. 振水音　清晨或餐后 6～8 小时仍有此音提示幽门梗阻或胃扩张。用手指在腹部做连续迅速的冲击动作，可听到胃内气体与液体撞击而发出的声音（注意询问患者被检时为空腹还是进餐后）。

（四）叩诊

1. 全腹叩诊　鼓音。正常从左下腹开始逆时针至右下腹，再至脐部。询问被检者有无腹部不适，先健侧后患侧。

2. 肝脏　分别从右侧锁骨中线（至第 5 肋间）、腋中线（至第 7 肋间）、肩胛线（至第 10 肋间）上叩肝上界，由清音变浊音，即为肝上界；肝下界可由腹部鼓音区沿右锁骨中线或前正中线向上叩，由鼓音转为浊音即为肝下界，右锁中线肝上下界距离为 9～11cm。

3. 胆囊　被肝覆盖不能叩出，可检查胆囊区有无叩击痛，提示胆囊炎。除此之外，肝区叩击痛还见于肝脏疾病，如肝炎、肝脓肿、肝癌等。

4. 脾脏　触诊不满意或于左肋下触及很小的脾缘时，被检者平卧位，从左腋中线轻叩，清音变为浊音为上界，从腹部脐水平向上叩诊，鼓音变为浊音为下界，正常在 9～11 肋间，

4～7cm。前界不超过腋前线，从左锁骨中线开始沿 9、10 肋间向腋前线叩诊，清音变浊音。

5. 胃泡鼓音区 位于左前胸下部肋缘以上，约呈半圆形。上界：横隔及肺下缘，下界为肋弓，左界为脾脏，右界为肝左缘。

6. 移动性浊音叩诊 检查者自脐水平面向左侧叩诊，鼓变浊时，扳指固定不动，嘱被检者右侧卧位，再度叩诊，如呈鼓音表明阳性。同样方法，向右侧叩诊，叩得浊音后向左侧卧，核实浊音是否移动。阳性提示腹水 1000ml 以上，注意与肠梗阻（除浊音移动外有肠梗阻征象）与巨大卵巢囊肿鉴别（浊音位置不同、浊音不移动、尺压试验阳性）。

7. 水坑征 如果腹腔积液量少，用以上方法不能查出时，若病情许可让被检者取肘膝位，使脐部处于最低部位。由侧腹部向脐部叩诊，如由鼓音转为浊音，则提示有 120ml 以上腹腔积液的可能（即水坑征 puddle sign）。也可让被检者站立，如下腹部积有液体而呈浊音，液体的上界呈一水平线，在此水平线上为浮动的肠曲，叩诊呈鼓音。

8. 肋脊角叩击痛 被检者取坐位或侧卧位，医师用左手掌平放在其肋脊角（肾区）处叩诊，右手握拳由轻到中等的力量叩击左手背 2～3 次。

9. 膀胱叩诊 膀胱空虚时叩不出。耻骨联合上方进行叩诊，从上往下，鼓音变为浊音，再从脐水平腹部两侧锁中线交点开始，扳指平行于肋弓向内下叩诊，鼓音变为浊音。若耻骨上方叩诊呈圆形浊音区提示膀胱充盈。

八、血管检查

（一）脉搏

详见第一章第二节生命体征中的脉搏检查部分。

（二）血管杂音

1. 静脉杂音

（1）颈静脉营营声（无害性杂音）：听诊部位为锁骨上窝。

（2）肝硬化门静脉高压引起腹壁静脉曲张时，在脐周或上腹部闻及连续性静脉营营声。

2. 动脉杂音

（1）甲状腺功能亢进症在甲状腺侧叶的连续性杂音。

（2）多发性大动脉炎的狭窄病变部位可听到收缩期杂音。

（3）肾动脉狭窄时，在上腹部或腰背部闻及收缩期杂音。

（4）肺内动静脉瘘时，在胸部相应部位有连续性杂音。

（5）外周动静脉瘘时则在病变部位出现连续性杂音。

（三）周围血管征

1. 枪击音 外周大动脉，常选择股动脉，轻放听诊器膜型体件，可闻及与心跳一致的短促如同射枪时的声音。

2. 双重杂音 以听诊器体件（钟型）稍加压力于股动脉，并使体件开口方向稍偏向近心端，可闻及收缩期与舒张期双期吹风样杂音。

3. 毛细血管搏动征 用手指轻压患者指甲末端，或以玻片轻压患者口唇黏膜，引起局部变白，而在心脏收缩期又变红，这种有规则的红白交替现象即为毛细血管搏动征。

4. 临床意义 主要见于主动脉瓣重度关闭不全、甲状腺功能亢进和严重贫血。

九、脊柱四肢

（一）脊柱

1. 检查方法　患者采取站立位和坐位；按视、触、叩的顺序进行。

2. 检查内容

（1）脊柱弯曲度

脊柱有无前后凸：从侧面观察有四个生理弯曲，即颈段稍向前凸，胸段稍向后凸，腰椎明显向前凸，骶椎则明显向后凸。

脊柱有无侧弯：让患者取站立位或坐位；从后面观察脊柱有无侧弯；轻度侧弯时需借助触诊确定；检查方法是检查者用示、中指或拇指沿脊椎的棘突以适当的压力往下划压，划压后皮肤出现一条红色充血痕，以此痕为标准，观察脊柱有无侧弯。

（2）脊柱活动度

颈椎：固定肩部，嘱被检者颈椎作前屈、后伸、侧弯、旋转等动作。

腰椎：固定髋部，嘱被检者腰椎作前屈、后伸、侧弯、旋转等动作。

注意：已有脊柱外伤可疑骨折或关节脱位时，应避免脊柱活动，以防止损伤脊髓。

（3）脊柱压痛：嘱被检者取端坐位，身体稍向前倾，检查者以右手拇指，从枕骨粗隆开始；自上而下逐个按压脊椎棘突及椎旁肌肉，正常时每个棘突及椎旁肌肉均无压痛。

（4）脊柱叩击痛

1）直接叩击法：嘱患者取坐位，用中指或叩诊锤垂直叩击各椎体的棘突，多用于检查胸椎与腰椎，因颈椎位置深，一般不用此法检查。

2）间接叩击法：嘱患者取坐位，将左手掌置于其头部，右手半握拳以小鱼际肌部位叩击左手背。

（5）脊柱特殊试验

1）颈椎特殊试验

A. Jackson 压头试验：患者取端坐位，检查者双手重叠放于其头顶部，向下加压。如患者出现颈痛或上肢放射痛为阳性，多见于颈椎病或颈椎间盘突出症。

B. 前屈旋颈试验（Fenz 征）：嘱被检者头颈部前屈，并左右旋转，如颈椎处感觉疼痛，则属阳性，多提示颈椎小关节的退行改变。

C. 颈静脉加压试验：又称之压颈试验，Naphziger 试验。患者取仰卧，检查者双手压于颈静脉处，如其颈部及上肢疼痛加重，为根性颈椎病，因脑脊液回流不畅，以致刺激蛛网膜下腔压力升高所致。颈部加压时若下肢症状加重，提示下肢疼痛症状源于腰椎管内病变，即根性坐骨神经痛。

D. 旋颈试验：患者取坐位，头略后仰，并自动向左、右做旋颈动作。如患者出现头昏、头痛、视力模糊症状，提示椎动脉型颈椎病。

2）腰骶椎特殊试验

A. 摇摆试验：平卧，屈膝、髋，双手抱于膝。检查者手扶患者双膝，左右摇摆，如腰部疼痛为阳性，多见于腰骶部病变。

B. 拾物试验：将一物品放在地上，令患者拾起。脊椎正常者可两膝伸直，腰部自然弯曲，俯身将物品拾起，如患者先以一手扶膝、蹲下、腰部挺直地用手接近物品，屈膝屈髋而不弯腰的将物拾起，此即为拾物试验阳性。多见于腰椎病变如腰椎间盘脱出、腰肌外伤及炎症。

C. 直腿抬高试验（Lasegue 征）：被检者仰卧，双下肢平伸，检查者一手握患者踝部，一手置于大腿伸侧，分别做双侧直腿抬高动作，腰与大腿正常可达 80°～90°，若抬高不足 70°，且伴有下肢后侧的放射性疼痛，则为阳性，见于腰椎间盘突出症，也可见于单纯性坐骨神经痛。

D. 屈颈试验：患者仰卧，也可端坐或者直立位，检查者一手置于患者胸部前，另一手至于枕后，缓慢、用力地上抬其头部，使颈前屈，若下肢出现放射痛，则为阳性。阳性者主要见于腰椎间盘突出症的"根肩型"患者。其主要机制是屈颈时。硬脊膜上移，脊神经根被动牵扯，加重了突出的椎间盘对神经根的压迫，因而出现下肢的放射痛。

E. 股神经牵拉试验：患者俯卧位，髋膝关节完全伸直，检查者将一侧下肢抬起，使髋关节处于过伸位，出现大腿前方痛即为阳性，在腰 2～3 和腰 3～4 椎间盘突出时为阳性。上述动作使股神经本身及组成股神经的腰 2～4 神经根紧张性增高，从而刺激了被突出的椎间盘所压迫的神经根。

（二）四肢及关节

视诊与触诊相互配合，特殊情况下采用叩诊和听诊。检查内容包括大体形态、长度，以关节检查为主。

1. 上肢

（1）长度：①目测：双上肢向前、手掌并拢比较长度。②尺测量：a. 全上肢测量肩峰至桡骨茎突或中指指尖。b. 上臂测量肩峰至尺骨鹰嘴。c. 前臂测量鹰嘴突至尺骨茎突。

长度不一：见于先天性短肢畸形、骨折重叠或关节脱位。

（2）肩关节

1）外形：（正常）双肩对称，呈弧形。异常如下：①方肩：轮廓消失，肩峰突出，见于肩关节脱位或三角肌萎缩。②耸肩：肩关节一高一低，见于先天性肩胛高耸症及脊柱侧弯。③肩章状肩：患肩下垂，肩部突出，见于锁骨骨折、肩锁关节脱位。

2）运动：前屈、后伸、外展、内收、旋转。

3）压痛点：①肱骨结节间：见于肱二头肌长头腱鞘炎。②肱骨大结节：见于冈上肌腱损伤。③肩峰内下方：见于肩峰下滑囊炎。

（3）肘关节

1）形态：轻度外翻、携物角（5°～15°）。

2）运动：曲肘、伸肘、旋前、旋后。

3）触诊：皮肤温度、肱动脉搏动、有无肿块及压痛、滑车淋巴结。

（4）腕关节和手

1）手部检查：功能位和休息位。

2）腕关节活动：背伸、掌曲、桡侧倾、尺侧倾。

3）局部肿胀与隆起：①肿胀：见于外伤、关节炎、关节结核。②腱鞘囊肿：腕关节背侧或旁侧局部隆起。③腕肌腱腱鞘炎或软组织损伤：腕背侧肿胀。④类风湿关节炎：手指关节梭形肿胀。⑤骨性关节炎：手指关节梭形肿胀+赫伯登（Heberden）结节。

4）畸形：①腕垂症：见于桡神经损伤。②猿掌：见于正中神经损伤。③爪形手：见于尺神经损伤。④餐叉样畸形：见于克雷氏（colles）骨折。

（5）杵状指：手指或足趾末端增生、肥厚、增宽、增厚，指甲从根部到末端拱形隆起呈杵状。

（6）匙状甲：反甲，中央凹陷，边缘翘起，指甲变薄见于缺铁性贫血，高原病，偶见风湿热及甲癣。

2. 下肢

（1）外形：是否对称，长度是否一致，有无静脉曲张和肿胀，皮温、色泽，出血点、皮肤溃疡及色素沉着。

（2）髋关节

1）步态：①跛行。a. 疼痛性跛行：见于髋关节结核、暂时性滑膜炎、股骨头坏死。b. 短肢跛行：一侧下肢缩短 3cm 以上，小儿麻痹后遗症。②鸭步：见于先天性双侧髋关节脱位、髋内翻等。③呆步：见于髋关节强直、化脓性髋关节炎。

2）畸形：常见于髋关节脱位、股骨干及股骨头骨折。①内收：正常双下肢伸直并拢，如一侧超过躯干中线偏向对侧，且不能外展。②外展：离开中线，向外侧偏移，不能内收。③旋转：仰卧位时，髌骨和拇指指向上方，若向内外侧偏移，即为内外旋畸形。

3）肿胀及皮肤皱褶（髋关节脱位）。

4）肿块、窦道瘢痕（髋关节结核）。

5）压痛：波动感等（髋关节积液）。

6）活动度：屈曲、后伸、内收、外展、旋转。

7）叩诊：叩击足跟（髋关节炎或骨折）。

8）听诊："咯噔"（阔筋膜张肌与股骨大粗隆摩擦声）。

（3）膝关节

1）膝外翻：X 形腿，两膝并拢，两踝分离，见于佝偻病。

2）膝内翻：O 形腿，直立时两踝可以并拢，可两膝关节却远远离开，膝内翻，胫骨侧弯，见于小儿佝偻病。

3）膝反张：膝关节过度后伸形成向前的反屈状，常见小儿麻痹后遗症、膝关节结核。

4）肿胀：膝关节积液；髌上囊内积液；髌前滑囊炎；半月板囊肿。

5）肌萎缩：失用性萎缩。

6）压痛：膝关节炎症（双膝眼）；半月板损伤（膝关节间隙）等。

7）肿块：髌前滑囊炎；半月板囊肿；腘窝囊肿。

8）摩擦感：关节面不光滑，见于炎症后遗症及创伤性关节炎。

9）活动度：屈曲、伸、内旋、外旋。

10）浮髌试验：患者取平卧位，下肢放松，医师一手虎口卡于患膝髌骨上极，并加压压迫髌上囊，使关节液集中于髌骨低面，另一手示指垂直按压髌骨并迅速抬起，按压时髌骨与关节面有碰触感，松手时髌骨浮起，即为浮髌试验阳性，提示有中等量以上关节积液（50ml）。

11）侧方加压试验：患者取仰卧位，膝关节伸直，医师一手握住踝关节向外侧推抬，另一手置于膝关节外上方向内侧推压，使内侧副韧带紧张度增加，如膝关节内侧疼痛为阳性，提示内侧副韧带损伤，如向相反方向加压，外侧膝关节疼痛，提示外侧副韧带损伤。

（4）踝关节和足

1）肿胀：均匀性肿胀（扭伤、结核、化脓性关节炎、类风湿性关节炎）；局限性肿胀（腱鞘炎、腱鞘囊肿等局部病变）。

2）局限性隆起：①足背部骨性隆起：外伤，骨质增生，先天性异常。②内外踝突出：胫腓关节分离，骨折。③踝关节前方隆起：距骨头骨质增生。

3）畸形：扁平足、弓形足、马蹄足、跟足畸形、足内翻、足外翻。

4）压痛点（骨折、损伤、炎症）：①第二三跖骨头处压痛：跖骨头无菌性坏死。②第二三跖骨干压痛：疲劳骨折。③跟腱压痛：跟腱腱鞘炎。④足跟内侧压痛：跟骨骨棘或跖筋膜炎。

5）其他：足背动脉搏动。

6）踝关节活动度：背伸、跖屈。

十、神 经 反 射

（一）浅反射

1. 角膜反射 详见第一章第二节中的眼部检查部分。

2. 腹壁反射 被检者仰卧，两下肢稍屈，腹壁放松，用钝头竹签按肋缘下、脐平、腹股沟上三个部位由内向外轻划腹壁皮肤。正常反应：受刺激的部位可见腹壁肌收缩。

上部腹壁反射消失 —— 见于胸髓 7～8 节病损。

中部腹壁反射消失 —— 胸髓 9～10 节病损。

下部腹壁反射消失 —— 胸髓 11～12 节病损。

临床意义：双侧上、中、下腹壁反射消失见于昏迷或急性腹膜炎；一侧上、中、下腹腹壁反射消失 见于同侧锥体束病损； 生理因素：肥胖、老年人，经产妇由于腹壁过于松弛也会出现腹壁反射减弱或消失。

3. 提睾反射 用钝头竹签由下向上轻划股内侧上方皮肤，可引起同侧提睾肌收缩，睾丸上提。

临床意义：双侧反射消失见于：腰髓 1～2 节病损；一侧反射减弱或消失：锥体束损害；局部病变如腹股沟疝、阴囊水肿、睾丸炎等也可影响提睾反射。

4. 肛门反射 用大头针划肛门周围皮肤，可引起肛门外括约肌收缩。反射障碍为骶 4～5 节，肛尾神经病损。

5. 跖反射 被检查者仰卧，下肢伸直，医生手持被检者踝部，用钝头竹签划足底外侧，由后向前至小趾跖关节转向跖侧。正常反应为足跖屈曲（即 Babinski 征阴性），反射消失为骶髓 1～2 节病损。

（二）深反射

1. 肱二头肌反射 被检者取仰卧位或坐位，医师以左手托扶患者屈曲的肘部，并将拇指置于肱二头肌肌腱上，然后以叩诊锤叩击拇指。正常反应：肱二头肌收缩，前臂快速屈曲。反射中枢：颈髓 5～6 节。

2. 肱三头肌反射 被检者取仰卧位或坐位，医师以左手托扶患者的肘部，嘱患者肘部屈曲，然后以叩诊锤直接叩击鹰嘴突上方的肱三头肌肌腱。正常反应：三头肌收缩，前臂稍伸展。反射中枢：颈髓 6～7 节。

3. 桡骨膜反射 被检者取仰卧位或坐位，医生左手轻托腕部，并使腕关节自然下垂，然后以叩诊锤轻叩桡骨茎突。正常反应：前臂旋前，屈肘。反射中枢：颈随 5～6 节。

4. 膝反射 坐位检查时，小腿完全松弛，自然悬垂。卧位时医师用左手在腘窝处托起两下肢，使髋、膝关节稍屈、用右手持叩诊锤叩击髌骨下方的股四头肌腱。

正常反应：小腿伸展。反射中枢：腰髓 2～4 节。

5. 跟腱反射 仰卧、髋、膝关节屈曲、下肢外旋外展位，医生用左手托患者足掌，使足呈过伸位，然后以叩诊锤叩击跟腱。正常反应：腓肠肌收缩，足向跖面屈曲。反射中枢：骶髓 1～2 节。

6. 阵挛　锥体束以上病变导致深反射亢进时，用力使相关肌肉处于持续性紧张状态，该组肌肉发生节律性收缩，称为阵挛。常见有踝阵挛和髌阵挛。

（1）踝阵挛：患者仰卧，髋与膝关节稍屈，医生一手持患者腘窝部，一手持被检者足底前端，用力使踝关节过伸。阳性反应：腓肠肌与比目鱼肌发生连续性节律性收缩。

（2）髌阵挛：患者下肢伸直，医生以拇指与示指捏住其髌骨上缘，用力向远端快速连续推动数次后维持推力。阳性反应：股四头肌发生节律性收缩使髌骨上下移动。

（三）病理反射

1. Babinski 征　被检者仰卧，髋及膝关节伸直，医生手持患者踝部，用钝头竹签由后向前划足底外侧。阳性反应：拇趾缓缓背伸，其他四趾呈扇形展开。

2. Oppenheim 征　检查者弯曲示指和中指，沿患者胫骨前缘用力由上向下滑压。阳性反应同 Babinski 征。

3. Gordon 征　检查者用手以一定力量捏压腓肠肌。阳性反应：同 Babinski 征。

4. Hoffmann 征　左手持被检者腕部，右手以中指及示指夹持被检者中指并稍向上提，使腕部处于轻度过伸位，以拇指迅速弹刮被检者中指指甲。阳性反应：由于中指深屈肌受到牵引而引起其余四指的轻微掌屈反应。多见于颈髓 7 节～胸髓 1 节病变。

（四）脑膜刺激征

脑膜受激惹的体征，见于脑膜炎、蛛网膜下腔出血、颅内压增高等病况。

1. 颈强直　患者仰卧，检查者以手托扶患者枕部，另一手置于胸前作被动屈颈动作，以测试颈肌抵抗力。阳性反应：抵抗力增加。颈椎病、骨折也可引起颈强直，应首先排除颈椎过颈部肌肉局部病变。

2. Kernig 征　患者仰卧，先将一侧髋关节屈成直角，再用手抬高小腿，正常人可将膝关节伸达 135°以上。阳性反应：伸膝受限，疼痛、屈肌痉挛。

3. Brudzinski 征　患者仰卧，下肢自然伸直，医生左手托住患者枕部，一手置于患者胸前，然后使头部前屈。阳性反应：两侧膝关节、髋关节屈曲。

（翟桂兰　陆苗苗）

第四节　病 历 书 写

一、住院病历书写的内容及基本要求

（一）住院病历书写内容

住院病历内容包括住院病案首页、入院记录、病程记录、手术同意书、麻醉同意书、输血治疗知情同意书、特殊检查（特殊治疗）同意书、病危（重）通知书、医嘱单、辅助检查报告单、体温单、医学影像检查资料、病理资料、出院记录等。

入院记录是指患者入院后，由经治医师通过问诊、查体、辅助检查获得有关资料，并对这些资料归纳分析书写而成的记录。可分为入院记录、再次或多次入院记录、24 小时内入出院记录、24 小时内入院死亡记录。

入院记录、再次或多次入院记录应当于患者入院后 24 小时内完成，24 小时内入出院记录应当于患者出院后 24 小时内完成，24 小时内入院死亡记录应当于患者死亡后 24 小时内完成。

入院记录的要求及内容

1. 一般情况 包括姓名、性别、年龄、民族、婚姻状况、籍贯、职业、入院时间、记录时间、病史陈述者。

2. 主诉 是指促使患者就诊的主要症状（或体征）及持续时间。

3. 现病史 是指患者本次疾病的发生、演变、诊疗等方面的详细情况，应当按时间顺序书写。内容包括发病情况、主要症状特点及其发展变化情况、伴随症状、发病后诊疗经过及结果、睡眠和饮食等一般情况的变化，以及与鉴别诊断有关的阳性或阴性资料等。

（1）发病情况：记录发病的时间、地点、起病缓急、前驱症状、可能的原因或诱因。

（2）主要症状特点及其发展变化情况：按发生的先后顺序描述主要症状的部位、性质、持续时间、程度、缓解或加剧因素，以及演变发展情况。

（3）伴随症状：记录伴随症状，描述伴随症状与主要症状之间的相互关系。

（4）发病以来诊治经过及结果：记录患者发病后到入院前，在院内、外接受检查与治疗的详细经过及效果。对患者提供的药名、诊断和手术名称需加引号“ ”以示区别。

（5）发病以来一般情况：简要记录患者发病后的精神状态、睡眠、食欲、大小便、体重等情况。

与本次疾病虽无紧密关系、但仍需治疗的其他疾病情况，可在现病史后另起一段予以记录。

4. 既往史 是指患者过去的健康和疾病情况。内容包括既往一般健康状况、疾病史、传染病史、预防接种史、手术外伤史、输血史、食物或药物过敏史等。

5. 个人史，婚育史、月经史，家族史

（1）个人史：记录出生地及长期居留地，生活习惯及有无烟、酒、药物等嗜好，职业与工作条件及有无工业毒物、粉尘、放射性物质接触史，有无冶游史。

（2）婚育史、月经史：婚姻状况、结婚年龄、配偶健康状况、有无子女等。女性患者记录初潮年龄、行经期天数、间隔天数、末次月经时间（或闭经年龄），月经量、痛经及生育等情况。

（3）家族史：父母、兄弟、姐妹健康状况，有无与患者类似疾病，有无家族遗传倾向的疾病。

6. 体格检查 应当按照系统循序进行书写。内容包括体温、脉搏、呼吸、血压，一般情况，皮肤、黏膜，全身浅表淋巴结，头部及其器官，颈部，胸部（胸廓、肺部、心脏、血管），腹部（肝、脾等），直肠肛门，外生殖器，脊柱，四肢，神经系统等。

专科情况：应当根据专科需要记录专科特殊的体格检查情况。

7. 辅助检查 指入院前所作的与本次疾病相关的主要检查及其结果。应分类按检查时间顺序记录，如系在其他医疗机构所作检查，应当写明该机构名称及检查号。

8. 初步诊断 是指经治医师根据患者入院时情况，综合分析所作出的诊断。如初步诊断为多项时，应当主次分明。对待查病例应列出可能性较大的诊断。

9. 书写入院记录的医师签名。

（二）病程记录的要求及内容

1. 首次病程记录 是指患者入院后由经治医师或值班医师书写的第一次病程记录，应当在患者入院 8 小时内完成。首次病程记录的内容包括病例特点、拟诊讨论（诊断依据及鉴别诊断）、诊疗计划等。

（1）病例特点：应当在对病史、体格检查和辅助检查进行全面分析、归纳和整理后写出本病例特征，包括阳性发现和具有鉴别诊断意义的阴性症状和体征等。

（2）拟诊讨论（诊断依据及鉴别诊断）：根据病例特点，提出初步诊断和诊断依据；对诊断不明的写出鉴别诊断并进行分析；并对下一步诊治措施进行分析。

（3）诊疗计划：提出具体的检查及治疗措施安排。

2. 日常病程记录　是指对患者住院期间诊疗过程的经常性、连续性记录。由经治医师书写，也可以由实习医务人员或试用期医务人员书写，但应有经治医师签名。书写日常病程记录时，首先标明记录时间，另起一行记录具体内容。对病危患者应当根据病情变化随时书写病程记录，每天至少 1 次，记录时间应当具体到分钟。对病重患者，至少 2 天记录一次病程记录。对病情稳定的患者，至少 3 天记录一次病程记录。

3. 上级医师查房记录　是指上级医师查房时对患者病情、诊断、鉴别诊断、当前治疗措施疗效的分析及下一步诊疗意见等的记录。

主治医师首次查房记录应当于患者入院 48 小时内完成。内容包括查房医师的姓名、专业技术职务、补充的病史和体征、诊断依据与鉴别诊断的分析及诊疗计划等。

主治医师日常查房记录间隔时间视病情和诊疗情况确定，内容包括查房医师的姓名、专业技术职务、对病情的分析和诊疗意见等。

科主任或具有副主任医师以上专业技术职务任职资格医师查房的记录，内容包括查房医师的姓名、专业技术职务、对病情的分析和诊疗意见等。

4. 疑难病例讨论记录　是指由科主任或具有副主任医师以上专业技术任职资格的医师主持、召集有关医务人员对确诊困难或疗效不确切病例讨论的记录。内容包括讨论日期、主持人、参加人员姓名及专业技术职务、具体讨论意见及主持人小结意见等。

5. 交（接）班记录　是指患者经治医师发生变更之际，交班医师和接班医师分别对患者病情及诊疗情况进行简要总结的记录。交班记录应当在交班前由交班医师书写完成；接班记录应当由接班医师于接班后 24 小时内完成。交（接）班记录的内容包括入院日期、交班或接班日期、患者姓名、性别、年龄、主诉、入院情况、入院诊断、诊疗经过、目前情况、目前诊断、交班注意事项或接班诊疗计划、医师签名等。

6. 转科记录　是指患者住院期间需要转科时，经转入科室医师会诊并同意接收后，由转出科室和转入科室医师分别书写的记录。包括转出记录和转入记录。转出记录由转出科室医师在患者转出科室前书写完成（紧急情况除外）；转入记录由转入科室医师于患者转入后 24 小时内完成。转科记录内容包括入院日期、转出或转入日期，转出、转入科室，患者姓名、性别、年龄、主诉、入院情况、入院诊断、诊疗经过、目前情况、目前诊断、转科目的及注意事项或转入诊疗计划、医师签名等。

7. 阶段小结　是指患者住院时间较长，由经治医师每月所作病情及诊疗情况总结。阶段小结的内容包括入院日期、小结日期，患者姓名、性别、年龄、主诉、入院情况、入院诊断、诊疗经过、目前情况、目前诊断、诊疗计划、医师签名等。

交（接）班记录、转科记录可代替阶段小结。

8. 抢救记录　是指患者病情危重，采取抢救措施时作的记录。因抢救急危患者，未能及时书写病历的，有关医务人员应当在抢救结束后 6 小时内据实补记，并加以注明。内容包括病情变化情况、抢救时间及措施、参加抢救的医务人员姓名及专业技术职称等。记录抢救时间应当具体到分钟。

9. 有创诊疗操作记录　是指在临床诊疗活动过程中进行的各种诊断、治疗性操作（如胸腔穿刺、腹腔穿刺等）的记录。应当在操作完成后即刻书写。内容包括操作名称、操作时间、操作步骤、结果及患者一般情况，记录过程是否顺利、有无不良反应，术后注意事项及是否向患者说明，操作医师签名。

10. 会诊记录（含会诊意见） 是指患者在住院期间需要其他科室或者其他医疗机构协助诊疗时，分别由申请医师和会诊医师书写的记录。会诊记录应另页书写。内容包括申请会诊记录和会诊意见记录。申请会诊记录应当简要载明患者病情及诊疗情况、申请会诊的理由和目的，申请会诊医师签名等。常规会诊意见记录应当由会诊医师在会诊申请发出后 48 小时内完成，急会诊时会诊医师应当在会诊申请发出后 10 分钟内到场，并在会诊结束后即刻完成会诊记录。会诊记录内容包括会诊意见、会诊医师所在的科别或者医疗机构名称、会诊时间及会诊医师签名等。申请会诊医师应在病程记录中记录会诊意见执行情况。

11. 术前小结 是指在患者手术前，由经治医师对患者病情所作的总结。内容包括简要病情、术前诊断、手术指征、拟施手术名称和方式、拟施麻醉方式、注意事项，并记录手术者术前查看患者相关情况等。

12. 术前讨论记录 是指因患者病情较重或手术难度较大，手术前在上级医师主持下，对拟实施手术方式和术中可能出现的问题及应对措施所作的讨论。讨论内容包括术前准备情况、手术指征、手术方案、可能出现的意外及防范措施、参加讨论者的姓名及专业技术职务、具体讨论意见及主持人小结意见、讨论日期、记录者的签名等。

13. 麻醉术前访视记录 是指在麻醉实施前，由麻醉医师对患者拟施麻醉进行风险评估的记录。麻醉术前访视可另立单页，也可在病程中记录。内容包括姓名、性别、年龄、科别、病案号，患者一般情况、简要病史、与麻醉相关的辅助检查结果、拟行手术方式、拟行麻醉方式、麻醉适应证及麻醉中需注意的问题、术前麻醉医嘱、麻醉医师签字并填写日期。

14. 麻醉记录 是指麻醉医师在麻醉实施中书写的麻醉经过及处理措施的记录。麻醉记录应当另页书写，内容包括患者一般情况、术前特殊情况、麻醉前用药、术前诊断、术中诊断、手术方式及日期、麻醉方式、麻醉诱导及各项操作开始及结束时间、麻醉期间用药名称、方式及剂量、麻醉期间特殊或突发情况及处理、手术起止时间、麻醉医师签名等。

15. 手术记录 是指手术者书写的反映手术一般情况、手术经过、术中发现及处理等情况的特殊记录，应当在术后 24 小时内完成。特殊情况下由第一助手书写时，应有手术者签名。手术记录应当另页书写，内容包括一般项目（患者姓名、性别、科别、病房、床位号、住院病历号或病案号）、手术日期、术前诊断、术中诊断、手术名称、手术者及助手姓名、麻醉方法、手术经过、术中出现的情况及处理等。

16. 手术安全核查记录 是指由手术医师、麻醉医师和巡回护士三方，在麻醉实施前、手术开始前和患者离室前，共同对患者身份、手术部位、手术方式、麻醉及手术风险、手术使用物品清点等内容进行核对的记录，输血的患者还应对血型、用血量进行核对。应有手术医师、麻醉医师和巡回护士三方核对、确认并签字。

17. 手术清点记录 是指巡回护士对手术患者术中所用血液、器械、敷料等的记录，应当在手术结束后即时完成。手术清点记录应当另页书写，内容包括患者姓名、住院病历号（或病案号）、手术日期、手术名称、术中所用各种器械和敷料数量的清点核对、巡回护士和手术器械护士签名等。

18. 术后首次病程记录 是指参加手术的医师在患者术后即时完成的病程记录。内容包括手术时间、术中诊断、麻醉方式、手术方式、手术简要经过、术后处理措施、术后应当特别注意观察的事项等。

19. 麻醉术后访视记录　是指麻醉实施后，由麻醉医师对术后患者麻醉恢复情况进行访视的记录。麻醉术后访视可另立单页，也可在病程中记录。内容包括姓名、性别、年龄、科别、病案号，患者一般情况、麻醉恢复情况、清醒时间、术后医嘱、是否拔除气管插管等，如有特殊情况应详细记录，麻醉医师签字并填写日期。

20. 出院记录　是指经治医师对患者此次住院期间诊疗情况的总结，应当在患者出院后24小时内完成。内容主要包括入院日期、出院日期、入院情况、入院诊断、诊疗经过、出院诊断、出院情况、出院医嘱、医师签名等。

21. 死亡记录　是指经治医师对死亡患者住院期间诊疗和抢救经过的记录，应当在患者死亡后24小时内完成。内容包括入院日期、死亡时间、入院情况、入院诊断、诊疗经过（重点记录病情演变、抢救经过）、死亡原因、死亡诊断等。记录死亡时间应当具体到分钟。

22. 死亡病例讨论记录　是指在患者死亡一周内，由科主任或具有副主任医师以上专业技术职务任职资格的医师主持，对死亡病例进行讨论、分析的记录。内容包括讨论日期、主持人及参加人员姓名、专业技术职务、具体讨论意见及主持人小结意见、记录者的签名等。

23. 病重（病危）患者护理记录　是指护士根据医嘱和病情对病重（病危）患者住院期间护理过程的客观记录。病重（病危）患者护理记录应当根据相应专科的护理特点书写。内容包括患者姓名、科别、住院病历号（或病案号）、床位号、页码、记录日期和时间、出入液量、体温、脉搏、呼吸、血压等病情观察、护理措施和效果、护士签名等。记录时间应当具体到分钟。

二、住院病历示例

入院记录

姓名：	职业：
性别：	工作单位：
年龄：	住址：
民族：	入院时间：（格式：2011-07-24　10：30）
婚姻：	病历书写时间：
籍贯：	病史陈述者：
可靠程度：	联系电话：

主诉：20字左右，症状及持续时间。

现病史：本次就诊主要疾病的发作情况，包括它的时间、诱因、性质、阵发性或持续性、程度与进食或体位的关系，是否影响活动，伴随症状等，采用何种措施，是否缓解等。有意义的阴性体征。做过何种检查及结果，治疗经过（他人叙述的疾病或药物名称均应加引号）及效果。（时间不能用英文缩写来代替，必须用文字表述。）患者自发病以来，食欲、大小便、精神、体力、睡眠、体重改变。

既往史：平素身体健康状况较好，无冠心病、高血压、糖尿病、肝炎、胆囊炎等病史，（若既往患病则要表述出年限，高血压、糖尿病等应写明极值。）无传染病史，否认结核接触史，无疫区、疫水接触史，无输血史，无外伤及手术史，按时接种乙肝、卡介苗、脊髓灰质、百白破、麻疹及乙脑疫苗，无不良反应，无药物及食物过敏史。

系统回顾：

呼吸系统：无慢性咳嗽、咳痰、咯血史，无胸闷、呼吸困难，无发热、盗汗，无结核患者密切接触史。

循环系统：无心悸、气促、发绀，无心前区疼痛，无高血压史，无晕厥、水肿病史，无动脉硬化，无风湿热病史。

消化系统：无腹痛、腹胀、反酸、嗳气，无呕血、便血，无食欲不振、恶心、呕吐、便秘史等。

泌尿生殖系统：无尿频、尿急、尿痛，无腰痛及排尿困难，无眼睑浮肿，无血尿，尿潴留或尿失禁史。无肾毒性药物应用史等。

造血系统：无苍白乏力、眼花、耳鸣等，皮肤黏膜无瘀点、紫癜，无反复鼻出血或牙龈出血史等。

内分泌系统及代谢：无畏寒、怕热、多汗、食欲异常、烦渴，多饮、多尿、头痛、视力障碍、肌肉震颤、性格、体重、皮肤、毛发和第二性征改变史等。

神经精神系统：无头痛、失眠、嗜睡，无喷射性呕吐、记忆力改变，无意识障碍、瘫痪、昏厥、痉挛，无视力障碍、感觉及运动异常、性格改变、狂躁、抑郁史等。

肌肉骨骼系统：无关节肿痛，无运动障碍，无肢体麻木，无痉挛萎缩或瘫痪史等。

个人史：出生地及居住地，无疫区疫水接触史，无特殊化学品及放射线接触史，吸烟史，饮酒史，冶游史。

月经史：初潮年龄、行经天数、月经周期、末次月经时间/绝经年龄，月经是否规律，月经量（中）、颜色，（轻）度痛经，是否影响日常活动。

婚姻史：已/未婚，结婚年龄，配偶健康状况（死亡应注明死因）。

生育史：足月分娩数、早产数、流产或人流数、存活数。并记录计划生育措施。

家族史：家族中无肝炎传染病、代谢性疾病、血友病、肿瘤等病史，无家族遗传倾向性疾病。

体格检查

体温：______℃，脉搏：______次/分，呼吸：______次/分，

血压：______mmHg/______mmHg，体重：______kg

一般状况：发育正常，营养良好，步入病室/平车入室，自主体位，表情自如，语言流利，无慢性病容/面容痛苦，神志清楚，步态正常/蹒跚，体型正常，查体合作。

【皮肤、黏膜】 皮肤弹性正常，皮温可，无皮疹，未见皮下出血，无蜘蛛痣、肝掌，无瘢痕，无溃疡，毛发正常。

【淋巴结】 全身浅表淋巴结未触及肿大

【头部五官】

头颅：大小正常，形状正常，无肿块，无压痛。头发正常。

眼：眉毛无脱落，睫毛无倒睫，眼睑无水肿，上睑无下垂。结膜无充血，巩膜无黄染，角膜透明，瞳孔等大正圆、直径左 3mm、右 3mm。对光反射正常。

耳：耳郭无畸形，外耳道无异常分泌物，乳突无压痛，听力正常。

鼻：无鼻畸形，无鼻翼翕动及分泌物，鼻中隔无偏曲、无穿孔，鼻窦无压痛。

口：口唇红润，无龋齿、义齿、残根，牙龈无肿胀，腮腺导管开口无溢脓，咽无红肿，扁桃体无肿大，舌居中，苔薄白，舌面无裂纹。

【颈部】 颈部对称，活动自如，气管居中，甲状腺无肿大，平卧位时，颈静脉无充盈，肝颈静脉回流征阴性，颈动脉搏动明显，未闻及甲状腺血管杂音。

【胸部】 胸廓对称，无畸形，肋间隙无增宽或变窄。呼吸频率 次/分，节律匀齐。胸壁无静脉曲张、皮下气肿。

肺：

视诊：胸式呼吸正常存在，节律规整，肋间隙无膨隆或凹陷。

触诊：呼吸动度左右一致，无胸膜摩擦感，双侧触觉语颤无明显增强或减弱。

叩诊：肺部叩诊为清音，肺下界位于肩胛线第 8 肋间，肺下界移动度无异常。

听诊：双肺呼吸音清晰，有/无干湿啰音，无胸膜摩擦音。语音传导无异常。

心脏：

视诊：心前区无隆起，心尖冲动位于胸骨左缘第 5 肋间，锁骨中线内/外______cm，范围______cm。

触诊：心尖冲动有力，未触及震颤，未触及心尖区抬举样搏动，未触及心包摩擦感。

叩诊：心脏相对浊音界如下

右侧（cm）	肋间	左侧（cm）	右侧（cm）	肋间	左侧（cm）
	Ⅱ			Ⅳ	
	Ⅲ			Ⅴ	

左锁骨中线距前正中线______cm。

听诊：心率______次/分，心律整齐，心音有力，A_2正常，P_2正常，未闻及心音分裂，未闻及额外心音及心脏杂音。未闻及心包摩擦音。

双侧桡动脉：脉率______次/分，节律整齐，无奇脉，无交替脉，搏动良好，动脉壁弹性正常。

周围血管征：无毛细血管搏动，无枪击音，无水冲脉，无动脉异常搏动。

【腹部】 腹围______cm。

视诊：腹部平坦，未见肠型及蠕动波，未见腹壁静脉曲张，未见疝或局部隆起。

触诊：腹壁柔软，无腹部压痛、反跳痛，未触及腹部肿块。肝肋下未触及，胆囊无压痛，莫菲氏征阴性，脾肋下未触及。麦氏点无压痛及反跳痛，输尿管点无压痛。

叩诊：肝区无叩击痛，肾区无叩击痛，无移动性浊音，胃泡鼓音区正常存在。

听诊：肠鸣音______次/分，无振水音，未闻及血管杂音。

肛门直肠：无肿块、裂隙、创面。直肠指诊无狭窄、肿块、触痛、指套染血。

外生殖器：阴毛分布正常，外阴发育正常。

【脊柱及四肢】 脊柱正常，活动自如，无压痛和叩击痛，四肢无异常形态，无杵状指、趾，无静脉曲张，无肌肉萎缩，下肢无水肿，足背动脉搏动无减弱，皮温正常，末梢感觉正常，双下肢未见色素沉着斑，关节活动自如，无红肿及压痛。

【神经系统】

生理反射：肱二头肌、肱三头肌反射正常，膝腱反射正常，跟腱反射正常。

病理反射：巴氏征阴性，奥本汉姆征阴性，戈登征阴性，霍夫曼征阴性。

脑膜刺激征：无颈强直，布氏征阴性，克氏征阴性。

专科情况（有则写没有则不写）

辅助检查

外院检查应写明时间和地点，如：

（2011-02-22，解放军第四六四医院）血常规：……

诊断

初步诊断：（例如）

1. 冠状动脉粥样硬化性心脏病

急性非 ST 抬高型心肌梗死

心功能Ⅱ级（Killip's）

2. 高血压 3 级（极高危）

3. 2 型糖尿病

医师签名：带教老师签名/学生签名

首次病程记录

病例特点：（300 字左右）患者姓名，性别，年龄，主因“______”入院。现病史概括、特点，体格检查：生命体征，双肺未闻及干湿啰音，心率______次/分，心律整齐，腹软无压痛，肝脾未触及，生理反射存在，病理反射阴性。专科检查：… 辅助检查：（写异常值）。

入院诊断：

诊断依据：

1. 症状（主诉）；2. 既往史（导致其诊断的病史）；3. 体格检查（阳性体征）；4. 辅助检查；

鉴别诊断：

1. ××病：因（临床表现、辅助检查）易与××诊断相混淆，故需鉴别。但该患者无该病所特有的（临床表现、辅助检查）或虽有但不明显，故（可选用：可能性小、基本可排除或可进一步完善××检查以排除）。

2. 同上。

诊疗计划：

1. 给予患者×级护理、××饮食；
2. 给予患者完善××检查、××检验等以协助明确诊断；
3. 给予患者××对症治疗。

医师签名：带教老师签名/学生签名

（郭莲怡）

第三章　临床检验医学

一、临床检验医学概述

临床检验医学是一门涉及多专业、多学科的边缘性学科，是基础医学与临床医学的桥梁学科，也是涉及临床医学的诊断、治疗、预后判断和预防等方面的实用性学科，包括实验室前、实验室和实验室后三个部分。实验室前包括医生对检验项目的选择和组合、检验申请、患者的准备、原始样品的采集及运输到实验室的过程；实验室是对取自人体的材料进行生物学、微生物学、免疫学、化学、血液学、生理学、细胞学、病理学或其他检验学的分析，并提出检查范围内的咨询性服务；实验室后包括系统性的审核、结果的报告与传递和检验样品的储存。临床检验医学将通过上述过程得到的实验室数据和信息与临床资料结合进行综合分析。

二、临床检验医学的应用和评价

（一）正确选择实验室检查项目

1. 有的可直接得到确定的诊断　如白血病依靠骨髓检查、内分泌腺体疾病依靠内分泌功能检查就可明确诊断。

2. 有的只能作辅助诊断　如肝病或肾病进行肝、肾功能检查。

3. 有的可作鉴别诊断　如发热患者外周血白细胞的变化。

选择检验项目时，一定要在认真和详尽地进行询问病史和体格检查得到初步诊断的基础上，从疾病诊断实际需要出发，选择有针对性和特异性强的项目进行检查，做到有的放矢，避免滥用和杜绝浪费。

（二）常用诊断性实验的评价指标

1. 诊断灵敏度（sensitivity）　指某检验项目对某种疾病具有鉴别、确认能力，即所有患者中，真阳性结果的百分数。

2. 诊断特异性（specificity）　指某检验项目确认无某种疾病的能力，即所有非患者中，真阴性结果的百分数。

3. 诊断准确度（accuracy）　指所有检验结果中，诊断结果准确的百分比，即诊断试验能准确划分患者和非患病者的百分比。

（三）与非特异性检查项目的组合

增加患者信息，可以让临床工作者更全面了解患者的功能状态，为某些常见疾病的筛查、选择性用药及药物不良反应评价等提供重要信息。

检验结果解释需与临床结合

1. 同种疾病　出现不尽相同的检验结果。

2. 不同疾病　出现相似的检验结果。

3. 因此评价检验结果时必须紧密结合临床情况进行具体分析，才能恰当地做出合理的结论，指导临床诊治工作。

第一节　血液一般检验

一、血细胞分析

（一）血细胞检验项目

血细胞检验项目举例如表 3-1。

表 3-1　血细胞检验项目

姓名：	门诊号：210727197311032456	标本种类：方正全血	样本编号：0305
性别：男	科别：皮肤科门诊	申请医生：	条码号：0334144700
年龄：43 岁	床号：2	病人类别：门诊	

NO	项目	结果	参考区间	单位	NO	项目	结果	参考区间	单位
1	白细胞计数	6.80	3.5～9.5	10^9/L	17	平均红细胞体积	90.60	82～100	fl
2	中性粒细胞百分比	56.40	40～75	%	18	平均 RBC 血红蛋白含	32.00	27～34	pg
3	淋巴细胞百分比	33.40	20～50	%	19	平均 RBC 血红蛋白浓度	353.00	316～354	g/L
4	单核细胞百分比	7.50	3～10	%	20	红细胞体积分布宽度	12.80	11.5～14.5	%
5	嗜酸粒细胞百分比	2.30	0.4～8.0	%	21	血小板计数	264.00	125～350	10^9/L
6	嗜碱粒细胞百分比	0.40	0～1	%	22	平均血小板体积	8.70	7.0～14.0	fl
7	中性粒细胞计数	3.80	1.8～6.3	10^9/L	23	血小板比容	0.23	0.10～0.36	%
8	淋巴细胞计数	2.30	1.1～3.2	10^9/L	24	血小板体积分布宽度	16.10	15.0～17.0	%
9	单核细胞计数	0.50	0.1～0.6	10^9/L					
10	嗜酸粒细胞计数	0.20	0.02～0.52	10^9/L					
11	嗜碱粒细胞计数	0.00	0～0.06	10^9/L					
12	有核红细胞百分比	0.00		%					
13	有核红细胞	0.00		10^9/L					
14	红细胞计数	5.13	4.3～5.8	10^{12}/L					
15	血红蛋白	164.00	130～175	g/L					
16	血细胞比容	0.47	0.40～0.50	L/L					

（二）血液分析仪结果分析中的注意事项

1. 白细胞　当机体发生炎症时，白细胞及中性粒细胞可能都会升高。机体免疫功能低下患者，严重感染时，中性粒细胞百分比升高更有意义，白细胞总数可能正常或降低。注意婴幼儿白细胞分类中，各细胞百分比与成年人的区别。

（1）中性粒细胞增多

1）生理性增多：妊娠、高温或严寒、下午、饱餐、剧烈运动、淋浴、情绪激动、疼痛、月经期、新生儿。一般为暂时性的，去除影响因素后则可恢复正常。增多的粒细胞多为成熟的分叶核粒细胞，但一般不伴有白细胞形态的改变。

2）病理性增多：由于各种病理性刺激，动员骨髓储存池及边缘池的粒细胞进入循环池所致。增生的粒细胞大多为成熟的分叶核或杆状核粒细胞或中粒细胞大量异常增生（主要是病理性或未成熟粒细胞）并释放到外周血液中。

A. 急性感染或炎症：尤以化脓性球菌引起的局部炎症或全身性感染最为明显。

B. 严重组织损伤或坏死：严重外伤、大手术后、大面积烧伤、心肌梗死、肺梗死等。

C. 急性大出血：如消化道大出血、脾破裂、异位妊娠破裂等。

D. 急性溶血：红细胞大量溶解使之相对缺氧及红细胞被破坏后的分解产物刺激骨髓储存池中的粒细胞释放入血。

E. 急性中毒:包括化学药物中毒(安眠药、有机磷)、生物毒素中毒、代谢性中毒(DKA、尿毒症)。

F. 恶性肿瘤：消化道恶性肿瘤（如肝癌、胃癌等）。

G. 粒细胞白血病和骨髓增生性疾病。

（2）中性粒细胞减少

1）某些感染：流感、麻疹、风疹、伤寒。

2）某些血液病：再生障碍性贫血、粒细胞缺少。

3）理化损伤：射线、氯霉素、抗肿瘤药。

4）自身免疫性疾病：如系统性红斑狼疮。

5）脾功能亢进：各种脾大。

其他细胞临床意义详见《诊断学》。

2. 红细胞　红细胞平均指数可用于贫血形态学分类及提示贫血的可能原因,但红细胞平均指数仅反映了红细胞群体平均情况，无法阐明红细胞彼此之间的差异。红细胞平均指数包括平均红细胞体积（MCV）、平均血红蛋白含量（MCH）、平均红细胞血红蛋白浓度（MCHC）。红细胞的 3 个平均指数只表示红细胞总体的平均值。

与红细胞直方图相关的有两个参数，即 MCV 和 RDW。MCV 代表红细胞平均体积，与红细胞峰处在 *X* 轴上的位置有关。MCV 增大，细胞峰右移，MCV 变小，细胞峰左移。RDW 表示红细胞分布宽度，反映红细胞体积大小的变异性，变异性大，波峰的基底增宽；反之，基底变窄。常见几种贫血的细胞直方图图形变化（图 3-1）。

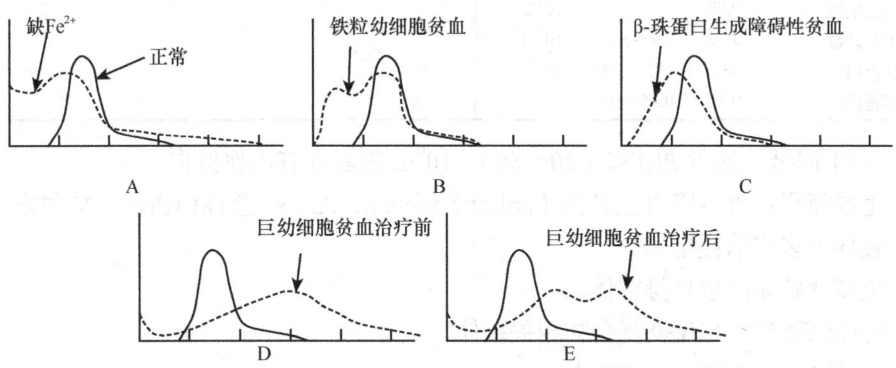

图 3-1　常见贫血的红细胞直方图

A. 缺铁性贫血；B. 铁粒幼细胞贫血；C. β-珠蛋白生成障碍性贫血；D. 巨幼细胞贫血治疗前；E. 巨幼细胞贫血治疗后

血细胞分析仪测定血红蛋白时，乳糜血标本会导致结果增高。

血红蛋白（Hb）判断贫血程度优于红细胞计数。根据 Hb 浓度可将贫血分为 4 度。

轻度贫血：Hb＜120g/L（女性 Hb ＜ 110g/L）。

中度贫血：Hb＜90g/L。

重度贫血：Hb＜60g/L。

极重度贫血：Hb＜30g/L。

当 RBC＜1.5×10^{12}/L，Hb＜45g/L 时，应考虑输血。

例如，表3-2 为典型小细胞低色素贫血报告单，常见于缺铁性贫血（iron deficiency

anemia，IDA）。由于仪器检验方法的局限性，小红细胞的存在增加了血小板的计数，使血小板假性增多。

3. 血小板 血小板相关参数包括血小板数（PLT）、平均血小板体积（MPV）、血小板比容（PCV）和血小板分布宽度（PDW）等参数（表 3-2）。MPV 与血小板数量呈非线性负相关，与血小板功能呈正相关，与 PLT 和 PDW 等指标联合应用意义更大。特发性血小板减少性紫癜（ITP）时的 MPV、PDW 高于再生障碍性贫血，灵敏度和特异性高。PDW 对于诊断免疫性血小板减少非常可靠。血细胞分析仪测定血小板时，偶尔会出现抗凝剂导致的 EDTA 依赖性假性血小板减少，需柠檬酸盐抗凝血纠正，同时要注意抗凝剂的稀释效应。

表 3-2 小细胞低色素贫血报告单

姓名： 门诊号：310110197110215065 标本种类：方正全血 样本编号：0061
性别：女 科别：急诊门诊 申请医生： 条码号：0333395500
年龄：45 岁 床号：1 病人类别：门诊

NO	项目	结果	参考区间	单位	NO	项目	结果	参考区间	单位
1	白细胞计数	9.30	3.5～9.5	10^9/L	17	平均红细胞体积	55.20	82～100	fl
2	中性粒细胞百分比	57.20	40～75	%	18	平均 RBC 血红蛋白含	16.10	27～34	pg
3	淋巴细胞百分比	31.20	20～50	%	19	平均 RBC 血红蛋白浓度	292.00	316～354	g/L
4	单核细胞百分比	7.90	3～10	%	20	红细胞体积分布宽度	23.90	11.5～14.5	%
5	嗜酸粒细胞百分比	3.30	0.4～8.0	%	21	血小板计数	363.00	125～350	10^9/L
6	嗜碱粒细胞百分比	0.40	0～1	%	22	平均血小板体积	10.20	7.0～14.0	fl
7	中性粒细胞计数	5.30	1.8～6.3	10^9/L	23	血小板比容	0.37	0.10～0.36	%
8	淋巴细胞计数	2.90	1.1～3.2	10^9/L	24	血小板体积分布宽度	18.00	15.0～17.0	%
9	单核细胞计数	0.70	0.1～0.6	10^9/L					
10	嗜酸粒细胞计数	0.30	0.02～0.52	10^9/L					
11	嗜碱粒细胞计数	0.00	0～0.06	10^9/L					
12	有核红细胞百分比	0.00		%					
13	有核红细胞	0.00		10^9/L					
14	红细胞计数	3.32	3.8～5.1	10^{12}/L					
15	血红蛋白	53.00	115～150	g/L					
16	血细胞比容	0.18	0.35～0.45						

（1）PLT 降低：通常 PLT＜（20～50）×10^9/L 患者即有出血倾向。

1）生成障碍：再生障碍性贫血（aplastic anemia，AA）、急性白血病、放射损伤等。

2）破坏增多或消耗增加。

A. 免疫性破坏产生自身抗体。

B. 病毒感染产生与免疫复合物相关抗体。

C. 反复输血产生同种 PLT 抗体。

3）血小板分布异常：70%血小板存在于血液中。30%存在于脾内血小板池。

（2）PLT 增多：PLT＞400×10^9/L 称增多。

1）原发性增多：见于 BM 增质性疾病如慢性粒细胞白血病、真性红细胞增多症、原发性血小板增多症。

2）反应性增多：见于急性炎症。

二、红细胞形态学改变

正常红细胞呈双凹圆盘形，大小较一致，直径为 6～9μm，平均为 7.5μm，红细胞的厚度边缘部为 2μm 左右，中央约 1μm，染色后四周呈浅橘红色，而中央呈淡染区，淡染区的大小相当于细胞直径的1/3～2/5。病理情况下外周血中常见的红细胞形态异常有以下几种。

1. 大小异常

（1）小红细胞：红细胞直径小于6μm。见于低色素性贫血，主要为缺铁性贫血。在贫血严重时，红细胞呈小细胞低色素性。球形细胞的直径也小于6μm但其厚度增加，细胞着色深，中央淡染区消失。

（2）大红细胞：红细胞直径大于 10μm。见于溶血性贫血，也可见于巨幼细胞贫血（megaloblastic anemia，MA）。

（3）巨红细胞：红细胞直径大于15μm。常见于叶酸或维生素 B_{12} 缺乏所致的巨幼细胞贫血，巨幼细胞常呈椭圆形，内含血红蛋白量高，中央淡染区消失。

（4）红细胞大小不均：红细胞大小悬殊，直径可相差一倍以上。这种现象见于病理造血，反映骨髓中红细胞系增生明显旺盛。

2. 形态异常

（1）球形红细胞：直径小于6μm，厚度增加大于2.9μm。在涂片上显示细胞体积小，圆球形，着色深，中央淡染区消失。主要见于遗传性球形细胞增多症，也见于自身免疫性溶血性贫血。此种细胞占20%以上时才有诊断参考价值。

（2）椭圆形红细胞：红细胞的横径缩短，长径增大，横径/长径＜0.78，呈卵圆形，或两端钝圆的长柱状，大于25%有诊断价值。

（3）靶形红细胞：此种细胞的中央淡染区扩大，中心部位又有部分色素存留而深染，似射击之靶标。见于珠蛋白生成障碍性贫血、异常血红蛋白病，靶形细胞常占20%以上。

（4）泪滴形红细胞：细胞呈泪滴状或手镜状见于骨髓纤维化，为本病的特点。

（5）红细胞缗钱状形成：涂片中红细胞呈串状叠连似缗钱状，常见于多发性骨髓瘤、原发性巨球蛋白血症等。

3. 染色异常 红细胞着色深浅取决于所含血红蛋白的多少。正常红细胞通常称正色素性红细胞。除见于正常人之外，再生障碍性贫血、多数溶血性贫血、急性失血性贫血和白血病等患者的红细胞也属正常色素性。染色反应异常常有以下几种。

（1）低色素性：红细胞染色过浅，中央苍白区扩大，提示血红蛋白量明显减少。见于缺铁性贫血、珠蛋白生成障碍性贫血、铁粒幼细胞性贫血，也可见于某些血红蛋白病。

（2）高色素性：红细胞着色深，中央淡染区消失，平均血红蛋白含量增高。见于巨幼细胞贫血，球形细胞也呈高色素性。

（3）嗜多色性：红细胞呈淡灰蓝或紫灰色，是一种刚脱核而未完全成熟的红细胞，体积较正常红细胞稍大，称嗜多色性红细胞或多染色性红细胞。其嗜碱性物质为核糖体、线粒体等成分。有人认为这种细胞经活体染色即为网织红细胞。增多反映骨髓造血功能活跃，见于增生性贫血，尤以溶血性贫血时为最多见。

4. 结构异常 红细胞中出现如下异常结构。

（1）嗜碱性点彩：Wright 染色血涂片中，红细胞质内见到散在的大小不一、数量不等的深蓝色颗粒称嗜碱性点彩，这种细胞称为点彩红细胞。颗粒为胞质中的核糖体发生聚集变性所致。其增多表示骨髓中红细胞系增生旺盛并伴有紊乱现象，见于增生性贫血、巨幼细胞贫血及骨髓纤维化等。在铅、汞、锌、铋等重金属中毒时，因红细胞受重金属损伤后，胞质中的核糖体发生聚集变性，点彩红细胞也明显增多，常作为铅中毒诊断的重要指标之一。

（2）染色质小体（Howell-Jolly 小体）：为紫红色圆形小体，大小为 1～2μm，位于成熟红细胞或晚幼红细胞胞质中，可一个或多个。此小体可能是幼红细胞在核分裂过程中出现的一种异常染色质，或是核染色质的残留部分。常见于溶血性贫血、巨幼细胞贫血、脾切除后，也可见于红白血病或其他增生性贫血。

（3）卡波（Cabot）环：在红细胞中出现的一种紫红色呈圆形或 8 字形细线状环，其来源及性质不明。现认为可能是核膜的残留物或是胞质中脂蛋白变性所致，见于溶血性贫血、巨幼细胞贫血、脾切除后或铅中毒等。

（4）有核红细胞：即幼稚红细胞，均存在于骨髓中，正常人外周血中不能见到，在出生一周内的新生儿外周血中可见到少量。成人外周血中出现有核红细胞均属病理现象。见于增生性贫血、红血病、红白血病、髓外造血、其他（如骨髓转移癌、严重缺氧等），正常及异常红细胞形态见图 3-2。

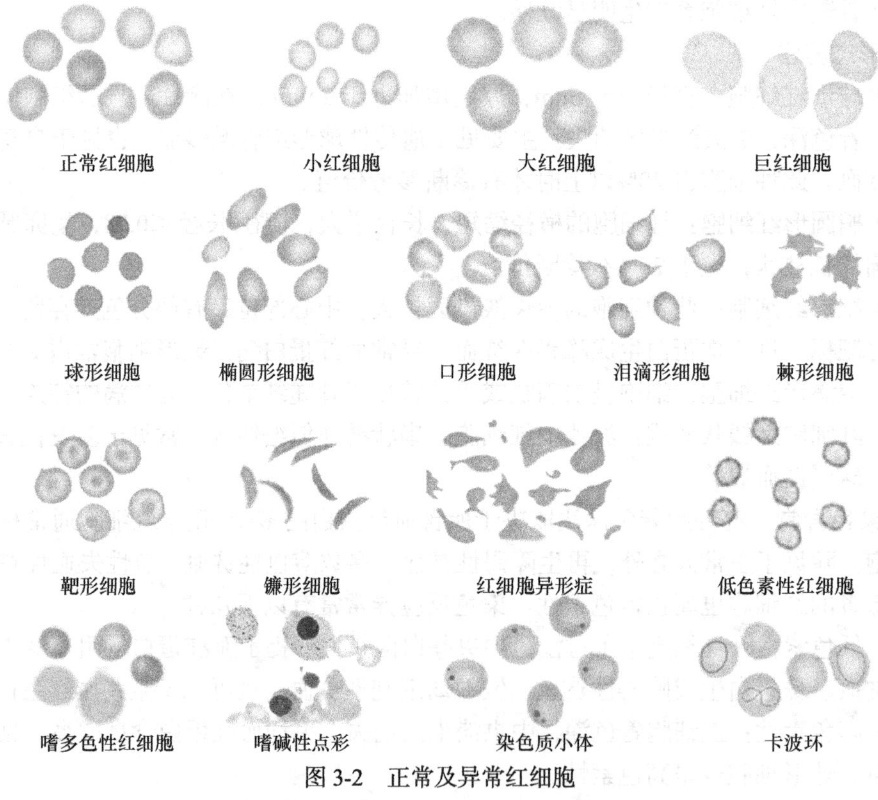

图 3-2 正常及异常红细胞

三、白细胞分类计数

白细胞分类计数（DC）是检查周围血中各类白细胞出现的频率（%）。传统的方法是用油镜检查染色后的血涂片，另一种方法是血细胞分析仪分类计数法。

【目的】 掌握瑞氏染色原理、操作步骤及五种白细胞形态。熟悉病理性红细胞、白细胞的形态特点及临床意义。

【原理】 瑞氏染液中含有甲醇，起固定血细胞的作用，其中还含有碱性染料（美蓝及少量天青）和酸性染料（伊红），在一定的 pH 条件下，血细胞蛋白质因等电点不同，可选择性吸附染料而着色。

【试剂器材】

1. 器材 显微镜、载玻片、推片、香柏油、醇醚混合液、擦镜纸。

2. 试剂　瑞氏-姬氏复合染液、磷酸盐缓冲液（pH 6.4～6.8）。

【操作步骤】

1. 血涂片的制备

（1）常规消毒耳垂或指端皮肤，针刺后擦去第一滴血液。

（2）在载玻片的右端沾取血液一滴，把推片的一端放在血滴的前方，将推片略向后移，使之与血滴相接触，让血滴在推片与载玻片的夹角间散开，略成30°～45°的夹角后，平稳地向前推动推片，即可形成血膜。

一张良好的血片，要求厚薄适宜，头尾鲜明，分布均匀，边缘整齐，两侧留有空隙。膜的大小约为1.5cm×3cm。血片制成干燥后，最好立即固定染色，以免细胞溶解和发生退行性改变。

2. 染色方法　采用瑞氏-姬氏混合染色法，姬氏染色法对细胞核着色较好，结构显示更清晰，但对胞质和中性颗粒染色较差，而瑞氏染色法对胞质和颗粒染色较好。因此，混合染色法则可兼取两者之长。

（1）将干燥血膜平置于染色架上，滴加瑞氏染液以盖住血膜为度，静置约1min，水洗。

（2）再加pH 6.4磷酸盐缓冲液以盖满血膜为度，染8～10min。

（3）用水缓缓地把染液冲去，干后镜检。

3. 分类方法　近年来，国内已有自动白细胞分类计数仪应用，即利用细胞染色或电子扫描的方法，根据白细胞的生化和各项形态学参数，经过计算机处理，自动进行分类。目前临床上采用显微镜下人工分类法（图3-3）。

（1）先用低倍镜观察血片染色情况、白细胞的多少和细胞分布情况。

（2）选择涂片体尾交界处染色良好的区域，以油镜按曲径法有次序地检查100个白细胞，按其形态特征进行分类计数。

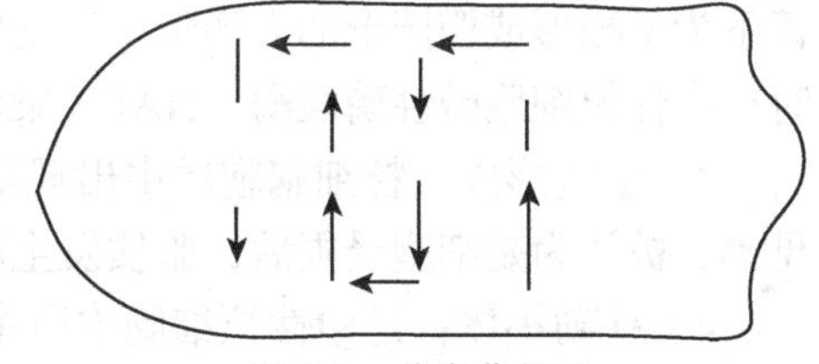

图3-3　分类曲径法

【计算】　求出各种白细胞所占百分率，以小数表示。例如，中性杆状核粒细胞（Nst）0.01～0.05，中性分叶核粒细胞（Nsg）0.50～0.70，嗜酸粒细胞（E）0.005～0.05，嗜碱粒细胞（B）0～0.01，淋巴细胞（L）0.20～0.40，单核细胞（M）0.03～0.08。

【注意事项】

1. 血膜必须干后再行染色，否则染色时易脱落。

2. 染色时间与染液浓度、室温高低、细胞多少有关。染液越淡，室温越低，细胞越多则染色时间越长；否则相反。因此，必须根据具体情况灵活掌握。

3. 染液不能过少，以防蒸发沉淀。

4. 冲洗时不能先倒掉染液。应以流水冲去，以防染料沉着。

【外周血常见的白细胞形态】　5种白细胞形态见图3-4。

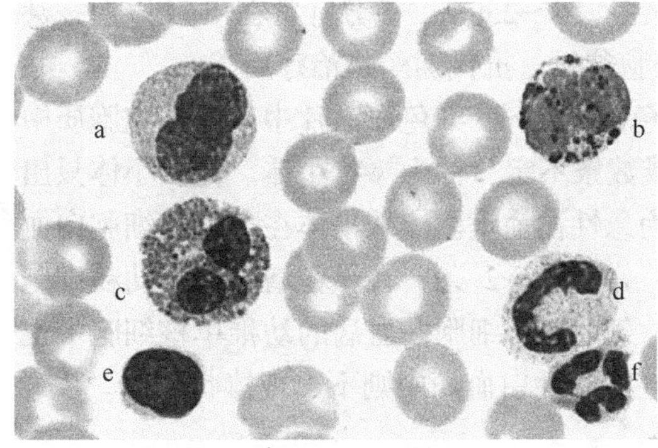

图3-4　5种白细胞形态

a. 单核细胞；b. 嗜碱粒细胞；c. 嗜酸粒细胞；d. 中性杆状核粒细胞；e. 淋巴细胞；f. 中性分叶核粒细胞

【参考值】 参考值见表 3-3。

表 3-3 五种白细胞正常百分数和绝对值

细胞类型	百分数（%）	绝对值（×10^9/L）
中性杆状核粒细胞（Nst）	0～5	0.04～0.5
中性分叶核粒细胞（Nsg）	50～70	2～7
嗜酸粒细胞（E）	0.5～5	0.05～0.5
嗜碱粒细胞（B）	0～1	0～0.1
淋巴细胞（L）	20～40	0.8～4
单核细胞（M）	3～8	0.12～0.8

【白细胞常见的病理形态】 在一些物理、化学、生物学致病因素作用下，白细胞可见下列形态学改变。

1. 中性粒细胞形态异常

（1）中性粒细胞的中毒性改变

1）细胞大小不均：表现为胞体增大，细胞大小悬殊，见于病程较长的化脓性炎症或慢性感染时，可能是在内毒素等因子的作用下，骨髓中幼稚中性粒细胞发生不规则的分裂增殖所致。

2）中毒颗粒：中性粒细胞胞质中出现较粗大、大小不等、分布不均的深紫色或蓝黑色的颗粒，称为中毒性颗粒。此种颗粒在较严重的感染及大面积烧伤等情况下多见。在电镜下为呈梭形或椭圆形的大颗粒。密度较大，碱性磷酸酶活性较高。故在严重化脓性感染时，中性粒细胞碱性磷酸酶（NAP）染色常显示酶活性增高。

3）空泡形成：粒细胞胞质中出现空泡，大小不一，一个或数个，有时在胞核上也能见到，被认为是细胞受损后，胞质发生脂肪变性所致，常见于严重感染。

4）杜勒小体：是中性粒细胞胞质中毒性变化而保留的局部嗜碱性区域，圆形、梨形呈云雾状，直径为 1～2μm，界线不清，可染成灰蓝色，是细胞局部不成熟，即细胞核与细胞质发育不平衡的表现，也可在单核细胞胞质中出现。

5）核变性：可有核固缩、核溶解和核碎裂等现象。细胞核发生固缩时，核染色质凝集呈深紫红色粗大凝块状。细胞核溶解时，则胞核膨胀增大，常伴有核膜破碎，核染色质结构松散或模糊，着色浅淡。

（2）巨多分叶核中性粒细胞：胞体大，直径达 16～25μm，核分叶常在 5 叶以上，甚至在 10 叶以上，核染色质疏松。常见于巨幼细胞贫血、抗代谢药物治疗后。

（3）棒状小体（Auer 小体）：在 Wright 染色或 Giemsa 染色血涂片中，白细胞胞质中出现呈紫红色细杆状物质，长 1～6μm，一条或数条不定，称为棒状小体。棒状小体只出现在白血病细胞中，故见到棒状小体就可确诊为急性白血病。棒状小体在急性粒细胞白血病的幼稚粒细胞胞质中较为多见，呈短粗棒状，常为 1～2 条；在颗粒增多的早幼粒细胞白血病中则可见数条至数十条成束的棒状小体；急性单核细胞白血病的幼稚单核细胞中也可出现，常为 1 条且细而长的棒状小体。在急性淋巴性白血病中则不出现棒状小体。

（4）中性粒细胞的核象变化

1）核左移：杆状核与分叶核之间的正常比值为 1∶13，如比值增大，即杆状核粒细胞增多，甚或出现杆状核以前更幼稚阶段的粒细胞，称为核左移。最常见于各种病原体所致的感染，特别是急性化脓性感染时，其次见于急性中毒及急性溶血反应等。如仅有杆状核粒细胞增多（>0.06），称为轻度左移；如>0.10，并伴有少数晚幼粒细胞甚至中幼粒细胞，称为中度左移；如杆状核粒细胞>0.25，并出现更幼稚的粒细胞甚至早幼粒细胞、原粒细胞时，称为重度左移或称为类白血病反应。

2）核右移：正常人周围血中的中性粒细胞以3叶核者为主，若5叶者超过0.03时称为核右移。此时常伴有白细胞减少，可由于造血物质、去氧核糖核酸不足或骨髓造血功能减退所致。主要见于巨幼细胞贫血和应用抗代谢化学药物治疗后。核右移是由于缺乏叶酸和（或）维生素 B_{12} 使脱氧核糖核酸合成障碍或造血功能减退所致。在感染的恢复期，也可出现一过性核右移现象。如在疾病进展期出现中性粒细胞核右移变化，则提示预后不良。

2. 淋巴细胞

异型淋巴细胞：在外周血中有时可见到一种形态变异的不典型淋巴细胞，称为异形淋巴细胞。Downey根据细胞形态学特点将其分为三型。

Ⅰ型（泡沫型）：胞体较淋巴细胞稍大，呈圆形或椭圆形，部分为不规则形。核偏位，呈圆形、肾形或不规则形，核染色质呈粗网状，无核仁。胞质丰富呈深蓝色，含有大小不等的空泡，使胞质呈泡沫状，无颗粒或有少数颗粒。

Ⅱ型（不规则型）：胞体较Ⅰ型大，细胞外形常不规则，似单核细胞，故也称为单核细胞型。胞质丰富，呈淡蓝色或淡蓝灰色，可有少量嗜天青颗粒，一般无空泡。核形与Ⅰ型相似，但核染质较Ⅰ型细致，亦呈网状，核仁不明显。

Ⅲ型（幼稚型）：胞体大，直径15～18μm。呈圆形或椭圆形，胞质量多，蓝色或深蓝色，一般无颗粒，有时有少许小空泡。核圆形或椭圆形，核染质呈纤细网状，可见1～2个核仁。

除上述三型外，有时也可见到少数呈浆细胞样或组织细胞样的异型淋巴细胞。白细胞常见病理形态见图3-5）。

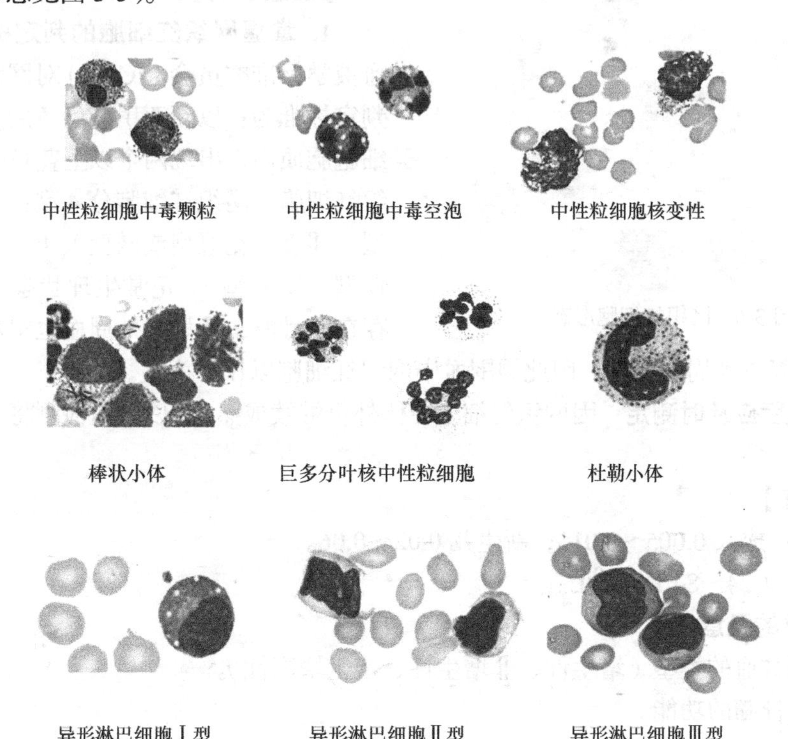

图3-5　白细胞常见病理形态

四、网织红细胞计数

网织红细胞（reticulocyte，RC）是晚幼红细胞脱核后的细胞，由于胞质内还残存核糖体等嗜碱性物质，煌焦油蓝或新亚甲蓝染色，呈现浅蓝或深蓝色的网织状而得名。

【目的】 掌握网织红细胞计数原理。熟悉网织红细胞的形态特点。

【原理】 网织红细胞内含有残存的 RNA，呈胶体状态分散于细胞内。经煌焦油蓝或新亚甲蓝等活体染色后染成蓝黑色的颗粒，呈点状或网状，可在普通光学显微镜下识别。

【试剂器材】

1. 器材 采血用具、小试管、载玻片、推片、显微镜、Miller 窥盘。

2. 试剂 煌焦油蓝染液或新亚甲蓝染液。

【操作步骤】

1. 取染色液 2 滴加入试管中，取血液 2 滴与染液混匀，室温下染色 15～20min，如室温低于 25℃时，则应在 37℃恒温水浴箱内染色。

2. 取染色后的试液一小滴，置洁净载玻片一端，制成薄而均匀的血膜。

3. 在油镜下选择红细胞分布均匀、网织红细胞染色良好的部位，计数 1000 个红细胞中所占的网织红细胞数。网织红细胞形态见图 3-6）。

【计算】

1. 相对值（%） 计数所得网织红细胞数除以 10 即得网织红细胞百分数。

2. 绝对值（$\times10^9$/L） 网织红细胞/L=红细胞数/L×网织红细胞百分比。

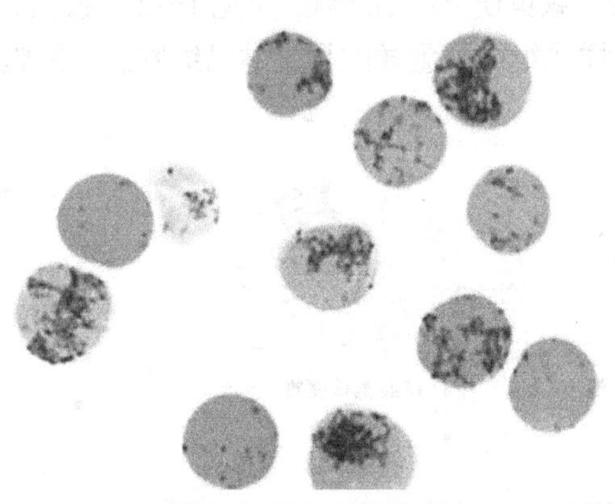

图 3-6 网织红细胞形态

【注意事项】

1. 掌握网织红细胞的判定标准 国际血液学标准委员会（ICSH）对网织红细胞的判定标准为：以新亚甲蓝染色后，在无核红细胞胞质内，出现两个以上蓝色颗粒者为网织红细胞。网织红细胞分 4 型：Ⅰ型（丝球型）、Ⅱ型（花冠型或网型）、Ⅲ型（破网型）、Ⅳ型（颗粒型）。正常生理状态下，Ⅰ型只存在于骨髓，Ⅱ型在外周血也很难见到，Ⅲ型仅有少量释放到周围血中，因此周围血中网织红细胞以Ⅳ型为主。

2. 采血后应及时测定 因网织红细胞在体外仍继续成熟，所以延迟检测将会使计数值降低。

【参考值】

相对值：成人 0.005～0.015；新生儿 0.02～0.06。

绝对值：（24～84）$\times10^9$/L。

【临床目的及意义】

1. 鉴别贫血的类型（增生性、非增生性、增生增高性）。

2. 检查骨髓的功能。

3. 检测贫血的治疗效果。

4. 评估骨髓移植后、再生障碍性贫血细胞毒药物诱导治疗后或 EPO 治疗后的红细胞造血情况。

5. RC 增高 增生性贫血的辅助诊断，尤其是溶血性贫血、缺铁性贫血或巨幼细胞贫患者治疗前 RC 仅轻度增高，给予铁剂或叶酸治疗 3～5 日后，RC 开始上升，7～10 日达高峰，一般增至 0.06～0.08。治疗后 2 周左右 RC 逐渐下降，而 RBC，Hb 则逐渐升高。

6. RC 减少 再生障碍性贫血、急性白血病。

第二节 骨髓细胞学检验

一、骨髓细胞形态学检查的临床应用

1. 诊断某些造血系统疾病或非造血系统疾病 这类疾病多数为具有特征性细胞形态学改变者，骨髓细胞形态学检查对这些疾病有决定性诊断意义，如各型白血病、恶性组织细胞病、多发性骨髓瘤、巨幼细胞贫血、再生障碍贫血等，还包括霍奇金病、疟疾、黑热病等。

2. 辅助诊断某些造血系统疾病 这类疾病多数是以骨髓造血功能改变为主的疾病，但需结合临床资料综合分析后才能作出诊断，如缺铁性贫血、溶血性贫血、血小板减少性紫癜、骨髓增生异常综合征（MDS）、骨髓增殖性疾病（MPD），如真性红细胞增多症、原发性血小板增多症、原发性骨髓纤维化症等，以及脾功能亢进、粒细胞减少症和粒细胞缺乏症、放射病等。

临床上考虑有上述两项所列举的疾病时，都应做骨髓检查。

3. 作为鉴别诊断的应用 临床上遇有原因未明的发热、淋巴结、脾或肝肿大、骨痛或关节痛等时，骨髓检查有助于鉴别是否由造血系统疾病所引起。此外，某些疾病可以有血液学改变，但他们并不是造血系统疾病，如出现异型淋巴细胞、类白血病反应、嗜酸粒细胞增多等。

注意：某些疾病骨髓中的病理变化呈局灶性改变，一次骨髓穿刺只能反映该部位的骨髓功能或病理状况，而不能反映骨髓的全部状况，某些疾病如慢性再生性障碍性贫血、恶性组织细胞病、骨髓瘤、骨髓转移癌等需多部位穿刺才能作出正确的诊断。

骨髓检查应严格掌握适应证范围，血友病和孕妇应禁忌做骨髓检查。

二、骨髓细胞正常形态

（一）红细胞系统

1. 原红细胞 胞体圆形或椭圆形，常呈伪足样突出，直径为 15～22μm。胞核圆形，居中或稍偏位，占细胞直径的 3/4～4/5，染色质呈细颗粒状排列如网，染紫红色，核仁 1～5 个，染淡蓝色。胞质量少染不透明深蓝色如蜡笔蓝，核周较淡染，细胞边缘较深染，称核周淡染区，胞质内不含颗粒，偶见伪足样突起（红细胞系统从原始到成熟胞质均无颗粒）。

2. 早幼红细胞 胞体圆形或椭圆形，直径 11～20μm。胞核圆形，占胞体的 2/3 以上，居中或稍偏位，染色质开始聚集呈粗颗粒状，核仁模糊或消失。胞质量稍多呈不透明深蓝色。偶可见核周淡染区。

3. 中幼红细胞 胞体圆形，直径 8～18μm。胞核圆形居中央，约占胞体的 1/2 以上，染色质凝聚呈块状，块与块之间有明显的空隙，有如砸碎之墨，染深紫红色，核仁完全消失。胞质量较多呈灰色、灰蓝或灰红色，统称嗜多色性。

4. 晚幼红细胞 胞体圆形，直径 7～12μm。胞核圆形，占胞体的 1/2 以下。核染色质凝集成大块状或固缩成团，呈紫黑色。胞质量多，呈均匀的淡红色或极淡的灰紫色。

（二）粒细胞系统

1. 原粒细胞 细胞呈圆形或椭圆形，直径 11～18μm。胞核较大，圆形或椭圆形，占胞体的 4/5～6/7，染色质呈细砂粒状，均匀平坦分布，如一层薄纱，染淡紫红色。核仁 2～5 个染淡蓝色。胞质量少，呈透明天蓝色，胞质内无颗粒。

2. 早幼粒细胞 圆形或椭圆形，胞体较原粒细胞略大，直径 12～22μm。胞核大，圆形或椭圆形，居中或偏位，染色质开始聚集呈粗网粒状，分布不均，核仁可见或消失。胞质量较多，呈淡蓝色或蓝色，胞质内含有大小、形态和数目不一，分布不均的紫红色非特异性嗜天青颗粒。

3. 中幼粒细胞 圆形，直径 10～18μm。胞核圆形或一侧开始变平，占胞体的 1/2～2/3，染色质聚集成粗索状或小块状，核仁消失。胞质量增多，淡蓝色或淡粉红色，胞质中出现已分化的特异性颗粒。根据颗粒的不同将中幼粒细胞分为以下三种。

（1）中性中幼粒细胞：胞质内含有细小、分布均匀、淡紫红色的特异性中性颗粒。

（2）嗜酸性中幼粒细胞：略大于中性中幼粒细胞，胞质内充满粗大均匀、紧密、形如小珠的橘红色特异性嗜酸性颗粒。

（3）嗜碱性中幼粒细胞：略小于中性中幼粒细胞，胞浆内含有数量不多、大小不一，但较粗大、分布散乱的紫黑色特异性嗜碱性颗粒，且常盖于核上，使胞核轮廓不清。

4. 晚幼粒细胞 细胞呈圆形或椭圆形，直径 10～16μm。胞核明显凹陷呈肾形，但其凹陷程度一般不超过假设核直径的一半，核染色质粗糙呈粗块状，排列紧密。胞质量多，呈淡红色。胞质内含不同的特异性颗粒，可分为中性、嗜酸性和嗜碱性晚幼粒细胞，特异性颗粒的形态、染色及分布等特点同中幼粒细胞。

5. 杆状核粒细胞 细胞呈圆形，直径 10～15μm。胞核狭长，弯曲呈带状，两端钝圆，核染色质粗糙呈块状，染深紫红色。胞质内含不同的特异性颗粒，也可分为中性、嗜酸性、嗜碱性杆状核粒细胞。

（三）淋巴细胞系统

1. 原淋巴细胞 圆形或椭圆形，直径 10～18μm。胞核大，圆形或椭圆形，核居中央或稍偏位，核染色质细致呈颗粒状，但较原粒细胞稍粗，染深紫红色，染色质在核膜内层及核仁周围有浓集现象，使核膜浓厚而清晰。核仁多为 1～2 个，小而清楚，呈淡蓝色或无色。胞质量少，呈透明天蓝色，不含颗粒。

2. 幼淋巴细胞 圆形或椭圆形，直径 10～16μm。胞核圆形或椭圆形，深紫红色，染色质较原淋巴细胞略粗密，核仁模糊或消失。胞质较多，淡蓝色，可出现少许粗大的嗜天青颗粒。

3. 成熟淋巴细胞 略。

（四）单核细胞系统

1. 原单核细胞 圆形或不规则形，直径 15～25μm。胞核椭圆或不规则形，常有扭曲折叠，染色质纤细疏松呈网状，染淡紫红色，核仁 1～3 个，大而清楚，胞质丰富，呈浅灰蓝色，边缘多不规则，无颗粒。

2. 幼单核细胞 圆形或不规则形，直径 15～25μm。核呈圆形或不规则形，可有凹陷、切迹、扭曲或折叠，染色质较原单核细胞稍粗，但仍呈疏松丝网状，染淡紫红色，核仁可有可无。胞质量增多，染灰蓝色，出现紫红色嗜天青颗粒。

3. 成熟单核细胞　略。

（五）浆细胞系统

1. 原浆细胞　圆形或椭圆形，直径 15～20μm。核圆形常偏位，染色质粗粒状，排列呈网，染紫红色。核仁 2～5 个。胞质较多，呈灰蓝色不透明，胞质内无颗粒。

2. 幼浆细胞　圆形或椭圆形，直径 12～16μm。胞核圆或椭圆形，偏位，染色质开始聚集，染深紫红色，核仁模糊或消失。胞质量增多，呈不透明灰蓝色，近核处有淡染区，有时可见空泡或少数嗜天青颗粒。

3. 浆细胞　细胞呈圆形或椭圆形，直径 8～20μm。胞核圆形，偏位，核染色质凝集成块，深染，排列呈车轮状。胞质丰富，呈不透明深蓝色或蓝紫色，有明显的核周淡染区，也可见空泡或嗜天青颗粒。

（六）巨核细胞系统

1. 原巨核细胞　细胞呈圆形或椭圆形，直径 15～30μm。胞核大呈圆形或椭圆形，染色质呈深紫红色、粗粒状、排列紧密，可见淡蓝色核仁 2～3 个。胞质量较少，呈不透明深蓝色，边缘常不规则，胞质内无颗粒。

2. 幼巨核细胞　细胞呈圆形或不规则形，直径 30～50μm。核形不规则，染色质呈粗颗粒状，排列紧密，核仁模糊或消失，胞质量增多，呈蓝色或灰蓝色，近核处的胞质中可出现细小的紫红色嗜天青颗粒。

3. 颗粒型巨核细胞　胞体明显增大，直径 50～70μm，甚至达 100μm。核形不规则，染色质粗糙排列紧密呈团块状，染深紫红色。胞质量明显增多，染均匀的淡紫红色，胞质内充满大量细小的紫红色嗜天青颗粒。

4. 产血小板型巨核细胞　胞质内颗粒明显聚集成簇，有血小板形成，胞质周缘部分已裂解为血小板脱落，细胞边缘不完整。其余特征同颗粒型巨核细胞。

5. 巨核细胞裸核　产血小板巨核细胞的胞质裂解成血小板完全脱落后，仅剩细胞核时，称为裸核。

骨髓血细胞形态示意图见图 3-7。

三、骨髓细胞学检查及结果分析

（一）骨髓涂片检查

1. 低倍镜检查

（1）确定骨髓标本的取材和涂片制作是否满意：骨髓穿刺液制成涂片后，先用肉眼观察，取材满意和涂片制作良好的标本，应在涂片尾部见到有散在的约粟粒大小呈浅肉色半透明的骨髓小粒及少量脂肪小滴，并在显微镜下见到较多骨髓中特有的细胞，如各系幼稚细胞及巨核细胞等。如骨髓小粒较少或缺如，骨髓的特有细胞成分减少，则提示骨髓可能有不同程度的外周血液稀释，为取材不良，不能反映骨髓的实际情况，对诊断有一定的影响。

（2）判断骨髓增生程度：骨髓增生程度通常以骨髓中有核细胞的量来反映。估计有核细胞量的方法有多种，但一般常直接在低倍镜下观察有核细胞与成熟红细胞之间的比例，并结合观察骨髓小粒的结构及其内的细胞数量与成分，来作出判断。骨髓增生程度通常采用五级法分级（表 3-4）。

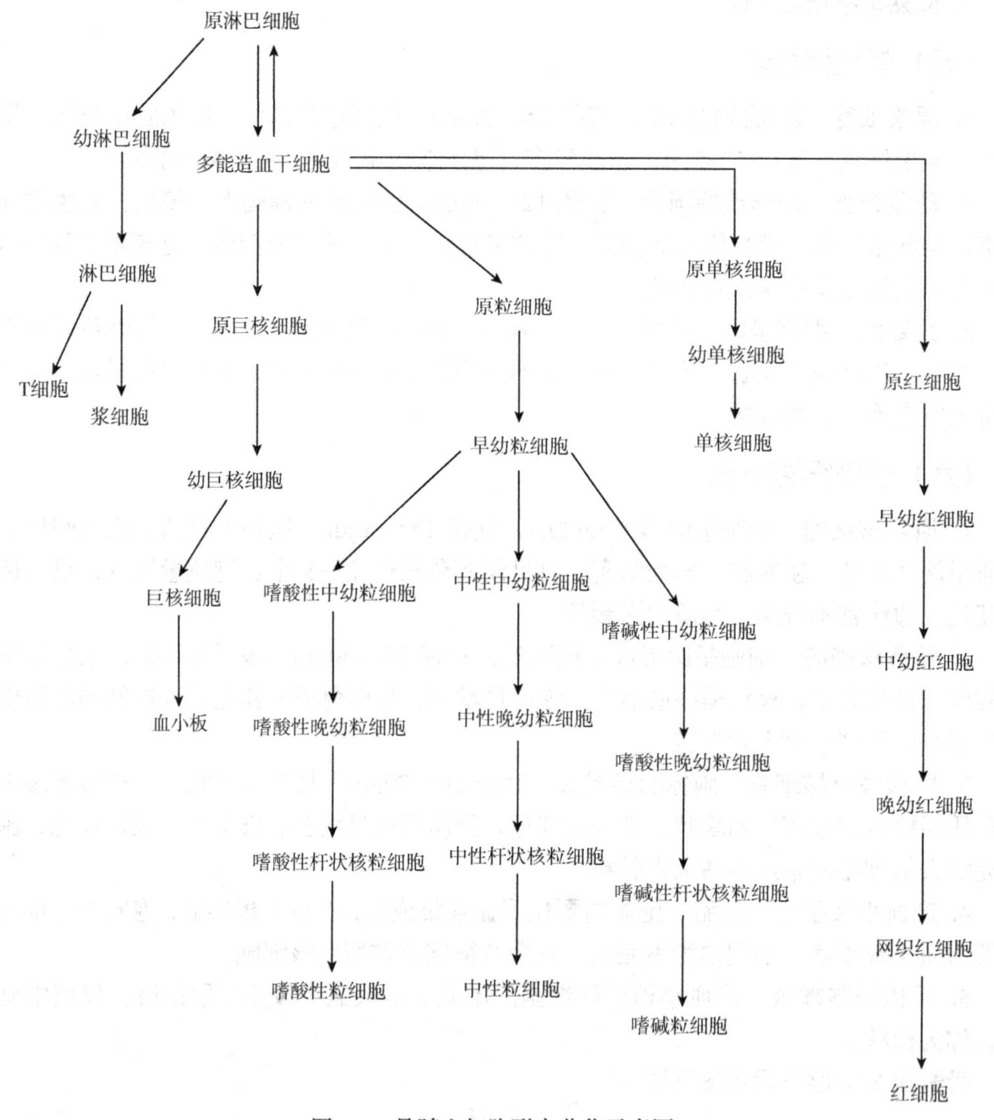

图 3-7　骨髓血细胞形态分化示意图

表 3-4　骨髓增生程度分级

骨髓增生程度	成熟红细胞∶有核细胞	有核细胞百分比	常见病因
增生极度活跃	1∶1	50%以上	各类型白血病
增生明显活跃	10∶1	10%以上	各类型白血病、增生性贫血
增生活跃	20∶1	5%左右	正常骨髓或某些贫血
增生减低	50∶1	1%以下	再生障碍性贫血（慢性型）
增生极度减低	200∶1	0.5%以下	再生障碍性贫血（急性型）

注：检查结果介于两级之间的可将其增生程度往上提一级

（3）观察巨核细胞：对巨核细胞的观察需要注意其数量成熟程度、产血小板功能及其形态等四个方面。先在低倍镜下观察巨核细胞的数量，应逐一视野浏览全片，尤其注意涂片的两端和上下边缘，计数全部片膜上的巨核细胞数。低倍镜下见到巨核细胞后，即转换油镜观察，进行分类计数，并注意观察巨核细胞及血小板的形态有无异常。

（4）注意有无异常细胞：在观察巨核细胞浏览全片的同时，注意观察有无散在的或成堆分布的体积较大、形态特殊的异常细胞出现，尤其在涂片的尾部、边缘及骨髓小粒周围注意观察，如转移癌细胞、高雪细胞、尼曼-匹克细胞等。

2. 油镜检查　选择有核细胞分布均匀、结构清晰、着色良好的涂膜体尾交界部位做油镜检查，进行细胞分类计数及形态观察。

（1）有核细胞分类计数：在油镜下分类计数 200～500 个有核细胞，按细胞的不同系列和不同的发育阶段分别计数。然后计算出各系列细胞及其发育阶段细胞分别占有核细胞总数的百分数，计算粒红比值（G∶E）。在分类计数时巨核细胞、分裂型细胞、退化细胞或破碎细胞除外。

（2）观察细胞形态：在进行分类计数时，同时仔细观察各系列细胞的形态有无异常，包括成熟红细胞的形态有无异常。注意有无特殊的细胞出现，必要时还须注意有无寄生虫。

（二）血涂片检查

送检骨髓片（M）的同时须送检血涂片（B）。

（三）总结分析骨髓象及填写报告单

1. 计算各系统各阶段细胞的比值（%）　结合有核细胞增生情况判断骨髓增生程度。

2. 计算粒红比值　将各阶段粒细胞比值的总和与有核红细胞各阶段比值的总和相比，即为粒红比值（G∶E）。

3. 根据各系统各阶段细胞的比，分析该细胞系发育成熟情况；根据细胞形态变化，分析某细胞系有无特异性的病理改变，如白血病等。

4. 将增生程度、粒红比值、细胞分类结果填写骨髓检验报告单，用简短语言、重点突出地将血液和骨髓细胞观察情况填写报告记录（表 3-5）。

5. 结果分析　综合分析骨髓象、血象和临床资料，向临床提出细胞学诊断意见或参考意见。

表 3-5　骨髓血细胞检查报告单

<table>
<tr><td colspan="3">姓名：××</td><td colspan="3">性别；男</td><td>年龄：40　　住院号：04181851</td></tr>
<tr><td colspan="3">送检日期：2016.12.15</td><td colspan="3">科别；血液科</td><td>取材部位：左髂后　　检查号：2016-608</td></tr>
<tr><td colspan="3" rowspan="2">细胞名称</td><td rowspan="2">血片
%</td><td colspan="2">骨髓</td><td rowspan="9">骨髓象：
1. 取材满意，涂片良好，染色良好
2. 骨髓有核细胞增生明显活跃，G/E=0.57∶1
3. 粒细胞系统增生占 34.5%，可见巨晚幼粒细胞，巨杆状核粒细胞及分叶核细胞分节过多现象
4. 红细胞系统增生较活跃占 60.0%，可见同期幼红细胞大小不等，部分幼红细胞呈巨幼改变。可见双核幼红细胞及花瓣样晚幼红细胞，幼红细胞内可见染色质小体，嗜碱性点彩红细胞易见。成熟红细胞明显大小不等，血红蛋白填充尚可
5. 淋巴细胞系统增生占 5.5%，形态尚可
6. 全片见巨核细胞 110 个，以产血小板型巨核细胞为主占 55%，血小板零星可见
7. 铁染色：铁粒幼红细胞 42.0%，细胞外铁（+）</td></tr>
<tr><td>正常%</td><td>%</td></tr>
<tr><td colspan="3">原血细胞</td><td></td><td>0.0～1.0</td><td></td></tr>
<tr><td rowspan="6">粒细胞系统</td><td colspan="2">原始粒细胞</td><td></td><td>0.0～2.0</td><td></td></tr>
<tr><td colspan="2">早幼粒细胞</td><td></td><td>0.5～5.0</td><td>2.0</td></tr>
<tr><td rowspan="4">中性粒细胞</td><td>中幼</td><td></td><td>2.0～12</td><td>13.5</td></tr>
<tr><td>晚幼</td><td></td><td>5.0～15</td><td>6.0</td></tr>
<tr><td>杆状核</td><td>1</td><td>10～30</td><td>7.0</td></tr>
<tr><td>分叶核</td><td>48</td><td>10～30</td><td>6.0</td></tr>
</table>

续表

姓名：张××	性别；男	年龄：40	住院号：04181851
送检日期：2016.12.15	科别；血液科	取材部位：左髂后	检查号：2016-608

	嗜酸粒细胞	中幼		0.0～2.0	
		晚幼		0.0～2.0	
		杆状核		0.0～4.0	
		分叶核	4	0.5～4.0	
	嗜碱粒细胞	中幼		0.0～0.5	
		晚幼		0.0～0.5	
		杆状核		0.0～1.0	
		分叶核		0.0～1.0	
红细胞系统	原始红细胞			0.0～2.0	
	早幼红细胞			0.5～5.0	5.0
	中幼红细胞			5.0～20	10.0
	晚幼红细胞			2.0～12	19.5
	早巨红细胞			0～0	2.5
	中巨红细胞			0～0	12.0
	晚巨红细胞			0～0	11.0
淋巴细胞系统	原淋巴细胞			0.0～0.5	
	幼淋巴细胞			0.0～2.0	
	淋巴细胞		34	10～30	5.5
单核细胞系统	原单核细胞			0.0～0.5	
	幼单核细胞			0.0～1.0	
	单核细胞		13	1.0～5.0	
浆细胞系统	原浆细胞			0～0	
	幼浆细胞			0～0	
	浆细胞			0～2.0	
其他细胞	网状细胞			0～1.0	
	组织细胞			0～0.8	
	分类不明细胞			0～0.1	
巨核细胞系统	原巨核细胞			0～3.0	
	幼巨核细胞			0～10	
	颗粒型巨核细胞			10～30	
	产板型巨核细胞			40～70	
	裸核型巨核细胞			0～30	

*RBC：2.2×10^{12}/L　*HGB：85g/L

*PLT：158×10^{9}/L　*WBC：3.2×10^{9}/L

血象：

成熟红细胞形态同骨髓象，可见分叶核细胞分节过多现象

诊断印象：

增生性贫血骨髓象　结合临床

建议：

报告人：×××　审核人：×××　报告日期：××年××月××日

（四）正常骨髓象

1. 骨髓增生活跃，G∶E 为（2～4）∶1。

2. 粒细胞系占有核细胞的 50%～60%。其中原粒细胞＜2%，早幼粒细胞＜5%，中、晚幼粒细胞依次渐多，但一般各＜15%（指中性粒细胞），成熟的中性粒细胞中杆状核多于分叶核细胞，嗜酸粒细胞＜5%，嗜碱粒细胞＜1%。细胞形态无明显异常。

3. 幼红细胞占有核细胞的 20%左右，其中原红细胞＜1%，早幼红细胞＜5%，以中、晚幼红细胞为主，各占 10%左右，不见巨幼红细胞，成熟红细胞形态正常。

4. 淋巴细胞占有核细胞的 20%左右，小儿可达 40%。原淋巴和幼淋巴细胞罕见，以成熟淋巴细胞为主。

5. 单核细胞、浆细胞各＜4%，均为成熟细胞。

6. 巨核细胞计数，在 1.5cm×3cm 的骨髓膜上可见 7～35 个，原巨核细胞 0%～5%，幼巨核细胞 0%～10%，颗粒型巨核 10%～50%，产板型巨核细胞 20%～70%，裸核型巨核细胞 0%～30%。血小板成簇分布。

7. 可见少量非造血细胞，如网状细胞、内皮细胞、组织嗜碱细胞等。

8. 各系细胞形态大致正常；核分裂象少见或不见；查不到寄生虫及其他病理细胞。

正常骨髓象见图 3-8。

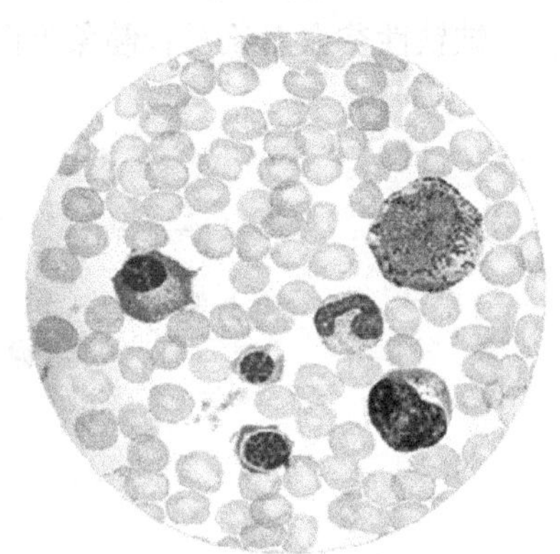

图 3-8　正常骨髓象

四、常见血液病的血液学特征

（一）贫血

贫血（anemia）是指在单位容积循环血液中红细胞数、血红蛋白量和（或）血细胞比容低于参考值低限。贫血不是一个独立的疾病，而是各系统许多不同性质疾病的一种共同的症状。

现将临床常见的几种贫血的血液学特点简述如下。

1. 缺铁性贫血（iron deficiency anemia，IDA）　是因体内储存铁缺乏而使血红蛋白合成不足所致。其典型的血液学特征是呈小细胞低色素性贫血，为国内贫血中最常见的一种。

【血象】

（1）红细胞、血红蛋白均减少，以血红蛋白减少更为明显。

（2）轻度贫血时成熟红细胞的形态无明显异常。中度以上贫血才显示小细胞低色素性特征，红细胞体积减小，淡染，中央苍白区扩大。严重贫血时红细胞中央苍白区明显扩大而呈环状，并可见嗜多色性红细胞及点彩红细胞增多。

（3）网织红细胞轻度增多或正常。

（4）白细胞计数和分类计数及血小板计数一般正常。严重贫血时，白细胞和血小板可轻度减少。

【骨髓象】

（1）骨髓增生明显活跃。

（2）红细胞系统增生活跃，幼红细胞百分率常＞30%，使粒红比例降低。红细胞系统以中幼及晚幼红细胞为主，严重贫血时，中幼红细胞较晚幼红细胞更多。

（3）贫血早期程度较轻时，幼红细胞形态无明显异常，中度以上贫血时，幼红细胞内血红蛋白合成不足，细胞体积减小，胞质量少，着色偏嗜碱性。有时细胞边缘可见不规则突起，核畸形，晚幼红细胞的核固缩呈小而致密的黑紫色"碳核"。成熟红细胞形态的变化同血象。

（4）粒细胞系相对减少但各阶段细胞的比例及形态大致正常。

（5）巨核细胞系正常。

（6）铁染色，细胞外铁常为阴性，铁粒幼红细胞＜15%。

缺铁性贫血血象及骨髓象见图 3-9。

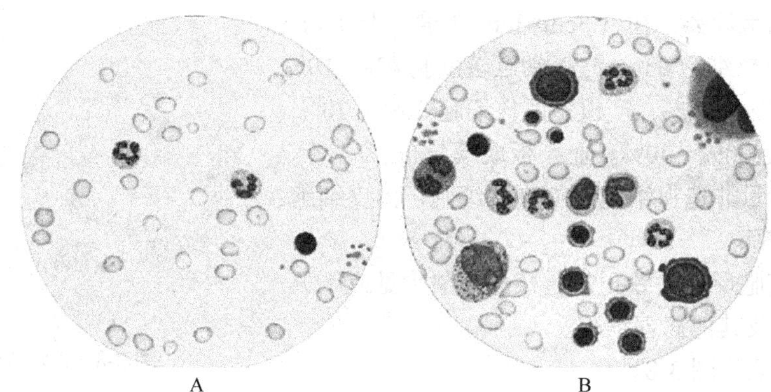

图 3-9　缺铁性贫血血象及骨髓象

A. 血象；B. 骨髓象

2. 溶血性贫血（hemolytic anemia，HA）　是由于各种原因使红细胞寿命缩短，破坏增加，而骨髓造血功能不能相应代偿时所引起的一组贫血，主要表现为红细胞系明显的代偿性增生。

【血象】

（1）红细胞、血红蛋白减少，两者呈平行性下降。

（2）红细胞大小不均，易见大红细胞、嗜多色性红细胞及有核红细胞，可见 Howell-Jolly 小体及卡波环、点彩红细胞等。

（3）网织红细胞明显增多，尤其是急性溶血时常明显增多。

（4）急性溶血时白细胞和血小板计数常增多。中性粒细胞比例增高，并有左移现象。

【骨髓象】

（1）骨髓增生明显活跃。

（2）红细胞系统显著增生，幼红细胞百分率常＞30%，使粒红比例降低。红系以中幼及晚幼红细胞为主。可见红细胞边缘不规则突起、核畸形、Howell-Jolly 小体、点彩红细胞等。成熟红细胞形态的变化同血象。

（3）粒细胞系相对减少但各阶段细胞的比例及形态大致正常。

（4）巨核细胞系一般正常。

溶血性贫血血象及骨髓象见图 3-10。

3. 巨幼细胞贫血（megaloblastic anemia，MA）　是由于叶酸和（或）维生素 B_{12} 缺乏

使DNA合成障碍所引起的一组贫血。其血液学改变的典型特征是除出现巨幼红细胞外，粒细胞系也出现巨幼特征及分叶过多。严重时巨核细胞和其他系统血细胞及黏膜细胞也可发生改变。

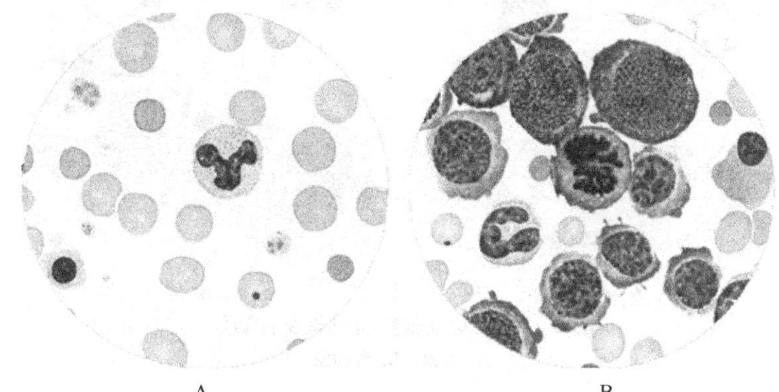

图 3-10　溶血性贫血血象及骨髓象

A. 血象；B. 骨髓象

【血象】

（1）红细胞、血红蛋白均减少。因发病隐袭缓慢，多数病例血红蛋白在60g/L以下，甚至在30～40g/L以下。

（2）红细胞呈大小不均，易见椭圆形巨红细胞，并可见嗜多色性红细胞、点彩红细胞、Howell-Jolly小体及卡波环。有时可出现中、晚巨幼红细胞。

（3）网织红细胞正常或轻度增多。

（4）白细胞计数正常或轻度减少。中性分叶核粒细胞呈分叶过多现象，分叶在4～5叶以上，甚至有分叶在10叶以上者。偶可见少数巨粒细胞。

（5）血小板计数减少，可见巨大血小板。

【骨髓象】

（1）骨髓增生明显活跃。

（2）红细胞系明显增生，幼红细胞百分率常在40%～50%以上，并出现巨幼红细胞系列，与正常幼红细胞系列并存。巨幼红细胞的形态特征为胞体及胞核均增大，核染质纤细疏松呈细网状，胞质量丰富，呈核质发育不平衡，细胞核的发育落后于胞质。

（3）粒细胞系相对减少。但本病早期巨粒细胞先于巨幼红细胞出现，以巨晚幼粒细胞及巨杆状核粒细胞为多见，分叶核粒细胞有分叶过多现象，具有早期诊断意义。

（4）巨核细胞数大致正常，严重者减少，也可出现胞体巨大，核分叶过多，核浆发育不平衡现象。

巨幼细胞贫血病例经叶酸治疗后48～72h，骨髓中巨幼红细胞系列可迅速转化为正常幼红细胞系列，但巨粒细胞常需持续数周后才逐渐消失。

巨幼细胞贫血血象及骨髓象见图3-11。

4. 再生障碍性贫血（aplastic anemia，AA）　简称再障，是由于多种原因所致骨髓造血干细胞减少和（或）功能异常及造血微环境损伤，导致红细胞、粒细胞和血小板生成减少的一组综合征。主要临床表现为贫血、感染和出血。根据临床表现和血液学特点可分为急性型和慢性型两种。

（1）急性型：急性型再生障碍性贫血（AAA）又称重型再障Ⅰ型，起病急，发病迅速，常以出血和感染为主要表现。

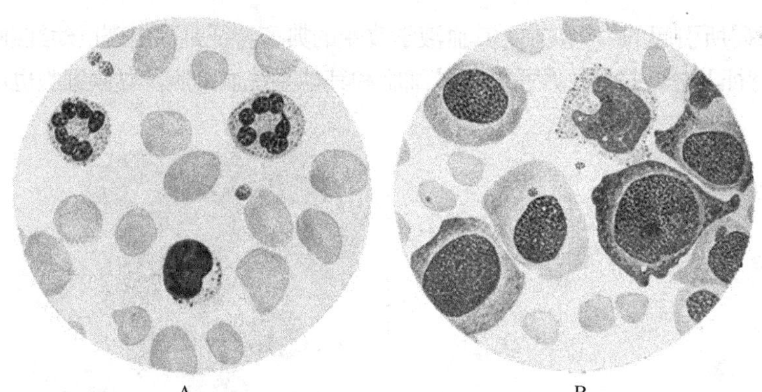

图 3-11　巨幼细胞贫血血象及骨髓象
A. 血象；B. 骨髓象

【血象】　呈全血细胞减少。①红细胞、血红蛋白显著减少，两者平行下降，呈正常细胞正常色素性贫血；②网织红细胞明显减少，绝对值 $<0.5\times10^9$/L，甚至为 0；③白细胞明显减少，多数病例为（1.0～2.0）$\times10^9$/L；淋巴细胞相对增高，多在 60%以上有时可高达 90%以上，外周血中一般不出现幼稚细胞；④血小板明显减少常 $<2.0\times10^9$/L，严重病例常 $<1.0\times10^9$/L。

【骨髓象】　急性型再生障碍性贫血的骨髓损害广泛，骨髓液稀薄，骨髓小粒细小，多部位穿刺均显示下列变化。①骨髓增生明显减低。骨髓小粒呈粗网结构空架状，细胞稀少，造血细胞罕见，大多为非造血细胞。②粒、红两系细胞极度减少，淋巴细胞相对增高，可达 80%以上。③巨核细胞显著减少，多数病例常无巨核细胞可见。④浆细胞分类比值增高。有时还可有肥大细胞、网状细胞增高。

再生障碍性贫血血象及骨髓象见图 3-12。

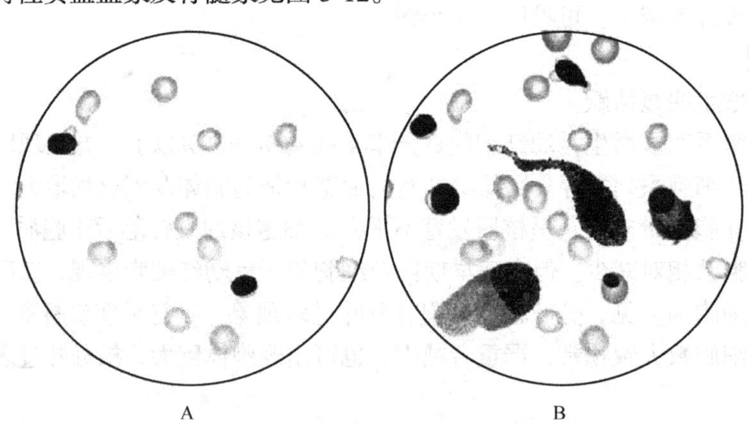

图 3-12　再生障碍性贫血血象及骨髓
A. 血象；B. 骨髓象

（2）慢性型：慢性型再生障碍性贫血（CAA）起病和进展缓慢，以贫血和轻度皮肤、黏膜出血症状多见，严重出血和感染少见。病程多在 4 年以上。慢性再生障碍性贫血在病程中如病情恶化，则与急性型再生障碍性贫血相似，称重型再障Ⅱ型。

【血象】　表现为二系或三系细胞的不同程度减少，其发生的先后也有不同，通常血小板减少常早期出现。①红细胞、血红蛋白平行性下降，血红蛋白多为中度或重度减低，呈正常细胞正常色素性贫血；②网织红细胞减少，绝对值低于正常，常 $<15\times10^9$/L，部分病例骨髓呈局灶性增生者，则可有轻度增高；③白细胞减少，多在（2.0～3.0）$\times10^9$/L，分

类中性粒细胞减少，但绝对值＞0.5×10^9/L；淋巴细胞相对增高，一般不超过 50%；④血小板减少，多在（30～50）$\times10^9$/L。

【骨髓象】　慢性型再生障碍性贫血的骨髓中可出现一些局灶代偿性造血灶，故不同部位骨髓穿刺的结果可有一定的差异，有时需多部位穿刺检查及配合骨髓活检，才能获得较可靠的诊断依据。①骨髓增生程度多为增生减低；②巨核细胞、粒细胞、红细胞三系细胞不同程度减少。巨核细胞减少常早期出现，治疗有效时恢复也最慢，故在诊断上意义较大；③淋巴细胞相对增多，浆细胞、肥大细胞和网状细胞分类值也增高，但均比急性型少；④有时可有中性粒细胞核左移及粒细胞退行性变等现象。

如穿刺部位为代偿性造血灶，则骨髓象呈增生活跃，粒系可正常或减低，红细胞系统常增高，但巨核细胞仍显示减少或明显减少。

（二）白血病

白血病（leukemia）是造血系统的一种恶性肿瘤，俗称血癌。其特点为造血组织中白血病细胞异常增生与分化成熟障碍，并浸润其他器官和组织，而正常造血功能则受抑制。根据白血病的细胞分化程度和自然病程将白血病分为急性和慢性两大类。急性白血病以急性粒细胞白血病、急性淋巴细胞白血病及急性单核细胞白血病多见；慢性白血病以慢性粒细胞白血病多见。

1. 急性白血病　主要通过血液学改变特点进行诊断。不论何种类型的急性白血病都具有相似的血液学特点。

【血象】

（1）红细胞及血红蛋白中度或重度减少，呈正细胞正色素性贫血。成熟红细胞形态基本正常，少数病例可见红细胞大小不均，或出现幼红细胞。

（2）白细胞计数不定，白细胞计数增多者，多为（10～50）$\times10^9$/L，超过 100×10^9/L者较少见；也有白细胞计数在正常范围或减少。分类可见一定数量的白血病细胞，一般占30%～90%，也有高达 95%以上者。白细胞数减少的病例，血象中也可不出现原始细胞。

（3）血小板计数减少，早期约半数病例血小板低于 60×10^9/L，晚期血小板多极度减少。

【骨髓象】

（1）骨髓增生明显活跃或极度活跃。

（2）一系或二系原始细胞（包括Ⅰ型或Ⅱ型）明显增多，≥30% 所有有核细胞（all nucleated cell，ANC）。

（3）其他系列血细胞均受抑制而减少。

（4）涂片中分裂型细胞和退化细胞多见。在急性淋巴细胞白血病中“篮细胞”多见；在急性粒细胞白血病和急性单核细胞白血病中可见到 Auer 小体；急性红白血病时，可见幼红细胞呈巨幼样变。

常见急性白血病骨髓象见图 3-13～图 3-15。

急性白血病诊断后，应进一步确定急性白血病的类型。

2. 慢性粒细胞白血病　为起源于造血干细胞的克隆性增殖性疾病，以粒系细胞增生为主。突出的临床表现为脾明显肿大和粒细胞显著增高。细胞遗传学特征为具有特异性的 Ph 染色体和 abl/bcr 融合基因。病程为 1～4 年。

【血象】

（1）红细胞及血红蛋白早期正常或轻度减少，一般为正细胞正色素性贫血。

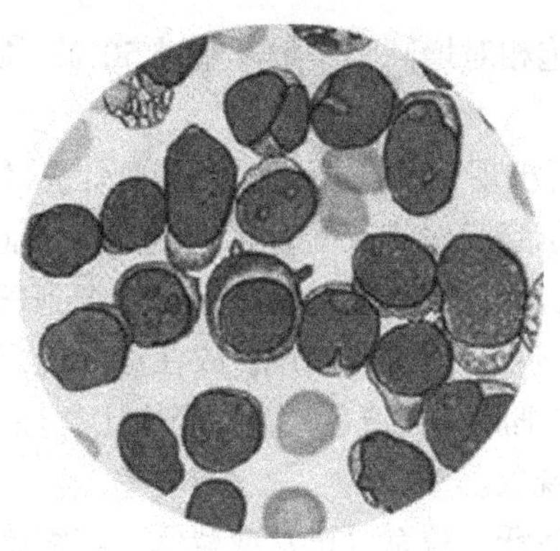

图 3-13 急性淋巴细胞白血病骨髓象

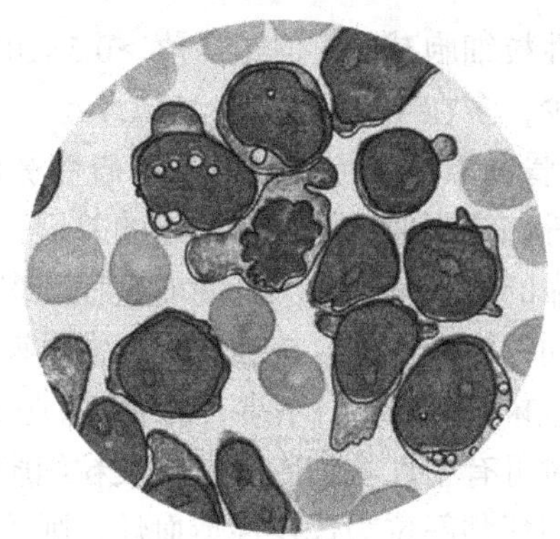

图 3-14 急性粒细胞白血病骨髓象

（2）白细胞显著增高，疾病早期可在（20～50）$\times 10^9$/L，随后显著增高，可达（100～300）$\times 10^9$/L，分类计数粒细胞比例增高，可见各阶段粒细胞，以中性中幼粒细胞以下阶段为主，原粒细胞和早幼粒细胞＜10%。嗜碱粒细胞、嗜酸粒细胞均增多。

（3）血小板早期增多或正常，疾病加速期及急变期血小板可进行性下降。

【骨髓象】

（1）骨髓增生极度活跃。

（2）粒细胞系显著增生，常在 90%以上，粒红比例明显增高。各阶段粒细胞均增多，以中性中幼粒细胞以下阶段为主，原粒和早幼粒细胞＜10%。嗜碱粒细胞和嗜酸粒细胞也增多，一般均＜10%。粒细胞常见形态异常，细胞大小不一，染色质疏松，核质发育不平衡，胞质中出现空泡，核分裂象增多。

（3）幼红细胞增生受抑制，成熟红细胞形态无明显异常。

（4）巨核细胞早期增多，晚期减少。

（5）90%～95%以上病例可出现 Ph 染色体，典型的核型为 t（9；22）（q^{34}；q^{11}）。

慢性粒细胞白血病的病程晚期可发生急性变，又称原始细胞危象。急性变时临床表现和血液学改变均与急性白血病相似。

慢性白血病骨髓象见图 3-16。

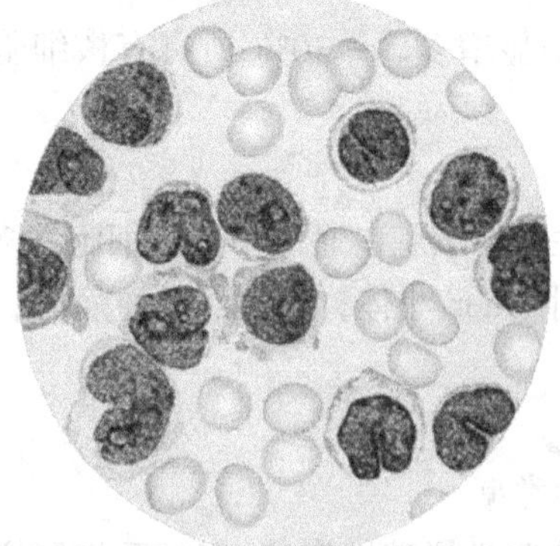

图 3-15 急性单核细胞白血病骨髓象

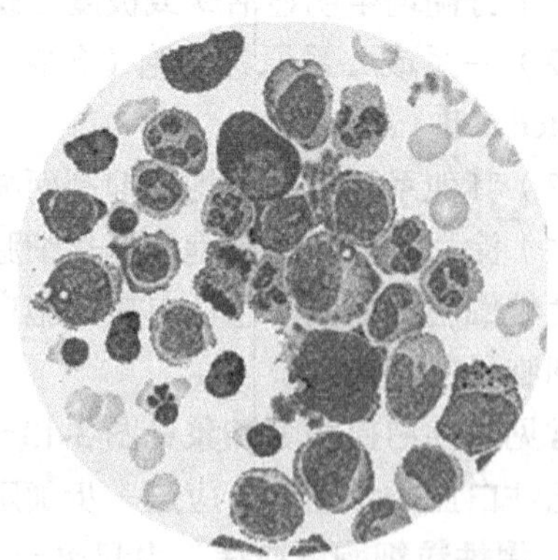

图 3-16 慢性粒细胞白血病骨髓象

第三节　血栓与止血检验

血液凝固是由凝血因子按一定顺序相继激活而生成凝血酶，最终使纤维蛋白原变为纤维蛋白的过程。在生理情况下，人体的凝血、抗凝血与纤维蛋白溶解（纤溶）系统相互作用、相互制约，并受神经-体液的调节，使血液既不溢出血管壁而出血，也不在血管内发生凝固而导致血栓形成。但在病理情况下，凝血功能亢进、抗凝血或纤溶功能降低，可引起血栓前状态或血栓形成；反之，则可导致低凝状态或出血。

一、出血时间测定

【目的】　掌握出血时间测定的实验原理及注意事项。

【原理】　出血时间（bleeding time，BT）测定：目前最常用的方法是出血时间测定器法，其原理是在前臂皮肤上造成一个标准创口，记录出血自然停止所需要的时间。此过程反映了毛细血管与血小板相互作用，包括血小板黏附、活化、释放和聚集等反应。当与这些反应相关的血管和血液因子有缺陷时，出血时间也可出现异常。

【试剂器材】　出血时间测定器、秒表、血压计、弹簧刀片、消毒滤纸、外科用胶带。

【操作步骤】

1. 将血压计袖带缚在上臂，加压并维持在 5.3kPa，儿童压力减半。
2. 在肘前窝下 5cm 处常规消毒，待干，轻轻绷紧皮肤，将出血时间测定器贴于皮肤表面，按下按钮，使刀片由测定器内刺入皮肤，并同时启动秒表。
3. 每间隔 30s 用消毒滤纸吸取流出血液，至出血自然停止，停秒表并计时即出血时间。
4. 去掉血压计袖带，清洁该区皮肤，伤口处覆上外科用胶带。

【注意事项】

1. 采血部位应保暖，血液应自动流出。
2. 滤纸吸干血液时应避免与伤口接触。
3. 试验前一周内不能服用抗血小板药物，如阿司匹林等，以免影响结果。

【参考值】　（6.9±2.1）min。

【临床意义】

1. BT 延长　主要涉及血小板和血管壁的一期止血缺陷。①血小板数量异常：如血小板减少症、原发性血小板增多症。②血小板功能缺陷：如血小板无力症、巨大血小板综合征。③血管异常：遗传性毛细血管扩张症等血管性紫癜。④某些凝血因子缺乏：如血管性血友病（vWD）、低（无）纤维蛋白原血症和弥散性血管内凝血（DIC）。⑤药物影响：如服用抗 PLT 药物、抗凝药和溶栓药。

2. BT 缩短　某些严重的血栓性疾病。

二、活化部分凝血活酶时间测定

【原理】　活化部分凝血活酶时间（activated partial thromboplastin time，APTT）测定，凝血活酶是由蛋白质和磷脂组成，乙醚或氯仿把磷脂部分提出，磷脂具有血小板因子Ⅲ作用，称为部分凝血活酶。向血浆中加入激活剂、磷脂和 Ca^{2+}后，观察其凝固时间，称为活化部分凝血活酶时间。本试验是反映内源凝血系统各凝血因子总的凝血状况的筛选试验。

【参考值】 范围 31～43s，测定值较正常对照值延长 10s 以上为异常。

【临床意义】

1. APTT 延长

（1）Ⅻ、Ⅺ、Ⅸ、Ⅷ、Ⅹ、Ⅴ、Ⅱ、Ⅰ（Fg）、激肽释放酶原、高分子量激肽原内源性凝血因子明显减少；血友病。

（2）监测肝素治疗的首选指标（60～80s）。

（3）异常抗凝物增多（没有原因 APTT 延长的常见原因）。

（4）纤溶亢进（DIC）。

2. APTT 缩短 血栓性疾病、血栓前状态。

三、血浆凝血酶原时间测定

【原理】 血浆凝血酶原时间（prothrombin time，PT）测定，通常称凝血酶原时间测定。是在待测血浆中加入组织凝血活酶和钙离子，观察血浆凝固所需时间。此试验是外源性凝血系统最常用的筛选试验。

【参考值】

1. PT 11～13s，应测正常对照值，患者测定值超过正常对照值 3s 以上为异常。

2. 凝血酶原时间比值（PTR） 即被检血浆的凝血酶原时间（s）/正常血浆的凝血酶原时间（s），参考值为 1.0±0.05。

3. 国际标准化比值（INR） 即 PTR^{ISI}，参考值为 1.0±0.1。ISI 为国际敏感度指数，ISI 越小（小于 2.0），组织凝血活酶的敏感性越高。

【临床意义】

1. PT 延长

1）先天因素：Ⅶ、Ⅹ、Ⅴ、Ⅱ、Ⅰ缺乏。

2）后天因素：严重肝病，维生素 K 缺乏，DIC、误食鼠药（抗凝血类）等。

2. PT 缩短 血液高凝状态（DIC 早期、心肌梗死、脑血栓）、多发性骨髓瘤（MM）。

3. INR 是监测口服抗凝剂的首选指标 国人 INR 2.0～2.5 为宜，<1.5 为抗凝无效，应再加大抗凝药物剂量，一般不要>3.0，否则出血风险将大大。

四、血浆纤维蛋白原测定

【原理】 血浆纤维蛋白原（fibrinogen，Fg）含量检测常用凝血酶法。其原理是凝血酶能将可溶性纤维蛋白原转变为不溶性纤维蛋白，使血浆凝固。以国际标准品为参比血浆制作标准曲线，用凝血酶来测定血浆凝固时间，所得凝固时间与血浆中纤维蛋白原浓度呈负相关，从而得到纤维蛋白原的含量。

【参考值】 2～4 g/L。

【临床意义】

1. 增高 糖尿病、急性心肌梗死、急性感染、急性肾炎、恶性肿瘤、休克、大手术后、妊娠高血压综合征及老年人。

2. 减低 肝病（肝炎/肝硬化）、DIC、原发性纤溶症。

五、血浆凝血酶时间测定

【原理】 凝血酶时间（thrombin time，TT）是在受检血浆中加入标准化凝血酶溶液，测定开始出现纤维蛋白丝所用的时间，即为血浆凝血酶时间。TT 是凝血共同途径的常用筛选试验。

【参考值】 16～18s，若超过正常对照值 3s 为异常。

【临床意义】 TT 延长：纤维蛋白原减少、异常纤维蛋白原血症、血中 FDP 增高（DIC）、有肝素和类肝素物质存在。

六、血浆 D-二聚体测定

【原理】 受检血浆中加入标有 D-二聚体单克隆抗体的胶乳颗粒悬液，如果血浆中含高于 0.5mg/L 的 D-二聚体，便与胶乳颗粒上的单抗结合，此时胶乳颗粒发生凝集。

【参考值】 胶乳凝集法为阴性，D-二聚体含量＜0.5mg/L。

【临床意义】 D-二聚体对排除深静脉血栓（DVT），肺栓塞（PE）有重要价值；也是诊断 DIC、观察溶栓治疗的有用试验。

七、抗凝和溶栓治疗检测项目的选择和应用

（一）普通肝素和低分子量肝素治疗的监测

1. APTT 监测普通肝素（UFH）的首选指标，使测定值维持在正常对照的 1.5～2.5 倍（0.2～0.5U/ml），既可取得最佳抗凝疗效，也无严重出血风险；体外循环及血液透析，需选用 ACT。

2. 低分子量肝素（LMWH） 较大剂量时（2500～10 000U）需检测Ⅹa 活性：一般常规剂量无需作实验室检测。

3. 无论应用 UFH、LMWH，均需观察血小板计数。

（二）口服抗凝药（华法林）治疗的检测

1. PT 监测口服抗凝剂的首选指标；选用血浆凝血酶原时间比率（PTR），使其维持在 1.5～2.0 为佳。

2. INR WHO 推荐使用，使其维持在 2.0～2.5，一般不超过 3.0；＜1.5 示抗凝无效。

（三）溶栓治疗的监测

溶栓治疗常用的监测指标为 Fg、TT。使用链激酶、尿激酶等溶栓治疗，一般认为 Fg 维持在 1.2～1.5g/L 为宜，若低于 1.0g/L，则有出血的可能；TT 维持在其基础值的 1.5～2.5 倍，则可达到较好的治疗效果。

第四节　排泄物、体液检验

一、尿 液 检 验

尿液一般检验包括如下几种。

物理学检查：尿量、气味、颜色、透明度、比重测定等。

化学检验：尿蛋白、尿糖、尿酮体、尿亚硝酸盐、尿白细胞、尿酸碱度、尿血红蛋白、尿胆红素、尿胆原等。

尿沉渣检验：尿液细胞、管型、结晶等。

尿化学检验已基本被尿液干化学试纸条取代，可快速准确打印出资料结果，适应临床需要，但不能缺少尿沉渣镜检。

（一）标本的收集与保存

尿液标本按检测的要求正确收集、留取、保存和尿量的准确记录，对保证检验结果的可靠性十分重要。成年女性留尿时，应避开月经期，防止阴道分泌物混入。标本应在半小时之内送检，在2h内检查完毕。

1. 尿标本的收集

（1）晨尿：清晨起床后第一次排尿时收集的尿液标本为首次晨尿。可获得较多信息，如蛋白、细胞和管型等。二次晨尿是指在排出晨尿后上午 7：30～8：00 的尿液，这种标本有利于有形成分的形态观察。

（2）随机尿：即留取任一时间的尿液标本。用于门诊和急诊患者的临时检验。

（3）3h尿：适用于尿中有形成分排泄率检查。

（4）24h尿：患者上午8：00排尿一次，将膀胱排空，弃去尿液，此后收集各次直至次日上午8：00最后一次排尿的全部尿液。用于化学成分的定量。

（5）餐后尿：于午餐后2h收集尿标本。对病理性糖尿、蛋白尿检测较敏感。

2. 尿液标本的保存

（1）4℃冷藏：低温冷藏可抑制微生物迅速生长，并维持尿液的酸碱性，防止有形成分的形态发生改变，但冷藏后可有结晶析出。

（2）化学防腐：抑制细菌生长，维持尿液的酸碱性且不影响化学成分的测定。常用的防腐剂有如下几种。

1）甲醛：用于管型、细胞检查的防腐。每升尿液加甲醛5ml。

2）甲苯：常用于尿糖、尿蛋白等化学成分的定性或定量检查。每升尿液加甲苯5ml。

3）浓盐酸：用于尿中17羟、17酮类固醇、钙及磷等定量测定。每升尿液加浓盐酸10ml。

（二）干化学主要项目检查

蛋白质定性测定

【原理】 采用pH指示剂的蛋白质误差原理。在缓冲液中pH恒定（pH=3），当有蛋白质存在时，指示剂释放H^+离子，产生颜色变化。这种色泽变化与蛋白质含量成正比。

【注意事项】

（1）试带法对尿中白蛋白敏感，对其他蛋白不敏感，如多发性骨髓瘤患者蛋白质定性与24h尿蛋白定量结果可能不一致。

（2）强碱性尿液可致假阳性结果。

（3）输入大剂量青霉素可致假阴性结果。

（4）试带法仅适用于正常人及肾病筛查，不适用于肾病患者疗效观察及预后判断。

【参考值】 阴性。

尿糖定性测定

【原理】　尿中葡萄糖在试带中葡萄糖氧化酶的作用下，失去两个氢离子后，形成葡萄糖酸内酯，再经水化后形成葡萄糖酸。氢离子与空气中氧结合形成过氧化氢，在过氧化物酶的存在下，过氧化氢使色素原（邻联甲苯胺、碘化钾等）氧化而呈色。

【注意事项】

（1）尿液要新鲜。

（2）服用大量维生素 C 或汞利尿剂后可呈阴性。

【参考值】　正常人尿内含糖量为 0.56～5.0mmol/24h，定性试验阴性。若定性方法测定尿糖为阳性，此时尿糖水平常达 20mmol/L，称为糖尿，一般指葡萄糖尿（glucosuria）。

酮体测定

【原理】　酮体是 β-羟丁酸（78%）、乙酰乙酸（20%）、丙酮（2%）的总称。三者是体内脂肪代谢的中间产物。酮体中的乙酰乙酸、丙酮在碱性条件下与亚硝基铁氰化钠作用生成紫色化合物。

【注意事项】

1. 尿内有多量非结晶形尿酸盐时，可出现橙色反应。

2. 尿液必须新鲜，因丙酮和乙酰乙酸具有挥发性，放置过久会导致假阴性。

3. 尿液中含大量肌酐、肌酸，高色素尿，尿液中含酞、苯丙酮、左旋多巴代谢物等可致假阳性反应。

4. 因试带仅与酮体中的乙酰乙酸、丙酮反应，而 β-羟丁酸又是酮体早期产物，所以不能更早评估糖尿病酮症酸中毒。

【参考值】　阴性。

亚硝酸盐测定

【原理】　Griess 法。尿液中含有来源于食物或蛋白质代谢产生的硝酸盐，如果感染了大肠埃希菌或其他具有硝酸盐还原酶的细菌时，则可将硝酸盐还原为亚硝酸盐。尿液亚硝酸盐先与对氨基苯磺胺（或对氨基苯砷酸）形成重氮盐，再与 3-羟基-1，2，3，4-四氢苯并喹啉（或 *N*-1-萘基乙二胺）结合形成红色偶氮化合物，其颜色深浅与亚硝酸盐含量成正比。

【注意事项】

1. 不是所有细菌都具有硝酸盐还原酶，常见具有硝酸盐还原酶的细菌为大肠埃希菌，所以不具有硝酸盐还原酶的细菌感染，结果为阴性。

2. 卧床患者用尿盆等器皿留取尿液，易被污染，结果常为假阳性。

【参考值】　阴性。

白细胞测定

【原理】　中性粒细胞酯酶法：中性粒细胞胞质中含有特异性酯酶，能使试带中吲哚酚酯产生吲哚酚，吲哚酚与重氮盐形成紫红色缩合物，其呈色深浅与中性粒细胞的多少呈正比。

【注意事项】　因试带仅与中性粒细胞反应，肾移植后发生排斥反应时，尿液中以淋巴细胞为主，白细胞酯酶呈阴性。此时，应以显微镜检查为准。

【参考值】　阴性。

（三）显微镜检查

尿沉渣做显微镜检查可提供许多有用的信息，这是试纸条不能取代的。主要检查尿液中有形成分如细胞、管型及结晶等。传统的尿沉渣检测包括用显微镜对尿沉渣进行定性、定量检查及各种有形成分的计数检测；现在可用尿液分析仪及尿沉渣自动分析仪对尿中某些有形成分进行自动检测。

尿沉渣离心沉淀法

1. 标本的制备 取新鲜混匀的尿液 10ml 于试管内，以 1500r/min 离心沉淀 5min，弃去上清液，约剩 0.2ml 沉渣，倾于玻片上覆以盖片后镜检。

2. 镜检方法 镜检时应用较弱光线，先用低倍镜将涂片全面观察一遍，寻找有无细胞、管型及结晶体，以免遗漏量少而有意义的物体，再用高倍镜仔细辨认，并计数各类细胞在 10 个高倍视野内所见的数目；管型则观察 20 个低倍视野内所见到的数目。也可用不沉淀的随机混匀尿液检查，但以离心沉淀法的镜检较为客观。

3. 报告方式 按各视野所见，报告其各视野所见沉淀物的平均数。

例如，透明管型：1 个/低倍（LP）

红细胞：3 个/高倍（HP）

白细胞：5 个/高倍（HP）

如细胞数量过多，某一种细胞（25～50 个/HP），可报稀布视野；（＞50 个/HP），可报满布视野，如数量极少，可报最少或偶见。

结晶和盐类沉淀按下列方式报告：

“少许”少数视野可见。

“+” 占视野面积 1/4 或每个视野都有少量散在。

“2 +” 占视野面积的一半。

“3 +”占视野面积的 3/4。

“4 +”满视野。

未离心沉淀标本镜检后报告，应注明“未离心”。

（四）尿沉渣中有形成分的形态及其临床意义

1. 细胞 尿内常见的各种细胞见图 3-17。

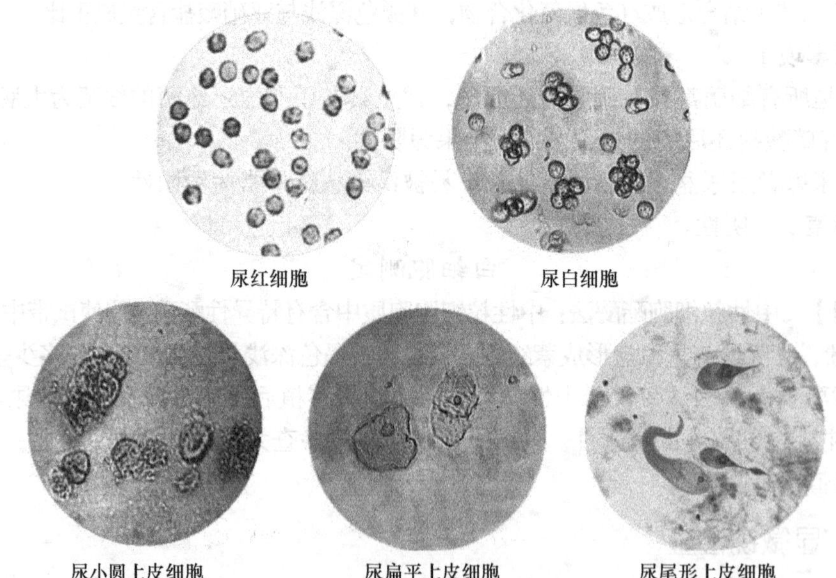

图 3-17 尿内常见的各种细胞

（1）红细胞：正常人尿沉渣镜检红细胞 0～3 个/HP，定量检查 0～5 个/μl。典型的红细胞为淡黄色双凹圆盘形。在病理情况下尿中红细胞增多，而且发生各种形态改变，呈多种形态，如葫芦状红细胞、皱缩状红细胞、大型红细胞、古钱样红细胞、面包圈样红细胞等。

尿沉渣镜检红细胞平均＞3 个/HP，称镜下血尿。按尿中红细胞形态类型将血尿分为以下三种。

1）均一型血尿：红细胞类似外周血中的红细胞，呈双凹圆盘形。多形性红细胞＜50%，称非肾小球源性血尿，见于肾结石、泌尿系肿瘤、肾盂肾炎、多囊肾、急性膀胱炎、肾结核或血友病等。

2）非均一型血尿：红细胞大小不等，外形呈两种以上的多样化变化（如葫芦状红细胞、红细胞破裂口、皱缩红细胞、大型红细胞、面包圈样红细胞）。多形性红细胞＞80%时，称肾小球源性血尿，见于急性肾小球肾炎、急进性肾炎、慢性肾炎、紫癜性肾炎、狼疮性肾炎等。

3）混合型血尿：既有正形红细胞又有变形红细胞，尿中畸形红细胞占红细胞总数＞20%，而＜80%时，称混合性血尿。混合性血尿亦多为肾小球疾病或合并肾小球疾病所致，见于肾结石、肾结核、肾盂肾炎等。

（2）白细胞和脓细胞：新鲜尿中白细胞外形完整，浆内颗粒清晰可见，胞核清楚，常分散存在。以中性分叶核粒细胞较多见，也可见到少数淋巴细胞及单核细胞。脓细胞系指在炎症过程中破坏或死亡的中性粒细胞。外形多不规则，结构模糊，胞质内充满粗大颗粒，核不清楚，细胞常成团分布，细胞间界限不明显。正常人尿沉渣镜检白细胞不超过 5 个/HP，定量检查 0～10 个/μl，若有大量白细胞，多为泌尿系统感染如肾盂肾炎、肾结核、膀胱炎或尿道炎等。

（3）上皮细胞

1）肾小管上皮细胞（又称小圆上皮细胞）：来自肾小管立方上皮或变移上皮深层，比中性粒细胞大 1.5～2 倍，含有一个较大的圆形细胞核。此种细胞在正常尿中见不到，如在尿中出现，常表示肾小管有病变，如急性肾小球肾炎、肾小管坏死。观察尿中肾小管上皮细胞，对肾移植术后有无排斥反应有一定意义。

2）移行上皮细胞：来自肾盂、输尿管、膀胱等处的移行上皮组织，外形呈圆形、尾形、纺锤形及圆柱形等。正常尿中偶可见到，在输尿管、膀胱、尿道炎症时可出现。大量出现时应警惕移行上皮细胞癌。

3）扁平上皮细胞来自尿道前段及阴道的表层，细胞扁平而大似鱼鳞样，不规则，核呈圆形或卵圆形，成年女性尿中易见，少量出现无临床意义，尿道炎时可大量出现且伴有白细胞、脓细胞。

2. 管型 尿内各种管型和类似管型物质见图 3-18。

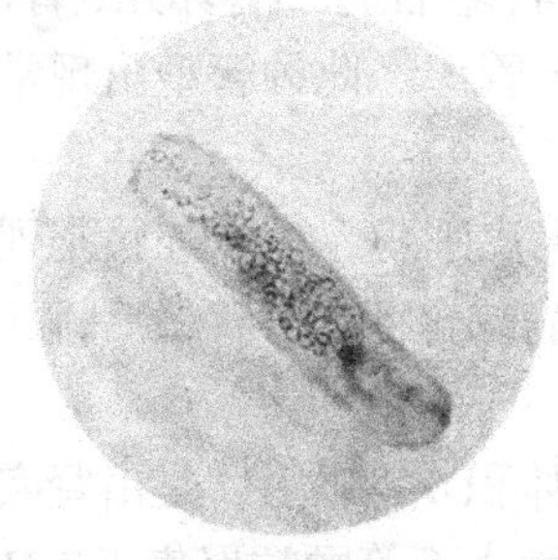
红细胞管型

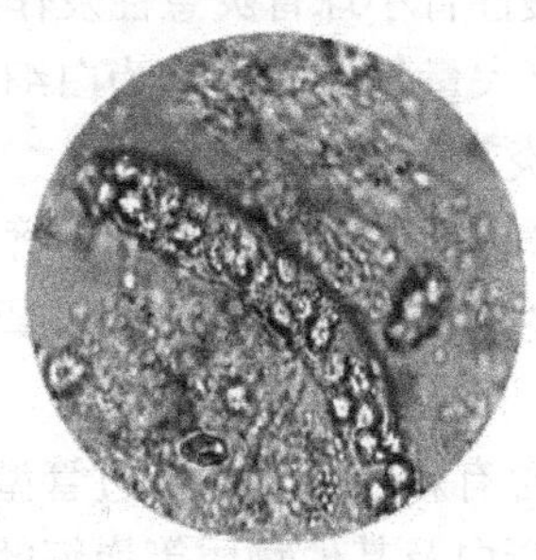
白细胞管型

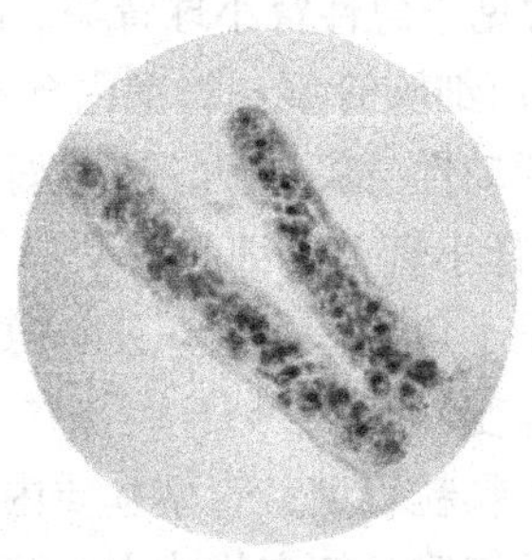
肾小管上皮细胞管型

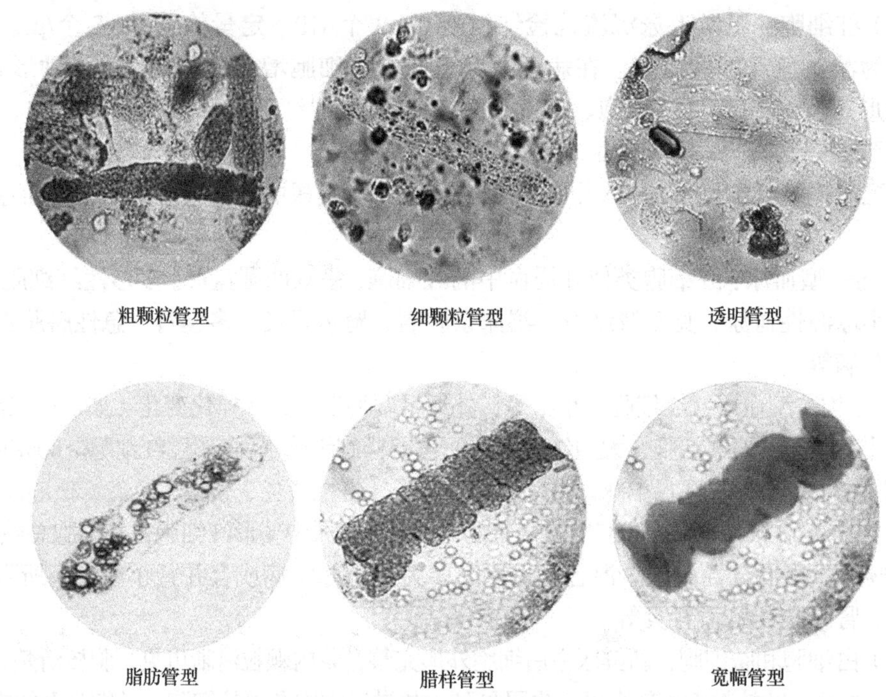

图 3-18 尿内各种管型和类似管型物质

管型是蛋白质、细胞或碎片在肾小管、集合管中凝固而成的圆柱形蛋白聚体。形成管型的条件是：①尿中少量的清蛋白和由肾小管上皮细胞产生的 T-H 糖蛋白是构成管型的基质；②肾小管有使尿浓缩和酸化的能力；③有提供交替使用的肾单位。尿沉渣中检出管型常提示有肾实质性损害。

管型的种类和临床意义如下所示。

（1）透明管型：主要由 T-H 糖蛋白构成，以及少量白蛋白与氯化物参与。形态为无色透明、两端钝圆、内部结构均匀无细胞的圆柱状体，偶尔含有少量颗粒。由于折光性低，需在弱视野下观察。透明管型偶见于正常人清晨浓缩尿中，还可见于剧烈运动、发热、全身麻醉及心功能不全等。多量出现见于肾实质性病变，如急、慢性肾小球肾炎，肾病，肾盂肾炎，肾动脉硬化等。

（2）细胞管型：在管型基质内含有某种细胞，该细胞数量超过管型体积的 1/3 以上，称为细胞管型。尿中出现此类管型，常表示肾脏病变在急性期。按管型内所含细胞类型可分为红细胞管型、白细胞管型及肾小管上皮细胞管型。

1）红细胞管型：管型基质内嵌入较多的红细胞，红细胞常互相粘连，无明显的细胞界限。此种管型是由于肾小球或肾小管出血，以及血液流入肾小管所致。尿中见到红细胞管型，常见于急性肾小球肾炎、慢性肾小球肾炎急性发作期、急性肾小管坏死、肾出血等。

2）白细胞管型：管型内含有大量的白细胞称为白细胞管型。此种管型出现常提示肾实质有活动性感染，见于肾盂肾炎、间质性肾炎等。

3）肾小管上皮细胞管型：管型内含有较多的肾小管上皮细胞，呈瓦片状排列。此种管型可见于急性肾小管坏死、急性肾炎、间质性肾炎、肾病综合征、肾移植后排斥反应及肾淀粉样变性等。

（3）颗粒管型：管型基质内含有颗粒，其量超过管型体积 1/3 以上，是由肾实质性病变的变性细胞分解产物或由血浆蛋白及其他物质等崩解的大小不等颗粒聚集于 T-H 糖蛋白中形成的。根据颗粒的大小分为粗、细颗粒管型两种。颗粒管型出现表示肾实质性病变，见于急、慢性肾小球肾炎，肾病，肾动脉硬化等。急性肾小球肾炎多见粗颗粒管型。

（4）脂肪管型：在管型内含有大小不均折光性很强的脂肪滴，这是由肾小管损伤后上皮细胞脂肪变性所致，可见于慢性肾炎肾病型、类脂性肾病、中毒性肾病等。

（5）蜡样管型：呈浅灰色或蜡黄色，有折光性，质地较厚，外形宽大，易断裂，边缘常有切口，有的呈扭曲状，见于慢性肾小球肾炎晚期、慢性肾衰竭及肾淀粉样变性等。

（6）宽幅管型：管型外形宽大而长，略不规则，管型内含有较多颗粒，易折断，有的呈扭曲状，是由损害的肾小管上皮细胞碎裂后，在明显扩大的集合管内凝聚而成。在急性肾衰竭患者多尿的早期，此管型可大量出现，随着肾功能的改善可逐渐减少或消失。在慢性肾衰竭少尿期，出现此管型，提示预后不良。故又称肾功能不全管型。

3. 结晶　结晶尿为尿在离心沉淀后，在显微镜下观察到含有形态各异的盐类结晶的尿。尿液中常见的结晶体如尿酸、草酸钙、磷酸盐类一般无临床意义。若经常出现于新鲜尿中并伴有较多红细胞，应怀疑有结石的可能。在尿中出现磺胺药物结晶，对临床用药有参考价值。在急性黄色肝坏死的尿液中，可出现亮氨酸结晶。

（1）易在碱性尿中出现的结晶有：磷酸钙、碳酸钙和尿酸钙结晶等（图 3-19）。

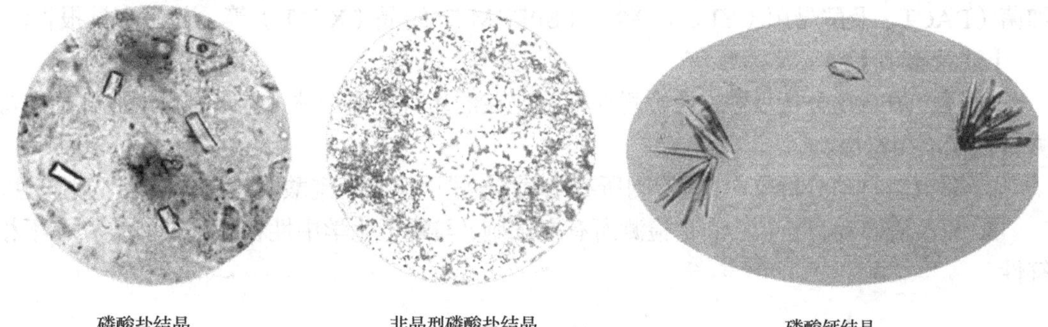

图 3-19　碱性尿中出现的盐类结晶

（2）易在酸性尿中出现的结晶有：尿酸结晶、草酸钙、胆红素、酪氨酸、亮氨酸、胱氨酸、胆固醇、磺胺结晶等（图 3-20）。

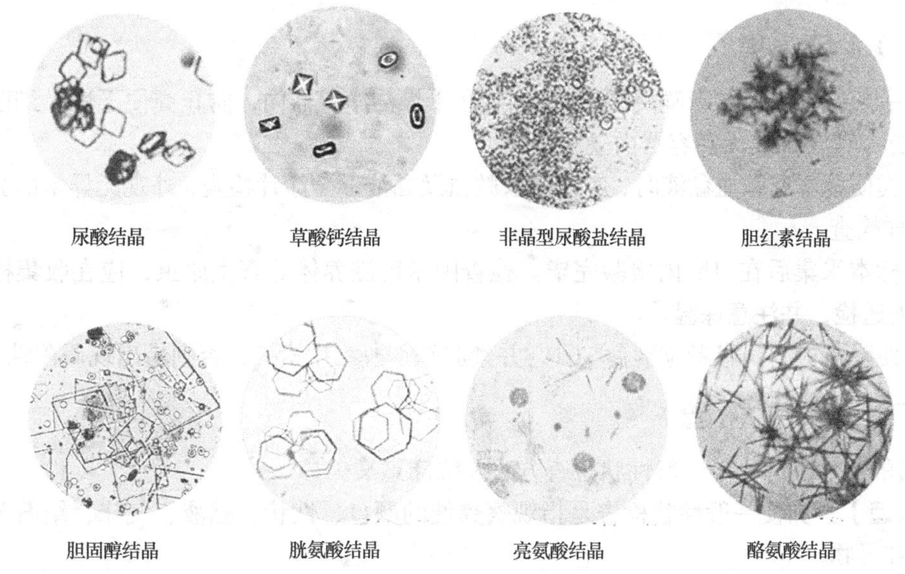

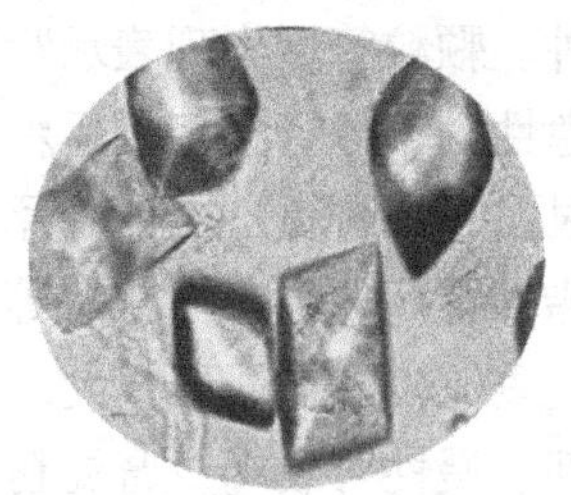
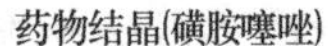
药物结晶(磺胺噻唑)

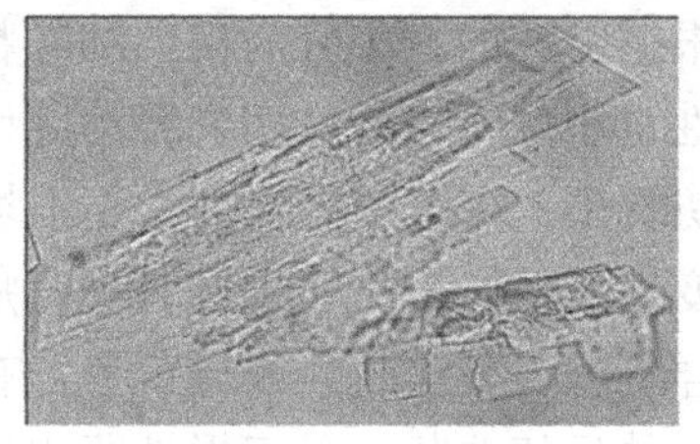
药物结晶(吡哌酸)

图 3-20 酸性尿中出现的盐类结晶

4. 病原体 对可疑菌尿患者做清洁中段尿显微镜检查和细菌培养是病原体的主要检测手段。

(五) 尿沉渣自动分析仪

尿沉渣自动分析仪综合应用了荧光染色流式细胞术和电阻抗法检测原理，用以定量检测非离心尿中的有形成分。

主要检测项目：红细胞（RBC）、白细胞（WBC）、上皮细胞（EC）、管型（CAST）、细菌（BACT）及酵母菌（YLC）、精子（SPERM）、结晶（XTAL）等，并做定量报告。

【注意事项】

1. 尿沉渣自动分析仪中，是检测红细胞存在的相对完整个体，与尿干化学血红蛋白检测会存在不相符性。

2. 尿沉渣自动分析仪中，是检测所有细菌，与尿干化学亚硝酸盐检测会存在不相符性。

3. 尿沉渣自动分析仪中，是检测所有白细胞，与尿干化学中性粒细胞检测会存在不相符性。

二、粪 便 检 验

粪便检验对了解消化道及通向肠道的肝、胆、胰腺等器官有无病变，间接地判断胃肠、胰腺、肝胆系统的功能状况有重要价值。

(一) 标本采集

1. 一般检验应留取新鲜粪便约 5g，装在干燥洁净盛器内，防止粪便干燥，细菌学检查应将标本盛于加盖无菌容器内立即送检。

2. 粪便标本有脓血黏液时，应当挑取脓血及黏液部分涂片检查，外观无异常的粪便要多点取样检查。

3. 标本采集后在 1h 内检验完毕。检查阿米巴滋养体等寄生原虫，应在收集标本后 30min 内送检，并注意保温。

4. 便隐血检测，患者应素食 3 日，并禁服铁剂及维生素 C，否则易出现假阳性。

(二) 一般性状检查

【目的】 掌握便的一般性状检查方法及临床意义。

【原理】 粪便一般性状检查是指观察粪便的颜色、性状、黏液、气味、结石及有无寄生虫和异物。

【操作步骤】

1. 打开装有新鲜粪便标本的容器盖，仔细观察粪便的色泽、性状、是否有黏液、气味。

2. 观察有无异物、特殊成分、有无结石及寄生虫虫体等。

【参考值】　正常成人粪便多为黄褐色圆柱形软便，无血液、黏液及寄生虫；婴儿粪便多为黄色或金黄色稀糊状便。

病理情况下便的外观可见如下改变（表 3-6）。

表 3-6　病理情况下便的外观改变及意义

外观	见于
鲜血便	下消化道出血，直肠息肉、直肠癌、肛裂及痔疮等
脓血便	细菌性痢疾、阿米巴痢疾及各种肠炎
黏液便	各类肠炎、细菌性痢疾、阿米巴痢疾等
米泔样便	重症霍乱、副霍乱
柏油样便	上消化道出血，服用铁制剂、活性炭、铋剂等
稀糊状或水样便	各种感染性和非感染性腹泻
白陶土样便	各种原因引起的胆管阻塞患者
乳凝块样便	婴儿消化不良、婴儿腹泻

（三）粪便显微镜检查

【目的】　掌握粪便显微镜检查直接涂片法，熟悉粪便中各种病理成分的形态特点及临床意义。

【原理】　通过显微镜观察粪便中的有形成分，以明确粪便标本中有无病理成分变化，如各种细胞、虫卵、真菌等。

【试剂器材】　显微镜、竹签、生理盐水、载玻片、盖片。

【操作步骤】

1. 涂片制备　洁净玻片上滴加生理盐水 1～2 滴，用竹签挑取外观异常的新鲜粪便约火柴头大小，与生理盐水混合制成涂片，厚度以能透视纸上字迹为宜。

2. 先用低倍镜观察有无虫卵、食物残渣等；再盖上盖片，用高倍镜观察红细胞、白细胞、巨噬细胞和肿瘤细胞等（观察 10 个高倍视野为佳）。

3. 对米泔水样便，应制成悬滴标本，高倍镜下见呈鱼群穿梭样运动活泼的弧菌。

4. 粪便标本涂片革兰染色在油镜下观察革兰阳性菌与革兰阴性菌的比例（正常比例球菌：杆菌为 1：10）和有无真菌存在。

5. 结果报告

（1）低倍镜下报告："查见××虫卵""见到×量脂肪滴"等。

（2）高倍镜下报告：某种细胞以 10 个视野所见的平均值或最低值和最高值报告。

【注意事项】

1. 涂片观察要按一定顺序，镜下至少观察 10 个视野。

2. 涂片观察到虫卵注意和酵母菌、孢子相区别。

3. 检查阿米巴虫卵滋养体的粪便要注意保温，及时送检。

【参考值】　正常人粪便无红细胞，偶见白细胞，无寄生虫卵，可见少量食物残渣。

（四）粪便隐血试验

隐血是指消化道少量出血，红细胞被消化破坏，粪便外观无异常改变，肉眼和显微镜均不能证实的出血。临床常用免疫法、试带法和邻联甲苯胺法。

免疫法（单克隆抗体胶体金法）

【目的】 掌握粪便隐血试验（occult blood test，OBT）的方法及临床意义。

【原理】 胶体金是由氯化金和柠檬酸合成的胶体物质，具有胶体化的性质，呈紫红色。将单克隆技术与胶体金技术结合，利用抗人血红蛋白单克隆抗体与人血红蛋白或人红细胞有高度特异性结合的特点，采用商品化单克隆抗体胶体金测试条检测粪便隐血，阳性则显紫红色（图 3-21）。

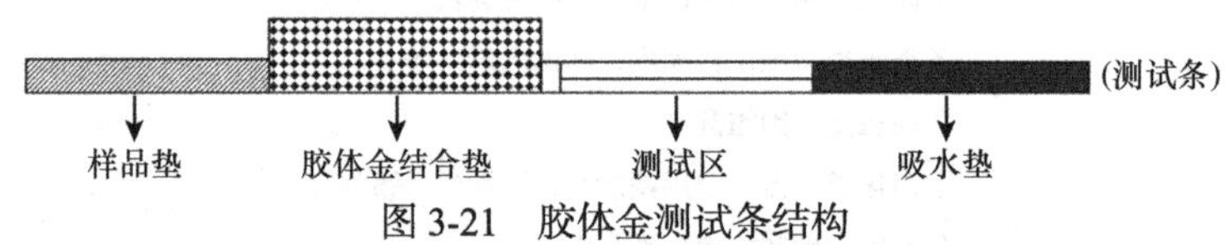

图 3-21 胶体金测试条结构

【试剂器材】 便签、小试管、蒸馏水、测试条。

【操作步骤】

1. 取 0.5ml 蒸馏水于清洁小试管中，用便签挑取 10～50mg 粪便标本（约火柴头大小）放入蒸馏水中调成混悬液。

2. 将试纸条箭头所指方向的一端浸入悬液中，5min 时观察试纸条上有无紫红色线条出现。

3. 结果判断

阳性：纸条上端测试区出现两条紫红色线。

阴性：纸条上端测试区出现一条紫红色线。

【注意事项】

1. 判断结果时严格控制时间，防止结果误判。

2. 该法灵敏度高、特异性强，不受动物血、药物、食物等干扰。

3. 后带现象是此法的缺点，当便中有大量血红蛋白时可呈假阴性，此时应将标本稀释后再重复此方法或用化学法复检。

【参考值】 正常人粪便隐血试验阴性。

三、脑脊液检验

（一）标本采集

脑脊液（cerebrospinal fluid，CSF）标本由临床医师进行腰椎穿刺采集，特殊情况下可从小脑延髓池或脑室穿刺获得。穿刺后先做压力测定，正常人侧卧位时脑脊液压力为 0.78～1.76kPa，儿童压力为 0.4～1.0kPa。压力测定后将脑脊液分别收集于 3 支无菌试管内，每管 1～2ml，第一管做细菌学检查，第二管做化学和免疫学检查，第三管做一般性状和显微镜检查。标本采集后应立即送检，久置可致：细胞破坏，影响细胞计数及分类检查；葡萄糖分解含量降低；病原菌破坏或溶解而影响检查结果。

（二）一般性状检查

【目的】 掌握脑脊液理学检查的方法及临床意义。

【原理】 脑脊液一般性状检查是指用肉眼观察脑脊液的颜色、透明度、有无凝块或薄膜，可记录为水样透明、乳白色混浊、红色混浊、绿色混浊、毛玻璃样混浊等。

【试剂器材】 小试管，滴管。

【操作步骤】 在腰椎穿刺术后 1h 内取脑脊液 3～5ml，置无色透明试管中，观察以下几点。

1. 颜色 肉眼观察脑脊液的颜色变化，包括红色、黄色、绿色、乳白色、棕色、黑色等，以文字来记录，如实报告。

2. 透明度 肉眼观察（自然光线下）脑脊液透明度，可用“清澈透明”“微混”或“混浊”等描述。

3. 凝块及薄膜形成 脑脊液垂直静置 12h，轻轻倾斜试管，观察脑脊液有无凝块或薄膜，可用“无凝块”“有凝块”“有薄膜”等报告。

【注意事项】

1. 观察透明度，应以黑色为背景，并仔细观察有无凝块。

2. 观察颜色以灯光下白色背景为宜。

3. 疑为结核性脑膜炎时，应静置标本 12～24h，观察是否有膜状物或纤细凝块。疑为化脓性脑膜炎，往往脑脊液在放置 1～2h 形成薄膜凝块和沉淀。

（三）显微镜检查

显微镜检查主要包括细胞计数和细胞分类检查

【目的】 熟悉脑脊液显微镜检查的内容和方法。

【试剂器材】 血细胞计数板，微量吸管，冰醋酸，白细胞稀释液，生理盐水或红细胞稀释液，瑞氏染液。

【操作步骤】

1. 细胞总数计数（包括红细胞和白细胞）

（1）对澄清的脑脊液标本可采用直接计数法。用滴管吸取混匀的脑脊液标本，直接充入上下 2 个计数池静置 2～3min。

（2）在低倍镜下，计数 2 个计数池内四角和中央大方格共 10 个大方格内的细胞数，即为每微升脑脊液的细胞数。再换算成每升脑脊液中的细胞数，并报告。

（3）若脑脊液标本混浊，以生理盐水或红细胞稀释液进行一定倍数稀释，再计数。

2. 白细胞总数计数

（1）除去红细胞：将微量白细胞吸管先吸取冰醋酸，然后弃去，在吸水纸上沾一下，再吸入混匀的脑脊液直接滴入计数池中。或在小试管内加入冰醋酸 1～2 滴，转动试管，使内壁黏附少许冰醋酸后倾去，滴加混匀的脑脊液 3～4 滴，混匀，静置数分钟。或用白细胞稀释液对标本进行一定倍数的稀释，混匀。

（2）加样：用滴管吸取处理后的脑脊液标本，直接充入上下 2 个计数池静置 2～3min。

（3）计数：在低倍镜下，计数 2 个计数池内四角和中央大方格共 10 个大方格内的细胞数，即为每微升脑脊液的白细胞数。再换算成每升脑脊液中的白细胞数，并报告。

（4）对混浊脑脊液，视标本中白细胞数量多少情况，可以用白细胞稀释液对标本进行一定倍数的稀释，再计数，注意计算时乘以稀释倍数。

3. 白细胞分类计数

（1）直接计数法：计数过白细胞总数后，将低倍镜转换为高倍镜，根据细胞核形态进行直接分类共计数 100 个白细胞，分别计数单个核细胞（淋巴细胞，单核细胞，内皮细胞）和多个核细胞（粒细胞）所占的比例，若白细胞数不足 100 个可直接写出单个核细胞和多个核细胞具体数，若白细胞数不足 30 个，可不做直接分类计数，或改用涂片染色分类计数。

（2）涂片染色分类计数法：特殊情况下，如遇细胞形态异常或数量太多（脑膜白血病或肿瘤时）不能直接分类时，可将脑脊液 1000r/min 离心 5min，取沉淀物涂片加正常血清 1 滴，制成均匀的薄膜后，置于室温或 37℃恒温箱内尽快干燥，进行瑞氏染色后用油镜分类计数，结果报告与血液白细胞分类计数报告方式相同，形态异常的细胞应重点予以描述，以助临床诊断。

【参考值】 正常脑脊液中无红细胞，仅有少量白细胞，成人（0～8）$\times10^6$/L，儿童（0～15）$\times10^6$/L。以淋巴细胞和单核细胞为主。

（四）化学检查

蛋白质定性试验（潘氏试验）

【目的】 掌握脑脊液蛋白质定性检查的方法及临床意义。

【原理】 脑脊液中蛋白质与石炭酸结合生成不溶性蛋白盐而产生白色混浊或沉淀。

【试剂器材】 5%石炭酸溶液，小试管、小滴管各 1 支。

【操作步骤】

（1）取 5%石炭酸溶液 2ml 置于小试管中。

（2）用小滴管吸取脑脊液 1～2 滴加于试管中。

（3）在黑色背景下立即观察有无白色雾状及混浊出现。报告方式见表 3-7。

表 3-7 脑脊液蛋白质定性试验报告方式

观察结果	报告
清晰，不显云雾状	（-）
微呈白雾状，仅在黑色背景下可见	（±）
可见白色云雾状	（+）
白色浑浊	（2+）
白色浓雾状	（3+）
白色凝块状	（4+）

【注意事项】

1. 标本混浊或含有红细胞，需离心后取上清液做定性试验。

2. 试验中所有试管、滴管需十分洁净，否则易出现假阳性结果。

3. 苯酚试剂如不纯，引起假阳性反应，室温低于 10℃，应将试剂保存在 37℃恒温箱中，饱和度降低，也可引起假阳性结果。

【参考值】 成人脑脊液蛋白定性试验阴性。

葡萄糖定量检查

【原理】 脑脊液葡萄糖含量为血糖的 50%～80%，检验多采用葡萄糖氧化酶法和己糖激酶定量法。

【试剂器材】 与血浆葡萄糖测定试剂相同。

【操作步骤】 与血浆葡萄糖测定操作步骤相同，脑脊液葡萄糖含量少，为提高测定的灵敏度，可将标本反应量加倍，最后结果除以 2 即可。

【注意事项】 标本采集后要立即测定，防止细菌污染引起葡萄糖降低。

【参考值】 脑脊液葡萄糖：成人 2.5～4.5mmol/L；儿童 2.8～4.5mmol/L。

氯化物定量检查

【原理】 脑脊液氯化物检验方法与血清氯化物检验方法相同，有硝酸汞滴定法、电量分析法、离子选择电极法、临床常用电极法。

【试剂器材】 同血清氯化物测定，请参阅生物化学检验。

【操作步骤】 同血清氯化物测定，请参阅生物化学检验。

【参考值】 脑脊液氯化物：成人 120～130mmol/L；儿童 110～125mmol/L。

（五）细菌学检查

脑膜炎症时，可直接涂片染色查细菌，或将标本离心，取沉淀物涂片，提高阳性率，常用以下染色方法（若标本蛋白的含量太低，可在沉淀物中加少量血清加以固定）。

1. 革兰染色 观察标本，外观呈混浊或脓样可直接涂片，革兰染色。呈透明的脑脊液，以 3000r/min 离心 10～15min，取沉淀物涂片染色，常可初步判定革兰阳性菌（G^+）、革兰阴性菌（G^-），对选择抗生素治疗十分重要。

涂片常见菌如下所示。G^+：金黄色葡萄球菌、白色念珠菌、链球菌。G^-：脑膜炎球菌，流感杆菌，大肠埃希菌。

2. 抗酸染色 疑为结核性脑膜炎时，将标本置冰箱过夜，取析出的纤维膜涂片，染色方法同痰涂片抗酸染色。

3. 墨汁染色查找隐球菌

（1）将脑脊液标本以 3000r/min 离心 15min。

（2）取出试管，倒置弃出液体，取沉淀物涂片，加 1 滴墨汁。

（3）加上盖玻片，在黑色背景下许多视野见到菌体周围具有宽阔透明的荚膜，即可报告。

【注意事项】

1. 脑脊液采集后应在 1h 内进行计数，如搁置过久，细胞破坏或沉淀有纤维蛋白凝块，影响计数结果。

2. 穿刺时损伤血管，出现血性脑脊液，白细胞总数计数已无意义，白细胞必须校正后才有价值。

3. 细胞计数时，如发现较多红细胞有皱缩或肿胀等异常现象，应如实报告，利于鉴别是陈旧性出血或新鲜出血。

4. 细胞计数时，需注意新型隐球菌与淋巴细胞、红细胞的区别，新型隐球菌具有“出芽”现象，滴加 0.35mol/L 乙酸后，镜下仍是圆形，而红细胞被乙酸溶解消失，淋巴细胞的核和胞质则更加明显。

5. 白细胞计数直接法试管或吸管中的冰醋酸要尽量去尽，否则结果偏低。

（6）涂片不能长时间固定，更不能高温固定，以免细胞皱缩，使分类发生困难。

（六）常见脑、脑膜疾病的脑脊液特点

常见脑、脑膜疾病的脑脊液特点见表 3-8。

表 3-8 常见脑、脑膜疾病的脑脊液特点

	压力（kPa）	外观	蛋白质 定性	蛋白质 定量（g/L）	葡萄糖（mmol/L）	氯化物（mmol/L）	细胞计数及分类（$\times10^6$/L）	细菌
正常人	0.69～1.76	透明	（－）	0.2～0.4	2.5～4.5	120～130	（0～8）多为淋巴细胞	（－）
化脓性脑膜炎	↑↑↑	混浊，脓性，可有凝块	＞3＋	↑↑↑	↓↓↓	↓	显著增加，数千，以中性粒细胞为主	（＋）
结核性脑膜炎	↑↑	毛玻璃样混浊，静置后有薄膜形成	＋～3＋	↑↑	↓↓	↓↓	增加，数十或数百，以淋巴细胞为主	抗酸染色可找到抗酸杆菌
病毒性脑膜炎	↑	清晰或微混	＋～2＋	↑	正常或稍高	正常	增加，数十或数百，以淋巴细胞为主	（－）
流行性乙型脑炎	↑	多清晰	＋	↑↑	正常或稍增加	正常	增加，数十或数百，早期以中性粒细胞为主，其后则以淋巴细胞为主	（－）
脑肿瘤	↑↑	无色或黄色	＋～2＋	↑	正常	正常	正常或稍增加，以淋巴细胞为主	（－）
脑室及蛛网膜下腔出血	↑	血性	＋～2＋	↑	↑	正常	增加，以红细胞为主	（－）

四、浆膜腔积液检验

（一）一般性状检查

1. 记录标本送检量、颜色及透明度，有无凝固物质或沉淀物，可按浆液性、黏液性、黄色透明、脓样混浊、乳糜样、血样等报告。

2. 测比重前，标本应充分混匀，其方法与尿比重测定相同。量少时可用折射计法测定。

（二）显微镜检查

【原理】 用显微镜检查浆膜腔积液，包括细胞计数、细胞分类及有形成分的观察。

【试剂器材】 冰醋酸、瑞氏染液、计数板。

【操作步骤】

1. 有核细胞计数 方法与脑脊液相同。漏出液白细胞数常＜100×10^6/L，渗出液白细胞数常＞500×10^6/L。

2. 细胞形态学检查及分类　穿刺液应在抽出后立即离心，用沉淀物涂片 3～5 张，以瑞氏染色法进行分类，同时用多张涂片寻找肿瘤细胞。恶性积液肿瘤主要为腺癌，其次为鳞癌，间皮细胞瘤等。

（三）浆膜黏蛋白定性试验

【目的】　掌握浆膜腔积液黏蛋白定性检查的方法及临床意义。

【原理】　浆膜上皮细胞受炎症刺激分泌黏蛋白量增加，黏蛋白是一种酸性糖蛋白，其等电点为 pH 3～5，可在稀酸溶液中产生白色沉淀。

【试剂器材】　100ml 量筒、滴管、冰醋酸、蒸馏水（或自来水）。

【操作步骤】

（1）取 100ml 量筒，加蒸馏水 100ml，再加入冰醋酸 2～3 滴，充分混匀（pH 3～5）。

（2）在黑色背景下垂直滴加穿刺液 1 滴于量筒中。

（3）立即观察有无白色云雾状沉淀出现及下降速度。结果判断：不出现白色云雾状或有轻微白色雾状混浊在下沉过程中即消失为阴性；出现白色云雾状沉淀并逐渐下沉至量筒底部不消失为阳性。

（四）渗出液与漏出液的鉴别

渗出液与漏出液的鉴别见表 3-9。

表 3-9　渗出液与漏出液的鉴别

检验项目	漏出液	渗出液
原因	非炎症所致	炎症、肿瘤或理、化刺激所致
外观	淡黄浆液性	不定，可黄色、红色、乳白色
透明度	透明或微混	多混浊
凝固性	不易自凝	易自凝
比重	<1.015	>1.015
黏蛋白定性试验	阴性	阳性
蛋白总量	<25g/L	>30g/L
有核细胞计数	$<100\times10^6$/L	$>500\times10^6$/L
有核细胞分类	以淋巴细胞、间皮细胞为主	炎症以中性粒细胞为主
细菌检查	阴性	可找到病原菌

第五节　临床常用生物化学检验

一、血清丙氨酸氨基转移酶活性测定

丙氨酸氨基转移酶（alanine aminotransferase，ALT）主要分布在肝脏，其次是骨骼肌、肾脏、心肌等；其中肝细胞 ALT 活性最高（较血清约高 100 倍），故只要有 1%肝细胞坏死，即可使血清中的 ALT 增高 1 倍，因此它是最敏感的肝功能检测指标之一。

【原理】　底物 *L*-丙氨酸和 *α*-酮戊二酸在 ALT 作用下，生成丙酮酸和 *L*-谷氨酸。丙酮酸在乳酸脱氢酶（LDH）作用下生成 *L*-乳酸，同时烟酰胺腺嘌呤二核苷酸（NADH）被氧

化为 NAD^+，NADH 的氧化速率与标本中酶活性呈正比，可在 340nm 处连续监测吸光度下降速率（$-\Delta A/min$），计算出 ALT 活性单位。

$$L\text{-丙氨酸}+\alpha\text{-酮戊二酸}\xrightarrow{ALT}\text{丙酮酸}+L\text{-谷氨酸}$$

$$\text{丙酮酸}+NADH+H^+\xrightarrow{LDH}L\text{-乳酸}+NAD^+ +H_2O$$

【注意事项】 标本宜采用血清不宜用血浆。因抗凝剂可引起反应液轻度混浊。血液混浊或溶血标本可影响测定结果。

【参考值】 成人 10～40U/L。

【临床意义】

1. 急性病毒性肝炎 ①发病前，氨基转移酶即有增高，最高值＞500U，ALT/AST ＞1；随病情好转逐渐下降至正常；但病情恶化，氨基转移酶会反而下降，是肝 C 广泛坏死的表现："酶胆分离"。②恢复期如氨基转移酶在 100U 左右波动或再上升，提示急性转为慢性。

2. 慢性肝炎稳定期轻度增高（100～200U）或正常，ALT/AST＞1；若天门冬氨酸氨基转移酶（aspartate aminotransferase，AST）较 ALT 明显增高，即 ALT/AST＜1，则提示慢性肝炎可能进入活动期。

3. 肝硬化代偿期轻度增高（100～200U）或正常，ALT/AST＞1；而失代偿期则取决于坏死程度。

4. 非病毒性肝病（药物、乙醇、脂肪肝、肝癌等）：ALT/AST＜1。

二、血清天门冬氨酸氨基转移酶活性测定

天门冬氨酸氨基转移酶在心肌含量最高，肝脏次之；有 ASTm（80%）和 ASTs 2 种同工酶；故慢性肝炎轻度上升，AST 升高为主；肝硬化时氨基转移酶可偏高、正常或降低。

【原理】 底物 *L*-门冬氨酸和 *α*-酮戊二酸在 AST 作用下，生成草酰乙酸和 *L*-谷氨酸。草酰乙酸在苹果酸脱氢酶（MDH）作用下生成 *L*-苹果酸，同时 NADH 被氧化为 NAD^+，NADH 的氧化速率与标本中酶活性呈正比，可在 340nm 处连续监测吸光度下降速率（$-\Delta A/min$），计算出 AST 活性单位。

$$L\text{-门冬氨酸}+\alpha\text{-酮戊二酸}\xrightarrow{AST}\text{草酰乙酸}+L\text{-谷氨酸}$$

$$\text{草酰乙酸}+NADH+H^+\xrightarrow{MDH}L\text{-苹果酸}+NAD^+ +H_2O$$

【注意事项】 同 ALT 测定。

【参考值】 成人 10～40U/L。

【临床意义】 同 ALT 测定。

三、血清总蛋白测定

90%以上的血清总蛋白（serum total protein，STP）和全部的血清白蛋白（albumin，A）是由肝脏合成，因此血清总蛋白和白蛋白含量是反映肝脏合成功能的重要指标。总蛋白含量减去白蛋白含量，即为球蛋白（globulin，G）含量。根据白蛋白与球蛋白的量，可计算出白蛋白与球蛋白的比值（A/G）。

【原理】 在碱性条件下，蛋白质多肽链中的肽键与铜离子络合成紫红色化合物，其颜色深浅与蛋白浓度成正比。这一反应称双缩脲反应。

【注意事项】 黄疸血清、严重溶血、乳糜血标本对本法有明显干扰。

【参考值】 正常成人血清总蛋白 60～80g/L。

【临床意义】

1. 血清总蛋白增高

（1）清蛋白增高：主要由于血清水分减少，TP 浓度增加，如急性失水（严重脱水、休克、饮水量不足）、肾上腺皮质功能减退等。

（2）球蛋白增高

1）慢性肝脏疾病：自身免疫性肝炎、慢性肝炎、肝硬化、酒精性肝病等。

2）M 蛋白血症：MM、淋巴瘤、原发性巨球蛋白血症等。

3）自身免疫性疾病：系统性红斑狼疮、风湿热等。

4）慢性感染（炎症）：结核、疟疾、黑热病、麻风病及血吸虫病等。

2. 总蛋白降低

（1）清蛋白降低

1）合成障碍：由于 A 半衰期较长，多数急性肝炎或局灶性肝损害不下降；只有慢性肝病或肝脏损伤较重时，才明显下降。

2）营养不良：摄入不足或消化吸收不良。

3）蛋白丢失过多：如肾病综合征、蛋白丢失性肠病、重烧伤等。

4）蛋白消耗过多：重症结核、甲状腺功能亢进、恶性肿瘤等。

5）血清水分增加：水钠潴留或静脉补充过多的晶体溶液。

（2）球蛋白降低——主要是合成减少

1）生理性减少：小于 3 岁的婴幼儿。

2）免疫功能抑制：长期应用肾上腺皮质激素或免疫抑制剂。

3）先天性低 γ 球蛋白血症。

3. A/G 值 若肝功能严重损伤或 M 蛋白血症等时，A 降低或 G 增高，出现“白球比值倒置”；如持续倒置表示预后较差。

四、血清白蛋白测定

【原理】 在 pH 4.2 环境中，白蛋白分子带正电荷，与带负电荷的染料溴甲酚绿（BCG）结合形成蓝绿色复合物，其颜色深浅与白蛋白浓度成正比。

【注意事项】 BCG 是一种 pH 指示剂，因此控制反应液的 pH 是本法的关键。

【参考值】 正常成人血清白蛋白 40～55g/L。球蛋白 20～30g/L。A/G 为（1.5～2.5）∶1。

【临床意义】 同 STP 测定。

五、血清胆红素测定

血清总胆红素（serum total bilirubin，STB）包括游离胆红素和结合胆红素两类。游离胆红素在血液中与白蛋白结合的复合体，称为非结合胆红素（unconjugated bilirubin，UCB）。在肝脏与葡萄糖醛酸结合后的胆红素称之为结合胆红素（conjugated bilirubin，CB）。临床上通过检测血清胆红素，借以诊断有无溶血及判断肝、胆系统在胆色素代谢中的功能状态。

【原理】 在没有加速剂存在时，血清与重氮试剂反应所生成的红色偶氮胆红素为直接胆红素。在同样的反应条件下，有加速剂存在时，血清与重氮试剂反应，所生成的红色重氮胆红素为总胆红素。最后加入碱性酒石酸溶液，使红色偶氮胆红素（530nm）转变成蓝绿色偶氮胆红素（600nm），进行比色测定。

【参考值】

血清总胆红素

新生儿　0～1 日　34～103μmol/L

　　　　1～2 日　103～171μmol/L

　　　　3～5 日　68～137μmol/L

成人　　3.4～17.1μmol/L。

血清结合胆红素　0～6.8μmol/L。

血清非结合胆红素　1.7～10.2μmol/L。

【临床意义】

1. 判断有无黄疸、黄疸程度及演变过程　①17.1～34.2μmol/L 为隐性黄疸；②34.2～171μmol/L 为轻度黄疸；③171～342μmol/L 为中度黄疸；④TB ＞ 342μmol/L 为重度黄疸。

2. 根据黄疸程度推断黄疸的病因　①溶血性黄疸＜85.5μmol/L；②肝细胞黄疸 17.1～171μmol/L；③梗阻性黄疸为 171～265μmol/L；完全梗阻＞ 342μmol/L。

3. 根据 STB、CB 及 UCB 升高程度判断黄疸类型　根据结合胆红素与总胆红素比值，如 CB/STB＜20%提示为溶血性黄疸，20%～50%常为肝细胞性黄疸，比值＞50%为胆汁淤积（阻塞性）黄疸。

六、血清肌酐测定

血清肌酐测定方法有化学方法和酶学方法。

（一）去蛋白终点法

【原理】　血清（浆）中肌酐与碱性苦味酸盐作用，生成橘红色的苦味酸肌酐复合物，在 510nm 比色测定。血肌酐测定可作为肾小球滤过率（GFR）受损的指标。

【注意事项】

1. 温度升高时，可使碱性苦味酸溶液显色增深，但标准与测定的增深程度不成比例。因此测定时各管温度均需达到室温。

2. 血清（浆）标本如当日不测定，可置冰箱保存 3 日，若要保持较久时间，宜–20℃保存。轻微溶血标本对测定肌酐无影响，但可使肌酸结果偏高。

（二）肌氨酸氧化酶法

【原理】

肌酐+H_2O $\xrightarrow{\text{肌酐氨基水解酶}}$ 肌酸

肌酸+H_2O $\xrightarrow{\text{肌酸脒基水解酶}}$ 肌氨酸+尿素

肌氨酸+H_2O+O_2 $\xrightarrow{\text{肌氨酸氧化酶}}$ 甘氨酸+甲醛+H_2O_2

$2H_2O_2$+4-氨基安替比林+*N*-乙基-*N*-磺丙基-间-甲苯胺 $\xrightarrow{\text{过氧化物酶}}$ 醌亚胺+$4H_2O$

【注意事项】　本试剂能有效去除内源性肌酸、抗坏血酸的干扰。

【参考值】　全血肌酐为 88.4～176.8μmol/L；血清或血浆肌酐，女性 44～97μmol/L，男性 53～106μmol/L。

【临床意义】

1. 血肌酐增高　见于各种原因引起的肾小球滤过功能减退：①急性肾衰竭；②慢性肾衰竭、肾衰竭代偿期 Cr＜178μmol/L，肾衰竭失代偿期 Cr＞178μmol/L，肾衰竭期 Cr＞445μmol/L。

2. 鉴别肾前性和肾实质性少尿　①器质性肾衰竭血肌酐常超过 200μmol/L；②肾前性少尿血肌酐多不超过 200μmol/L。

3. BUN/Cr（mg/dl）值 10∶1。

4. 老年人、肌肉消瘦者偏低。

七、血清尿素氮测定

血尿素氮（blood urea nitrogen，BUN）同血肌酐一样，是常用的肾功能指标，常用脲酶法测定。

【实验原理】

$$尿素+H_2O+2H^+ \xrightarrow{脲酶} 2NH_4^+ +CO_2$$

$$NH_4^+ +\alpha\text{-}酮戊两酸+NADH+H^+ \xrightarrow{谷氨酸脱氢酶} 谷氨酸+NAD^+ +H_2O$$

通过上述两步反应，使 NADH 氧化成 NAD^+，从而引起在波长 340nm 处吸光度下降，在固定间隔时间内吸光度下降值与样本中尿素氮含量成正比。

【参考值】　成人 3.2～7.1 mmol/L；婴儿、儿童 1.8～6.5 mmol/L。

【临床意义】　血清尿素氮增高可提示如下病变。

1. 器质性肾功能损害

（1）各种原发性肾小球肾炎、肾盂肾炎等所致的慢性肾衰竭，尿素氮增高程度与病情严重性一致：肾衰竭代偿期，尿素氮＜9mmol/L；肾衰竭失代偿期，尿素氮＞9mmol/L；肾衰竭期，尿素氮＞20mmol/L。

（2）急性肾衰竭。

2. 肾前性少尿。

3. 蛋白质分解或摄入过多。

4. 肾衰竭透析充分性指标。

八、血清尿酸测定

尿酸（uric acid，UA）为核蛋白和核酸中嘌呤的代谢产物，即可来自体内，亦可来源于食物。肝是尿酸的主要生成场所，血尿酸浓度受肾小球滤过功能和肾小管重吸收功能的影响，故尿酸测定作为判断肾脏功能的指标之一。

【原理】

$$尿酸+O_2+H_2O \xrightarrow{尿酸酶} 尿囊素+CO_2+H_2O_2$$

$$H_2O_2+4\text{-}氨基安替比林+N\text{-}乙基\text{-}N（3\text{-}磺丙基）\text{-}间\text{-}茴香胺 \xrightarrow{过氧化物酶} 醌亚胺+H_2O$$

醌亚胺在 550nm 有最大吸收，所产生的颜色强度与血清中尿酸量成正比。

【注意事项】

1. 本试剂是双液体试剂，可防止抗坏血酸、胆红素、高脂血清等对测定的干扰。

2. 若用尿液作标本，先进行 10 倍稀释，然后再测，结果乘以 10。

【参考值】 男性 150～416μmol/L；女性 89～357μmol/L。

【临床意义】 血清尿酸增高可提示如下病变。

1. 原发性高尿酸血症 原发性痛风。

2. 继发性高尿酸血症 慢性肾病及肾衰竭、白血病和肿瘤、长期禁食、糖尿病及子痫等。

血清尿酸减低可提示如下病变：各种原因致肾小管重吸收尿酸功能损害，尿中大量丢失，肝功能严重损害尿酸生成减少。

九、血 糖 测 定

空腹血糖（fasting blood glucose，FBG）是诊断糖代谢紊乱的最常用和最重要的指标。临床常用酶学方法检测血液葡萄糖含量。

【原理】

葡萄糖氧化酶（GOD）催化葡萄糖氧化成葡萄糖酸，并产生过氧化氢。

葡萄糖+$2H_2O$+O_2 $\xrightarrow{GOD}$ 葡萄糖酸+$2H_2O_2$

$2H_2O_2$+4-氨基安替吡啉+酚 $\xrightarrow{POD}$ 醌亚胺+$4H_2O$

【参考值】 空腹血清葡萄糖 3.9～6.1mmol/L。

【临床意义】

1. 血糖增高

（1）生理性增高：如餐后、高糖饮食、剧烈运动、情绪激动等。

（2）病理性增高：如 1 型、2 型糖尿病及其他类型糖尿病。

2. 血糖减低

（1）生理性减低：饥饿、营养不良、长期剧烈运动、妊娠期等。

（2）病理性减低

1）血中胰岛素过多或降糖药使用过量等。

2）抗胰岛素的激素不足：如肾上腺皮质激素、GH 缺乏。

3）肝糖原储存缺乏：暴发性肝衰竭、急性肝炎、肝硬化、肝癌。

4）先天性糖原代谢酶缺乏：如 1 型、2 型糖原贮积病等。

5）其他：消耗性疾病、急性酒精中毒、非降糖药物影响。

十、血清总胆固醇测定

血清总胆固醇（total cholesterol，TC）的测定方法很多，目前临床多采用酶法（COD-PAP）。

【原理】 酶法测定总胆固醇分如下三步进行。

1. 水解 血清中胆固醇酯在胆固醇酯水解酶（CEH）作用下水解成游离胆固醇和脂肪酸。

2. 氧化 生成的胆固醇和血清中原来存在的胆固醇一起，被胆固醇氧化酶（COD）氧化成 Δ^4-胆淄烯酮，并生成 H_2O_2。

3. 测定 H_2O_2 在 4-氨基安替比林（4-AAP）和酚存在时，经过氧化物酶（POD）催化,反应生成红色的醌亚胺,红色的醌亚胺在500nm的吸光度同标本中胆固醇浓度成正比。

【注意事项】

1. 氟化物和草酸盐等抗凝物质可使测定结果假性降低。

2. 血红蛋白＜2g/L和胆红素＜0.1g/L，对试验没有影响，但严重黄疸或重度溶血标本应做血清空白校正。血清和血浆均可供TC测定，但后者结果比前者低3%。

【参考值】 合适水平：＜5.20 mmol/L。边缘水平：5.23～5.69 mmol/L。升高：＞5.72 mmol/L。

【临床意义】

1. 增高 见于冠心病、糖尿病、肾病综合征（类脂性肾病）、阻塞性黄疸、甲状腺功能减退症、其他（长期吸烟、饮酒、应用某些药物）。

2. 减低 见于严重肝病、恶性肿瘤及恶性贫血等、甲状腺功能亢进、应用某些药物等。

十一、血清三酰甘油测定

三酰甘油（triglyceride，TG）是机体恒定的供能来源，主要存在于β-脂蛋白和乳糜颗粒中，直接参与胆固醇和胆固醇脂的合成。TG也是动脉粥样硬化的危险因素之一。

磷酸甘油氧化酶（GPO）法

【原理】 血清中三酰甘油在脂蛋白脂肪酶（lipoprotein lipase，LPL）作用下，水解成甘油和脂肪酸，甘油在甘油醇激酶（glycerokinase，GK）作用下与腺苷酸磷二钠（ATP）反应，生成3-磷酸甘油，再经磷酸甘油氧化酶（glycerophosphate oxidase，GPO）作用生成磷酸二羟丙酮和过氧化氢（H_2O_2），H_2O_2与4-氨基安替比林（4-AAP）及4-氯酚在过氧化物酶（peroxidase，POD）作用下，生成红色醌类化合物，其显色程度与TG的浓度成正比。

【参考值】 酶法为0.56～1.7mmol/L；≤1.7mmol/L为适合水平，＞1.7mmol/L为升高。

【临床意义】

1. 增高 见于冠心病；肥胖症、高脂饮食；糖尿病；肾病综合征；甲状腺功能减退症；阻塞性黄疸等。

2. 减低 见于严重肝病、甲状腺功能亢进、肾上腺皮质功能减退症；低β-脂蛋白血症和无β-脂蛋白血症等。

十二、血清高密度脂蛋白胆固醇测定

高密度脂蛋白（high density lipoprotein，HDL）是血清中颗粒密度最大的一组脂蛋白，是抗动脉粥样硬化因子。其测定方法很多，目前最常用的是选择性抑制法（SPD法）。

【原理】 血清中乳糜微粒（CM）、极低密度脂蛋白（VLDL）、低密度脂蛋白（LDL）与试剂中多聚阴离子及多聚体反应，在表面活性剂的作用下于脂蛋白周围形成稳定的保护层。当加入酶类、指示剂和表面活性剂后，去除剂迅速释放HDL，并在酶作用下单一催化HDL反应，显色的深浅与HDL的含量成正比。

【参考值】 1.03～2.07mmol/L；合适水平 ＞1.04mmol/L；减低≤0.91mmol/L。

【临床意义】

1. 增高 与TG呈负相关，与冠心病发病呈负相关；对防止动脉硬化、预防冠心病发生有重要作用。

2. 减低 动脉粥样硬化的脂类危险因素之一。

十三、血清低密度脂蛋白胆固醇测定

低密度脂蛋白（low density lipoprotein，LDL）是富含胆固醇的脂蛋白，是动脉粥样硬化的危险性因素之一。目前临床实验室多采用匀相法（表面活性剂法，SUR）测定血清LDL-C。

【原理】

VLDL、CM和HDL+表面活性剂Ⅰ+CEH和COD→胆淄烯酮+H_2O_2

H_2O_2+POD→清除H_2O_2，无色。

LDL-C+表面活性剂Ⅱ+CEH和COD→胆淄烯酮+H_2O_2。

H_2O_2+4-AAP+HSDA+POD→苯醌亚胺色素（红紫色）。

【参考值】 合适水平：≤3.12mmol/L。边缘水平：3.15～3.16mmol/L。升高：＞3.64mmol/L。

【临床意义】

1. 增高 AS的危险因素之一，与冠心病的发生呈正相关。

2. 减低 常见于无β-脂蛋白血症、甲状腺功能亢进、肝硬化、恶性肿瘤及吸收不良等。

十四、常见肝脏病检查项目的合理选择与应用

肝脏是人体重要器官之一，具有多种多样的物质代谢功能，由于肝脏功能复杂，再生和代偿能力很强，因此根据某一代谢功能所设计的检查方法，只能反映肝功能的一个侧面，而且往往须到肝脏损害到相当大的程度时，才能反映出来，因而肝功能检查正常也不能排除肝脏病变；另外，当肝功能试验异常时，也要注意有无肝外影响因素。

1. 健康检查 选择ALT、肝炎病毒标志物、血清蛋白电泳及A/G值测定；前两者可发现病毒性肝炎，后两者可发现慢性肝病。

2. 怀疑为无黄疸性肝炎时 对急性患者可查ALT、胆汁酸、尿液尿胆原及肝炎病毒标志物；对慢性患者加查AST、ALP、GGT、血清蛋白总量、A/G值及血清蛋白电泳。

3. 对黄疸患者的诊断与鉴别诊断时 应查STB、CB、尿胆原与胆红素、ALP、GGT、LP-X、胆汁酸。

4. 怀疑为原发性肝癌时 除查一般肝功能（如ALT、AST、STB、CB）外，应加查AFP、GGT及同工酶，ALP及同工酶。

5. 怀疑为肝脏纤维化或肝硬化时 除查ALT、AST、STB、A/G、蛋白电泳外应加查单胺氧化酶（MAO）、脯氨酰羟化酶（PH）及Ⅲ型前胶原N末端肽（PⅢP）等。

6. 疗效判断及病情随访 急性肝炎可查ALT、AST、前清蛋白、ICG、STB、CB、尿胆原及胆红素；慢性肝病可观察ALT、AST、STB、CB、PT、血清总蛋白、A/G值及蛋白电泳等，必要时查MAO、PH、PⅢP；原发性肝癌应随访AFP、GGT、ALP及其同工酶等。

（王学哲）

第四章　影像诊断学

第一节　神 经 系 统

一、正常颅脑 CT 表现

神经系统包括脑和脊髓，疾病非常复杂，包括肿瘤、外伤、血管疾病、先天发育异常等，检查技术众多，有 X 线、CT、MRI、PET-CT、超声等，目前特别是 CT 和 MRI 已经成为神经方面疾病的常规检查技术，要做到疾病的正确诊断，首先必须熟悉正常的影像表现，这是诊断的前提。

【病例】

1. 报告书写要点　分析颅脑 CT，要注意观察脑实质包括脑灰质和脑白质、小脑、脑干、脑室系统、脑池、脑沟、中线结构等，注意生理性钙化，包括苍白球、松果体、齿状核、脑膜等钙化。同时也要观察颅骨、头皮软组织及包含的部分鼻窦有无异常。

2. 报告示范　颅脑外形规则，脑实质密度正常，脑内未见异常密度灶，脑室系统规整，脑池与脑沟不宽，中线结构居中（图 4-1）。

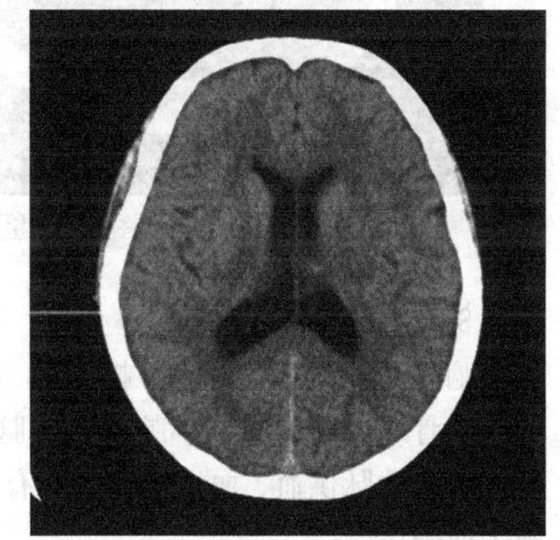

图 4-1　正常头颅 CT 表现

二、疾 病 诊 断

（一）脑肿瘤

常见的脑肿瘤为星形细胞瘤、脑膜瘤、垂体瘤、听神经瘤、颅咽管瘤和转移瘤等。影像学检查目的在于确定肿瘤有无，并做出定位、定量及定性诊断，各项影像学检查中，CT 和 MRI 为主要检查方法。

§1. 星形细胞瘤

星形细胞瘤病变位于白质，按恶性程度分为四级，Ⅰ级肿瘤通常呈低密度灶，分界清楚，占位效应轻，无或轻度强化。Ⅱ～Ⅳ级肿瘤多呈高、低或混杂密度的囊实性肿块，可有斑点状钙化和瘤内出血，肿块形态不规则，边界不清，占位效应和瘤周水肿明显，多呈不规则环形强化伴壁结节强化，有的呈不均匀性强化。

【病例】　星形细胞瘤

1. 报告书写要点　星形细胞瘤的 CT 和 MRI 诊断必须进行平扫和增强扫描，重点观察肿瘤的大小、形态、强化特点和瘤周水肿情况，以及肿瘤引起的占位效应。

2. 报告示范一　CT 平扫：左侧顶叶深部见斑片状混杂密度病变灶，中心部位密度低，病变前侧密度较高，可见点状钙化，周围见低密度水肿灶，左侧侧脑室受压，中线结构未见移位，其他脑质未见异常改变。

3. 报告示范二 MRI 增强：右侧颞叶深部见环形强化影，中心部位为低信号，壁厚薄不均，其前外侧见强化壁结节，中线结构轻微向左侧移位，其他脑质未见异常改变（图 4-2）。

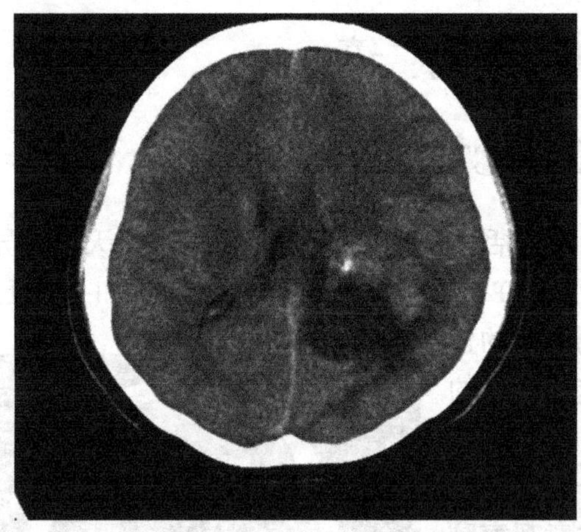
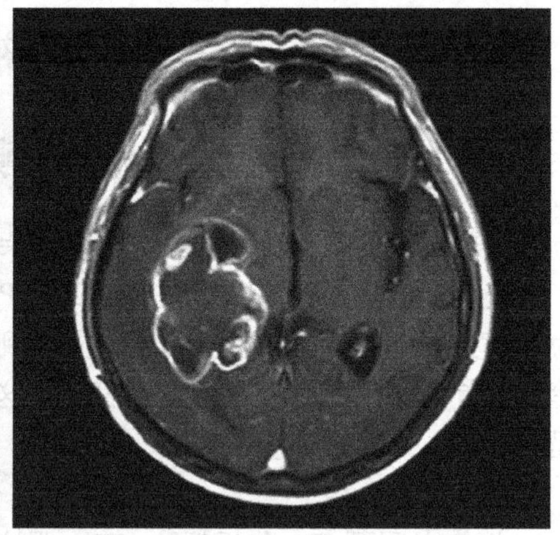

图 4-2 星形细胞瘤 CT 平扫与 MRI 增强

§ 2. 脑膜瘤

脑膜瘤起源于蛛网膜粒帽细胞，多居于脑外，与硬脑膜粘连。好发在矢状窦旁、脑凸面、蝶骨嵴、嗅沟、桥小脑角、大脑镰或小脑幕，少数肿瘤位于脑室内。肿瘤包膜完整，多由脑膜动脉供血，血运丰富，常有钙化，少数有出血、坏死和囊变。局部颅骨可见硬化、增生或破坏。

【病例】 脑膜瘤

1. 报告书写要点 脑膜瘤的 CT 诊断必须进行平扫和增强扫描，重点观察肿瘤的部位、大小、形态、密度与强化特点，以及肿瘤引起的占位效应及颅骨有无异常改变。

2. 报告示范一 CT 平扫：右侧额顶部见圆形高密度病变，边界清楚，病变紧贴前部大脑镰，病变周围脑组织受压，中线结构无移位，其他脑质未见异常改变。

3. 报告示范二 CT 增强：前额部见类圆形高密度病变，边界清楚，病变位于前部大脑镰，呈明显强化表现，中线结构无移位，其他脑质未见异常改变（图 4-3）。

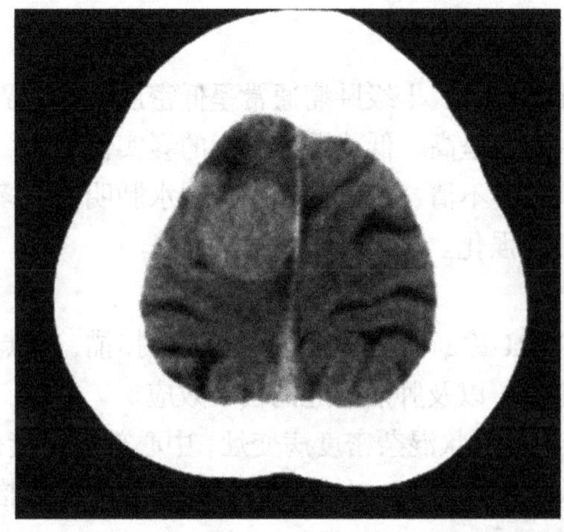
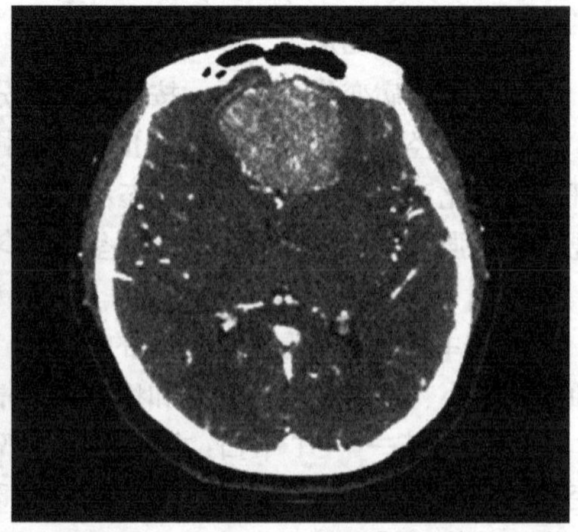

图 4-3 脑膜瘤 CT 增强

§3. 垂体瘤

垂体瘤绝大多数为垂体腺瘤，按其是否分泌激素可分为非功能性腺瘤和功能性腺瘤。功能性腺瘤包括泌乳素、生长激素、促性腺激素和促肾上腺皮质激素腺瘤等。直径小于 10mm 者为微腺瘤，大于 10mm 者为大腺瘤。肿瘤包膜完整，大腺瘤常因缺血或出血而发生坏死、囊变。肿瘤向上生长可穿破鞍隔突入鞍上池，向下可侵入蝶窦，向两侧可侵入海绵窦。

【病例】　垂体瘤

1. 报告书写要点　垂体瘤的诊断主要依靠 CT 和 MRI 检查，常见蝶鞍扩大，肿块向上突入鞍上池，可侵犯一侧或者两侧海绵窦。肿块呈等或略高密度，内常有低密度灶，均匀、不均匀或环形强化。微腺瘤平扫不易显示，增强呈等、低或稍高密度或信号结节。间接征象有垂体高度＞8mm，垂体上缘隆突，视交叉受压，垂体柄偏移和鞍底下陷。

2. 报告示范一　CT 平扫：垂体窝内见类圆形高密度病变影，边界清楚，密度均匀，鞍上池闭塞，其他脑质未见异常改变。

3. 报告示范二　MRI 增强：垂体窝内见类圆形明显强化的高信号病变影，边界清楚，信号均匀，鞍上池闭塞，病变突入蝶窦，蝶鞍扩大，其他脑质未见异常改变（图 4-4）。

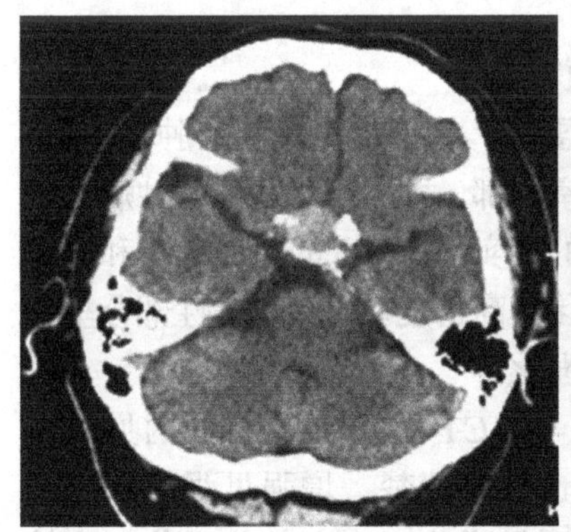
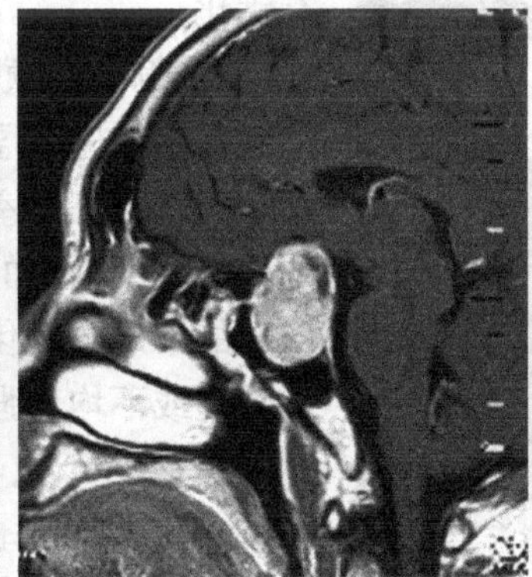
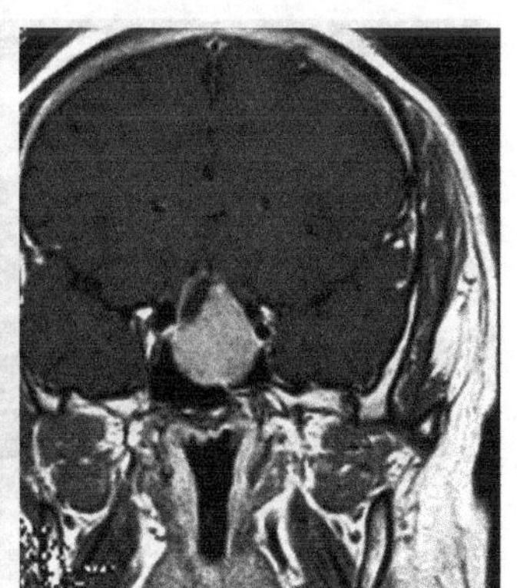

图 4-4　垂体瘤 CT 平扫与 MRI 增强

§4. 听神经瘤

听神经瘤是成人常见的颅后窝良性肿瘤，病变起源于听神经鞘膜，早期位于内耳道内，肿瘤较大时突入桥小脑角池内，肿瘤具有完整包膜，较大的肿瘤内可有出血、坏死、囊变等表现。临床上病人常有耳聋、耳鸣及听力下降。

【病例】　听神经瘤

1. 报告书写要点　听神经瘤的诊断主要依靠 CT 和 MRI，MRI 优于 CT，可见内耳道呈锥形扩大，骨质可破坏，病变位于桥小脑角池内，肿瘤呈低或高密度肿块或信号不均，瘤周轻至中度水肿，偶见钙化或出血，增强呈均匀、非均匀或环形强化。第四脑室受压移位伴幕上脑积水。

2. 报告示范一　CT 平扫：右侧桥小脑角池部位见轮廓不甚清楚的混杂密度病变，以低密度和等密度为主，右侧内听道呈锥形扩大，四脑室受压（图 4-5）。

3. 报告示范二　MRI 增强：左侧桥小脑角池部位见明显强化的轮廓较清楚的肿块影，病变周围见少量水肿无强化，四脑室受压，脑干轻微受压，其他未见异常改变（图 4-5）。

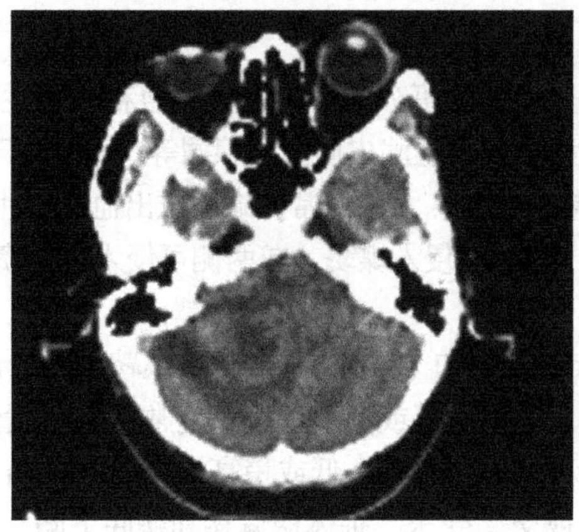
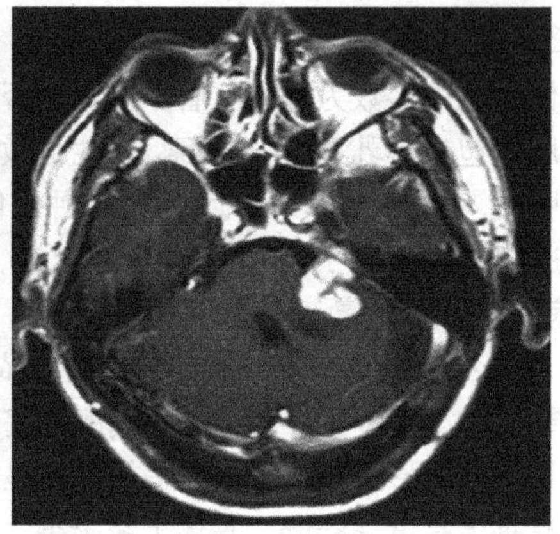

图 4-5 听神经瘤 CT 平扫与 MRI 增强

§5. 颅咽管瘤

颅咽管瘤是来源于胚胎颅咽管残留细胞的良性肿瘤，多见于儿童，多位于鞍区，肿瘤可分为囊性和实性，囊性多见，囊壁和实性部分多有钙化。

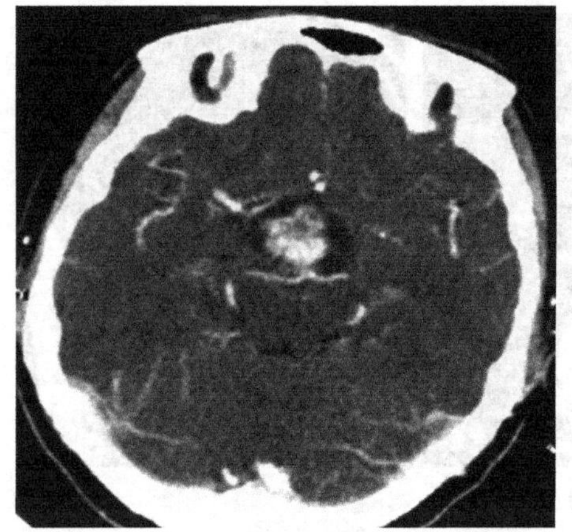

图 4-6 颅咽管瘤 CT 增强

【病例】 颅咽管瘤

1. 报告书写要点 鞍上池内类圆形肿物，压迫视交叉和第三脑室前部，可出现脑积水。肿瘤呈不均匀低密度为主的囊实性，囊壁的壳形钙化和实性部分的不规则钙化呈高密度。囊壁和实性部分呈环形均匀或不均匀强化。

2. 报告示范一 CT 增强：鞍上池内见软组织密度肿块影，边界较清楚，增强见强化密度不均匀，病变周边明显强化，中心部位强化幅度较低，鞍上池扩大，本病例为以实性结节为主的颅咽管瘤（图 4-6）。

3. 报告示范二 MRI 增强：鞍上池内见囊实性肿块影，形态不规则，边界较清楚，囊壁与实性部分见强化，囊内未见强化，鞍上池闭塞，病变突入至侧脑室，鞍上池扩大（图 4-7）。

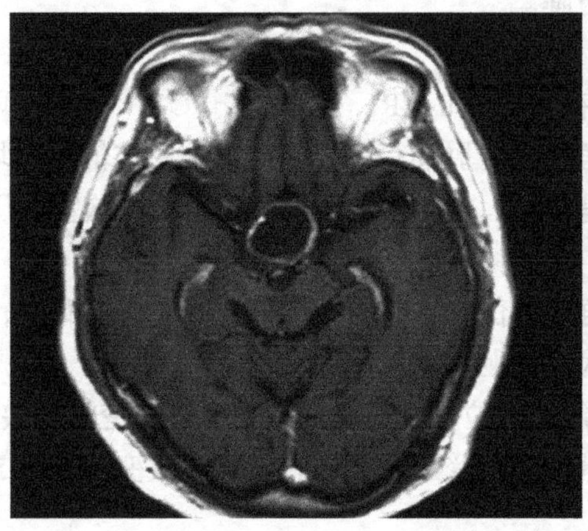
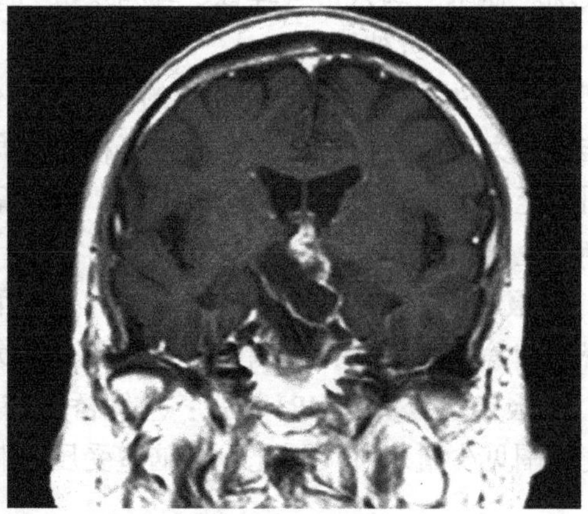

图 4-7 颅咽管瘤 MRI 增强，横断面与冠状面像

§6. 脑转移瘤

脑转移瘤发于中老年人，多分布在灰白质交界处，原发肿瘤多为肺癌、乳腺癌、前列腺癌、肾癌等，经血行转移而来。常为多发，易出血、坏死、囊变，瘤周水肿明显。

【病例】 脑转移瘤

1. 报告书写要点 脑内单发或多发结节，单发者常较大，常位于皮髓质交界区，呈等或低密度灶，瘤内有出血时密度增高，瘤周水肿较重，CT 与 MRI 增强扫描肿瘤呈结节状或环形强化，也可不均匀强化。在诊断时应注意瘤体小周围水肿重是脑转移瘤的特点。

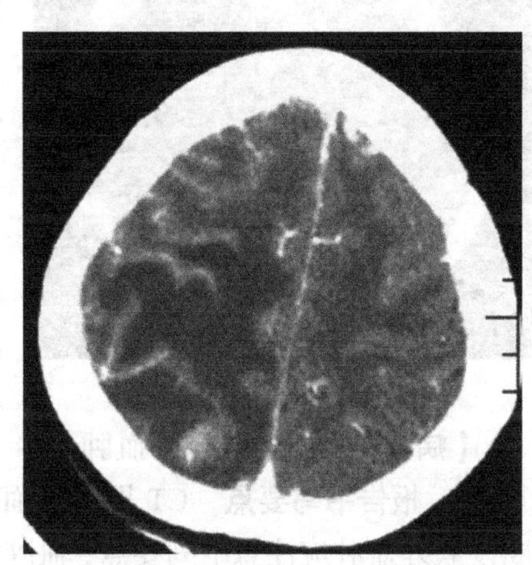

图 4-8　脑转移瘤 CT 增强

2. 报告示范一 CT 增强：右侧顶叶见大片低密度水肿区，边界较清楚，呈杵状改变，颅内板下方处见结节状强化影，边界较清楚，其他脑质未见异常（图 4-8）。

3. 报告示范二 MRI 平扫：T_2WI 左侧顶枕叶见大片长 T_2 水肿区，边界较清楚，边缘呈杵状改变，增强扫描于侧脑室旁与基底核区见 2 个大小不等的强化结节影，信号不均匀，病灶边界较清楚，其他脑质未见异常（图 4-9）。

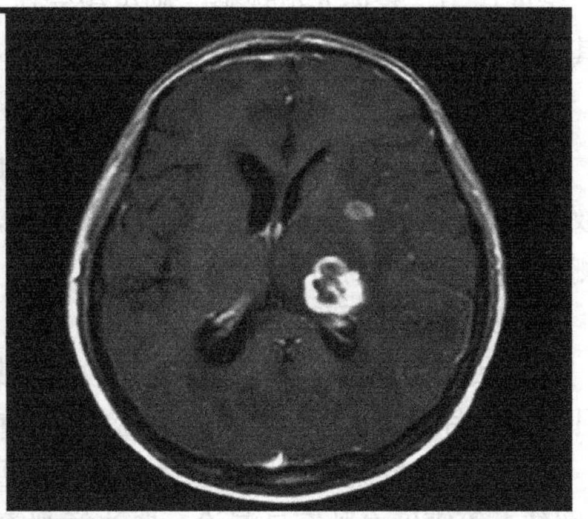

图 4-9　脑转移瘤 MRI

(二) 脑外伤

脑外伤非常多见，由于受力部位、外力大小、方向等不同，可造成不同程度的颅脑损伤，如脑挫裂伤、脑内血肿、脑外出血等，脑外出血又包括硬膜外血肿、硬膜下血肿和蛛网膜下腔出血。CT 是急性脑外伤最主要的检查技术。

§1. 脑挫裂伤

脑挫伤为脑内散在出血灶，静脉淤血、脑血肿和脑肿胀，脑裂伤则伴有脑膜、脑或血管的撕裂，两者常合并存在并不易区别，故统称为脑挫裂伤。

【病例】 两侧额叶脑挫裂伤

1. 报告书写要点 脑挫裂伤在 CT 图像上主要表现为低密度脑水肿区内见散在分布的斑片状高密度出血灶，伴有占位效应。病变可发生在脑内任何部位，但两侧额叶较多见，

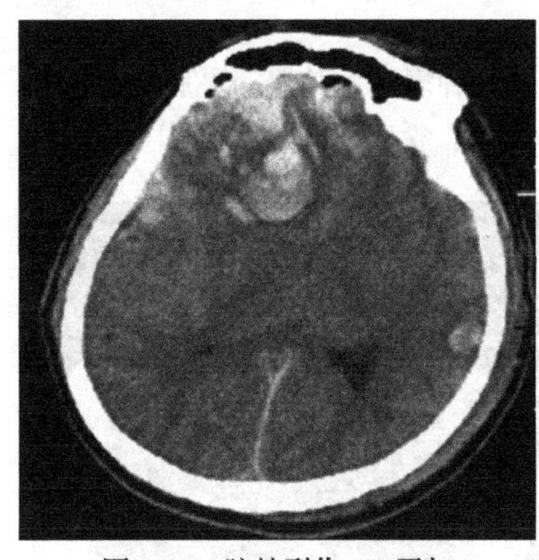
图 4-10　脑挫裂伤 CT 平扫

可发生在受伤部位，也可发生在对冲部位，可伴有颅骨骨折或其他脑内损伤。

2. 报告示范　两侧额叶见大片混杂密度影，边界不清楚，病变以右侧为重，病变内见低密度影伴散在多发高密度灶，前部大脑镰向左侧移位，右侧侧脑室受压。左侧颞叶见小圆形高密度影（图 4-10）。

§2. 硬膜外血肿

硬膜外血肿是非常常见的颅脑损伤之一，多由脑膜中动脉损伤所致，血液聚集在硬膜与颅骨之间的硬膜外间隙内，因硬膜与颅骨内板粘连紧密，故血肿较局限，呈梭形，常伴有颅骨骨折。

【病例】　左侧硬膜外血肿

1. 报告书写要点　CT 图像上血肿位于颅骨内板下方，呈梭形或半圆形高密度影，诊断硬膜外血肿应注意下列要点，血肿多位于颅骨骨折附近、不跨越颅缝、血肿呈梭形多见、血肿表面光滑。较大的血肿可见占位效应，也可合并其他颅脑损伤。

2. 报告示范　左侧顶骨内板下方见梭形高密度影，密度均匀，表面光滑规整，脑组织受压，脑内未见其他异常密度影，中线结构未见移位（图 4-11）。

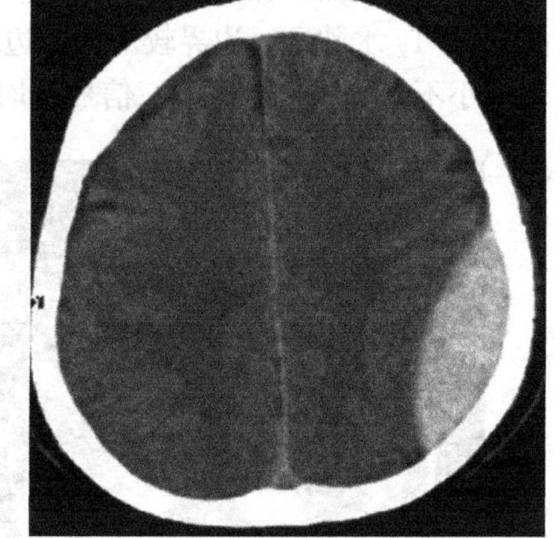
图 4-11　左侧硬膜外血肿 CT 平扫

§3. 硬膜下血肿

硬膜下血肿多由桥静脉或静脉窦损伤出血引起，血液聚集于硬膜下腔内，沿脑表面广泛分布，血肿的外侧面为硬膜，内侧面为蛛网膜。

【病例】　左侧硬膜下血肿

1. 报告书写要点　CT 图像上，急性期见颅板下新月形或半月形高密度影，常伴有脑挫裂伤或脑内血肿，脑水肿和占位效应明显。亚急性或慢性硬膜下血肿，常呈稍高、等、低或混杂密度影。CT 图像上等密度血肿容易漏诊，要注意观察有无占位效应表现。

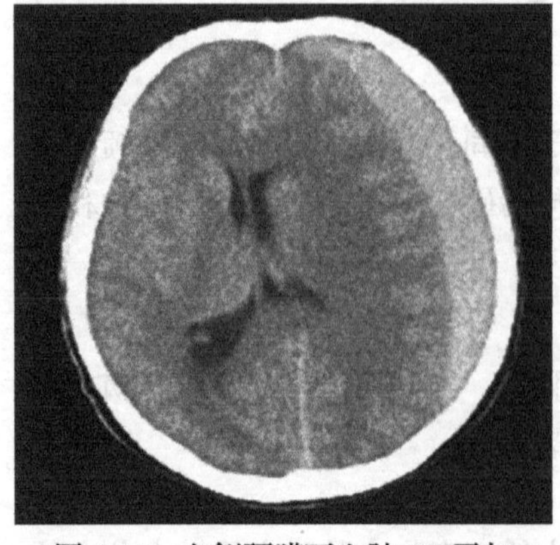
图 4-12　左侧硬膜下血肿 CT 平扫

2. 报告示范　左侧颅内板下方见长新月形高密度影，密度均匀，表面较光滑，脑组织受压内移，左侧侧脑室受压，中线结构向右侧移位，其他脑内未见异常密度影（图 4-12）。

（三）脑血管病

在临床上脑血管病非常常见，发病年龄有年轻化趋势，其中以脑出血和脑梗死更多见，CT 和 MRI 是诊断的主要手段；动脉瘤和血管畸形则需配合 DSA、CTA 或 MRA 检查诊断。

§1. 脑出血

高血压、动脉瘤、血管畸形、血液病和脑肿瘤等是自发性脑出血的常见病因，尤以高血压性脑出血常见，出血好发于基底核、丘脑、脑桥和小脑，易破入脑室。血肿及伴发的脑水肿引起脑组织受压、软化和坏死。在 CT 上血肿分为急性期、亚急性期和慢性期。

【病例】 左侧脑出血

1. 报告书写要点 急性期血肿呈边界清楚的肾形、类圆形高密度影，血肿周围水肿带宽窄不一，同侧脑室受压移位。出血破入脑室可见脑室内积血。随着血肿的吸收，可见血肿周围变模糊，水肿带增宽，血肿缩小并见密度减低，最后遗留大小不等的囊腔。

2. 报告示范 左侧基底核区见肾形高密度影，密度较均匀，边界清楚，病变周围见低密度影环绕，左侧脑室受压，中线结构向右侧移位（图 4-13）。

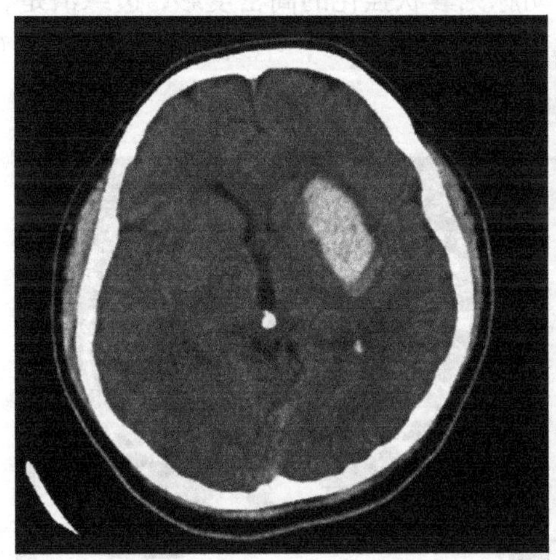
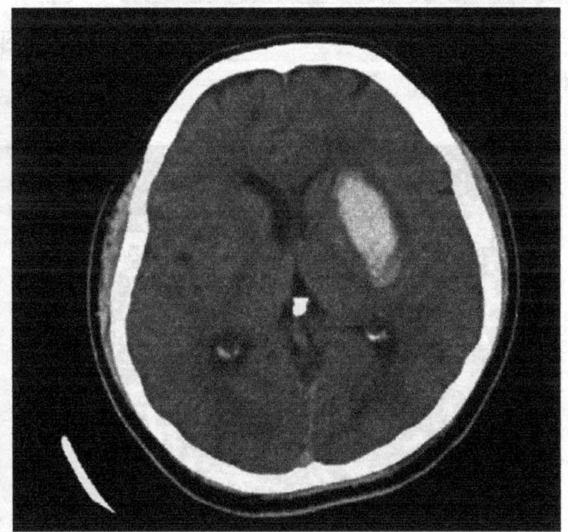

图 4-13　左侧脑出血

§2. 脑梗死

脑梗死是指多种病因所致脑血管闭塞而引起的脑组织缺血性坏死，在影像上脑梗死分为缺血性梗死、出血性梗死和腔隙性脑梗死。

【病例】 左侧脑梗死

1. 报告书写要点 脑梗死在 CT 上表现为低密度影，缺血性梗死其部位和范围与闭塞血管供血区一致，皮髓质同时受累，形状多呈扇形，病变范围大，可有占位效应，2～3 周时病变边缘可出现“模糊效应”，增强扫描可见脑回状强化，1～2 个月后形成边界清楚的低密度囊腔。出血性梗死 CT 表现为在低密度脑梗死灶内，出现不规则斑点、片状高密度出血灶，占位效应较明显。腔隙性梗死系深部髓质小动脉闭塞所致，病灶大小在 10～15mm 之间，好发于基底核、丘脑、小脑和脑干。MRI 对脑梗死灶发现早、敏感性高，优于 CT 检查。

2. 报告示范 左侧颞、顶、枕叶交界区见扇形低密度影，密度较均匀，边界较清楚，左侧侧脑室后角轻度受压，其他脑质未见异常，中线结构未见移位（图 4-14）。

§3. 颅内动脉瘤

颅内动脉瘤好发于脑底动脉环及附近动脉分支，多呈囊状，大小不一，囊内可有血栓形成。动脉瘤破裂是引起蛛网膜下腔出血的常见原因。

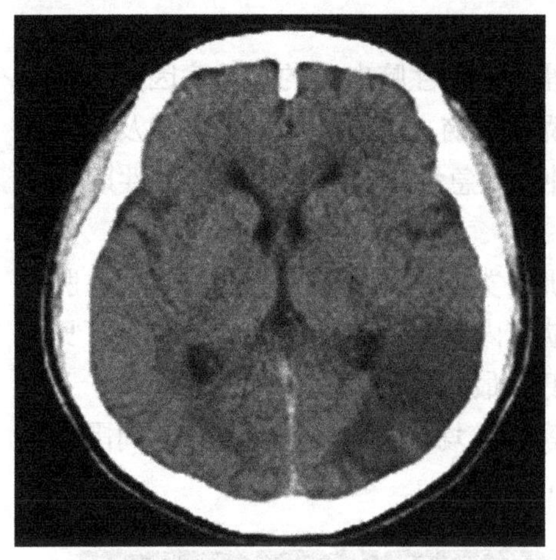

图 4-14　左侧脑梗死

【病例】　右侧大脑中动脉动脉瘤

1. 报告书写要点　动脉瘤的诊断必须进行 CTA 检查，在 CT 上动脉瘤分为三型：Ⅰ型无血栓动脉瘤，平扫呈圆形高密度区，均一性强化；Ⅱ型部分血栓动脉瘤，平扫中心或偏心呈高密度，血栓无强化，呈“靶征”；Ⅲ型完全血栓动脉瘤，平扫呈等密度灶，可有弧形或斑点状钙化，瘤壁环形强化。动脉瘤破裂时 CT 图像上多数不能显示瘤体，但可见并发的蛛网膜下腔出血。

2. 报告示范　CTA 横断面与三维图像，右侧大脑中动脉见囊状强化的高密度影，边缘清楚，脑实质内未见异常密度影，中线结构未见移位（图 4-15）。

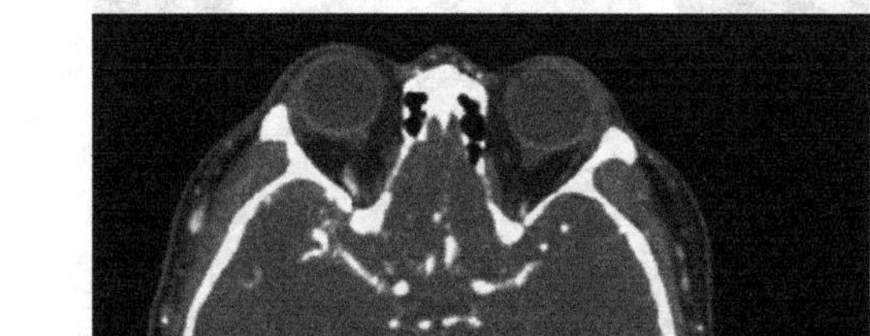

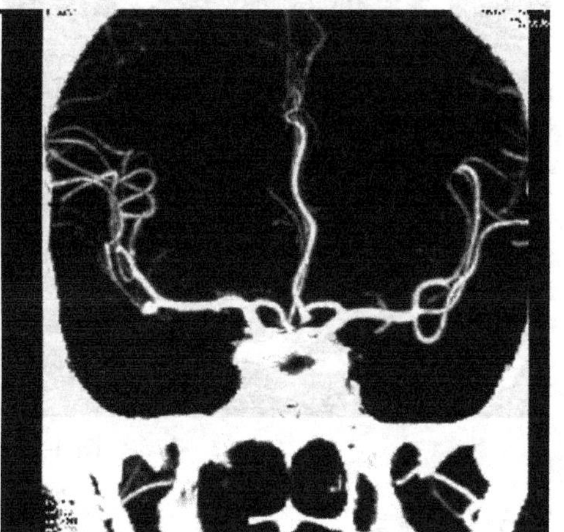

图 4-15　右侧大脑中动脉动脉瘤

§4. 脑血管畸形

脑血管畸形分为动静脉畸形、静脉畸形、毛细血管畸形、大脑大静脉瘤和海绵状血管瘤等。脑动静脉畸形（AVM）最常见，由供血动脉、畸形血管团和引流静脉构成。

【病例】　左顶叶脑动静脉畸形

1. 报告书写要点　CT 增强与 CTA、MRI、DSA 对动静脉畸形的诊断均敏感，在 CT 上病变为不规则混杂密度灶，可有钙化，并呈斑点或弧线形强化。MRI 可见扩张流空的畸形血管团，邻近脑质内的混杂、低信号为反复出血后改变。DSA 可直观地显示畸形血管团、供血动脉和引流静脉。

2. 报告示范　CT 平扫：左侧额顶叶见斑片状低密度影，边缘清楚，其他脑实质内未见异常密度影，中线结构未见移位。MRI 平扫：T_2WI 左侧额顶叶病变内迂曲扩张的血管影。DSA 左侧见大片异常血管团（图 4-16）。

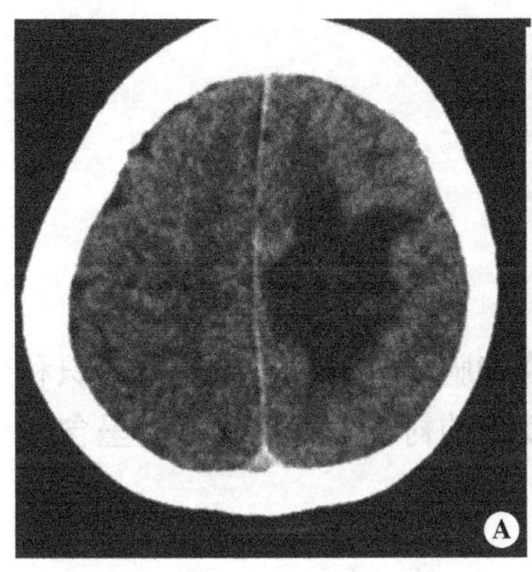
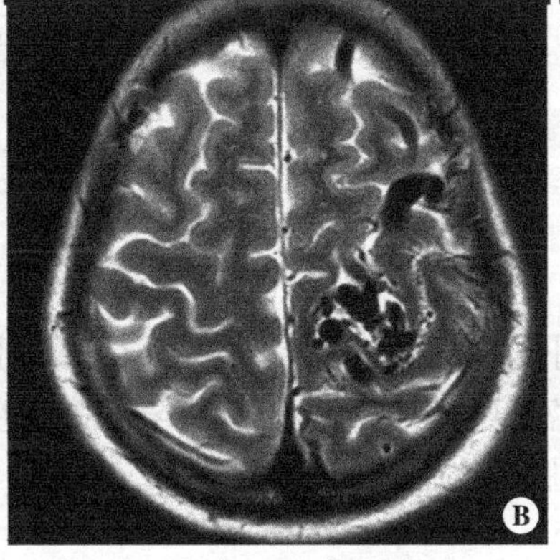
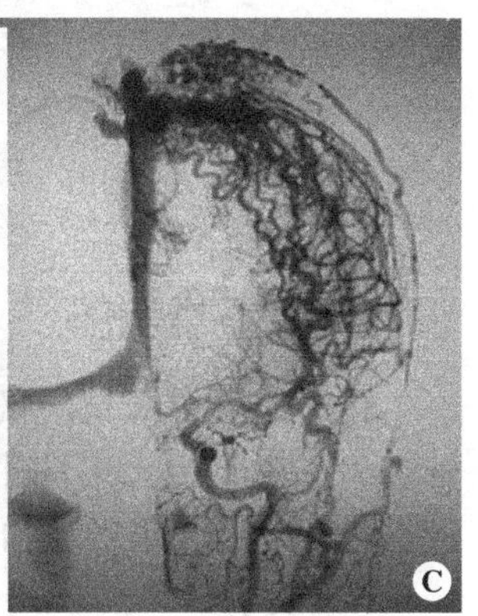

图 4-16　左侧脑血管畸形

A. CT；B. MRI；C. DSA

§ 5. 蛛网膜下腔出血

蛛网膜下腔出血分为自发性和外伤性，前者多为颅内动脉瘤或脑血管畸形破裂引起，血管破裂血液进入蛛网膜下腔。

【病例】　蛛网膜下腔出血

1. 报告书写要点　CT 上表现为脑沟、脑池内密度增高影，可呈铸形。出血多位于外侧裂池、鞍上池、环池、小脑上池或脑室内，大脑纵裂出血也多见，形态为中线区纵行窄带形高密度影。

2. 报告示范　CT 平扫：鞍上池、两侧外侧裂、环池、大脑纵裂内见高密度影，边缘清楚，四脑室内也见少量积血高密度影，脑实质内未见异常密度影，中线结构未见移位（图 4-17）。

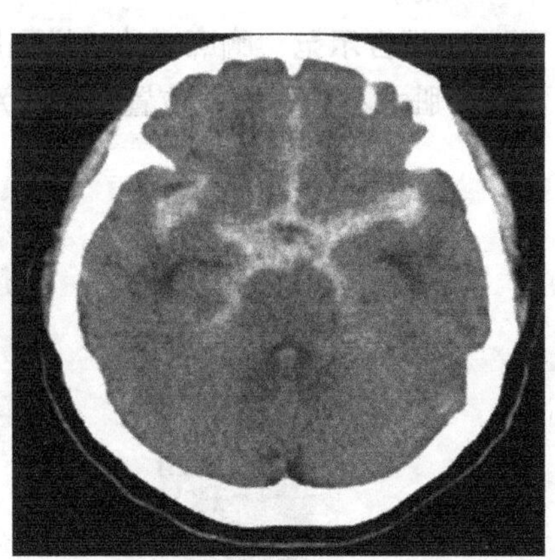

图 4-17　蛛网膜下腔出血

（四）脑脓肿

脑脓肿是化脓性细菌进入颅内引起的炎性病变，感染途径有：邻近感染蔓延到颅内、血源性感染、外伤和隐源性感染。病理上分为急性炎症期、化脓期和包膜形成期。

【病例】　右侧脑脓肿

1. 报告书写要点　CT 上脑脓肿急性炎症期呈大片低密度影，边缘模糊伴占位效应，增强无强化；化脓期在低密度区内出现更低密度坏死灶，轻度不均匀性强化；包膜形成期平扫见等密度环，中心为低密度并可有气泡影，呈环形强化，其壁完整或多房分隔。

2. 报告示范　CT 增强：右侧顶叶见环状强化影，壁厚薄均匀，中心未见强化，病变周围见环形低密度水肿影，无强化表现，其他脑实质未见异常，中线结构未见移位（图 4-18）。

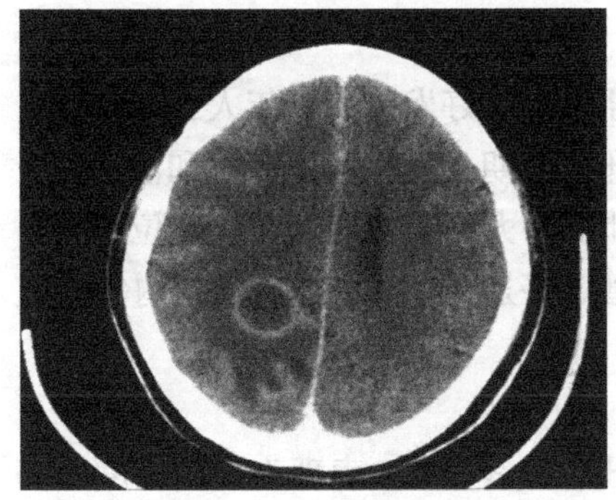

图 4-18　右侧脑脓肿

第二节 胸 部

一、肺

(一) 正常胸部

胸部的正常 X 线解剖包括胸廓、气管、肺、纵隔、胸膜和膈肌，胸廓又包括软组织和骨骼，在胸片上呈现不同密度的影像，胸廓和纵隔在高密度影的衬托下，双侧肺野呈含气透亮影，双侧膈肌将肺和腹部影像分隔开来。

【病例】

1. 报告书写要点 正常胸片报告的书写应按照一定顺序，对胸片上的影像进行较全面描述的原则，主要包括胸廓对称与否，纵隔结构的位置，双肺野纹理、透过度和肺门大小，心脏的形状、大小及位置情况，最后是膈肌和肋膈角。忽略以上任何一项的观察描述都是不应该的。

2. 报告示范 胸廓对称，纵隔居中。两肺野透过性良好，双肺野纹理清晰，肺门影不大。心脏大小、形态及位置正常。双侧膈肌光滑，肋膈角锐利（图 4-19）。

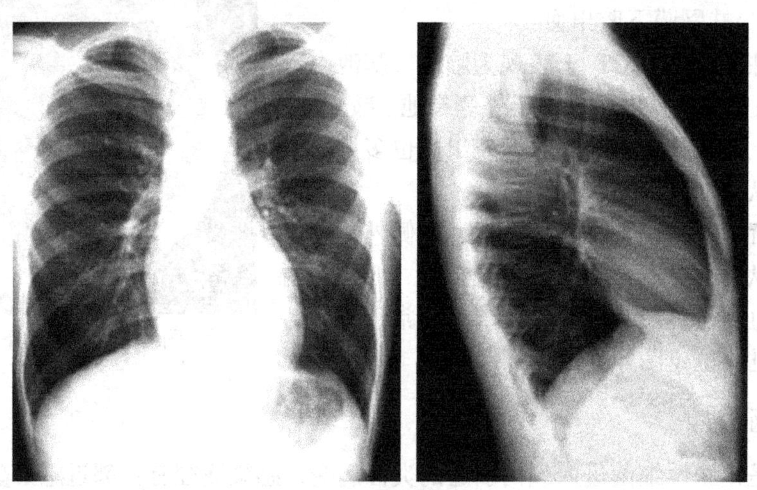

图 4-19 正常正侧位胸片

(二) 疾病诊断

§1. 大叶性肺炎

大叶性肺炎是主要由肺炎双球菌引起的细菌感染性疾病，好发于中青年人，起病急，症状重。按感染时间先后病理分四期，充血期、红色肝样变期、灰色肝样变期和消散期。X 线表现由于不同时期而不同，但主要改变为肺叶或肺段的大片实变影，在正侧位像上，可见靠近叶间胸膜的部位境界清楚，实变影内有支气管透亮影。CT 在显示病变内含气支气管具有优势。

【病例】 右肺中叶大叶性肺炎

1. 报告书写要点 大叶性肺炎主要病理为炎性渗出，X 线和 CT 表现为大片密度增高的实变影，形态和患病肺叶相似。但为了和肺脓肿、肺不张、中央型肺癌等相鉴别，应强调实变影的密度和体积，同时注意胸腔积液的有无和淋巴结的肿大，并尽可能动态观察病灶的变化。另外，右肺中叶大叶肺炎时上界为水平裂，比较清晰。

2. 报告示范一 正位像右肺中下野透过度减低，可见大片状密度增高影，密度均匀，上界清楚呈水平状，外侧缘边界不清，左肺纹理分布走行正常，双侧膈肌光滑，肋膈角锐利。侧位像病灶位于右肺中叶区，上界为水平裂、下界为斜裂前下部，边界清楚（图 4-20）。

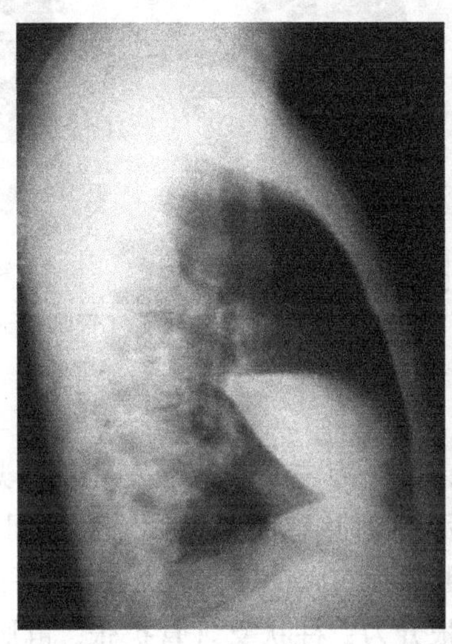
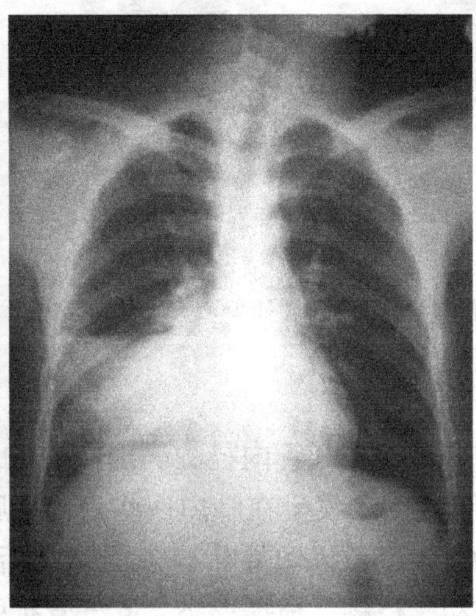

图 4-20 右肺中叶大叶性肺炎

3. 报告示范二 右肺下叶背段见大片状密度增高影，密度较均匀，内见空气支气管征，病变前缘以斜裂为界，右肺门不大。左肺纹理分布走行正常，未见异常密度影（图 4-21）。

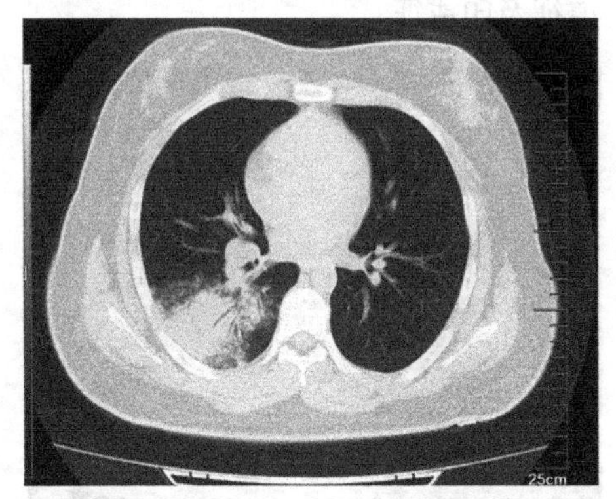

图 4-21 右肺下叶大叶性肺炎

§2. 支气管肺炎

支气管肺炎又称小叶性肺炎，是葡萄球菌、肺炎双球菌及链球菌等致病菌进入呼吸道后所致的支气管及支气管周围肺泡炎症。其多见于婴幼儿、老年人及极度衰弱的患者或为手术后并发症，临床上以发热、咳嗽、呼吸困难等为主要症状。X 线主要表现为肺纹理增强、模糊，沿肺纹理分布的小斑片状影。

【病例】 支气管肺炎

1. 报告书写要点 支气管肺炎因为是支气管及支气管周围肺泡炎，故典型表现为沿增强肺纹理分布的小斑片状阴影，与呈叶段分布的大叶性肺炎之大片阴影不同，而且无支气管气象。

2. 报告示范一 双肺纹理增强，左侧肺门影增大，左肺中下野纹理紊乱、模糊，沿肺纹理分布的小斑片状模糊影。心脏形状、大小在正常范围。双侧膈肌光滑，肋膈角锐利（图 4-22）。

3. 报告示范二 双肺纹理增强，两肺下野纹理紊乱、模糊，右肺中叶、两肺下叶见多发小斑片状模糊影，密度不均匀，边界不清楚，右肺中叶与左肺下叶病变见融合表现（图 4-23）。

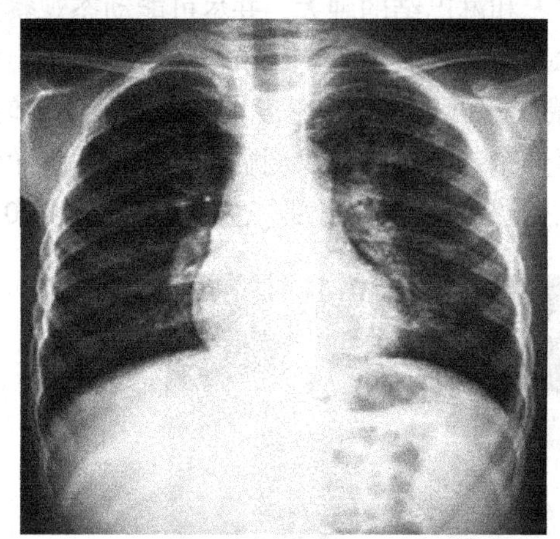

图 4-22　支气管肺炎

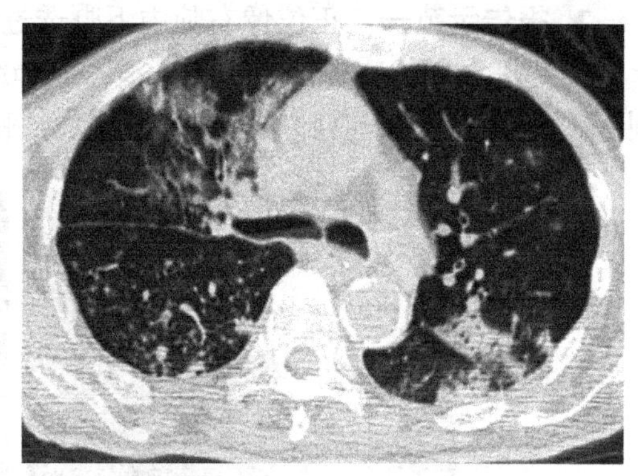

图 4-23　支气管肺炎

§ 3. 支气管扩张

支气管扩张是指支气管内径的病理性扩张，可分为先天性和继发性两种类型。继发性支气管扩张更为多见，发生在肺内一些病变之后，如肺结核、慢性肺炎、肺间质纤维化等。支气管扩张的发生部位以两下叶基底段、左肺舌叶和右肺中叶多见。在 X 线平片上主要表现为肺纹理增粗，模糊，根据形态，支气管扩张分为：柱状支气管扩张，静脉曲张型支气管扩张，囊状支气管扩张。也可几种支气管扩张形态并存。CT 表现与 X 线相同，可见轨道征及印戒征。

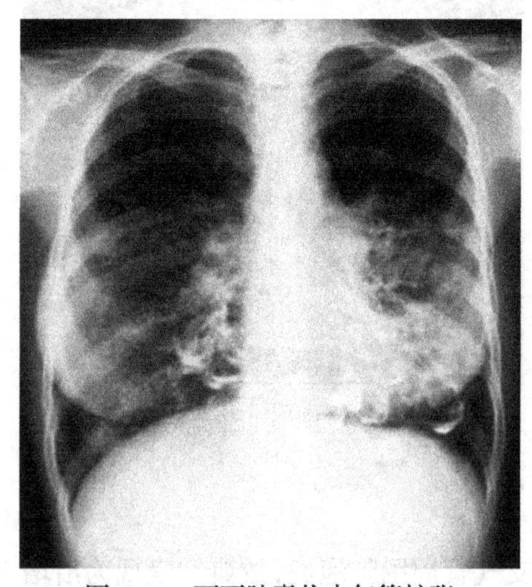

图 4-24　两下肺囊状支气管扩张

【病例】　囊状支气管扩张

1. 报告书写要点　囊状支气管扩张呈蜂窝状改变，合并感染时，囊腔内有液平，病变区支气管周围有斑片或大片状阴影。继发性支气管扩张常可发现导致支气管扩张的原发病，如肺结核、慢性肺炎或胸膜肥厚等。X 线平片对本病的诊断有一定限度，确定诊断需进一步支气管造影或 CT。

2. 报告示范一　双肺纹理增强、紊乱，以中下肺野为著，且双侧中下肺野内中带可见沿肺纹理走行分布的多发囊状透亮影，呈蜂窝状改变。左肺下野膈上区透过度增高，肺纹理减少。心脏形状、大小及位置在正常范围，双侧膈肌光滑，肋膈角锐利（图 4-24）。

3. 报告示范二　右下肺纹理增强、紊乱，右下肺可见多发大小不等的囊状透亮影，呈蜂窝状改变，囊壁厚薄不均匀，部分囊内见液平影，左肺未见异常（图 4-25）。

§ 4. 肺脓肿

肺脓肿是肺部化脓性炎症，病原菌以金黄色葡萄球菌和肺炎双球菌多见，根据病菌侵入途径分为支气管源性肺脓肿和血源性肺脓肿，可发生于儿童及成人。支气管源性肺脓肿多为单发，血源性肺脓肿为多发病灶。肺脓肿形成前表现为边缘模糊的斑片状或大片状阴影。脓肿形成后，在大片状阴影中可见密度减低区，内可见液平。脓肿吸收期可表现为空洞逐渐缩小乃至闭合，周围炎性渗出病灶可完全吸收不留痕迹，或残留纤维索条影。

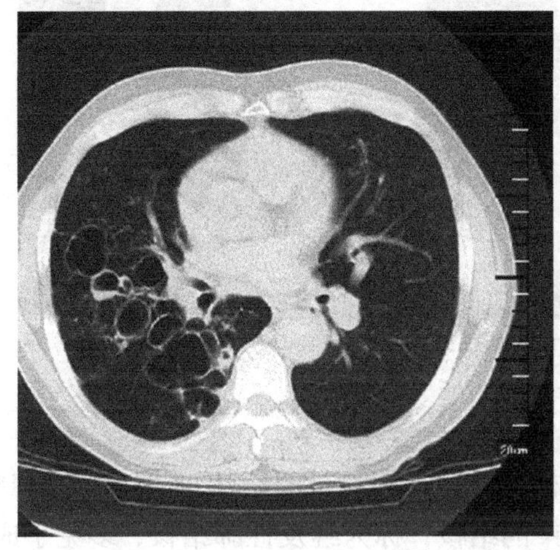
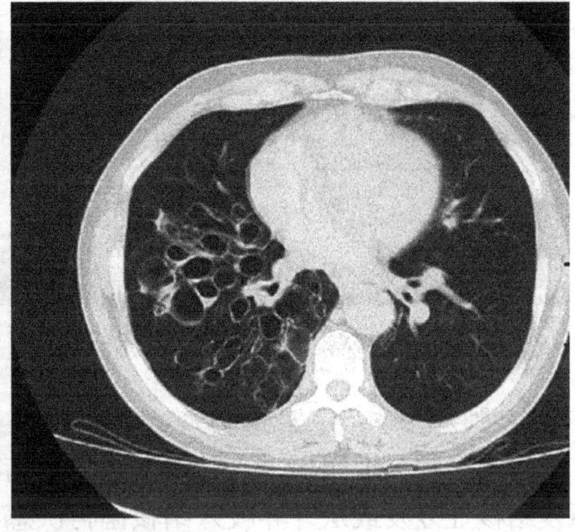

图 4-25　右下肺囊状气管扩张

【病例】　右肺下叶脓肿

1. 报告书写要点　单发的支气管源性肺脓肿典型表现为在大片致密阴影中有空洞形成，空洞内多可见气液平面，空洞壁一般较光滑。此种肺脓肿空洞因为周边大片炎性渗出性改变、洞壁光滑、洞内有气液平面、没有卫星灶等特点，与肺结核空洞及肺癌空洞较容易鉴别。CT 在显示肺脓肿的空洞方面具有优势。

2. 报告示范一　右肺中下野内中带可见大片密度增高影，其内密度不均，可见空洞，空洞内壁光滑，壁较厚，其内有气液平面。左肺纹理清晰。双肺门影不大。心脏形态、大小及位置在正常范围。双侧膈肌光滑，肋膈角锐利（图 4-26）。

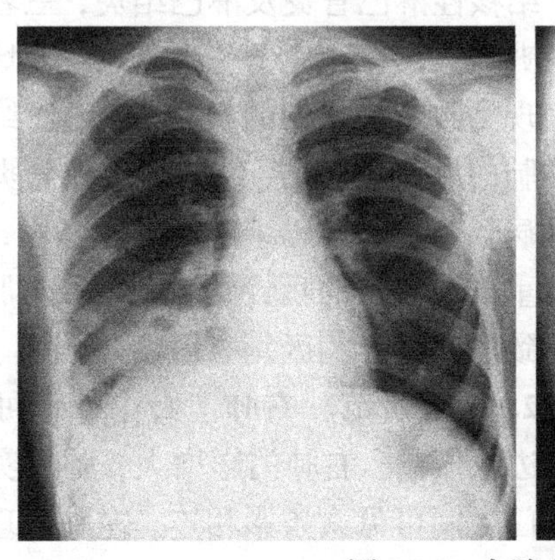
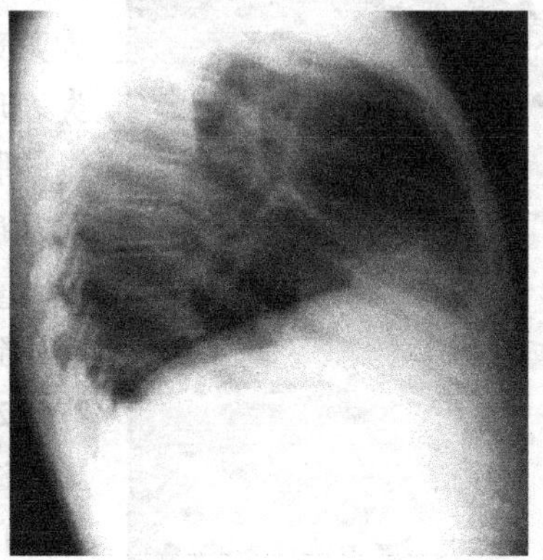

图 4-26　右肺中叶肺脓肿

3. 报告示范二　右肺下叶前基底段见斑团状影，密度不均，内见空洞阴影，洞壁厚，空洞内见液平，病变周围较模糊，其他肺野未见异常，肺门不大，未见胸腔积液征象（图 4-27）。

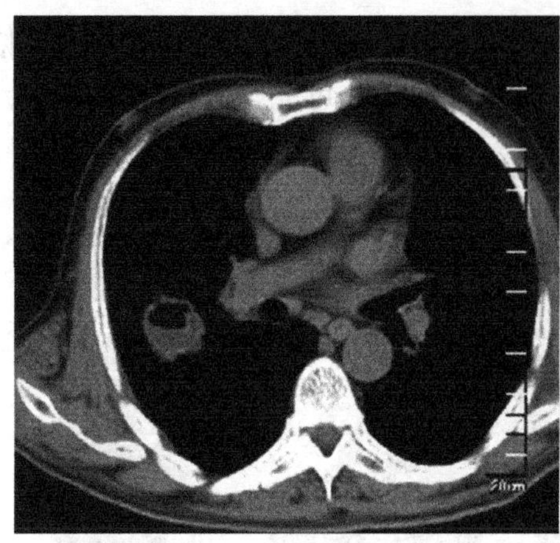
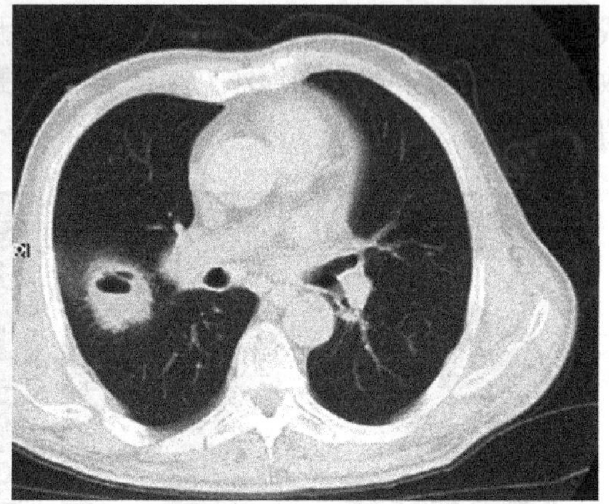

图 4-27 右肺下叶肺脓肿

§5. 肺结核

结核菌经呼吸道初次吸入肺部引起的肺结核，称为原发性肺结核，几乎均为儿童患病。由原发结核灶复发或从外界吸入结核菌再次感染的结核，称为继发性肺结核，多见于成人患者。肺结核属于一种特殊炎症。因结核菌数量、毒力及机体反应性状态的不同，可表现为不同的类型。肺内基本病变性质包括渗出性、增殖性和坏死性病变。以渗出性为主的病变主要表现为浆液性或纤维素性肺泡炎。以增殖为主的病变则形成具有一定特征的结核结节。以坏死为主的病变多由渗出性病变或增殖性病变发展而来。渗出性、增殖性及坏死性病变常同时存在于一个病灶内，而以其中某一种为主。肺结核的不同病理形态决定了其在X线平片上的不同阴影表现，肺结核的基本X线表现包括云絮状阴影，肺段、肺叶或一侧肺阴影，结节状阴影，球状或肿块阴影，空洞影，条索状、星状阴影及钙化阴影。

【病例 1】 右肺原发综合征

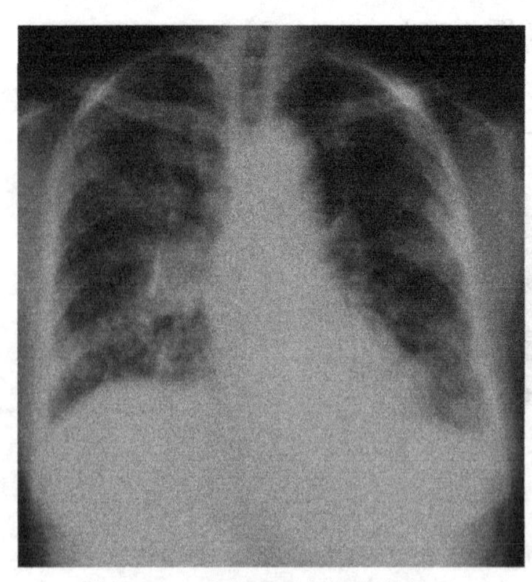

图 4-28 右肺原发性肺结核

1. 报告书写要点 原发综合征包括肺原发病灶、结核性淋巴管炎及淋巴结炎，三者形成哑铃状为其典型表现，在X线平片上原发病灶及病灶周围炎表现为致密而均匀的实变影，淋巴结炎为边缘模糊的肺门肿大淋巴结，结核性淋巴管炎则表现为肺原发病灶与肺门淋巴结之间的索条影，书写报告时应着重描述典型的哑铃状表现以便与肺叶、肺段炎症所致的实变影相区别。

2. 报告示范 右肺上野中外带可见片状实变影，边缘模糊，右肺门影增大，肺内实变影与增大的肺门之间可见索条影相连。左肺纹理清晰，肺门影不大。心脏形状、大小及位置在正常范围。双侧膈肌光滑，肋膈角锐利（图 4-28）。

【病例 2】 血行播散型肺结核（急性粟粒型肺结核）

1. 报告书写要点 急性粟粒型肺结核主要表现为两肺野呈磨玻璃样密度增高，分布于两肺的粟粒大小的结节阴影，大小均匀、密度均匀和分布均匀，即“三均匀”特点。书写报告时重点在于结节病灶“三均匀”的描述，以便与粟粒性转移癌、肺泡癌等鉴别。CT

能清楚显示肺内的小结节影。

2. 报告示范一　双肺野内均匀、弥漫分布大小相似的粟粒状结节影。双肺野透过度减低，呈磨玻璃状改变。肺门影不大。心脏形状、大小及位置在正常范围。双侧膈肌光滑膈角锐利（图 4-29）。

3. 报告示范二　双肺野内见弥漫分布大小相似的粟粒状结节影，密度均匀，边界清楚。双肺野透过度减低，呈磨玻璃状改变。未见胸腔积液改变（图 4-30）。

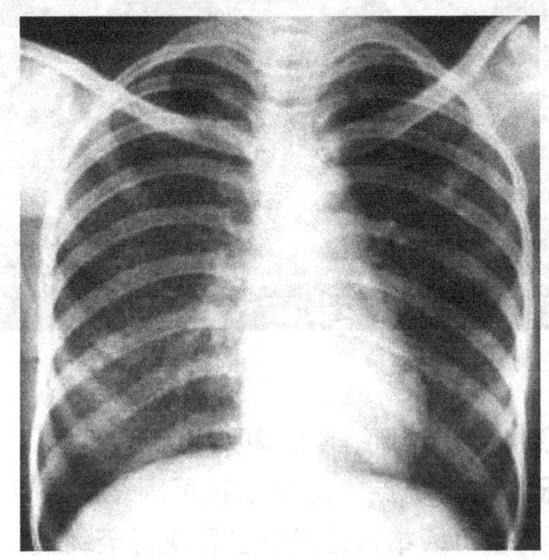

图 4-29　急性粟粒性肺结核

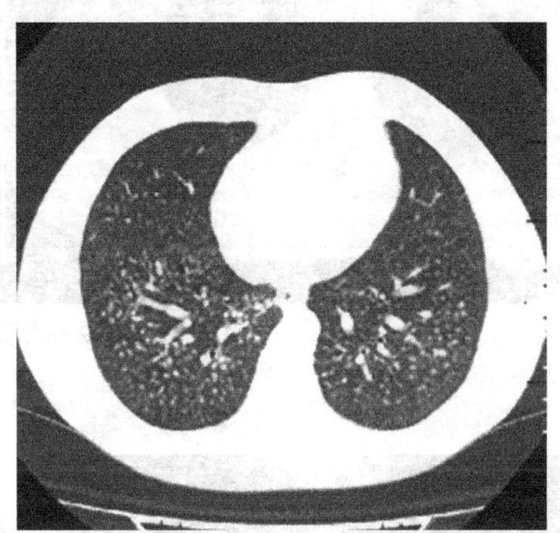

图 4-30　急性粟粒性肺结核

【病例 3】　双肺浸润型肺结核

1. 报告书写要点　此类结核是结核再感染所形成的新病灶，常发生在上叶尖后段和下叶背段，主要为渗出性肺泡炎。在 X 线和 CT 上表现为小叶、肺段或肺叶阴影，阴影边缘模糊。有时与大叶性肺炎、小叶性肺炎表现相似，但一般浸润型肺结核病灶内部密度不均匀，中央可见高密度或低密度阴影。

2. 报告示范一　左肺野透过度减低，双肺野可见多发斑片状模糊影，病灶内部密度不均，隐约可见索条及钙化影，边界不清。心脏形状、大小及位置在正常范围。右侧膈肌光滑，肋膈角锐利，左侧膈肌、肋膈角显示不清（图 4-31）。

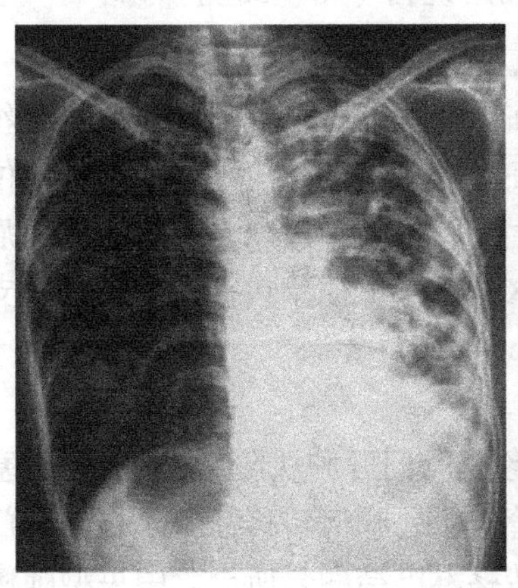

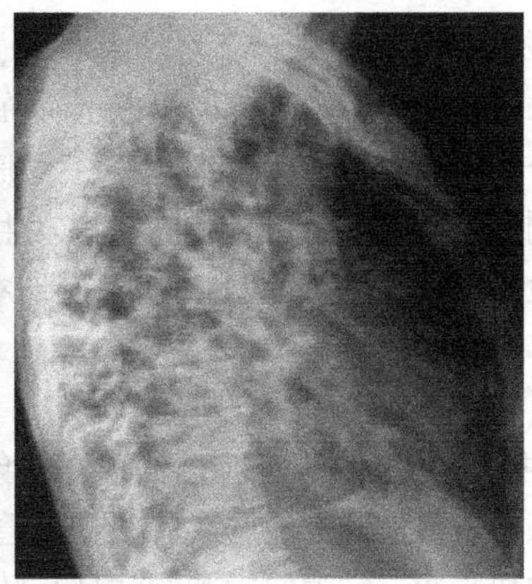

图 4-31　浸润性肺结核

3. 报告示范二 右上胸廓见萎陷，右肺上透亮度减低并见空洞性病变，洞壁较薄，内壁光滑，未见液平影，空洞周围见多发斑片、条索及钙化影，密度不均，右上胸膜见肥厚粘连，纵隔向右侧移位（图 4-32）。

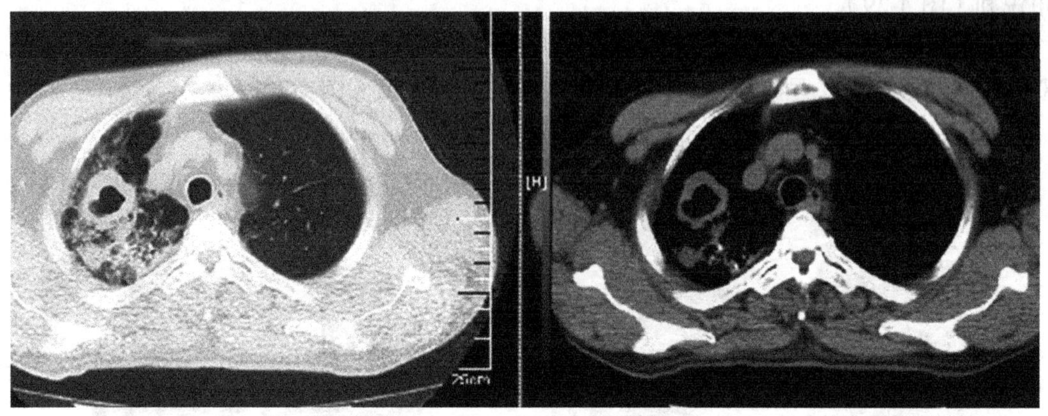

图 4-32 右肺上叶空洞性肺结核

【病例 4】 右侧结核性胸膜炎

1. 报告书写要点 此型结核可因结核病灶的直接蔓延，也可因结核菌经淋巴管逆行至胸膜，还可为弥漫至胸膜的结核菌体蛋白引起的过敏反应，在 X 线上主要表现为胸腔积液，报告书写时主要集中在对胸腔积液的描述上。在做出肺结核诊断时，应把 X 线检查、临床症状、体征及其他结核相关检查（如结核菌素试验、痰液检查）结合分析。

2. 报告示范 右侧中下肺野呈一致性密度增高，上缘为外高内低的弧线状，右肺门及右心缘显示不清，右侧肋间隙增宽，纵隔向健侧略移位，右侧膈肌显示不清。左肺未见异常，左侧膈肌光滑，左肋膈角锐利（图 4-33）。

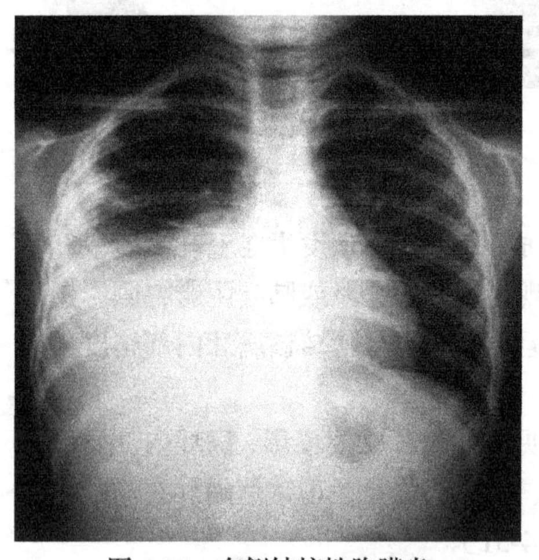

图 4-33 右侧结核性胸膜炎

§6. 原发性支气管肺癌

支气管肺癌发病年龄多在 40 岁以上，临床症状可有咳嗽、胸痛、咯血丝痰等。在病理组织学上分为鳞癌、腺癌、小细胞癌、大细胞癌等类型。按肺癌的发生部位主要分为中央型肺癌和周围型肺癌。中央型肺癌是指发生于肺段及肺段以上支气管的肺癌，周围型肺癌发生于肺段以下支气管。各型肺癌的主要 X 线和 CT 征象包括瘤体征象、支气管阻塞征象和胸部转移或胸膜受侵征象等。

【病例 1】 右肺上叶中央型肺癌

1. 报告书写要点 中央型肺癌的瘤体征象是肺门区肿块阴影，支气管阻塞的继发征象可出现肺不张、阻塞性肺炎、肺气肿和支气管扩张，胸部转移征象是指在肺门或（和）纵隔部位可见肿块阴影，常为原发肿瘤病灶与转移淋巴结融合所至。中央型肺癌需要与肺结核、慢性（机化性）肺炎及向肺野内突出的纵隔肿瘤相鉴别，中央型肺癌的肿块阴影密度一般较均匀，如肿块阴影内有结节或周围出现卫星灶时以肺结核多见，而慢性肺炎的阴影一般密度不均匀，可出现蜂窝状影像。

2. 报告示范一 右肺门区可见一较大的软组织肿块影，肿块边缘不甚清楚。右肺上叶呈肺不张的高密度影，水平裂呈反S状。左肺未见异常。双侧膈肌光滑，双肋膈角锐利（图4-34）。

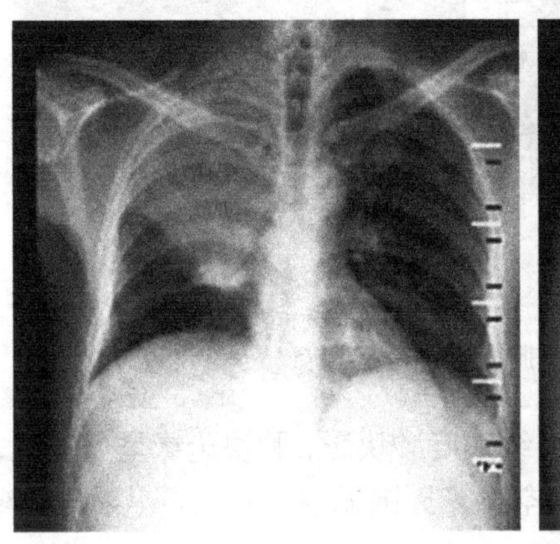
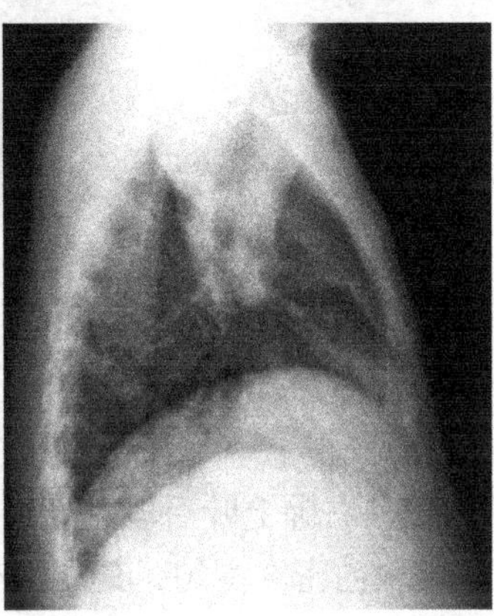

图4-34 右肺上叶中心型肺癌

3. 报告示范二 右肺门部可见一软组织密度肿块影，肿块包绕右肺上叶支气管，致使支气管壁增厚，管腔狭窄，右肺上叶呈肺不张改变，纵隔气管前间隙见一肿大淋巴结影，左肺未见异常（图4-35）。

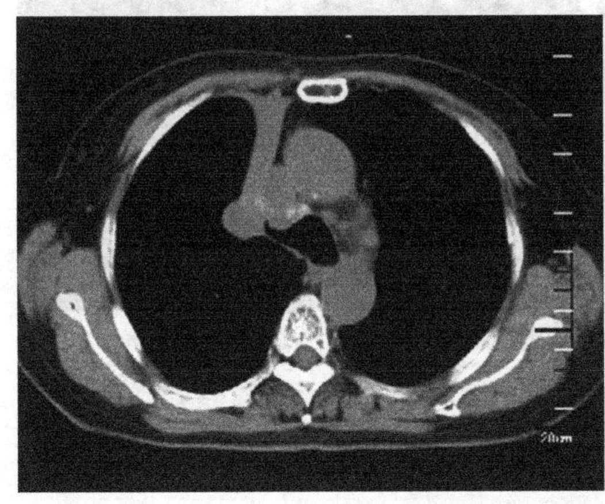
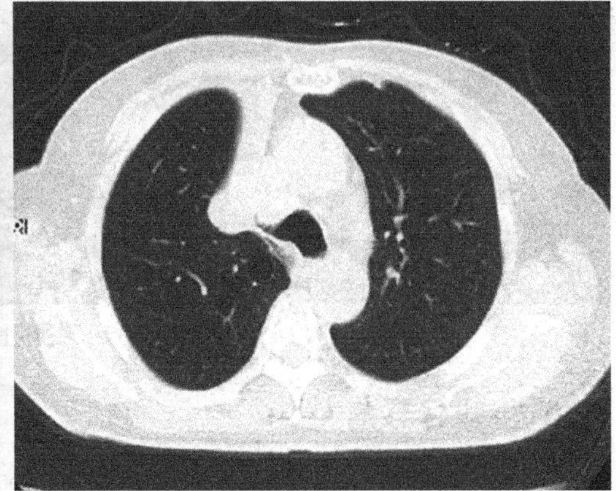

图4-35 右肺上叶中心型肺癌

【病例2】 右肺上叶周围型肺癌

1. 报告书写要点 周围型肺癌的基本征象为肿块，包括肿块边缘分叶征及毛刺，肿块内小泡征和空洞，较大支气管受累可表现为肺内肿块阴影与肺段不张或阻塞性肺炎并存。周围型肺癌尚需要与结核球鉴别，结核球多位于上叶尖后段及下叶背段，多无分叶，内可有空洞及不规则钙化，另外结核球周围常有卫星灶。CT对周围型肺癌的诊断优于X线检查。

2. 报告示范一 右肺中野中外带见一类圆形致密肿块影，肿块边缘见浅分叶，肿块内密度均匀，其内无空洞，周围无卫星病灶。右肺门影不大。左肺未见异常。心脏形状、大小及位置在正常范围。双侧膈肌光滑，肋膈角锐利（图4-36）。

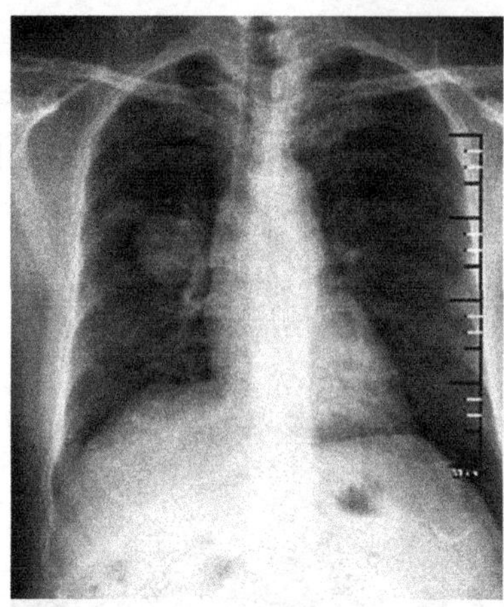
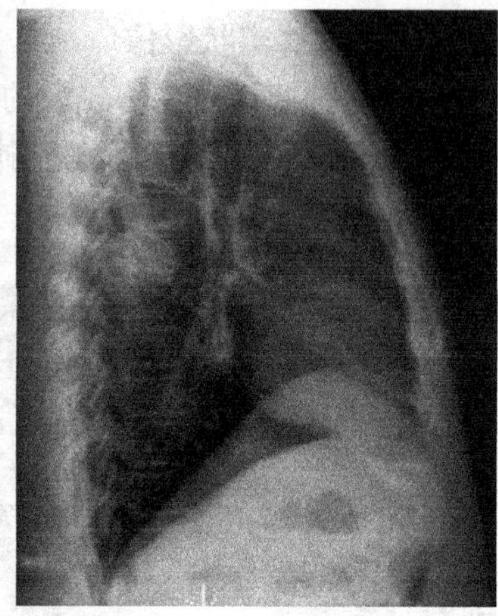

图 4-36　右肺上叶周围型肺癌

3. 报告示范二　右肺上叶后段见软组织密度肿块影，肿块边缘呈分叶状，有短细毛刺及胸膜凹陷征，肿块内密度均匀，其内无空洞，周围无卫星病灶。纵隔气管前间隙见一肿大淋巴结影，左肺未见异常（图 4-37）。

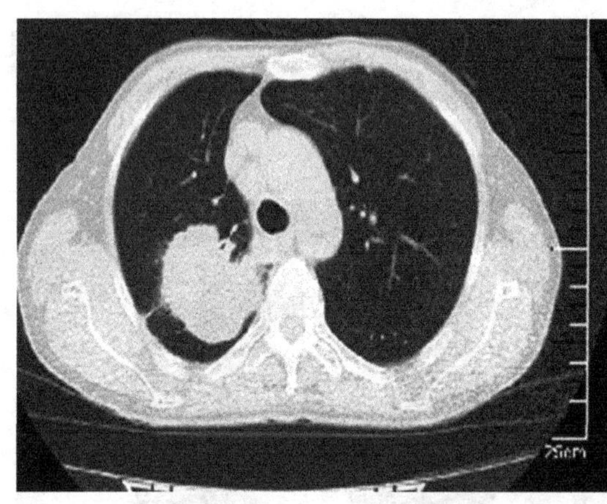
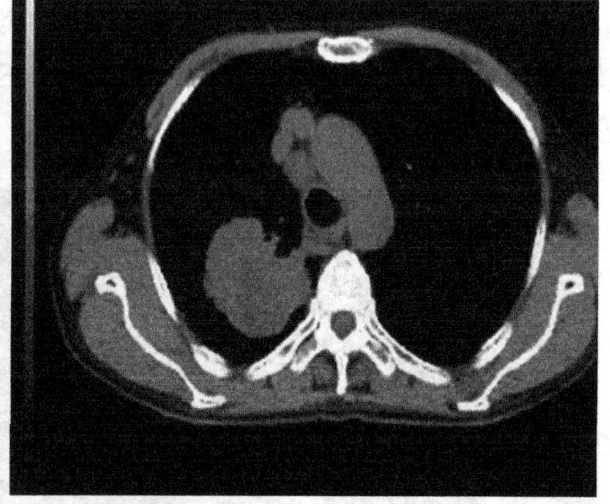

图 4-37　右肺上叶周围型肺癌

§7. 肺转移瘤

肺部是转移性肿瘤的好发部位，乳腺癌、结肠癌、肝癌等许多肿瘤均可转移至肺部，其转移途径包括血行转移、淋巴转移或直接蔓延。根据转移途径的不同，转移瘤的影像表现也不同。血行转移比较多见，多表现为两肺中下野多发散在小结节或球形阴影，病灶密度中等且均匀，边界清楚。直接蔓延见于一些纵隔、胸膜和胸壁软组织恶性肿瘤，表现为原发病灶附近形成结节或肿块。淋巴道转移表现为双肺中下野多发小结节或粟粒状阴影及网线状阴影。

【病例】　双肺多发转移瘤

1. 报告书写要点　经血行至肺部的转移瘤多表现为两肺中、下野多发的结节状或球形阴影，边缘清晰，密度均匀，有时转移瘤中央可形成空洞。从肿瘤的数量、部位、形态及密度很容易与其他疾病鉴别。

2. 报告示范一　双肺野内散在分布多发大小不等的类圆形结节影，病变以左肺为多，结节边缘清晰光滑，密度均匀，其内无空洞及钙化。双肺门影不大。心脏形状、大小及位置在正常范围。双侧膈肌光滑，肋膈角锐利（图 4-38）。

3. 报告示范二 双肺野内散在分布多发大小不等的类圆形结节影，病变以中下肺野中外带为多，结节边缘清晰光滑，密度均匀，双肺门影不大（图 4-39）。

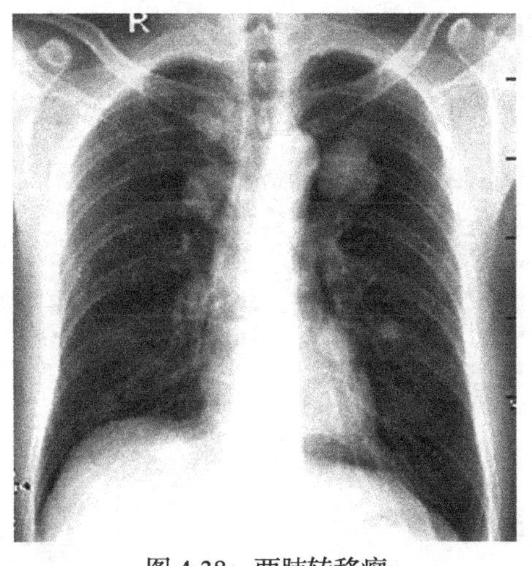

图 4-38 两肺转移瘤

§8. 肺水肿

肺水种是肺血管内的液体向血管外转移而引起的肺间质和肺泡腔内液体量增多，分间质性肺水肿和肺泡性肺水肿。间质性肺水肿时水肿液主要聚集在肺间质内，肺泡性肺水肿时过多的液体积聚在终末气腔内。在 X 线平片上前者以肺纹理模糊、支气管袖套征、KerleyB 线为主，后者以肺内斑片阴影和结节阴影为主。

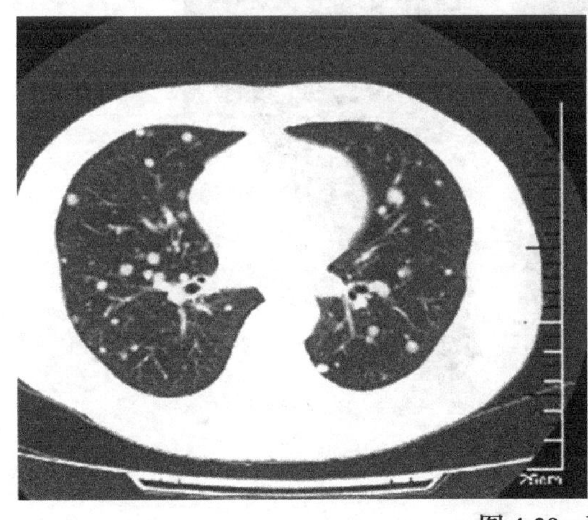

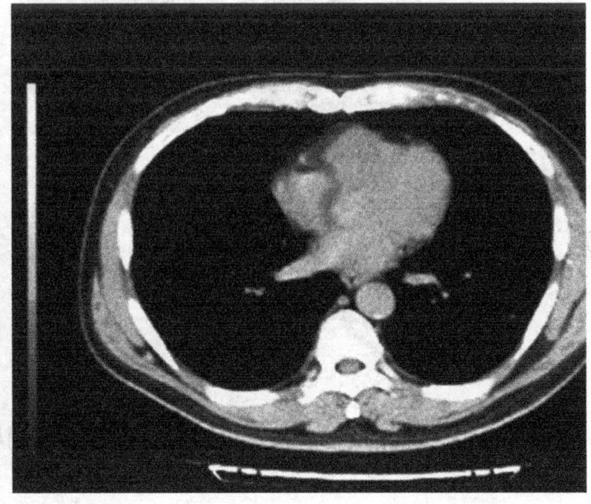

图 4-39 两肺转移瘤

【病例 1】 肺泡性肺水肿

1. 报告书写要点 肺泡性肺水肿早期的腺泡结节影可以很快融合成斑片状小叶实变影，或同时累及几个肺段的大片影，其内可见含气支气管影。一般实变影的边缘十分模糊。肺泡性肺水肿以双侧肺野内、中带分布为主，其密度自内至外逐渐变淡，肺野外带、肺尖及肺底部分布较少或正常，此即所谓中央型分布。此例中央型肺水肿气腔实变影广泛但不对称地分布在双肺各部，而且以右下肺野较为明显，表现为数个、较大的、轮廓清楚的类圆形实变影，形似原发或转移性肿瘤，较少见。但结合临床及心脏改变则容易诊断。

2. 报告示范 双肺野内以肺门为中心广泛分布斑片状实变影，尤以右肺下野为著，实变影密度较高，边缘模糊。双肺门影增大、模糊。心尖向左下移位。双侧膈肌光滑，肋膈角锐利（图 4-40）。

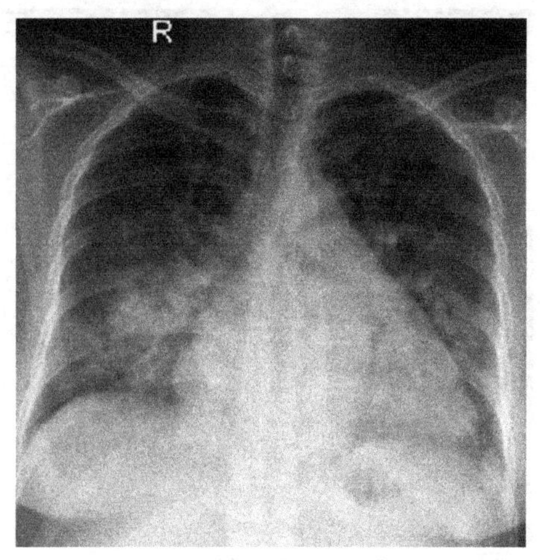

图 4-40 肺泡性肺水肿

【病例 2】 间质性肺水肿

1. 报告书写要点 由于肺静脉压力升高导致肺血重新分布，是肺淤血最早出现的影像学征象，表现为两上肺静脉分支扩张，而下肺静脉分支变细。小叶间隔积液使间隔增宽，形成小叶间隔线，即 KerleyB 线和 KerleyA 线。B 线和 A 线的出现为左心衰竭的可靠征象，又可作为间质性肺水肿的诊断依据。

2. 报告示范 双肺上野纹理增粗，右肺下野外带可见横行线状影与胸壁垂直，长 2～3cm，即 KerleyB 线，肺门影不大。心脏横径增大，心尖向左下移位。双侧膈肌光滑，肋膈角锐利（图 4-41）。

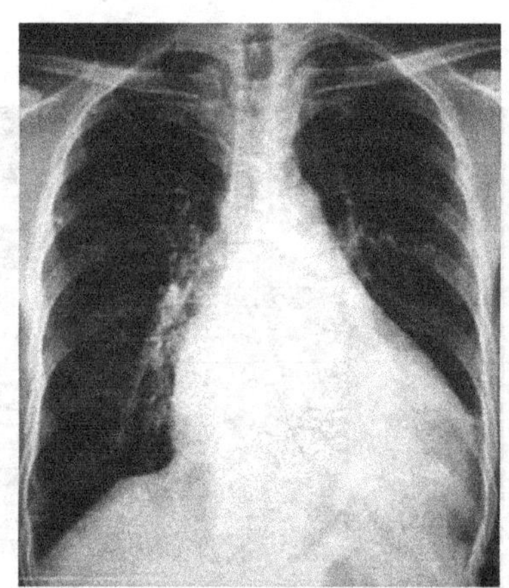
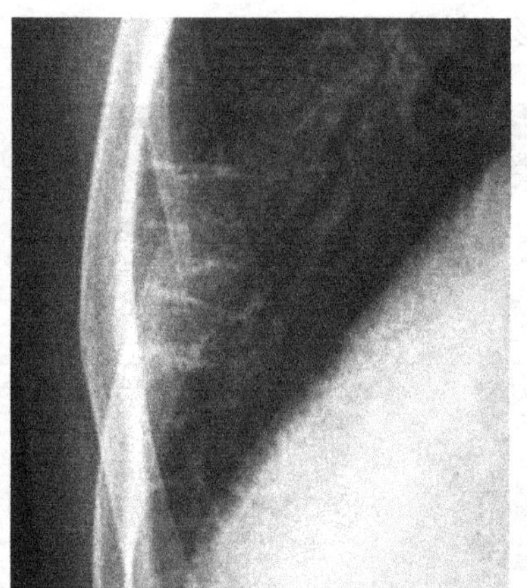
图 4-41 间质性肺水肿

二、纵　　隔

纵隔原发肿瘤较多，CT 是诊断的主要手段，尤其在判断肿瘤与周围结构间的关系上具有十分重要的价值。纵隔肿瘤早期无明显症状，肿瘤长大后产生压迫或侵及邻近器官，可出现相应压迫症状。纵隔肿瘤的影像诊断要注意以下原则：

1. 肿块位置与定性诊断 胸腔入口区多为甲状腺肿瘤；前纵隔区常见为胸腺瘤和畸胎瘤；中纵隔淋巴瘤最常见，其次为气管支气管囊肿；后纵隔区神经源性肿瘤多见。

2. 纵隔肿块的组织分析 CT 检查能鉴别实性、囊性和脂肪性病变，实性病变 CT 值常为 30～40HU 或以上，囊性病变 CT 值常为 0～20HU，但囊液内含有蛋白成分或囊内出血 CT 值常升高，脂肪性病变 CT 值一般为负值，其范围常为-100～-80HU。CT 增强扫描可了解肿瘤的血供情况，还能够对大血管病变进行鉴别。

3. 纵隔肿块良恶性鉴别 良性肿瘤边缘光滑锐利清晰，与邻近结构界限清楚。恶性肿瘤边界模糊不清，与邻近结构的脂肪层消失，附近的骨骼呈侵蚀性破坏，常并发胸腔和心包转移积液，可致上腔静脉受累梗阻等。

（一）胸内甲状腺肿

正常甲状腺位于下颈部气管两侧，当甲状腺下极部分深入到胸骨后或迷走到胸骨后即为胸内甲状腺，在此基础上发生增生肿大或伴有囊变、腺瘤等即为胸内甲状腺肿。

【病例】

1. 报告书写要点　胸内甲状腺肿在胸片上常发表现为上纵隔增宽，气管向一侧移位或变形狭窄。CT尤其是增强扫描可清楚显示肿块与颈部甲状腺相连，密度均匀，或可见囊性低密度及钙化等表现，病变与周围血管分界清楚。

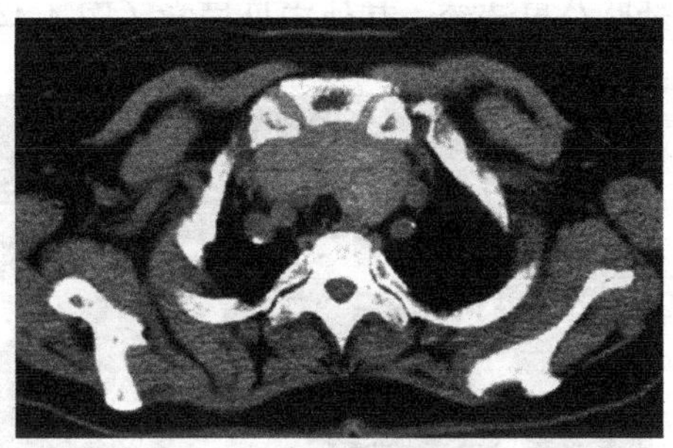

图4-42　胸内甲状腺肿

2. 报告示范　上纵隔胸骨后见包绕气管的软组织密度肿块影，密度较均匀，边界清楚，上纵隔血管外移，气管见外压改变，其他未见异常（图4-42）。

（二）胸腺瘤

胸腺瘤来源于未退化的胸腺组织，肿瘤小时一般无症状，肿瘤增大或肿瘤外侵则表现为局部压迫症状、全身反应及伴发疾病症状。胸腺瘤与重症肌无力关系密切，30%～50%的胸腺瘤患者伴有重症肌无力，而重症肌无力患者中有15%合并有胸腺瘤。胸腺瘤分良性和恶性，恶性称为侵袭性胸腺瘤。

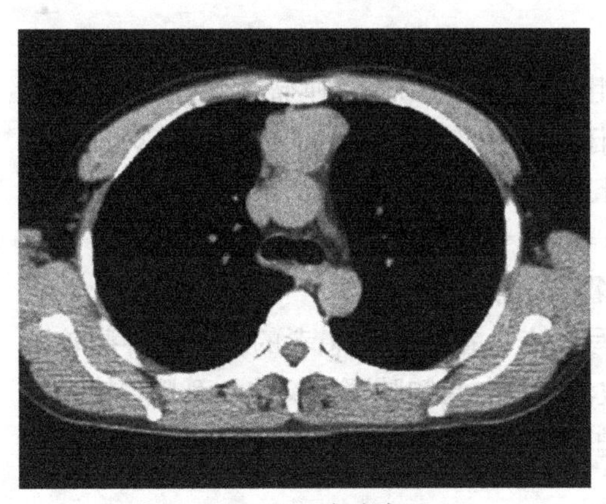

图4-43　胸腺瘤

【病例】

1. 报告书写要点　胸腺瘤诊断主要依靠CT检查，包括平扫和增强检查。影像上见上纵隔增宽，右侧多见。肿块密度可均匀，可见囊性低密度及钙化，气管常受压，良性肿瘤与周围血管分界常清楚，恶性者则分界不清，包绕周围结构，甚至侵犯肺、胸膜及心包，出现胸腔积液、心包积液等改变。

2. 报告示范　上纵隔胸骨后见软组织密度肿块影，密度较均匀，轮廓规则，病变与主动脉分界清楚，其他未见异常（图4-43）。

（三）畸胎瘤

畸胎瘤属于生殖细胞肿瘤，是纵隔非常常见的肿瘤，一般有2个或3个胚层的几种不同类型的组织构成，偶尔也可见由1个胚层组织成分占优势。纵隔部畸胎瘤大部分为良性肿瘤，占儿童畸胎瘤的70%，成人为60%。患者一般无症状，即使肿瘤巨大仍可无任何不适。有症状者主要为胸痛，咳嗽和呼吸困难。偶尔肿瘤破裂穿入气管支气管，囊内容物可咳出，常为豆渣样皮脂甚至有毛发及牙齿。病例上分2种类型，一是囊性畸胎瘤即皮样囊肿，另一类是实性畸胎瘤。

【病例】

1. 报告书写要点　畸胎瘤的诊断主要依靠CT和MRI检查，包括平扫和增强。影像上见上纵隔增宽。囊性畸胎瘤表现为厚壁囊性肿块，密度可均匀，增强壁见强化。实性畸胎瘤内见多种组织成分，可有钙化、脂肪、牙齿等，增强实性部位明显强化。如果病变轮廓不清楚，包绕周围结构，或生长较快，提示恶性。

2. 报告示范 上纵隔胸骨后见软组织密度肿块影，密度较均匀，轮廓规则，病变与主动脉分界清楚，其他未见异常（图 4-44）。

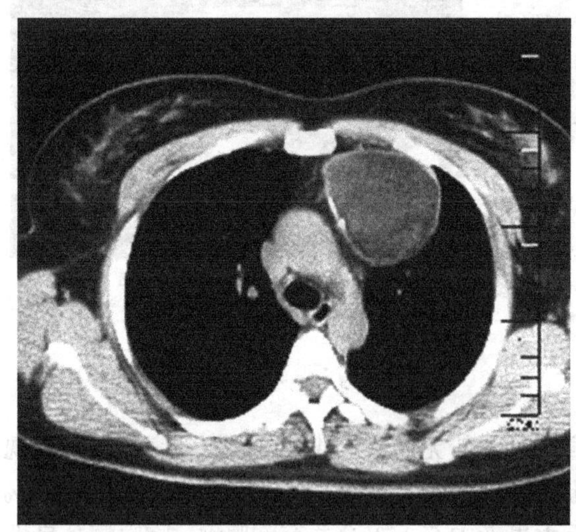

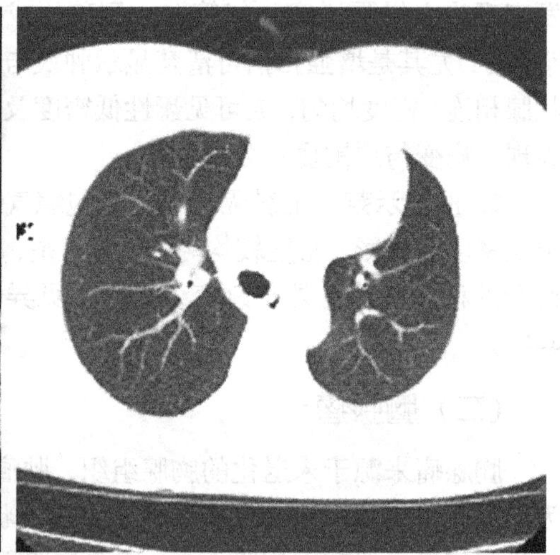

图 4-44 畸胎瘤

（四）恶性淋巴瘤

恶性淋巴瘤为发生于淋巴结或结外淋巴组织的全身性恶性肿瘤，包括霍奇金病（HD）和非霍奇金淋巴瘤（NHL）两大类型。任何年龄均可发病，以 20～40 岁多见，约占 50%。绝大多数纵隔恶性淋巴瘤仅是全身系统性淋巴瘤的一部分，以累及纵隔和肺门淋巴结多见。

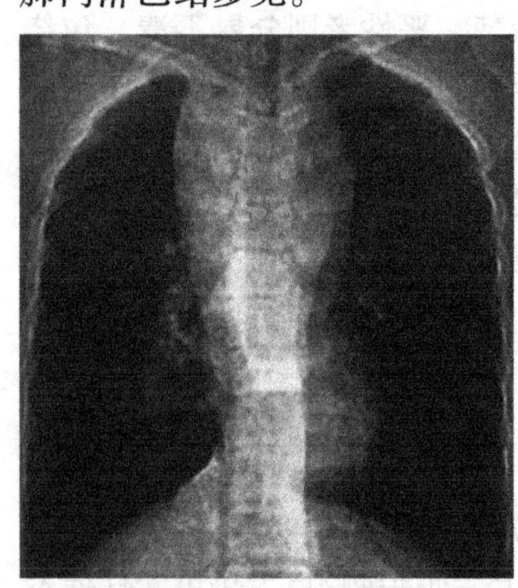

图 4-45 纵隔淋巴瘤

【病例】 霍奇金病

1. 报告书写要点 霍奇金病患者的纵隔内肿瘤轮廓清晰，边缘呈波浪状，向两侧肺野内突出，而且对较大气道有明显的压迫。需要与纵隔内的其他肿瘤如胸腺瘤等相鉴别。

2. 报告示范一 上中纵隔明显增宽，呈软组织密度，密度均匀，未见钙化，边缘清晰呈波浪状，气管受压变窄。双肺内纹理清晰，肺门影不大。双侧膈肌光滑，肋膈角锐利（图 4-45）。

3. 报告示范二 CT 见中纵隔增宽，可见多发肿大淋巴结影，并融合成团块状，密度较均匀，病变包绕各血管致轮廓不清楚，气管向后移位，两侧腋窝见多发淋巴结肿大（图 4-46）。

（五）神经源性肿瘤

神经源性肿瘤是后纵隔最常见的肿瘤，主要包括神经鞘瘤和神经纤维瘤，大多为良性，肿瘤多数无症状，常偶然发现，肿瘤较大时产生压迫症状。发生于副神经节的肿瘤常位于前纵隔，因肿瘤分泌肾上腺素可引起高血压或血压波动较大。

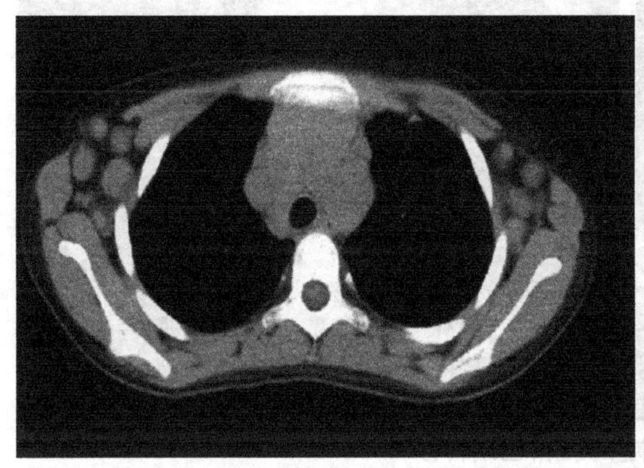
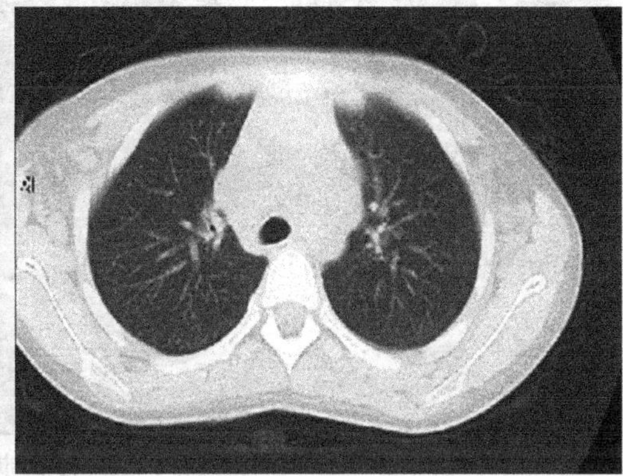

图 4-46　纵隔淋巴瘤

【病例】

1. 报告书写要点　CT或MRI增强扫描是诊断的主要技术手段，常显示肿瘤位于后纵隔，增强大部或部分强化，同时可见局部脊柱或肋骨的骨质改变等，如果可见肿瘤伸入椎管内，并且致同侧椎间孔扩大，肿瘤形态呈“哑铃状”改变，则常常为神经鞘瘤。

2. 报告示范　左侧后下纵隔见哑铃状软组织密度肿块，密度不甚均匀，内见点状钙化，肿瘤部分位于椎管内，部分位于椎管外，椎间孔明显扩大，病变部位椎体见破坏（图 4-47）。

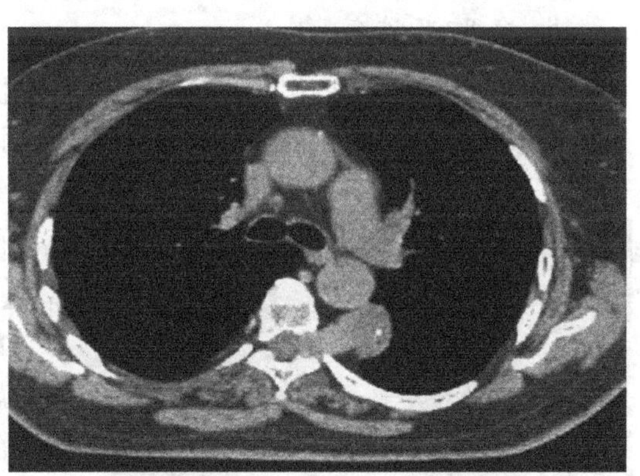

图 4-47　纵隔神经源性肿瘤

（六）纵隔淋巴结肿大

纵隔淋巴结大小变异很大，CT 对于淋巴结的诊断是形态诊断，不是病理诊断。取正常淋巴结的上限为 10mm，其正确率为 70%，淋巴结的大小与其所在部位有一定的关系。心膈角内淋巴结的直径不超过 6mm，右侧气管、支气管旁、主动脉、肺动脉窗等部位淋巴结的直径最大可达 11mm。

多种原因可以引起纵隔淋巴结肿大，如转移、淋巴结瘤、结核、炎症等。

【病例】　肺癌纵隔淋巴结转移

1. 报告书写要点　CT 增强是诊断纵隔淋巴结肿大的主要手段，测量淋巴结是否肿大应测淋巴结的直径，直径超过 10mm 为诊断淋巴结肿大的标准。关于纵隔淋巴结分组方法较多，可参考相关书籍熟悉。

2. 报告示范　右下肺背段软组织密度肿块影，密度均匀。纵隔隆突下可见多个肿大淋巴结影，并见融合成团块状，增强扫描轻度强化，病变侵及右侧主支气管（图 4-48）。

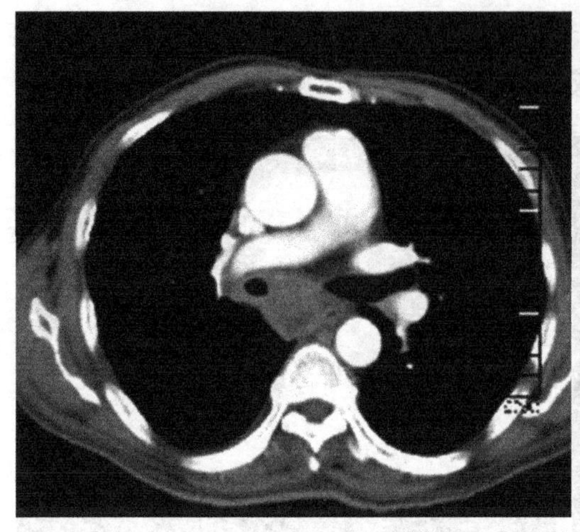

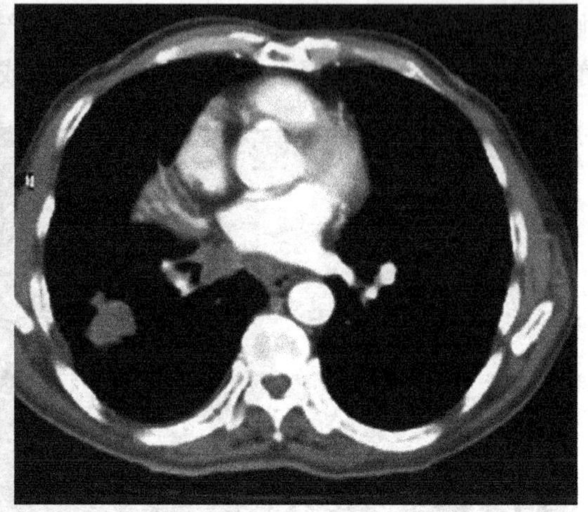

图 4-48　右下肺癌纵隔淋巴结转移

三、胸　　膜

§ 气胸及液气胸

气胸是指胸膜腔内出现气体，是胸膜损伤所致，发生气胸时可见被压缩的肺边缘。若发生开放性气胸，则胸腔内气体逐渐增多，肺明显压缩甚至萎陷。液气胸表现为胸腔内既有积气又有胸腔积液，液气胸影像表现为胸腔内液气平面。

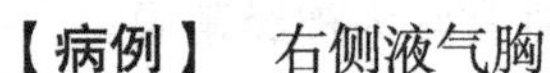

【病例】　右侧液气胸

1. 报告书写要点　气胸在 X 线平片上主要表现为患侧胸廓饱满，胸壁内侧可见无肺纹理的透亮区，在透亮区内侧可见被压缩的肺边缘。由于胸腔内气体的多少不同，肺被压缩的程度也不同。当胸内同时有积液，则表现为液气平面。如果患者有外伤史，还应注意有无肋骨骨折。

2. 报告示范　右侧胸腔上外侧部可见无肺纹理区，中野可见气液平面，右肺门区可见被压缩的肺边缘，右肋膈角及膈肌影消失；左侧肋间隙增宽，纵隔略向左移位，左肺纹理增强，左侧膈面光整（图 4-49）。

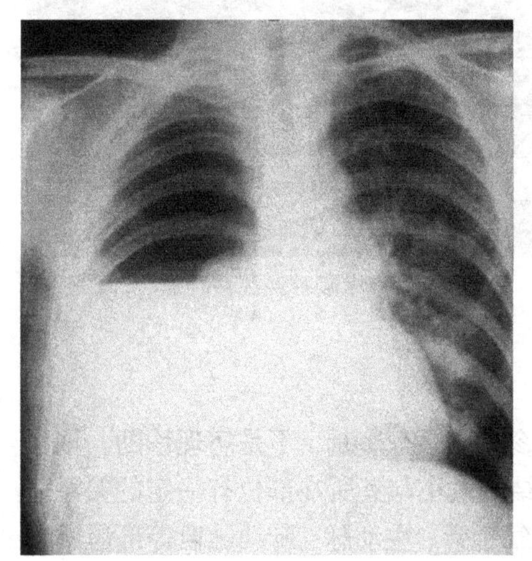

图 4-49　右下侧液气胸

四、乳　　腺

§ 乳腺癌

乳腺癌好发于 40～60 岁妇女，临床症状常为乳房肿块，疼痛，乳头回缩，乳头血性溢液。肿瘤广泛浸润时可出现整个乳房质地坚硬、固定，腋窝及锁骨上淋巴结转移。乳腺癌的早期诊断具有重要价值，影像学检查是主要的检查方法。

【病例】　右侧乳腺癌

1. 报告书写要点　乳腺钼靶是乳腺癌的重要检查方法之一，乳腺癌在 X 线片上的主要征象包括软组织密度肿块，密度常高于乳腺组织，肿块周边可见毛刺和簇状钙化；次要征象包括皮肤增厚和局限凹陷，乳头内陷和漏斗征，血运增加，阳性导管征及彗星尾征等。

2. 报告示范　乳腺钼靶片：右侧乳腺外上象限见密度明显高于乳腺的软组织肿块，肿块界限清楚，边缘见分叶和毛刺，病变部位乳腺皮肤增厚及凹陷，乳头内陷（图 4-50）。

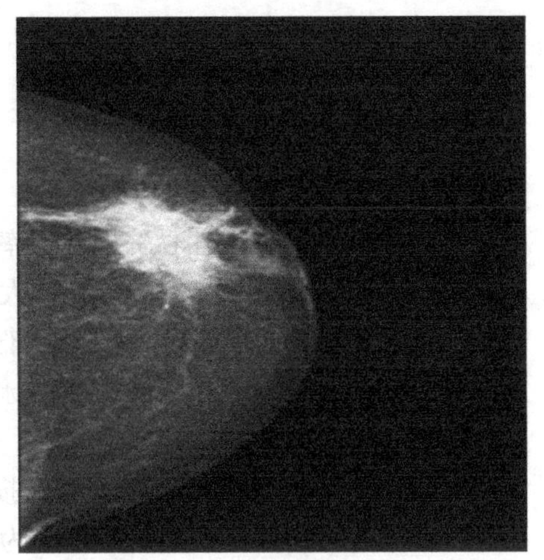

图 4-50　右侧乳腺癌

第三节　循环系统

一、正常心脏

心脏位于前中下纵隔，其 1/3 位于中线右侧，2/3 位于中线左侧。

【病例】　正常心脏三位片

1. 报告书写要点　心脏检查常采用后前位、右前斜位及左前斜位。心脏右缘上方为上腔静脉，下为右心房，左缘由上向下依次为：主动脉结、肺动脉段及左心室。评估心脏大小常用的方法为心胸比率，在充分吸气后摄片，正常成人这一比例为 1/2 或 50%以下，未成年人则较大些。

2. 报告示范　双肺野透过度正常，血管纹理清晰，肺内未见异常密度区。心脏及大血管影在正常范围，心脏各弓形态正常，心胸比值＜50%。双侧膈肌光整，肋膈角锐利。右前斜：心前间隙呈三角形，左心房压迹正常，胃泡位置靠近侧前胸壁；左前斜：心前间隙呈矩形，主动脉窗清晰，胃泡位置与椎体前缘重叠（图 4-51）。

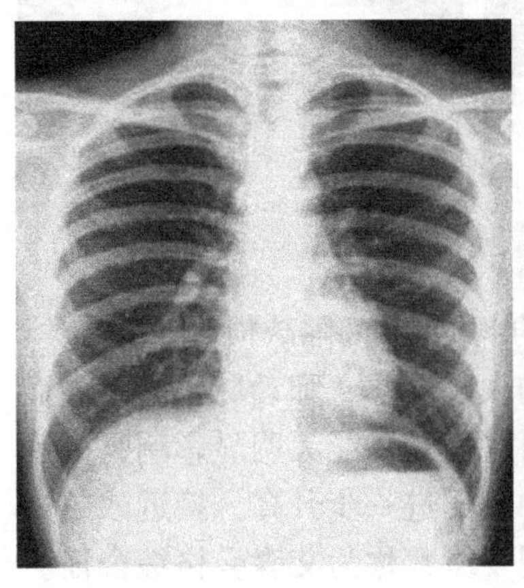
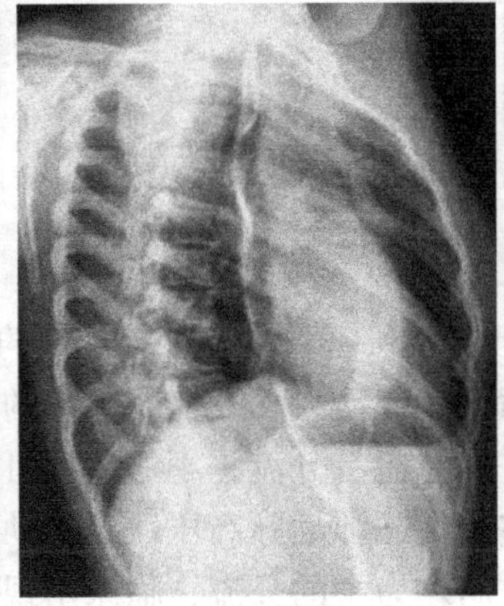
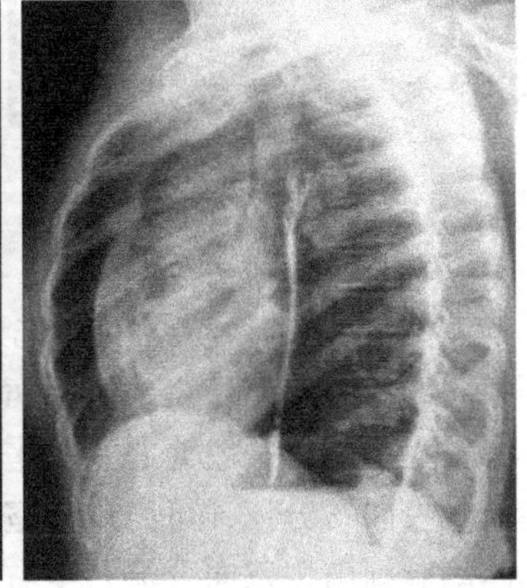

图 4-51　正常心脏三位片

二、疾病诊断

（一）先天性心脏病

§1. 房间隔缺损

房间隔缺损居先天性心脏病发病率第2位，其血流动力学改变为左向右分流，肺充血，右房右室增大。血液分流大小与缺损大小、两心房压差及肺动脉阻力有直接关系。临床表现为活动后呼吸困难、反复呼吸道感染及心力衰竭等。听诊于胸骨左缘第2～3肋间可闻及Ⅱ～Ⅲ级收缩期吹风样杂音，肺动脉瓣区第2音固定分裂。

【病例】 房间隔缺损

1. 报告书写要点 小的房间隔缺损可表现为肺血和心影无明显变化，此时应注意结合心脏听诊情况。房间隔缺损典型征象为：肺血增多，心脏呈“二尖瓣”型，右心房及右心室增大。透视下可见肺门血管搏动增强，有“肺门舞蹈”表现。房间隔缺损伴有重度肺动脉高压时，肺动脉段呈瘤样凸出，主肺动脉高度扩张，外周肺动脉分支变细、稀疏，形成“残根状”改变，此时以右心室增大为主，右心房增大反而不明显。

2. 报告示范 肺血增多，双侧肺门增大，心脏呈“二尖瓣型”轻度增大，主动脉结小，肺动脉段明显凸出，心尖圆隆，右心房增大致右二弓向右、上凸出。心胸比值0.63。右前斜位：心前缘下部右室段膨隆，心膈接触面增大，心前间隙缩小。食管未见受压移位。左前斜位：心前缘前凸，以肺动脉圆锥部为著。心后缘后凸。余心脏各弓形态未见异常。两侧膈肌光整，肋膈角锐利（图4-52）。

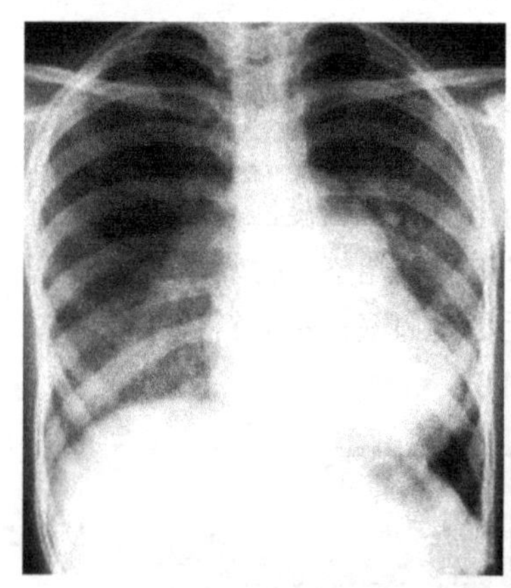
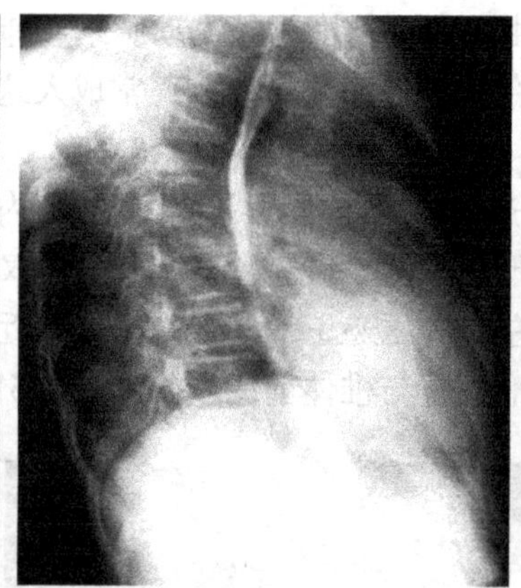
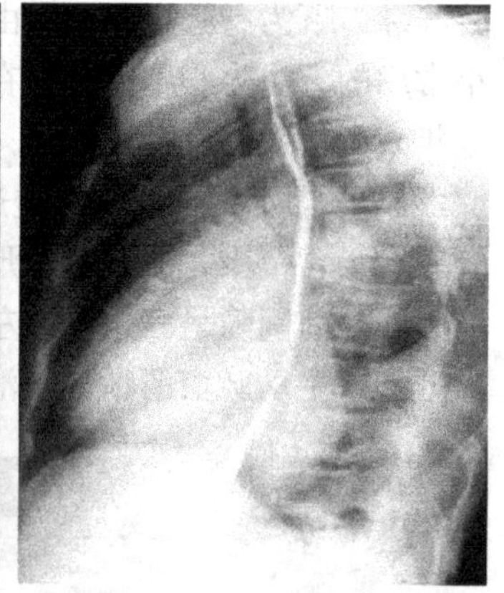

图4-52 房间隔缺损

§2. 室间隔缺损

室间隔缺损是最常见的先天性心脏病之一，根据缺损的部位，室间隔缺损可分为3类：膜周部、漏斗部及肌部。本病的血流动力学改变因缺损的大小及体、肺动脉阻力不同而有较大差别。一般为心室水平的左向右分流，小的缺损可对心肺功能无明显影响，中到大量左向右分流，可出现双室增大，肺动脉高压。当肺动脉压进一步升高，接近或超过体动脉则出现双向分流乃至右向左为主的分流，临床出现发绀，称为艾森曼格综合征。本病常见症状为心慌气短、活动受限、易患呼吸道感染。听诊胸骨左缘3～4肋间可闻及收缩期杂音。

【病例】　室间隔缺损

1. 报告书写要点　典型室间隔缺损，肺血增多，心影呈“二尖瓣”型，主动脉结缩小，肺动脉段中至高度凸出，肺动脉扩张，左、右心室增大，以左心室增大为主。注意与房间隔缺损鉴别，后者以右心房、右心室大为主，左心室不增大。室间隔缺损双侧心室大与动脉导管未闭相似，但前者主动脉结小；后者主动脉结宽，可有“漏斗征”。

2. 报告示范　双肺血管纹理增多、增粗，肺门影增大，肺内未见异常密度影。心影重度增大，呈“二尖瓣型”。肺动脉段凸出，左四弓延长，心尖圆隆，心膈面增宽。心胸比值 0.70。右前斜位：心前缘突起，心前间隙明显缩小，食管未见受压移位。左前斜位：心后缘下段明显向后膨隆，心后间隙消失。余各弓形态未见异常。膈肌光整，肋膈角锐利（图 4-53）。

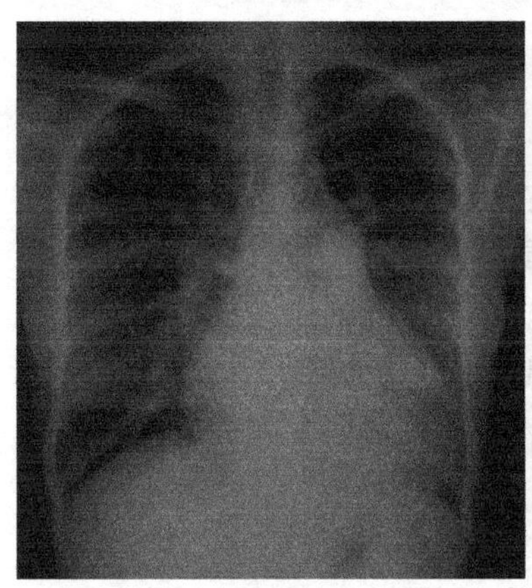
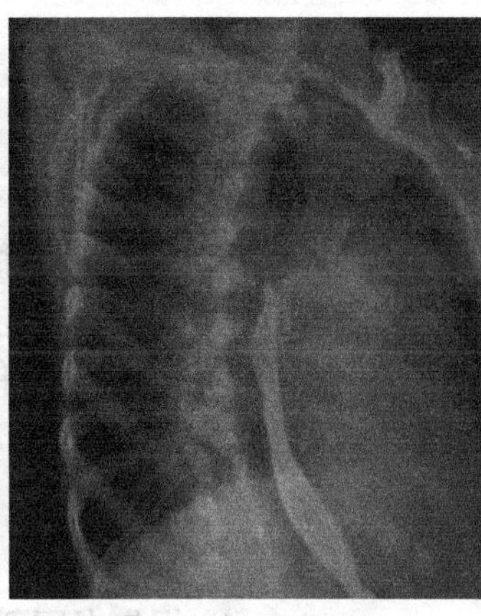
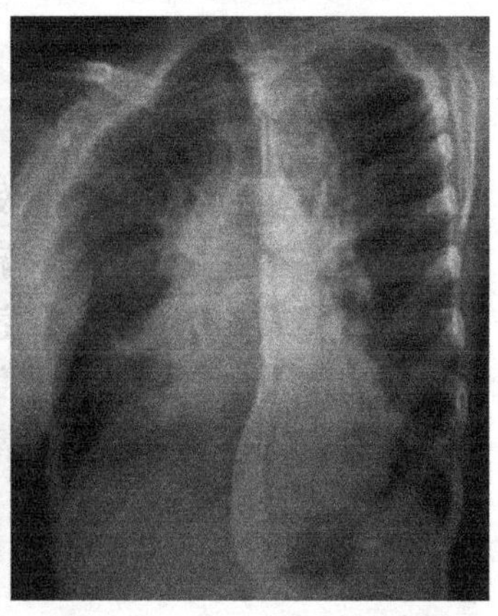

图 4-53　室间隔缺损

§3. 动脉导管未闭

动脉导管未闭是最常见的先天性心脏病之一，约占先天性心脏病的 20%。临床上按其形态可分为 3 个类型：圆柱型（管型），漏斗型，窗型。本症可单发，也可与其他先天性心脏病并存，如室间隔缺损，主动脉缩窄等。少量分流时患者可无症状；重症者可出现活动后心悸、气短。听诊，胸骨左缘 2～3 肋间可闻及连续性机器样杂音。

【病例】　动脉导管未闭

1. 报告书写要点　动脉导管未闭的典型 X 线表现为肺血增多，主动脉结增宽，左心室增大。“漏斗征”是该病较为特异的征象，表现为主动脉结下方的动脉壁向外膨隆，其下方降主动脉在与肺动脉段相交处骤然内收，主要是由于导管附着处主动脉壁的局部漏斗形膨出所致，应注意描写。

2. 报告示范　两肺血管纹理增多，增粗，肺门影增大，肺内未见实质病变。心影中度增大，心胸比值 0.6，主动脉结增宽，可见“漏斗征”，肺动脉段凸出，心尖部向左下延伸。心右缘可见“双房影”。心前缘与胸骨接触面延长，心前间隙缩小。心后缘左房段后移，食管中段受压，心后间隙缩小。侧位片为经股动脉造影，可见清晰未闭的导管，双侧膈肌光整，肋膈角锐利（图 4-54）。

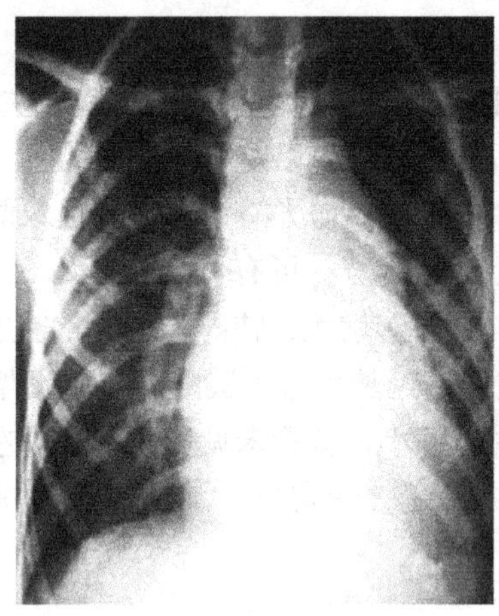

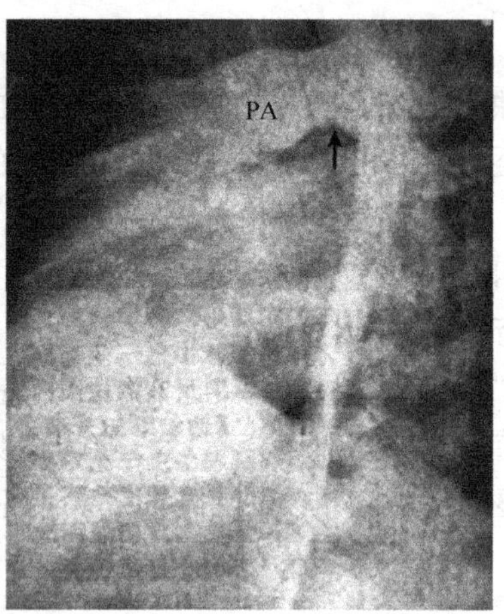

图 4-54 动脉导管未闭

§4. 法洛四联症

法洛四联症是最常见的发绀型先心病，包括 4 种畸形：肺动脉狭窄、室间隔缺损、主动脉骑跨及右室肥厚。主要畸形为肺动脉狭窄和室间隔缺损。肺动脉狭窄多为漏斗部狭窄，可合并瓣膜或瓣环部狭窄。室间隔缺损绝大多数是膜周型。四联症的临床表现主要取决于肺动脉狭窄及血流梗阻的程度。患儿多于生后 4～6 个月出现杵状指（趾），口唇发绀，喜蹲踞，重度缺血者可发生缺氧性晕厥。听诊于胸骨左缘 2～4 肋间可闻及收缩期杂音，肺动脉第二心音减弱甚至消失。

【病例】 法洛四联症

1. 报告书写要点 其典型表现为“靴形心”，心尖圆隆上翘，肺动脉段稍凹或平直。肺血减少，肺门影小。右心室增大。重症法洛四联症时，心脏增大明显，呈典型“靴形”。肺门阴影显著缩小或无明确肺门结构，代之以粗乱的血管影或网状血管纹理。心脏增大程度，主动脉升部、弓部扩张程度，肺血减少程度，有无侧支循环有助于判断病变的轻重。

2. 报告示范 两肺野透过度增加，双侧肺门影缩小，肺纹理纤细、稀疏。心影中度增大，呈“靴形心”，心胸比值 0.65，主动脉结增宽，心腰凹陷，心尖圆隆上翘。双侧膈肌光整，肋膈角锐利（图 4-55）。

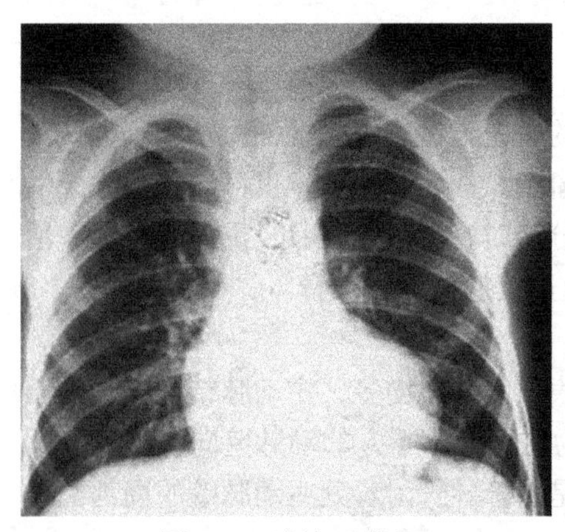

图 4-55 法洛四联症

（二）高血压心脏病

高血压是危害人类健康的常见疾病，是心脑血管病的重要危险因素之一。按照病因可分为原发性和继发性两类。前者占 80%～90%。临床表现为头晕、头痛、乏力、心悸、失眠等，严重者出现左侧心力衰竭及全心衰竭症状。

【病例】 高血压心脏病

1. 报告书写要点 高血压心脏病 X 线表现主要为心影增大呈“主动脉型”心主动脉增宽、伸展、心腰凹陷。早期左心室向心性肥大表现为左心室上段明显圆隆，心尖圆钝。

心腔增大时，则为左心室段延长，心尖下移。观察上述征象时，还应注意有无其他引起继发性高血压的征象，如纵隔肿块（异位的嗜铬细胞瘤），主动脉异常，肋骨切迹等。

2. 报告示范　双肺透过度正常，肺纹理略增强，肺内未见实质病变。纵隔居中，心影轻度增大，呈“主动脉型”。主动脉结增宽，左室段上部圆隆。心胸比值 0.58。膈面光整，肋膈角锐利（图 4-56）。

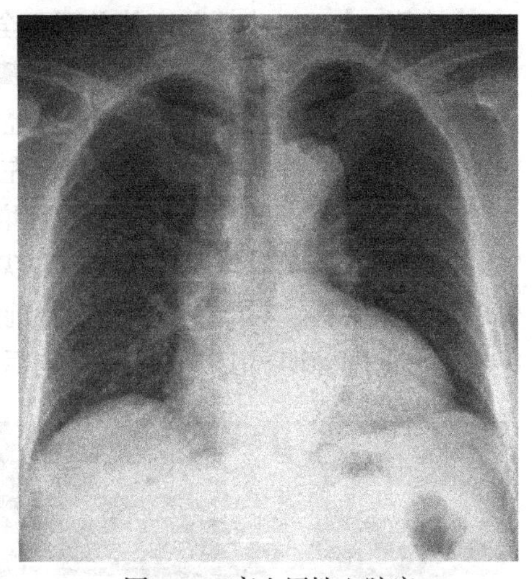

图 4-56　高血压性心脏病

（三）风湿性心脏病

风湿性心脏病是风湿性心瓣膜炎的后遗病变，以二尖瓣最为常见，主动脉瓣次之。瓣叶粘连，瓣口缩小，同时腱索纤维化，短缩，牵拉愈合的瓣膜下移呈漏斗状，形成瓣膜狭窄。若瓣叶收缩、卷曲变形，瓣缘不规则，则使两瓣叶收缩期不能紧密闭合而产生关闭不全。风湿性心脏病的血流动力学因病变部位和严重程度而异。单纯二尖瓣狭窄约占风湿性心脏病的 40%，其次二尖瓣狭窄合并关闭不全及联合瓣膜损害也较常见。瓣膜损害较轻或心功能代偿时，临床虽有相应瓣膜损害的体征，但患者可无明显症状，或仅轻度活动后心悸、气短。一旦失代偿则症状加重，出现活动受限及心力衰竭表现。

【病例 1】　二尖瓣狭窄

1. 报告书写要点　二尖瓣狭窄的基本 X 线表现为左房及右室增大伴不同程度的肺循环高压。左房增大为其定性诊断的重要征象应着重描写。左房增大最早压迫食管，形成局限性压迹，然后形成右心缘的“双边影”，再出现左心缘第三弓膨出，最后压迫支气管，使气管分叉角度开大，尤其是左主支气管抬高。有时巨大的左心房主要向后突出，后缘超过脊柱前缘，食管压迹可不明显。

2. 报告示范　双肺淤血，上肺静脉增宽，心脏呈“二尖瓣”型，中等增大，心胸比值 0.53。心底密度增高，心右缘可见“双边影”。左侧位像，心前缘右室段膨隆，右心室与胸骨后接触面增大，食管下段向后弯曲移位。余心脏各弓形态未见异常。膈面光整，肋膈角锐利（图 4-57）。

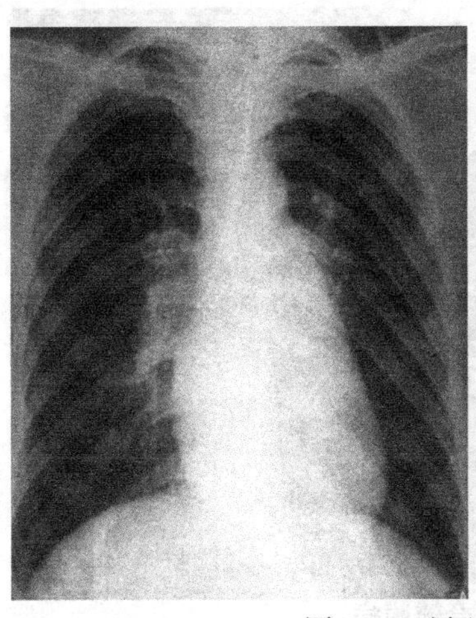

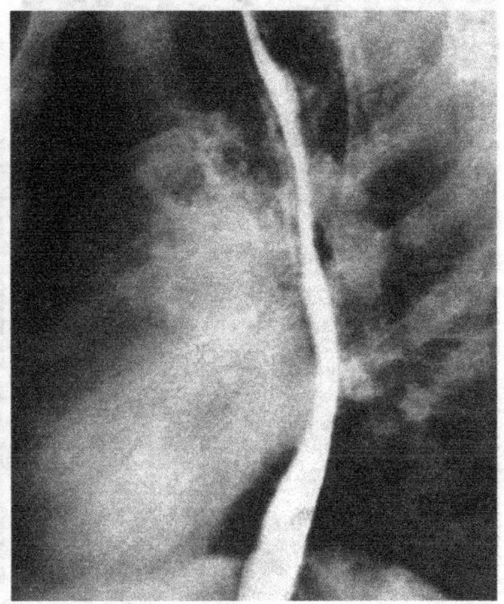

图 4-57　风心病二尖瓣狭窄

【病例 2】 二尖瓣狭窄伴关闭不全

1. 报告书写要点 在风湿性二尖瓣狭窄合并关闭不全时，X 线平片兼有两者的征象或以严重病变的表现为主。关闭不全较轻而以狭窄为主者心脏形态变化与单纯二尖瓣狭窄相仿。若关闭不全较显著，则左心房、左右心室均增大，重者可有肺循环高压征象。

2. 报告示范 正位像见双肺纹理增强模糊，双上肺静脉扩张，双肺门影增浓，心影呈“二尖瓣型”，肺动脉段明显突出，心尖略向左下移位，心右缘见“双边影”。右前斜位食管明显受压后移，与椎体相重叠，心前间隙变窄。左前斜位气管分叉角开大，心前缘向前突出，心前间隙明显变窄，心后缘向后移位并略向下移，余无特殊所见（图 4-58）。

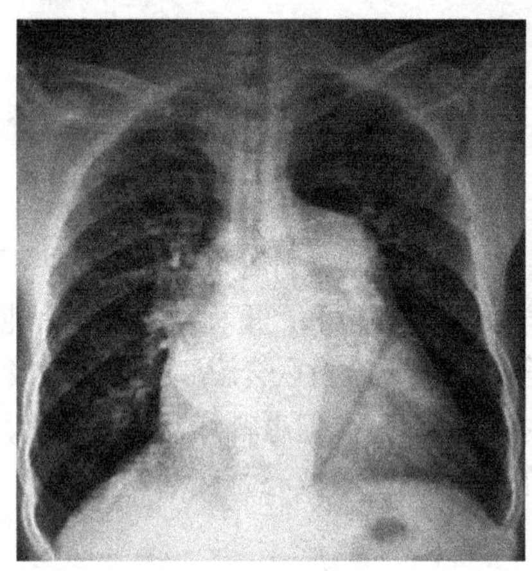
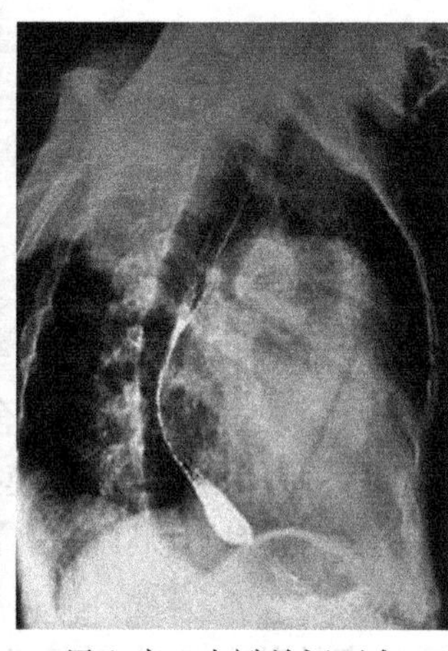
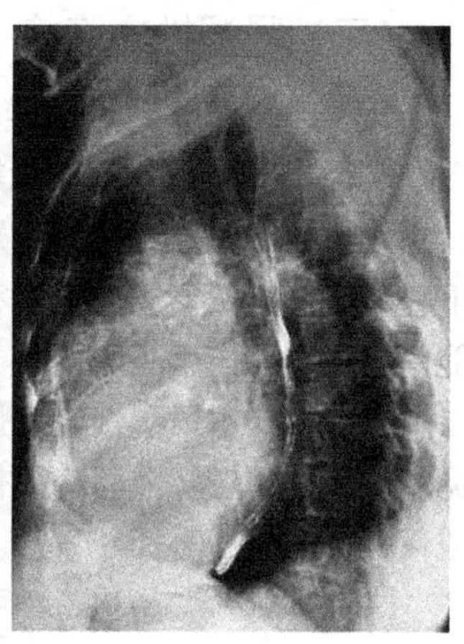

图 4-58 风心病二尖瓣关闭不全

【病例 3】 联合瓣膜病

1. 报告书写要点 联合瓣膜病是引起心脏重度增大的原因之一，其中较常见者为二尖瓣合并主动脉瓣损害，其次为二尖瓣、三尖瓣损害或二尖瓣、主动脉瓣及三尖瓣损害。注意各弓形态变化有助于分析瓣膜受累情况。

2. 报告示范 上肺静脉扩张，下肺纹理增多、模糊。肺门影稍大。心影重度增大，心胸比值 0.8。左四弓延长，心尖圆钝。气管分叉角开大，心右缘见“双边影”。右侧位心脏前后径扩大，心前间隙消失，心后缘上段饱满，食管受压后移。膈肌光整，肋膈角锐利（图 4-59）。

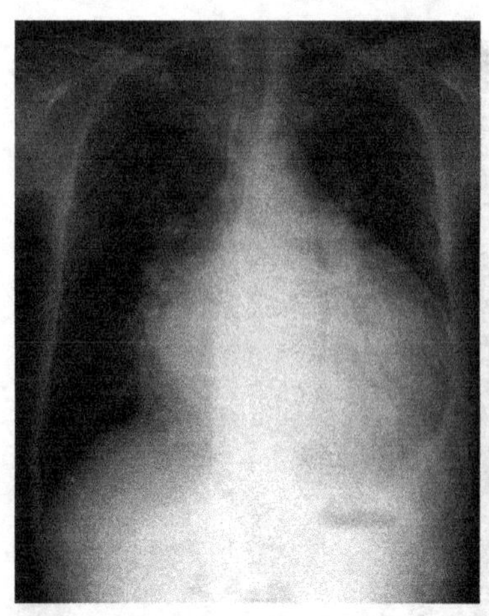
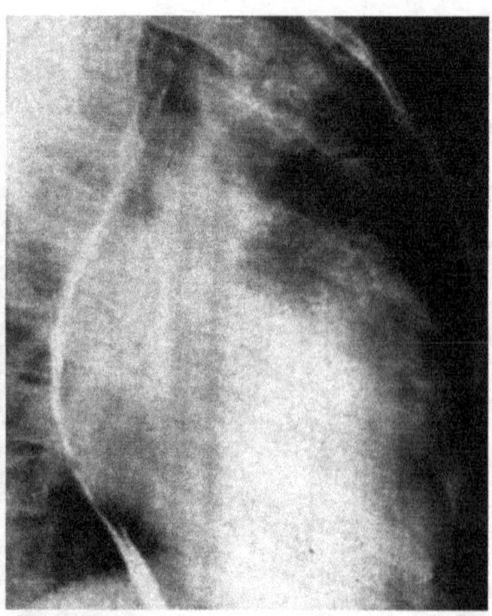

图 4-59 联合瓣膜病

（四）慢性肺源性心脏病

慢性肺源性心脏病（简称肺心病）是指由于慢性支气管炎、肺气肿、其他肺部疾病或肺血管病变引起的心脏病，伴有肺动脉高压、右心室增大或右心功能不全。临床表现主要有咳嗽、咳痰、气短、心悸等。

【病例】 慢性支气管炎、肺气肿、肺心病

1. 报告书写要点 其主要影像表现为肺部病变、肺动脉高压及右心室增大。肺部病变最常见的为肺气肿，慢性支气管炎，肺纤维化，慢性肺结核，胸廓畸形等。肺动脉高压是肺心病的特征，表现为肺动脉段突出，右肺下动脉主支横径＞15mm，肺动脉主支扩张，外围分支骤然变细，称为“残根征”，是肺动脉高压的一个特殊征象。

2. 报告示范 桶状胸，胸廓膨隆，双肺透过度增强，肺纹理稀疏，肺动脉段突出，心尖圆钝。纵隔居中，肺门影不大。双侧膈肌光滑，位置低，肋膈角锐利（图 4-60）。

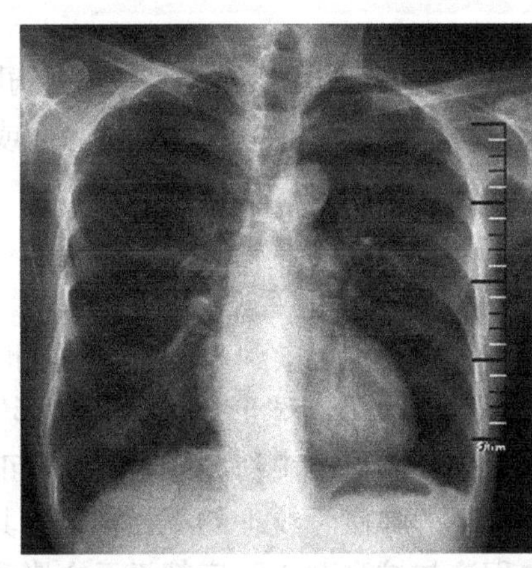
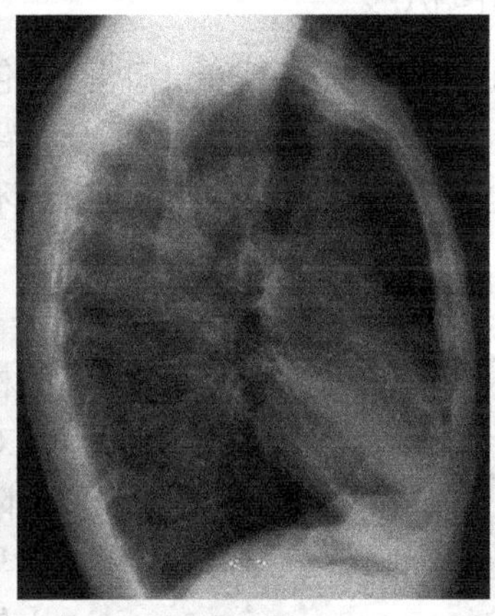

图 4-60　肺心病

（五）冠状动脉粥样硬化性心脏病

冠状动脉粥样硬化性心脏病（简称冠心病），指冠状动脉粥样硬化使血管腔狭窄阻塞，导致心肌缺血缺氧而引起的心脏病变。冠状动脉粥样硬化的重要病理改变是：冠状动脉内膜下钙质沉积，继而有纤维组织增生，形成粥样硬化斑块，向管腔内突出，斑块增大融合或斑块发生溃疡，继发血栓形成，使得心腔进一步狭窄至阻塞。管腔狭窄在 50%以下时，休息及一般运动状态冠状动脉供血充足。狭窄程度在 50%以上时，静息状态冠状动脉血流量测量稳定，无心肌缺血，心脏负增加时心肌供血不足，心肌缺氧，临床表现为心绞痛。冠心病的临床表现有心绞痛、心肌梗死、梗死后并发症、心力衰竭等。

【病例】 冠心病

1. 报告书写要点 诊断冠心病的金标准是冠脉造影，近年来应用冠脉 CTA 筛查和诊断冠心病越来越多。冠脉 CTA 的检查过程较复杂，需要在 64 排及以上档次的 CT 设备上完成。诊断冠心病重点是分析冠脉血管的狭窄，着重看血管狭窄的有无、一支血管还是多支血管狭窄、狭窄的长度与程度，斑块的性质。狭窄长度分为局限性狭窄、节段性狭窄和弥漫性狭窄，狭窄程度分为轻度、中度与重度狭窄，斑块分为钙化斑块、非钙化斑块和混合斑块。

2. 报告示范 冠脉 CTA 见左右冠脉起源正常，呈右优势型分布，左右冠脉及分支走行正常，前降支近段见局限性软斑块，管腔呈环状狭窄，狭窄程度达 90%，其他血管未见

异常（图 4-61）。

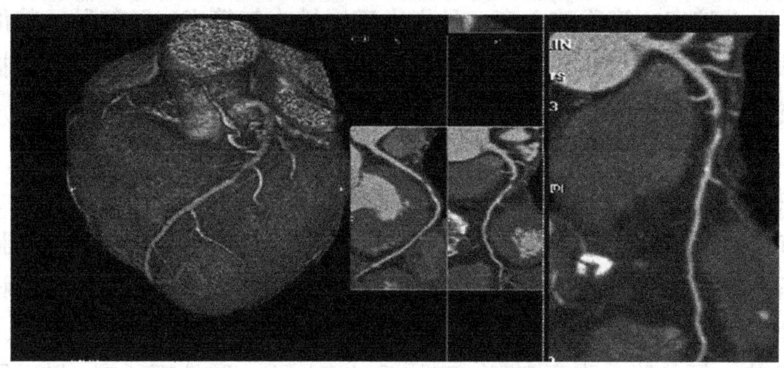

图 4-61　冠心病，前降支软斑块伴重度狭窄

（六）心包积液

心包腔内的液体如超过 50ml，即为心包积液。其致病因素很多，有各种病因引起的急、慢性心包炎，心力衰竭，右心功能不全，肾衰竭，心包肿瘤特别是恶性肿瘤或转移瘤；创伤、风湿热及甲状腺功能减退等都可引起不同程度的心包积液。

【病例】　心包积液

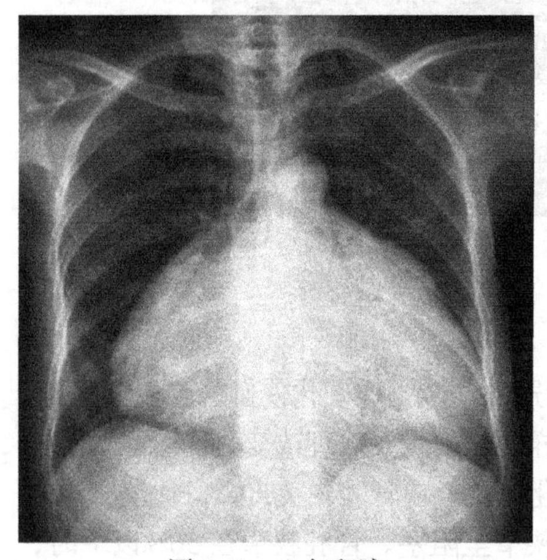

图 4-62　心包积液

1. 报告书写要点　心包积液少于 250ml 时，X 线检查很难发现。中到大量心包积液时，心影向两侧对称性增大呈“球形”或“烧瓶形”，心缘各弓界限消失，心膈角锐利。肺血管纹理正常，巨大心影与清晰的肺血管纹理的不相称，为其主要征象。心包积液与扩张型心肌病都显示心影中重度增大，心脏搏动减弱，两者的鉴别点为透视可见前者心脏搏动明显减弱，甚至消失，肺血管纹理多正常，后者虽心脏搏动减弱但不消失，多有不同程度的肺淤血改变。

2. 报告示范　两肺血管纹理正常，心影呈球形，高度增大，心脏各弓形态消失，主动脉结小，心胸比值 0.85，双膈面光整，肋膈角锐利（图 4-62）。

（七）肺动脉栓塞

肺动脉栓塞又称肺栓塞，是内源性或外源性栓子栓塞肺动脉或其分支引起肺循环障碍的综合征。深静脉血栓形成是公认的首位原因，临床表现多种多样，主要症状包括呼吸困难、胸痛、咯血、咳嗽、晕厥等。

【病例】　肺动脉栓塞

1. 报告书写要点　肺动脉栓塞必须进行 CT 增强与肺动脉成像检查：CT 表现为肺动脉腔内见偏心形或类圆形充盈缺损，管腔不同程度狭窄，甚至出现管腔闭塞。间接征象包括主肺动脉增宽、局限性肺纹理稀疏、肺梗塞和胸腔积液。

2. 报告示范　肺动脉 CT 造影见右侧肺动脉主干及分支、左肺下动脉内见多发充盈缺损影，动脉管腔变窄，病变以右肺动脉为重，其他血管未见异常（图 4-63）。

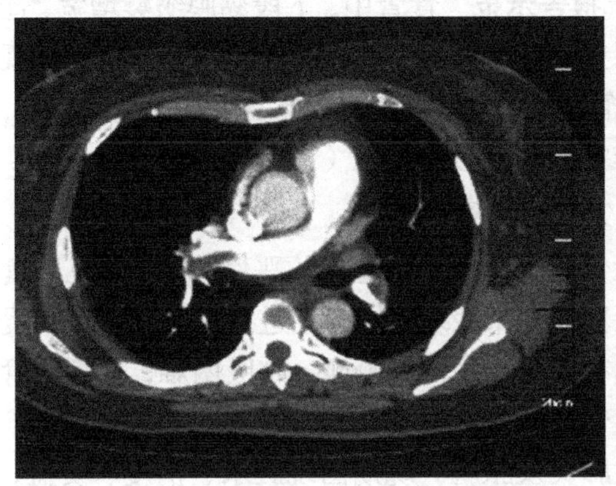
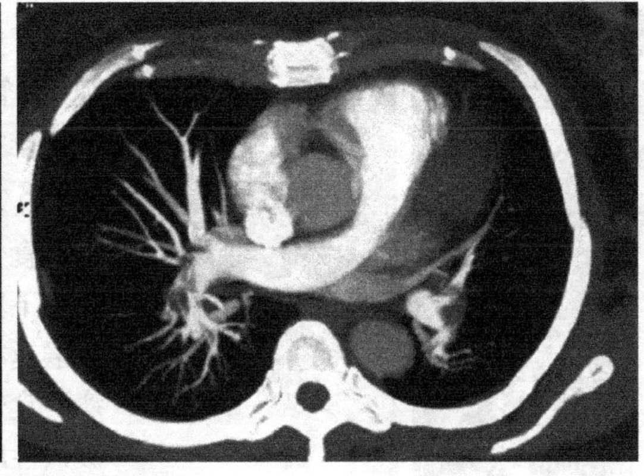

图 4-63 两侧肺动脉栓塞

第四节 消化系统

一、食 管

（一）正常食管

食管于第 6 颈椎水平与下咽部相连，下端相当于 $T_{10\sim11}$ 水平与贲门相连。食管存在 3 个生理压迹，自上而下依次为主动脉弓压迹、左主支气管压迹、左心房压迹。右前斜位是常用观察位置。

【病例】 正常食管

1. 报告书写要点 正常食管黏膜皱襞表现为数条纵行、相互平行、连续的纤细条纹状影，食管管壁呈光滑、连续的线状影，管壁光滑柔软，生理压迹形态自然、边缘光滑。

2. 报告示范 食管全程黏膜皱襞规整、连续，食管壁光滑、柔软，生理压迹形态自然、边缘光滑，食管内钡剂通过顺利（图 4-64）。

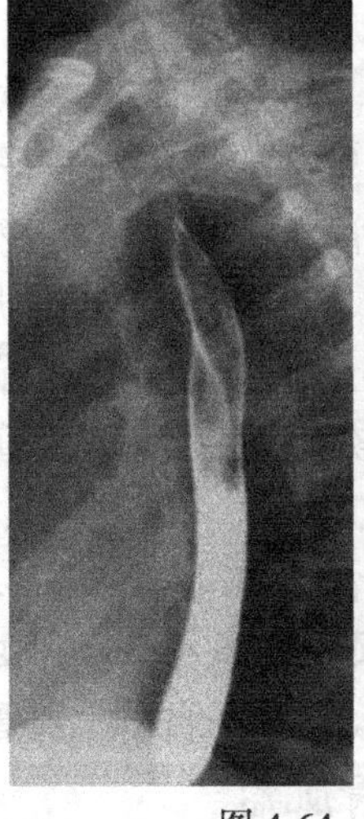
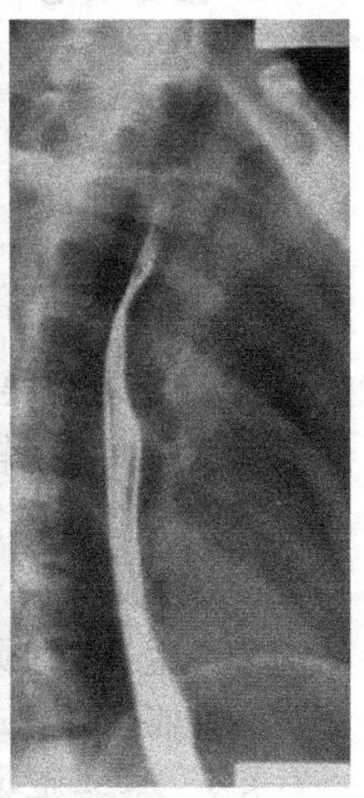

图 4-64 正常食管

（二）疾病诊断

§1. 食管静脉曲张

门脉高压使门-腔静脉之间的侧支循环形成导致食管静脉曲张，是门静脉高压的重要并发症，主要见于肝硬化。

【病例】 食管静脉曲张

1. 报告书写要点 门脉高压所致的是始于食管下端的上行性食管静脉曲张，因此随病变程度的加重，曲张静脉病变范围自下向上逐渐扩展，临床一般分为轻度、中度和重度三个等级。食管静脉曲张是黏膜下层的静脉丛淤血扩张，通过食管钡餐检查可发现相应的黏膜皱襞呈增宽迂曲改变，但黏膜皱襞连续，无中断破坏征象，并且管壁柔软，管腔扩张及

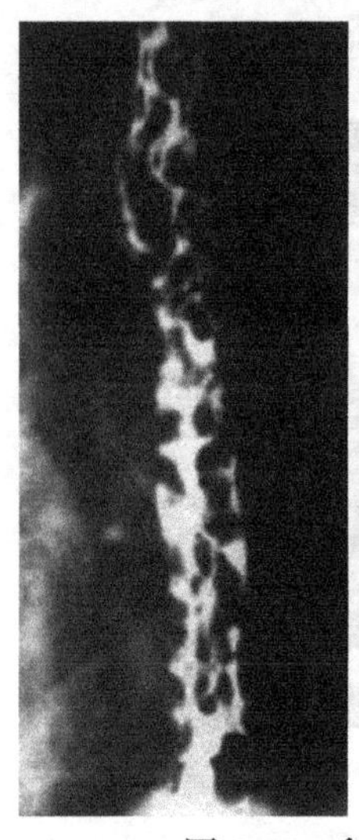
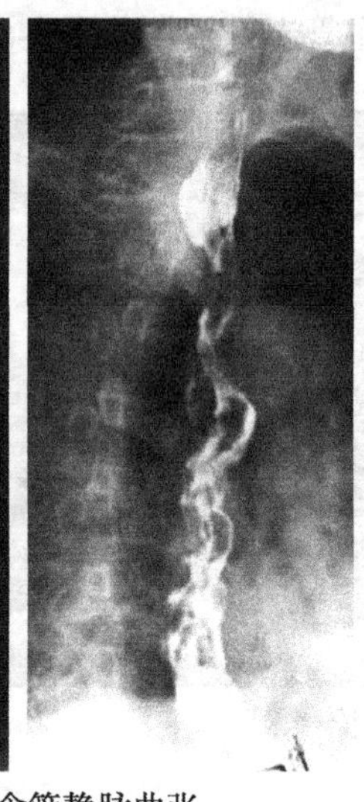

图 4-65　食管静脉曲张

蠕动良好，可以与食管癌进行鉴别。

2. 报告示范　食管中、下段黏膜皱襞增宽、迂曲，可见蚯蚓状、串珠状充盈缺损，管壁边缘不规则，食管张力减低，管腔轻度扩张，管壁蠕动减弱，钡剂排空迟缓，但无梗阻（图 4-65）。

§2. 食管癌

食管癌是食管鳞状上皮的恶性肿瘤，多见于食管中下段。临床表现：持续性进行性吞咽困难；侵犯喉返神经时出现声音嘶哑、呼吸困难；食管气管瘘、食管纵隔瘘，进食时呛咳，纵隔炎、肺脓肿、吸入性肺炎及脓胸。晚期出现腹水、消瘦、贫血，恶病质及转移。

早期食管癌是指肿瘤浸润至食管黏膜层和黏膜下层，无论其有无淋巴结转移。中、晚期食管癌是指癌肿侵及肌层或达浆膜或浆膜以外，有局部或远处淋巴结转移。根据病理和 X 线分为四型：蕈伞型、浸润型、溃疡型、髓质型。

【病例 1】　早期食管癌（隆起型）

1. 报告书写要点　良好的食管双对比造影是早期食管癌的最佳影像学检查方法，双对比像上注意观察和描述黏膜微皱襞改变，隆起型表现为＞5mm 的粗糙、不规则表浅充盈缺损，充盈像有助于观察显示管壁充盈缺损及局部管腔有无狭窄。

2. 报告示范　食管中下段后壁黏膜呈不规则及斑片状扁平隆起，隆起局度＞5mm，表面粗糙，呈凹凸不平颗粒状。局部食管管壁柔软，蠕动良好。充盈像显示局部管壁突向管腔内扁平状充盈缺损影，表面不光滑，食管管腔未见明显狭窄(图 4-66)。

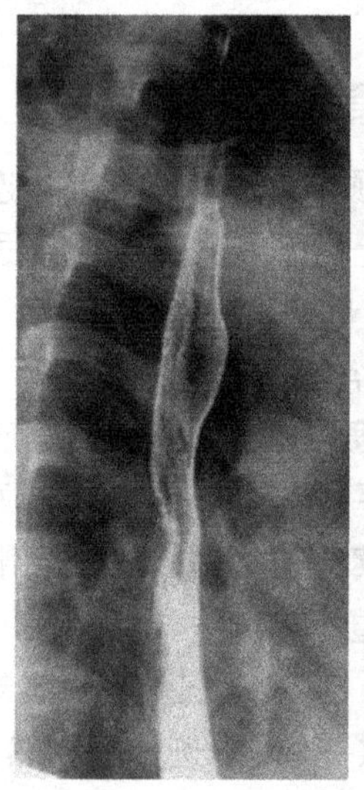
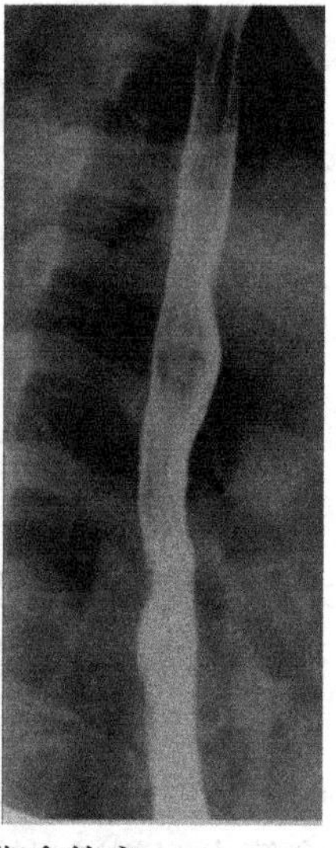

图 4-66　早期食管癌

【病例 2】　中、晚期食管癌（髓质型）

1. 报告书写要点　髓质型病理特点为病变范围较大，局部梭形软组织肿块影。食管钡餐检查应注意描述病变形态、大小、侵犯范围、食管黏膜皱襞破坏及食管管腔的狭窄扩张程度。

2. 报告示范　食管中段长约 6cm，呈向心性狭窄，狭窄段与正常食管分界清楚，自管壁向腔内生长不规则充盈缺损影，病变表面有大小不等之龛影，表面黏膜皱襞破坏、中断，局部管壁僵硬，蠕动消失。食管上段管腔扩张，钡剂通过狭窄段受阻（图 4-67）。

§3. 食管平滑肌瘤

食管平滑肌瘤起源于食管肌层，多位于食管下 1/3 段，瘤体硬，膨胀性生长，有包膜，病程长数月至数年不等。早期临床表现为胸骨后不适或喉部异样感，随肿瘤增大可伴有间歇性吞咽困难，一般不影响正常进食。

【病例】　食管平滑肌瘤

1. 报告书写要点　应综合观察双对比像、充盈像和黏膜像的改变，注意肿瘤正位、切线位形态，与食管壁夹角呈钝角，黏膜皱襞展平或呈“桥状”，皱襞无破坏，表面钡剂绕流，同时观察局部管壁蠕动及扩张情况同恶性肿瘤鉴别。

2. 报告示范

（1）双对比像：钡剂沿肿瘤边缘绕流，肿瘤周边钡剂环绕涂布呈“环线征”。

（2）充盈像：食管下段后壁突向管腔内之半圆形充盈缺损影，与食管壁呈钝角相交。

（3）黏膜像：食管黏膜呈“桥状”皱襞，皱襞完整无破坏。病变周围食管壁柔软，扩张良好，钡剂通过无受阻（图 4-68）。

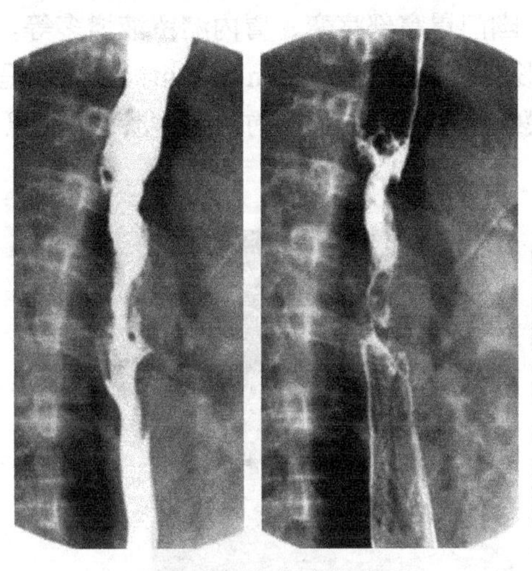

图 4-67　食管癌（髓质型）

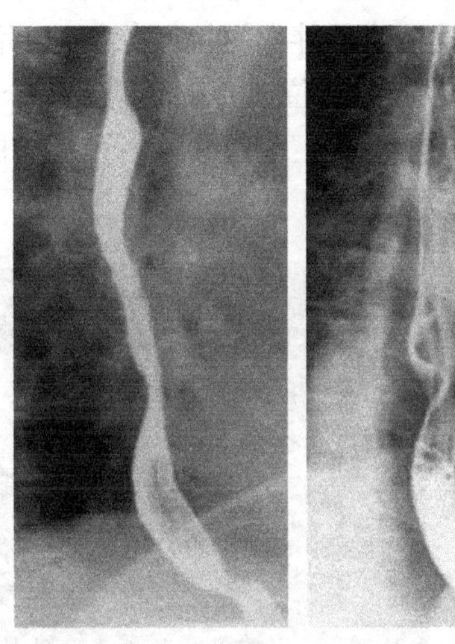

图 4-68　食管平滑肌瘤

二、胃

（一）正常胃

胃型根据形态可分为：牛角型、钩型、瀑布型、长钩型。胃肠道钡餐造影检查分别观察胃充盈像、胃黏膜像、胃双对比像和胃压迫像。

【病例】　正常胃

1. 报告书写要点　胃双对比像主要显示胃腔壁线和胃微细结构。胃微细结构包括胃小区和胃小沟。胃小区直径 1～3mm，为圆形或类圆形的小隆起，呈网格状，胃窦区易见胃、沟呈细线状影，宽度小于 lmm，粗细深浅均匀。

2. 报告示范　双对比像显示胃腔壁线光滑规整，胃窦区胃小区大小一致，胃小沟宽窄均匀（图 4-69）。

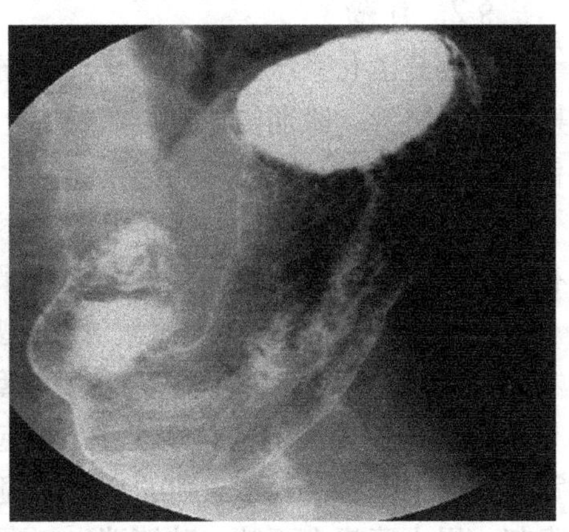

图 4-69　正常胃

(二) 疾病诊断

§1. 胃溃疡

胃溃疡常见部位在胃体小弯和胃窦。溃疡先从黏膜层开始，逐渐累及黏膜下层、肌层直至浆膜层，直径 5～20mm，深 5～10mm，溃疡口周常出现炎性水肿。

【病例】

1. 报告书写要点 溃疡病变可观察到龛影、钡斑及球部变形等直接征象，应着重注意观察溃疡的形态、底部、边缘及其周围黏膜水肿征象，以期与恶性溃疡性病变进行鉴别。同时注意描述溃疡的伴发间接征象如球部激惹、幽门胃窦部痉挛、胃内潴留液增多等。

2. 报告示范 轴位像胃体后壁见一个类圆形钡斑，大小约 8mm×6mm，切线位呈乳头状，边缘光滑整齐，底部平整，钡斑周围黏膜皱襞水肿、纠集，均匀到达溃疡边缘（图 4-70）。

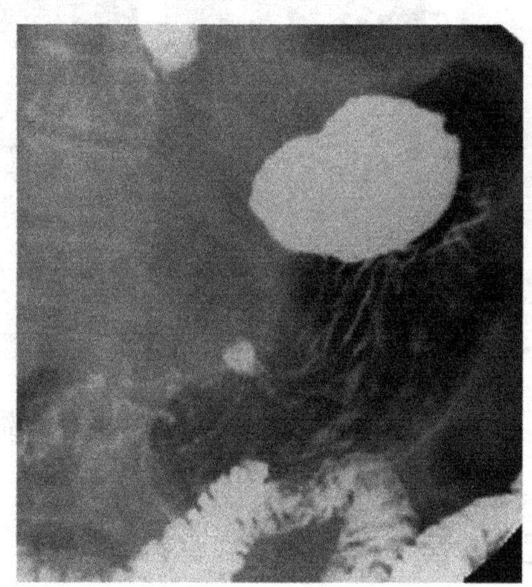

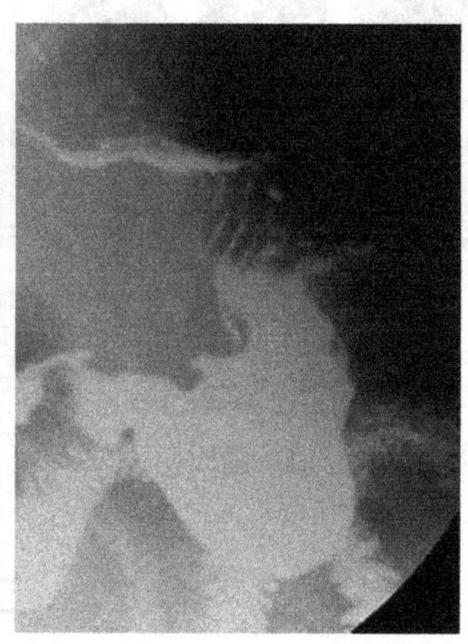

图 4-70 胃溃疡

§2. 胃癌

胃癌是消化系统最常见的恶性肿瘤。男女比例约为 2∶1，发病年龄为 40～60 岁。早期症状不特异，晚期贫血、腹部肿块、恶病质、便潜血阳性。胃窦部小弯侧最常见，贲门胃底区为第 2 位。

早期胃癌：早期胃癌指癌组织浸润深度限于黏膜层及黏膜下层，不管肿瘤范围及是否有淋巴结转移。早期胃癌多见于胃窦部和胃体部，尤以小弯多见，其他部位较少。分型：Ⅰ型（隆起型）；Ⅱ型（表面型）；Ⅲ型（凹陷型）。

【病例 1】 贲门胃底早期癌（Ⅰ型）

1. 报告书写要点 早期Ⅰ型（隆起型）主要病理改变为高度＞5mm，边界清楚，基底宽，表面粗糙，小而不规则的充盈缺损。应注意观察和描述黏膜面的异常，如表浅局限性隆起，胃小区粗大不整，破坏消失，颗粒状凹凸等表现。

2. 报告示范 贲门区见一个突出于黏膜表面的椭圆形隆起型病灶，在局部形成境界锐利、边缘光滑的充盈缺损影，大小约 12mm×10mm，高度＞5mm，钡剂通过贲门无明显受阻（图 4-71）。

【病例 2】　早期胃癌（Ⅲ型）

1. 报告书写要点　早期胃癌Ⅲ型（凹陷型）病理改变为凹陷深度＞5mm，形态不整、边界清楚的龛影，周围黏膜皱襞截断、杵状、融合。应注意观察和描述黏膜面溃疡位置、大小、深度、形态，边缘及局部黏膜中断、尖端变尖、变粗、融合、胃壁蠕动情况等。

2. 报告示范　胃底部见一个类圆形钡斑，大小约 12mm×10mm，凹陷深度＞5mm，边缘较光滑，双对比像显示溃疡底部凹凸不平，可见不规则小结节状影，周围黏膜皱襞呈杵状，邻近溃疡边缘中断、破坏，邻近黏膜僵硬（图 4-71）。

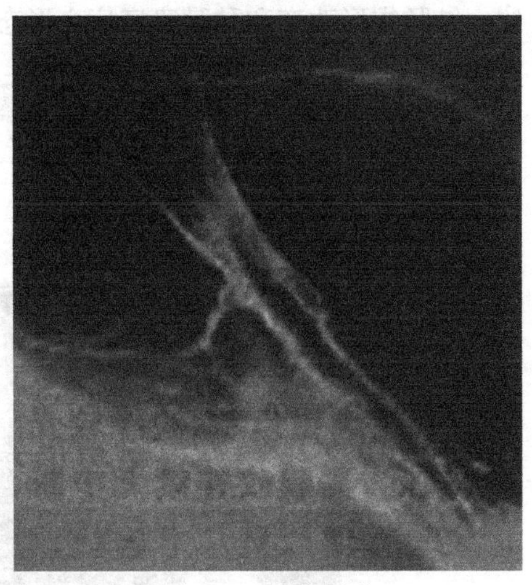

图 4-71　早期胃癌

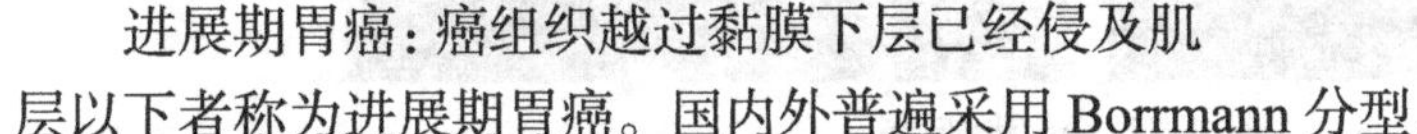

进展期胃癌：癌组织越过黏膜下层已经侵及肌层以下者称为进展期胃癌。国内外普遍采用 Borrmann 分型。

【病例 3】　进展期胃癌 BorrmannⅢ型

1. 报告书写要点　BorrmannⅢ型胃癌病理改变为溃疡大而浅，环堤宽而不规则，与周围胃壁分界不清，外缘呈斜坡状。

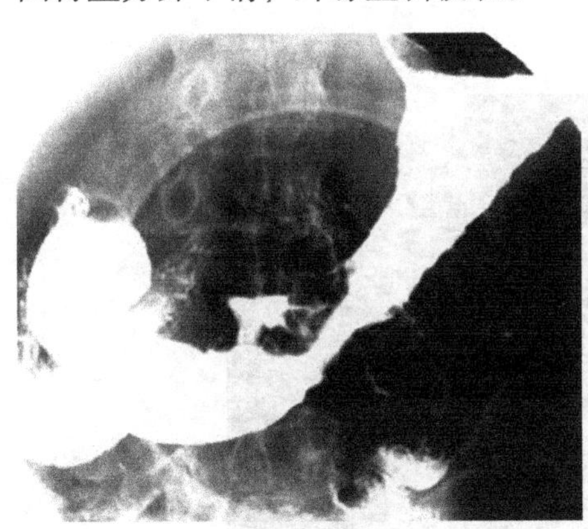

图 4-72　进展期胃癌（BorrmannⅢ型）

2. 报告示范　钡餐造影示胃角切迹消失，胃小弯侧见一个外形不规则的扁平状龛影，大小约 1.5cm×2cm，龛影位于胃轮廓之内，形态不规整，其周边部可见指压痕和裂隙状龛影，癌环堤与邻近胃壁呈钝角，局部胃壁僵硬，蠕动消失（图 4-72）。

三、结　　肠

（一）正常结肠

1. 报告书写要点　正常结肠分为盲肠、升结肠、横结肠、降结肠、乙状结肠和直肠，肝曲、脾曲形态自然，结肠袋光滑。

2. 报告示范　结肠形态正常，结肠壁光滑，结肠袋及肝曲、脾曲形态正常（图 4-73）。

（二）溃疡性结肠炎

溃疡性结肠炎为一原因不明的结肠黏膜的慢性炎症性病变，以溃疡糜烂为主，累及结肠的大部分。多数病例起病缓慢，病程可为持续性，或活动期与缓解期交替的慢性病程。病变多累及左半结肠，也可遍及全部结肠。病变部结肠袋消失，肠壁增厚，在黏膜面上可见多数不规则的浅而小的溃疡形成，残留黏膜形成炎性息肉。随着时间推移，结肠出现变形、僵硬、变短及狭窄。

【病例】　溃疡性结肠炎

1. 报告书写要点　溃疡性结肠炎病变多累及左半结肠，也可遍及全部结肠。病变部结肠袋消失，肠壁增厚，在黏膜面上可见多数不规则的浅而小的溃疡形成，注意病变好发部位、结肠袋形改变和黏膜溃疡病变形态。

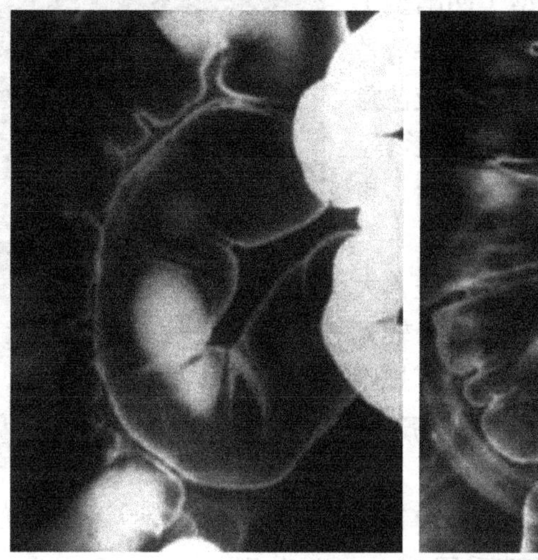
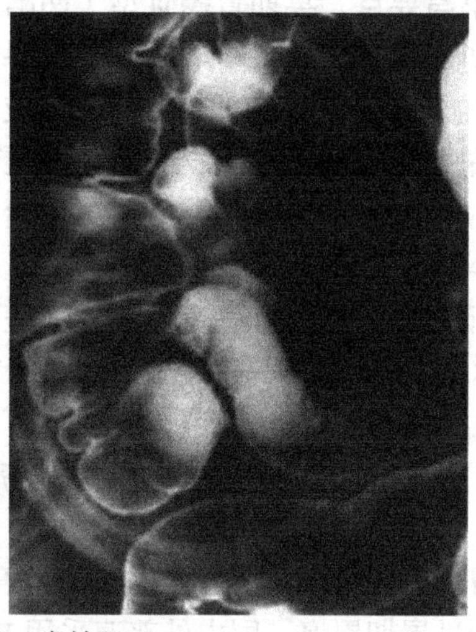

图 4-73 正常结肠

2. 报告示范 双对比像横结肠及降结肠结肠袋形消失，黏膜多发溃疡内存积钡剂如小钡斑改变，充盈像示结肠外壁边缘锯齿状改变，排空像黏膜不规整，见多数突出肠腔轮廓外的龛影，呈尖刺状（图 4-74）。

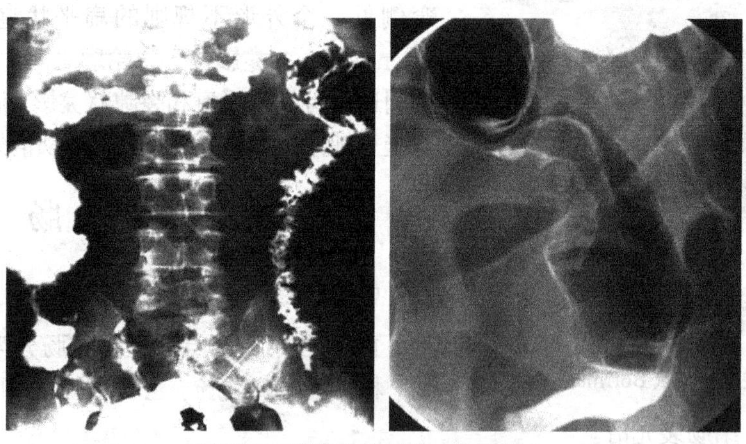

图 4-74 溃疡性结肠炎（急性期）

（三）结肠癌

结肠癌是常见的消化道恶性肿瘤之一，多见于 50 岁以上的老年人，男女之比为 3∶2。发病部位，直肠约占 50%以上，乙状结肠占 25%，以下依次为升结肠（6%～9%）、盲肠（3%～5%）、横结肠、降结肠和阑尾。最常见的症状为排便习惯及粪便性状的改变，一般右侧结肠癌以全身症状、贫血和腹部肿块为主要表现；左侧结肠癌以肠梗阻、便秘、腹泻、便血等症状为主；直肠癌主要引起便频、便不尽感等直肠刺激症状及便血、慢性肠梗阻等。晚期癌肿侵犯周围组织器官引起相应症状。通常采用 Bomnann 分型。

【病例】 结肠癌 BorrmannⅢ型（浸润溃疡型）

1. 报告书写要点 BorrmannⅢ型（浸润溃疡型）病理改变为溃疡大而浅，环堤宽而不规则，与周围结肠肠壁分界不清，外缘呈斜坡状外侵。注意从溃疡边缘、底部、周围黏膜皱襞改变等方面来区分良、恶性溃疡，从溃疡周围环堤特点来区分局限型和浸润型恶性溃疡。

2. 报告示范　升结肠管腔内不规则充盈缺损影，大小约6cm×4cm，表面呈不光滑结节状，并形成巨大不整形溃疡，局部肠腔呈偏心性狭窄、变形，肠壁僵硬，蠕动消失（图4-75）。

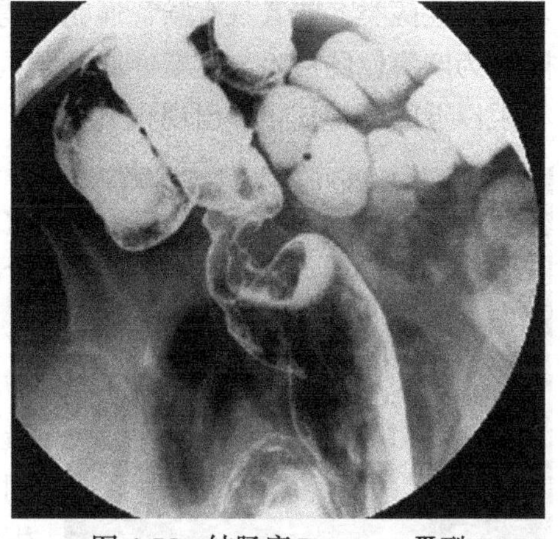

图4-75　结肠癌BorrmannⅢ型

四、急　腹　症

急腹症是腹部急性疾病的总称，包含消化、泌尿、生殖及血管等系统急性疾病，故急腹症是临床上的常见病，影像检查在急腹症的诊断上具有重要价值。

§1. 消化道穿孔

胃肠道的溃疡、创伤、炎症及肿瘤等可发生穿孔，其中胃十二指肠溃疡为穿孔最常见的原因。穿孔后胃十二指肠内的气体和内容物流入腹腔，引起气腹和急性腹膜炎。临床起病骤然，有腹膜刺激症状。

【病例】　消化道穿孔

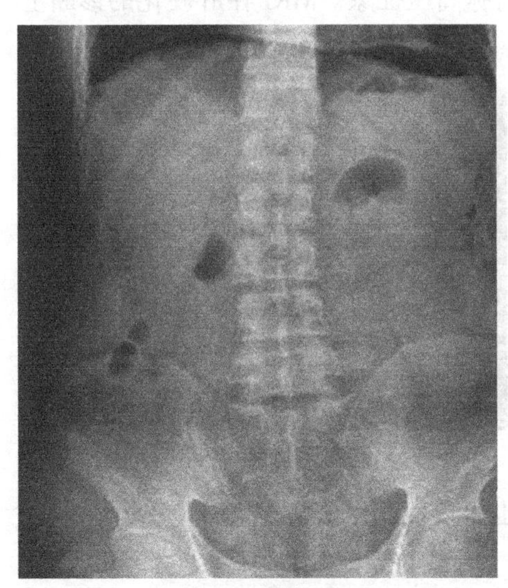

图4-76　消化道穿孔

1. 报告书写要点　X线检查中以游离气腹为最重要的表现。应注意几种情况：①胃、十二指肠球部穿孔后大都有游离气腹征象；②小肠及阑尾穿孔后很少有游离气腹征象；③胃后壁溃疡穿孔，胃内气体可进入小网膜囊，气体局限在网膜囊内，立位照片于中腹显示气腔或气液腔，即网膜囊上隐窝充气，而气体并不进入大腹腔；④腹膜后空腔器官向腹膜后间隙穿孔，气体进入肾旁前间隙，而腹腔内并无游离气体。因此，没有游离气腹征象并不能排除胃肠道穿孔。

2. 报告示范　立位腹部平片见两侧膈肌位置正常，两侧膈肌下见新月状气体密度影，左侧为多。中上腹部见少量肠管充气，腰椎未见异常（图4-76）。

§2. 肠梗阻

肠梗阻是指肠内容物运行发生障碍，是常见的外科急腹症。影像学检查的目的是明确有无肠梗阻，如有梗阻是完全性还是不完全性、梗阻位置及梗阻原因。若有梗阻则应进一步明确梗阻的类型，即机械性或动力性；若为机械性，还应确定单纯性还是绞窄性；若为动力性还应确定是痉挛性还是麻痹性。

【病例】　肠梗阻

1. 报告书写要点　肠梗阻分为机械性、动力性和血运性三类。机械性肠梗阻分单纯性与绞窄性两类，前者只有肠管通畅障碍，无血循环障碍，后者伴有循环障碍。动力性肠梗阻分为麻痹性肠梗阻与痉挛性肠梗阻。血运性肠梗阻见于肠系膜血管栓塞。肠梗阻发生后，梗阻以近的肠管扩张并出现积气积液，形成气液平面。

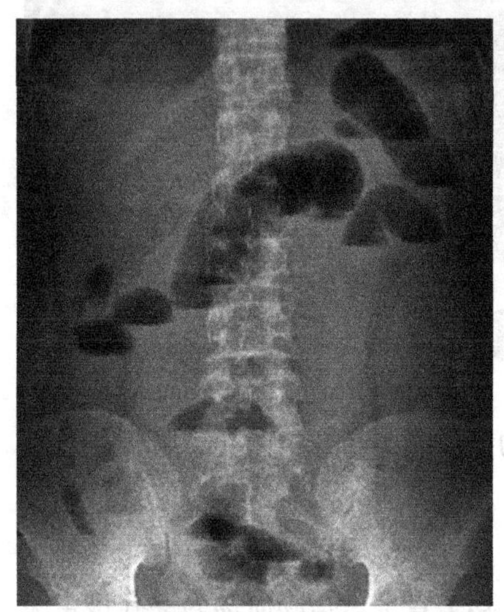

图 4-77　肠梗阻

2. 报告示范　立位腹部平片见两侧膈肌位置正常，中上腹部肠管见扩张，肠管内积气积液，并见多个液平面呈阶梯状排列，腰椎未见异常（图 4-77）。

§3. 肝硬化

在我国肝硬化非常多见，引起肝硬化病因很多，最常见的是病毒性肝炎后肝硬化。肝硬化发生后，早期肝细胞弥漫性变性、坏死，进一步发生纤维组织增生和肝细胞结节状再生，导致肝变形、变硬，肝叶萎缩，同时引起门脉高压。

【病例】　肝硬化

1. 报告书写要点　诊断肝硬化的方法很多，钡餐造影可用于检查食管胃底静脉曲张。超声诊断肝硬化方便快捷，CT 检查是诊断肝硬化的重要手段，部分肝硬化表现为全肝萎缩；更多的表现为尾叶、左叶外侧段增大，右叶发生萎缩，也可右叶增大，左叶萎缩或尾叶萎缩，肝脏各叶大小比例失调。肝轮廓边缘显示凹凸不平，肝门、肝裂增宽，以及脾大、腹水、胃底和食管静脉曲张等门脉高压征象。MRI 在肝硬化的诊断上应用越来越多。

2. 报告示范　肝脏外形变小，各叶比例失衡，肝表面突凹不平，可见多发小结节状隆起，肝脏密度不甚均匀，肝门及肝裂增宽，脾脏增大，占据 8 个肋单元（图 4-78）。

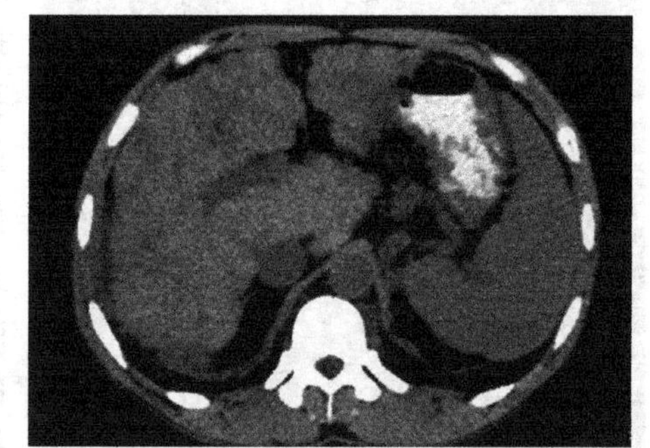

图 4-78　肝硬化

§4. 肝脓肿

在临床上肝脓肿以菌性和阿米巴性两种最常见。这些致病菌通过血流到达肝脏后，肝组织发生充血、水肿及大量白细胞浸润，组织液化坏死，形成脓腔，周围肉芽组织增生形成脓肿壁，脓肿壁周围肝组织可有水肿。脓肿多为单房，少数为多房，也可多发。

【病例】　肝脓肿

1. 报告书写要点　肝脓肿各期的 CT 表现不尽相同，一般表现为肝实质内圆形或类圆形低密度肿块，密度不均匀，中央为脓腔，少数脓肿内出现小气泡或气液平面，脓腔周围可见密度低于肝而高于脓腔的环状影为脓肿壁。增强 CT，脓肿壁呈环形明显强化，脓腔和周围水肿带无强化。低密度的脓腔和环形强化的脓肿壁及周围的无强化的低密度水肿带构成了所谓“环征”。“环征”和脓肿内的小气泡为诊断肝脓肿的特征性表现。

2. 报告示范　肝右叶后下段见类圆形低密度影，边界尚清楚，增强 CT 见病变内低密度影无强化，内见分隔及气泡影，分隔有强化。胆囊未见异常（图 4-79）。

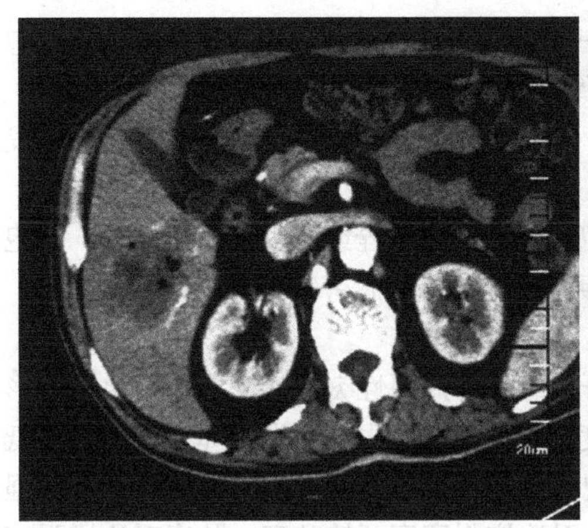
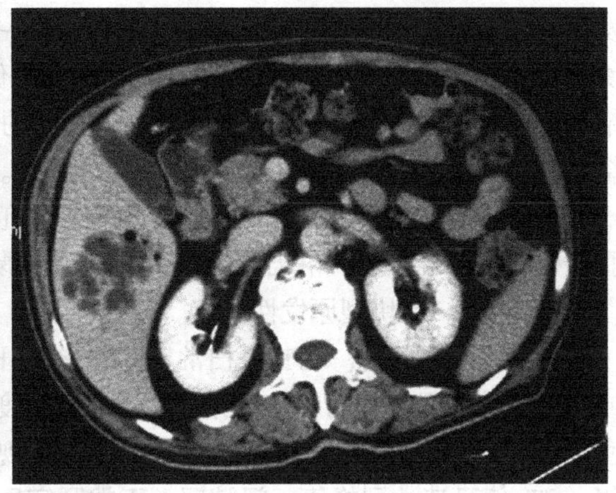

图 4-79 肝脓肿

§5. 肝海绵状血管瘤

肝海绵状血管瘤为肝脏常见的良性肿瘤，女性多于男性，可无任何症状，常偶然在体检中发现。巨大肿瘤可出现上腹部胀痛不适。肿瘤破裂可引起肝脏出血。肿瘤多为单发，也可多发。大小差异较大，直径从 2cm 到 20cm 不等。肿瘤内由扩张的异常血窦组成，肿瘤内可有血栓形成及出现钙化。

【病例】 肝海绵状血管瘤

1. 报告书写要点 CT 平扫常表现为肝实质内境界清楚的圆形或类圆形低密度肿块，边界较清楚，CT 值约 30HU。CT 增强是诊断海绵状血管瘤的重要方法，通常采用动态 CT 三期增强扫描，对比剂注射速度要快，开始扫描要快，延迟扫描时间要长。对比增强后 20～30s 内为动脉期，可见肿瘤自边缘开始出现斑状、结节状强化。50～60s 为门静脉期，强化灶互相融合，同时向肿瘤中央扩展。120s 为平衡期，见整个肿瘤强化，强化密度可逐渐下降，变为与周围正常肝实质密度相同的等密度，并持续较长时间，整个对比增强过程表现“早出晚归”的特征。

2. 报告示范 CT 增强肝右叶后下段见类圆形病灶，动脉期病变边缘见结节状强化影，病变大部为低密度表现，门脉期强化范围增大，平衡期整个病变强化，为稍高密度影，周围肝脏未见异常强化影（图 4-80）。

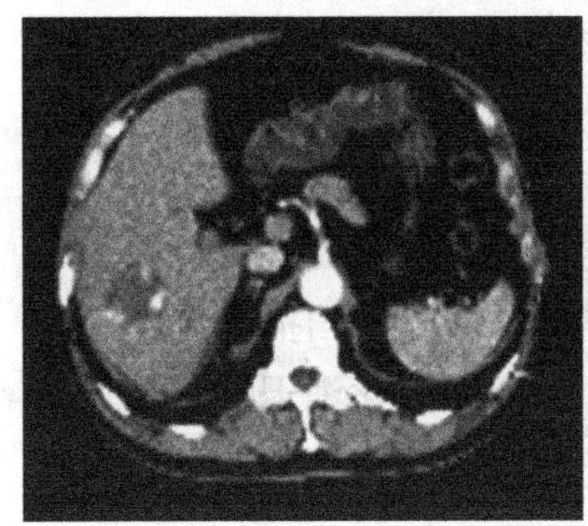
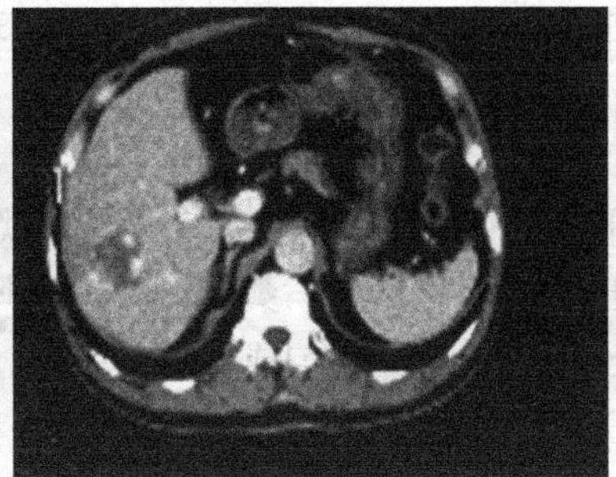
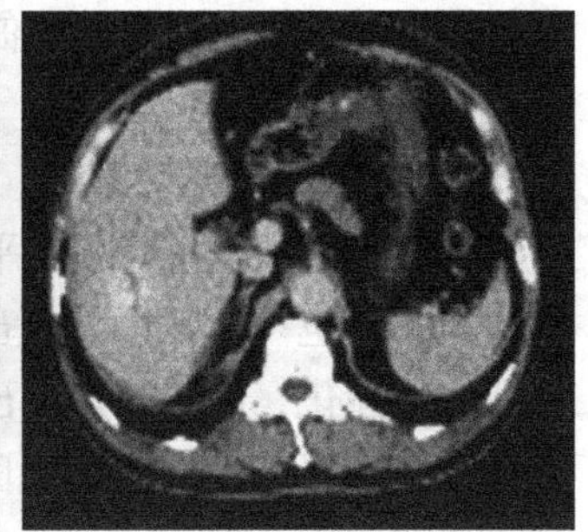

图 4-80 肝血管瘤

§6. 原发性肝癌

组织学上原发性肝癌包括肝细胞癌和胆管细胞癌，90%以上为肝细胞肝癌。男性多见，发病与乙型肝炎和肝硬化密切相关。患者早期一般无症状，晚期肝区疼痛，消瘦，腹部包块。化验检查大部分患者 AFP 阳性。病理和影像学上分三型：巨块型，肿块直径≥5cm；结节型，每个癌结节＜5cm；弥漫型，＜1cm 的小结节弥漫分布全肝。直径小于 3cm 单发结节或 2 个结节直径之和不超过 3cm 为小肝癌。

肝细胞癌主要由肝动脉供血，肿瘤容易侵犯门静脉形成癌栓或肝内外血行转移；侵犯胆道引起阻塞性黄疸；淋巴转移可引起肝门及腹主动脉或腔静脉旁等处淋巴结增大。

【病例】 巨块型原发性肝癌

1. 报告书写要点 CT 平扫常见肝硬化，肝边缘轮廓局限性突起，肝实质内单发圆形或类圆形的边界清楚的肿块，肿块多数为低密度，巨块型肝癌中央可发生坏死而出现更低密度区。CT 增强多期扫描：动脉期，主要表现为肿瘤很快出现明显的斑片状、结节状强化，CT 值迅速达到峰值；门脉期，正常肝实质对比增强密度开始升高，肿瘤对比增强密度迅速下降；平衡期，肿块对比增强密度继续下降，全部强化过程呈“快显快出”特点。同时可发现有无门脉癌栓、胆道侵犯，以及淋巴结转移等表现。

2. 报告示范 CT 增强肝右叶可见类圆形病灶，向肝外突隆，压迫肝门，动脉期病变内见结节状及斑片状强化影，密度不均，内见低密度坏死区，门脉期与平衡期病变呈低密度改变，仍见密度不均，周围肝脏未见异常强化影（图 4-81）。

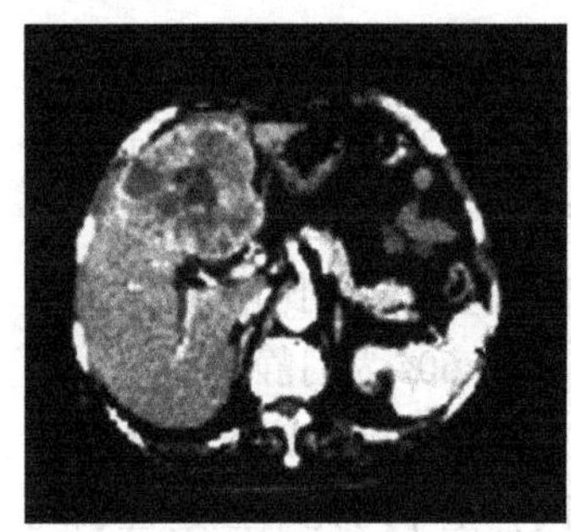
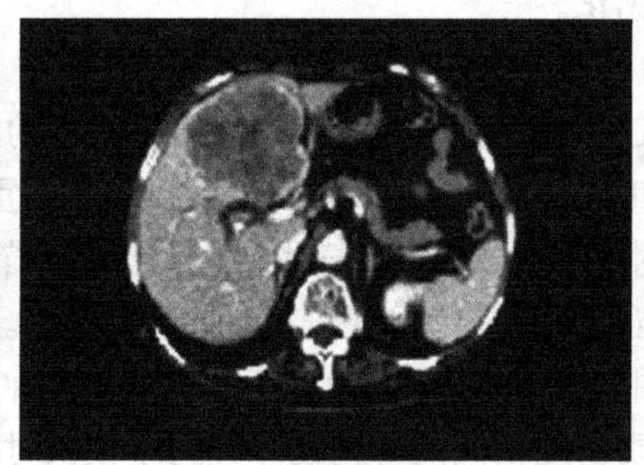
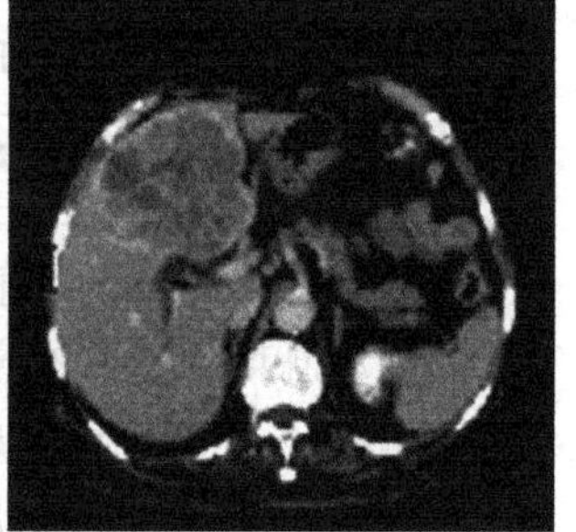

图 4-81 原发性肝癌

§7. 转移性肝癌

转移性肝癌很常见，转移途径有：临近器官肿瘤直接侵犯、经肝门部淋巴转移、经门静脉转移、经肝动脉转移。病理上肝内多发结节，大小不等，易坏死、囊变、出血等，肿瘤由门脉供血。临床症状除原发肿瘤症状外，出现肝大、肝区疼痛、消瘦、黄疸、腹水等。

【病例】 转移性肝癌

1. 报告书写要点 CT 平扫可见肝实质内多发小圆形或类圆形的低密度病灶，密度较均匀，少数也可单发。发生出血、液化坏死、囊变则密度不均。CT 增强扫描动脉期呈不规则边缘强化，门静脉期可出现整个瘤灶均匀或不均匀强化，平衡期强化消退。少数肿瘤中央见无增强的低密度坏死区，边缘强化呈高密度，外周有一稍低于肝密度的水肿带，即“牛眼征”。

2. 报告示范 CT 增强肝左右叶内可见多个类圆形病灶，大小不等，动脉期病变边缘见强化影，内部密度不均，可见低密度坏死区，门脉期病变呈不均匀强化，内仍为低密度改变，脾脏未见异常强化影（图 4-82）。

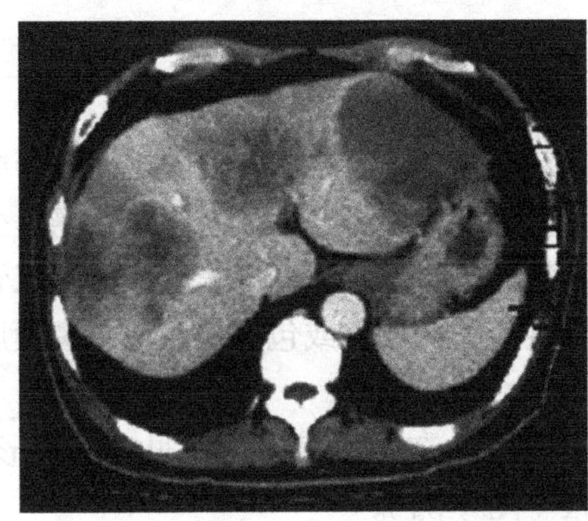
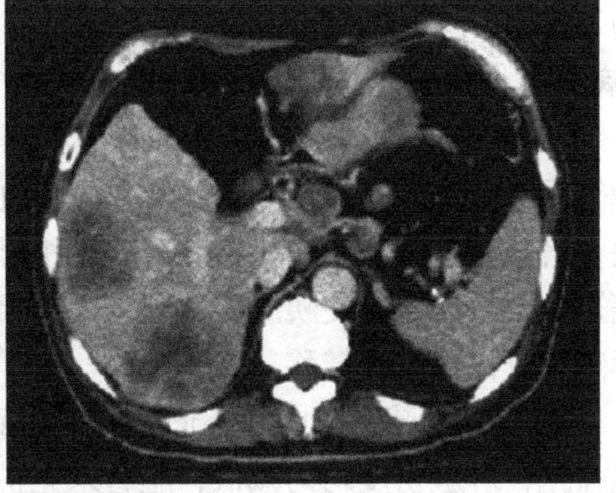

图 4-82　转移性肝癌

§8. 急性胰腺炎

急性胰腺炎是胰蛋白酶原溢出被激活成胰蛋白酶引发胰腺及其周围组织自身消化的一种急性炎症，发病前多有酗酒、暴饮暴食或胆道疾病病史。急性胰腺炎分为急性水肿型及出血坏死型两种。急性水肿型胰腺炎多见，表现为胰腺肿大，充血水肿及细胞浸润。急性出血坏死型胰腺炎较少见，表现为胰腺广泛坏死、出血为特征。由于胰腺无被膜，胰液、炎性渗出、脓液、坏死组织等聚积在胰腺内外形成假性囊肿。急性胰腺炎临床上表现为突发上腹部剧痛，伴有恶心、呕吐、发热等。

【病例】　急性胰腺炎

1. 报告书写要点　CT 是急性胰腺炎诊断的重要手段，水肿型胰腺炎表现为胰腺局部或弥漫性肿大，密度稍减低，胰腺周围常有炎性渗出，导致胰腺边缘不清。坏死出血型胰腺炎胰腺明显肿大，密度不均，坏死区呈低密度，出血呈高密度，增强扫描可见坏死区不强化。胰腺假性囊肿形成时，可见边界清楚的囊状低密度区，可位于胰腺内或胰腺外。

2. 报告示范　胰腺外形肿大，胰腺内密度不均，胰腺边缘模糊，周围可见渗出性阴影，左侧肾前筋膜增厚，脾下极周围见积液密度影，肝脏密度均匀减低（图 4-83）。

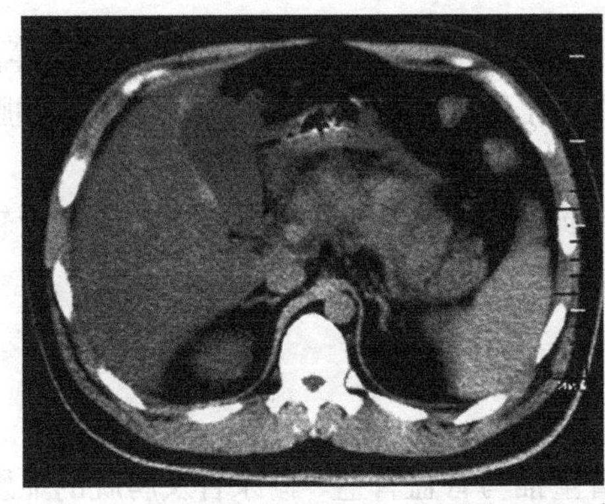
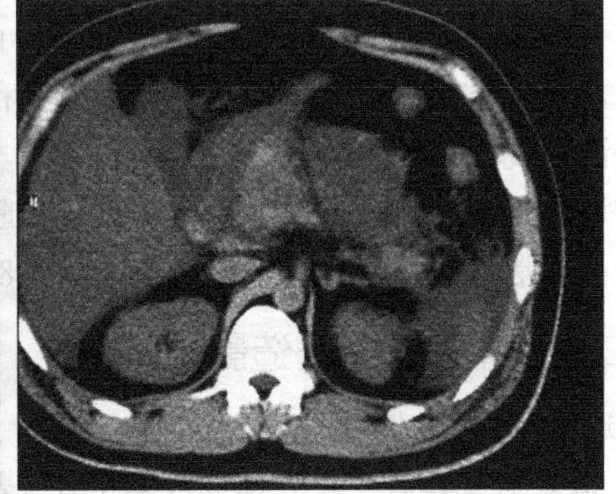

图 4-83　急性胰腺炎

§9. 胰腺导管细胞癌

胰腺导管细胞癌（简称胰腺癌），60%～70%发生于胰腺头部，胰腺癌的大小和外形不一，肿块中心常有坏死。由于胰腺淋巴引流丰富和缺乏胰周包膜，较易出现转移。临床上早期多无症状，累及胆总管则出现进行性阻塞性黄疸，胰腺癌预后差，5 年生存率仅约为 5%。

【病例】 胰头癌

1. 报告书写要点 CT 增强扫描是胰腺癌主要检查方法。CT 上肿瘤的密度常与胰腺的密度相等或略低，故平扫易漏诊，较大的肿块可引起胰腺局部增大。由于胰腺癌是少血管性肿块，增强扫描时肿块强化不明显，呈相对低密度，胰管、胆管扩张可形成“双管征”。胰腺癌进一步发展，可使胰周脂肪层消失，邻近血管可被推移或包埋。胰周、腹膜后、肝门淋巴结和肝内可发生转移。

2. 报告示范 胰头勾突部外形肿大，轮廓不规整，CT 增强胰头部可见一类圆形肿块，无明显强化，肝脏密度均匀减低，胆管未见扩张（图 4-84）。

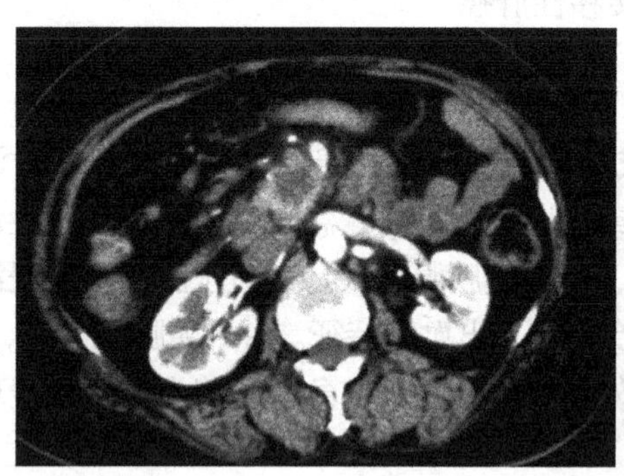

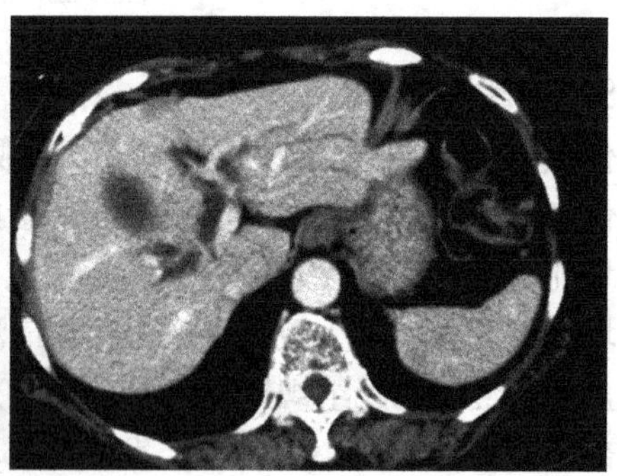

图 4-84 胰头癌

第五节 泌尿系统

一、肾 脏

（一）正常尿路平片

【病例】 正常尿路平片

1. 报告书写要点 首先应评判尿路平片的摄片质量，包括摄片范围和对比度等，对双肾区、输尿管走行及膀胱区是否有阳性结石和钙化作重点观察，此外对肾脏轮廓和腰大肌外缘应详细观察和描述。

2. 报告示范 双肾区、双输尿管走行及膀胱区未见阳性结石及钙化影。双侧肾轮廓清晰，大小正常，双侧腰大肌外缘清晰（图 4-85）。

（二）正常静脉尿路造影

【病例】 正常静脉尿路造影

1. 报告书写要点 首先描述尿路平片；着重描写肾盂肾盏、输尿管及膀胱的显影情况（正常或延迟、清晰或浅淡）、形态和排泄情况（正常或延迟）。

2. 报告示范 双侧肾小盏杯口锐利，右侧肾盂呈喇叭形，左侧肾盂呈分支型。双侧输尿管未见增宽，走行于双侧脊柱旁。膀胱充盈，边缘光滑（图 4-86）。

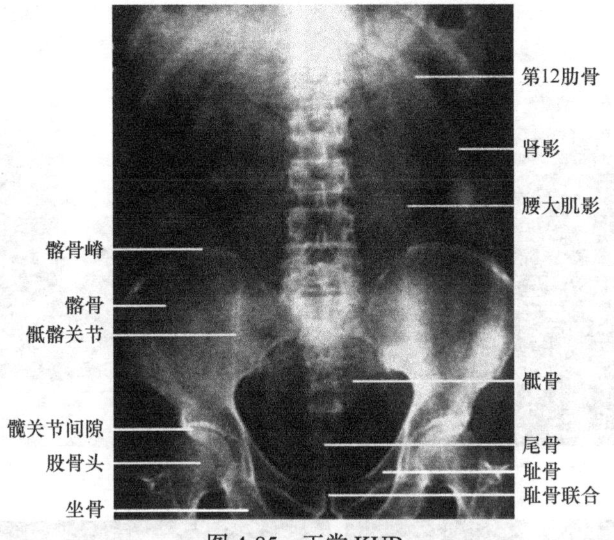

图 4-85　正常 KUB

（三）肾结石

泌尿系结石的主要成分是草酸钙、磷酸钙及尿酸结石。肾结石约 2/3 位于肾盂内，其次在下部肾盏。发病年龄以 35～50 岁居多。肾结石可引起肾盂肾盏的阻塞、损伤和感染。位于肾盂内的较大结石活动度小，未产生梗阻、感染、损伤，可以长期无明显临床症状或仅有同侧腰部隐痛或钝痛。若结石活动度较大，则产生肾绞痛。

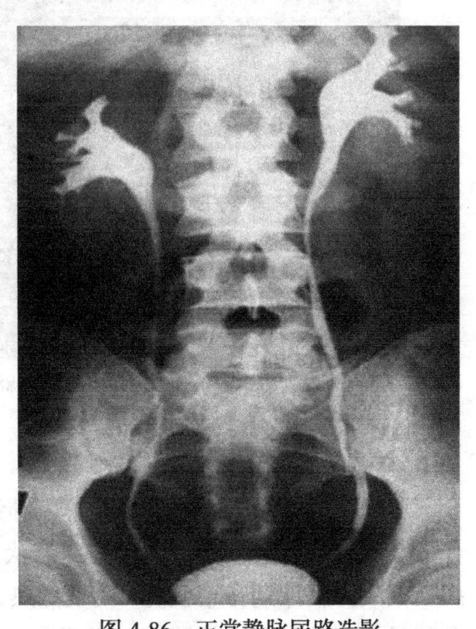

图 4-86　正常静脉尿路造影

【病例】　双侧肾脏阳性结石

1. 报告书写要点　描述阳性结石的形态、大小、数量和位置，注意 KUB 与 IVP 的对比，强调结石位于肾盂肾盏内，由于造影剂充盈程度和时相不同，阳性结石可能呈相对高密度、被遮盖或呈现充盈缺损样改变。对于患肾的显影情况和积水程度也应详细描述，有助于判断其分泌功能。在 CT 上结石为高密度影。

2. 报告示范一　右肾区可见一与肾盂肾盏形态吻合的鹿角形高密度影，整体大小约为 6.0cm×4.5cm。IVP：双肾显影同步，右肾盂肾盏轻中度积水扩张，平片所见高密度影位于肾盂肾盏内，肾盂及中下组部分肾盏内表现为充盈缺损。左侧肾脏内见高密度结石，肾盂、肾盏未见扩张。双侧输尿管走行于脊柱两侧，未见扩张。膀胱充盈良好，边缘光滑（图 4-87）。

3. 报告示范二　定位像右肾区可见散在多发高密度影，大小不等，密度较高，CT 平扫见右肾外形增大，皮质变薄，多发高密度影位于肾盂肾盏内，肾盏见扩张积水（图 4-88）。

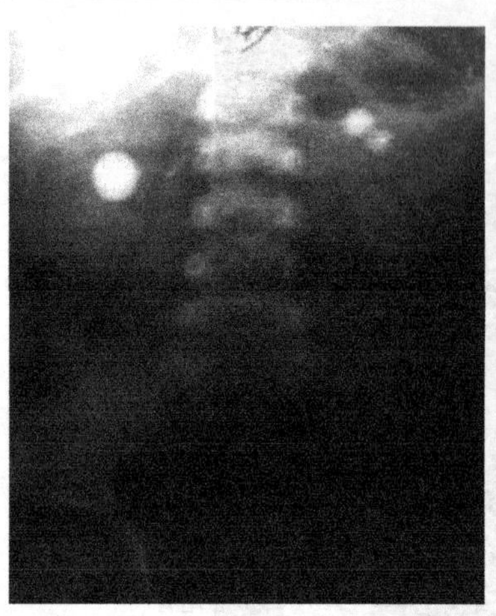
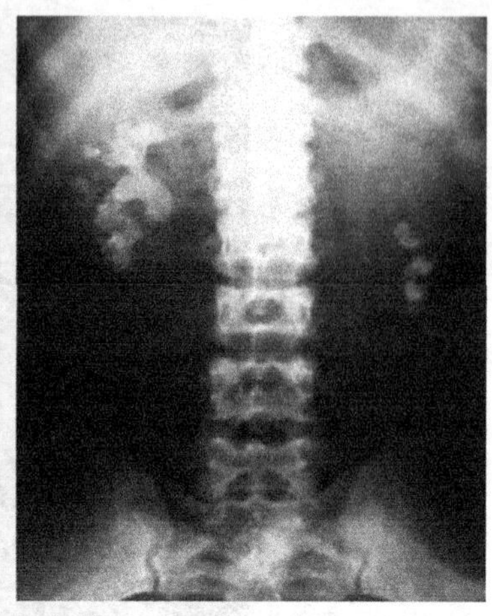

图 4-87　双侧肾结石

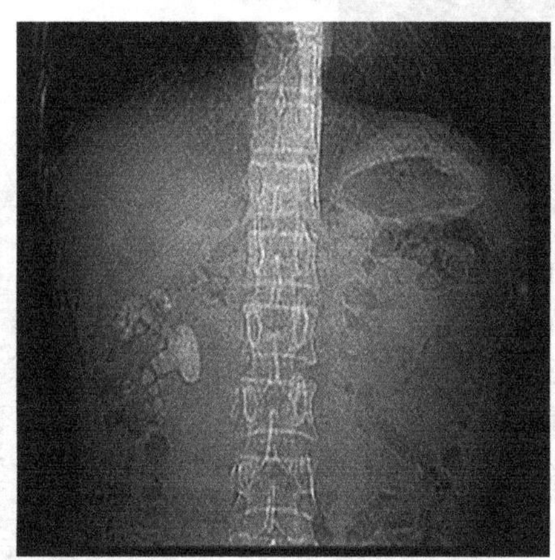
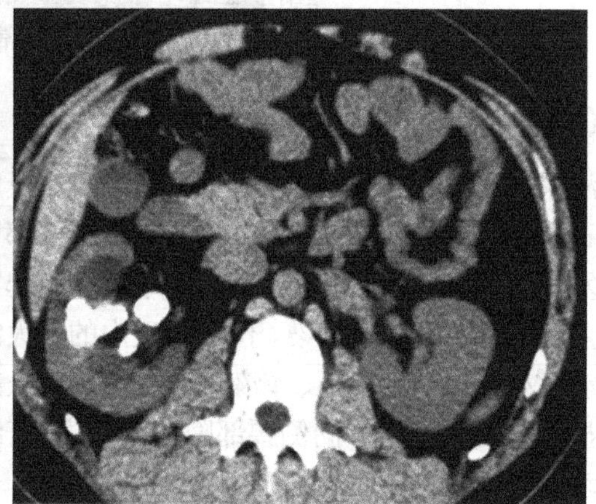

图 4-88　右侧多发肾结石

(四) 肾结核

肾结核好发于 20～50 岁，可由肺结核经血行播散而来，也可以是全身粟粒结核的一部分。病理期肾结核大多数无临床症状。当病变发展到肾脏髓质，在锥体深部形成干酪性病灶而成为临床期肾结核时，出现低热、盗汗等结核病的全身症状。当病变累及肾盂肾盏，尤其是累及输尿管、膀胱时，出现尿频、尿急、尿痛、血尿、脓尿等典型症状。

【病例】　左侧肾结核

1. 报告书写要点　报告书写前应详细了解患者病史及化验等相关临床资料，KUB 着重观察肾区的钙化，IVP 主要观察描述患肾的显影情况及形态表现：显影浅淡、积水扩张、肾盏变形和破坏、"打尖征"等，同时应注意合并的输尿管结核和膀胱挛缩及对侧的结核或继发积水改变。显影不佳时应建议行逆行性肾盂造影或 CT 检查。

2. 报告示范一　右侧肾盂、肾盏、输尿管及膀胱显影良好，形态无异常，左侧肾盂、肾盏边缘形态不规整，肾盏不对称性扩张，尤以下组肾盏明显，相应肾大盏较窄。左侧输尿管狭窄（图 4-89）。

3. 报告示范二　右肾外形明显增大，肾表面不光滑，密度不均匀，右侧肾实质内见多发类圆形及斑片状低密度影，边缘模糊，右肾内见多个斑状高密度钙化影。左肾未见异常改变（图 4-90）。

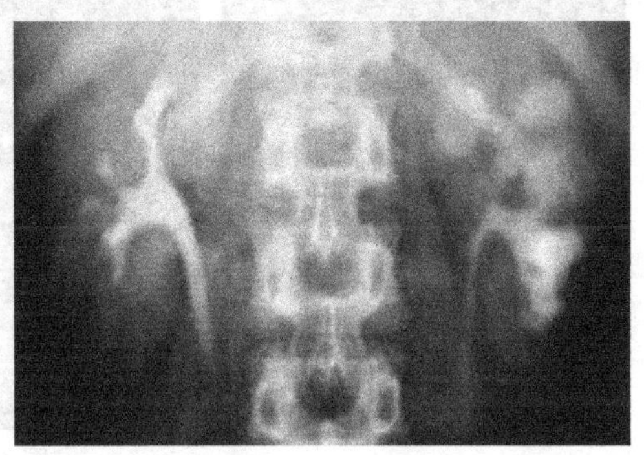

图 4-89　左肾结核

（五）肾癌

肾癌是最常见的肾脏恶性肿瘤，占肾脏肿瘤的 90%，占肾脏恶性肿瘤的 75%，好发于 50～70 岁。多发生于一侧，肿块大小不一，呈圆形、椭圆形。最常见症状为无痛性血尿。病理上肾癌切面不均质，肿瘤表面血管扩张、充血，内有出血、坏死、囊性变、纤维化及钙化。肿瘤侵及肾静脉时形成瘤栓，也可通过淋巴道转移至肾门、下腔静脉和主动脉旁淋巴结。肾癌可转移到肺、肝、骨骼、脑等。

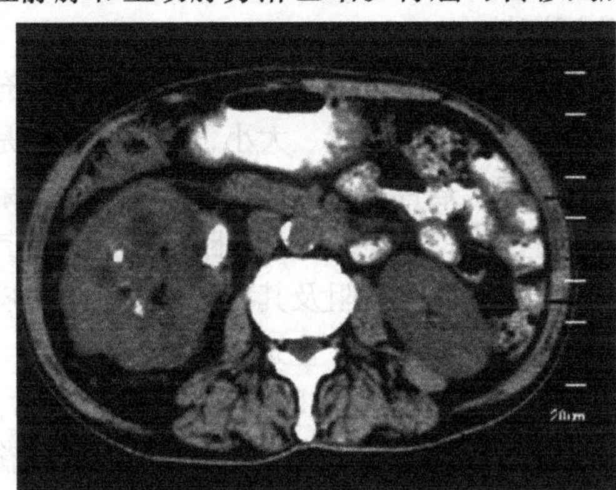

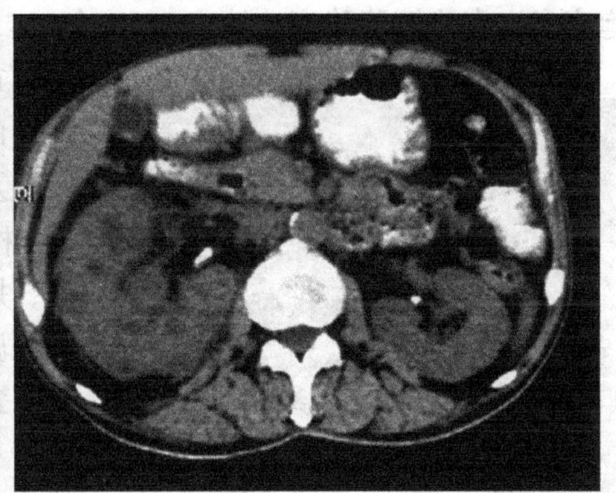

图 4-90　右肾结核

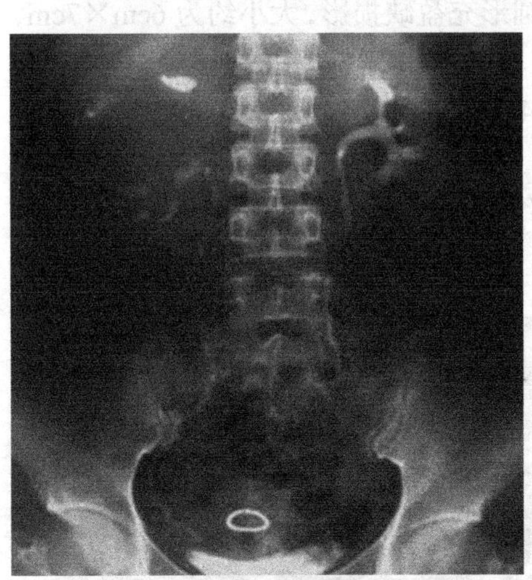

图 4-91　右肾癌

【病例】　右肾癌

1. 报告书写要点　主要观察患肾轮廓改变（肾极增大或局限突出）和显影情况，肾盂肾盏的形态，注意典型的“手握球征”和“蜘蛛足征”，肾盂肾盏的整体移位、变形和破坏，显影不良者建议 CT 检查。

2. 报告示范一　右侧肾影较对侧增大，中部明显向外突出，肾盂及肾盏受压、推移呈“手握球征”。35min、40min 解压后摄片显示右侧输尿管走行及形态未见异常。左侧肾盏、肾盂、输尿管形态正常，左肾排泄正常。膀胱充盈良好，形态无异常（图 4-91）。

3. 报告示范二　左肾外形不规则，中部明显向外突出，可见软组织密度肿块，皮质期病变明显强化，强化密度不均，髓质期病变强化幅度减低，内见低密度坏死区，肾盂受压。三维成像见病变向肾外突隆，肾动静脉未见异常（图 4-92）。

二、膀　　胱

膀胱癌的主要临床症状是无痛性肉眼血尿，50～60 岁好发，以膀胱三角区及膀胱两侧

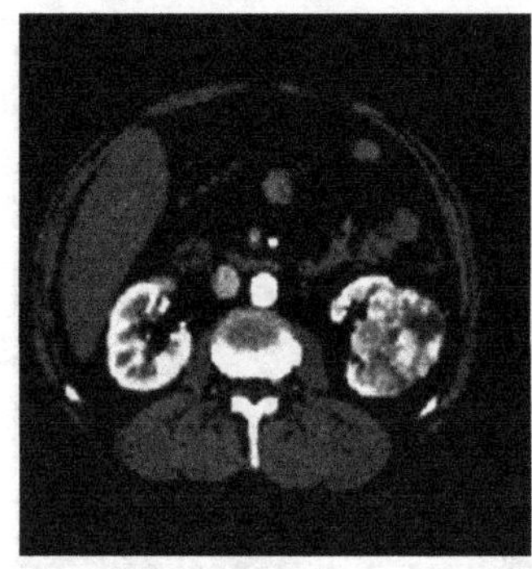
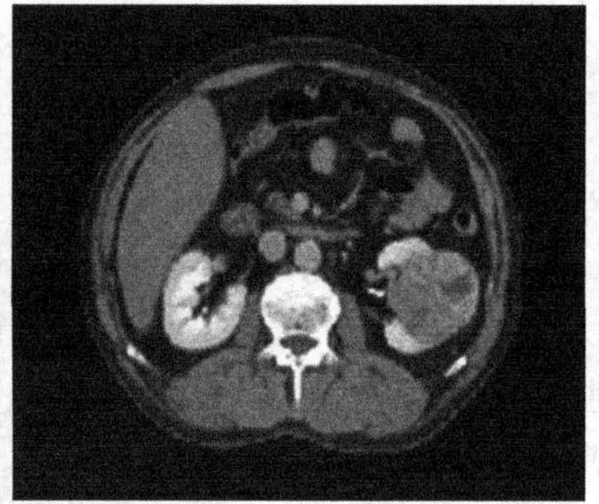
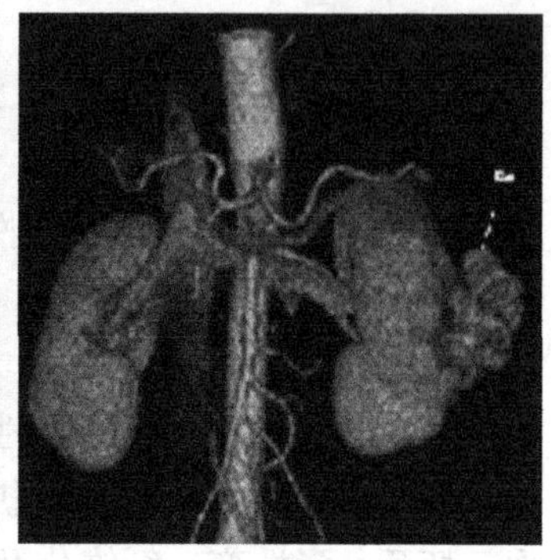

图 4-92　左肾癌

壁多见，形态以乳头状、菜花状多见，病理上多为移行细胞癌（90%）和乳头状癌。移行细胞癌多为表浅性膀胱癌，约占 3/4，余 1/4 为浸润性。

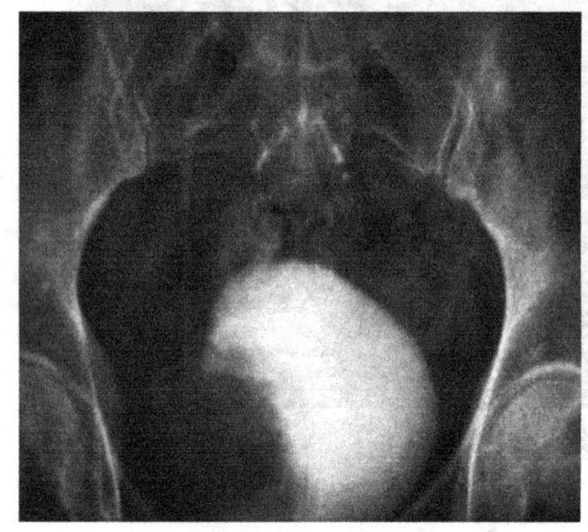

图 4-93　膀胱癌

1. 报告书写要点　主要观察描述膀胱内充盈缺损的数量、形态、位置、大小，邻近膀胱壁是否僵硬及其范围，是否侵犯膀胱输尿管入口，如果是 IVP 检查还要相应观察描述上尿路显影情况及其形态，是否合并上尿路梗阻及其程度，当出现肿瘤侧上尿路不显影的情况时，应进一步 CT 检查。

2. 报告示范一　双肾显影及排泄时间正常。双侧肾小盏杯口锐利、肾盂形态未见异常。双侧输尿管形态、走行未见异常。膀胱壁欠光滑，膀胱偏右侧可见一类圆形充盈缺损影，大小约为 6cm×7cm，边缘不光滑，见软组织影向膀胱外突出，累及右侧输尿管（图 4-93）。

3. 报告示范二　膀胱大小正常，膀胱壁欠光滑，膀胱右侧壁可见一类圆形软组织密度肿块，边缘尚光滑，明显强化，病变部位膀胱壁内陷，浆膜层受累，盆腔未见肿大淋巴结影（图 4-94）。

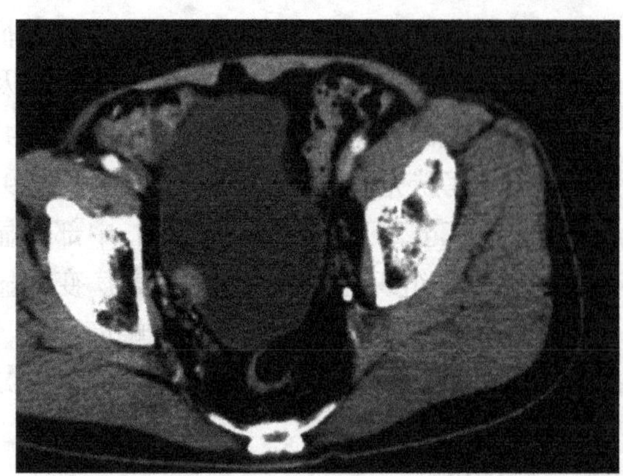
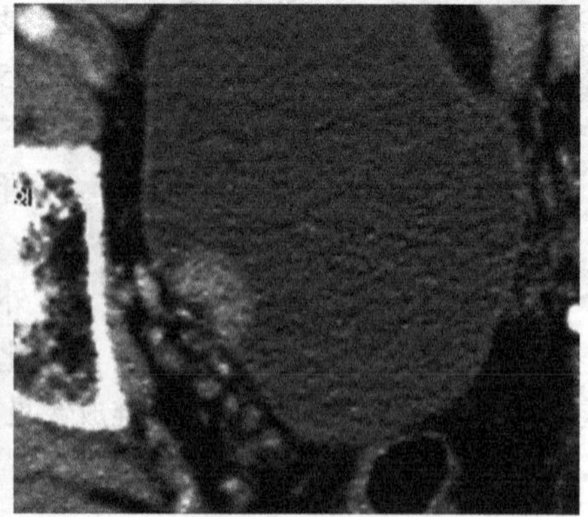

图 4-94　膀胱癌

第六节　骨与关节

一、骨关节正常 X 线解剖及变异

在骨关节疾病的 X 线诊断中，首先必须熟悉各部位的正常 X 线解剖，这是各种疾病诊断的前提。儿童因处于生长发育阶段，其正常骨骼表现与成人有所不同，如长管状骨在儿童分为骨干、干骺端、骨骺板及骨骺四部分，而成人则分为骨干和骨端两部分。关节间隙的宽度亦因年龄和部位而异，生长发育期，随骺软骨的逐渐骨化，关节间隙逐渐变窄；老年人软骨退变变薄，关节间隙变窄。此外，生长期的骨骼形态不一，解剖变异甚多，如各种籽骨、副骨、二次骨化中心的持久不愈和形态变异等，有时与病变极其相似，因此，认识骨的正常 X 线解剖及变异对诊断具有重要意义，方能避免把正常误为异常。

§ 正常儿童膝关节

【病例】

1. 报告书写要点　膝关节由股骨髁、胫骨、髌骨、关节囊、半月板、十字韧带及几个滑液囊构成。首先看骨的形态、密度及关节边缘和间隙有无异常改变，尤其是胫骨结节形态正常变异很多，化骨核形态多样，可为胫骨近端化骨核的一部分，亦可单独存在或呈分节状，有时与骨折酷似，须注意鉴别。同时还应注意观察周围软组织有无肿胀，必要时可摄对侧对照。

2. 报告示范　右膝关节组成诸骨骨质形态、密度及关节间隙未见异常，关节面光整，骨骺与干骺端未闭合，骺板清晰，骨质边缘规则，周围软组织形态与密度未见异常改变（图 4-95）。

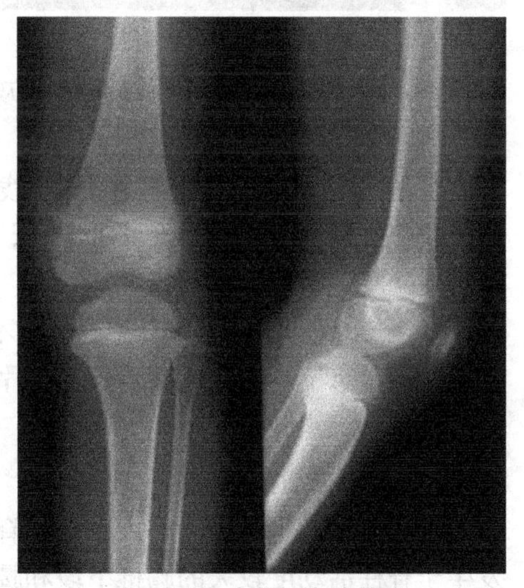

图 4-95　小儿正常膝关节

二、疾病诊断

（一）骨折

骨折指骨的完整性和连续性的折断或碎裂，根据病因可分为创伤性骨折、疲劳骨折和病理骨折 3 种。患者一般均有外伤史，临床主要表现为局部疼痛、肿胀、功能障碍，有时还出现肢体局部畸形。X 线检查是骨关节外伤不可缺少的重要检查方法，诊断时应注意骨折部位、类型、对位、对线情况、与邻近关节的关系，以及骨折愈合过程、并发症和后遗症等。

§1. 青枝骨折

青枝骨折见于儿童长骨骨折，易漏诊，由于骨骼柔韧性大，外力不易使骨皮质完全断裂，与青嫩的树枝被折时的情况相似，因而得名。临床上主要表现为局部疼痛、肿胀及活动受限。

【病例】　右侧桡骨远端青枝骨折

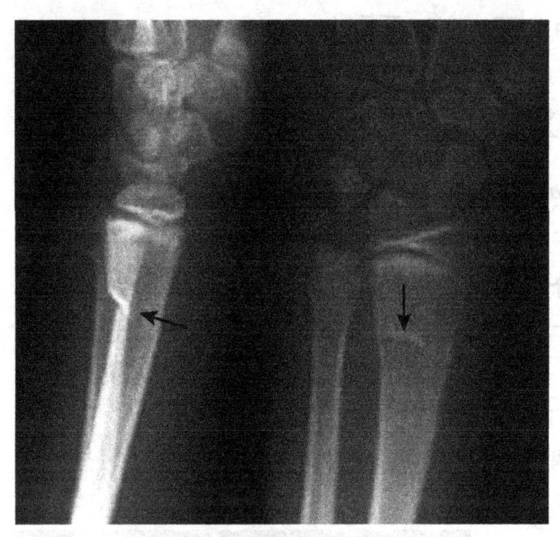
图 4-96　右桡骨远端青枝骨折

1. 报告书写要点　本病 X 线仅表现为局部骨皮质和骨小梁的形态改变，而不见骨折线，书写报告时应注意强调局部骨皮质有无皱褶、凹陷或隆凸及骨小梁扭曲等，同时应注意观察邻近软组织有无肿胀，必要时照对侧进行对比。

2. 报告示范　右侧桡骨远端骨小梁扭曲，部分断裂，皮质可见局限性折曲，对位、对线良好，邻近软组织肿胀（图 4-96）。

§2. 长骨粉碎骨折

骨碎裂成两块以上，称为粉碎骨折，按骨折线的形态又可分为 T 形、Y 形等骨折。临床上除局部疼痛、肿胀外，常伴有骨折专有体征：如受伤肢体畸形、反常活动及骨擦音或骨擦感。

【病例】　右胫骨粉碎骨折

1. 报告书写要点　粉碎骨折 X 线较易诊断，骨折线表现为不规则的透亮线，书写报告时应仔细观察骨折线的形状和走向，骨碎片有无移位，同时还应注意骨骼有无弯曲、变形，以及断端对位、对线情况。

2. 报告示范　右胫骨中上段骨质不连续，可见多条骨折线，断端形态不规则，可见游离骨碎片，骨折远端向外侧移位，周围软组织肿胀（图 4-97）。

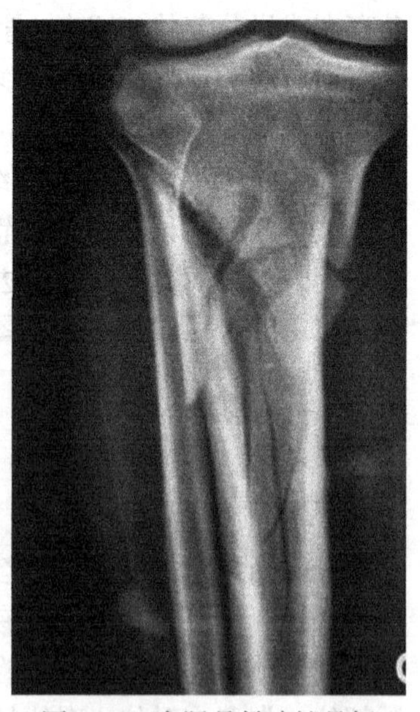
图 4-97　右胫骨粉碎性骨折

§3. 脊柱骨折

椎体压缩骨折多由于外力突然使脊柱过度弯曲所致，易发生于脊柱活动度较大的胸椎下段和腰椎上段，以单个椎体常见，也可多个椎体同时受累。临床上主要表现为局部疼痛、腰背肌痉挛，不能活动，重者可出现下肢瘫痪。

【病例】　腰 1 椎体骨折

1. 报告书写要点　脊柱骨折 X 线表现为椎体压缩呈楔形，前缘骨皮质嵌压，髓腔内骨小梁嵌插，所以不见低密度骨折线，反而可见横行不规则致密带，有时椎体前方可见分离的骨碎片。书写报告时注意强调椎体形态及密度的改变，同时应注意观察椎间隙及椎旁软组织等改变，以便与椎体结核及转移瘤等鉴别。

2. 报告示范　腰 1 椎体密度增高，前缘变扁，呈楔形，椎体前缘可见碎骨片，相邻椎间隙正常（图 4-98）。

（二）股骨头缺血坏死

股骨头缺血坏死是由于股骨头部分或完全性缺血导致骨坏死，病理改变主要为骨质坏死、吸收，新骨形成及继发关节退行性变。本病男性多见，双侧多于单侧，30～60 岁占

76.8%。临床上多见于有过量应用激素史、酗酒及髋关节外伤史者，主要表现为髋关节疼痛，X 线检查是诊断、确定病期的主要手段。

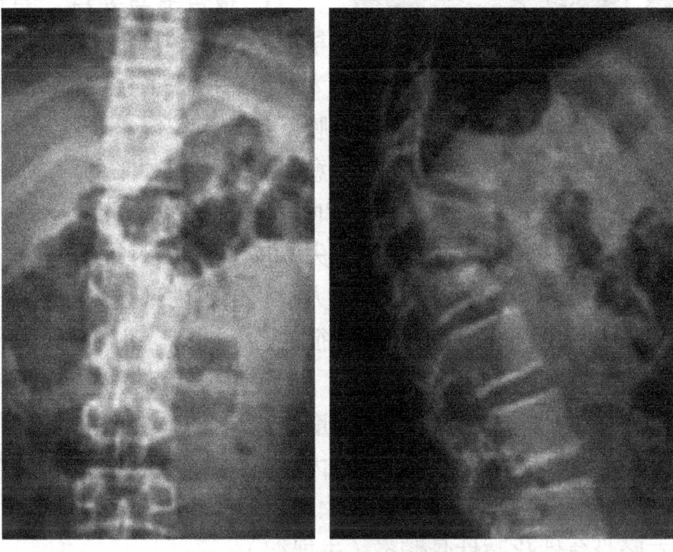

图 4-98　腰 1 椎体压缩性骨折

【病例】　左侧股骨头缺血坏死

1. 报告书写要点　晚期股骨头坏死除骨质坏死、吸收及骨质增生外，同时伴有股骨头关节面下骨折、股骨头变形及继发性关节间隙变窄等关节退行性改变。在观察股骨头破坏区范围、大小、形态、数目及骨质增生情况的同时，还应注意强调股骨头关节面有无骨折、变形，髋关节间隙变窄及退行性变等征象，以便进行分期。并注意与创伤性髋关节炎鉴别。

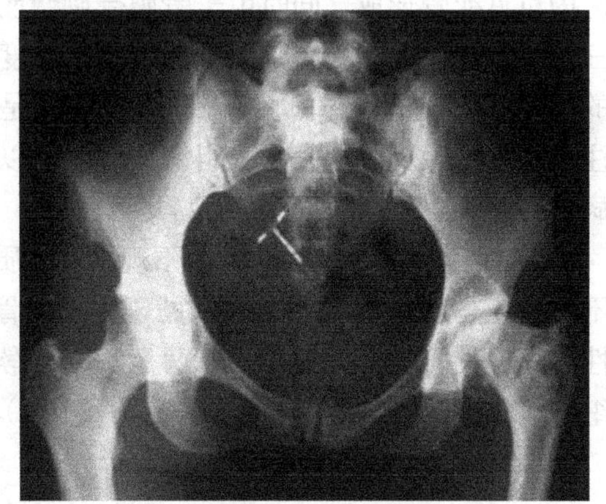

图 4-99　左侧股骨头缺血坏死（Ⅳ期）

2. 报告示范　左侧股骨颈变短，左侧股骨头变形、变扁，关节面凹凸不平，股骨头及髋臼缘骨质密度增高、不均匀，股骨头基底部可见囊状透光区，关节间隙正常（图 4-99）。

（三）化脓性骨髓炎

§1. 急性化脓性骨髓炎

急性化脓性骨髓炎一般以血源性感染最常见，病原菌多为金黄色葡萄球菌。大多发生在 10 岁以下儿童和婴幼儿，起病急骤，高热，白细胞总数升高，局部常有红、肿、热、痛。病变好发于长管状骨，常始于干骺端的松质骨内，形成局部脓肿，进一步发展可直接向骨干、骨髓腔蔓延，亦可穿破骨皮质进入骨膜下，形成骨膜下脓肿，刺激骨膜增生，骨膜的广泛掀起可切断骨膜血管，形成大片死骨。另外，骨膜下脓肿还可继续侵犯骨皮质向髓腔内蔓延，使病灶进一步扩大，严重者病变可累及整个骨干。骨膜遭破坏后，脓液向软组织流注，形成软组织脓肿。

【病例 1】 左股骨急性化脓性骨髓炎（早期）

1. 报告书写要点 急性化脓性骨髓炎早期（发病 2 周内）骨质尚未破坏，仅表现为软组织肿胀，主要是由于脓肿自骨内向骨膜下或软组织内蔓延所致。书写报告时应注意强调软组织肿胀的形态、密度及范围，同时应注意邻近肌间脂肪有无移位、模糊或消失。皮下脂肪水肿增厚，皮下脂肪层中有粗大网状结构的部位，常是深部脓肿所在的指征。

2. 报告示范 左膝关节软组织增厚，密度增高，肌肉与脂肪间隙模糊，皮下脂肪层内可见粗大网状影，左股骨骨质未见异常（图 4-100）。

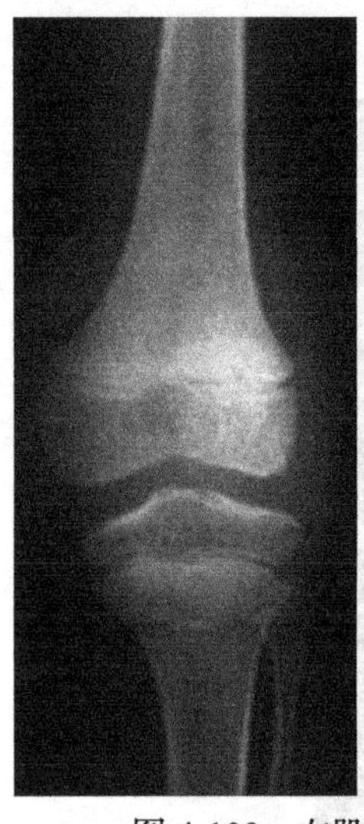
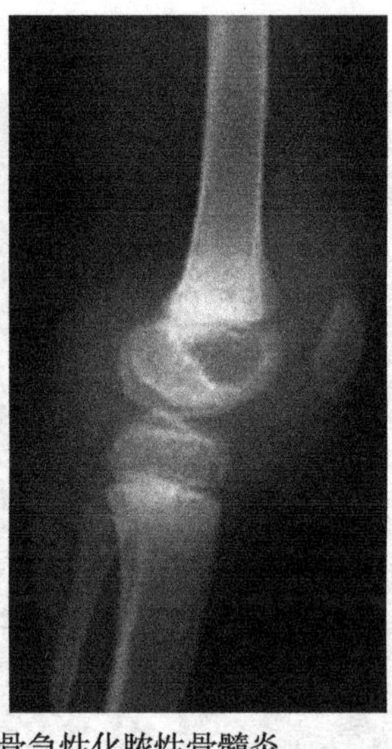

图 4-100 左股骨急性化脓性骨髓炎

【病例 2】 右胫骨急性化脓性骨髓炎（进展期）

1. 报告书写要点 进展期表现为边界不清的溶骨性破坏，大小不等、形态多样，破坏区内可见死骨形成，同时由于骨膜受刺激而增生，表现为线状、层状、花边状，甚至骨膜三角等，在骨破坏的同时还可出现不同程度骨质增生硬化。在书写报告时应强调骨质破坏的部位、范围、程度、形态及边界，尤其是有无死骨形成，对诊断具有重要意义。同时应注意观察骨膜反应形态及软组织等改变，以便与骨干结核、嗜酸细胞肉芽肿、骨肉瘤等疾病进行鉴别。

2. 报告示范 右胫骨外形不规则，皮质不光滑，骨质密度不均匀，可见斑片状溶骨性破坏及硬化影，周边见层状骨膜增生，软组织显示肿胀，膝关节未见异常（图 4-101）。

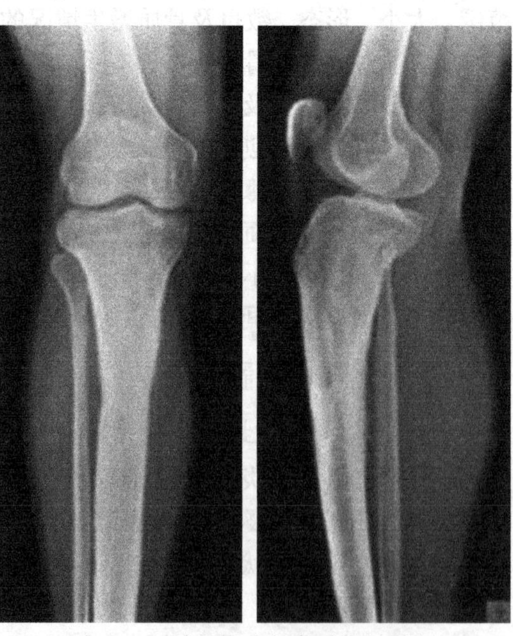

图 4-101 右胫骨急性化脓性骨髓炎

§2. 慢性化脓性骨髓炎

急性化脓性骨髓炎治疗不及时或不彻底，引流不畅，在骨内遗留死骨或无效腔（脓肿），即转为慢性化脓性骨髓炎，由于死骨或无效腔的存在，临床可见排瘘管经久不愈或时愈时发。X 线片可见到明显的修复，即在骨破坏的周围广泛骨质增生硬化，同时由于骨膜新生骨增厚，并同皮质融合，呈分层状、花边状，致骨干增粗，轮廓不整。骨内膜也增生，致使骨密度明显增高，髓腔变窄甚至闭塞。

【病例】 左侧股骨慢性化脓性骨髓炎

1. 报告书写要点 慢性化脓性骨髓炎由于死骨或无效腔的存在使病灶迁延不愈，在骨破坏的周围及骨膜有明显增生修复现象。书写报告时应强调有无死骨、无效腔的存在，是本病诊断的关键，同时应注意观察死骨、无效腔的大小、形态、数目，以及骨质增生、骨膜反应及骨干形态改变。注意与成骨性骨肉瘤及硬化性骨髓炎等鉴别。

2. 报告示范　左侧股骨干粗大形态不规整，广泛骨质增生硬化，密度增高，骨髓腔部分消失，其内有较多大小不等、境界清楚的密度减低区（无效腔）。骨干广泛骨膜增生，皮质增厚（图 4-102）。

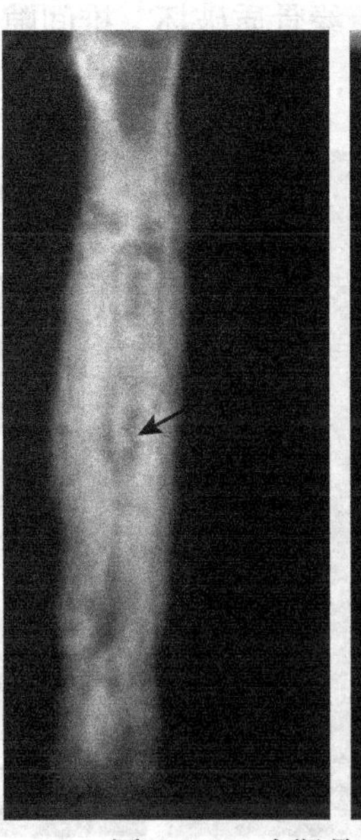
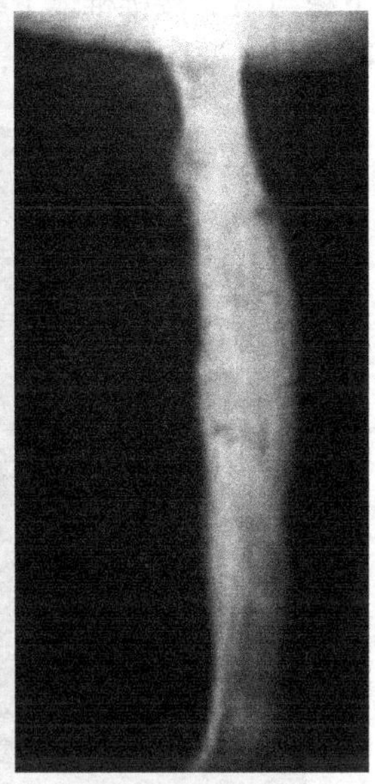

图 4-102　右胫骨慢性化脓性骨髓炎

（四）骨结核

骨结核是一种特殊的慢性炎症，结核杆菌经血行到达血管丰富的松质骨，如椎体、短管骨、长骨的骨骺和干骺端，偶尔可侵犯扁骨。本病一般发病隐潜，早期症状轻微，常表现有局部压痛、肿胀和功能障碍等，至晚期出现肌肉萎缩、瘘道形成、发育障碍及畸形等。病理上分为增生（或肉芽）型与干酪（渗出）型 2 种。骨骼的破坏通常须在 3～4 个月后才能在 X 线片显示出来。

§1. 脊柱结核

脊柱结核在骨关节结核中最为常见，好发于儿童和青年，以腰椎最多。病变好发于相邻两个椎体，主要引起松质骨的破坏，由于骨质破坏和承重的关系，椎体塌陷变扁和楔形变，病变开始多累及椎体的上、下缘及邻近软骨板，较早引起软骨板破坏，进而侵入椎间盘，使椎间隙变窄，甚至消失和椎体互相嵌入融合而难于辨认，常出现后突畸形。在破坏骨质的同时可产生大量干酪样物质流入脊柱周围软组织内而形成冷脓肿。

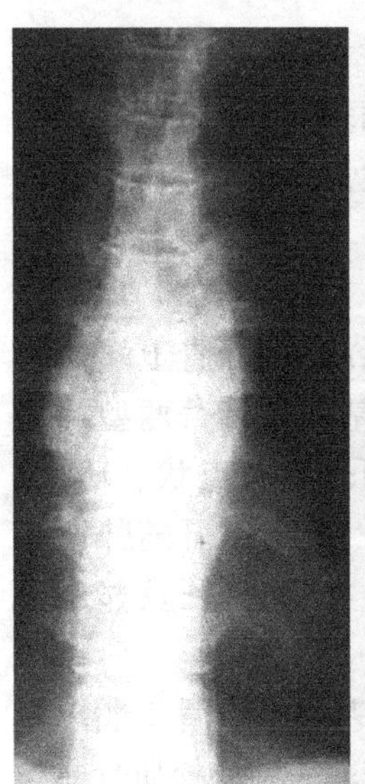
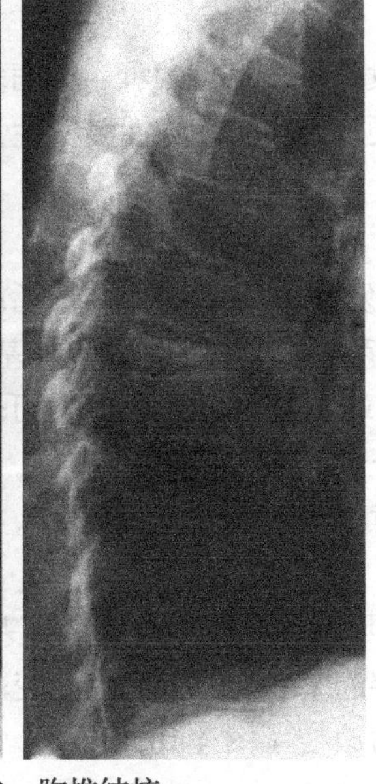

图 4-103　胸椎结核

【**病例**】　胸椎结核

1. 报告书写要点　椎体骨质破坏、楔形变，椎间隙变窄或消失及冷脓肿形成是椎体结核的主要特征。书写报告时应着重强调上述椎体、椎间隙及椎旁软组织改变，同时应观察有无脊柱后突、软组织内钙化等征象，本病应注意与椎体压缩骨折、转移瘤、椎体化脓性炎症等鉴别。

2. 报告示范一　正位像胸 7～9 椎体旁可见梭形软组织肿胀影（椎旁脓肿形成）。侧位像胸 8 椎体明显变扁，可见骨质破坏，密度不均匀，椎体前上部见条状高密度影，胸 8～9 椎间隙变窄（图 4-103）。

3. 报告示范二　定位像见第 2 腰椎椎体

下缘与第 3 腰椎椎体上缘骨质破坏，椎间隙变窄。CT 像可见第 3 腰椎内多发小片状骨质破坏影，椎体边缘毛糙，皮质不连续（图 4-104）。

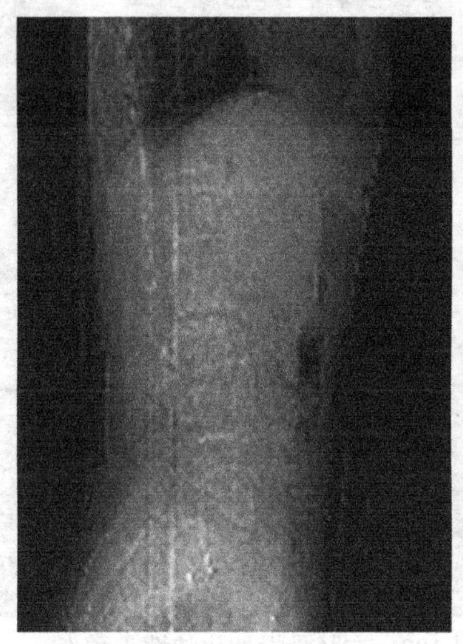
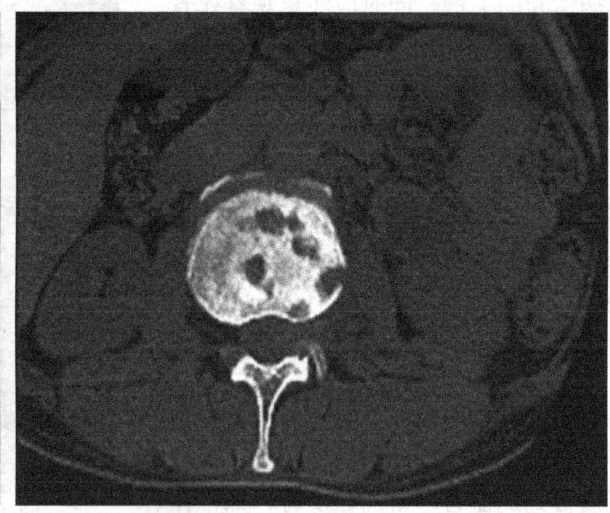

图 4-104 腰椎结核

§ 2. 骨肿瘤

骨肿瘤包括骨原发性肿瘤和继发性肿瘤，原发性肿瘤主要包括骨基本组织（骨、骨膜、软骨）肿瘤和骨附属组织肿瘤（血管、神经、脂肪、骨髓），此外还包括特殊组织来源（如脊索瘤）和来源未定（如长骨造釉细胞瘤）的肿瘤，继发性肿瘤包括恶性肿瘤的骨转移和邻近恶性肿瘤直接侵及骨的肿瘤。诊断骨肿瘤必须经临床、影像表现和病理三方面相互结合，彼此印证，综合分析，才能获得较为正确的诊断。良性骨肿瘤一般不危及生命，恶性者则可致命，两者的处理方法完全不同。因此，骨肿瘤影像诊断中最为重要的是区分良性与恶性。

§ 3. 骨软骨瘤

骨软骨瘤是最常见的良性骨肿瘤，有单发性及多发性两种，本病多在儿童发病。单发者多无明显症状；单纯性多发者可见患处有硬性肿块；遗传性多发性骨软骨瘤伴骨骼发育障碍，常造成肢体畸形。

【病例】 左胫骨近端骨软骨瘤

1. 报告书写要点 单发性骨软骨瘤最常发于关节周围骨的干骺端，以胫骨上端内侧最多。X 线表现在干骺端呈一骨性突起，背离关节生长，可有广基底及带蒂两型，基底部为骨结构，正常骨皮质延续至基底部远端，顶部为软骨帽，可伴有斑点状、环状、条带状或菜花状钙化，瘤可使邻近骨骼受压、变形、弯曲、移位，软组织可随肿瘤突起而突起，无肿块形成。书写报告时应注意强调肿瘤的生长方向，结构特征及邻近骨质及软变。

2. 报告示范 左胫骨近端干骺端内侧可见一钩状骨性突起，宽基底与胫骨干骺端相连，背向关节方向生长，正常骨皮质延续至突起基底部，远端逐渐变薄，中心松质骨亦与胫骨正常松质骨相移行，周围软组织未见异常改变（图 4-105）。

§4. 骨巨细胞瘤

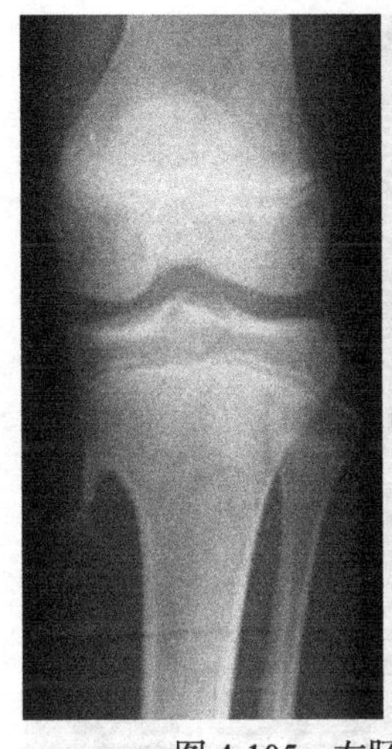
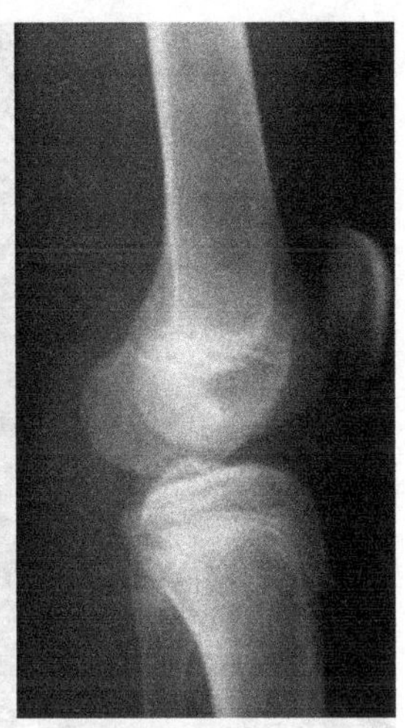
图 4-105　左胫骨近端骨软骨瘤

骨巨细胞瘤是起源于骨骼非成骨性结缔组织的骨肿瘤。良性者邻近肿瘤的骨皮质膨胀变薄，形成菲薄骨壳，生长活跃者可穿破骨壳而长入软组织中形成肿块。根据瘤细胞的组织学特点，分为四级：Ⅰ、Ⅱ级为良性，Ⅲ级为良、恶性之间，Ⅳ级为恶性。本病以20～40 岁为常见，好发于四肢长骨，以股骨下端、胫骨上端和桡骨下端为常见，多为偏侧性破坏，向四周膨胀生长，横向为主，边缘清楚无骨硬化带，破坏区内可见数量不等的纤细骨嵴，典型者呈“皂泡状”改变，无骨膜反应。周围软组织出现肿块者表示肿瘤生长活跃；肿瘤边缘出现筛孔状和虫蚀状破坏，骨嵴残缺紊乱，侵犯软组织形成明显肿块或骨膜三角等，则提示为恶性骨巨细胞瘤。

【病例】　右股骨骨巨细胞瘤

1. 报告书写要点　骨巨细胞瘤的发病部位、生长方式及病变内骨嵴形态较具特征性，是其诊断的重要依据，书写报告时应着重强调上述改变；同时还应注意观察病变边缘有无破坏、病变内骨嵴是否残缺紊乱、周围软组织有无肿块及出现骨膜三角等，以判断其良、恶性。

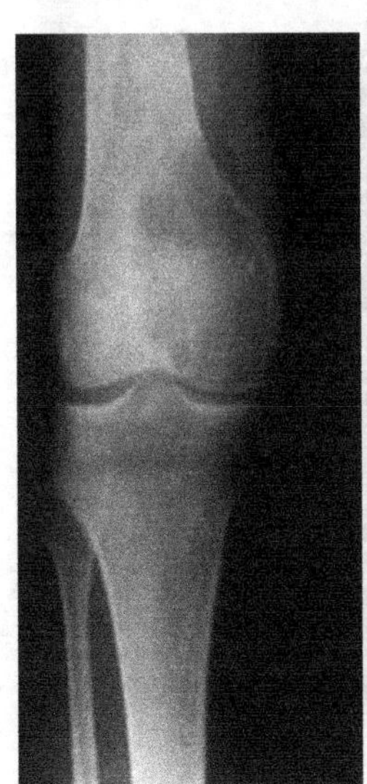
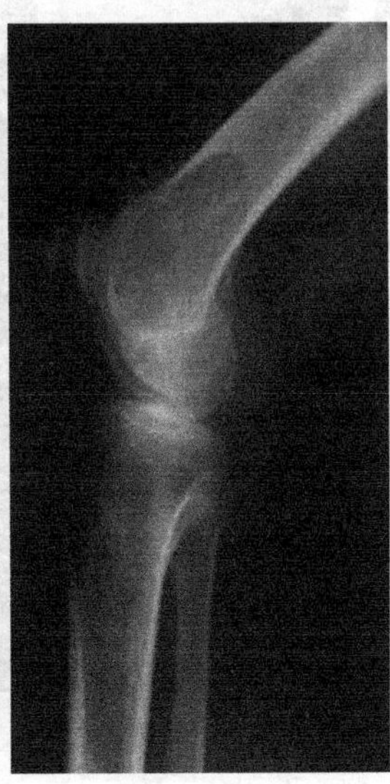
图 4-106　右股骨骨巨细胞瘤

2. 报告示范　右股骨远侧骨端偏外侧膨胀性溶骨破坏区，与周围骨质界限清晰，无硬化缘，其内可见典型皂泡状骨间隔，未见骨膜反应及软组织肿块（图 4-106）。

§5. 骨肉瘤

骨肉瘤是起源于骨间叶组织，是最常见的骨原发恶性肿瘤，多见于 15～25 岁男性，好发于长骨干骺端。肿瘤起始于髓腔产生不同程度、不规则的骨破坏和增生，进一步发展侵蚀皮质，当侵及骨膜下产生骨膜增生，呈平行、层状，肿瘤可侵及和破坏骨膜新生骨，形成骨膜三角。当侵入周围软组织时，则形成肿块，其内可见多少不等的肿瘤新生骨。在众多征象中，确认肿瘤骨的存在，是诊断骨肉瘤的重要依据。本病临床主要表现有疼痛、肿胀和功能障碍。在 X 线片上根据肿瘤钙化和骨化的多少可分为成骨型（肿瘤骨形成为主）、溶骨型（骨破坏为主）和混合型（溶骨性破坏和肿瘤成骨同时存在）三大类。

【病例 1】　右胫骨成骨型骨肉瘤

1. 报告书写要点　成骨型骨肉瘤以瘤骨形成为主，为均匀骨化影，呈斑片状，范围较

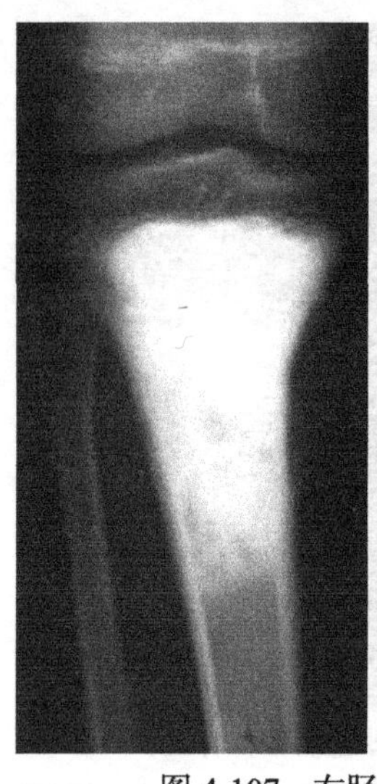
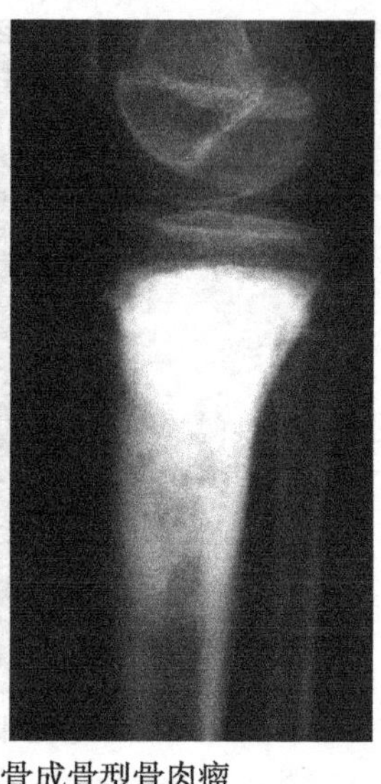

图 4-107　右胫骨成骨型骨肉瘤

广，明显时可呈大片致密影称象牙质变。早期骨皮质完整，以后也被破坏。骨膜增生较明显，软组织内多有肿瘤骨生成，X 线片上肿瘤骨内无骨小梁结构。书写报告时应注意强调上述改变，同时应注意观察病变部位、形态、范围、边界及周围软组织改变。早期易与局限性硬化性骨髓炎混淆，应注意鉴别，后期表现典型易于诊断。

2. 报告示范　右胫骨近侧干骺端见大片状象牙质样高密度影，其内密度不均匀，形态不规则，边界不清（图 4-107）。

【病例 2】　右胫骨中上段溶骨型骨肉瘤

1. 报告书写要点　溶骨型骨肉瘤以不规则的骨破坏为主，当侵及骨膜下产生骨膜增生，呈平行、层状，肿瘤可侵及和破坏骨膜新生骨，形成骨膜三角。书写报告时应注意强调上述改变，同时应注意观察病变部位、形态、范围及软组织。

2.报告示范　右胫骨中上段干骺端见大片状溶骨性骨质破坏区，形态不规则，边界不清，可见骨膜反应——Codman 三角（图 4-108）。

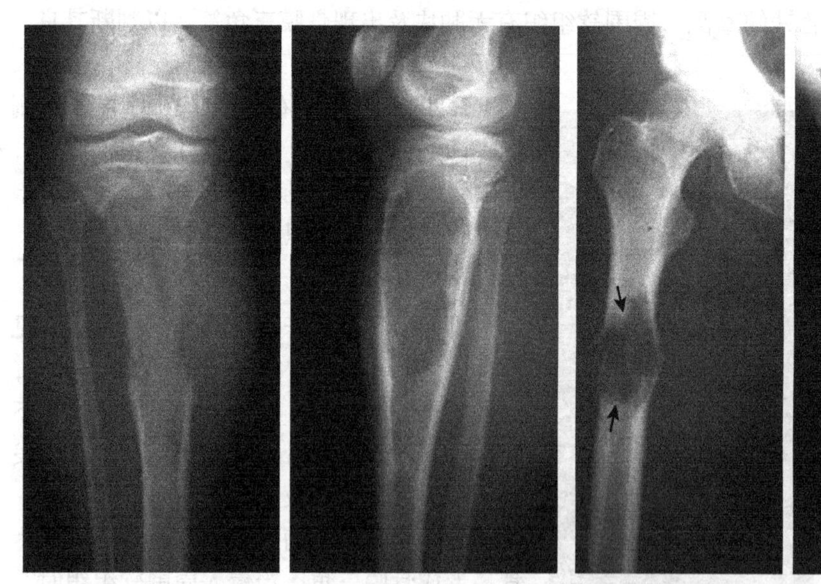
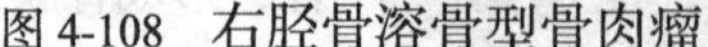

图 4-108　右胫骨溶骨型骨肉瘤

§6. 骨转移瘤

骨转移瘤是指癌、肉瘤或其他恶性肿瘤病变转移至骨骼的一种病变，常为多发性，在人体各系统的转移瘤中，骨转移仅次于肺和肝脏转移瘤，居第三位。骨转移瘤可发生于全身任何骨骼，但以脊椎、骨盆、颅骨、肋骨等最常见。X 线片表现多样，根据病变的密度和形态可分为溶骨型、成骨型、混合型及囊状扩张型，其中以溶骨型最多。

【病例】　右股骨转移瘤（溶骨型）

1. 报告书写要点　溶骨型骨转移瘤常见的原发肿瘤为肺、甲状腺、生殖器和胃肠道的恶性肿瘤。病灶始于髓腔，然后向各个方向扩展，X线表现为多发虫蚀状、鼠咬状、穿凿样大小不等斑片状溶骨性破坏，边缘不规整与正常骨分界较清楚，无硬化缘。此种破坏可为一骨一灶，一骨多灶或多骨多灶，晚期可破坏骨皮质，但一般除病理骨折外不引起骨膜增生。如发现单发大块状溶骨破坏，并有巨大软组织肿块，但无骨膜增生及肿瘤骨时，应首先考虑转移性骨肿瘤，注意查找肺部等原发病灶。

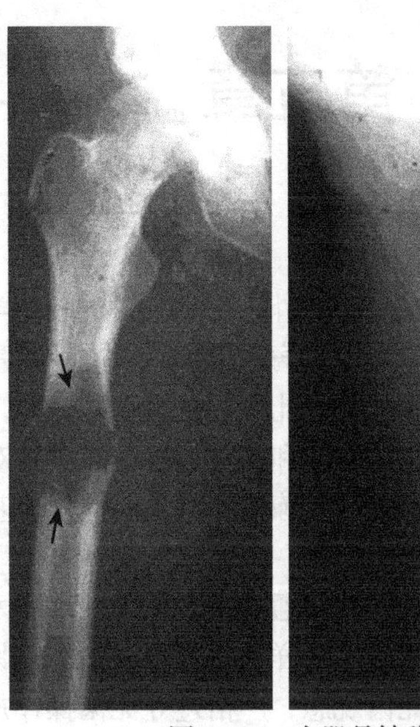

图 4-109　右股骨转移瘤

2. 报告示范　右股骨中上段可见斑片状溶骨性破坏，破坏区骨皮质不连续，与正常骨分界较清楚，无硬化缘，周边可见薄的残缺骨壳影，邻近软组织可见肿块形成（图 4-109）。

（张详林　王万旗）

第五章　外科手术基本技能

第一节　概　　述

外科手术学是研究外科手术方法的一门学科，它与局部解剖学、外科学有着密切的联系，是外科医师治疗疾病的重要手段之一，是区别于内科疗法的主要特征所在。任何手术都需要切开、显露、结扎及缝合等基本操作，又必须以无菌技术和麻醉为保证。因此通过对这些内容系统的学习和正规训练，使学生对无菌观念有较深入的理解；学会正确使用手术中的常用器械；较熟练地掌握规范的外科基本操作；并了解外科临床常见手术的操作步骤，为以后的临床学习、工作或实验研究打下良好的基础。

实习生进入实验室通过动物体内一些手术的实施来模拟临床人体手术操作，应当和进入外科手术室做手术一样，不能认为是给动物做手术而在思想上有所忽视，在整个学习过程中，要树立无菌观念，严格遵守无菌操作规则，防止细菌感染。

一、手术学学习须知

1. 学生必须更换实验室的洗手衣、裤、拖鞋，戴好帽子、口罩后，方可进入实验室内实习。

2. 保持实验室内整洁，禁止在室内大声喧哗。禁止讨论与实验课无关的事情。

3. 术前要分工明确，互相协助。术中必须严肃认真，要有高度的责任心，不可草率行事。术后妥善安置动物。

4. 爱护实验室的一切物品，厉行节约，避免损坏，切勿遗失，器具用完后归还原处。

5. 实验结束后，认真清点手术用敷料和器械，以防遗漏于动物体内，并将用过的器械、物品清理、刷洗干净，放在指定处。

6. 实验过程中，不仅要保持手术野的清洁和整齐，而且要及时清除动物的粪便和尿液。实习后，留一组学生值日，清扫室内卫生，保持室内整洁。经教师同意后，方可离开实验室。

7. 课后完成手术记录。

二、手术实习人员的分工

参加手术实习人员为统一的整体，手术前必须要有明确的分工、职责，但切不可拘泥分工的教条，而应该相互尊重、相互帮助、精诚合作、默契配合，共同协助完成手术学实习任务。一般由6人组成一个手术小组（手术者、第一助手、第二助手、器械护士、巡回护士、麻醉师）。

1. 手术者　对所进行的手术全面负责。负责切开、止血、结扎、显露、缝合及术式的选择，但必须善于听取小组成员的意见，与大家共同努力完成手术，必要时可请示教师帮助。关腹前与器械护士核对器械、纱布，以防遗留腹腔内。术后书写本次手术记录。

2. 第一助手 手术前应先洗手，负责消毒手术区的皮肤和铺第一层四块无菌巾（如小手术时可用一块小孔巾代替四块无菌巾）并用布巾钳固定。手术时站在手术者对面，手术时尽可能为术者创造有利条件，密切配合术者止血、试血、拔针、打结及显露手术野等工作，全力协助术者完成手术。术后与术者共同负责清洗手术中用过的敷料及纱布。

3. 第二助手 术前和手术者铺中单和大孔巾。术中根据手术的需要，一般站在手术者的左侧。主要负责显露手术野、剪线、拉钩、吸引、清洁手术台面。随时撤除不用的器械、纱布等。术后整理用过的实验用品，协助麻醉师将麻醉动物送回，并负责手术台的清理。

4. 器械护士 术前准备术中所用的器械物品（手套、针、线、引流物等）。最先洗手，铺好器械台，术前与巡回护士共同核对手术器械、物品等数目。手术时站在第一助手左侧，术中及时传递所需要的一切器械及用品，保持器械台（盘）上的整洁。关腹前或手术结束前，认真详细地核对器械、敷料数目。手术完毕洗净器械，揩干、整理、核对数目。

5. 巡回护士 手术前半小时，协助麻醉师共同完成实验动物的麻醉、手术区域的剃毛、备皮工作，与麻醉师将实验动物固定在手术台上。协助器械护士打开器械包包布，准备手套，协助手术人员穿好手术衣，术前与器械护士清点、核对并记录手术器械、物品等数目。负责调整无影灯角度，随时供应手术中需要添加的物品。术后负责手术人员手术衣的整理。

6. 麻醉师 手术前半小时，负责实验动物的麻醉，手术区域的剃毛、备皮工作，将实验动物固定在手术台上。实施麻醉并观察和管理手术过程中动物的生命活动，如呼吸或循环的改变。如发生异常变化应及时报告手术者并设法急救。遇有疑难问题请教教师处理。术后与第二助手将实验动物送回（图 5-1）。

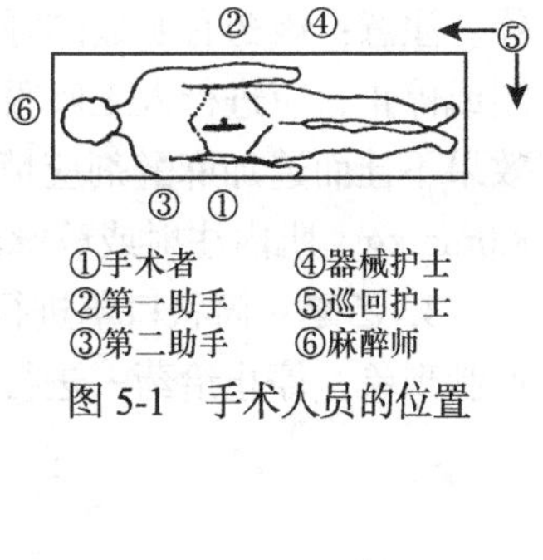

图 5-1 手术人员的位置

三、手术器械的布置

1. 手术器械台的准备 手术开始前，器械护士将无菌敷料包放在器械台上，先将外层的大台布打开铺平，再用无菌敷料钳打开第二层大台布，必须把器械台的四周缘遮盖上。器械护士手臂消毒后，穿好手术衣，戴好手套，再打开手术器械盘（包），将器械放置在器械台上，按使用方便分门别类排列整齐，并与巡回护士核对器械、物品数目。

2. 器械托盘的准备 器械托盘上的器械布置，应在全部无菌巾单铺好后进行。将最常用的器械放置在托盘上，以便随取随用，并随手术进程随时更换。

用过的器械必须及时收回、揩净，安放在一定的位置，排列整齐；暂时不用的器械放置器械台的一角，不要混杂。

四、实验动物的麻醉

（一）麻醉前准备

1. 手术前夜和手术当天，停止喂养任何食物，禁水 4～6h，以免手术时动物呕吐和误吸。

2. 手术进行前，将犬嘴捆绑好。方法：给犬嘴带上网套，先扎紧犬嘴，绕过犬的下颌打结，再绕至耳后打结固定。然后将动物四肢固定在手术台上。

3. 麻醉前肌内注射阿托品 0.008～0.01mg/kg，以抑制副交感神经兴奋，防止唾液腺分泌增多及支气管痉挛。

（二）麻醉方法的选择

实验动物进行手术前，必须选择合适的麻醉方法。由于动物不宜配合手术，所以常常选择动物全身麻醉。

（三）麻醉用药

1. 陆眠宁（速眠新）Ⅱ注射液 是动物专用麻醉药物，常用。抽取陆眠宁Ⅱ注射液以 1.0ml/10kg 肌内注射，一般注射 2～4min 后，即可出现麻醉效果，通常可以维持 60～90min。如在手术过程中，发现麻醉效果不佳，可以再注射原注射量的 1/3～1/2。注意：随时观察动物反应，如出现麻醉剂过量或药物不良反应时，可用人工呼吸或肌内注射苏醒灵注射液 2.0～3.0ml 进行急救、催醒。

2. 戊巴比妥钠 配置成 2.5%的溶液，按 1.0ml/kg 腹腔内注射或静脉注射，腹腔注射后 5～10min 后显效，通过腹膜的吸收而达到麻醉效果。静脉注射时要缓慢，防止呼吸骤停。注意：该药有明显的呼吸抑制作用，因此注射后要密切观察动物呼吸情况。如呼吸抑制或停止，应进行人工呼吸；腹腔注射药避免注入肠腔内，以免达不到麻醉效果；因麻醉效果不佳而追加麻醉剂应慎重，因为追加该药容易导致麻醉死亡，可以追加氯胺酮 6.0～8.0mg/kg，肌内注射或静脉注射均可。

3. 乙醚 筒状口罩进行乙醚开放点滴麻醉，相对安全。注意：观察动物呼吸，发现有抑制现象，停止给药，进行人工呼吸。

五、手术记录的书写

术者应于手术当日完成手术记录。除一般资料外，最为重要的是手术经过。其内容包括：

1. 麻醉、手术体位、消毒方法及范围，铺无菌布单层次。

2. 皮肤切口包括切口部位、方向及长度。

3. 切开各组织层次及方法。

4. 术中探查病变部位及周围情况的经过所见。

5. 病变部位的操作过程，施行手术的方式、方法。

6. 清理手术野和清点敷料、器械结果。确认手术野无活动性出血和敷料、器械与术前数量相符后才能缝闭手术切口。逐层缝合的方法及所用的材料。

7. 手术出血情况，术中引流方式及各引流管放置的位置等。麻醉效果满意否。

8. 一律采用医学专用术语。要求认真书写，字迹工整，不漏项目。

第二节　无　菌　术

【学习目的和要求】

1. 认识无菌术在外科手术中的重要性。

2. 学习外科无菌术、灭菌、消毒概念及方法。

3. 掌握外科无菌操作的原则和方法。

4. 熟悉手术室的管理规则。

【实验器材】

1. 无菌毛刷、海绵块、肥皂、0.5%聚维酮碘（碘伏，又称络合碘）溶液、无菌小毛巾等。

2. 无菌干手套，无菌手术衣，消毒液，常用手术器械，各种手术铺巾、模型。

【实验方法】

1. 带教教师讲解和示范。

2. 学生在教师的指导下进行操作练习。

【实验步骤】　微生物普遍存在于人体和周围环境中。在进行手术、穿刺、插管、注射及换药等过程中，一切与伤口或组织接触的物品，必须采取一系列严格的消毒、灭菌措施，防止微生物通过接触、空气或飞沫进入伤口或组织，否则就可能引起感染。无菌的物品若与有菌的物品接触，则不再是无菌的，必须重新灭菌后才能使用，这种观念称之为无菌观念。

凡是防止一切微生物侵入和保持灭菌后的物品及无菌区不再受污染的操作方法称之为无菌技术。它是外科手术操作的基本原则，无菌术的内容包括灭菌法、消毒法、操作规则及管理制度。

1. 灭菌法　灭菌是指杀灭或消除传播媒介物上所有微生物的过程。

（1）物理灭菌法：是指预先用物理的方法，彻底消灭与手术区或伤口接触的物品上所附带的细菌。

1）高压蒸汽法：是利用高温和高压的手段，达到杀灭细菌的目的，是一种应用最普遍、效果最可靠的灭菌方法。高压蒸汽灭菌器可分为下排气式和预真空式两类。后者的灭菌时间短，对需要灭菌的物品损害轻微，但价格贵，应用未普及。目前在国内广泛应用的为下排气式灭菌器，灭菌时间较长。此法使用灭菌器的式样有很多种，但其原理和基本结构相同，是由一个具有两层壁能耐高压的锅炉所构成，蒸汽进入消毒室内，积聚而产生压力。蒸汽的压力增高，温度也随之增高，当温度达 121～126℃时，维持 30min，即能杀死包括具有极强抵抗力的细菌芽孢在内的一切细菌，达到灭菌目的。

该法多用于能耐受高温的物品，如金属器械、玻璃、搪瓷、敷料、橡胶制品等。

注意事项：

A. 需灭菌的各种包裹不应过大、过紧，体积上限为：长 40cm、宽 30cm、高 30cm。

B. 灭菌器内包裹不应排的太密，以免妨碍蒸汽的透入，影响灭菌效果。

C. 预置专用的包内及包外灭菌指示纸带，在压力及温度达到灭菌标志条件并维持 15min 时，指示纸带即出现黑色条纹，表示已达到灭菌的要求。

D. 瓶装液体灭菌时，只能用纱布包扎瓶口；用橡皮塞的，应插入针头排气。

E. 已灭菌的物品应注明有效日期，并需与未灭菌的物品分开放置。

F. 高压灭菌器要有专人负责，每次灭菌前都要检查安全阀的性能是否良好，以防锅内压力过高而发生爆炸。

G. 易燃、易爆物品如碘仿、苯类等，禁用高压蒸汽灭菌法；锐利器械如刀、剪等不宜用此法灭菌，以免变钝。

2）煮沸法：有专用的煮沸灭菌器，但一般的铝锅或不锈钢锅洗去油脂后，也可用作煮沸灭菌。可用于金属器械、玻璃器械及橡胶类物品，在水中煮沸至 100℃并维持 15～20min，一般细菌可被杀灭，但带芽孢的细菌至少需煮沸 1h 才能被杀灭。

注意事项：

A. 为达到灭菌目的，物品需全部浸入沸水中。

B. 缝线和橡胶类物品灭菌应于水煮沸后放入，持续煮沸 10min 即可取出，煮沸过久会影响物品质量。

C. 玻璃类物品用纱布包好，放入冷水中逐渐煮沸，以免其遇骤热而爆裂。玻璃注射器应拔除针芯分别用纱布包好。

D. 煮沸器的锅盖应妥为盖上，以保持沸水温度。

E. 灭菌时间从水煮沸后算起，如中途加入其他物品，则灭菌时间应重新计算。

3）干热灭菌法：适用于耐热、不耐湿，蒸汽或气体不能穿透物品的灭菌。如玻璃、粉剂、油剂等物品的灭菌。干热温度达到 160℃，最短灭菌时间为 2h，170℃为 1h，180℃为 30min。

4）电离辐射法：属于工业化灭菌法，主要用于无菌医疗耗材（如一次性注射器、丝线）和某些药品，常用 ^{60}Co 释放的 γ 射线或者加速器产生的电子射线起到灭菌作用。

（2）化学灭菌法：适用于不耐高温、湿热的医疗材料的灭菌，如电子仪器、光学仪器、内镜及其专用器械、心导管、导尿管及其他橡胶制品等物品。目前主要采用环氧乙烷气体法、过氧化氢等离子体低温法和低温甲醛蒸气法等。使用方法如下：

1）环氧乙烷气体法：气体有效浓度为 450～1200mg/L，灭菌室内温度为 37～63℃，需持续 1～6h 能达到灭菌要求。物品以专用纸袋密封后放入灭菌室，灭菌的有效期为半年。

2）过氧化氢等离子体低温法：在灭菌设备内激发产生辉光放电，以过氧化氢为介质，形成低温等离子体，发挥灭菌作用。过氧化氢作用浓度为＞6mg/L，温度为 45～65℃，时间为 28～75min。灭菌前物品应充分干燥。

3）低温甲醛蒸气法：有效气体浓度为 3～11mg/L，灭菌温度为 50～80℃，灭菌时间为 30～60min。

4）2%中性戊二醛水溶液：灭菌时间为 10h。

2. 消毒法（抗菌法） 利用液体或气体化学药物抑制微生物的生长、繁殖或杀死微生物，以达到消灭细菌的方法。

（1）药液浸泡法

1）2%中性戊二醛水溶液：浸泡时间为 30min。常用于刀片、剪刀、缝针及显微器械的消毒。药液应每周更换一次。

2）70%乙醇：浸泡时间为 30min。目前较多用于已消毒过的物品的浸泡，以维持消毒状态。乙醇应每周过滤，并核对浓度一次。

3）10%甲醛溶液：浸泡时间为 20～30min。适用于输尿管导管等树脂类、塑料类及有机玻璃制品的消毒。

4）1∶1000苯扎溴铵（新洁尔灭）溶液：浸泡时间为30min，虽亦可用于刀片、剪刀及缝针的消毒，但因其消毒效果不及戊二醛溶液，故目前常用于持物钳的浸泡。

5）1∶1000氯己定（洗必泰）溶液：浸泡时间为30min，抗菌作用较苯扎溴铵强。

注意事项：

A. 浸泡前，器械应去污、擦净油脂。

B. 拟消毒的物品应全部浸在消毒液内。

C. 剪刀等有轴节的器械，消毒时应把轴节张开；管、瓶类物品的内面亦应浸泡在消毒液中。

D. 如中途加入其他物品应重新计算浸泡时间。

E. 使用前应将物品内外的消毒液用灭菌生理盐水冲洗干净，因该类药液对机体组织均有损害作用。

（2）甲醛蒸气熏蒸法：适用于室内空气及不能浸泡且不耐高热的器械和物品的消毒。如精密仪器及显微内镜等。

用有蒸隔的容器，在蒸隔最底层放一量杯，按容器体积加入高锰酸钾和40%甲醛（福尔马林）溶液，用量以每0.01m^{3}加高锰酸钾10g及40%甲醛4ml计算。需消毒的物品放在蒸隔上部，容器盖紧。此法可用于消毒丝线、内镜线缆、手术电凝器等，熏蒸1h即可达到消毒目的。

3. 手术人员和动物手术区域的准备

（1）手术人员的术前准备

1）一般准备：手术人员进入手术室后，在手术室规定区域内换鞋后，进入更衣室，要换穿手术室准备的清洁衣、裤，戴好帽子及口罩。帽子要盖住全部头发，口罩要遮住口、鼻。上衣袖口平上臂的上1/3，下襟塞在裤子里。剪短指甲，并除去甲缘下积垢。患呼吸道感染，手臂皮肤破损或有化脓性感染时，不能参加手术。

2）手臂消毒法：在皮肤皱纹内和皮肤深层如毛囊、皮脂腺等都藏有细菌。手臂消毒法仅能清除皮肤表面的细菌，并不能完全消灭藏在皮肤深处的细菌。在手术过程中，这些细菌还会逐渐移到皮肤表面，故在手臂消毒后，还要戴上消毒过的橡胶手套和穿无菌手术衣，以防止这些细菌污染手术伤口。

A. 肥皂刷手消毒液浸泡法：①先用普通肥皂和水清洗手臂和肘部，初步除去油垢皮脂；②用无菌毛刷蘸消毒肥皂液，按以下顺序彻底、无遗漏的刷洗：从指尖，逐渐向手掌、手背、腕、前臂内侧、前臂外侧直至肘上10cm处刷洗（图5-2）。③可采用两手臂交替刷手法（即左手掌、手背、右手掌、手背、左前臂、右前臂、左上臂、右上臂顺序）；也可采用单侧刷手法（即先刷一侧手、前臂、上臂，更换刷子，再刷对侧）。刷洗时要均匀并适当用力，特别注意指尖、甲沟、指间、手掌纹、腕部等处的重点刷洗。④每刷一次3min左右，用流水冲洗一次，冲洗时从手指开始，始终保持肘低位，以免水反流至手部。反复刷洗3遍，时间约10min。用无菌小方巾先

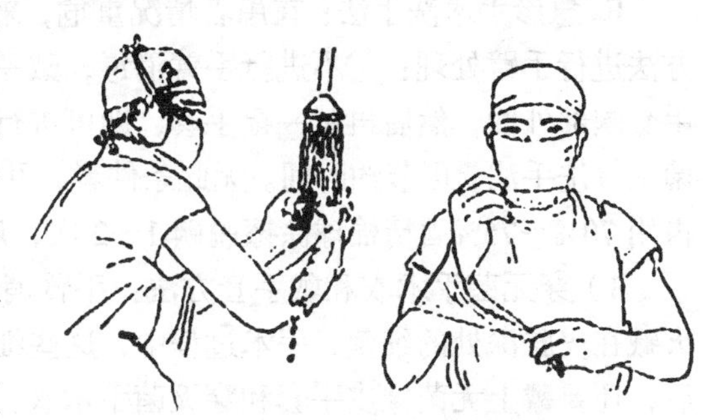

图5-2　冲洗手臂、毛巾擦手

擦干双手，之后对角折叠成三角形，从手腕向前臂、肘部到上臂（肘上 10cm 处）顺序擦干，先擦干一侧，翻转手巾再擦另一侧，擦过肘部的手巾不能再接触手和前臂（图 5-2）。⑤常用的消毒液有 75%乙醇、1∶1000 苯扎溴铵或 1∶1000 氯淀。将双手至肘上 6.0cm 浸泡在盛消毒液的桶内，同时用泡桶内小毛巾轻轻擦洗 5min，手不可触碰桶口。浸泡毕，拧干消毒小毛巾，揩去手臂消毒液，晾干。

泡手后，双手保持于胸前半伸位，即手要远离胸部 30cm 之外，上不能高于下颌下缘，下不能低于剑突。手、臂不能再接触非消毒物品，否则需重新刷洗。

因苯扎溴铵是阳离子除污剂，肥皂是阴离子除污剂，所以必须将手臂上的肥皂冲净，以免影响苯扎溴铵的杀菌效力。苯扎溴铵泡手毕，禁与乙醇接触。苯扎溴铵一般在使用 40 次后应更换。

B. 碘伏（络合碘）手臂消毒法：磺伏又称 PVP-碘（聚乙烯吡咯酮-碘）。它能克服碘酊对皮肤的强烈刺激而又具有碘的强烈杀菌作用。它的杀菌是游离碘起作用，有效浓度为 0.5%。也用于手术区皮肤消毒。

肥皂常规清洗手臂，流水冲洗干净，无菌小毛巾擦干。取无菌的软毛刷，蘸碘伏约 5.0ml 涂擦手和前臂，从指尖至肘上 6cm，两手交替进行逐渐上行，注意指甲沟、指间、腕部等处，按顺序进行，不可遗漏，约 5min。稍干后即可穿手术衣和戴手套。

C. 灭菌王（双氯苯乙双烷）刷手法：灭菌王是不含碘的高效复合型消毒液。清水冲洗双手、前臂至肘上 10cm 后，用无菌刷蘸灭菌王溶液 3.0～5.0ml，刷手、臂 3min。流水冲净，用无菌小毛巾擦干，再取蘸灭菌王溶液的无菌海绵一块涂擦手、臂 3min。皮肤干后穿手术衣和戴手套。

D. 消毒液刷手法：在肥皂洗手的基础上，无菌小方巾擦干手、腕、前臂、肘及上臂。用 5～10ml 消毒凝胶（洁芙柔、氯己定乙醇等）均匀涂于两手、前臂和肘上 6cm 一遍，双手搓擦。稍干后穿手术衣和戴手套。

E. 连续手术洗手法：在施行无菌手术后，手套未破，连续施行另一手术时，如用肥皂水刷手法，可不用重新刷手，仅需浸泡乙醇或苯扎溴铵溶液 5min；如用碘伏或灭菌王等刷手法，涂擦手、臂的消毒时间不变，再穿手术衣和戴手套。但应采用下列更衣方法：①先洗去手套上的血迹；②由他人解开衣带，将手术衣自背部向前翻转脱去；脱衣袖时，使手套的腕部随之翻转于手上；③右手伸入左手手套反折部之外圈中，脱下该手套，再以左手指脱去右手手套（先脱右手套亦可）；④脱手套时，手套的外面不能接触到皮肤。如果手套已破，应重新彻底刷洗手、臂和浸泡消毒。若前一次手术为污染手术，接连下一台手术前，则应重新彻底刷洗手、臂和浸泡消毒。

F. 急诊手术洗手法：在患者情况重危，来不及按常规进行手臂消毒情况下，可按以下方法进行手臂处理：①不进行手臂消毒，戴一副无菌手套，穿无菌手术衣后，将袖口留在手套腕部外面，然后再戴一幅手套，即可进行手术。②在紧急情况下，最好采用碘伏和灭菌王等洗手法，可节约时间。无此条件者，可用 3%～5%的碘酒涂擦双手及前臂后，稍干，再用 70%～75%酒精棉球涂擦脱碘 1～2 次，后穿手术衣、戴手套。

3）穿无菌手术衣和戴手套方法：手臂消毒，只能清除皮肤表面的细菌，不能完全消灭藏在皮肤深处的细菌，手术过程中，这些细菌会逐渐移到皮肤表面。因而，在手臂消毒后，还要戴上无菌橡皮手套和穿灭菌手术衣，以防这些细菌污染手术创口。

A. 穿无菌手术衣方法：①传统手术衣：穿衣时，先拿起反叠的手术衣领，在较宽敞的地方将手术衣轻轻抖开，注意切勿触及周围人员和物品。一种方法是提起衣领两角，稍向上掷，顺势将两手插入袖筒内、两臂前伸，由他人帮助向后拉拢，最后双臂交叉提起腰带向后传递（注意手不能碰及衣面），由别人在身后将衣带系紧；另一种方法是一手抓住衣领，一手先插入同侧袖筒，由助手帮助拉紧后，再用穿衣的手提衣领，将另一只手插入另一个袖筒，以下操作同上。后一种方法能防止上掷插袖过程的失误（图 5-3）。②全覆盖式手术衣：该手术衣的穿法基本同上，只是当术者穿上手术衣、带好无菌手套后，由巡回护士（或器械护士）将腰带传递给术者自己系扎，包背式手术衣的后叶盖住术者身后部分，使其背后也无菌（图 5-4）。

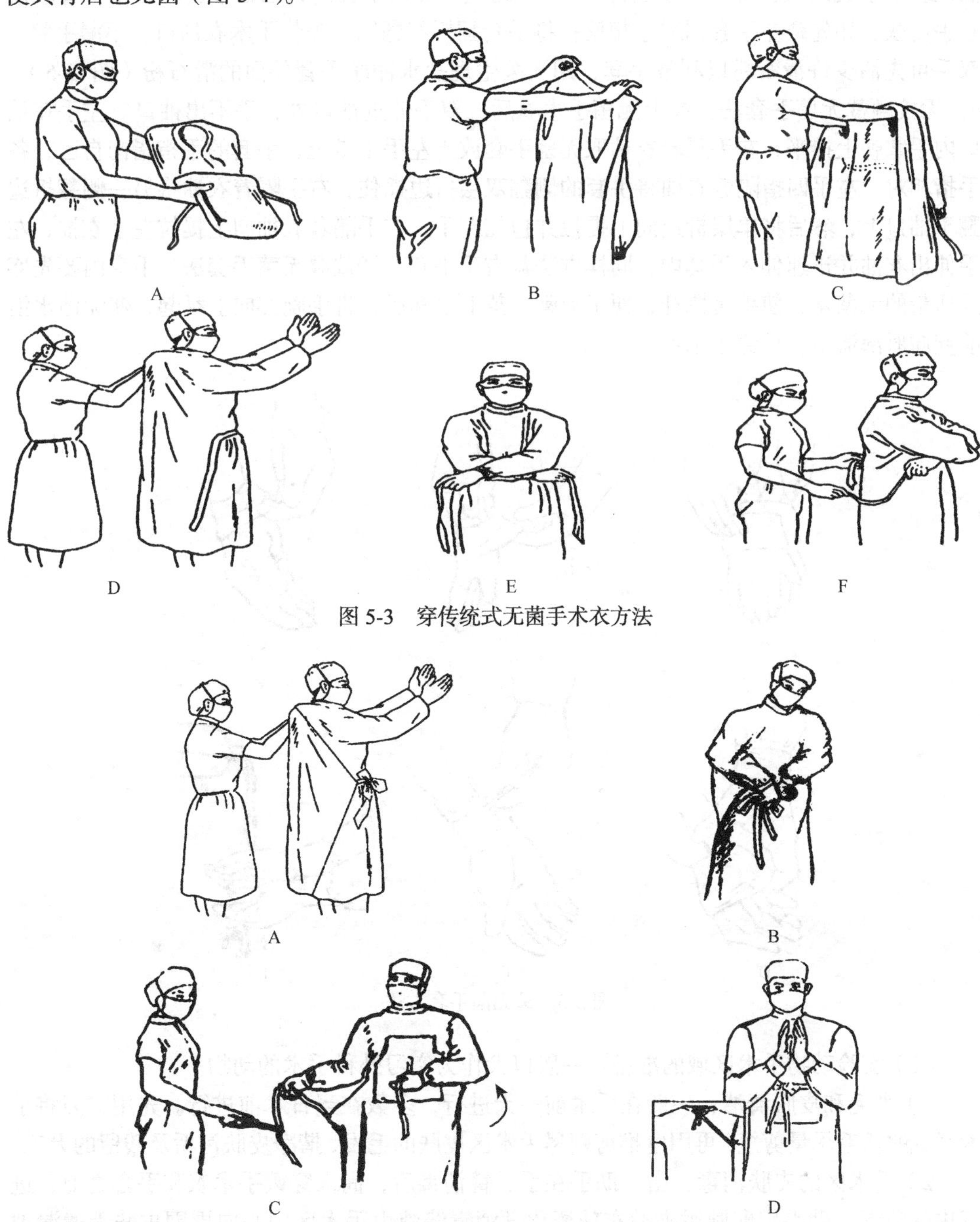

图 5-3　穿传统式无菌手术衣方法

图 5-4　穿全覆盖式无菌手术衣方法

注意穿好手术衣后，双手半伸置于胸前，避免触碰周围的人或物。不可将手置于腋下、上举或下垂。

B. 戴无菌手套方法：目前多数医院采用灭菌的干手套，仅少数医院使用消毒液浸泡的湿手套。如用干手套，应先穿无菌手术衣，后戴手套；如用湿手套，则应先戴手套，后穿无菌手术衣。①戴干无菌手套：a：常规戴无菌手套法：在戴手套前，手不可接触手套外面；如先戴右手手套，则用左手从手套包内捏住手套套口反折部之内面，取出手套，紧捏套口将右手插入左手手套内戴好，注意勿触及手套外面，再用戴好手套的右手 2～5 指插入左手手套的反折部内（手套外面），协助左手插入手套内，已戴手套的右手不可触碰右手皮肤。如先戴左手套则顺序相反；将手套翻折部翻回、盖住手术衣袖口，不漏手腕；双手可先沾少许滑石粉以利戴手套；用无菌生理盐水冲净手套外面的滑石粉（图 5-5）。b：无接触戴无菌手套法：穿上无菌手术衣后，双手伸进袖口处，手不出袖口。左手在袖口内手掌朝上摊平，右手隔着衣袖取无菌手套放于左手手掌上，手套的手指指向自己，各手指相对。左手四指隔着衣袖将手套的侧翻双层折边抓住，右手隔着衣袖将另一侧翻折边翻于袖口上，然后将单层折边向上提拉并包住左手。右手隔着衣袖向上提拉左手衣袖，左手伸出衣袖并迅速伸入手套内，同样方法戴右手手套。②戴湿无菌手套法：手套内要先盛放适量的无菌水，使手套撑开，便于穿戴。戴上手套后，将手腕部向上举起，使无菌水沿前壁向肘部流下，再穿手术衣。

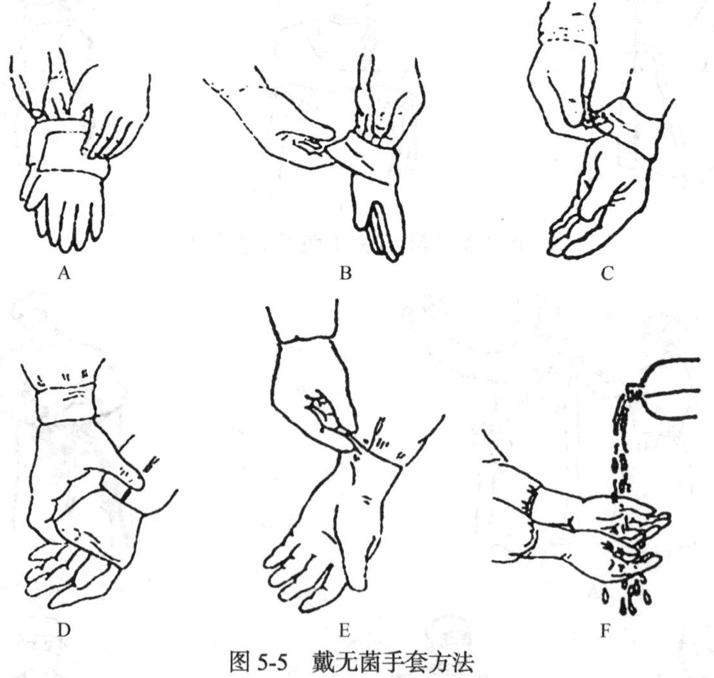

图 5-5　戴无菌手套方法

（2）实验动物手术区域的准备：一般以犬作为实习外科手术的动物。

1）剃毛和皮肤清洁：一般在手术前一天进行，多数在当日术前进行。先用剪刀将手术区域的长毛尽量剪短，再用电推剪剃尽手术区皮肤的毛发，揩净皮肤污垢及残留的犬毛。

2）手术区的皮肤消毒：由一助手在手、臂消毒后，尚未穿戴手术衣和手套之前，进行皮肤消毒。助手用卵圆钳夹纱布球蘸化学消毒溶液由手术区中心向周围皮肤无遗漏地涂擦，待晾干后，再换纱布球以同样方式涂擦消毒液。无菌手术一般由手术区中心部向四周涂擦。如为感染伤口或肛门等处手术，则应自手术区外周涂向感染伤口或会阴肛门处。已经接触污染部位的药液纱布球，均不允许再返回涂擦清洁处。手术区皮肤消毒范围应包括手术切口周围 15cm 的区域。如手术时有延长切口的可能，则应适当扩大消毒范围（图 5-6）。

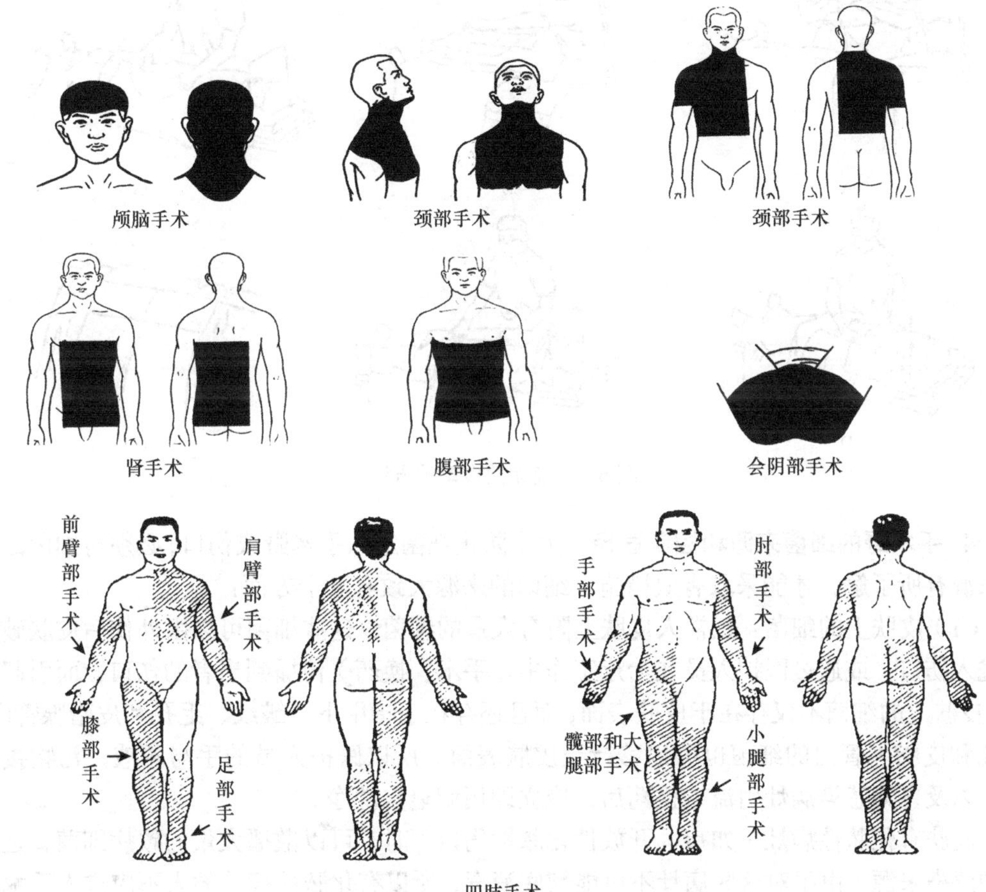

图 5-6　各种手术部位皮肤的消毒范围

常用皮肤消毒液有：①2%～3%碘酊和 70%～75%乙醇。先用碘酊涂擦 3 遍，待碘酊干后，再用乙醇涂擦 3 遍脱碘。因碘酊对皮肤刺激性较大，小儿皮肤、面颊、会阴、生殖器及黏膜等处禁用。②0.5%碘伏涂擦 2 遍，但必须干后再铺无菌巾单。③1∶1000 苯扎溴铵涂擦 3 遍。对碘酊有过敏者选用后二种。

3）手术区敷盖：手术区皮肤消毒后，即开始铺盖无菌巾单，铺盖无菌巾单的总原则是除显露手术切口所必须的皮肤区以外，遮住其他部位，避免和尽量减少手术中的污染。

一般无菌手术切口周围至少要盖四层无菌巾单。小手术仅盖一块孔巾即可。以腹部手术为例：先铺四块无菌巾，每块的一边双折 1/3，掩盖手术切口周围，通常先铺相对不洁区，如会阴侧、下腹部，最后铺靠近操作者的一侧，并用巾钳夹住交角处，以防移动。无菌巾铺下后，不可随便移动，如位置不准确，只能由手术区向外移动，而不应向内移动。然后根据情况，再铺中单，分别置于切口上下两方。最后铺大孔巾（剖腹单），开口正对切口部位，大孔巾的头侧超过麻醉架，两侧和足端部应垂下超过手术台边缘 30cm（图 5-7）。铺完无菌巾后，消毒敷盖人员应再用消毒液泡手、臂 1min 或用新型消毒剂及络合碘制剂涂擦手臂至肘上 3.0cm，再穿手术衣，戴手套。

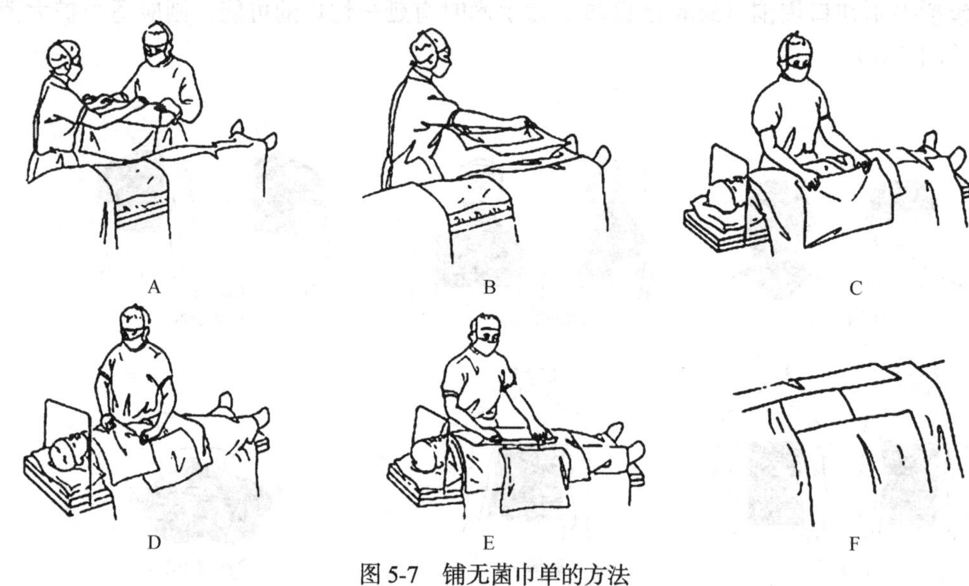

图 5-7　铺无菌巾单的方法

4. 手术野的细菌来源和控制途径　为了防止细菌进入手术野或伤口，必须对细菌的可能来源有所了解，才能采取有效措施。细菌的来源大致有五个方面：

（1）皮肤上的细菌：正常人皮肤上附有大量的细菌，这些细菌可以由外伤后皮肤破裂而进入伤口，或通过医护人员在治疗工作中（手术、换药）传播到患者的伤口，而引起感染。皮肤上的细菌不仅存在于皮肤表面，而且还存在于指甲下、皱纹、毛孔和皮脂腺管内，毛孔和皮脂腺管内的细菌也可以移行至皮肤表面。所以医护人员的手与脓液、污物接触后，以及在为感染病灶引流、换药后，应立即用肥皂水洗净。

皮肤有化脓性病灶（如疖、开放性化脓性伤口）时，可以散播大量的致病细菌，是危险的感染来源。由于对这些病灶不可能彻底消毒，所以有化脓性病灶的人不应进入手术室或其他要求无菌隔离的地方。患者皮肤上的细菌也是自身感染的主要来源，因此，患者手术区域皮肤在手术前应进行清洁处理，手术开始前还需进行彻底的消毒处理。毛发也附带细菌，所以每个医护人员应注意个人卫生，勤洗头发，工作时应戴工作帽，不让头发外露，在手术室内要求更严格。

（2）鼻咽部的细菌：人的鼻咽部有大量细菌存在，这些细菌可通过深呼吸、说话、咳嗽、打喷嚏时，随着飞沫排到空气中，落在伤口或伤口接触的物品上而引起感染。一次喷嚏能喷射出约 4 万个飞沫，排出 1 万～2 万个细菌，这些细菌亦可能成为手术切口感染的来源。戴口罩是防止细菌散播的有效方法，阻菌效果可达 90%以上。发挥口罩的最大阻菌效果关键在于正确使用：

1）口罩应完全遮盖住口和鼻孔。

2）口罩戴得松紧要适当，过松飞沫可能不完全附着在口罩上而折回空气中；过紧妨碍呼吸，引起不适感。

3）口罩湿后即降低阻挡飞沫的效力，必须及时更换。口罩戴过 4h 后，即使不潮湿也应经常更换，否则，细菌遗留在口罩上，越积越多。

4）通常呼吸时，口罩才有最大的阻菌效果。实验证明，大声说话、嘻笑、咳嗽、打喷嚏时，仍有大量细菌透过口罩。所以在手术进行时即使戴口罩也应避免高声谈笑，不得已咳嗽或打喷嚏时，不应面向手术无菌区。有急性呼吸道感染者，不能参加手术。

（3）空气中的细菌：空气中的细菌除附着于飞沫外，主要附着于空气中的微尘上，飞沫中的细菌最终也必然附着于微尘中，微尘落到伤口和伤口接触的器械、物品上，就会进入伤口而引起感染。据计算每小时落入无菌区的细菌可达3万～6万个。在静止的新鲜空气内细菌很少，但在扫地或过多人走动时，微尘飞扬，细菌明显增多。在手术室，微尘主要是由于工作人员的衣物，患者所用的被、毯，以及从门窗刮进的风带入的。所以，减少室内微尘和避免微尘飞扬是控制空气中细菌来源的重要途径。应该做到：

1）保持室内清洁、门窗严密。

2）禁止工作人员穿着普通衣、鞋进入手术室。

3）室内人数不宜过多，动作需轻巧。

4）患者进入手术室前，应更换衣、鞋，病室的被、毯不可带入手术室。

5）外科病室应保持清洁，换药或做其他治疗前，不宜进行扫地、铺床等活动。以上均是减少室内微尘的最简单措施。

控制空气中细菌还可采取通气措施和采用物理或化学方法。前者是与室外新鲜空气交换，代替室内混浊空气；后者是用紫外线照射、臭氧消毒、药物喷雾（苯扎溴铵、苯酚溶液）或气体熏蒸（乳酸、甲醛）等方法杀灭空气中的细菌。

由于空气中含有细菌，因此，无菌物品只有在不与大气交流的条件下，才能在一定时间内保持无菌。从这个概念出发，保存无菌物品时，必须注意不透气，密闭的程度如何决定着无菌物品可以保持无菌状态的时间。一般认为，以双层布包保存的无菌包，可保存7～10天，如需继续保存，应重新灭菌；以金属或玻璃、搪瓷等容器盛放、加盖贮存的，可保存15～30天；以金属或玻璃器皿密封灭菌（如注射器、罐头）后原封保存，可保持一年。保存的无菌物品启包后，虽再包好或加盖，需在24h内用完，否则重新消毒。

（4）器械、用品、药物、溶液等带入的细菌：这些物品都可经过灭菌和抗菌处理后达到无菌，不应该成为感染的细菌来源。但在下列的情况下，这些物品仍可成为感染的来源。例如：①个别工作人员责任心不强，没有按照操作规程进行灭菌消毒处理；②灭菌器发生故障或消毒溶液失效未及时发现；③使用了过期的灭菌物品；④灭菌后又被污染。杜绝上述细菌感染来源的方法，主要是加强责任心，严格遵守无菌制度。

（5）感染病灶或空腔脏器的细菌：这些细菌是手术后感染的重要来源，一般不可能用灭菌、消毒的方法达到无菌的状态。只能在手术操作时，严格遵守隔离技术，避免污染；污染的器械用品应与无菌的用品分开；污染的手套应及时更换无菌的手套；手术终止前要用生理盐水冲洗手术区域和切口。

5. 手术进行中的无菌原则 在手术过程中，虽然器械和物品都已灭菌、消毒，手术人员也已洗手、消毒、穿戴无菌手术衣和手套，手术区又已消毒和铺无菌布单，为手术提供了一个无菌操作环境，但是，还需要一定的无菌操作规则来保证已灭菌和消毒的物品或手术区域免受污染。若发现有人违反，必须予以立即纠正。无菌操作规则包括：

（1）手术人员穿无菌手术衣和戴无菌手套之后，手和前臂即不准再接触未经消毒的物品，背部、腰部以下和肩部以上部位，这些区域视为有菌地带不能接触。手术台边缘以下的布单及物品也不要接触。

（2）不可在手术人员背后传递器械及手术用品。手术人员也不要伸手自取。坠落到手术台平面以下的器械及物品，不准捡回再使用。

（3）在手术操作中，发现手套破损或接触到有菌地方，应立即更换无菌手套。如前臂或肘部接触到有菌地方，应加套无菌袖套；如需更换手术衣，应先脱手术衣，后换手套；如无菌巾单被浸湿，即失去无菌隔离作用，应及时更换或加盖新的无菌巾单。

（4）在手术过程中，同侧手术人员如需更换位置时，一人应先退后一步，转过身，背对背进行更换，以防止触及对方背部不洁区。对侧更换位置，需经过器械台时，应面对器械台绕过，不准背向器械台。如术中出汗较多时，应将头偏向一侧，由其他人员协助擦去，以免汗液坠落手术区内。

（5）必要的谈话，或偶有咳嗽时，不要面向手术区，以防飞沫污染手术区。

（6）切开空腔脏器之前，要先用无菌湿纱布保护周围组织，以防止或减少污染。

（7）切口边缘及切开的腹膜边缘应用护皮巾及护腹膜巾遮盖，并用巾钳、腹膜钳或缝线固定。

（8）做皮肤切口和缝合皮肤切口之前，需用70%乙醇或碘伏棉球消毒皮肤一次。

（9）参观手术人员必须与手术人员保持一定距离，不可太靠近手术人员或站得过高。尽量减少在室内走动，以减少污染机会。

（10）洗手人员面向消毒的手术区域，只能接触已消毒灭菌的物品。非洗手人员不可接触已消毒灭菌的物品。

（11）两台手术同时进行时，如手术已开始，不应互相挪用手术用品。

（12）手术进行时不应开窗通风或用电扇，室内空调机风口也不能吹向手术台，以免扬起尘埃，污染手术室内空气。

6. 手术室的管理 手术室必须有科学的管理制度，以保证手术室的洁净环境。

（1）凡进入手术室的人员，必须严格遵守无菌原则，穿手术室备好的衣、裤、鞋，戴帽子、口罩，保持清洁安静，禁止吸烟或大声喧哗。有呼吸道感染及化脓性病灶者原则上不得进入手术室。

（2）参观手术人员不宜超过2人。参观时严格遵守无菌规则，站在指定的地点。参观者不得距离手术台太近或站立过高，不得随意走动。参观感染手术后不得再到其他手术间参观。

（3）无菌手术间与有菌手术间应相对固定。若在同一日内一个手术室需连续做数个手术时，应先做无菌手术，后做污染或感染手术。

（4）手术完毕后，均应彻底擦拭地面，清除污液、敷料和杂物等，紫外线灯照射消毒，接台手术需消毒30min后才可再次进行手术。每周应彻底大扫除一次。手术室能内应定期进行空气消毒，通常采用乳酸消毒法。100m^{3}空间可用80%乳酸12ml倒入锅内（或再加等量的水），置于三角架上，架下点一酒精灯加热，待蒸发完后将灯熄灭，紧闭30min后打开门窗通风。

（5）手术器具及物品均须经过灭菌处理，能用压力蒸汽灭菌的应避免使用化学灭菌剂浸泡灭菌。氧气管、各种导管、引流装置等用后浸泡在消毒液内消毒，并每天更换消毒液一次，定期做细菌培养。

（6）手术废弃物品须装入黄色或有明显标识塑料袋内封闭运送，无害化处理。

测 试 题

1. 关于六部洗手法洗手的步骤，以下错误的是（　　）
A. 采用流水洗手，使双手充分浸湿　B. 取适量肥皂液，均匀涂抹至整个手掌、手背、手指和指缝
C. 揉搓双手至少 10s　D. 注意清洗双手所有皮肤
E. 在流水下彻底冲洗双手，擦干
2. 下腹部手术皮肤消毒范围包括（　　）
A. 脐水平线以下，腹股沟韧带以上　B. 脐水平线以下，耻骨联合以上
C. 剑突下，腹股沟韧带以上　D. 腹部手术切口周围 15cm 的区域
E. 乳房以下，腹股沟韧带以上
3. 药液浸泡消毒常用哪几种溶液（　　）
A. 2%中性戊二醛水溶液　B. 70%乙醇溶液　C. 1∶1000 苯扎溴铵溶液
D. 1∶1000 洗必泰溶液　E. 以上都是
4. 手术野的细菌来源下列哪些是正确的（　　）
A. 皮肤及鼻咽部的细菌　B. 空气中的细菌
C. 器械、用品、药物、溶液等带入的细菌　D. 感染病灶或空腔脏器的细菌
E. 以上都对
5. 下面刷手方法哪项是错误的（　　）
A. 肥皂水刷手法　B. 碘伏刷手法　C. 苯酚刷手法
D. 洁芙柔刷手法　E. 灭菌王刷手法
6. 已穿上手术衣在做腹部手术铺无菌巾时，第四块无菌巾应铺在（　　）
A. 切口上方　B. 切口对侧　C. 切口已侧　D. 切口下方　E. 随便铺
7. 患者手术区皮肤消毒常用（　　）
A. 络合碘　B. 2.5%碘酊　C. 5%碘酊　D. 70%乙醇　E. 1∶1000 氯已定
8. 以下哪一种消毒药品不可以用于手术前刷手（　　）
A. 1∶1000 苯扎溴铵　B. 氯已定乙醇　C. 1∶1000 氯已新液
D. 石炭酸（苯酚）　E. 洁芙柔刷手液
9. 关于无接触戴手套法，下列说法错误的是（　　）
A. 仅适用于穿好无菌手术衣后进行
B. 穿好手术衣、戴手套前，双手不伸出衣袖口
C. 如双手已伸出衣袖口，将双手缩回衣袖内再开始戴手套
D. 取手套置于手掌时，手套的手指指向自己，各手指相对
E. 无接触戴手套可以完全避免手接触手套外面
10. 腹部手术中，如果手术衣袖被腹腔渗液浸湿，最简易而有效的方法是（　　）
A. 术中更换　B. 继续手术　C. 加套无菌袖套
D. 脱掉手术衣　E. 用消毒液消毒浸湿衣袖
11. 以下对手术区消毒描述错误的是（　　）
A. 手术区消毒的目的是消灭拟作切口处及其周围皮肤的微生物，使其达无菌的要求
B. 手术区皮肤消毒范围包括手术切口周围 15cm 的区域
C. 消毒完毕，操作者要再用消毒液擦手一次
D. 肛门区手术，消毒液涂擦顺序为肛门、会阴及手术区外周
E. 消毒时常用 0.5%碘伏涂擦皮肤两遍
12. 医护人员在以下哪些情况下可以参加手术（　　）
A. 非典型肺炎　B. 慢性肝炎　C. 手背皮肤有破损
D. 指甲甲沟炎　E. 禽流感
13. 关于手术前刷手，以下描述错误的是（　　）

A. 目前刷手已经改进，只用洁肤柔消毒凝胶消毒手和前臂两遍就可以上手术
B. 如果用肥皂水刷手，应该要刷洗两遍，时间共 10min
C. 刷手完成后，手接触到自己上臂衣服，要再浸泡 75%乙醇 5min，不必重新刷手
D. 简易刷手法刷手时，刷手时间可缩短到 1min
E. 以上都错

14. 下列哪一项描述是错误的（　　）
A. 戴了手套的手不能接触手套里面
B. 穿好手术衣后双手可交叉放于腋下
C. 未戴手套的手不能接触手套外面
D. 无接触戴手套时，双手不伸出手术衣袖口
E. 穿手术衣前必须进行外科手消毒

15. 医务人员洗手六步法的第五步是（　　）
A. 掌心相对揉搓
B. 手指交叉，掌心对手背揉搓，交换进行
C. 手指交叉，掌心相对揉搓
D. 拇指在掌中揉搓，交换进行
E. 弯曲手指关节在掌心揉搓，交换进行

16. 连续施行另一台手术时，以下哪一种情况下可以不用重新刷手（　　）
A. 上一台为肺脏手术
B. 手术时穿戴的无菌衣服和手套为原装进口
C. 上一台手术完毕后发现手套已经破损
D. 上一台为甲状腺手术
E. 上一台为肝脓肿切开引流术

17. 常规戴无菌手套法，未戴手套的手只能接触手套的哪个部位（　　）
A. 套口的翻折部分　B. 背面　C. 掌面　D. 外面　E. 侧面

第三节　手术基本操作技术

手术基本操作技术是手术过程中最重要的一环，任何手术都需要通过基本操作来完成，基本操作技能的优劣直接影响手术的进度和术后的效果。对每一项基本操作技术要求正确、熟练达到精益求精水平，只有这样才能保证患者术中、术后减少痛苦及并发症的发生，是手术成功的基本条件。

一、常用手术器械及使用方法

外科手术按其不同的性质而选择不同的器械，其常用的最基本的器械有以下几种：

（一）手术刀

手术刀分为刀片、刀柄两部分，用时临时安装。刀片有圆、尖、弯及大小、长短之分，随手术需要及个人习惯而选择应用，手术刀用于术中切开各种组织。刀柄通常与刀片分开存放和消毒。刀片应用持针钳夹持安装，切不可徒手操作，以防割伤手指。装载刀片时，用持针钳夹持刀片前端背部，使刀片的缺口对准刀柄前部的刀楞，稍用力向后拉动即可装上。取下时，用持针钳夹持刀片尾端背部，稍用力提起刀片向前推即可卸下。手术刀主要用于切割组织，有时也用刀柄尾端钝性分离组织。

持手术刀的方法（图 5-8）：

1. 执弓式　用于作较长的切口，动作范围广而灵活，用力涉及整个上肢，主要在腕部。用于较长的皮肤切口和腹直肌前鞘的切开等。

2. 执笔式　用力轻柔，操作灵活准确，便于控制刀的动度，其动作和力量主要在手指。用于短小切口及精细手术，如解剖血管、神经及切开腹膜等。

3. 抓持式　全手握持刀柄，拇指与食指紧捏刀柄刻痕处。此法控制刀比较稳定。操作的主要活动力点是肩关节。用于切割范围广、组织坚厚、用力较大的切开，如截肢、肌腱的切开、较长的皮肤切口等。

4. 反挑式　是执笔式的一种转换形式，刀刃向上挑开，以免损伤深部组织。操作时先刺入，动作点在手指。用于切开脓肿、血管、气管、胆总管或输尿管等空腔脏器，切断钳夹的组织或扩大皮肤切口等。

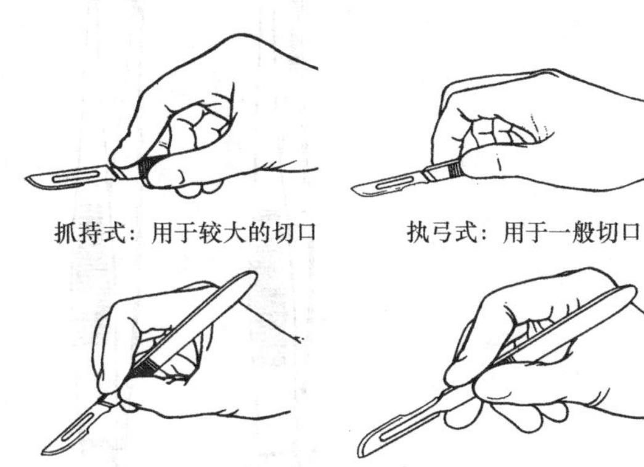

图 5-8　各种持刀法

（二）手术剪

手术剪分为组织剪和线剪两大类（图 5-9，图 5-10）。

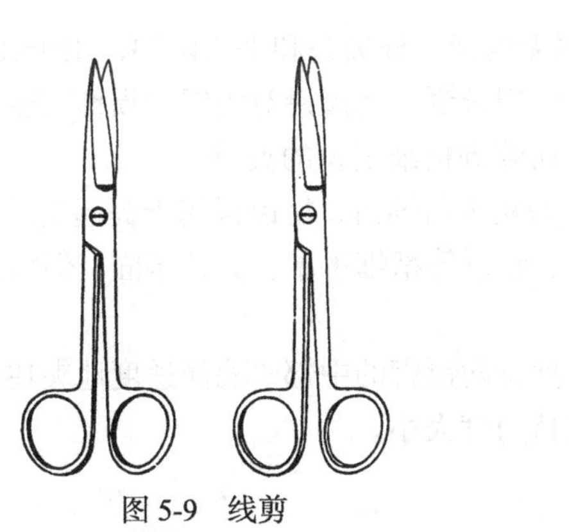
图 5-9　线剪

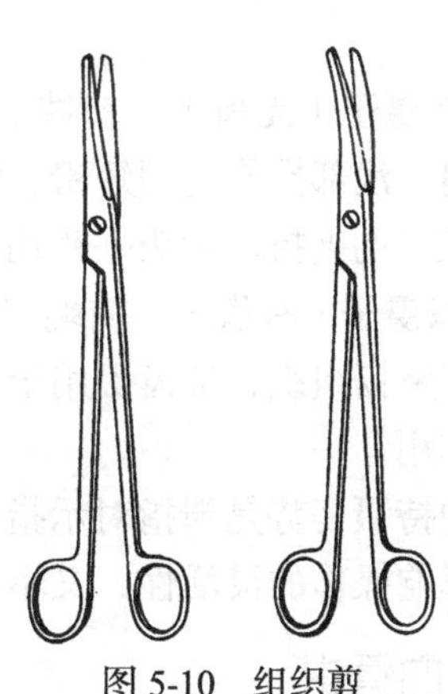
图 5-10　组织剪

1. 组织剪　薄而锐利，有直弯两型，大小长短不一，主要用于分离、解剖和剪开组织，通常浅部手术操作用直组织剪，深部手术操作一般使用中号或长号弯组织剪。

2. 线剪　多为直剪，又分剪线剪和拆线剪，前者用于剪断缝线、敷料、引流物等，后者用于拆除缝线。结构上组织剪的刃较薄，线剪的刃较钝厚。使用时不能用组织剪代替线剪，以免损坏刀刃，缩短剪刀的使用寿命。拆线剪的结构特点是一页钝凹，一页尖直。多为钝头直剪刀，打结后，剪的长度应合适。一般丝线头 1～2mm，肠线头为 3～4mm，皮肤线头 5～10mm。深部及粗线结或重要的血管结扎留头宜长，浅部或细线头宜短。

正确的执剪姿势为拇指和环指分别扣入剪刀柄的两环，中指放在环指的剪刀柄上，示指压在轴节处起稳定和导向作用。初学者执剪常犯错误是将中指扣入柄环，而这种错误的执剪方法不具有良好的三角形稳定作用，从而直接影响动作的稳定性。剪割组织时，一般采用正剪法，也可采用反剪法，还可采用扶剪法或其他操作。

（三）镊子

手术镊用以夹持或提取组织，便于分离、剪开和缝合，也可用来夹持缝针或敷料等。其种类较多，有不同的长度，镊的尖端分为有齿和无齿，还有为专科设计的特殊手术镊。按用途分为解剖镊子及组织镊子两种，每种又有长短两种（图 5-11）。

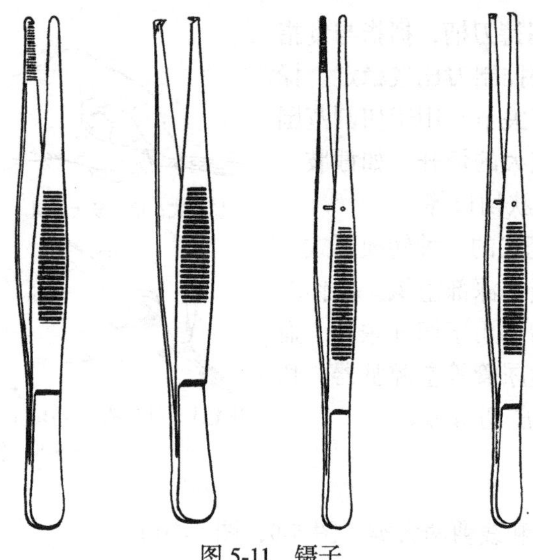

图 5-11　镊子

1. 解剖镊子（无齿）　前端平，其尖端无钩齿，分尖头和平头两种，用于夹持组织、脏器及敷料。浅部操作时用短镊，深部操作时用长镊。无齿镊对组织的损伤较轻，用于脆弱组织、脏器的夹持。尖头平镊用于神经、血管等精细组织的夹持。

2. 组织镊子（有齿）　前端有齿，齿分为粗齿与细齿，粗齿镊用于提起皮肤、皮下组织、筋膜等坚韧组织；细齿镊用于肌腱缝合、整形等精细手术，夹持牢固，但对组织有一定的损伤作用。

正确的持镊姿势是拇指对示指与中指，把持两镊脚的中部，稳而适度地夹住组织。错误执镊既影响操作的灵活性，又不易控制夹持力度大小。

（四）血管钳

血管钳是主要用于止血的器械，故也称止血钳，此外，还可用于分离、解剖、夹持组织；也可用于牵引缝线，拔出缝针或代替镊子使用。代替镊子使用时不宜夹持皮肤、脏器及较脆弱的组织，切不可扣紧钳柄上的轮齿，以免损伤组织。临床上血管钳种类很多，其结构特点是前端平滑，依齿槽床的不同可分为弯、直、直角、弧形、有齿、无齿等，钳柄处均有扣锁钳的齿槽。

血管钳分直弯两类，又有长短两种。正确的持钳法：

1. 直血管钳　夹持浅层组织出血及协助拔针使用（图 5-12）。

2. 弯血管钳　夹持深部组织或内脏血管出血，有长、中、短三种型号（图 5-12）。

3. 蚊式钳　有弯、直两种，为细小精巧的血管钳，可作微细解剖或钳夹小血管；用于脏器、面部及整形等手术的止血，不宜用于大块组织的钳夹（图 5-13）。

4. 有齿血管钳　夹持较厚组织及易滑脱组织内的血管出血，如肠系膜、大网膜等，也可用于切除组织的夹持牵引。前端钩齿可防止滑脱，但对组织的损伤较大，不能用作一般的止血（图 5-14）。

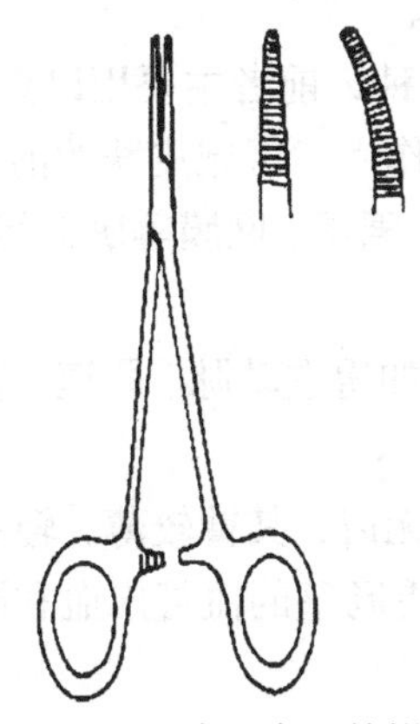

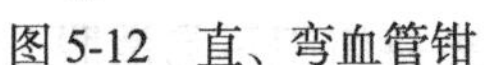

图 5-12 直、弯血管钳

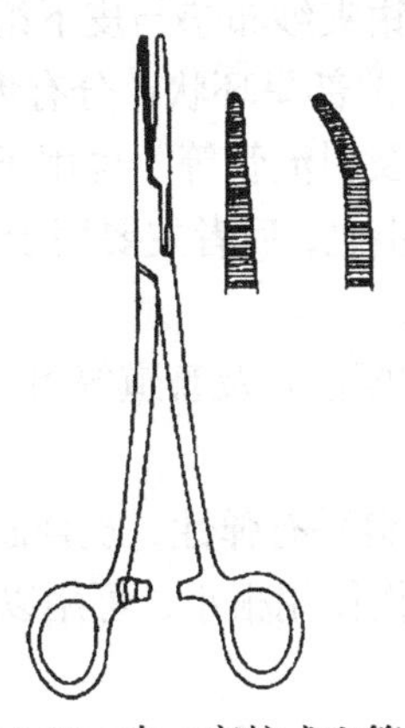

图 5-13 直、弯蚊式血管钳

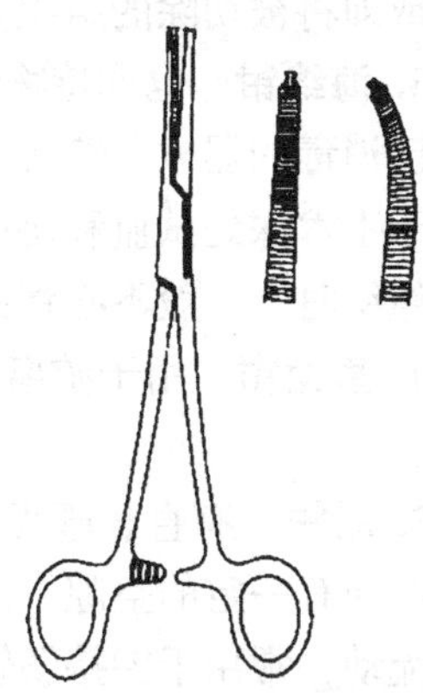

图 5-14 有齿血管钳

血管钳的正确执法基本同手术剪，有时还可采用掌握法或执钳操作，关闭血管钳时，两手动作相同，但在开放血管钳时，两手操作则不一致。开放时用拇指和示指持住血管钳一个环口，中指和环指持住另一环口，将拇指和环指轻轻用力对顶一下，即可开放。血管钳的传递：术者掌心向上，拇指外展，其余四指并拢伸直，传递者握血管钳前端，以柄环端轻敲术者手掌，传递至术者手中。

（五）持针钳

持针钳也称持针器，主要用于夹持缝合针来缝合组织，有时也用于器械打结，其基本结构与血管钳类似。持针钳的前端齿槽床部短，柄长，钳叶内有交叉齿纹，使夹持缝针稳定，不易滑脱。使用时将持针钳的尖端夹住缝针的中、后 1/3 交界处，并将缝线重叠部分也放于内侧针嘴内。若夹在齿槽床的中部，则容易将针折断。

1. 持针钳的传递 传递者握住持针钳中部，将柄端递给术者。在持针钳的传递和使用过程中切不可刺伤其他手术人员。

2. 持针钳的执握方法

（1）把抓式：也称掌握法，即用手掌握拿持针钳，钳环紧贴大鱼际肌上，拇指、中指、环指及小指分别压在钳柄上，示指压在持针钳中部近轴节处。利用拇指及大鱼际肌和掌指关节活动维持、张开持针钳柄环上的齿扣。

（2）指扣式：为传统执法，用拇指、环指套入钳环内，以手指活动力量来控制持针钳关闭，并控制其张开与合拢时的动作范围。

（3）单扣式：也称掌指法，拇指套入钳环内，示指压在钳的前半部作支撑引导，其余三指压住钳环固定手掌中，拇指可上下开闭活动，控制持针钳的张开与合拢。

（4）掌拇法：即示指压在钳的前半部，拇指及其余三指压住一柄环固定手掌中。此法关闭、松钳较容易，进针稳妥。

（六）其他常用手术器械

1. 布巾钳 简称巾钳，前端弯而尖，似蟹的大爪，能交叉咬合，主要用以夹持固定手术巾，并夹住皮肤，以防手术中移动或松开。注意使用时勿夹伤正常皮肤组织。

2. 组织钳 又称鼠齿钳和 Allis 钳，其前端稍宽，有一排细齿似小耙，闭合时互相嵌合，弹性好，对组织的压榨较血管钳轻，创伤小，一般用以夹持组织，不易滑脱，如皮瓣、筋膜或即将被切除的组织，也用于钳夹纱布垫与皮下组织的固定。

3. 海绵钳 也称持物钳，钳的前部呈环状，分有齿和无齿两种，前者主要用以夹持、传递已消毒的器械、缝线、缝合针及引流管等，也用于夹持敷料作手术区域皮肤的消毒，或用于手术深处拭血和协助显露、止血；后者主要用于夹提肠管、阑尾、网膜等脏器组织。夹持组织时，一般不必将钳扣关闭。

4. 直角钳 用于游离和绕过重要血管及管道等组织的后壁，如胃左动脉、胆道、输尿管等。

5. 肠钳 有直、弯两种，钳叶扁平有弹性，咬合面有细纹，无齿，其臂较薄，轻夹时两钳叶间有一定的空隙，钳夹的损伤作用很小，可用以暂时阻止胃肠壁的血管出血和肠内容物流动，常用于夹持肠管。

6. 胃钳 有一多关节轴，压榨力强，齿槽为直纹，且较深，夹持组织不易滑脱，常用于钳夹胃或结肠。

7. 肾蒂钳、脾蒂钳和肺蒂钳 分别在术中夹持肾蒂、脾蒂或肺蒂时使用。

8. 牵开器 又称拉钩，用以牵开组织，显露手术野，便于探查和操作，可分为手持拉钩和自动拉钩两类。有各种不同形状和大小的规格，可根据手术需要选择合适的拉钩。常用的拉钩有以下几种：

（1）甲状腺拉钩：也称直角拉钩，为平钩状，常用于甲状腺部位牵拉暴露，也常用于其他手术，可牵开皮肤、皮下组织、肌肉和筋膜等。

（2）腹腔拉钩：也称方钩，为较宽大的平滑钩状，用于腹腔较大的手术。

（3）皮肤拉钩：也称爪形拉钩，外形如耙状，用于浅部手术的皮肤牵开。

（4）S 形拉钩：也称弯钩，是一种“S”形腹腔深部拉钩，用于胸腹腔深部手术，有大、中、小、宽、窄之分。注意 S 拉钩的正确使用方法。

（5）自动拉钩：为自行固定牵开器，也称自持性拉钩，如二叶式、三叶式自动牵开器，腹腔、胸腔、盆腔、腰部、颅脑等部位的手术均可使用。

使用拉钩时，应掌握正确的持钩方法和使用方法，拉钩下方应衬垫盐水纱布垫或湿治疗巾，特别是在使用腹腔拉钩时更应注意。敷料衬垫可以帮助显露手术野，保护周围器官及组织免受损伤。使用手持拉钩时，牵引动作应轻柔，避免用力过猛，根据术者的意图及手术进程及时调整拉钩的位置，以达到最佳显露。

（七）缝合针

缝合针简称缝针，是用于各种组织缝合的器械，它由针尖、针体和针尾三部分组成。针尖形状有圆头、三角头及铲头三种；针体的形状有近圆形、三角形及铲形三种，一般针体前半部分为三角形或圆形，后半部分为扁形，以便于持针钳牢固夹紧；针尾的针眼是供引线所用的孔，分普通孔和弹机孔。目前有许多医院采用针线一体的无损伤缝针，其针尾嵌有与针体粗细相似的线，这种针线对组织所造成的损伤较小，并可防止在缝合时缝线脱针。临床上根据针尖与针尾两点间有无弧度，将缝针分为直针、半弯针和弯针；按针尖横断面的形状分为角针和圆针。

1. 直针 适合于宽敞或浅部操作时的缝合，如皮肤及胃肠道黏膜的缝合，有时也用于肝脏的缝合。

2. 弯针 临床应用最广，适于狭小或深部组织的缝合。根据弧弯度不同分为 1/2、1/4、

3/8、5/8 弧度等。几乎所有组织和器官均可选用不同大小、弧度的弯针作缝合。

3. 无损伤缝针　主要用于小血管、神经外膜等纤细组织的吻合。

4. 三角针　针尖前面呈三角形（三菱形），能穿透较坚硬的组织，用于缝合皮肤、韧带、软骨和瘢痕等组织，但不宜用于颜面部皮肤缝合。

5. 圆针　针尖及针体的截面均为圆形，用于缝合一般软组织，如胃肠壁、血管、筋膜、腹膜和神经等。

临床上应根据需要合理选择缝针，原则上应选用针径较细、损伤较小的使用。

（八）手术用线

手术用线用于缝合组织和结扎血管。手术所用的线应具有下列条件：有一定的张力，易打结、组织反应小，无毒，不致敏，无致癌性，易灭菌和保存。手术用线分为可吸收线和不吸收线两大类。

1. 可吸收缝线　主要有肠线及合成纤维线。

（1）肠线：由绵羊的小肠黏膜下层制成。因属于异种蛋白，在人体内可引起较明显的组织反应，因此使用过多、过粗的肠线时，创口炎性反应较重。肠线的粗细通过编号来表示，正号数越大的线越粗，“0”数越多的线越细。肠线可用以缝合不适宜有异物长期存留的组织，以免形成硬结、结石等；也用于感染的深部创口的缝合。

（2）合成纤维线：随着科学技术的进步，越来越多的合成纤维线应用于临床。它们均为高分子化合物，其优点有：组织反应轻，抗张力较强，吸收时间长，有抗菌作用。这类线因富有弹性，打结时要求以四重或更多重的打结法作结。

2. 不吸收缝线　有桑蚕丝线、棉线、不锈钢丝、尼龙线、钛丝、银丝、亚麻线等数十种。根据缝线张力、强度及粗细的不同亦分为不同型号。正号数越大表示缝线越粗，张力、强度越大。“0”数越多的线越细，最细显微外科无损伤缝线编号为 12 个“0”。以 3/0、0、4 和 7 号较常用。

（1）丝线和棉线：为天然纤维纺成，表面常涂有蜡或树脂。丝线是目前临床上最常用的手术用线，其优点是组织反应小，质软，易打结而不易滑脱，抗张力较强，能耐高温灭菌，价格低。缺点是为组织内永久性异物，伤口感染后易形成窦道；胆道、泌尿道缝合可致结石形成。棉线的用处和抗张力均不及丝线，但组织反应较轻，抗张力保持较久，用法与丝线相同。

（2）金属线：为合金制成，有不锈钢丝和钽丝，具备灭菌简易、刺激较小、抗张力大等优点，但不易打结。常用于缝合骨、肌腱、筋膜，减张缝合或口腔内牙齿固定等。

（3）不吸收合成纤维线：如尼龙、锦纶、涤纶、普罗伦（prolene）等，优点是光滑、不吸收、组织反应小、抗拉力强，可制成很细的丝，多用于微小血管缝合及整形手术。用于微小血管缝合时，常制成无损伤缝合针线。其缺点是质地稍硬，线结易于松脱，结扎过紧时易在线结处折断，因此不适于有张力的深部组织的缝合。

3. 特殊缝合材料　目前临床上已应用多种切口钉合和粘合材料来代替缝针和缝线完成部分缝合，主要有外科拉链、医用粘合剂、外科缝合器等。其优点有：使用方便、快捷，伤口愈合后瘢痕很小。但缝合仍是最基本和常用的方法。

（1）外科拉链：结构是由两条涂有低变应原粘胶的多层微孔泡沫支撑带组成，中间是一条拉链，其两边的串带缝合在支撑条内。在使用时必须仔细缝合伤口皮下组织层，擦干分泌物及血迹，将两边的串带分别粘贴于伤口两侧的皮肤上，最后收紧拉链并盖以无菌干纱布。其优点是无创、无痛操作，伤口自然愈合，减少伤口异物和新鲜创伤造成感染的危险，无缝线和闭合钉的痕迹，无需拆线，伤口愈合更加美观。通常适用于较整齐的撕裂伤口或手术切口的闭合，但不适用于身体毛发多、自然分泌物多及皮肤或肌肤组织损失过多的伤口。

（2）医用黏合剂：α-氰基丙烯酸酯同系物经变性而制成的医用黏合剂，近年广泛应用于临床，为无色或微黄色透明液体，有特殊气味。具有快速高强度黏合作用，可将软组织紧密黏合，促进愈合。黏合时间 6～14s，黏合后可形成保护膜，维持 5～7 天后自行脱落。主要用于各种创伤、手术切口的黏合，具有不留针眼瘢痕、促进组织愈合、止血、止痛和抗感染等作用。使用时，必须彻底止血，对合皮肤，擦去渗出液。

（3）外科缝合器：有人称之为吻合器或钉合器，以消化道手术使用最为普遍。

消化道缝合器种类很多，根据功能和使用部位的不同，可分为管型吻合器、线型吻合器、侧侧吻合器、荷包缝合器及皮肤筋膜缝合器。根据手术的需要可选择不同种类、不同型号的吻合器。使用前应阅读说明书，了解器械结构和性能。

二、手术基本操作技术

（一）切开

1. 原则

（1）切口须接近病变部位，最好能直接到达手术区，并能根据手术需要，便于延长扩大。

（2）切口在体侧、颈侧以垂直于地面或斜行的切口为好，体背、颈背和腹下沿体正中线或靠近正中线的矢状线的纵行切口比较合理。

（3）切口避免损伤大血管、神经和腺体的输出管，以免影响术部组织或器官的功能。

（4）切口应该有利于创液的排出，特别是脓汁的排出。

（5）二次手术时，应该避免在瘢痕上切开，因为瘢痕组织再生力弱，易发生弥漫性出血。

2. 要求（具体详见实验课程）

（1）选好切口后，乙醇消毒一遍，按住皮肤，垂直皮肤一刀切开。组织应逐层切入，不可一刀切之过深，或与纤维走行垂直切开，以免误伤组织。

（2）切开皮肤、皮下组织后，为了避免损伤深筋膜下的神经和血管，一般可在深筋膜下面使其与深层组织分开，然后切开深筋膜。

（3）肌膜可用刀切开，肌肉可沿肌纤维方向用刀柄、手指、拉钩做钝性分离，必要时也可将肌纤维切断。

（4）切开胸膜和腹膜时，应该避免损伤胸、腹腔内脏器，可采用手指、纱布、刀柄等隔离深部脏器，然后切开胸膜或腹膜。

（5）空腔脏器切开前，要用盐水纱布垫保护周围器官，以免污染。在切开同时，吸净脏器内流出的内容物。

（6）骨膜切开：一般根据术野需要的长度切开骨膜，然后用骨膜剥离器贴近骨质分离骨膜。

（二）分离

1. 概念　也称解剖剥离和游离，是显露手术区解剖和切除病变组织、器官的重要步骤，应尽量按照正常组织间隙进行，不仅操作容易、出血少而且不至于引起重要的损伤。分离按形式可分为锐性和钝性两种，临床上常常将两种结合使用。

2. 分类

（1）锐性分离：用刀或剪刀进行。用刀分离时，以刀刃沿组织间隙作垂直的、轻巧的、短距离的切开。用剪刀时以剪刀尖端伸入组织间隙内，分离组织。锐性分离对组织损伤较小，术后反应也少，愈合较快。但必须熟悉解剖，在直视下辨明组织结构时进行。

（2）钝性分离：用刀柄、止血钳、剥离器或手指等进行。方法是将这些器械或手指插入组织间隙内，用适当的力量，分离周围组织。钝性分离最适用于正常肌肉、筋膜和良性肿瘤剥离。钝性分离时，组织损伤较重，往往残留许多失去活性的组织细胞，因此，组织反应较重，愈合较慢，在瘢痕较大、粘连过多或血管、神经丰富的部位，不宜采取。

3. 应用

（1）皮下组织及其他组织的分离：切开皮肤后组织的分割宜用逐层切开的方法，以便识别组织，避免或减少对大血管、大神经的损伤，只有当切开浅层脓肿时，才采用一次切开的方法。

1）皮下疏松结缔组织的分离：皮下结缔组织内分布有许多小血管，多用钝性剥离。

2）筋膜和腱膜的分离：用刀在其中央作一小切口，然后用弯止血钳在此切口上、下将筋膜下组织与筋膜分开，沿分开线剪开筋膜。筋膜的切口应与皮肤切口等长。若筋膜下有神经血管，则用手术镊将筋膜提起，用反挑式执刀法作一小孔，插入有沟探针，沿针沟外向切开。

3）肌肉的分离：一般是沿肌纤维方向作钝性剥离。在紧急情况下，或肌肉较厚并含大量腱质时，为了便于手术通路广阔和排液方便也可横断切开。

4）腹膜的分离：腹膜切开时，为了避免伤及内脏，可用组织钳或止血钳提起腹膜一小切口，利用食指和中指或有沟探针引导，再用手术刀或剪剥离。

5）肠管的切开：肠管侧壁切开时，一般于肠管纵带上纵行切开。

6）索状组织的分离：索状组织（如精索）的分割，除了可应用手术刀（剪）作锐性切割外，尚可用刮断、拧断等方法，减少出血。

7）良性肿瘤、放线菌病灶、囊肿及内脏粘连分离：宜用钝性剥离。方法是：粘连可用手指或刀柄直接剥离；对已机化的致密组织，可先用手术刀切一小口，再钝性剥离。

（2）骨组织的分离：首先应剥离骨膜，然后再剥离骨组织。剥离骨膜时，应尽可能完善地保存健康部分，以利骨组织愈合。剥离骨膜时，先用手术刀切开骨膜（切成“十”字形或“工”字形），然后用骨膜剥离器剥离骨膜。骨组织的剥离一般是用骨剪剪断或骨锯锯断，剥离骨组织常用的器械有圆锯、线锯、骨钻、骨凿、骨钳、骨剪、骨匙及骨膜剥离器等。

（3）蹄和角质的剥离：属硬组织的剥离。

（三）止血

止血是手术过程中自始至终经常遇到而又必须立即处理的基本操作技术。手术中完善的止血，可以保证术部良好的显露，有利于争取手术时间，避免误伤重要器官，直接关系到被施术者的健康。

1. 局部预防性止血法

（1）肾上腺素止血：常配合局部麻醉进行。一般是在每 1000ml 普鲁卡因溶液中加入 0.1%肾上腺素 2ml，利用肾上腺素收缩血管的作用，达到手术局部止血之目的。其作用可维持 20min 至 2h。如血栓形成不牢固，可能发生二次出血。

（2）止血带止血：适用于四肢、阴茎等部位手术。可暂时阻断血流，减少手术中的失血，使用橡皮管止血带（或绳索、绷带），止血带的装置方法是：用足够的压力（以止血带远侧端的脉搏将消失为度），于手术部位上 1/3 处缠绕数周固定之，其保留时间不得超过 2～3h，冬季不超过 40～60min，如手术尚未完成，可将止血带临时松开 10～30s，然后重新缠扎。松开止血带时，用"松、紧、松、紧"的办法，严禁一次松开。

2. 手术过程中止血法

（1）机械止血法

1）压迫止血：是用纱布或泡沫塑料压迫出血的部位，以清除术区的血液，辨清组织，找出血径路及出血点，以便进行止血措施。在毛细血管出血和小血管出血时，如凝血功能正常，压迫片刻，出血即可自行停止。为了提高压迫止血的效果，可选用温生理盐水、1%～2%麻黄碱溶液、0.1%肾上腺素溶液、2%氯化钙溶液浸湿后扭干的纱布块做压迫止血，在止血时，必须是按压，不可用擦拭。

2）钳夹止血：利用止血钳最前端夹住血管的断端，钳夹方向应尽量与血管垂直，钳住的组织要少，切不可作大面积钳夹。

3）钳夹扭转止血：用止血钳夹住血管断端，扭转止血钳 1～2 周，轻轻去钳，则断端闭合止血。钳夹扭转不能止血时，则应结扎。

4）钳夹结扎止血（详见实验课程）：是常用而可靠的基本止血法，多用于明显而较大血管出血的止血，其方法有两种：

A. 单纯结扎止血：用丝线绕过止血钳所夹住的血管及少量组织而结扎。

B. 贯穿结扎止血：将结扎线用缝针穿过所夹持组织（勿穿透血管）后进行结扎。常用的方法有"8"字缝合结扎和单纯贯穿结扎两种。

5）创口内留钳止血：用止血钳夹住创伤深部血管断端，并将止血钳留在创口内 24～48h。

6）填塞止血：在深部大血管出血，一时找不到血管断端，钳夹或结扎止血困难时，用灭菌纱布紧塞于出血的创腔或解剖腔内压迫血管断端以达到止血之目的。填塞止血留置的辅料通常在 12～48h 后取出。

（2）电凝及烧烙止血法

1）电凝止血：利用高频电流凝固组织的作用达到止血目的。使用方法是用止血钳夹住断端，向上轻轻提起，擦干血液，将电凝器与止血钳接触，待局部发烟即可。电凝止血的优点是止血迅速，不留线结于组织内，但止血效果不完全可靠，凝固的组织易于脱落而再次出血。

2）烧烙止血：是用电烧烙器或烙铁烧烙作用使血管断端收缩封闭而止血，其缺点损伤组织较多，兽医临诊上多用于弥漫性出血、羔羊断尾术和某些摘除手术后的止血。

（3）局部化学及生物学止血法

1）麻黄碱、肾上腺素止血：用 1%～2%麻黄碱溶液或 0.1%肾上腺素溶液浸湿的纱布进行压迫止血（见压迫止血）。

2）止血明胶海绵止血：明胶海绵止血多用于一般方法难以止血的创面出血、实质器官、骨松质及海绵质出血。使用时将止血海绵铺在出血面上或填塞在出血的伤口内，即能达到止血的目的；如果在填塞后加以组织缝合，更能发挥优良的止血效果。止血明胶海绵种类很多，如纤维蛋白海绵、氧化纤维素、白明胶海绵及淀粉海绵等。它们止血的基本原理是促进血液凝固和提供凝血时所需要的支架结构。止血海绵能被组织吸收，使受伤血管日后保持贯通。

3）活组织填塞止血：是用自体组织如网膜，填塞于出血部位。通常用于实质器官的止血，如肝脏损伤用网膜填塞止血，或用取自腹部切口的带蒂腹膜、筋膜和肌肉瓣，牢固地缝在损伤的肝脏上。

4）骨蜡止血：外科临床上常用市售骨蜡制止骨质渗血，用于骨的手术和断角术。

（四）缝合

缝合是将已切开、切断或因外伤而分离的组织、器官进行对合或重建其通道，保证良好愈合的基本操作技术。在愈合能力正常的情况下，愈合是否完善与缝合的方法及操作技术有一定的关系。

缝合的目的：为手术或外伤性损伤而分离的组织或器官予以安静环境，给组织的再生和愈合创造良好条件；保护无菌创面免受感染；加速肉芽创面的愈合；促进止血和创面对合以防裂开。

1. 原则

（1）严格遵守无菌操作。

（2）缝合前必须彻底止血，清除凝血块、异物及无生机的组织。

（3）为了方便创缘均匀接近，在两针孔之间要有相当距离，以防拉穿组织。

（4）缝针刺入和穿出部位应彼此相对，针距相等，否则易使创伤形成皱襞和裂隙。

（5）非污染的新鲜创面经外科常规处理后，可作对合密闭缝合。具有化脓腐败过程及具有探创囊的创伤可不缝合，必要时做部分缝合。

（6）在组织缝合时，一般是同层组织缝合。缝合、打结应有利于创伤愈合，打结时既要适当收紧，又要防止拉穿组织，缝合时不宜过紧，否则将造成组织缺血。

（7）创缘、创壁应互相均匀对合，皮肤创缘不得内翻，创伤深部不应留有无效腔、积血和积液。在条件允许时可作多层缝合。

（8）缝合的创伤，若在手术后出现感染，应迅速拆除部分缝线，以便排出创液。

2. 方法与临床应用

（1）单纯（对合）缝合：间断缝合（图 5-15）、连续缝合（图 5-16）、“8”字缝合（图 5-17）、毯边缝合（图 5-18）、减张缝合，可用于各种组织的缝合，最常用。

（2）内翻缝合：全层连续内翻缝合（图 5-19）、浆肌层连续内翻缝合（图 5-20）、浆肌层间断内翻缝合（图 5-21）、荷包缝合（图 5-22）。

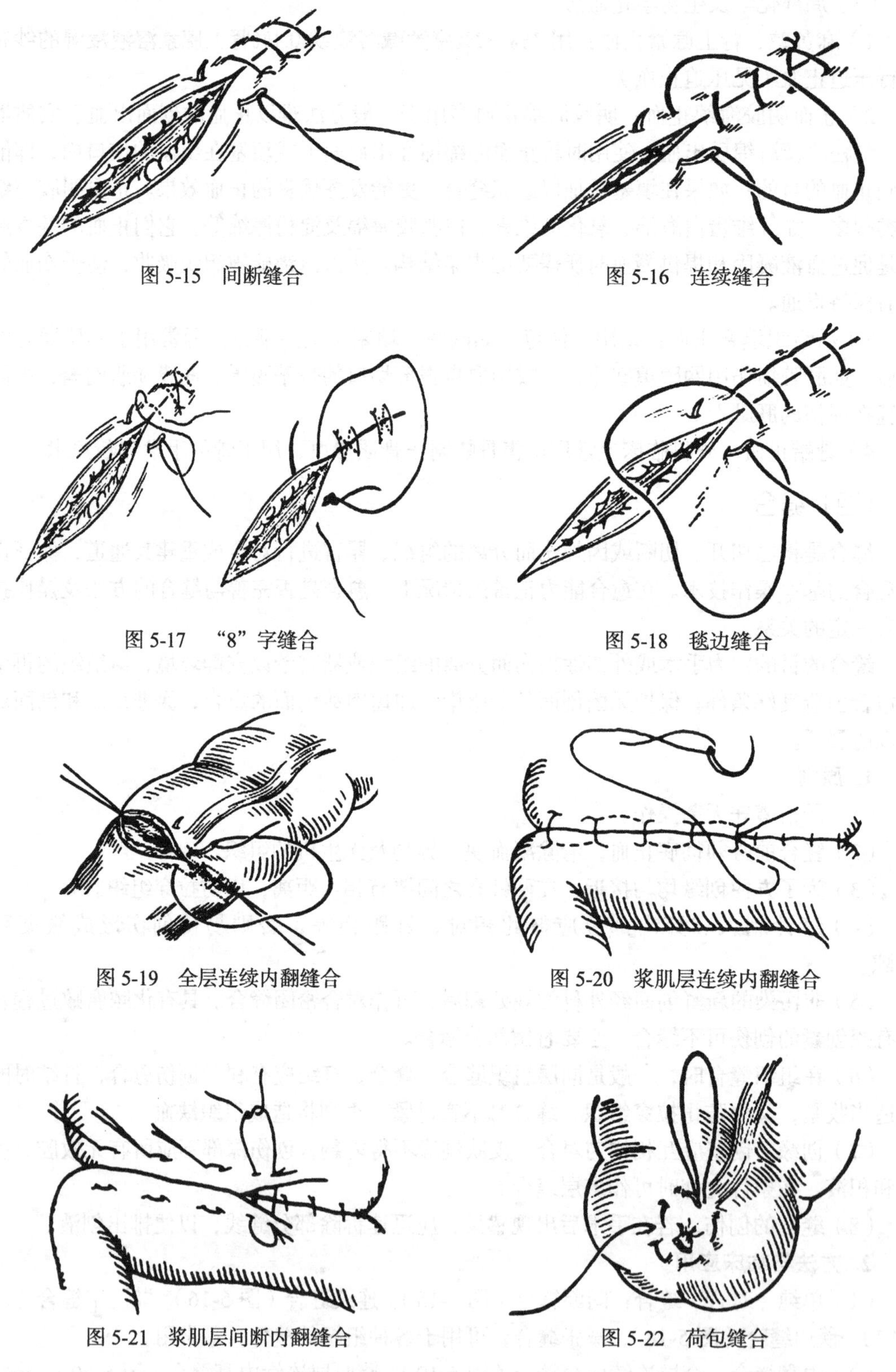
图 5-15 间断缝合
图 5-16 连续缝合
图 5-17 "8"字缝合
图 5-18 毯边缝合
图 5-19 全层连续内翻缝合
图 5-20 浆肌层连续内翻缝合
图 5-21 浆肌层间断内翻缝合
图 5-22 荷包缝合

（3）外翻缝合：褥式缝合法[水平褥式缝合法（图 5-23）与垂直褥式缝合法（图 5-24）]，适用于皮下组织少的松弛皮肤的缝合。

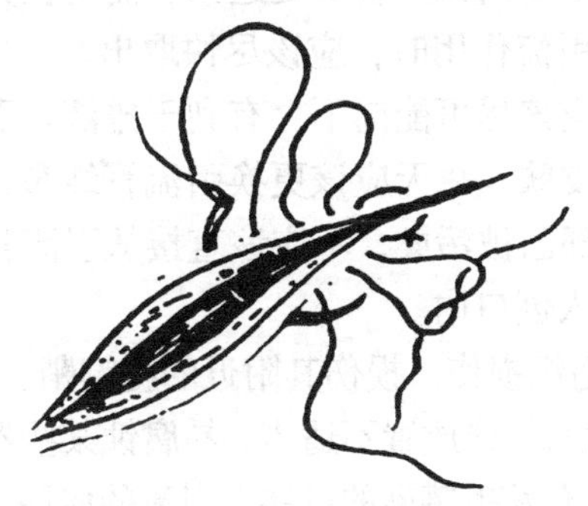

图 5-23　水平褥式缝合法

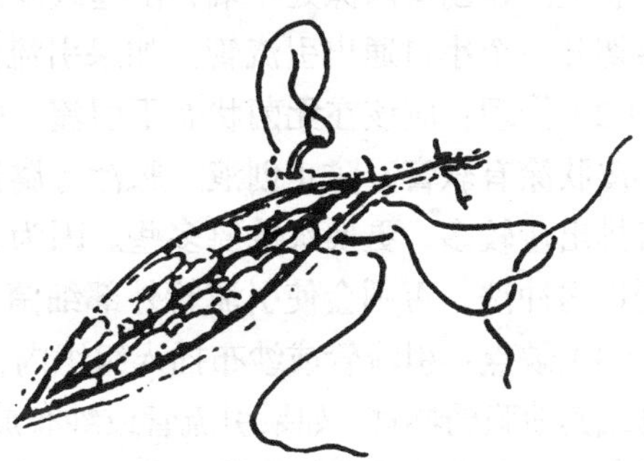

图 5-24　垂直褥式缝合法

（五）结扎

详见本节实验课程。

（六）显露术野

手术野的显露是顺利进行手术的先决条件，对于深部手术来说，更加重要。显露术野的方法有合适的体位、正确的切口，并且灵活运用牵开器械。良好的麻醉和足够的照明可以使患者安静，肌肉松弛，使术野清楚，有助于显露。

（七）剪线

详见本节实验课程。

（八）引流

1. 作用和适应证

（1）引流的作用：引流是使器官组织腔隙或体腔内容物引出体外的方法。主要作用是：排除体内不适当蓄积的炎性渗出液、消化液、血液和坏死组织；促使脓腔或手术野无效腔缩小或闭合。

（2）引流用于治疗的适应证：

1）皮肤和皮下组织切口严重污染，经过清创处理后，仍不能控制感染时，在切口内置引流物，使切口内渗出液排出，以免蓄留发生感染，一般需要引流 24～72h。

2）脓肿切开排脓后，放置引流物，可使继续形成的脓液或分泌物不断排出，使脓腔逐渐缩小而治愈。

（3）引流用于预防的适应证

1）切口内渗血，未能彻底控制，有继续渗血可能。尤其有形成残腔可能时，在切口内放置引流物，可排除渗血、渗液，以免形成血肿、积液或继发感染。一般需要引流 24～48h。

2）愈合缓慢的创伤。

3）手术或吻合部位有内容物漏出的可能。

4）胆囊、胆管、输尿管等器官手术，有漏出刺激性物质的可能。

2. 引流物的使用

（1）应用：创伤缝合时，引流管插入创口内深部，将创口缝合，引流的外部一端缝合到皮肤上。在创口内深处一端，由缝线固定引流管不要由原来切口处通出，而要在其下方单独切开一个小口通出引流管。如果引流已经失去引流作用时，应该尽快取出。

（2）护理：应该在无菌状态下引流，引流出口应该尽可能向下，有利于排液。引流口下部皮肤涂有软膏，防止创液、脓汁等腐蚀毛发和皮肤。每天应该更换引流管纱布，如果引流排出量较多，更换次数要多些。因为引流的外部已被污染，不应该直接从引流管外部向创口内冲洗，否则会使引流管外部细菌和异物进入创口内。

（3）缺点：引流管或纱布插入组织内，能出现组织损伤。损伤其附近的腱键鞘、神经、血管或其他脆弱器官。如果引流管或纱布放置时间太长，或放置不适当，易腐蚀某些器官的浆膜表面。引流的通道与外界相通，在引流的周围，有发生感染的可能。引流的应用，虽然有很多适应证，但是不应该代替手术操作的充分排液、扩创、彻底止血和良好的缝合技术。

（4）使用引流注意事项

1）使用引流的类型和大小一定要适宜。

2）放置引流的位置要正确。一般脓腔和体腔内引流出口尽可能放在低位。不要直接压血管、神经和脏器，防止发生出血、麻痹或瘘管等并发症。手术切口内引流应放在创腔最低位。

3）引流管要妥善固定。

4）引流管必须保持畅通。

5）引流必须详细记录。

3. 引流物的种类

（1）橡皮条：用于腔隙较窄的伤口，如脑、关节、甲状腺等的手术切口，取下引流条后伤口可较快愈合。

（2）纱布条：应用防腐灭菌的干纱布条涂布软膏，放置在腔内引出腔内液体。

（3）胶管引流：应用乳胶管，壁薄，管腔直径 0.635～2.45cm。在插入创腔前用剪刀将引流管剪成小孔。引流管小孔能引流出其周围的创液，应用这种引流能减少术后血液、创液的潴留。

（4）烟卷引流条：用于渗液不多的深部创腔。在短时间内条内纱轴可起吸收作用，但只能保持纱条周围的伤口裂隙引流，故不用于渗液较多的创腔。

【学习目的与要求】

1. 掌握方结、三重结、外科结的打结技巧。

2. 掌握器械打结的方法和技巧。

3. 掌握外科常用的缝合方法和技巧。

4. 掌握手术中的剪线的方法和技巧。

【实验器材】 示教用双色细绳（长约 50cm）、尼龙绳、丝线卷、持针钳、剪线剪、缝针、有齿镊、无齿镊、缝合模块。

【实验方法】

1. 带教教师讲解和示范。

2. 学生在教师的指导下进行操作练习。

【实验步骤】

1. 外科打结法 打结法是外科手术中最常用和最基本的操作之一，主要用于血管结扎和创伤缝合时结扎。打结的质量和速度对手术时间的长短、手术的安全及患者的预后都会产生重要的影响。打结方法的正确与否，可影响线结的牢固性，关系着术后是否发生出血，伤口能否裂开的问题，直接影响手术效果和预后。因此，熟练地掌握正确的外科打结法是外科医生所必备的条件。

（1）结的种类：按结的形态，可分为单结、方结、三重结、外科结、假结和滑结。常用的结有方结、三重结和外科结三种，而假结和滑结为错误结，一般不用（图 5-25）。

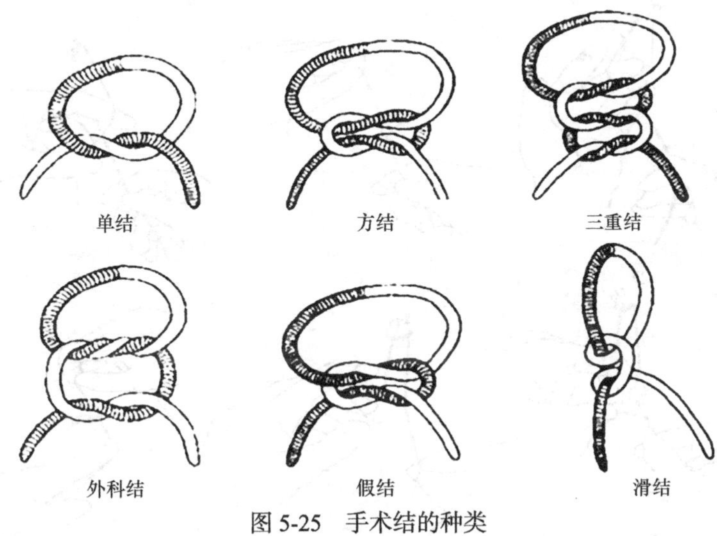

图 5-25　手术结的种类

1）单结：为基本结，是各种结的基础。

2）方结：又称平结，为外科手术中最常用的结，是由翻手、勾手法及拉线两个方向相反的单结所组成，用于结扎小血管和各种组织缝合的打结法。

3）三重结：又称三叠结，是在方结的基础上再加上一个单结，第三个结和第一个结的拉线方向、打结方法相同。三重结最为牢固可靠，适用于张力大的组织缝合，较大血管的结扎或肠线、尼龙线的打结法。

4）外科结：第一个单结的线，围绕两次做结，使摩擦面加大，因而打第二个单结时第一个结不易松脱，牢固、可靠，因此种结比较费时而仅适用于结扎大血管。

此外尚有两种结，不宜在手术中使用：

1）假结：又称十字结，是由两个拉线方向相同的单结组成，结扎后易滑脱而不宜采用。

2）滑结：两个单结的形式与方结相同，但在打结过程中由于牵拉线头和线尾的力量不均所造成，此结也易滑脱，应该避免。

（2）打结方法：打结法常用的有三种：单手打结法、双手打结法和器械打结法（借助于持针器或血管钳打结，又称为持钳打结法）。

1）单手打结法：为常用的一种方法，简便、迅速，易学易懂。左右手均可打结，主要用拇指、示指及中指进行操作，应重点掌握和练习（图 5-26）。

2）双手打结法：又称紧张结，较单手打结法稍有难度，要求在打结过程中，两线段一直保持适当的拉力，不至于在打第二单结时，第一个单结松动。此法易控制，牢固可靠。常用于手术野深部组织的结扎和缝合或张力较大的缝合结扎（图 5-27）。

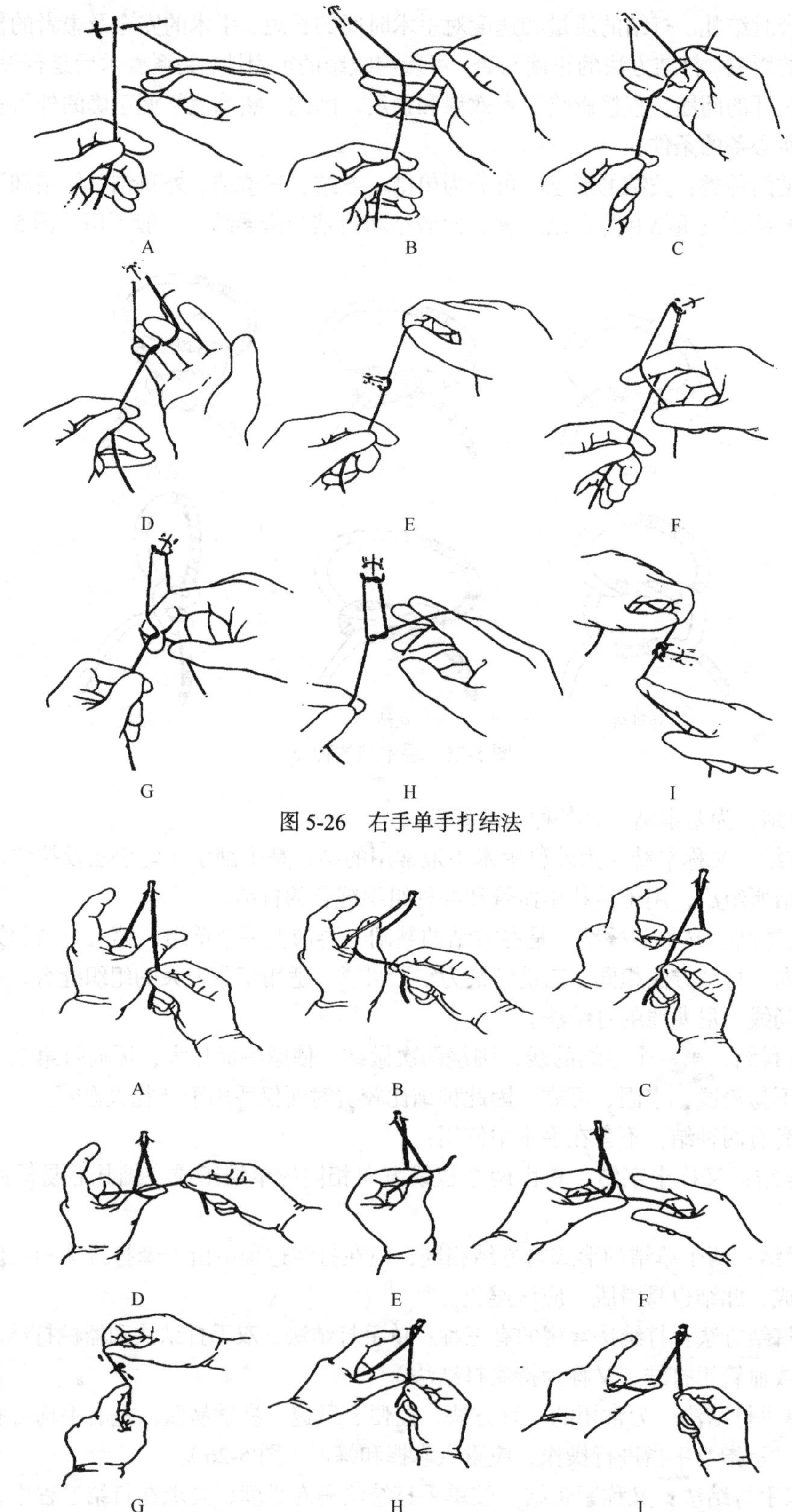

图 5-26　右手单手打结法

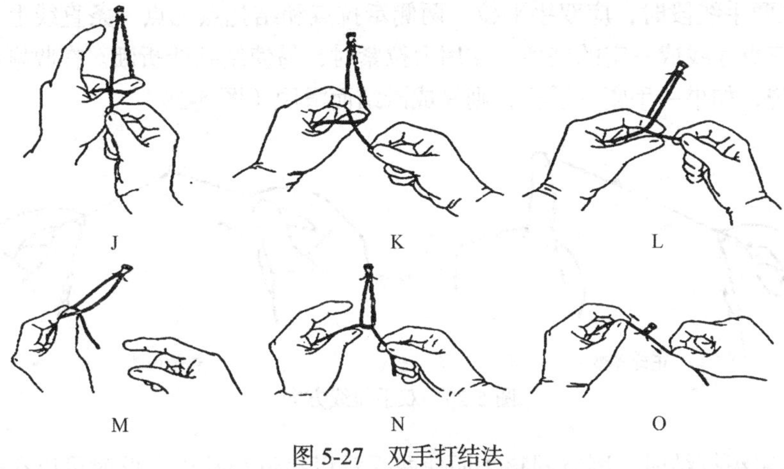

图 5-27　双手打结法

3）器械打结法：此方法简便易学，使用血管钳或持针器绕长线、夹短线进行打结，即所谓持钳打结法（图 5-28）。常用于狭小手术野的小血管结扎，也可用于皮肤缝合。如缝合线头过短时，用手打结困难时或在深部组织不便使用手打结时，均可用此方法打结。此法缺点是：如组织有张力时，结扎线易松动，打出的手术结不牢固。

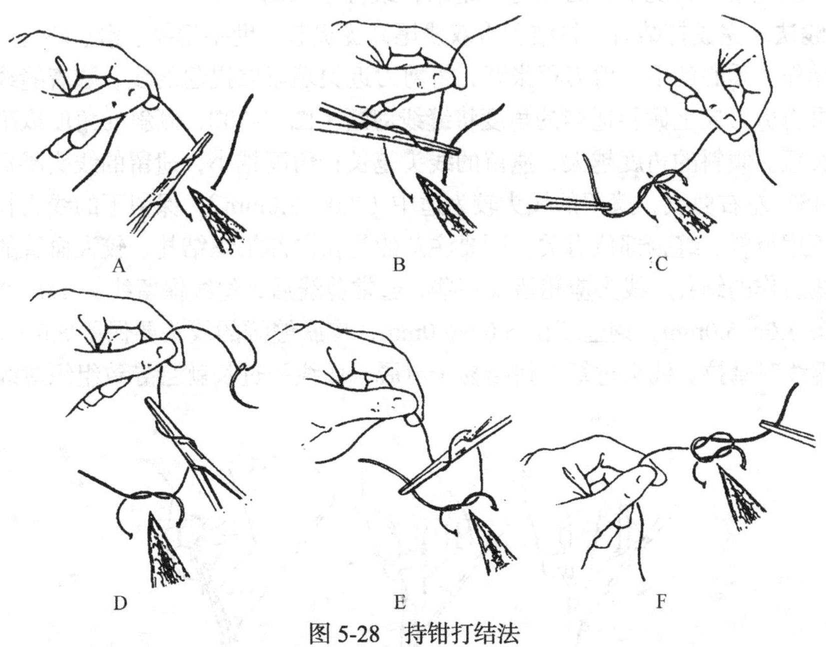

图 5-28　持钳打结法

（3）注意事项：

1）打结的方法很多，手术时并不是固定一种打结方法，要根据手术部位，手术野的深、浅程度而采用不同的打结方法，术中要灵活运用。对初学者，先正确掌握一、二种打结法，重要的是要勤练习、操作，熟能生巧，逐渐掌握打结要领。

2）无论用何种方法打结，相邻两个单结的方向必须相反，否则易作成假结而松动。结扎拉线方向应顺结扎方向，通常需要双手交叉操作。如拉线方向与线结方向相反时，缝合线易在结扎处折断或结扎不牢。

3）牵拉两手线段时，应双手平拉，两侧牵拉点和结扎点三点一条直线上，用力缓慢均匀。如果三点连线成一定的夹角，在用力拉紧时，易使结扎线折断。在收紧线结时，两手用力要均匀，如果一手紧一手松，则易成滑结而滑脱（图 5-29）。

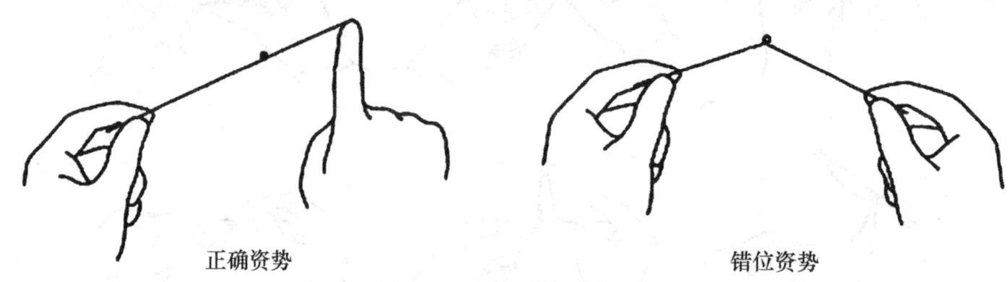

图 5-29　双手拉线方向

4）深部组织打结时，因空间狭小而使两手难以靠近结扎处，此时可以在打结后以一手拉住线的一端，另一手指按线结近处，均匀用力收紧结。遇张力较大的组织结扎时，往往在打第二结时第一结已松开，此时可在收紧第一结以后，助手用一把血管钳夹住线结基底部，待收紧第二线结时方可放松血管钳。

5）结扎次数常与结扎组织及用线材料有关，如组织张力大、重要的血管或用肠线、尼龙线不易结扎紧等情况下，必须打三重结，或打紧张结为妥。

2. 剪线法　完成打结后，打结者将双线尾并拢提起，助手用靠、滑、斜、剪四个动作完成剪线操作。手心朝下，剪刀稍张开，将剪刀近尖端紧靠提起的线，顺着缝线向下滑至线结处，再将剪刀向上倾斜适当的角度将缝线剪断（图 5-30），倾斜的角度取决于需要留下线头的长短。倾斜的角度越大，遗留的线头越长；角度越小，遗留的线头越短。一般来说，倾斜 45° 左右剪线，遗留的线头较为适中（2.0～3.0mm）。保留下的线头长短，常与线型号及所用材料、缝合部位有关。所要注意的是在深部组织结扎、较大血管的结扎和肠线或尼龙线所作的结扎，线头应稍留长一些，通常剪线后，丝线保留线头 1.0～2.0mm，肠线保留线头 3.0～5.0mm，钢丝线留 5.0～6.0mm，皮肤缝线的线头要保留 5.0～10.0mm 左右，便于拆线时牵拉。线头过短的线结易于滑脱，而线头过长就会导致组织对线头的异物反应。

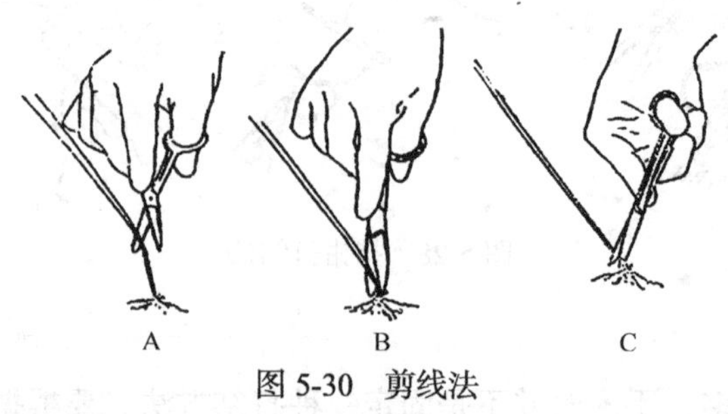

图 5-30　剪线法

测　试　题

1. 皮肤切开的操作描述，哪一项是正确的（　　）

A. 妥善固定皮肤　B. 手术前在预定的切口画出标志线　C. 手术刀和切口皮肤垂直　D. 皮肤切开后深度一致　E. 以上都对

2. 皮肤缝合的操作描述，哪一项是错误的（　　）

A. 切口两侧组织应按层次严密正确对合
B. 针距、边距两侧应一致
C. 垂直进、出针，顺针的弧度拔针
D. 缝合线结扎得越紧越好
E. 以上都对

3. 输尿管常采用下列哪项方法缝合（　　）
A. 外翻缝合法
B. 毯边连续缝合
C. 内翻缝合
D. Connill 缝合法
E. Cushingfeng 缝合法

4. 切开方式的描述，哪一项是错误的（　　）
A. 腹膜切开适合用执弓法
B. 执弓法：适用于较大的胸腹部切口
C. 抓持法：适用于范围较广的大块组织切割，如截肢等
D. 执笔法：适用于小的皮肤切口或较为精细组织的解剖等
E. 反挑法：适用于胆管、肠管的切开，局部的小脓肿切开等

5. 阴囊皮肤的缝合多采用以下哪一种方法（　　）
A. 单纯间断缝合法
B. 水平褥式内翻缝合法
C. 垂直褥式外翻缝合法
D. 连续扣锁（毯边）缝合法
E. "8" 字形缝合法

6. 关于缝线选择的描述，正确的是（　　）
A. 腹膜缝合使用 1 号丝线
B. 多纤维尼龙线用于肠管缝合
C. 溃疡穿孔用可吸收线缝合
D. 皮肤缝合通常采用 1 号丝线
E. 7 号丝线用于肠肠吻合

7. 关于脓肿切开的操作描述，错误的是（　　）
A. 深部脓肿切开前最好先穿刺
B. 切口宜小，以加快愈合
C. 手指伸入脓腔分开间隔以利排脓
D. 如有出血应用干纱布填塞脓腔
E. 以上都错

8. 以下打结方法的描述中，错误的是（　　）
A. 大血管使用粗线结扎更可靠
B. 结扎血管时，首先应让助手松开止血钳
C. 第一个结方向应和第二个结一致并重叠
D. 打结时以右手为主要力量进行
E. 以上都错

9. 肝脏损伤止血的描述中，正确的是（　　）
A. 单纯结扎止血
B. 电凝止血
C. 活组织填塞止血
D. 骨蜡止血
E. 肾上腺素止血

第四节　静脉切开术

【学习目的和要求】

1. 学习无菌操作技术及手术基本操作技术，熟悉外科手术的工作程序。

2. 学习组织切开、缝合的原则及方法。

3. 掌握静脉切口置管术的手术操作方法。

【实验器材】

1. 家犬、注射器、麻药、0.5%碘伏。

2. 手术刀、组织剪、剪线剪、蚊式血管钳（直、弯）、有齿镊、无齿镊、眼科剪、眼科镊、持针钳、细导管、缝合针、缝合线、纱布、输液装置、0.9%生理盐水、手术衣、手套、敷料等。

【实验方法】

1. 带教教师讲解和示范。

2. 学生在教师的指导下进行操作练习。

3. 适应证

（1）因大量失血、严重脱水、休克或其他危急情况下，急需补液、输血而静脉穿刺有困难或失败者。

（2）某些复杂或大手术时，为了确保手术能顺利的进行，保证术中输血、输液不发生障碍或测中心静脉压，可预先行静脉剖开。

（3）某些患者因皮下静脉不明显，而且需要较长时间输血、输液。

（4）某些患者急需输血、输液，因躁动不安而静脉穿刺后固定有困难者。

【实验步骤】

1. 麻醉成功后，将犬置于仰卧位，四肢用细绳固定于手术台上，将犬一侧大腿的内侧面剃毛，碘伏消毒三遍，至腹股沟韧带上 4.0～5.0cm，铺中单及小孔巾。

检查注射针头及输液导管是否通畅，用生理盐水冲洗输液导管内外的消毒液，将细导管尖端剪成斜面备置管用，后端与输液导管及输液装置牢固连接并充满生理盐水。

2. 切口 沿大腿长轴，在消毒侧动物后肢根部的腹面扪及股动脉搏动，在其内缘作一纵形切口，长约 3.0cm。切开皮肤、皮下组织，1 号丝线结扎出血点。

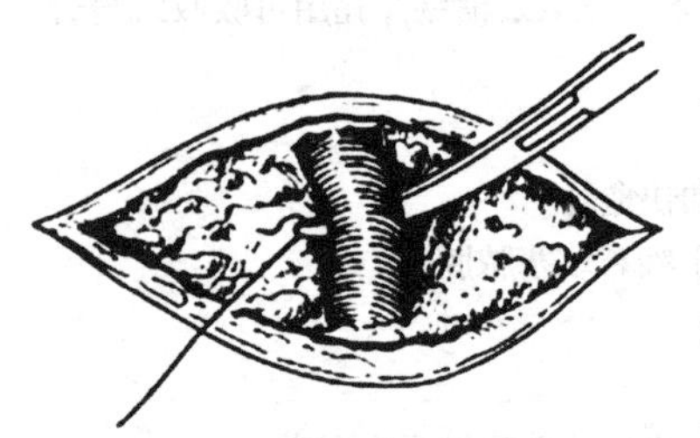

图 5-31 分离股静脉、穿牵引线

3. 分离血管 用弯蚊式血管钳分离皮下组织，沿股动脉内侧寻找出股静脉，在股静脉两侧用蚊式血管钳钝性分离周围组织，游离出 2.0cm 长的静脉。在游离的静脉下方穿过两条 4 号丝线，将股静脉远端丝线结扎阻断静脉回流，暂不剪线以作牵引用；近端丝线暂不结扎，用弯蚊式血管钳夹住备用（图 5-31）。

4. 静脉切开置管 助手牵拉近侧端丝线，术者左手牵拉远侧端丝线，右手持眼科剪在两根牵引线之间的静脉前壁斜形剪开一小口，切口大小以能够插入塑料管为准（图 5-32）。术者左手用眼科镊提起剪开的血管壁口，右手准确地将塑料管斜面朝向静脉后壁插入小切口，将细导管插入静脉管腔内 5.0cm（图 5-33）。开放输液器，液体进入静脉通畅时，结扎近端线以固定置入静脉内的塑料管，剪断两结扎线。在切开静脉上端穿一条 4 号丝线留备用。

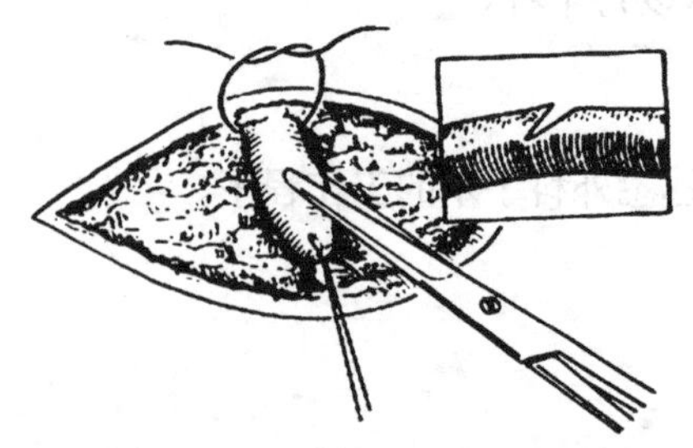

图 5-32 远端结扎、剪开静脉

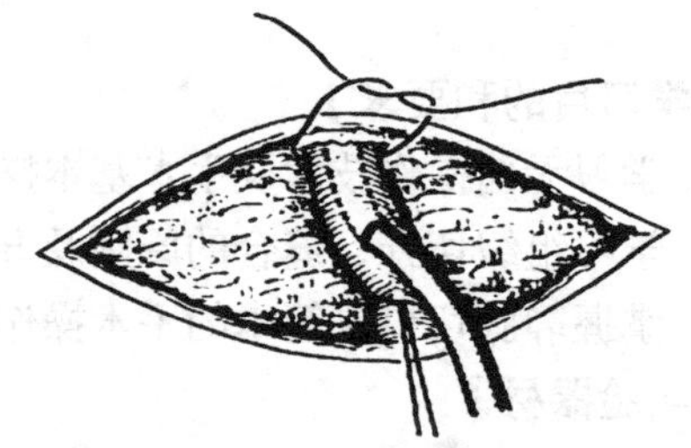

图 5-33 插入塑料管

5. 缝合皮肤 1 号丝线间断缝合皮下组织，碘伏消毒皮肤切口，1 号丝线间断缝合皮肤，利用缝合皮肤丝线打一个悬空结，将塑料管固定于皮肤缝线上（图 5-34）。

6. 拔管 拔除塑料管时，先剪去固定塑料管的缝线，将塑料管拔除，再将备用的丝线结扎、剪断，防止拔管后出血。

【注意事项】

1. 导管的前端斜面不可太尖，以免穿破血管壁。

2. 分离静脉时，遇汇入股静脉的分支静脉，则需结扎剪断，以保持单根主血管的通畅。

3. 导管插入静脉后应立即开放输液通道，以防血液倒流或血栓形成，堵塞输液导管。

4. 导管切勿插入静脉壁的夹层中。插入导管时一定要避免将空气带入血管内，以防空气栓塞。

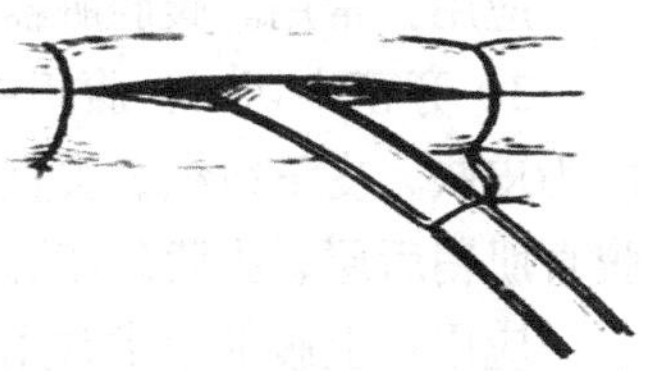

图 5-34　固定塑料管

【实习训练】

1. 练习手术打结方法（重点单手打结法）。

2. 学习术中无菌原则（重点：刷手、穿手术衣、戴手套及消毒、铺单）。

3. 熟悉静脉切开术的手术适应证。

第五节　剖腹与关腹常规步骤

【学习目的和要求】

1. 继续巩固无菌操作技术。

2. 继续巩固手术基本操作方法，手术区域消毒法及铺腹部无菌巾单。

3. 熟悉切口选择原则及常见腹部切口种类。

4. 熟悉开、关腹手术操作要领。

【实验器材】

1. 家犬、注射器、麻药、0.5%碘伏。

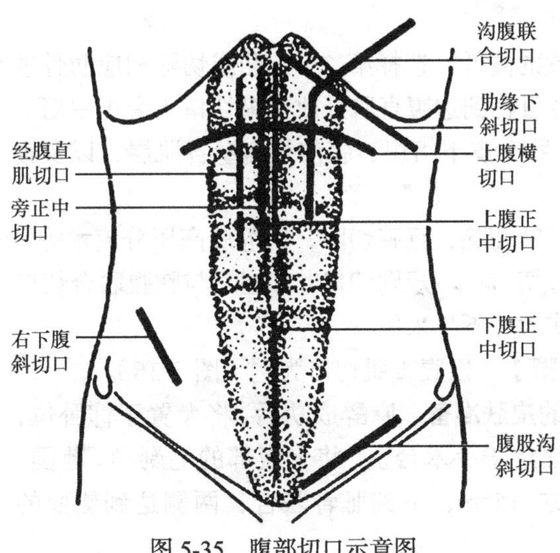

图 5-35　腹部切口示意图

2. 手术刀、组织剪、剪线剪、直血管钳、弯血管钳、有齿镊、无齿镊、持针钳、拉钩、持物钳、布巾钳、缝合针、缝合线、纱布、护皮巾、护腹膜巾、手术衣、手套、敷料等。

【实验方法】

1. 带教教师讲解和示范。

2. 学生在教师的指导下进行操作练习。

3. 切口的分类（图 5-35）

（1）纵形切口

1）正中切口：沿腹正中，经过腹白线垂直切开进入腹腔。如需切过脐时，应绕过脐左侧，以免损伤肝圆韧带。该切口所经过的层次为皮肤、皮下组织、腹白线、腹横筋膜、腹膜外脂肪及腹膜壁层。

应用：妇产科及泌尿外科等手术，胃十二指肠手术也常用此切口。

2）经腹直肌切口：此切口是经腹直肌正中所作的直切口。该切口所经过的层次为皮肤、皮下组织、腹直肌鞘前层、腹直肌、腹直肌鞘后层、腹横筋膜、腹膜外脂肪及腹膜壁层。

应用：常用。腹腔脏器手术，尤以靠近腹外侧的脏器手术。

3）旁正中切口：腹正中线左或右侧 1.0～2.0cm 处所作的直切口。该切口所经过的层次为皮肤、皮下组织、腹直肌鞘前层，将腹直肌内侧缘自腱滑处分开，并向外牵拉，可见腹直肌鞘后层、腹膜外脂肪及腹膜壁层。

应用：上腹部手术常用此切口。左、右半结肠切除也可用此切口。

（2）斜切口

1）肋缘下斜切口：在肋缘下 2.0～3.0cm 处作与肋缘相平行斜切口。该切口所经过的层次为皮肤、皮下组织、腹直肌鞘前层、肌层（中间经腹直肌，外侧经腹外斜肌、腹内斜肌和腹横肌）、腹直肌鞘后层、腹膜外脂肪及腹膜壁层。

应用：胆囊、胆道手术，脾切除术，胆道术后再次胆道探查等手术。

2）右下腹斜切口：又称麦氏切口，此切口是在右下腹沿着腹内、外斜肌和腹横肌的肌纤维方向呈交错状分开，不横断肌肉，故不损伤神经，愈合后很牢固。切口的位置是在右髂前上棘至脐连线的中、外 1/3 交点，作一与此线垂直的斜切口，长约 6.0cm。切口的 1/3 在上述连线上方，另 2/3 在其下方。该切口所经过的层次为皮肤、皮下组织、腹外斜肌腱膜（腹外斜肌）、腹内斜肌、腹横筋膜、腹膜外脂肪及腹膜壁层。

应用：阑尾切除术常用此切口，盲肠造瘘术也可用此切口。

（3）横切口：此种切口在上、中、下腹和左、右腹部均可实施，也可同时切开两侧腹部。需要切断和分离腹直肌及侧腹壁的肌肉才能进入腹腔。该切口所经过的层次为皮肤、皮下组织、腹直肌鞘前层、肌层（中间为腹直肌，两侧为腹外斜肌、腹内斜肌及腹横肌）、腹直肌鞘后层（中间）、腹膜外脂肪及腹膜壁层。

应用：腹部中区及腰区脏器的手术，如胰腺体、尾部手术，下腔静脉、腰交感神经节、肾脏、腹膜后肿瘤等手术。

（4）胸腹联合切口：胸部切口视病变位置的高低，选择第 7～9 肋或切除相应肋骨进行开胸；腹部切口可沿胸部切口斜形延长，也可在到达腹直肌处改为纵切口（旁正中切口或经腹直肌切口）。该切口所经过的层次为皮肤、皮下组织、腹前外侧壁各肌层，以及腹直肌及其前、后鞘。

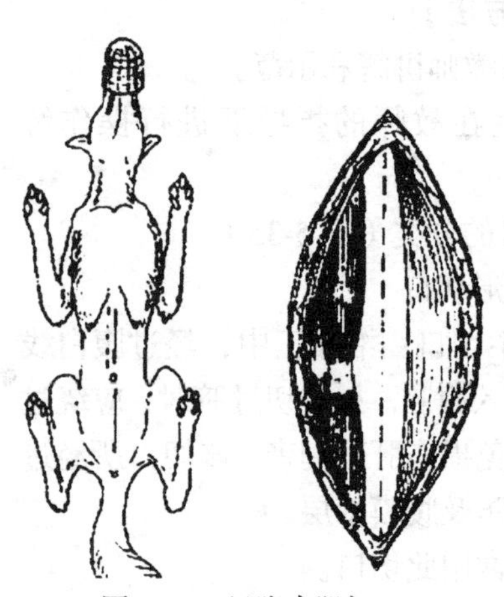

图 5-36　经腹直肌切口

应用：肝叶切除，巨脾切除，门静脉高压分流术等。

（5）联合切口：不规则切口：L 型，与胸腹联合切口一样组织损伤大，不易采用。

【实验步骤】　以腹直肌切口为例（图 5-36）。

1. 腹部的皮肤准备　麻醉成功后，将犬置于仰卧位，四肢用细绳固定于手术台上，将犬腹部的毛剃净。范围：上至剑突上方 15cm，下到耻骨联合，两侧达到侧面的尽头。

2. 消毒　第一助手在手、臂消毒后，尚未穿戴手术衣和手套之前，进行皮肤消毒。助手从器械护士手中接过盛有 0.5%碘伏溶液纱布球的消毒弯盘和海绵钳。消毒的范围同剪毛范围。消毒时，由手术区中心部依次向四周涂擦，消毒三遍，不应采用纵贯整个腹部的“直线”消毒法。

3. 铺单　消毒后，由第一助手铺单。先铺无菌巾，第一块铺尾端，第二块铺头端，第三块铺对侧，第四块铺己侧，然后用四把布巾钳夹住交角处，以防移动。术者与第二助手在切口部位上、下各铺中单1条，然后铺大孔巾布单：首先认清大孔巾布单中心洞口上的头、尾标记，将洞口对准术野并向左右两侧展开。然后将大孔巾布单先向尾端、后向头端分别铺开。大孔巾的头端应盖过麻醉架，两侧和足端部应垂下超过手术台边缘30cm。

4. 剖腹

（1）切开皮肤及皮下组织：选择左（或右）中腹部手术切口，长约6.0cm。术者用碘伏棉球再次消毒切口部位皮肤，左手在切口标志线上固定皮肤，右手执弓式持刀，使刀刃与皮肤表面垂直切开至预定的长度。切开皮肤，刀不可偏向任何一侧，切口创缘要整齐，皮下组织可同皮肤一起切开，其长度与皮肤切口等长。

将皮肤、皮下组织切开后，术者和第一助手分别用直血管钳进行止血。为了看清出血点，先用干纱布迅速吸干出血部位，再用血管钳对准出血点进行钳夹止血，钳夹血管周围的组织应越少越好，力求损伤少而止血好。然后用1号丝线进行结扎止血，结扎时术者与第一助手彼此配合协作，第二助手进行剪线。彻底止血后，切口两侧各铺护皮巾一块，遮盖切口周围的皮肤，上布巾钳8把固定，以保护切口。

（2）切开前鞘、分开腹直肌：术者与第一助手用弯血管钳夹住腹直肌前鞘并提起，术者用刀切一小切口，然后用组织剪将小口向上、下端分离、剪开（图 5-37），前鞘切口与皮肤切口等长。术者用弯血管钳插入显露的腹直肌并沿着肌纤维方向全层向两侧分开，撑开一裂缝，用前鞘两把小拉钩上、下牵拉分离腹直肌至皮肤切口的长度。腹直肌的出血点用4号丝线结扎止血。

（3）切开腹直肌后鞘及腹膜：因腹直肌后鞘与壁层腹膜紧密相贴，可视为一层进行切开。术者左手及第一助手右手各用一把弯血管钳或有齿镊，在切口中段处先后夹起腹直肌后鞘和壁层腹膜，经交替提夹2～3次，确认未夹住腹腔内容物后，在两钳之间将腹膜切一小口，术者和第一助手用两把弯血管钳分别夹住对侧腹膜边缘，并加以牵拉（图5-38）。术者用左示指和中指伸入腹膜下，用组织剪将后鞘及壁层腹膜向上、下剪开直至切口两端（图5-39），两侧各用三把弯血管钳夹住固定，切口两侧各铺腹膜巾一块，上腹膜钳8把固定，以保护腹壁切口两侧创缘。

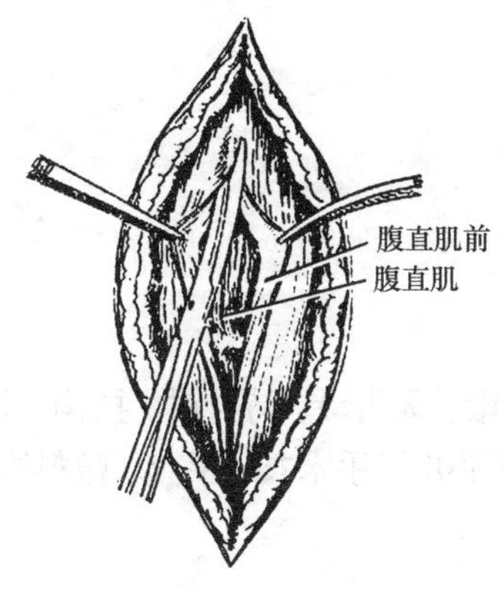

图5-37　切开腹直肌

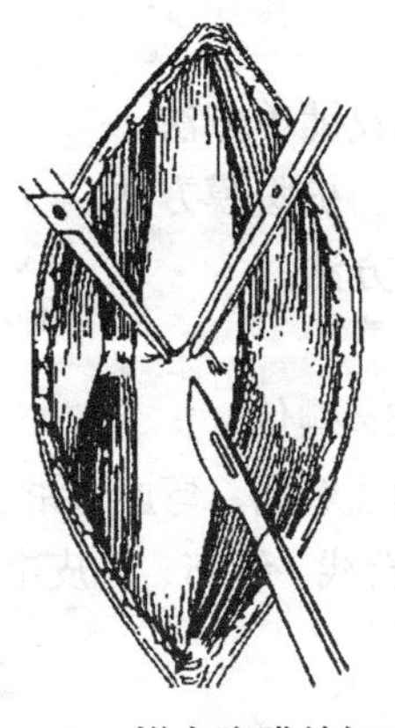

图5-38　钳夹腹膜并切开

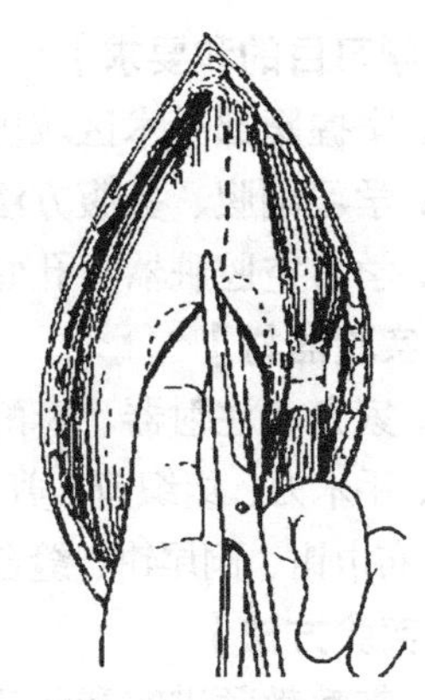

图5-39　剪开腹膜

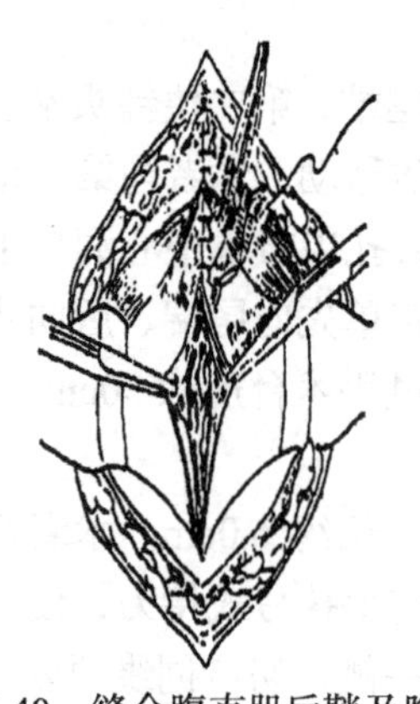
图 5-40　缝合腹直肌后鞘及腹膜

5. 关腹　完成腹腔内的手术步骤之后，仔细检查腹腔，达到无活动性出血，与器械护士共同核对器械、纱布等，未遗留腹腔内，手术部位无异常时，即可关腹。

（1）缝合腹膜与腹直肌后鞘：术者与第一助手用弯血管钳分别夹住腹膜切口的两侧，撤下腹膜巾和腹膜钳。用 7 号丝线间断缝合此层，针距和边距要适当（图 5-40）。

（2）缝合腹直肌前鞘：将腹直肌复位，用 4 号丝线单纯间断缝合此层。

（3）缝合皮下组织和皮肤：撤除两侧护皮巾，用 1 号丝线间断缝合皮下组织，用碘伏棉球消毒切口边缘皮肤，1 号丝线间断缝合皮肤，边距 0.5cm 左右，针距 1.0cm 左右，用碘伏棉球再次消毒切口边缘的皮肤。

【注意事项】

1. 无菌巾、无菌单铺下后，不可随便移动，如位置不准确，只能由手术区向外移动，而不应向内移动。

2. 铺大孔巾布单时，操作者的手只能在手术台平面以上活动，并应注意将手保护在大孔巾边缘内，以防污染。

3. 切皮时，如一刀未能切开皮肤，可以补切，但必须循原切痕切开，不允许在皮肤上有两条刀痕。

4. 分离腹直肌过程中，要注意避免分成多层，以减少腹直肌的损伤。如有血管出血，可用弯血管钳沿肌纤维方向钳夹止血，因肌肉较脆弱，结扎时要轻柔，避免损伤血管及肌肉。

5. 关腹前，认真清点纱布及手术器械用品，数目必须与术前相等。

【实习训练】

1. 学习腹部手术区域消毒及铺腹部无菌单的方法。

2. 了解常见腹部切口种类与应用。

3. 熟悉剖腹、关腹手术操作要领。

第六节　胃穿孔修补术

【学习目的和要求】

1. 掌握腹部手术区域皮肤消毒及铺单方法。

2. 学习剖腹、关腹方法及护皮、护腹膜方法。

3. 学习空腔脏器穿孔修补缝合方法。

【实验器材】

1. 家犬、注射器、麻醉药、0.5%碘伏。

2. 手术刀、组织剪、剪线剪、直血管钳、弯血管钳、有齿镊、无齿镊、持针钳、拉钩、持物钳、布巾钳、阑尾钳、缝合针、缝合线、纱布、护皮巾、护腹膜巾、手术衣、手套、敷料等。

【实验方法】

1. 带教教师讲解和示范。

2. 学生在教师的指导下进行操作练习。

3. 适应证

（1）穿孔时间超过 8h，腹腔内感染及炎症水肿严重，有大量脓性渗出液者。

（2）有其他系统器质性疾病不能耐受急诊彻底性溃疡手术。

（3）以往无溃疡病史或有溃疡病史未经正规内科治疗，无出血、梗阻并发症，特别是十二指肠溃疡患者。术中发现穿孔较小，穿孔周围无明显瘢痕者。

【实验步骤】

1. 麻醉成功后，将犬置于仰卧位，四肢用细绳固定于手术台上，将犬腹部的毛剃净。消毒，铺单（详见“剖腹与关腹的常规步骤”一节）。

2. 切口 取左上腹经腹直肌切口，长约 8.0cm。逐层切开皮肤、皮下组织，分开腹直肌并向两侧牵开，切开腹直肌后鞘及腹膜。

3. 选择修补处 第一助手及第二助手用腹壁拉钩向两侧牵开腹壁，显露犬的前腹腔器官，找到犬胃。术者用无齿大镊子夹住胃前壁，用湿纱布遮盖胃壁提起胃前壁，并用湿纱布保护周围组织，以防切开胃壁时胃内容物流入腹腔造成污染。选择胃体前壁中央“无血管区”做“穿孔”修补处。

4. 穿孔修补 用 4 号丝线在预穿孔两侧浆肌层各缝合一针作为支持线。提起支持线，在两支持线之间做一直径约 1.0cm 的小口，深达胃腔，常可见胃内容物流出，用洗必泰棉球拭擦出血及胃内容物。用 4 号丝线，距穿孔边缘约 0.5cm 全层间断缝合穿孔（图 5-41），针距 0.3～0.5cm，缝线方向与胃或肠壁的纵轴平行。穿孔关闭后，用 4 号丝线做浆肌层结节缝合 3～4 针，缝线暂不打结（图 5-42）。剪去两端支持线，用无齿大镊子取临近大网膜组织覆盖于穿孔处，再分别结扎浆肌层缝线（图 5-43）。

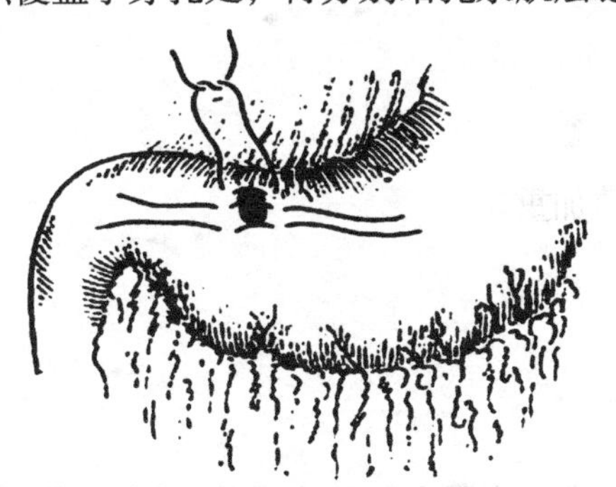

图 5-41 全层结节缝合穿孔

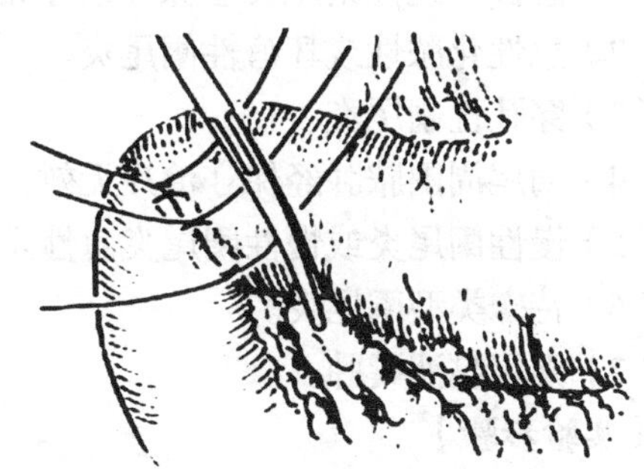

图 5-42 浆肌层结节缝合

5. 关腹 将胃放回其原来的位置，检查清点器械、纱布无误后，按常规步骤逐层关腹。

【注意事项】

1. 全层缝合胃壁时注意勿缝合穿孔对侧的胃壁，以免导致术后梗阻。

2. 小肠穿孔修补时，缝线方向应与纵轴方向平行，这样缝合后肠腔不至发生狭窄。

3. 胃穿孔修补使用大网膜覆盖穿孔时，要求结扎线拉力适当，不可过紧或过松，避免大网膜坏死或脱落。

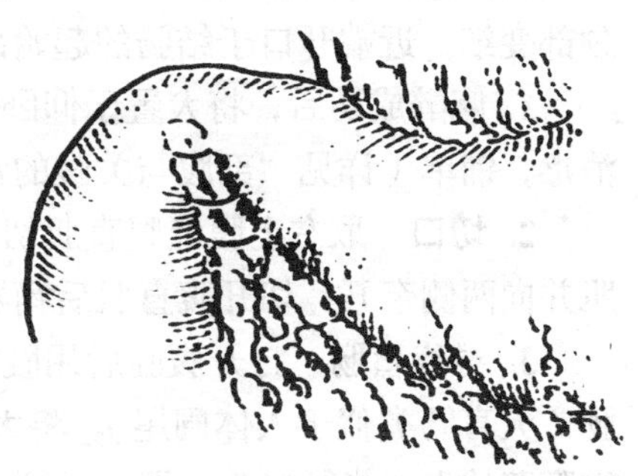

图 5-43 覆盖大网膜

【实习训练】

1. 进一步巩固腹部消毒及铺单的方法。

2. 学习术中无菌隔离技术。

3. 熟悉胃、肠道穿孔的修补方法。

第七节　盲肠切除术

【学习目的和要求】

1. 强化无菌操作技术和手术基本操作内容。

2. 巩固剖腹术的操作技术。

3. 熟悉盲肠切除术的操作步骤。学习贯穿缝合、荷包缝合、“8”字缝合。

【实验器材】

1. 家犬、注射器、麻醉药、0.5%碘伏。

2. 手术刀、组织剪、剪线剪、直血管钳、弯血管钳、有齿镊、无齿镊、持针钳、拉钩、持物、布巾钳、阑尾钳、缝合针、缝合线、纱布、护皮巾、护腹膜巾、手术衣、手套、敷料等。

【实验方法】

1. 带教教师讲解和示范。

2. 学生在教师的指导下进行操作练习。

3. 适应证

（1）急性单纯性阑尾炎经保守治疗无效。

（2）急性化脓性或坏疽性阑尾炎。

（3）穿孔性阑尾炎。

（4）阑尾周围脓肿经保守治疗无效，甚至病情加重。

（5）慢性阑尾炎或慢性阑尾炎急性发作。

（6）特殊类型阑尾炎。

（7）阑尾黏液囊肿。

【实验步骤】

犬的盲肠位于右上腹偏中，在肋与脊柱之间，十二指肠和胰腺右支的腹侧，回肠与结肠的交界处。平均长约 6.0～8.0cm，灰白色，卷曲状，较粗大，系膜与回肠相连，较短。颈部变细，近端开口于结肠的起始部，其尖端一般指向回肠末端的右后方，内径较粗。

1. 麻醉成功后，将犬置于仰卧位，四肢用细绳固定于手术台上，将犬腹部的毛剃净。消毒，铺单（详见“剖腹与关腹的常规步骤”一节）。

2. 切口　取右上腹经腹直肌切口，长约 6.0cm。逐层切开皮肤、皮下组织，分开腹直肌并向两侧牵开，切开腹直肌后鞘及腹膜。

3. 寻找盲肠　打开腹腔后用腹壁拉钩将右侧腹壁切缘拉向右侧，显露右上腹，寻找盲肠（犬盲肠类似于人体阑尾）。将大网膜推向左上方，小肠推向内侧，将右上腹最外侧紧靠腹壁的十二指肠提起，即可见到盲肠位于十二指肠环内胰腺右支的腹面。

4. 处理盲肠系膜　找到盲肠后，用阑尾钳夹住盲肠尖端，拉出到腹腔外面，充分显露整个盲肠及其周围的结构，用盐水纱布垫于周围。从盲肠系膜的远端开始用血管钳分次穿破、钳夹、切断和结扎止血，直至盲肠基底部（图 5-44）。近端用 4 号丝线结扎，并作贯穿缝合。远端单纯用 4 号丝线结扎。分离系膜时应尽量靠近盲肠，避免损伤回肠的血液供应；也可先在盲肠的基部分别分离盲肠的内、外侧动脉，各夹两把血管钳，离断缝扎，再将盲肠系膜的内外侧浆膜仔细剪开，这样就可以使盲肠与回肠之间的连接距离变宽，使分离分次结扎盲肠系膜比较方便。

5. 处理盲肠残端　在距离盲肠根部 1.0cm 处，用血管钳轻轻钳夹挤压，在压迹处用 7 号丝线结扎，因盲肠根部较粗，结扎必须牢固，用弯血管钳夹住线结后剪去多余的线尾。在结扎线近侧 0.5～1.0cm 处用 4 号丝线作盲肠浆肌层的荷包缝合，暂不收紧（图 5-45）。将荷包缝合在结肠上，使荷包一侧的边缘恰好位于结肠与回肠交界处，以防残端包埋后阻塞回肠通道。

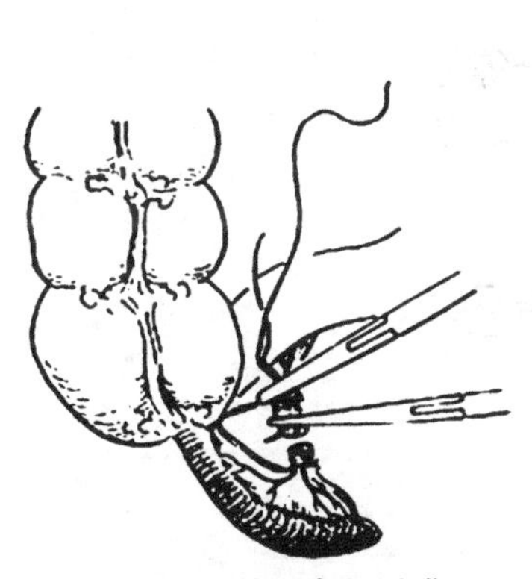

图 5-44　处理盲肠系膜

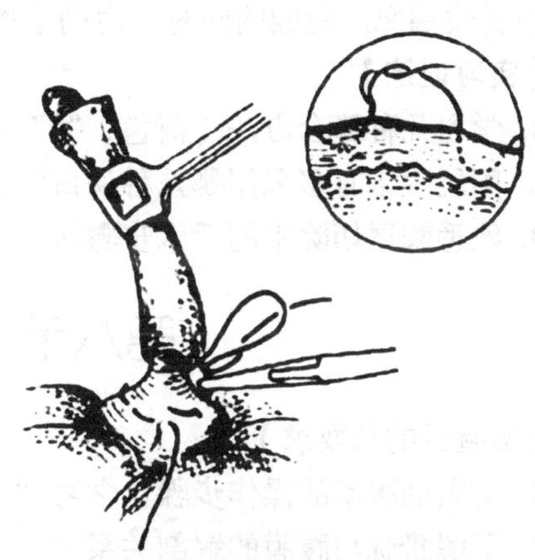

图 5-45　荷包缝合

6. 切除盲肠　在结扎线远侧 0.3～0.5cm 处用血管钳钳夹盲肠，紧贴血管钳用手术刀切断盲肠（图 5-46），将切下的盲肠连同血管钳和手术刀一并置于弯盘内。盲肠残端顺次 3%碘酊、70%酒精棉球依次涂擦盲肠残端黏膜（图 5-47）。

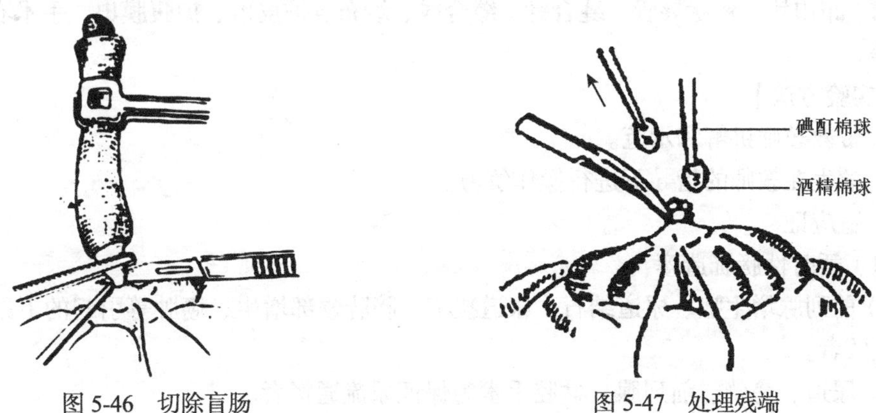

图 5-46　切除盲肠

图 5-47　处理残端

7. 埋入残端　术者左手用大镊子提起荷包旁边的结肠壁，右手将夹持盲肠结扎线线结的血管钳向荷包内推进，一助手边提线尾边收紧荷包口，结扎荷包缝线（图 5-48）。用 4 号丝线做外“8”字形或“十”字形浆肌层加固包埋缝合。

8. 检查无活动性出血，清点器械、纱布后，按常规步骤逐层关腹。

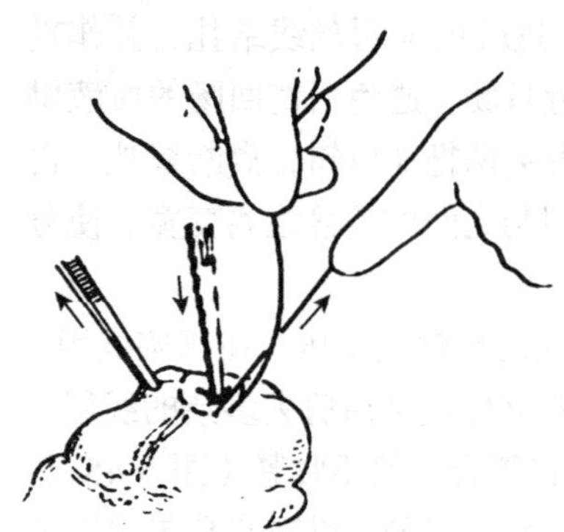
图 5-48 埋入残端

【注意事项】

1. 寻找盲肠时，注意要将动物十二指肠提出到一定程度，才可显露盲肠。

2. 犬的盲肠系膜短，术中处理盲肠系膜时要紧靠盲肠壁，以防盲肠壁撕裂和损伤回肠的血运。

3. 盲肠的残端不可留得过多，一般 0.3～0.4cm。盲肠颈部结扎要牢靠。

4. 用碘酊、酒精棉球涂擦盲肠残端黏膜时，切忌接触到其他部位，以防肠壁烧灼伤。

5. 收紧荷包缝线时要求术者和助手密切配合，在术者将盲肠残端塞入内翻的同时，由助手逐渐收紧荷包缝线打结。

【实习训练】

1. 学习几种缝合方法（荷包、“8”字、贯穿缝合等）。

2. 阑尾手术时多采用哪几种切口？各有哪些优、缺点？

3. 熟悉阑尾切除术的手术步骤。

第八节 膀胱造瘘术

【实验目的与要求】

1. 巩固剖腹术的操作步骤，学习“十”字缝合。

2. 了解膀胱与腹膜的解剖关系。

3. 熟悉膀胱造瘘术的手术适应证、操作步骤。

【实验器材】

1. 家犬、注射器、麻醉药、0.5%碘伏。

2. 手术刀、组织剪、剪线剪、弯血管钳、直血管钳、有齿镊、无齿镊、持针钳、拉钩、持物钳、布巾钳、蕈状导管、缝合针、缝合线、纱布、护皮巾、护腹膜巾、手术衣、手套、敷料等。

【实验方法】

1. 带教教师讲解和示范。

2. 学生在教师的指导下进行操作练习。

3. 适应证

（1）暂时性膀胱造瘘

1）前列腺增生症、尿道结石、尿道狭窄、膀胱颈部增生、癌肿等引起的下尿道梗阻，导尿失败者。

2）尿道、膀胱、前列腺、盆腔手术为保证尿流通畅者。

3）各种原因引起的尿道会阴瘘、尿道直肠瘘，伴有炎症者。

4）严重的阴茎、尿道损伤者。

5）其他：如神经源性膀胱功能障碍而不能长期留置导尿者。

（2）永久性膀胱造瘘

1）前列腺肿瘤、膀胱颈部癌肿、精囊癌、尿道癌排尿困难，而又不能手术切除者。

2）神经源性膀胱、尿道先天性闭锁、尿道严重畸形或尿道缺如者。

3）盆腔晚期肿瘤浸润膀胱不能行根治性切除者。

【实验步骤】

1. 麻醉成功后，将犬置于仰卧位，四肢用细绳固定于手术台上，将犬腹部的毛剃净。消毒，铺单（详见“剖腹与关腹的常规步骤”一节）。

2. 切口　自耻骨联合上缘 1.0～2.0cm 处向上作下腹部正中切口或左腹直肌切口（如雄性犬用此切口），长 4.0～5.0cm。

3. 逐层切开皮肤、皮下组织，分开腹直肌并向两侧牵开。切开腹膜后，分离膀胱前疏松组织，显露膀胱前壁和顶部（图 5-49）。

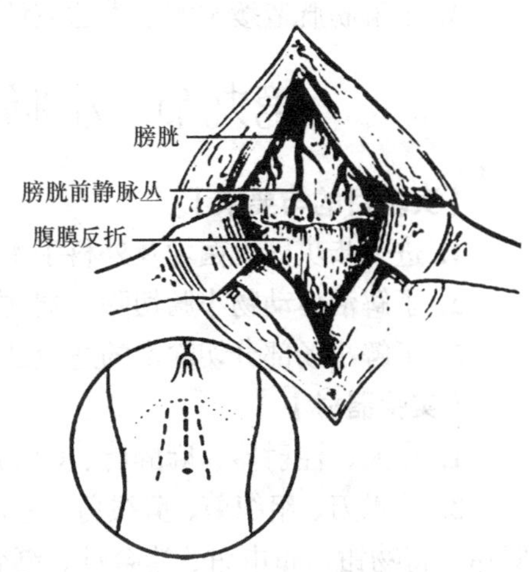

图 5-49　显露膀胱前壁

4. 选择无血管区的膀胱顶部中央部位，用纱布垫好膀胱周围间隙，以防止造瘘时尿液流入腹腔。首先用 20ml 注射器做膀胱穿刺，抽出尿液后，证实是膀胱（图 5-50），在穿刺针孔两侧相距 3.0cm 处，各缝一针牵引线提起或用两把组织钳夹住，在两线间或两钳间用尖刀切开膀胱前壁 1.0～2.0cm（图 5-51），钝性撑开膀胱创口，吸净尿液后，第一、二助手各持一根牵引线，术者用血管钳夹住蕈状导尿管尖部，置入膀胱内，导管尖端不应接触膀胱三角区（图 5-52）。

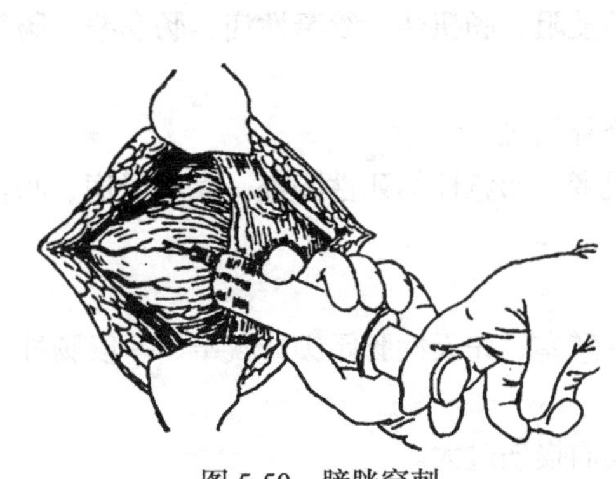
图 5-50　膀胱穿刺

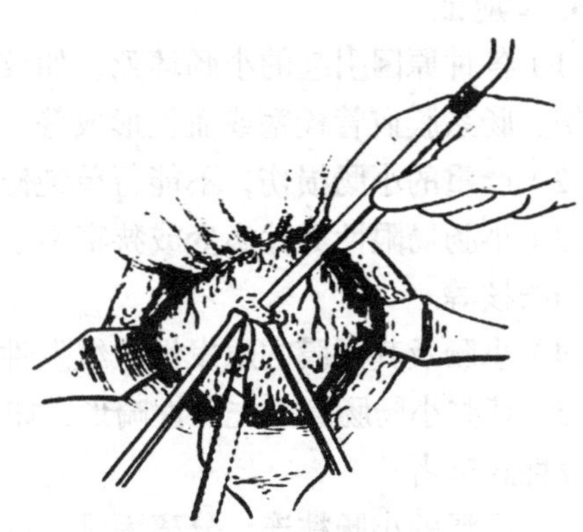
图 5-51　切开膀胱前壁

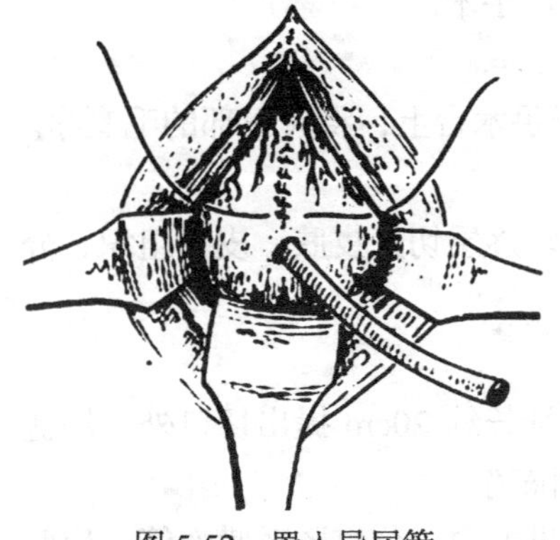
图 5-52　置入导尿管

5. 一助手持住导尿管，术者在膀胱切口处用 4 号丝线做全层间断缝合 2～3 针，再行膀胱浆肌层的荷包缝合。

6. 清点纱布、器械无误后，按常规步骤逐层关腹，导尿管用丝线固定于皮肤上，以防止导尿管脱落。

【注意事项】

1. 犬下腹壁解剖层次　在下腹部弓状缘以下无腹直肌后鞘，只有一层很薄的腹膜，术中要注意这一点。

2. 膀胱切口尽量靠近膀胱顶部、膀胱前壁。

3. 导尿管尖端不应接触膀胱三角区。

【实习训练】

1. 进一步学习缝合方法（“十”字缝合等）。

2. 熟悉腹壁弓状缘以下解剖关系。

3. 了解膀胱造瘘术的手术适应证及手术操作步骤。

第九节 小肠部分切除、端-端吻合术

【实验目的与要求】

1. 进一步巩固无菌术及外科手术基本操作，学习间断内翻缝合。

2. 了解活体动物小肠切除、端-端吻合的方法及术中的无菌隔离措施。

3. 了解小肠部分切除术的适应证。

【实验器材】

1. 家犬、注射器、麻醉药、0.5%碘伏。

2. 手术刀、组织剪、剪线剪、弯血管钳、直血管钳、有齿镊、无齿镊、持针钳、拉钩、肠钳、持物钳、布巾钳、缝合针、缝合线、纱布、护皮巾、护腹膜巾、手术衣、手套、敷料等。

【实验方法】

1. 带教教师讲解和示范。

2. 学生在教师的指导下进行操作练习。

3. 适应证

（1）各种原因引起的小肠坏死，如绞窄性肠梗阻、肠扭转、绞窄性疝、肠套叠、肠系膜外伤、肠系膜血管栓塞或血栓形成等。

（2）严重的小肠损伤，不能行单纯修补或修补困难。

（3）小肠局限性炎性病变或狭窄引起肠梗阻者，如急性坏死性肠炎、克罗恩病、肠伤寒、肠结核等。

（4）小肠及其系膜的原发性及继发性肿瘤。

（5）某些小肠肠管的先天性畸形，如 Mecke 憩室、先天性肠闭锁或狭窄、一段肠袢内有多发性息肉者。

（6）广泛的小肠粘连，分离困难；或肠浆膜面损伤过大。

（7）小肠瘘须行肠瘘闭合者。

（8）各种胸、腹部及泌尿系手术需要用小肠移植或转流手术。

【实验步骤】

1. 麻醉成功后，将犬置于仰卧位，四肢用细绳固定于手术台上，将犬腹部的毛剃净。消毒，铺单（详见“剖腹与关腹的常规步骤”一节）。

2. 切口 取右或左中腹部经腹直肌切口，长约 8.0cm。逐层切开皮肤、皮下组织，分开腹直肌并向两侧牵开，切开腹直肌后鞘及腹膜。

3. 肠切除

（1）入腹后，用腹壁拉钩牵开腹壁创缘，将一段小肠袢长约 20cm 提出切口外。用盐水纱布垫衬垫于创缘及肠袢周围，使其与腹壁及周围肠袢隔离。

（2）确定切除肠段范围后，在预定的切除部位，按血供方向，分离肠系膜血管，用两

把血管钳将肠系膜血管弓和与其分支逐个钳夹住，在钳间剪断之后，断端分别以 4 号丝线结扎止血，近侧端双重结扎或贯穿缝扎一次。以同样的方法分离、钳夹、切断、结扎两端边缘血管，扇形剪开肠系膜（图 5-53）。

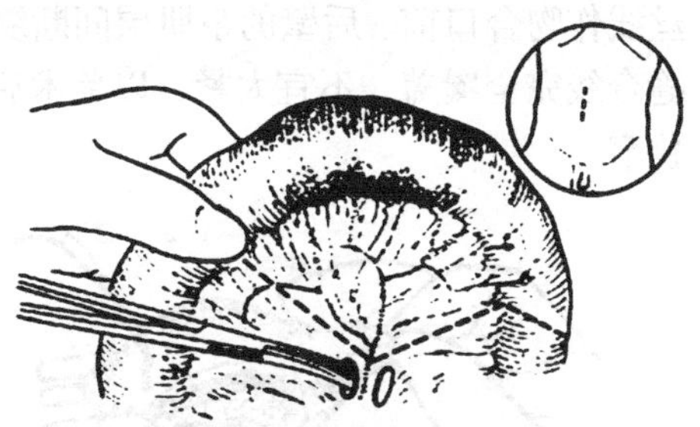

图 5-53　处理肠系膜及血管

（3）在拟切除肠管两端各上一把大直血管钳斜形钳夹，钳尖斜向系膜侧，使血管钳与小肠的横轴约成 30° 角，且钳尾偏向保留段肠管（图 5-54）。如此不仅可使吻合口径增大，更重要的是可以保证肠管断血液供应。再将两端紧贴保留侧肠管的肠系膜各分离 0.5～1.0cm，使肠壁上无肠系膜脂肪附着。然后在距大直血管钳 3.0cm 处的健侧小肠处各上一把肠钳。肠钳松紧要适宜，不宜夹得太紧，以刚好阻断肠内容物通过和肠管切缘无出血为度。在切断肠管之前必须做好污染手术的隔离措施，肠钳与大直血管钳之间的肠管后方垫纱布，紧贴两端的大直血管钳的健侧切断肠管，移除病变肠管及衬垫纱布。将切断肠管的器械及擦拭肠断端用的洗必泰棉球均应放在指定的弯盘内，勿与无菌器械放在一起，以免污染腹腔。

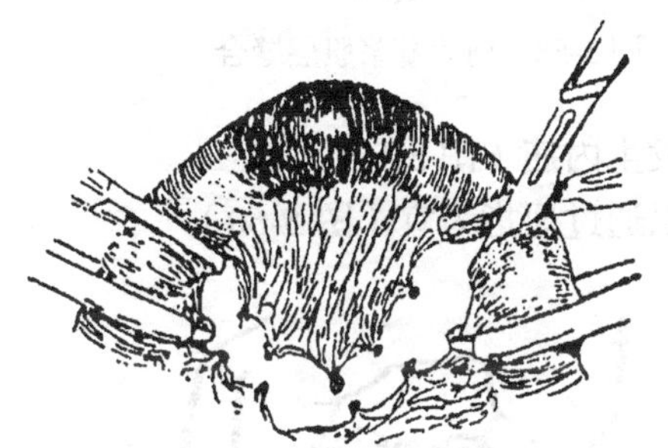

图 5-54　上肠钳与切除肠管

4. 肠端-端吻合

（1）将两把肠钳靠拢，小肠两断端对齐，勿发生扭曲，周围用盐水纱布隔开。然后在肠管的系膜侧和系膜对侧，距断端约 0.5cm 处各用 1 号丝线各缝一针肌层支持线，使两肠断端的浆膜面互相贴近（图 5-55）。用 1 号丝线作全层间断缝合吻合口的后壁，针距 0.3～0.5cm，边距 0.3cm（图 5-56），除两端第一针缝线尾线留下外，其余缝线尾线全部剪除。再用 1 号丝线作全层间断内翻缝合吻合口的前壁，从一肠段的肠腔内进针、穿出肠腔外，再从另一端肠腔外穿入肠腔内，将线结打在肠腔内。打线结时与前一线尾前后拉紧，这样使前壁黏膜全部翻入肠腔内，打完第二线结后才将前一针缝线剪掉，依次缝合至前壁中间段。再从另一端用同样方法缝至前壁中间段。剪除两端缝线结尾线（图 5-57）。

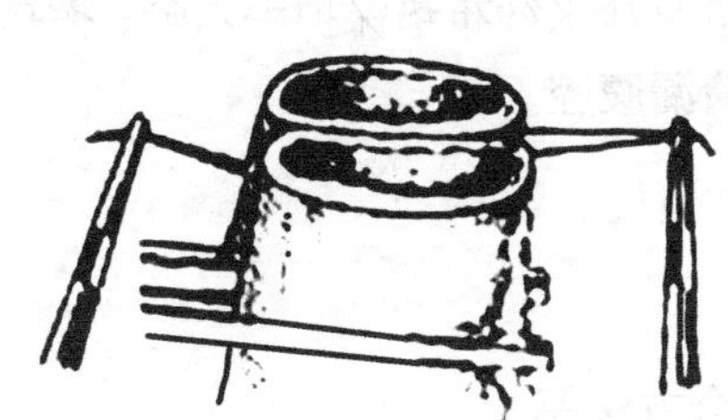

图 5-55　肠断端缝支持线

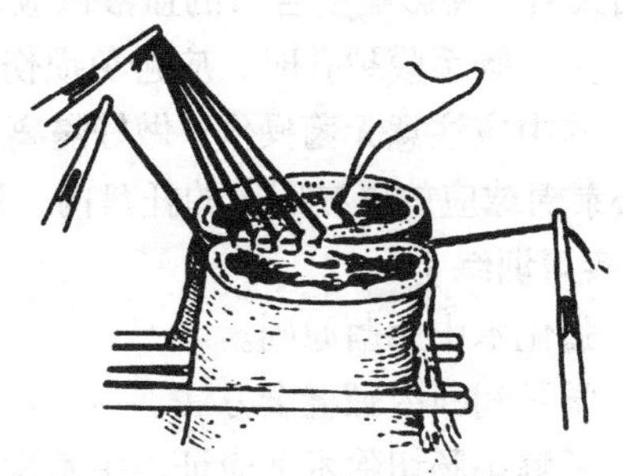

图 5-56　后壁全层缝合

（2）肠管前后壁吻合全部缝合后，撤去肠钳，更换吻合时用过的纱布、器械，手术人员用生理盐水冲洗手套，并用碘伏棉球擦干。然后在距离全层缝合线约 0.5cm 处，用 1 号丝线作吻合口前、后壁的浆肌层间断缝合，针距为 0.3cm（图 5-58）。缝合结扎后应将全层缝合线完全覆盖，不宜太紧，以免术后短期崩裂，发生肠瘘，也要避免卷入太多以免肠腔狭窄。

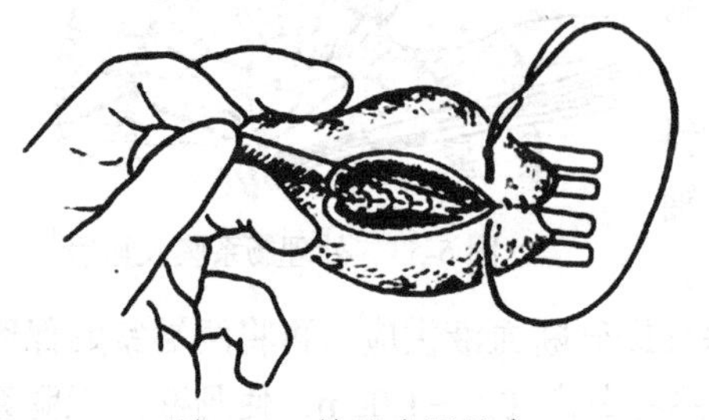

图 5-57　前壁全层缝合

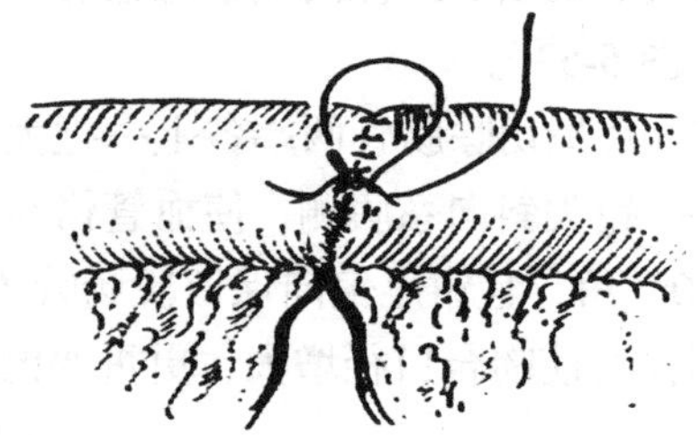

图 5-58　前后壁浆肌层缝合

（3）用 1 号丝线间断缝合肠系膜裂孔，以防术后发生内疝（图 5-59）。

（4）吻合完成后用拇示指检查吻合口大小，一般以通过拇指为宜（图 5-60）。

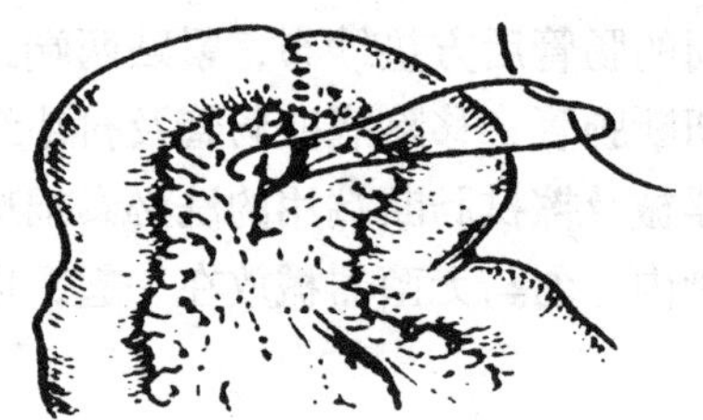

图 5-59　缝合肠系膜裂孔

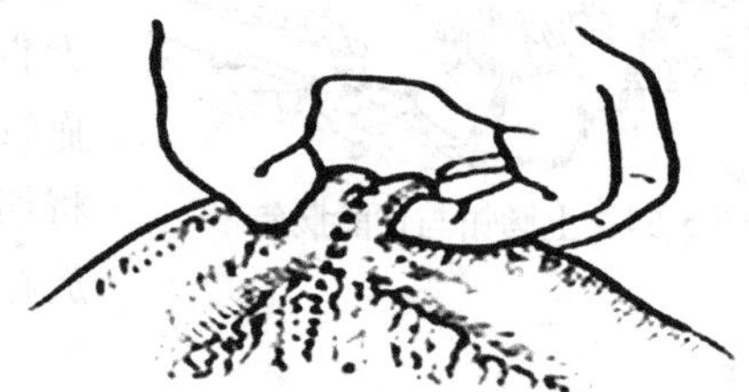

图 5-60　拇示指检查吻合口

5. 检查肠管及腹腔内无出血后，将肠袢按自然顺序还纳腹腔。清点器械和纱布无误后，按常规步骤逐层关腹。

【注意事项】

1. 要保证吻合口有良好的血液供给，应可清晰地看到吻合口血管分支供应吻合口。

2. 准备吻合肠管的断端系膜应分掉 0.5～1.0cm，否则在吻合时容易将系膜卷进吻合口。但不可分离过多，一般距断端 1.0cm 之内，否则易影响吻合口的血液供应。

3. 吻合口处的吻合过稀或打结太松可直接导致吻合口漏的发生；缝合针距太小、太密或打结太紧，将影响吻合口的血液供应，导致吻合口不愈，造成肠瘘。

4. 关闭肠系膜裂孔时，应避免损伤肠系膜血管。

5. 术中应注意无菌操作，做好隔离；应用无菌巾及盐水纱布垫保护手术野；擦拭断端的洗必泰棉球应放置在固定的托盘内，以免污染或遗漏腹腔。

【实习训练】

1. 强化术中无菌原则。

2. 学习间断内翻缝合方法。

3. 了解小肠切除术适应证、手术操作步骤、吻合方法等。

（王　冰）

第六章 外科临床基本技能

第一节 开放性伤口的止血包扎

【适应证】 开放性伤口的止血包扎适用于各种出血情况下的急救止血与包扎，尤其是大出血的急救处理，以压迫止血、保护伤口、固定敷料、减少污染、固定骨折与关节、减少疼痛。

【术前准备】

（1）了解、熟悉患者病情。与患者或家属交待病情，做好解释工作，争取清醒患者配合。

（2）准备以下器械：消毒钳、持针器、镊子、缝合线、剪刀、引流条、生理盐水、棉垫、绷带、胶布、夹板、石膏绷带等。

【操作及方法】 用生理盐水清洗创口周围皮肤，消毒伤口。麻醉后，切除失去活力的组织，必要时可扩大伤口，再用过氧化氢反复清洗、止血。缝合伤口，先用无菌纱布或棉垫覆盖伤口，胶布固定。伴骨折时应妥善采取固定措施。

1. 常用开放性伤口的止血方法

（1）指压法：通常是指压中等或较大的动脉，将其压在深面的骨骼的表面，此法于短时间内控制动脉血流。应随即采用其他方法止血。

（2）压迫包扎法：常用于一般伤口止血。但应注意包扎要松紧适度。

（3）填塞法：通常用于肌肉、骨骼等渗血。先用 1～2 层大的无菌纱布覆盖伤口，再以纱布、绷带等重填，外面加压包扎。

（4）止血带法：主要用于四肢出血，采用有弹性的材料，敷于伤口近端，止血，应详细记录捆扎止血带时间，系上止血带后应每 0.5～1h 放松一次，放松 3～5min 后再收紧。

2. 常用开放性伤口的包扎方法

（1）绷带包扎法：主要用于四肢及手、足部伤口的包扎，以及敷料、夹板的固定等。包括：环形包扎法——主要用于腕部和颈部；8 字形包扎法——用于关节附近的包扎；螺旋形包扎法——主要用于上肢和大腿；人字形包扎法——多用于前臂和小腿等。

（2）三角巾包扎法：依据伤口不同部位，采用不同的三角巾包扎方法。操作简捷，能够适应各个部位。但不便于加压，不够牢固。三角巾包扎法依据伤口不同部位，采用不同的三角巾包扎方法，常见的有以下几种。

1）头顶部伤口：采用帽式包扎法，将三角巾底边折叠约 3cm 宽，底边中部放在眉间上部，顶尖拉向枕部，底边经耳上向后在枕部交叉并压住顶角，再经耳上绕到额部拉紧打结，顶角向上反折至底边内或用别针固定。

2）头顶、面部或枕部伤口：将三角巾顶角打结放在额前，底边中点打结放在枕部，底边两角拉紧包住下颌，再绕至枕骨结节下方打结，称为风帽式包扎法。

3）颜面部较大范围的伤口：采用面具式包扎法，将三角巾顶角打结，放在下颌处，上提底边罩住头面，拉紧两底角至后枕部交叉，再绕至前额部打结，包扎好后根据伤情在眼、鼻、口处剪洞。

4）头、眼、耳处外伤：采用头眼包扎法，三角巾底边打结放在鼻梁上，两个底角拉向耳后下，枕后交叉后绕至前额打结，反折顶角向上固定。

5）一侧眼球受伤：采用单眼包扎法，将三角巾折叠成4指宽的带形，将带子的上1/3盖住伤眼，下2/3从耳下至枕部，再经健侧耳上至前额，压住另一端，最后绕经伤侧耳上、枕部至健侧耳上打结。

6）双眼损伤：采用双眼包扎法，先将带子中部压住一眼，下端从耳后到枕部，经对侧耳上至前额，压住上端，反折上端斜向下压住另一眼，再绕至耳后、枕部，至对侧耳上打结。

7）下颌、耳部、前额或颞部伤口：采用下颌带式包扎法，将带巾经双耳或颞部向上，长端绕顶后在颞部与短端交叉，将两端环绕头部，在对侧颞部打结。

8）肩部伤口：可用肩部三角巾包扎法、燕尾式包扎法或衣袖肩部包扎法包扎。燕尾式包扎法：将三角巾折成燕尾式放在伤侧，向后的角稍大于向前的角，两底角在伤侧腋下打结，两燕尾角于颈部交叉，至健侧腋下打结。

9）前臂悬吊带：前臂大悬吊带适用于前臂外伤或骨折。方法：将三角巾平展于胸前，顶角与伤肢肘关节平行，屈曲伤肢，提起三角巾下端，两端在颈后打结，顶尖向胸前外折，用别针固定。前臂小悬吊带适用于锁骨、肱骨骨折、肩关节损伤和上臂伤。方法：将三角巾叠成带状，中央放在伤侧前臂的下1/3，两端在颈后打结，将前臂悬吊于胸前。

10）胸背部伤口：包括单胸包扎法、胸背部燕尾式包扎法、胸背部双燕尾式包扎法。

11）腹部伤口：包括腹部兜式包扎法、腹部燕尾式包扎法。

12）臀部伤口：单臀包扎法。需两条三角巾，将一条三角巾盖住伤臀，顶角朝上，底边折成两指宽在大腿根部绕成一周作结；另一条三角巾折成带状压住三角巾顶角，围绕腰部一周作结，最后将三角巾顶角折回，用别针固定。

13）四肢肢体包扎法：将三角巾折叠成适当宽度的带状，在伤口部环绕肢体包扎。

14）手（足）部三角巾包扎法：将手或足放在三角巾上，与底边垂直，反折三角巾顶角至手或足背，底边缠绕打结。

【注意事项】

1. 迅速暴露伤口并检查，采取急救措施。

2. 有条件者应对伤口妥善处理，如清除伤口周围油污，局部消毒等。

3. 使用止血带必须包在伤口的近心端；局部给予包布或单衣保护皮肤；在上止血带前应抬高患肢2～3min，以增加静脉血向心回流；必须注明每一次上止血带的时间，并每隔45～60min放松止血带一次，每次放松止血带的时间为3～5min，松开止血带之前应用手压迫动脉干近端；绑止血带松紧要适宜，以出血停止、远端摸不到脉搏搏动为好。

4. 包扎材料尤其是直接覆盖伤口的纱布应严格无菌，没有无菌敷料则尽量应用相对清洁的材料，如干净的毛巾、布类等。

5. 包扎不能过紧或过松，打结或固定的部位应在肢体的外侧面或前面。

第二节　脊柱损伤的搬运和固定

一、损伤的般运

【目的】 脊椎内有脊髓，如有损伤常引起截瘫。所以只要怀疑有脊柱损伤就应按脊柱损伤情况处理，早期固定将有效地减少损伤的加重及并发症。

【适应证】

1. 从高空摔下，臀或四肢先着地者。

2. 重物从高空直接砸压在头或肩部者。

3. 暴力直接冲击在脊柱上者。

4. 正处于弯腰弓背时受到挤压力者。

5. 背腰部的脊椎有压痛、肿胀，或有隆起、畸形者。

6. 出现神经缺损的表现，如双下肢有麻木，活动无力或不能者。

通过询问患者与检查前 4 条，有其中一条，再加第 5、6 条即考虑有脊椎骨折的可能性，即应按照脊柱骨折要求进行急救。

【急救的方法】　先使伤员两个下肢伸直、靠拢，两上肢也伸直、贴于身旁，木板或硬单架放在伤员一侧。2～3 人扶伤员躯体，使成一整体滚动至木板上，或三人用手同时将伤员平直托，注意不要使躯干扭转。禁止搂抱或一人抬头、一人抬足的方法，因这些方法将增加脊柱的弯曲，加重椎骨和脊髓的损伤。

在伤处垫以薄枕，使此处脊柱稍向上突，然后用几条带子把伤员固定在木板或硬质担架上，伤员不能左右转动、移动。一般使用 4 条带子：胸、肱骨水平，前臂腰水平，大腿水平，小腿水平各一条带子将伤者绑在硬质担架上。

【注意事项】　脊柱骨折与脊髓损伤急救无论是完全或不完全骨折损伤，均应在现场做好固定且防治并发症，特别要采取最快方式送往医院，在护送途中应严密观察。

1. 可疑脊柱骨折、脊髓损伤时立即按脊柱骨折要求急救。

2. 用硬板床、担架、门板运送，不能用软床。禁止 1 人抱背，应 2～4 人抬，防止加重脊柱、脊髓损伤。

3. 搬运时让伤者两下肢靠拢，两上肢贴于腰侧，并保持伤者的体位为直线。胸、腰、腹部损伤时，在搬运中，腰部要垫小枕头或衣物。

【搬运方法】

1. 运送工具　用担架、木板或门板搬运（图 6-1）。

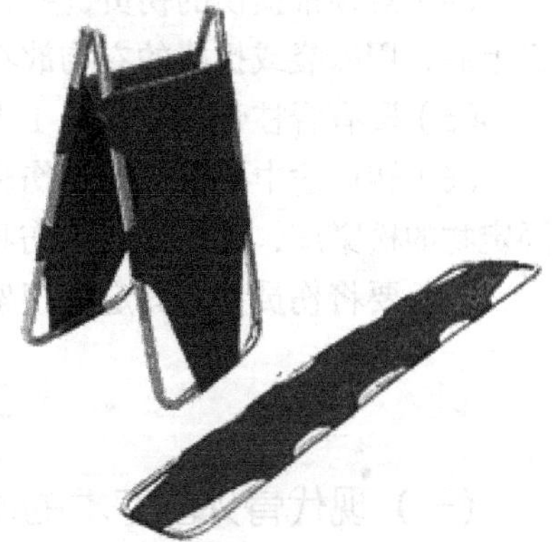

图 6-1　运送工具

2. 颈椎损伤的固定与搬运原则　急救员正面走向伤员，表明身份；告知伤员不要做任何动作，初步判断伤情，简要说明急救目的；先稳定自己，再固定伤员，避免加重颈椎损伤；徒手固定后再用颈托固定；统一协调，整体搬运，在移动过程中保持伤员脊柱成一条直线。

3. 颈椎损伤的固定与搬运操作流程

（1）到达抢救现场后，初步判断伤情，如果患者有意识，要嘱患者不要动，配合急救人员的抢救，固定伤者头颈部。

（2）在放置颈托前测量伤者颈部长度，用拇指与示指分开成直角，四指并拢，拇指于下颌正中，示指置下颌下缘，测量下颌角至斜方肌前缘的距离。

（3）调整颈托，塑型。

（4）放置颈托时先放置颈后，再放置颈前，保证位置居中，扣上搭扣，松紧度适中。

（5）颈托固定后，进一步检查判断伤情；检查伤者头面部、耳、鼻、气管是否居中，胸骨有无骨折，行胸廓挤压分离试验、骨盆挤压分离试验，检查腹部、会阴部、背部、四肢有无损伤。

（6）搬运：1 人在伤员的头部，双手掌抱于伤员头部两侧沿纵轴向上牵引颈部，有条件时带上颈托，另外 3 人在伤员的同一侧（一般为右侧），分别在伤员的肩背部、腰臀部、膝踝部。双手掌平伸到伤员的对侧。4 人均单膝跪地，4 人同时用力，保持脊柱为中立位，平稳将伤员抬起，放于脊柱板上，头部固定器或布带固定头部，6～8 条固定带，将伤病员固定于脊柱板或木板上，2～4 人搬运。

1）移动伤者：急救员动作统一协调，搬动必须平稳，防止头颈部转动和脊柱弯曲。

2）固定伤员：伤员躯体和四肢固定在长脊板上，按从头到脚顺序固定，头部固定器固定头部，胸部固定带交叉固定，髋部、膝部固定带横行固定，踝关节固定带绕过足底“8”字形固定。

3）急救员平稳抬起伤员，足侧的助手先行，术者在头侧，同时观察伤员头颈部情况。

4. 脊柱骨折徒手搬运的要点

（1）伤员情况稳定后，再搬运。

（2）位于伤员头侧的救护者为救护指挥。

（3）其他人员要听从指挥。

（4）所有救护人员一定要统一行动，由指挥者发布指令。

（5）搬运距离不宜过长，如不能满足条件，要及时呼救，拨打 120，等待急救人员。

5. 注意事项

（1）搬运要平稳，避免强拉硬拽，防止损伤加重。

（2）特别要保持脊柱中立位，防止脊髓损伤。

（3）注意不要使躯干扭转，特别注意勿使伤员呈屈曲体位时搬运。

（4）对颈椎损伤的伤员，要另有 1 人专门托扶头部，并沿纵轴向上略加牵引。躺到木板上后，用砂袋或折好的衣物放在颈两侧加以固定。

（5）疑有脊柱骨折时禁忌 1 人抬肩、1 人抱腿的错误搬运方法。

（6）转运途中要密切观察伤员的面色、意识、呼吸、脉搏变化，并随时调整止血带和固定物的松紧度，防止皮肤压伤和缺血坏死。

（7）要将伤员妥善固定在担架上，防止头颈部扭动和过度颠簸。

二、损 伤 固 定

（一）现代骨外固定术的概念

在骨折的近心与远心段经皮穿放钢针，再用一种金属或高强度非金属材料制成的特殊装置把裸露在皮肤外的针端彼此连接、固定起来，应用固定、加压、牵伸作用达到治疗骨折、矫治骨与关节矫形和进行肢体延长的技术，称为骨外固定技术。用于这种技术的特殊装置，称为骨外固定器。

（二）石膏固定

1. 应用适应证 对骨折复位后或者骨折术后的肢体起外固定作用，是用途最广的一种外固定方法。

2. 石膏的成分　生石膏为含水硫酸钙，从石膏矿中取出时坚硬似砂土岩石，细末呈晶体状，经烧烤加热至120℃左右，其中93%的水分蒸发而成为无水硫酸钙（熟石膏），其结晶结构也发生了改变，冷却后容易捻成粉末，呈白色粉末状。

3. 注意要点

（1）厚度：上肢一般是10层，下肢12层。石膏太厚了容易断裂，且不美观，薄了起不到固定效果。

（2）宽度：包围肢体周径2/3为宜。

（3）衬垫、绷带：衬垫石膏主要用于创伤后和手术后可能发生肿胀的固定，对于肢体肿胀有缓冲余地。

（4）浸泡石膏的水或盐水：为温热水，石膏需光滑平整，助手托石膏用手掌，不能用手指，管形石膏在肢体肿胀消退后才可应用，以免影响血循环。石膏内衬要平整，以免压疮形成，肢体肿胀消退后石膏过松要更换石膏。

石膏的种类较多，按形状可分为石膏托、管形石膏、石膏围领等几种，按有无衬垫又可分为有垫石膏与无垫石膏两种，按固定部位可分上臂石膏、前臂石膏、上肢肩人字形石膏、小腿石膏、大腿石膏、下肢髋人字形石膏等。

4. 石膏固定的类型

（1）石膏托：适用于四肢稳定或不完全骨折、软组织损伤及肢体肿胀严重者。

操作方法：在患肢表层放好内衬物并用绷带松松包缚，将10～14层石膏条敷于肢体后侧或前方，用绷带予以包扎固定。

例如，前臂石膏托：取宽7～10cm的石膏托，按测量的长度做成厚8～10层的石膏条，两头向中心叠好，泡水铺在预先准备好的棉花片上展平，两端各放一纱布，将石膏条与棉花片一起按上述所需位置予以固定，缠绕绷带，把两端纱布翻转压在石膏条上，使其两端不露出棉花，再用绷带缠绕3～4层即可。

（2）石膏夹板：适用于四肢稳定骨折或多段骨折、肢体肿胀严重者。

操作方法：在患肢表层放好内衬物并用绷带松松包缚，将10～14层石膏条敷于肢体后侧和前方，前方石膏条稍短，后侧稍长，石膏条外面再用绷带予以包扎固定。

例如，小腿石膏夹托：按测量的长度用10cm宽石膏卷制成两条10层的石膏条，前侧的石膏条稍短，后侧的稍长。浸泡水后抹平，垫上适当长度和厚度的棉片，依照股骨或胫腓骨损伤情况将踝关节置于中立0°位，分别将两石膏条放在小腿前后两侧，石膏条外面再用绷带缠绕3～4圈。

（3）U形石膏：适用于上臂、前臂、足和小腿的骨折、踝关节脱位及软组织挫伤等。

操作方法：在患肢表层放好内衬物并用绷带松松包缚，将10～14层石膏条贴敷于肢体两侧，U形底部应跨过相应关节处，石膏条外面再用绷带予以包扎固定。

例如，前臂U形石膏：按测量的长度用8cm宽石膏卷制成厚10层石膏条，浸泡水后抹平，垫上适当长度和厚度的棉片，依照前臂尺桡骨损伤情况将肘关节固定在屈曲90°位，用绷带缠绕3～4圈。

（4）管形石膏：适用于四肢稳定骨折。

操作方法：在患肢表层放好内衬物并用绷带松松包缚，尤其是骨骼隆起部位内衬应较厚，将 6～8 层石膏条帖敷于肢体后侧，用石膏绷带绕肢体逐层缠包 6～8 层。

例如，小腿管形石膏操作如下。

1）放一剖缝绳：沿肢体前方，在髌骨中央至第 1 趾和第 2 趾之间，紧贴皮肤直线放一线绳，留作管形石膏剖缝用。

2）准备石膏条：测量小腿后侧所需石膏条的长度，按此长度用 8～10cm 宽石膏卷制成 6 层后的石膏条。

3）裹好内衬：穿好内衬，在踝前将衬里十字剪开、铺平。胫骨前缘、内外踝部、足跟处放置棉垫，并将它们固定在衬里上。

4）包裹石膏：先用水浸泡 8cm 宽石膏卷 2 个，将患肢缠绕 2 层成为雏形，再将浸泡水后的石膏条在小腿后侧放置好，再用石膏卷缠绕 2～3 层，石膏缠好后注意塑造足弓及踝关节的功能位置。

5）安装行走铁弓：需要带铁弓走路的，待石膏靴包上 1～2 日后干硬时才能安装行走弓。

【适应证】

（1）骨科创伤急救：石膏在骨折等现场急救时可作临时固定，以控制患部活动。

（2）闭合、稳定性骨折与脱位的固定：维持骨折或关节脱位复位后的体位，利于恢复。

（3）骨与关节化脓性感染、结核的固定：可控制患部活动，减轻疼痛，预防病理性骨折、肢体畸形等。

（4）骨性或肌性畸形矫形后的固定：维持术后矫形位置，防止畸形复发。

（5）关节成形术后的固定：维持矫形后位置，保证组织修复和愈合。

（6）关节融合术后的固定：维持术后关节位置，保证关节顺利融合。

【禁忌证】

（1）全身情况差，不能耐受石膏固定者，先抢救生命稳定病情。

（2）开放性骨折。

（3）合并大块皮肤挫伤或缺损的骨折。

（4）不稳定性骨折或脱位。

（5）年来体弱的骨质疏松患者。

（6）孕妇胸腰椎骨折。

（7）小儿生长发育迅速不宜长时间石膏固定。

（8）伤口发生厌氧菌感染者。

【预防】

（1）预防石膏压迫褥疮及“开窗水肿”：要警惕不在伤口或患处的压痛点，可能是石膏包扎太紧对局部压迫，不能随意用止痛剂，以免引起石膏压迫褥疮，必要时作石膏开窗减压。开窗减压后局部用纱布、棉垫垫在窗口皮肤上，外再覆盖原石膏片后用绷带包扎，避免组织水肿。

预防石膏边缘压迫而致神经麻痹，如小腿石膏位置高可压迫腓骨小头致腓总神经麻痹，应观察有无足下垂、足背麻木等症状。

（2）褥疮的预防

1）定时帮助患者翻身。下肢人字形石膏干固后即要帮助患者翻身俯卧，每日 2 次。

2）加强局部皮肤按摩。用手指沾乙醇伸入石膏边缘里面进行皮肤、尾骶部、足外踝未包石膏的骨突部位的按摩。

3）床单保持清洁、平整、干燥、无碎屑。

（3）石膏形的保护

1）防折断，帮助翻转髋人字形石膏时，应将患者托起悬空翻转。

2）保持石膏的清洁，不被大小便污染，可在臀部石膏开窗处垫塑料布，可引流尿液入便盆，被大便污染后应及时用清水擦去。

3）足部行走石膏可用步行蹬保护。

（4）下床行走和功能锻炼：石膏固定，未固定的关节应尽量活动，早期可做被动活动，按摩帮助退肿，但尽量应鼓励患者作主动锻炼。

（三）夹板固定法

夹板固定法是用扎带或绷带把木板、竹板、硬纸或塑料制成的夹板固定在骨折已复位的肢体上，以利于骨折断端在相对静止的条件下愈合，同时配合循序渐进的功能锻炼，促进骨折愈合和恢复肢体功能的一种治疗方法，又称夹缚疗法。

【适应证】 主要用于四肢闭合性骨折、开放性骨折而创面较小或经处理创口已愈合者。陈旧性骨折闭合复位的也可采用。下肢长骨骨折或某些不稳定的骨折，使用夹板固定的同时常加用牵引、支架等其他外固定方法。某些关节附近骨折或关节内骨折，如股骨颈骨折、肱骨内上髁骨折等，因夹板不易固定，可用其他方法。

1. 器材 主要是夹板、压垫和扎带（图 6-2）。

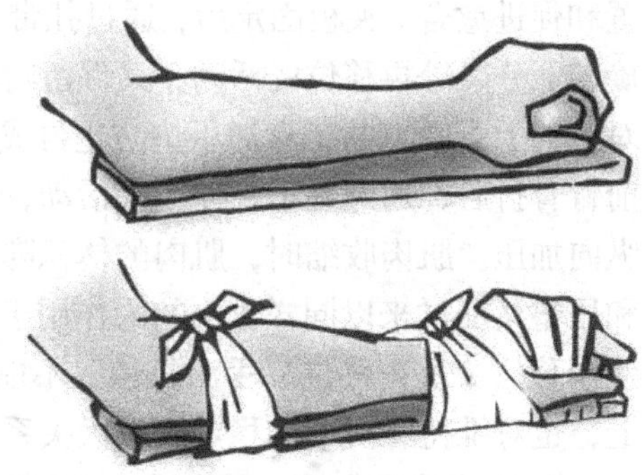

图 6-2　前臂夹板固定

（1）夹板：要求具有可塑性、有一定牢度和弹性三种性能。其材料有柳木、杉树皮、竹片、塑料板、三合板、马粪纸、工业硬纸等，但用于股骨部位则需再加其他夹板双重固定。夹板的规格、长度视骨折的部位不同，分不超关节和超关节夹板两种。不超关节夹板长度以不超过骨折处上、下两个关节为准，超关节夹板用于关节附近或关节内骨折，超过该关节。夹板宽度可按肢体形状分为大致相等的 4 块或 2 宽 2 窄的 4 块，包扎时夹板间留有 0.5～1cm 的空隙。夹板两端和边缘要呈圆角钝边。木制、竹制或塑料板的一面衬以毛毡并用棉织套包裹夹板。树皮类夹板，两端应锤成向上翘起的刷状软边，使用时下衬棉花垫。三合板或硬纸类夹板应用时也要衬棉花垫。

（2）压垫：安放在夹板内，增加局部的固定力量，或补充夹板塑形上的不足，使固定力更好地作用到固定的部位，常选用质地柔软、能吸潮、透气、维持一定形态、对皮肤无刺激性的材料制作，如毛头纸、棉花、毡垫等，按需要折叠或剪裁成不同形状和大小备用。常用压垫的种类有平垫、梯形垫、塔形垫、空心垫、合骨垫、分骨垫等。压垫的面积要足够大，过小易在局部形成压迫性溃疡。

（3）扎带：常用 1cm 左右宽的纱带，其长度以能在夹板外环绕 2 周并打结为度，也可用绷带。

2. 方法 ①用于骨干骨折（不包括股骨）的单纯夹板固定；②用于部分近关节骨折及关节内骨折的超关节夹板固定；③用于股骨骨折和胫骨、腓骨不稳定骨折的夹板固定，结合骨牵引或外固定支架；④用于关节面已破坏的超关节夹板固定并结合骨牵引；⑤用于有分离移位的肱骨干骨折和不稳定肱骨外科颈内收型骨折的夹板固定并结合支架等。

3. 操作步骤 ①选用大小合适的夹板和压垫；②局部涂敷油膏，以活血化瘀、清热解毒、消肿止痛、疏通经络，涂敷范围可大一些，表面应平整；③将绷带松松地缠绕 4～5 圈后，再在适当的部位放置压垫，并以胶布固定；④安放夹板，用 4 道扎带捆缚，先捆缚中间 2 道，再捆缚远侧和近侧的，捆缚时两手平均用力缠绕 2 周后打结。扎带的松紧以能在夹板面上上下移动 1cm 为准。

另一种固定方法是放好压垫后，先放对骨折固定起主要作用的 2 块相对的夹板，用绷带在其中间缠扎几周，再放其他夹板，并用绷带在夹板外包裹，以维持各夹板的位置，最后撕开绷带打结，或另用 4 道扎带捆缚。

4. 作用原理 夹板固定法可通过扎带或绷带约束夹板，并在压垫部位增强挤压作用，达到固定骨折断端的目的。骨折复位后会发生再移位，因骨骼在折断并再移位时，骨骼折断的形状已有向移位方向移位的倾向，移位侧骨膜撕裂，移位径路上的软组织遭受损伤，就形成了一系列不稳定的因素。复位后的骨骼存在着通过这些薄弱环节循原有移位径路再移位的倾向。伤侧远段肢体的重量和肌肉牵拉促使发生再移位。夹板固定后，夹板本身的重量很轻，固定不包括关节，关节面以下远段肢体的重量被外物支持，因此，伤侧远端肢体重量对骨折再移位的影响大为减少。而肌肉牵拉是由肌肉收缩活动所产生的，既能引起骨折再移位的不利一面，也可以是纵向挤压，促使断端紧密接触，有利于维持复位后的位置和促进愈合。夹板固定后，通过扎带、夹板、压垫的综合作用，能控制造成骨折端成角、旋转、分离等再移位的活动，又保留对向挤压以利骨折愈合的活动。前者如在原成角侧及对侧的上下两点共三点加压垫防止再成角移位，以及与原移位方向一致的活动等；后者如前臂骨折后，通过握拳、伸指等活动，使与骨干长轴一致的肌肉收缩和舒张，以对骨折端纵向加压。肌肉收缩时，肌肉的体积膨大，对压垫、夹板有挤压作用，被扎带捆缚的夹板和压垫又反过来以同样大小的力作用于肢体，挤压局部，增加骨折端的稳定，甚至可矫正残余移位（矫正移位靠手法复位，不能用夹板、压垫的挤压代替）。伤肢放在适当的位置上，也对维持骨折端的稳定有很大关系。

5. 临床注意事项 ①搬动患者时要防止骨折移位；②抬高患肢时注意肢端血压；③根据患肢肿胀消退情况，适时调整绷带捆扎松紧；④经常检查及时纠正错位，固定后一周内 X 线复查两次，如骨折有错位，宜拆除夹板重新整复固定；⑤定期复查，更换药膏，固定两周后如 X 线检查对位对线良好，骨折部位有纤维性粘连，可牵引换药重新固定，每周复查一次直至愈合；⑥指导与协助患者作功能锻炼，加强生活护理，预防褥疮；⑦拆除夹板可用熏洗、按摩等方法促进伤肢恢复肌力和关节运动；⑧先用手法或牵引复位后，再用此法外固定；⑨夹板固定的时间应为骨折端达到临床愈合后。在骨折后 3 周，可依具体情况，在牵引下拆除夹板，并进行局部按摩，适度活动关节后再予固定。

第三节　牵引固定

牵引固定的目的：利用外界牵引力和反牵引力的作用对肢体或躯干进行牵拉，以达到治疗和辅助治疗的目的（图 6-3）。

(一) 皮牵引

皮牵引是利用紧贴皮肤的胶布或海绵对肢体施加牵引力。牵引重量不超过 5kg。它主要包括胶布牵引（图 6-3）和海绵带牵引（图 6-4）两种，较多采用海绵带牵引。

1. 适用范围　小儿及年老体弱不能耐受骨牵引者或拒绝骨牵引者。

2. 牵引方法　胶布宽度为肢体最细周径的一半，上端在骨折部位，下端超过肢体远端 10cm。

3. 注意事项　仔细检查牵引处皮肤，去除污物；保护骨突起部位，避免胶布粘贴骨突起；最大牵引重量一般为 5kg，具体因人而异；抬高患肢，防止水肿；每日检查肢体长度，调整牵引力度。

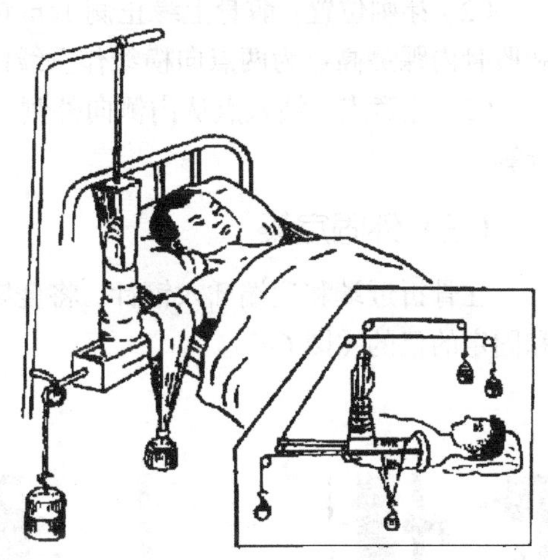

图 6-3　胶布牵引

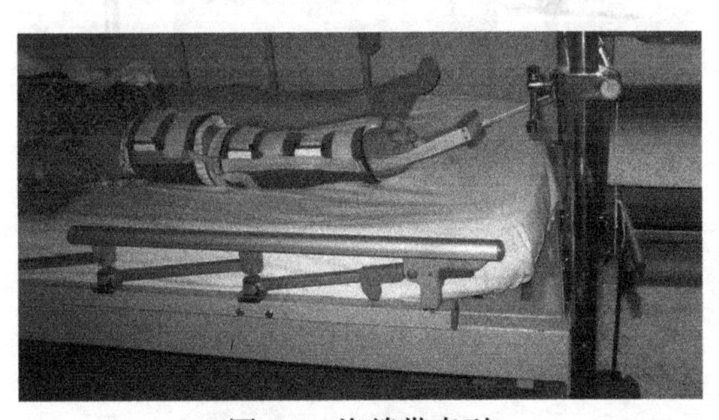

图 6-4　海绵带牵引

(二) 骨牵引

1. 颅骨牵引术

（1）适用范围：颈椎骨折和脱位。

（2）穿刺位置：两侧乳突间连线与鼻间和枕外粗隆点连线的交点为中心旁开。

（3）注意点：钻孔方向与牵引弓钩尖方向一致，仅钻入颅骨外板（成人约为 4mm，小儿约为 3mm）。牵引重量为 6～8kg，有小关节交锁者，重量可加到 12.5～15kg。半小时拍片一次，若骨折或脱位复位，改用维持重量牵引。

2. 胫骨结节牵引术

（1）适用范围：股骨干骨折、股骨转子间骨折、股骨颈骨折、骨盆环骨折、髋关节中心脱位、陈旧性髋关节脱位、先天性髋关节脱位。

（2）穿刺位置：胫骨结节下 1cm 内，旁开 1cm，从外侧向内进针，以免损伤腓总神经。

（3）注意点：青壮年骨质硬，穿刺点在标准位稍向上移一点，儿童用克氏针即可，老年人骨质疏松用斯氏针牵引重量的 1/8～1/7 计算，床尾抬高 20cm 作对抗牵引。

3. 跟骨牵引术

（1）适用范围：胫腓骨不稳定骨折、髋关节或膝关节屈曲挛缩的早期治疗。

（2）穿刺位置：在踝关节中立位时，从内踝下端至足跟下缘连成的中点，即为穿刺点。

（3）注意点：牵引重量 4～6kg，按先轻后重再适中的原则加减重量。

4. 股骨髁上牵引术

（1）适用范围：股骨干骨折、股骨转子间骨折、股骨颈骨折、骨盆环骨折、髋关节中心脱位、陈旧性髋关节脱位、先天性髋关节脱位。

（2）穿刺位置：髌骨上缘正侧 1cm 内作与关节面平行的横线，再分别以腓骨小头前缘和股骨内踝最高点为两点向横线作垂线两交点即为内外穿刺点（图 6-5）。

（3）注意点：钻入点从内侧向外侧，床头抬高 20～25cm，牵引重量按体重的 1/8～1/7 计算。

（三）外固定架

在骨折近端和远端插入钢针，将金属架与钢针连接，通过调节金属架达到使骨折复位和固定的目的（图 6-6）。

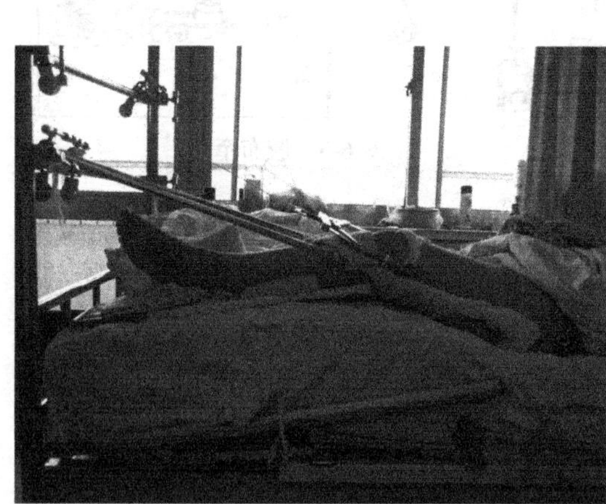

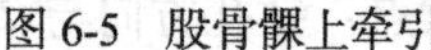

图 6-5　股骨髁上牵引

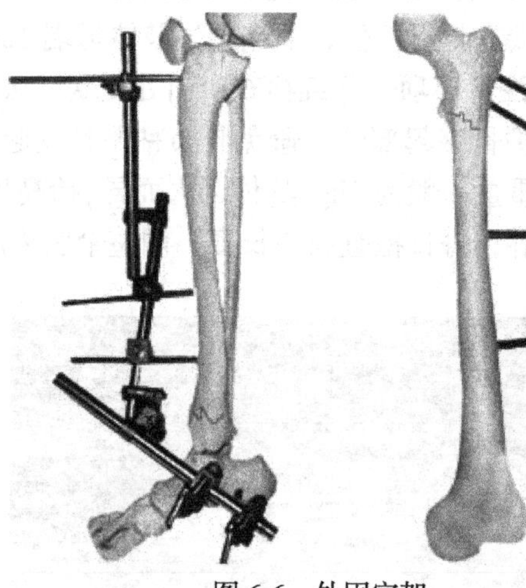

图 6-6　外固定架

1. 骨外固定架治疗骨折的优、缺点

（1）骨外固定架治疗骨折的优点如下所示。

1）在各种复杂伤情下对各种类型的骨折，均可进行及时、有效的固定，即使是其他方法难以固定的复杂骨折，骨外固定架也能提供有效固定。

2）骨外固定的操作远离骨折端的钢针，不加重骨折局部血运的破坏，体外固定架不影响伤肢血液循环。

3）提供多种生物力学环境：可根据不同骨折类型实施加压固定，牵伸位固定或中和位固定。

4）可改变固定刚度，以实施早期的牢稳固定与后期的弹性固定，以消除应力遮挡，增加生理应力刺激，促进骨折愈合。

5）架空创伤处的骨折固定形式，很好地解决了开放性骨折和感染性骨折治疗中固定与伤口处理之间的矛盾。

6）骨愈合快、治愈率高，并发症少而轻，一旦发生易于处理。

7）操作上比钢板等内固定简单，易于掌握，无需广泛切开、创伤小、不用输血、麻醉简单，所以对全身干扰小。比石膏，牵引或小夹板更有固定牢稳，不影响关节活动，疗效可靠等。

8）术后允许再调整，以便矫正残余的轴线偏差。

9）骨折处不存留异物，无需二次手术。

10）缩短治疗时间，降低医疗费用和成本。

（2）骨外固定架治疗骨折的缺点如下所示。

1）针孔易发生感染，特别是粗直径钢针和经越肌腹的穿针。

2）跨越关节、经越肌肉或近关节处的穿针，不同程度地影响关节活动。

3）术后要进行经常性管理。

4）粗直径钢针的针孔将留下难看的瘢痕。

5）患者对体外装置有恐惧感。

6）体外装置对日常生活有一定影响。

2. 骨外固定器治疗骨折的适应证和禁忌证

（1）适应证：骨外固定器治疗骨折的随机性较大。下述内容有些是公认的适应证，有些是相对适应证。适应证也可因技术熟练程度、设备条件、患者对治疗方法的观念等因素影响而有很大差别。因此，在临床实践中要因地制宜，灵活掌握。

1）四肢开放性骨折特别是有广泛软组织伤、伤口污染严重及难以彻底清创的开放性骨折。

2）感染性骨折：远离病灶处穿针固定，提供稳定固定，利于创口换药。

3）多发伤骨折：骨外固定架能为骨折伤肢迅速提供保护，既防止因延期骨折治疗造成的并发症，又便于对威胁生命脏器伤的处理。

4）某些闭合性骨折：因骨折粉碎严重难以用其他方法稳定骨折端的骨干的骨折；近关节端粉碎性骨折，某些关节骨折与脱位。

5）需多次搬动（输送）和分期处理的战伤和某种批量伤员的骨折。

6）烧伤合并骨折：用骨外固定器固定骨折，不但便于创面处理，将伤肢架空还可防止植皮区受压。

7）开放性骨盆骨折，骨外固定器可给予较好的固定，并能控制失血与疼痛。

8）断肢再植术及骨折伴有血管神经损伤需修复或重建，以及需用交互皮瓣、肌皮瓣、游离带血管蒂肌皮瓣移植等修复性手术。

9）因种种原因不能手术治疗的不稳定骨折。

10）作为非坚强内固定的补充。

（2）禁忌证

1）伤肢有广泛的皮肤病。

2）因年龄及其他因素不能配合术后管理者。

第四节　四肢骨折现场急救外固定技术

【目的】　急救时的固定主要是对骨折临时固定，防止骨折断端活动刺伤血管、神经等四周组织造成继发性损伤，并减少疼痛，便于抢救运输和搬运。

【物品准备】

1. 木质、铁质、塑料制作的夹板或固定架。

2. 就地取材，选用适合的木板、竹竿、树枝、纸板等简便材料（图 6-7）。

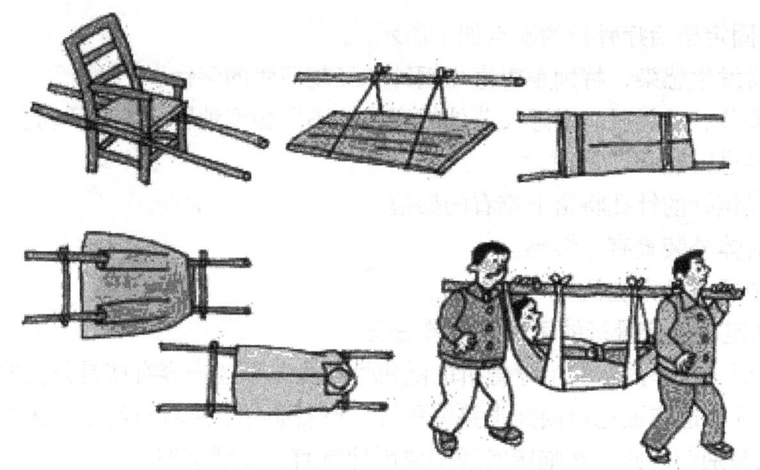

图 6-7　骨折现场急救外固定就地取材

【固定原则】　首先检查意识、呼吸、脉搏及处理严重出血，根据伤情选择固定器材，如以上提到的一些器材，也可根据现场条件就地取材，用绷带、三角巾、夹板固定受伤部位；要根据现场的条件和骨折的部位采取不同的固定方式，固定要牢固，不能过松或过紧；夹板的长度应能将骨折处的上下关节一同加以固定；骨断端暴露，不要拉动，不要送回伤口内，开放性骨折现场不要冲洗，不要涂药；暴露肢体末端以便观察血运；固定伤肢后，如有可能应将伤肢抬高；如现场对生命安全有威胁要移至安全区再固定；预防休克。

【操作步骤及方法】

1. 上臂骨折固定　将夹板放在骨折上臂的外侧，用绷带固定；再固定肩肘关节，用一条三角巾折叠成燕尾式悬吊前臂于胸前，另一条三角巾围绕患肢于健侧腋下打结。若无夹板固定，可用三角巾先将伤肢固定于胸廓，然后用三角巾将伤肢悬吊于胸（图 6-8）。

注意要点：指端露出，检查末梢血液循环。

2. 前臂骨折固定　将夹板置于前臂四侧，然后固定腕、肘关节，用三角巾将前臂屈曲悬吊于胸前，用另一条三角巾将伤肢固定于胸廓。若无夹板固定，则先用三角巾将伤肢悬吊于胸前，然后用三角巾将伤肢固定于胸廓，（图 6-9～图 6-13）。

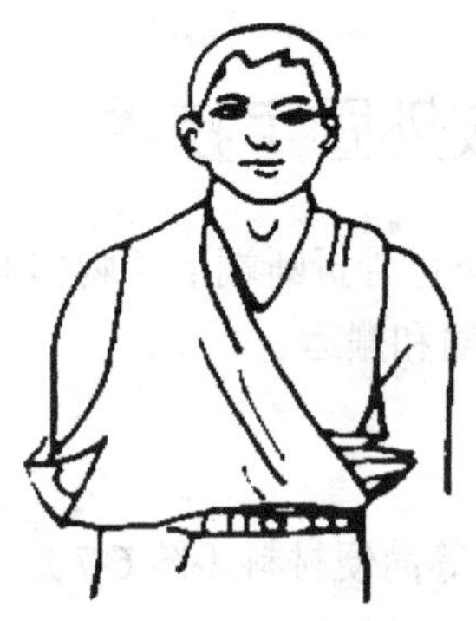

图 6-8　上臂骨折固定

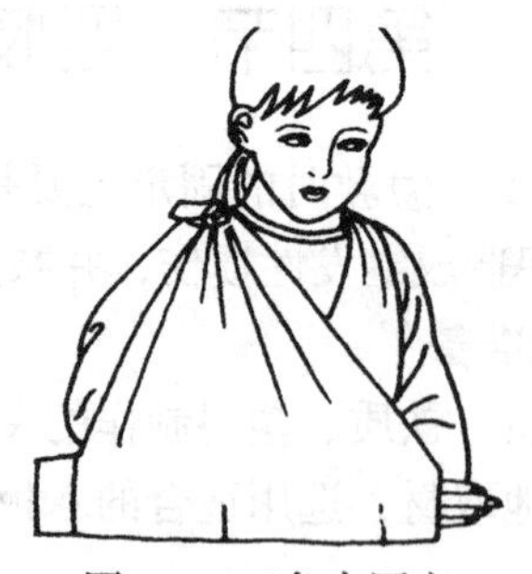

图 6-9　三角巾固定

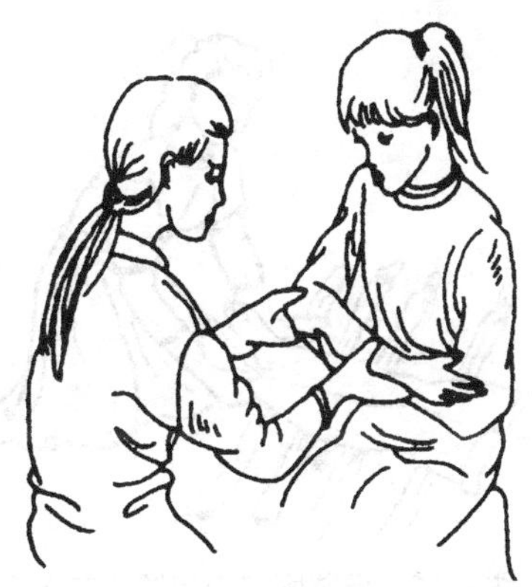
图 6-10　骨折复位

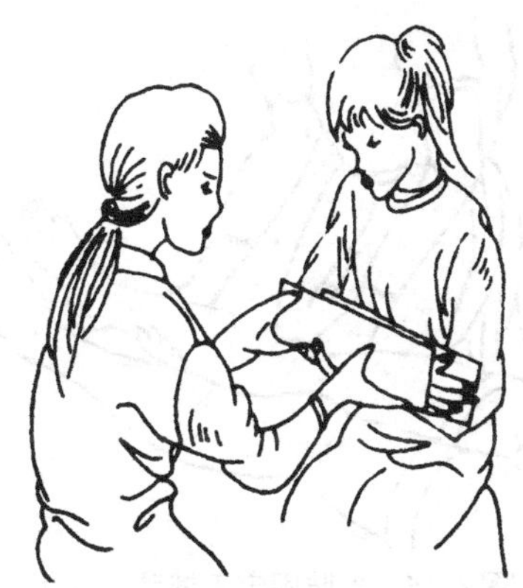
图 6-11　固定

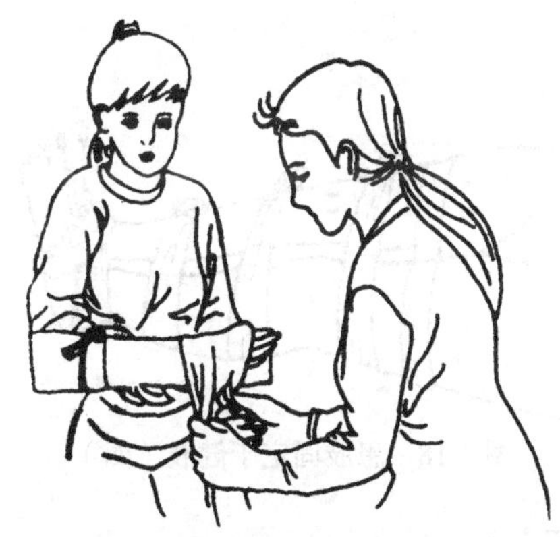
图 6-12　夹板长度要固定骨折上下关节

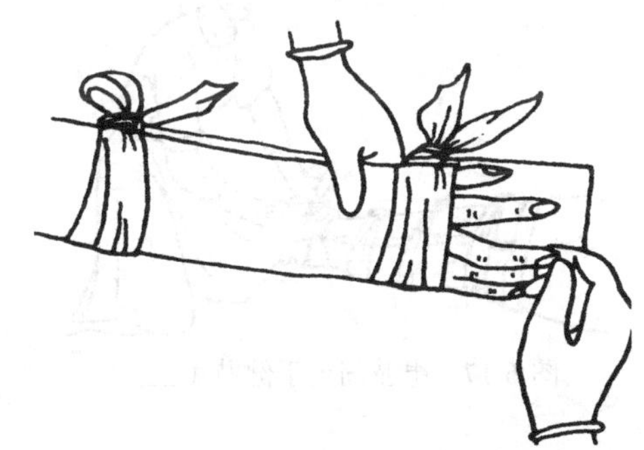
图 6-13　暴露肢体末端、观察血运

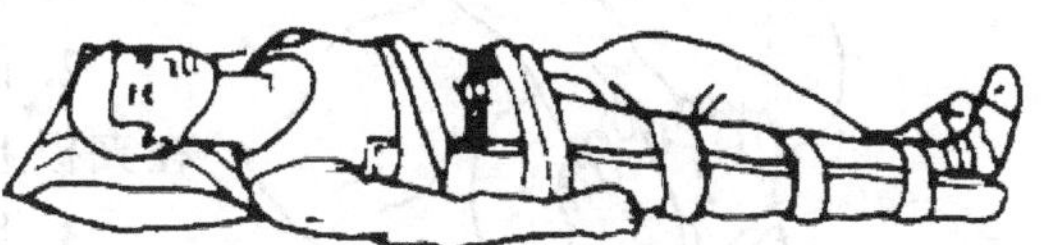
图 6-14　木板固定法

3. 股骨骨折固定　①健肢固定法：用绷带或三角巾将双下肢绑在一起，在膝关节、踝关节及两腿之间的空隙处加棉垫。②木板固定法（图 6-14）：用两块木板，一块长木板从伤侧腋窝到外踝，一块短木板从大腿根内侧到内踝，在腋下、膝关节、踝关节骨突部放棉垫保护，空隙处用柔软物品填实，用 7 条宽带固定。先固定骨折上下两端，然后固定腋下、腰部、髋部、小腿及踝部。如有一块夹板则放于伤腿外侧，从腋下到外踝，内侧夹板用健肢代替，两下肢间加衬垫，固定方法同上，“8”字法固定足踝。将宽带置于踝部，环绕足背交叉，再经足底中部绕回至足背打结，趾端露出，检查末梢血液循环。

4. 小腿骨折固定　用长度由脚跟至大腿中部的两块夹板，分别置于小腿内外侧，再用三角巾或绷带固定。亦可用三角巾将患肢固定于健肢，（图 6-15～图 6-19）。

【搬运护送原则】　迅速观察受伤现场并判断伤情，做好伤员现场的救护；先救命后治伤；先止血、包扎、固定后再搬运；伤员体位要适宜、舒服；不要无目的的地移动伤员；保持脊柱及肢体在一条轴线上，防止损伤加重；动作要轻巧，迅速，避免不必要的震动；注意伤情变化，并及时处理。

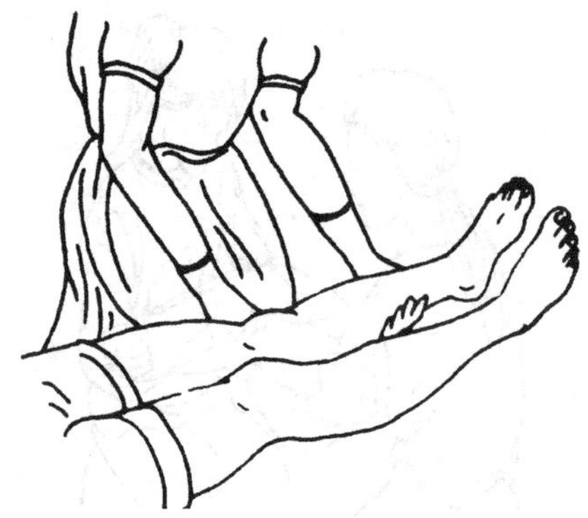
图 6-15　患肢固定于健肢（一）

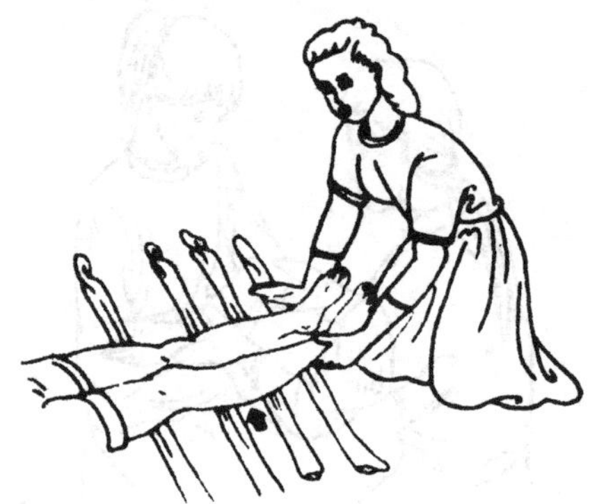
图 6-16　患肢固定于健肢（二）

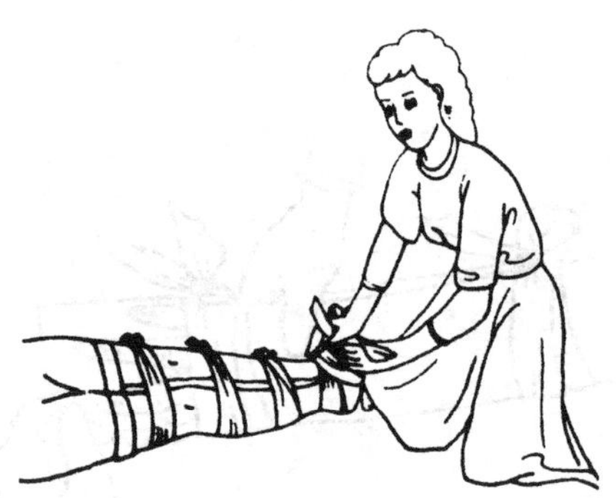
图 6-17　患肢固定于健肢（三）

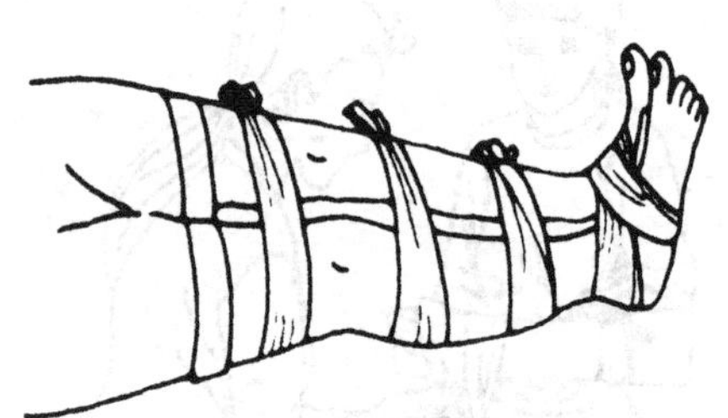
图 6-18　患肢固定于健肢（四）

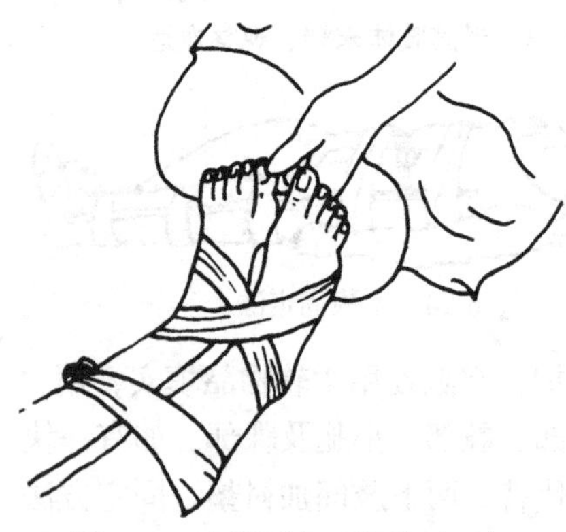
图 6-19　患肢固定于健肢（五）

【注意事项】

1. 有创口者应先止血、消毒、包扎，再固定。

2. 固定前应先用布料、棉花、毛巾等软物，铺垫在夹板上，以免损伤皮肤。

3. 用绷带固定夹板时，应先从骨折的下部缠起，以减少患肢充血水肿。

4. 夹板应放在骨折部位的下方或两侧，应固定上下各一个关节。

5. 大腿、小腿及脊柱骨折者，不宜随意搬动，应临时就地固定。

6. 固定应松紧适宜。

第五节　换药、拆线

一、换　药

【目的】 换药可清除伤口分泌物，异物、坏死组织，控制局部感染，保持引流通畅，使肉芽组织健康生长，以利伤口愈合。

【适用范围】 换药适用于各种缝合伤口和开放伤口（擦伤、摔伤、刺伤、切割伤、裂伤、撕脱伤、烫伤等）。

1. 手术后无菌的伤口　如无特殊反应，3～5 日后第一次换药；如切口情况良好，张力不大，可酌情拆除部分或全部拆除缝线；张力大的伤口，一般在术后 7～9 日拆线。

2. 感染伤口　分泌物较多，应每日换药 1 次。

3. 新鲜肉芽创面　隔 1～2 日换药一次。

4. 严重感染或置引流的伤口及粪瘘等　应根据其引流量的多少，决定换药的次数。

5. 烟卷引流伤口　每日换药 1～2 次，并在术后 12～24h 转动烟卷，并适时拔除引流。

6. 橡皮条引流　常在术后 48h 内拔除。

7. 橡皮管引流伤口　术后 2～3 日换药，引流 3～7 日更换或拔除。

【换药前准备】　一般换药要求在晨间护理或换药室清洁工作后半小时进行，最好能在换药室换药。戴好口罩帽子，把患者请到换药室，观察伤口情况，评估需要的器械和敷料的数量、种类，然后洗手，准备换药的物品。一般需要两个无菌弯盘、两把镊子、酒精棉球等，夹拿器械时，镊子一定要头朝下，不可以翘起来，顺序为先夹镊子，放弯盘中间，夹纱布盖在上面，碘酒棉球、酒精棉球分放在弯盘两边，先夹碘酒棉球后夹酒精棉球（如果先夹酒精棉球，用残存酒精的镊子夹碘酒棉球就稀释了碘酒，影响消毒效果）。

【操作及方法】

1. 外层绷带和敷料用手取下，紧贴创口的一层敷料用镊子揭去，揭除敷料的方向与伤口纵向平行，以减少疼痛。

2. 左手持另一把无菌镊子将药碗内的酒精棉球传递给右手的一把镊子操作，用以擦洗创口周围皮肤。清洁伤口由创缘向外擦洗，勿使乙醇流入创口引起疼痛和损伤组织。化脓创口，由外向创缘擦拭。

3. 交换左右手镊子，右手持的无菌镊子，处理伤口内。直接用右手的无菌镊子取药碗内的盐水棉球，轻轻清洗创口，禁用干棉球擦洗创口，以防损伤肉芽组织。

4. 去除过度生长的肉芽组织、腐败组织或异物等，观察伤口的深度及有无引流不畅等情况，再用酒精棉球清除沾染皮肤上的分泌物。最后用消毒敷料覆盖创面。

5. 一般创面可用消毒凡士林纱布覆盖，必要时用引流物，上面加盖纱布或棉垫，包扎固定。

【注意事项】

1. 换药者操作应当稳、准、轻，禁忌动作过粗过大，严格遵守无菌外科技术。

2. 根据伤口情况准备换药敷料和用品，应勤俭节约，物尽其用，不应浪费。

3. 合理掌握换药的间隔时间，间隔时间过长不利伤口愈合，间隔时间过短因反复刺激伤口也会影响伤口愈合，同时增加患者痛苦，并造成浪费。

4. 每次换药完毕，须将一切用具放回指定的位置，认真洗净双手后方可给另一患者换药。

二、拆　　线

【目的】　一切皮肤缝线均为异物，不论愈合伤口或感染伤口均需拆线。所以外科拆线尤指在缝合的皮肤切口愈合后或手术切口发生某些并发症时（如切口化脓性感染、皮下血肿压迫重要器官等）拆除缝线的操作过程。

【适应证】

1. 各种伤口缝合后一般于术后 3 日更换伤口敷料，检视伤口愈合情况。

2. 如伤口有明显红肿、压痛，局部张力增高等感染征兆时，则应及早间断拆线或拆除有关部位的缝线。

3. 无菌手术切口，成人患者一般可根据部位不同，按如下时间拆线：头、颈、面部伤口 4～5 日拆线；胸、腹、背、臀部伤口 7～10 日拆线；双上肢伤口 9～10 日拆线；双下肢伤口 9～11 日拆线；手足背伤口 10～12 日拆线；足底部伤口 10～15 日拆线；减张切口 14～16 日拆线；腹壁伤口裂开再次全层缝合伤口 15～18 日拆线。

【禁忌证】 遇有下列情况，应延迟拆线。

1. 严重贫血、消瘦、轻度恶病质者。

2. 严重失水或水电解质紊乱尚未纠正者。

3. 幼儿及老年患者。

4. 咳嗽没有控制时，胸、腹部切口应延迟拆线。

【准备工作】

1. 告诉患者拆线过程非常简单，痛苦微小或基本上没痛苦，解除患者心理紧张。

2. 患儿位于颜面部的多针精细缝合伤口，可于时间短暂的全身麻醉（简称全麻）下进行（如氯胺酮麻醉）。以免患儿哭闹造成误伤。必须注意，全麻应在适当的场所由麻醉医师施行。

3. 无菌换药包，小镊子两把，拆线剪刀及无菌敷料等。

【操作方法】

1. 一般部位用酒精棉球皮肤消毒。颜面部、会阴部、黏膜、婴幼儿皮肤用 0.1%苯扎溴铵棉球皮肤消毒。先清洗干净伤口血迹，并浸湿缝线线头。使线头不粘在皮肤上。

2. 操作者左手持血管钳或镊子，夹住线头，轻轻向上提起。用剪刀插进线结下空隙，紧贴针眼，从由皮内拉出的部分将线剪断，向对侧拉出。全部拆完后，用消毒液棉球再擦拭一遍，盖无菌敷料，包扎固定。

3. 如伤口缝线针孔明显红肿说明有线孔炎的情况，可用 10～12 层 70%乙醇纱布裹敷，再用凡士林纱布覆盖，以减缓乙醇挥发，最后用绷带适当加压包扎，以后每日换药一次。

【注意事项】

1. 操作中严格遵守无菌术原则。

2. 术后如无特殊情况，一般不必特殊处理，局部敷料酌情保留适当时间即可解除。

第六节　清　创　术

【目的】 清创术是一种外科基本手术操作，是对新鲜开放性污染伤口进行清洗去污、清除血块和异物、清除失去生机的组织、缝合伤口，使之尽量减少污染，甚至变成清洁伤口，达到一期愈合，有利受伤部位的功能和形态的恢复。伤口初期处理的好坏，对伤口愈合、受伤部位组织的功能和形态的恢复起决定性作用，应予以重视。

开放性伤口一般分为清洁伤口、污染伤口和感染伤口 3 类。严格地讲，清洁伤口是很少的；意外创伤的伤口难免有不同程度的污染；如污染严重，细菌量多且毒力强，8h 后即可变为感染伤口。头面部伤口局部血运良好，伤后 12h 仍可按污染伤口行清创术。

【适应证】 8h 以内的开放性伤口，如伤员一般情况好，亦应行清创术，如伤口已有明显感染，则不做清创。行清创术 8h 以上而无明显感染的伤口，仅将伤口周围皮肤擦净，消毒周围皮肤后，敞开引流。

【术前准备】

1. 清创前须对伤员进行全面检查，如有休克，应先抢救，待休克好转后争取时间进行清创。

2. 如颅脑、胸、腹部有严重损伤，应先予处理，如四肢有开放性损伤，应注意是否同时合并骨折，X 线协助诊断。

3. 应用止痛和术前镇痛药物　上肢清创可用臂丛神经或腕部神经阻滞麻醉；下肢可用硬膜外麻醉。较小较浅的伤口可使用局部麻醉（简称局麻）；较大复杂严重的则可选用全麻。

【手术方法步骤】

1. 清洗去污　分清洗皮肤和清洗伤口两步。

（1）清洗皮肤：剪去毛发，用无菌纱布覆盖伤口，再用汽油或乙醚擦去伤口周围皮肤的油污。术者按常规方法洗手、戴手套，更换覆盖伤口的纱布，用软毛刷蘸消毒皂水刷洗皮肤，并用冷开水冲净。然后换另一只毛刷再刷洗一遍，用消毒纱布擦干皮肤。两遍刷洗共约 10min。

（2）清洗伤口：去掉覆盖伤口的纱布，以生理盐水冲洗伤口，用消毒镊子或小纱布球轻轻除去伤口内的污物、血凝块和异物。

2. 清理伤口　施行麻醉，擦干皮肤，用碘酊、乙醇消毒皮肤，铺盖消毒手术巾准备手术。术者重新用乙醇或苯扎溴铵液泡手，穿手术衣，戴手套后即可清理伤口。

对浅层伤口，可将伤口周围不整皮肤缘切除 0.2～0.5cm，切面止血，消除血凝块和异物，切除失活组织和明显挫伤的创缘组织（包括皮肤和皮下组织等），并随时用无菌盐水冲洗。

对深层伤口，应彻底切除失活的筋膜和肌肉（肌肉切面不出血，或用镊子夹镊不收缩者，表示已坏死），但不应将有活力的肌肉切除，以免切除过多影响功能。为了处理较深部伤口，有时可适当扩大伤口和切开筋膜，清理伤口，直至比较清洁和显露血循环较好的组织。如同时有粉碎性骨折，应尽量保留骨折片；已与骨膜游离的小骨片则应予清除。

浅部贯通伤的出入口较接近者，可将伤道间的组织桥切开，变两个伤口为一个。如伤道过深，不应从入口处清理深部，而应从侧面切开处清理伤道。

伤口如有活动性出血，在清创前可先用止血钳钳夹，或临时结扎止血。待清理伤口时重新结扎，除去污染线头。渗血可用温盐水纱布压迫止血，或用凝血酶等局部止血剂止血。

3. 修复伤口　清创后再次用生理盐水清洗伤口。再根据污染程度、伤口大小和深度等具体情况，决定伤口是开放还是缝合，是一期缝合还是延期缝合。未超过 12h 的清洁伤口可一期缝合；大而深的伤口，在一期缝合时应放置引流条；污染重的或特殊部位不能彻底清创的伤口，应延期缝合，即在清创后先于伤口内放置凡士林纱布条引流，待 4～7 日后，如伤口组织红润，无感染或水肿时，再作缝合。头、面部血运丰富，愈合力强，损伤时间虽长，只要无明显感染，仍应争取一期缝合。

缝合伤口时，不应留有无效腔，张力不能太大。对重要的血管损伤应修补或吻合；对断裂的肌腱和神经干应修整缝合。显露的神经和肌腱应以皮肤覆盖；开放性关节腔损伤应彻底清洗后缝合；胸腹腔的开放性损伤应彻底清创后，放置引流管或引流条。

【注意事项】

1. 伤口清洗是清创术的重要步骤，必须反复用大量生理盐水冲洗，务必使伤口清洁后再作清创术。选用局麻者，只能在清洗伤口后麻醉。

2. 清创时既要彻底切除已失去活力的组织，又要尽量爱护和保留存活的组织，这样才能避免伤口感染，促进愈合，保存功能。

3. 组织缝合必须避免张力太大，以免造成缺血或坏死。

【术后处理】

1. 根据全身情况输液或输血。

2. 合理应用抗生素，防止伤口感染，促使炎症消退。

3. 注射破伤风抗毒素，如伤口深，污染重，应同时肌内注射气性坏疽抗毒血清。

4. 抬高伤肢，促使血液回流。

5. 注意伤肢血运、伤口包扎松紧是否合适、伤口有无出血等。

6. 伤口引流条，一般应根据引流物情况，在术后24～48h内拔除。

7. 伤口出血或发生感染时，应即拆除缝线，检查原因，进行处理。

第七节 胸腔闭式引流术

【目的】 胸腔闭式引流又称“胸廓造口术”“胸腔管手术”是将引流管一端放入胸腔内，而另一端接入比其位置更低的引流瓶，以便排出气体或收集胸腔内的液体，使得肺组织重新张开而恢复功能。目前对于疾病的治疗起着非常重要的作用，一般用于治疗胸腔积水、积液和气胸等。

【适应证】

1. 中等量的血胸。

2. 各种类型的气胸，经胸腔穿气后仍然肺不张者。

3. 乳糜胸、脓胸等。

4. 开胸术后。

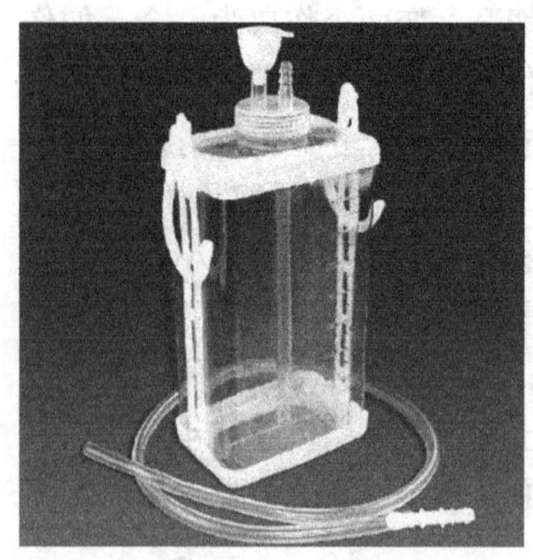

图 6-20 引流装置

【禁忌证】

1. 有凝血障碍疾病者。

2. 持续引流会有大量电解质和蛋白质流失者。

【术前准备】

1. 根据病史，辅助X片、CT及超声等影响学检查协助定位（气胸引流选择第2肋间锁骨中线；积液引流选择第7～8肋间腋中线，若为局限性积液应根据影响学定位），并标记。

2. 准备好合适直径的引流管（胶管或一次性穿刺套管），检查外接引流袋或水封瓶的密闭性（图6-20）。

3. 若为张力性气胸，首先应进行抽气减压。

【操作步骤】

1. 胶管引流

（1）首先嘱患者半卧位，注射器抽取1%～2%的利多卡因或普鲁卡因在定位标记处局部浸润麻醉，一次穿过皮肤、皮下、肌层及肋骨骨膜，当针尖刺破壁层胸膜后，再稍进针并行抽吸试验，待抽出气体或液体后即可确诊。

（2）于定位处沿肋间做 1.5～2cm 切口，钝性分离胸壁肌层，并于肋骨上缘进入胸腔（有突破感，伴切口有气体或液体排出）。扩撑创口，沿止血钳长轴夹住引流管前段，顺着扩撑的方向将引流管导入胸腔（进入 3cm 左右），引流管远端外接于引流袋或水封瓶，并观察水柱是否波动良好，必要时适当调整引流管位置。缝合皮肤，并固定引流管，同时检查接口是否漏气，牢固（图 6-21）。

2. 穿刺套管引流　穿刺套管有两种，一种为三通金属套管，穿刺进入胸腔后边拔出针芯边从套管内送入引流管；另一种是针芯直接插在特制的引流管内，用针芯将引流管插入胸腔后，拔出针芯即可（图 6-22）。

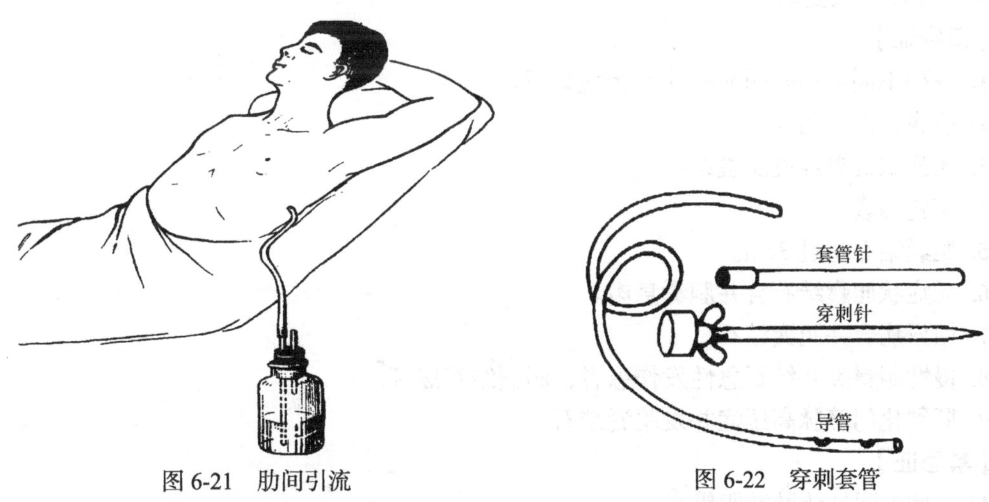

图 6-21　肋间引流　　图 6-22　穿刺套管

3. 切除部分肋骨插管法　根据脓腔定位后，在腋前线至腋后线之间，沿选定的肋骨，沿肋骨方向作一 5～7cm 的切口，逐层切开胸壁各层肌肉，显露肋骨，切开骨膜并切除肋骨一段 4～5cm，经肋骨床以注射针穿刺，确认脓腔。沿穿刺点，切开增厚胸膜，充分分开脓腔间隔，清脓苔，充分吸脓，然后置入引流管，缝合切口，固定引流管。引流管接水封瓶引流。

【注意事项】

1. 为了避免皮肤出现压迫坏死，引流管必须与皮肤垂直固定。

2. 插管前，注射针要进行抽吸试验（证明液腔或气腔的存在）。

3. 引流液体时，每次不应超过 1000ml。

4. 检查引流管通畅程度，并适当调整引流深度和位置，每日要及时记录引流量，引流物的颜色。

【术后并发症】

1. 引流不同或出现皮下气肿　由于引流管连接不牢或插入深度不够造成的漏气，引流口不在气腔或液腔内，滑入胸壁软组织内。

2. 排气或排液过快，排量较大。

3. 出血 引流管靠近损伤的肋间血管。

4. 胸腔感染 由于引流不充分，或引流管埋置时间过长等。

第八节 腹腔镜下胆囊切除术

【目的】 腹腔镜胆囊切除术（LC）是利用冷光源提供照明，将腹腔镜镜头插入腹腔内，并运用数字摄影技术使腹腔镜镜头拍摄的画面实时的显示在专用的监视器上，术者通过监视器屏幕上显示患者不同角度器官图像，并使用特殊腹腔镜器械进行手术。一般以一种特制导管插进腹膜腔，再注入二氧化碳 2～5L，达到一定压力后开 4 个 0.5～1.5cm 的小洞，离断并夹闭胆囊管、胆囊动脉，然后切除包括结石在内的整个胆囊。如果胆囊体积过大，可将胆囊移至腹壁穿刺口，切开胆囊，吸引器吸出胆汁，或夹出结石，胆囊塌陷后即能将其取出体外。手术简单而安全，创伤小。腹腔镜手术的开展，有效地减轻了患者开刀的痛楚，缩短了恢复期。

【适应证】

1. 各种不同类型有明显症状的胆囊结石。

2. 胆囊息肉样病变。

3. 无症状的单纯性胆囊结石。

4. 陶瓷胆囊。

5. 胆囊结石超过 3cm。

6. 无症状胆囊结石合并胆囊息肉。

7. 糖尿病合并胆囊结石。

8. 慢性胆囊炎并结石急性发作患者，胆囊结石嵌顿。

9. 肝硬化门静脉高压症并发胆囊结石。

【禁忌证】

1. 急性梗阻性化脓性胆管炎。

2. 急性坏死性胰腺炎。

3. 慢性胆囊结石病有严重的腹腔内感染者。

4. Minizzi 综合征。

5. 有严重性出血性疾病。

6. 妊娠期胆囊结石者。

【操作步骤】

1. 建立操作孔 于剑突下 1cm 处切 1cm 的横切口，插入 10mm 套管针，作为主要操作孔，由此插入电凝钩。于锁骨中线、肋缘下 1cm 切开 5mm 切口，由此插入 5mm 套管针，此通道为胆囊抓钳的操作孔。于腋前线、肋缘下切开 5mm 切口，由此插入 5mm 套管针，此通道为辅助操作孔，第一术者可经此孔术中协助暴露手术野（图 6-23）。

2. 处理胆囊三角 若胆囊与腹腔内脏器有粘连，则可用海绵棒钝性分离。在能够分辨胆总管、肝总管、胆囊管之后，用电凝钩于胆囊壶腹处仔细的切开浆肌层。由此向胆总管方向做钝性分离，充分显露胆总管、胆囊管、肝总管。在确认以上解剖关系之后，分离胆囊管周围的组织，此时应注意不要灼伤胆总管。距胆总管 3～5mm 处用钛夹钳钳夹夹闭胆囊管，并切断之。于胆囊三角内侧钝性分离寻找胆囊动脉，显露胆囊动脉无误后，钳夹切断胆囊动脉（图 6-24）。

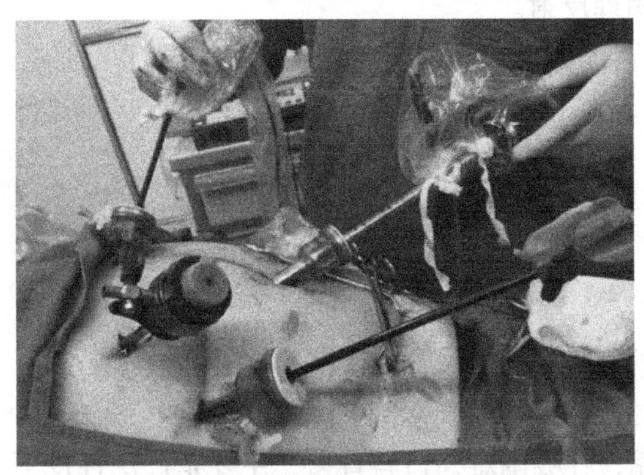

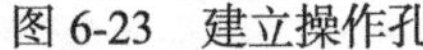
图 6-23　建立操作孔

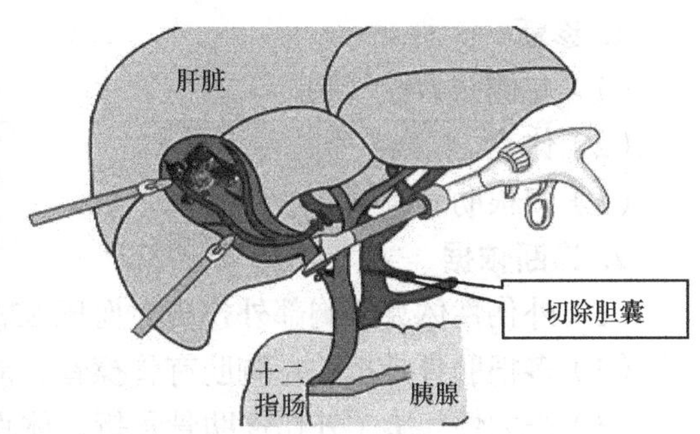

图 6-24　胆囊切除解剖结构

3. 剥离胆囊　提起胆囊颈部，距肝约 5mm 将胆囊逐渐的从胆囊床上切下。充分电凝处理胆囊床上的渗血。并仔细探查确认腹腔内无活动性出血、无胆管及腹腔内其他脏器损伤之后，将胆囊置入标本袋中，再将腹腔镜移到剑突下，经脐部切口将胆囊取出体外。

4. 放出二氧化碳，消除气腹，脐部和剑突下的切口需缝合腹直肌前鞘，创口用创可贴闭合。

【注意事项】　在施行腹腔镜胆囊切除的过程中如果发现以下情况，继续使用腹腔镜行胆囊切除容易产生胆管损伤等并发症，应根据具体情况中转为开腹手术。

1. 术中发现胆囊三角处胆总管、胆囊管、肝总管有难以分离的粘连、解剖结构难以分辨者。

2. 胆囊管开口过高接近肝门，分离胆囊管困难。

3. 胆囊管过短＜3mm、过粗（直径＞5mm）而无法施夹。

4. 胆囊管与肝总管或胆总管并行。

5. 胆囊动脉变异。

另外，如果术中发现已经出现血管损伤而造成活动性出血、胆管损伤、胆管壁电灼伤及十二指肠等脏器损伤也应及时地中转开腹手术，以便处理这些损伤。

第九节　外科典型病例分析

病　例　一

【病例摘要】　患者，女，33 岁，10min 前左上胸部被汽车撞伤，既往身体健康，无特殊病史记载。

查体：血压 82/49mmHg，脉搏 146 次/分，呼吸 39 次/分。神志清楚，查体合作，痛苦面容，呼吸急促，吸氧时呼吸困难加重，伴口唇青紫，颈静脉怒张不明显。气管移向右侧。左侧胸廓饱满，呼吸运动较右侧弱。左侧胸壁有骨擦音（第 4、5、6 肋）局部压痛明显。皮下气肿。上自颈部、胸部直至上腹部均可触及皮下气肿。左胸叩诊呈鼓音，听诊左侧呼吸音消失，未闻及啰音，右肺呼吸音较粗，未闻及啰音。左心界叩诊不清，听诊心律整齐，心音较弱，未闻及杂音，心率146次/分。腹部平软，无压痛肌紧张，肠鸣音正常，肝脾未触及，下肢无水肿，四肢活动正常，未引出病理反射。

【诊断及诊断依据】

1. 诊断

（1）左侧张力性气胸。

（2）休克。

（3）多根肋骨骨折。

2. 诊断依据

（1）外伤性休克（胸部外伤史，血压82/49mmHg）。

（2）多根肋骨骨折（左胸肋有骨擦音，局限性压痛明显）。

（3）张力性气胸（外伤性肋骨骨折，休克，呼吸困难，口唇青紫，主要是广泛性皮下气肿，气管右移，左胸叩诊呈鼓音，左肺呼吸音消失）。

【鉴别诊断】

1. 闭合性气胸（多半无发绀，无休克等）。

2. 心包堵塞（有颈静脉怒张，舒张压上升，脏压差缩小等）。

3. 血胸（有胸腔积液体征，如伤侧胸部叩诊呈浊音等）。

4. 多根多处肋骨骨折（有浮动胸壁，反常呼吸等）。

【进一步检查】

1. 立即胸腔穿刺，闭式引流。

2. 胸部正侧位X线检查。

3. 心电图，血压持续监测，血气分析等。

【治疗原则】

1. 纠正休克，输血输液，保持呼吸道通畅，吸氧。

2. 胸腔穿刺、闭式引流，必要时开胸探查。

3. 应用抗生素防治感染，对症治疗。局部固定胸廓以减轻疼痛。

病　例　二

【病例摘要】 患者，女，18岁，左季肋区外伤后9h，口渴、心悸、烦躁2h。

患者今日晨起行走于驴群中时，被踢中左季肋区，当时疼痛剧烈，立即送至当地镇医院就诊，拍片证实有肋骨骨折，卧床休息和局部固定后症状有所好转，但仍有左上腹痛伴恶心。下午起床活动时感觉全腹疼痛发胀，伴头晕、心悸、烦躁，自述口渴。

查体：体温37.8℃，脉搏106次/分，血压 88/58mmHg。神志清楚，颜面、结膜明显苍白，心肺（–），左季肋区皮下瘀斑，腹胀，全腹有明显压痛，以左上腹为主，肌紧张不明显，有明显反跳痛，移动性浊音（±），肠鸣音减弱。

实验室检查：Hb 85g/L，WBC 88×10^9/L。

【诊断及诊断依据】

1. 诊断

（1）脾破裂，腹腔内出血。

（2）肋骨骨折。

2. 诊断依据

（1）左季肋区外伤史。

（2）胸片显示肋骨骨折。

（3）腹痛遍及全腹，伴有失血症状。

（4）腹腔内出血的体征。

【鉴别诊断】

1. 单纯肋骨骨折及软组织挫伤（胸部疼痛，呼吸后加重，无血压、脉搏改变；X线胸部检查所见）。

2. 其他腹腔脏器损伤　肝、小肠（通过B超、腹部平片检查鉴别）。

3. 血胸（呼吸困难，胸片检查存在积液，胸部穿刺抽出血液）。

【进一步检查】

1. 腹部B超　肝脾可见血肿块。

2. 腹部平片　有无膈下游离气体。

3. 胸片　肋骨，胸腔积液。

4. 腹腔穿刺。

【治疗原则】

1. 补液及输血治疗　严密观察病情，复查血常规，监测血压、脉搏。

2. 开腹探查　脾切除，条件许可时缝合裂口或脾部分切除。

病　例　三

【病例摘要】　患者，男，48岁，右腰部外伤后肉眼血尿7h。

患者于7h前盖房时不慎从房上跌落，右腰部撞到地上的一根木头，当即右侧腰腹部疼痛剧烈，伴恶心，一过性意识障碍。伤后排尿一次，为全程肉眼血尿，伴有血块。急送当地医院，经输液治疗后病情稳定转入我院。既往身体健康，否认肝炎、结核病史，无药物过敏史。

查体：体温37.4℃，脉搏95次/分，血压90/60mmHg。神志清楚，查体合作，痛苦病容，巩膜皮肤无黄染，心脑肺未见异常，营养发育中等。上腹部压痛（+）、反跳痛（+），腹部稍膨隆，未扪及包块，移动性浊音（–），肠鸣音弱。右腰部大片皮下瘀斑，局部肿胀，右腰部触痛明显，膀胱区叩诊实音，尿道口有血迹。

实验室检查如下所示。①血常规：WBC 10.6×10^9/L，HGB 95g/L。尿常规：红细胞满视野，白细胞0～2/HP。②B超：右肾影增大，结构不清，回声异常，包膜不完整，肾脏周围呈现大片环状低回声。③X线胸片检查示正常

【诊断及诊断依据】

1. 诊断

（1）右肾外伤。

（2）轻度脑震荡。

2. 诊断依据

（1）右腰部外伤史。

（2）右侧腰腹部疼痛，血压、血红蛋白偏低，脉搏增快。

（3）肉眼血尿，尿液镜检红细胞满视野。

（4）受伤后一度神志不清。

【鉴别诊断】

1. 肝脏破裂（通过体征和B超检查可排除）。

2. 肠破裂（有明显腹膜刺激症状及膈下游离气体）。

【进一步检查】

1. 大剂量造影剂排泄尿路造影 可评价肾损伤程度与范围，并了解对侧肾功能情况。

2. CT 检查 可清晰显示肾实质损伤，尿外渗和血肿范围。

【治疗原则】

1. 绝对卧床，观察生命体征（体温，脉搏，呼吸，血压等）。经积极治疗后病情仍无改善，需急诊手术探查。

2. 抗休克、抗感染及对症处理。

3. 注意腰部肿块范围有无增大，观察每次排出尿液颜色的深浅变化，定期检测血红蛋白和红细胞容积。

病 例 四

【病例摘要】 患者，男，50岁，上腹部隐痛不适2个月。

患者于2个月前开始出现上腹部隐痛不适，进食后明显，伴饱胀感，食欲逐渐下降，无明显恶心、呕吐及呕血，当地医院按“胃炎”进行治疗后略好转。近半个月自觉乏力，体重较2月前下降4kg。近日大便呈黑色。来我院就诊，查2次大便潜血（+）。血常规示：Hb 94g/L。

既往史：胃溃疡病史18年，其兄死于“消化道肿瘤”。

查体：一般状况尚可，浅表淋巴结未触及肿大，皮肤无黄染，结膜甲床苍白，心肺未见异常，腹软而平坦，未见胃肠型及蠕动波，肝脾未触及，腹部未触及包块，剑突下区域深压痛，无肌紧张，移动性浊音（-），肠鸣音正常，直肠指检无异常。

辅助检查：上消化道造影示：胃窦小弯侧见约2cm大小龛影，位于胃轮廓内，周围黏膜僵硬粗糙。腹部B超检查未见肝异常。

【诊断及诊断依据】

1. 诊断 胃癌。

2. 诊断依据

（1）腹痛、食欲下降、乏力、消瘦。

（2）结膜苍白、剑突下深压痛。

（3）上消化道造影所见。

（4）便潜血2次（+）。

【鉴别诊断】

1. 胃溃疡、胃炎（无明显消瘦，胃镜改变）。

2. 胃内单纯性息肉（无明显疼痛、消瘦，胃镜改变）。

【进一步检查】

1. 纤维内镜检查，取活体组织做病理学检查。

2. CT 检查了解肿瘤侵犯情况，与周围脏器关系，有无切除可能。

【治疗原则】

1. 开腹探查，胃癌根治术。

2. 辅助化疗。

病 例 五

【病例摘要】 患者，男，36岁，半年前无诱因出现无痛性肉眼血尿，2～3日后症状好转。近10余日来，症状加重。门诊纤维膀胱镜检查诊断为膀胱肿瘤。

辅助检查如下所示。①B超显示：膀胱充盈，于膀胱底部偏右侧可见3.2cm×3.0cm×2.8cm强回声光团，形态不规则，内回声不均匀。②膀胱镜检查：右侧膀胱壁可见一直径2.5cm肿物，蒂短，基底部周围膀胱壁有密集丛状、指状突起。③X线静脉肾盂造影示：膀胱显影良好，在右上方可见3.0cm×2.5cm充盈缺损影，边界欠光滑，肾盂、肾盏显影形态正常，输尿管内未见阻塞现象。④实验室检查：尿色混浊，呈红色。白细胞（2+），红细胞（2+），潜血试验强阳性。

【诊断及诊断依据】

1. 诊断　膀胱癌。

2. 诊断依据

（1）肾盂造影示：膀胱右上方可见3.0cm×2.5cm充盈缺损影，边界欠光滑。

（2）膀胱镜检查：右侧膀胱壁可见一直径2.5cm肿物，蒂短，基底周围膀胱壁有密集丛状、指状突起。

（3）肉眼血尿。

【鉴别诊断】

1. 肾、输尿管肿瘤（血尿特点也为全程无痛性肉眼血尿，与膀胱癌类似，可单独发生或与膀胱癌同时发生，上尿路肿瘤引起的血尿可出现条形或蚯蚓状血块，明确诊断需要B超、CT、泌尿造影等检查）。

2. 泌尿系结核（除了血尿外，主要症状为慢性膀胱刺激症状）。

【进一步检查】

1. 尿液脱落细胞检查。

2. 磁共振影像检查（MRI）。

3. 膀胱造影。

4. CT检查。

【治疗原则】

1. 手术治疗，根据病理及患者的全身情况选择手术方法。

2. 放射、化学治疗。

病 例 六

【病例摘要】 患者，男，38岁，右下胸及上腹部挫伤6h。

患者骑摩托车撞车而摔倒，右下胸及上腹部受车把直接撞击后上腹部持续剧痛并向右肩放射，感觉腹痛范围增大，以右侧明显。2h前出现口渴、心悸和轻度烦躁不安。既往身体健康，嗜酒，否认肝炎或结核病史，无高血压史。

查体：体温37.8℃，脉搏108次/分，血压98/70mmHg。神志清楚，轻度烦躁不安，颜面结膜略苍白，心肺（–），轻度腹胀，右下胸部及上腹部可见挫伤痕迹，明显压痛，全腹均有压痛、反跳痛和肌紧张，以右上腹最明显，腹部叩诊呈鼓音，移动性浊音（+）。肠鸣音明显减弱。

辅助检查：实验室检查：Hb 96g/L，WBC 12×10^9/L。腹部X线检查可见小肠液平面，未见膈下游离气体。B超检查提示肝脏周围有积液。

【诊断及诊断依据】

1. 诊断 闭合性腹部损伤：肝破裂。

2. 诊断依据

（1）右上腹暴力撞击史。

（2）右上腹持续腹痛，向右肩放射。

（3）有腹膜刺激体征和移动性浊音，腹部X线检查示小肠液平面。

（4）血红蛋白偏低。

【鉴别诊断】

1. 单纯腹壁和胸壁挫伤（无放射性疼痛，无生命体征改变）。

2. 胃十二指肠破裂（腹部平片可见膈下游离气体）。

3. 肋骨骨折（胸部疼痛，呼吸后加重；X线胸部检查所见）。

【进一步检查】

1. 肝部增强CT。

2. 腹腔穿刺，有无血液或含有胆汁。

3. 胸片及腹平片。

【治疗原则】

1. 手术治疗，彻底清创、确切止血，缝合裂口、消除胆汁溢漏和建立通畅的引流。

2. 非手术治疗。

病　例　七

【病例摘要】 患者，男，66岁，右上腹腹痛反复发作3年，绞痛伴发热、寒战、皮肤黄染1日。

该患者6年前因“胆囊结石、胆囊炎”行胆囊造瘘术，3个月后切除胆囊，术后胆绞痛症状消失。3年前开始出现右上腹绞痛，多因进食油腻食物后发作，无发热及黄疸。近2年腹痛发作频繁，偶有寒战、发热，无黄疸。半年前右上腹绞痛，伴轻度皮肤黄染，尿色深黄，经输液治疗后缓解。一日前突感右上腹绞痛，伴寒战、高热，体温38.9℃，皮肤巩膜明显黄染，急诊入院。

既往无心脏、肝脏、肾脏疾病，否认肝炎或结核病史。

查体：体温38.9℃，脉搏89次/分，血压98/68mmHg。神清合作，皮肤巩膜黄染，腹部平坦，可见右肋缘下及上腹旁正中切口瘢痕，未见肠型及蠕动波，右上腹压痛明显，无肌紧张或反跳痛，未扪及肿物或肝脾，肠鸣音可闻及，胆红素30μmol/L，直接胆红素（DBIL）14.90μmol/L，余肝功能、电解质检查均在正常范围，Hb 150g/L，WBC 29.7×10^9/L，PLT 246×10^9/L。

【诊断及诊断依据】

1. 诊断

（1）胆总管结石。

（2）并发症：①化脓性胆管炎；②梗阻性黄疸。

2. 诊断依据

（1）反复发作右上腹绞痛，近期出现 Charcot 三联征（腹痛、寒战高热和黄疸）。

（2）直接胆红素（DBIL）及白细胞升高。

（3）有胆囊结石二次手术史。

【鉴别诊断】

1. 胆道损伤导致的狭窄、梗阻[B 超检查所见，必要时做经皮肝穿刺胆管造影（PTC），内镜逆行胰胆管造影（ERCP）或 MRCP 检查]。

2. 胆道下端肿瘤（疼痛不明显，逐渐消瘦，黄疸逐渐加重，可见肿瘤转移症状）。

【进一步检查】

1. 超声、CT、MRI 检查。

2. 发作期避免应用 ERCP 或 PTC。

【治疗原则】

1. 抗感染措施。

2. 急诊开腹探查，总胆管探查，引流。

病　例　八

【病例摘要】　患者，女，25 岁，12h 前被木块击中腹部，主诉腹痛腹胀逐渐加重 6h 入院。

患者因车祸被木块击中腹部，腹壁挫伤后剧痛，休息后逐渐缓解，但半日后腹部再次疼痛，持续压痛，伴有腹胀且逐渐加重。

查体：体温 37.6℃，脉搏 85 次/分，血压 118/78mmHg。神志清楚，查体合作，头、颈、心、肺部未见异常。轻度腹胀，腹式呼吸减弱，脐周可见挫伤痕迹，全腹均有压痛，而以腹中部最为明显，反跳痛较明显，腹肌稍紧张，肝浊音界存在，移动性浊音（±），肠鸣音消失。

辅助检查：Hb 120g/L，WBC 12×10^9/L，X 线腹部平片示膈下可见明显游离气体，B 超示肠间隙增宽，腹腔穿刺有少量淡黄色液体。

【诊断及诊断依据】

1. 诊断　腹部闭合性损伤：肠管破裂（小肠破裂可能性大）。

2. 诊断依据

（1）腹中部直接受力外伤史。

（2）腹痛，腹胀逐渐加重。

（3）有腹膜刺激体征。

（4）X 线腹部平片示膈下可见明显游离气体。

（5）穿刺液不除外肠液。

【鉴别诊断】

1. 其他空腔脏器破裂　胃穿孔（突然发生剧烈腹痛，患者常有一定程度休克症状，腹腔穿刺抽出脓性液体）。

2. 单纯腹壁损伤（有外伤史）。

3. 肝损伤。

【进一步检查】

1. 重复腹腔穿刺。

2. 腹腔灌洗检查。

【治疗原则】 手术治疗，行破裂肠壁缝合或肠段切除吻合术。

病 例 九

【病例摘要】 患者，男，46 岁，工人，右上腹腹痛半年，加重伴上腹部包块 1 个月。

患者于半年前无明显诱因出现右上腹持续性钝痛，有时向右肩背部放射，无恶心呕吐，口服氨基比林可缓解。近 1 个月来，右上腹痛加重，服止痛药效果不好，自觉右上腹饱满，有包块，伴腹胀、纳差、恶心，乏力，体重下降约 7kg 当地医院 B 超显示肝脏占位性病变。患者发病时无呕吐、腹泻，偶有发热（体温最高 37.9℃），大小便正常。

既往有乙型肝炎病史 20 年，否认疫区接触史，无烟酒嗜好，无药物过敏史，家族史中无遗传性疾病及类似疾病史。

查体：体温 36.5℃、脉搏 79 次/分，呼吸 20 次/分，血压 115/76mmHg，发育正常，营养一般，神志清楚，查体合作，全身皮肤无黄染，巩膜轻度黄染，双锁骨上窝未及肿大淋巴结，心肺查体未见异常。腹平软，右上腹饱满，有压痛，无腹壁静脉曲张，无肌紧张，肝脏触诊肋下 5cm，边缘钝，质地硬，有触痛，未触及脾脏，墨菲征（–），腹部叩诊呈鼓音，移动性浊音（–），肝上界叩诊位于第五肋间，肝区叩痛，听诊肠鸣音 8 次/分，肛门指诊未触及异常

辅助检查：① Hb 90g/L，WBC 5.8×10^9/L，ALT 84U/L，AST 78U/L，TBIL 30μmol/L，DBIL 10μmol/L，ALP 188U/L，GGT 64U/L，AFP 880ng/ml，CEA 24mg/ml。②B 超检查：肝右叶实质性占位性病变，8cm，肝内外胆管不扩张。

【诊断及诊断依据】

1. 诊断 肝癌（原发性，肝细胞性）。

2. 诊断依据

（1）右上腹痛逐渐加重，伴纳差，体重下降。

（2）乙型肝炎病史 20 年。

（3）巩膜轻度黄染，肝功能异常，TBIL 上升，GGT 上升。

（4）AFP 增高。

（5）B 超检查结果。

【鉴别诊断】

1. 肝脏良性肿瘤（无疼痛等其他症状，无体重下降，AFP 阴性）。

2. 肝包虫病（动物接触史，包虫囊液皮内试验阳性，补体结合试验阳性，AFP 阴性）。

3. 肝脓肿（起病急，寒战、高热、肝区疼痛和肝大，AFP 阴性）。

4. 转移性肝癌（AFP 阴性，肝脏本身症状轻，肝外症状重，多数为多发结节，AFP 阴性）。

【进一步检查】

1. 肝磁共振。

2. 肝脏增强 CT。

3. 必要时行肝穿刺活检。

【治疗原则】

1. 手术治疗　①肝切除术；②肝移植。

2. 放射介入治疗。

3. 化学药物治疗。

病　例　十

【病例摘要】　患者，男，65 岁，上腹部不适，皮肤巩膜黄染，全身皮肤瘙痒 1 月余。

近一个月以来患者腹胀不断加重，纳差，厌油腻，体重明显减轻，无发热，尿黄。排白色大便。曾在外院就诊，服“排石汤”未见缓解。既往有乙型肝炎病史。

查体：体温 37.6℃，血压 136/68mmHg，皮肤巩膜黄染，右锁骨上可触及 2cm×2cm 肿大淋巴结。查体上胸部未见蜘蛛痣，未见腹壁静脉曲张，肝、脾未触及。

辅助检查：①墨菲征（–）；②ALP 143U/L，AST 145U/L，TBIL 288μmol/L，DBIL 190μmol/L，A/G 1.8，Hb 88g/L，WBC 12×10^9/L，HbSAg（+）；③B 超检查，肝内胆管扩张，部分胆管壁增厚，左、右肝管分叉处有可疑实性占位；④CT 检查胆内胆管扩张，胆囊不大，胰腺未见异常，肝外胆管未见扩张，肝内未见肿瘤。

【诊断及诊断依据】

1. 诊断

（1）梗阻性黄疸。

（2）胆道肿瘤（肝门胆管癌）。

2. 诊断依据

（1）进行性无痛性黄疸，皮肤瘙痒，大便白色。

（2）纳差，乏力，体重下降，锁骨上淋巴结肿大。

（3）B 超、CT 检查提示：肝内胆管扩张，胆囊大小正常，部分胆管壁增厚及可疑占位病变。

【鉴别诊断】

1. 肝胆管结石（腹痛发作频繁，偶有寒战、发热，可无黄疸；超声检查所见）。

2. 肝癌、或肝门部转移癌（肝大、结节，无黄染，超声检查）。

3. 胰头癌或壶腹周围癌（超声、CT、ERCP、PTC、MRCP 检查）。

【进一步检查】

1. 胃十二指肠镜及造影（ERCP），观察十二指肠乳头及胆总管下段情况。

2. 经皮经肝胆道造影（PIC）。

【治疗原则】

1. 手术治疗　经皮经肝胆道引流（PICD），外引流。

2. 开腹探查（切除或不切除）　胆肠吻合，内引流。

病 例 十 一

【病例摘要】　患者，女，17 岁，学生，右膝疼痛，跛行 3 个月。

3 个月前患者不明原因出现右膝疼痛，以右膝内侧酸胀疼痛为主，无外伤史，无畏寒发热。活动后右膝疼痛加重伴跛行，右膝无红肿、皮温升高现象。

体格检查：右小腿上段内侧有 4cm×6cm 扁平包块，有压痛、质软、边界不清，局部皮温略高，右膝关节活动自如，关节间隙无压痛。X 线检查：右胫骨干骺端可见不同形态改变，密质骨和髓腔有成骨性，溶骨性或混合性骨质破坏，骨膜反应明显，呈侵袭性发展，骨膜软组织肿胀，边缘不清，右膝关节间隙无异常。诊断意见：①右胫骨骨髓炎可能；②骨肿瘤不排除。CT 检查：右胫骨上段骨结构异常，可见约 1.3cm×3cm×4.5cm 不规则破坏区，其内可见斑点状高密度影，周围可见放射状骨针及软组织肿块，肿块内密度不均匀，呈斑点状低密度影。诊断意见：右胫骨上段骨质破坏，考虑为恶性肿瘤。MRI 检查：右胫骨上段骨髓信号消失，代之以长 T1、长 T2 信号，注射造影剂后，有轻度不均匀强化，右胫骨上段局部骨皮质信号消失，其周围有明显强化的软组织肿块包绕，诊断意见：右胫骨中上段骨质破坏且伴明显软组织肿块占位，考虑为恶性肿瘤病变，建议穿刺活检。病理报告显示：（右胫骨）骨肉瘤（血管扩张型）。

【诊断及诊断依据】

1. 诊断 骨肉瘤（血管扩张型）。

2. 诊断依据

（1）右胫骨中上段骨质破坏且伴明显软组织肿块占位，考虑为恶性肿瘤病变。

（2）穿刺活检，病理报告：（右胫骨）骨肉瘤（血管扩张型）。

【鉴别诊断】

1. 慢性化脓性骨髓炎（慢性化脓性骨髓炎髓腔弥漫性密度增高，皮质增厚，但无骨质大块破坏或肿瘤骨形成，软组织肿胀亦不明显。若见死骨存在，骨髓炎的诊断更明确）。

2. 尤文肉瘤（尤文肉瘤表现为髓腔内斑点状、鼠咬状溶骨破坏，范围较长，多见葱皮样骨膜反应）。

3. 转移性骨肿瘤（转移性肿瘤较少侵犯膝关节附近的骨骼，好发于骨盆及脊柱等，骨质改变多为溶骨性，大多无骨膜反应和软组织肿块）。

【治疗原则】 采取综合治疗。术前大剂量化疗，然后根据肿瘤浸润范围作根治性切除瘤段、灭活再植或置入假体的保肢手术或截肢术，术后继续大剂量化疗。骨肉瘤肺转移的发生率极高，属 $G_2T_{1\text{-}2}M_1$ 者，除上述治疗外，还可行手术切除转移灶。

病 例 十 二

【病例摘要】 患者，男，28 岁，腹痛 2 日为主诉入院。

患者于 48h 前突然出现全腹疼痛，为阵发性绞痛，以右下腹更明显，伴有肠鸣，呕吐数次，开始为绿色物，以后呕吐物有粪便味。两日来未进食，未排便排气，尿少，无发热。3 年前曾作过阑尾切除术。

查体：急性病容，神志清楚，体温 37.5℃，脉搏 128 次/分，血压 110/65mmHg，皮肤干燥弹性差，无黄染。心肺未见异常，腹部膨隆，未见肠型，触诊腹部柔软，广泛轻压痛，无反跳痛，未触及肿块，肝脾未触及，肠鸣音亢进，有气过水音。

辅助检查：Hb 160g/L，WBC 10.6×10^9/L，尿常规阴性。

腹部 X 线检查有多个液平面。

【诊断及诊断依据】

1. 诊断 急性肠梗阻（机械性，粘连性，低位）。

2. 诊断依据

（1）急性阵发性腹痛，伴肠鸣音亢进。

（2）停止排便与排气，腹胀，呕吐，呕吐物有粪便味。

（3）有腹部手术史。

（4）腹部X线检查有多个液平面。

【鉴别诊断】

1. 急性胃肠炎（有腹痛，呕吐，腹胀，但无腹泻。腹部X线检查无液平面）。

2. 输尿管结石（持续时间不会太长，血尿等）。

3. 消化道穿孔（溃疡病史，腹平片膈下游离气体）。

【进一步检查】

1. 尿常规及沉渣镜检。

2. B超。

3. 血酸碱度及电解质。

【治疗原则】

1. 禁食，胃肠减压。

2. 补液治疗，纠正脱水及酸中毒。应用抗生素，防止感染。

3. 手术治疗。

病例十三

【病例摘要】 患者，女，28岁，已婚。腹痛、腹泻、发热、呕吐18h入院。

患者24h前进食，半日后，出现阵发性腹痛，并伴有恶心，自服654-2等对症治疗未见好转，并出现呕吐，呕吐物为胃内容物，发热伴腹泻数次，为稀便，无脓血，体温37～38.5℃，查便常规为阴性，按“急性胃肠炎”予颠茄、盐酸小檗碱等治疗，晚间腹痛加重，伴发热，体温38.6℃，腹痛由胃部移至右下腹部，仍有腹泻，查血常规WBC 22×10^9/L。既往身体健康，无肝肾疾病史，无结核及疫区接触史，无药物过敏史。月经史13（3～5/27～28），末次月经2010年2月25日。

查体：体温38.5℃，脉搏110次/分，血压113/76mmHg，发育营养正常，全身皮肤无黄染，无出血点及皮疹，浅表淋巴结无肿大，眼睑无水肿，结膜无苍白，无巩膜黄染，颈软，甲状腺大小正常，心界大小正常，心率110次/分，听诊心律整齐，未闻及杂音；双肺未闻干湿啰音；腹部平坦，无包块，肝脾未触及，全腹压痛以右下腹麦氏点周围明显，无明显肌紧张，肠鸣音10～15次/分。

辅助检查：Hb 163g/L，WBC 24.8×10^9/L，中性分叶粒细胞86%，尿常规（-），大便常规：稀水样便，白细胞3～5个/HP，红细胞0～2个/HP，肝功能正常。

【诊断及诊断依据】

1. 诊断 急性阑尾炎（化脓性）。

2. 诊断依据

（1）转移性右下腹痛。

（2）右下腹麦氏点周围明显压痛。

（3）发热，血常规化验白细胞增高。

【鉴别诊断】

1. 急性胃肠炎（恶心、呕吐和腹泻等消化道症状较重，无右下腹固定压痛和腹膜刺激症状）。

2. 右侧输尿管结石（突然发生的右下腹阵发性剧烈疼痛，向会阴部、外生殖器放射，尿中查到大量红细胞，超声检查所见）。

3. 妇产科疾病，如异位妊娠（常有急性失血症状和腹腔内出血的体征，并有停经史）、卵巢囊肿蒂扭转（有明显而剧烈腹痛，腹部或盆腔检查中可有压痛性的肿块）。

4. 急性肠系膜淋巴结炎（多见于儿童，往往先有上呼吸道感染史，范围广且不固定）。

【进一步检查】

1. 复查大便常规，血常规。

2. B 超检查 注意回盲区阑尾形态。

【治疗原则】

1. 抗感染治疗。

2. 开腹探查、行阑尾切除术。

病 例 十 四

【病例摘要】 患者，男，48 岁，饮酒后骤发剧烈上腹痛，伴腹胀、恶心、呕吐 1 日。

患者无明显诱因突然发作剧烈腹痛，初起时觉剑突下偏右呈发作性胀痛，腹痛迅速波及全腹部转成持续性，刀割样剧烈疼痛，并向后背放射，伴恶心、呕吐，呕吐物为胃内容物。发病后未曾排便及排气，翻身及深呼吸时腹部疼痛剧烈。12h 前腹痛加重并出现烦躁不安，憋气，伴体温升高。3 年前诊断患有胆囊结石，从无症状，未予治疗。既往无类似腹痛，无溃疡病史。

查体：体温 39℃，脉搏 120 次/分，呼吸 34 次/分，血压 114/88mmHg。急性病容，右侧卧位，全身皮肤及巩膜可疑黄染，头颈心肺（–），全腹膨隆伴明显肌紧张及广泛压痛，反跳痛。肝浊音界在右第六肋间，移动性浊音（±），肠鸣音弱。

辅助检查：Hb 96.6g/L，WBC 18.6×10^9/L，AST 211U/L，BUN 9.9mmol/L，TBIL 30μmol/L，DBIL 12μmol/L，血钙 1.75mmol/L。腹平片示肠管充气扩张，肠间隙增宽。B 超：肝回声均匀，未发现异常病灶，胆囊 7cm×3cm×2cm 大小，壁厚 0.4cm，内有多发强光团，回声后有声影，胆总管直径 0.9cm，胰腺形态异常，明显肿大，尤其以胰头、胰体明显，胰周多量液性暗区，胰管增粗。

【诊断及诊断依据】

1. 诊断

（1）急性弥漫性腹膜炎；急性胰腺炎。

（2）胆囊炎、胆石症。

2. 诊断依据

（1）急性上腹痛，向后腰背部放射，伴恶心呕吐，发热。

（2）全腹肌紧张，压痛，反跳痛，有可疑腹水征。

（3）WBC 升高，血钙下降。

（4）影像学检查所见 B 超、腹平片。

【鉴别诊断】

1. 消化道穿孔（消化道溃疡病史，腹平片膈下游离气体）。

2. 急性胆囊炎（右上腹疼痛，墨非征阳性）。

3. 急性肠梗阻（X 线检查腹平片可见气液平面）。

【进一步检查】

1. 血尿淀粉酶。

2. 腹腔穿刺，腹水常规及淀粉酶测定。

3. 腹部 CT 检查。

【治疗原则】

1. 禁食水，胃肠减压。

2. 适当应用抗生素及生长抑制素类药物。

3. 密切观察病情，有感染征象时，可手术探查。

病 例 十 五

【病例摘要】 患者，女，38 岁，烦躁不安、畏热、消瘦 2 个月。

患者于 2 个月前因工作紧张，性情急躁，常因小事与人争吵，情绪难以控制。着衣不多，仍感燥热多汗，在外就诊服用安神药物，效果不明显。发病以来食量较前增加，体重却较前下降。睡眠差，常需服用安眠药。大便成形，每日增为 2 次，小便正常，近 2 月来月经较前量少。

既往身体健康，无结核或肝炎病史，家族中无精神病或高血压患者。

查体：体温 37.5℃，脉搏 94 次/分，呼吸 21 次/分，血压 128/75mmHg。发育营养良好，情绪比较激动，眼球略突出，眼裂增宽，瞬目减少。触诊两叶甲状腺大小均匀，可触及轻度肿大，未扪及结节，无震颤和杂音，浅表淋巴结不大，心肺（–），腹软，肝脾未触及。

【诊断及诊断依据】

1. 诊断　甲状腺功能亢进症（原发性）。

2. 诊断依据

（1）怕热多汗，性情急躁。

（2）食欲增加，体重下降，大便次数增加。

（3）甲状腺肿大，有突眼体征。

（4）脉率加快，脉压增大。

【鉴别诊断】

1. 单纯性甲状腺肿（一般无基础代谢增高及交感神经兴奋症状。TSH 正常、TRH 兴奋试验正常，甲状腺激素测定正常。TSAb 阴性）。

2. 神经官能症（可有交感神经兴奋症状，但无高代谢症状、甲状腺肿大及突眼等临床表现）。

3. 结节性甲状腺肿伴甲状腺功能亢进（腺体呈结节状肿大，两侧多不对称，无突眼，容易发生心肌损害。B 超、核素扫描均可见甲状腺结节）。

【进一步检查】

1. 颈部 B 超，同位素扫描。

2. T3、T4、TSH 测定。

3. ^{131}I 摄取率。

【治疗原则】

1. 内科药物治疗。

2. 必要时行甲状腺次全切除术。

病 例 十 六

【病例摘要】 患者，女，45 岁，大便次数增加、便中带血 3 个月。

3 个月前无明显诱因排便次数增多，3～6 次/日，不成形，间断带暗红色血迹。有中、下腹痛，无明显腹胀及恶心呕吐。无发热，进食正常。最近明显乏力，体重下降约 4kg。

既往身体健康，家族中无类似疾病患者。

查体：体温 37.6℃，脉搏 75 次/分，呼吸 19 次/分，血压 118/79mmHg 一般状况差，皮肤无黄染，结膜苍白，浅表淋巴结未触及肿大。腹软而平坦，未见胃肠型及蠕动波，无压痛，无肌紧张，肝脾未触及。右下腹可扪及约 4cm×8cm 包块，质地坚韧，可推动，边界不清，移动性浊音（－），肠鸣音正常，直肠指诊未见异常。

辅助检查：大便潜血（＋），血常规：WBC 4.8×10^9/L，Hb 86g/L，入院后查血 CEA 42ng/ml。

【诊断及诊断依据】

1. 诊断 结肠癌。

2. 诊断依据

（1）排便习惯改变，便次增加。

（2）暗红色血便，便潜血（＋）。

（3）右下腹肿块。

（4）乏力伴消瘦。

【鉴别诊断】

1. 肠炎，肠结核（大便镜检常，可发现，如虫卵、吞噬细胞等，痢疾可培养出致病菌）。

2. 阑尾脓肿（有腹部包块，但 X 线检查包块位盲肠外，患者有阑尾炎病史）。

【进一步检查】

1. 钡剂灌肠造影。

2. 结肠镜检查。

3. 腹部 B 超检查。

【治疗原则】

1. 病理检查后行结肠癌根治性手术。

2. 辅助化疗。

病 例 十 七

【病例摘要】 患者，男，70 岁，双下肢行走无力 1 年，加重 1 个月。

患者 1 年前无明显诱因出现双下肢行走无力，并出现行走不稳，有摔倒感。休息后症状略好转，但不能彻底减轻。在当地多家医院诊治，并行 MRI 检查，明确为颈椎病，给予颈托牵引，按摩物理治疗，但症状未见明显减轻。近日来自诉上述症状逐渐加重，并出现行走时跛行，行走活动明显受限，上下楼梯需扶栏杆，走平路时行走不稳。休息后无明显好转。患者发病时精神状态一般、食欲好，睡眠好。二便未见异常，体重无明显减轻。

查体：体温 36.5℃，脉搏 88 次/分，呼吸 19 次/分，血压 128/82mmHg 跛行步入病房，颈椎活动度无明显异常，颈椎棘突以及椎旁压痛（－），无上肢放射痛。双上肢感觉无明显异常。双侧肱三角肌、肱二头肌、肱三头肌、肱桡肌、腕屈肌、腕伸肌、指屈肌、指伸肌肌力均为Ⅳ级，双上肢肌张力稍高。双侧肱二头肌、桡骨膜反射、肱三头肌反射亢进，对称引出；双侧 Hoffmann 征（－），双侧臂丛牵拉实验阴性。颈部旋转试验（－）。

辅助检查：颈椎 MRI　第 3、4 颈椎间隙，第 5、6 颈椎对应脊髓受压明显，椎管狭窄明显。腰椎 MRI：第 3、4 腰椎，第 4、5 腰椎及腰 5 骶 1 间盘有明显膨出。

【诊断及诊断依据】

1. 诊断

（1）颈椎病。

（2）腰椎间盘突出症。

2. 诊断依据

（1）双下肢行走无力，并出现行走不稳，有摔倒感。休息后症状可以好转，但不能彻底减轻。

（2）双侧肱三角肌、肱二头肌、肱三头肌、肱桡肌、腕屈肌、腕伸肌、指屈肌、指伸肌肌力均为Ⅳ级，双上肢肌张力稍高。

（3）双侧肱二头肌、桡骨膜反射、肱三头肌反射亢进，对称引出。

（4）辅助检查：颈椎 MRI　颈椎 3、4 间隙，颈 5、6 对应脊髓受压明显，椎管狭窄明显。腰椎 MRI：腰椎 3、4，腰椎 4、5 及腰 5 骶 1 间盘有明显膨出。

【鉴别诊断】

1. 神经根型的鉴别诊断　如肩周炎、腕管综合征、胸廓出口综合征、颈神经根肿瘤。

2. 脊髓型颈椎病鉴别诊断　如颈椎骨折脱位肿瘤所致脊髓压迫症。

3. 椎动脉型和交感神经型颈椎病的鉴别诊断　如能引起眩晕的疾病、冠状动脉供血不足、锁骨下动脉缺血综合征。

4. 与腰痛为主要疾病的鉴别　如腰肌劳损、脊上脊间韧带损伤、第三腰椎横突综合征、腰椎结核和肿瘤。

5. 与腰痛伴坐骨神经痛的鉴别　如椎管狭窄症。

6. 与坐骨神经痛为主要表现的疾病鉴别　梨状肌综合征、盆腔疾病。

【进一步检查】

1. X 线平片。

2. X 线照影。

3. B 超。

4. CT 和 MIR。

【治疗原则】

1. 颈椎病　①非手术治疗：颌枕带牵引、颈托和围领、推拿按摩、理疗、自我保健疗法、药物治疗。②手术治疗。

2. 腰椎间盘突出症　①非手术治疗：绝对卧床休息、持续牵引、理疗推拿按摩、皮质激素硬膜外注射、髓核化学溶解法。②经皮髓核切吸术。③手术治疗。

病例十八

【病例摘要】　患者，男，48 岁，反复黑便 3 周，呕血 1 日。

3 周前，患者自觉上腹部不适，偶有嗳气，反酸，口服西咪替丁有好转，大便呈黑色，

1～2 次/日，排便成形，未予注意，1 日前，进食辣椒及烤馒头后出现上腹不适，伴恶心，并有便意如厕，排出柏油样便约 600ml，并呕鲜血约 500ml，当即晕倒，查 Hb 48g/L。发病以来乏力明显，睡眠、体重匀正常，无发热。

既往史：79 年发现 HbsAg（+），有“胃溃疡”史 10 年，常用制酸剂。否认高血压、心脏病史，否认结核史，药物过敏史。

查体：体温 37.3℃，脉搏 118 次/分，血压 95/73mmHg，急性病容，皮肤苍白，无出血点，面颊可见蜘蛛痣 2 个，浅表淋巴结未肿大，结膜苍白，巩膜可疑黄染，心界正常，心率 120 次/分，心律整齐，未闻及杂音，肺部无异常，腹部膨隆，未见腹壁静脉曲张，全腹无压痛、肌紧张，肝脏未触及，脾位于肋下 10cm，超过正中线 2cm，质地硬，肝浊音界位于第Ⅶ肋间，移动性浊音阳性，肠鸣音 3～5 次/分。

【诊断及诊断依据】

1. 诊断

（1）呕血和黑便。

（2）食管胃底静脉曲张破裂出血可能性大。

（3）肝硬化门脉高压、腹水。

2. 诊断依据

（1）有乙肝病史及肝硬化体征（蜘蛛痣、脾大、腹水）。

（2）出血诱因明确，有呕血、柏油样便。

（3）腹部移动性浊音（+）。

【鉴别诊断】

1. 胃十二指肠溃疡（反复规律的上腹痛生发黑便或呕血）。

2. 胃癌（一般不超过 500ml，并发休克少见）。

3. 咯血（咯血颜色呈鲜红色，其内混有痰及泡沫，同时多伴有喉部搔痒、胸闷、咳嗽，且既往多有呼吸系统病史）。

【进一步检查】

1. 实验室检查 肝功能，肝炎九项、AFP、血常规。

2. 影像学检查 B 超、CT，缓解时可作食管造影。

3. 内镜检查。

【治疗原则】

1. 禁食水、输血、补液对症治疗。

2. 必要时给予三腔二囊管压迫止血。

3. 经内镜硬化剂注射及血管套扎术止血。

4. 手术治疗 贲门周围血管离断术。

病例十九

【病例摘要】 患者，男，32 岁，腹痛 4h 为主诉入院。

患者因 5h 前进食过量，饮酒后出现上腹部不适，4h 前剑突下突发剧痛，伴恶心、呕吐胃内容物数次，3h 前腹痛蔓延至右侧中、下腹部。患者因疼痛腹部查体不配合，烦躁不安，大汗。腹平坦，广泛肌紧张，剑突下及右中、下腹部压痛明显，剑突下最重，肠鸣音偶尔能闻及。既往史，间断性上腹部疼痛 8 年，饥饿时明显，进食后缓解，未经系统诊治。

查体：体温 37.8℃，脉搏 108 次/分，呼吸 23 次/分，血压 85/59mmHg。急性痛苦面容，情绪烦躁，心肺检查未见明显病变，腹平坦，未见胃肠型及蠕动波，广泛腹肌紧张，剑突下及右侧中、下腹部压痛，反跳痛明显，剑突下最重，肝、脾未触及，墨菲征（–），移动性浊音（–）。肠鸣音减弱，直肠指检未见异常。

辅助检查：急查血常规：WBC $11×10^9$/L，Hb 140g/L；血淀粉酶 96U（正常值 32U）。

【诊断及诊断依据】

1. 诊断　胃十二指肠溃疡穿孔（弥漫性腹膜炎）。

2. 诊断依据

（1）突然上腹部剧痛，伴腹膜刺激征。

（2）十二指肠溃疡病史。

【鉴别诊断】

1. 胆囊炎，胆囊结石急性发作（墨菲征阳性，疼痛向右肩放射；B 超检查所见）。

2. 急性胰腺炎（血尿淀粉酶增高，前倾位时疼痛可减轻，进食后疼痛加重，疼痛可向左侧胸部及腰背部放散）。

3. 急性胃肠炎（有暴饮暴食或吃不洁腐败变质食物史；起病急，恶心、呕吐频繁，剧烈腹痛，频繁腹泻，多为水样便；常有发热、头痛、全身不适及程度不同的中毒症状）。

4. 急性阑尾炎（转移性右下腹疼痛，为持续性疼痛阵发性加剧。右下腹阑尾点有局限性不同程度压痛，反跳痛和肌紧张。血中白细胞增加，中性细胞比例升高）。

【进一步检查】

1. 立位腹部平片。

2. B 超检查。

3. 重复血尿淀粉酶测定。

【治疗原则】

1. 禁食水，胃肠减压，作好术前准备，给予补液对症治疗，必要时输血。

2. 手术治疗　行穿孔修补术。

病例二十

【病例摘要】　患者，男，28 岁，半小时前因车祸（车速 180km/h）发生闭合性胸部损伤。

既往身体健康，无心肺疾病。

查体：神志清楚，查体合作，痛苦面容，呼吸困难，呼吸浅快，脉搏浅快，38 次/分；奇脉，脉搏 133 次/分；血压 118/78mmHg。颈静脉怒张，充盈明显，气管居正中位，心尖搏动减弱或消失。肺部叩诊呈清音；心脏叩诊心浊音界向两侧扩大，相对浊音界消失。双肺听诊呼吸音清晰，无啰音；心脏听诊心律整齐，心音遥远，未闻及病理性杂音。腹部及四肢大致正常，无病理反射引出。

【诊断及诊断依据】

1. 诊断

（1）心包堵塞（血心包）。

（2）心脏破裂（不能除外心包堵塞型）。

2. 诊断依据 BECK 三联症（静脉压升高，血压下降，脉搏细快）。

【鉴别诊断】

1. 心脏损伤（心前区疼痛，似心梗样表现，EKG ST、T 波改变，心律失常，CPK-MB 上升，LDH1 上升，LDH2 上升，UCG 改变）。

2. 心脏破裂（多见穿透伤，低血容量休克，血胸型）。

3. 大血管破裂（进行性出血，患者快速死亡）。

4. 室间隔破裂、瓣膜、乳头肌损伤（有杂音，急性心衰征，超声心动图可确诊）。

【进一步检查】

1. ECG、磷酸肌酸激酶-同工酶（CPK-MB）和酸脱氢酶。

2. 超声心动图。

3. 胸部正侧位片及 CT。

4. 心包穿刺（最主要，既是诊断又是抢救治疗的第一步）。

【治疗原则】

1. 抗休克治疗，输血、输液、镇静、止痛，吸氧。

2. 心包穿刺，心包引流。

3. 尽早开胸探查（CVP 16cmH_2O 以上，升压药，扩张血管药，输血输液抗休克无效时，或心包持续进行性出血者）。

4. 抗生素防治感染。

病 例 二 十 一

【病例摘要】 患者，男，25 岁，半小时前骑车时被汽车撞倒，右颞部着地为主诉入院。患者摔倒后曾有约 5min 的昏迷，清醒后自觉头痛，恶心。

查体：血压 135/85mmHg，脉搏 90 次/分，一般状态尚可，神经系统检查未见阳性体征。头颅 X 线检查提示：右额颞部线性骨折。随后 2h 患者头疼逐渐加重，伴呕吐，烦躁不安，进而出现意识障碍。体温 38.3℃，血压 158/102mmHg，脉搏 90 次/分，呼吸 18 次/分，浅昏迷，左侧瞳孔直径 3mm，对光反射存在，右侧瞳孔直径 4mm，对光反射迟钝。左鼻唇沟浅，左侧 Babinski 征阳性。

【诊断及诊断依据】

1. 诊断 右额颞部急性硬膜外血肿。

2. 诊断依据

（1）有明确的外伤史。

（2）有典型的中间清醒期。

（3）头部受力点处有线性骨折。

（4）出现进行性颅内压增高并出现脑疝。

【鉴别诊断】 急性硬膜下血肿及颅内血肿（有外伤史；血肿多出现于对冲部位；意识障碍持续加重；明确诊断靠 CT）。

【进一步检查】　头颅CT平扫。

【治疗原则】　手术治疗：行开颅血肿清除术。

病例二十二

【病例摘要】　患者，女，7岁。2h前跳动中向前跌倒，手掌着地，患儿哭闹，自诉右肘部痛，不敢活动右上肢。查体尚能合作。右肘向后突出处于半屈曲位，局部肿胀，有皮下瘀斑，压痛明显，有轴心挤压痛。右肘前方可触及骨折近端，肘后三角关系正常。右桡动脉搏动稍弱。右手感觉运动正常。

【诊断及诊断依据】

1. 诊断　右肱骨髁上骨折（伸直型）。

2. 诊断依据

（1）好发年龄（10岁以下）。

（2）典型受伤机制。

（3）局部压痛及轴向挤压痛，并触及骨折近端。

（4）肘后三角关系正常。

【鉴别诊断】　肘关节后脱位（肘后空虚感，可摸到凹陷处，肘部三点关系完全破坏，失去正常关系）。

【进一步检查】　右肘部侧位X线片。明确诊断，了解骨折线的位置和骨折移位情况。

【治疗原则】　手法复位，屈肘位后侧石膏托固定4～5周。

病例二十三

【病例摘要】　患者，男，42岁，右髋外伤后疼痛，不能活动4h。

4h前患者乘公共汽车，左下肢搭于右下肢上，突然急刹车，右膝顶撞于前座椅背上，即感右髋部剧痛，不能活动。既往身体健康。无特殊疾病，无不良嗜好。

检查：全身情况良好，心肺腹未见异常。

骨科专科检查：仰卧位，右下肢短缩，右髋呈屈曲内收内旋状。各项活动均受限。右侧股骨大粗隆上移。右膝、踝及足部关节主动被动活动均可，右下肢感觉正常。

【诊断及诊断依据】

1. 诊断　右髋关节后脱位。

2. 诊断依据

（1）典型的受伤机制。

（2）大粗隆上移。

（3）典型的右下肢畸形表现。

（4）右下肢其他关节功能正常，感觉正常，说明未合并坐骨神经损伤。

【鉴别诊断】　股骨颈骨折和转子间骨折（骨折机制走路滑倒时，身体扭转倒地所致患肢短缩，患髋呈屈曲内收外旋畸形）。

【进一步检查】　右髋正侧位X线片（可证实脱位，并了解脱位情况及有无合并骨折）。

【治疗原则】

1. 无骨折或只有小片骨折的单纯性后脱位，应手法复位，皮牵引固定。

2. 如髋臼后缘有大块骨折或粉碎骨折或股骨头骨折，属复杂性后脱位，目前主张早期手术治疗，切开复位与内固定。

病例二十四

【病例摘要】 患者，男，57岁，右侧腰痛伴血尿3个月。

3个月前，患者右侧腰部持续性胀痛，活动后出现血尿并伴轻度尿急、尿频、尿痛。去医院就诊，反复化验尿中有较多红细胞、白细胞，给予抗炎治疗。1月前B超发现右肾积水，来我院就诊，腹平片未见异常。静脉尿路造影（IVP）右肾中度积水，各肾盏成囊状扩张，输尿管显影，左肾正常。发病以来，食欲及大便正常。近2年来双足趾偶有红肿痛，疑有“痛风”，未作进一步检查。否认肝炎，结核等病史。吸烟30余年，1包/日。

查体：发育正常，营养良好，皮肤巩膜无黄染，浅表淋巴结不大，心肺无异常。腹平软，肝脾未见异常，右肾区压痛（+），叩痛（+）。右输尿管走行区平脐水平，有深压痛。

化验：血常规正常，尿pH 5.0，尿蛋白（+），尿RBC 30～50个/HP，白细胞2～4个/HP，血肌肝141μmol/L，尿素8.76mmol/L，尿酸596mmol/L（正常90～360mmol/L），肝功能正常，电解质正常。24h尿酸定量1260mg（正常＜750mg）。B超：右肾盂扩张，皮质厚度变薄，未见结石影，右输尿管上段扩张，内径1.2～1.5cm。左肾未见明显异常。膀胱镜检查正常。右侧逆行造影，插管至第5腰椎水平受阻，注入造影剂在受阻水平可见2.6cm×1.5cm大小充盈缺损，上段输尿管显著扩张。

【诊断及诊断依据】

1. 诊断

（1）右输尿管结石（尿酸结石）。

（2）右肾积水，肾功能轻度受损。

2. 诊断依据

（1）右侧腰痛，活动后血尿，既往疑有“痛风”病史。

（2）右肾区压、叩痛，右输尿管走行区有深压痛。

（3）B超及IVP所见 右肾积水，右输尿管充盈缺损，上段输尿管扩张。

（4）血尿酸及尿尿酸均增高，尿pH 5.0。

【鉴别诊断】

1. 输尿管肿瘤（常为无痛性肉眼血尿，间歇发生或排出条状血块）。

2. 阑尾炎（右上腹麦氏点有压痛，压痛点固定）。

3. 尿路感染（发热，明显尿路刺激症状）。

【进一步检查】

1. CT检查。

2. 输尿管镜检查。

【治疗原则】

1. 碎石治疗或输尿管切开取石。

2. 术后积极采取预防结石复发的措施。

病例二十五

【病例摘要】 患者，男，36岁，尿频、尿急、尿痛伴血尿6个月。

6个月前无明显诱因逐渐出现尿频、尿急、尿痛，约1h排尿一次，排尿初始及终末为肉眼血尿，无低热、盗汗、腰痛。在当地医院行尿液检查有大量红细胞及白细胞，给予诺氟沙星、环丙沙星等口服，疗效不明显。目前膀胱刺激症状加重，约半小时排尿一次。发病以来食欲正常，大便正常。

既往身体健康，否认肝炎、肺结核等病史，无药物过敏史。吸烟 15 年，1 包/日；饮酒 10 年，半斤/日。家族史无。

查体：发育正常，营养中等。皮肤、巩膜无黄染，浅表淋巴结不大。心、肺、腹未见异常。左肾区轻微叩击痛。双肾未扪及。双输尿管走行区无压痛，未扪及包块，膀胱区无压痛，左阴囊、附睾尾部可扪及直径 2.5cm 大小不规则硬结，与阴囊皮肤无粘连，压痛不明显，双输精管粗硬，不光滑。直肠指诊：前列腺不大，质地较硬，表面不光滑。脊柱四肢未见异常。

化验：血常规正常，尿蛋白（2+），红细胞满视野，白细胞 20～30 个/HP；尿沉渣涂片抗酸染色找到抗酸杆菌；血沉 15mm/h，肝肾功能无异常。胸片：右上肺陈旧结核病灶。B 超：左肾内部正常结构消失，可探及多个大小不等液性区，肾实质变薄并有破坏。右肾未见异常，右输尿管下段扩张，膀胱容量小于 50ml。腹平片（–）。静脉尿路造影：左肾未显影，右肾显影，结构功能正常，右输尿管全程显影，下段扩张明显。膀胱显影，容量小。

【诊断及诊断依据】

1. 诊断　左肾结核、左附睾结核、前列腺结核、膀胱挛缩。

2. 诊断依据

（1）男性，尿频、尿急、尿痛伴初始及终末血尿。

（2）尿常规有较多红、白细胞，尿蛋白（++），尿沉渣涂片抗酸染色找到抗酸杆菌，一般抗感染药物无效。

（3）左附睾尾硬结，双侧输精管粗硬，前列腺不大质硬，不光滑。

（4）胸片：右上肺有陈旧性结核病灶。

（5）B 超、IVP 提示左肾结核

【鉴别诊断】

1. 非特异性膀胱炎（主要系大肠埃希菌感染，多见女性，发病突然，开始即有显著的尿频、尿急、尿痛，经抗感染治疗后症状很快缓解或消失，病程短促，但易反复发作）。

2. 泌尿系肿瘤（血尿常为全程间断无痛性肉眼血尿）。

3. 泌尿系外伤（外伤史，局部肿胀、疼痛，血尿）。

【进一步检查】　晨尿检查结核杆菌，连续三日。

【治疗原则】

1. 联合用抗结核药物治疗两周后行左肾切除。

2. 术后继续联合用药抗结核治疗。

3. 左附睾尾结核经抗结核治疗后，无效时可手术切除。

病例二十六

【病例摘要】　患者，女，30 岁，工人。1h 前因与人争吵被他人用小刀刺伤右胸部，伤后即感胸痛，气短及呼吸困难，现场简单包扎后，急送我院急诊，途中咳痰两次，痰中无血丝；呕吐一次，为胃内容物。未进食水，未排尿排便。既往身体健康。

体格检查：体温 37.0℃，脉搏 120 次/分，呼吸 28 次/分，血压 90/55mmHg，发育正常，营养中等，面色苍白，急性面容，呼吸急促，神志清楚，问答准确，查体欠合作。结膜苍白，巩膜无黄染，气管左移，右胸相当于腋前线第 3、4 肋间可见长约 2cm 锐缘伤口，有气体随呼吸进出，右胸饱满，呼吸运动度减弱，右肺上叩诊成鼓音，左肺下叩诊浊实音，纵隔左移，右肺呼吸音消失。心率 120 次/分，律齐，各瓣膜听诊区未闻及病理性杂音。腹平，未见胃肠型及蠕动波，全腹无压痛、反跳痛及肌紧张，肝脾肋下未及，移动性浊音阴性，肠鸣音 4 次/分，未闻及气过水音。

辅助检查：胸部正位片示右肺萎缩，右第 5 肋可见气液平，纵隔左移。血常规示：WBC 12.5×10^9/L，Hb 80g/L，复查 Hb 60g/L。

【诊断及诊断依据】

1. 诊断 右侧开放性血气胸、失血性休克。

2. 诊断依据

（1）锐器致右侧胸部损伤后出现胸痛、气短及呼吸困难。

（2）右胸饱满，呼吸运动度减弱，右肺上叩诊成鼓音，左肺下叩诊浊实音，纵隔左移，右肺呼吸音消失。右胸伤口有气体进出声音，为右侧开放气胸体征，胸片示右血气胸，Hb 80g/L，复查 Hb 60g/L 提示可能有进行性血胸。

（3）血压低、心率快、Hb 60g/L 均提示有失血性休克。

【治疗原则】 积极抗休克同时，尽早剖胸探查。胸部损伤剖胸探查指征：①胸腹联合伤；②进行性血胸；③胸腔异物存留；④心脏大血管损伤；⑤肺、支气管广泛损伤或食管破裂者；⑥膈肌破裂；⑦胸壁大块缺损。

病 例 二 十 七

【病例摘要】 患者，女，33 岁，左枕部外伤后昏迷 1h 急诊入院。

患者 1h 前骑自行车被小汽车撞倒，左枕部着地，当即昏迷，10min 后清醒，其后出现头痛并逐渐加重伴呕吐，30min 后再次昏迷，急送医院。

查体：浅昏迷，心率 120 次/分，呼吸 15 次/分，血压 130/90mmHg，右侧瞳孔 5.5mm，对光反射消失，左侧瞳孔 3.5mm，光反射迟钝，右顶部可见头皮裂伤，长约 3cm，四肢肌张力偏高，双侧病理征阳性，胸腹部检查未见异常，四肢未见明显骨折征象。

辅助检查：头颅 CT 示右额颞顶可见弓形密度增高影。

【诊断及诊断依据】

1. 诊断 硬膜外血肿、脑疝、头皮裂伤。

2. 诊断依据

（1）明确的外伤史，头皮裂伤。

（2）意识障碍，右侧瞳孔 5.5mm，对光反射消失，左侧瞳孔 3.5m，光反射迟钝。

（3）锥体束征，四肢肌张力偏高，双侧病理征阳性。

（4）头部 CT 示右额颞顶可见弓形密度增高影。

【鉴别诊断】 脑震荡头部外伤后立即出现短暂的脑功能障碍，临床有逆行性遗忘，神经系统检查无异常，腰椎穿刺术脑脊液压力及化验正常。

【进一步检查】

1. 复查 CT。

2. 颅内压监测。

3. 脑诱发电位监测（非必需）。

【治疗原则】

1. 观察意识、瞳孔、生命体征及神经系统体征变化。

2. 保持呼吸道通畅。

3. 积极处理高热，躁动等，有颅内压增高表现者，给予脱水等治疗，维持良好的周围循环和脑灌注压。

4. 有手术指征者尽早手术，已有脑疝时，先给予 20%甘露醇 250ml 及呋塞米 40mg 静脉推注，立即手术。

测 试 题

1. 疏松结缔组织的急性化脓性感染，称为（ ）
A. 疖 B. 痈 C. 蜂窝织炎 D. 丹毒 E. 急性淋巴管炎

2. 手术区皮肤消毒范围应包括切口周围（ ）
A. 5cm B. 10cm C. 15cm D. 20cm E. 30cm

3. 下列哪种方法可保证清洁伤口的低感染率（ ）
A. 术前应用抗生素 B. 层流手术室 C. 较长的术前病情检查
D. 较短的手术时间 E. 术前手术区域皮肤剃毛

4. 确诊脓肿的主要依据是（ ）
A. 波动感 B. 发热 C. 功能障碍
D. 白细胞计数增加 E. 全身乏力

5. 破伤风患者最初表现是（ ）
A. 张口困难 B. 牙关紧闭 C. 苦笑面容
D. 角弓反张 E. 全身肌群痉挛

6. 开放性粉碎性骨折现场急救中，对骨折块的处理下列哪项正确（ ）
A. 小的骨折碎块可以弃去不要 B. 大的游离骨块可以弃去不要
C. 所有骨块均保存，送上级医院处理 D. 将戳出皮肤的骨折端复进软组织后再包扎
E. 凡无软组织相连的骨块，都不必保存

7. 开放性气胸的现场急救措施是（ ）
A. 吸氧、输液 B. 胸穿抽气 C. 清创术
D. 立即用清洁物品填塞伤口 E. 镇静、止痛

8. 感染伤口的处理原则是（ ）
A. 彻底清除坏死组织，立即植皮 B. 控制感染，加强换药
C. 彻底清创后缝合伤口 D. 彻底清创后延期缝合
E. 局部制动，进行理疗

9. 怀疑脊柱骨折患者急救运送过程中，下列哪项正确（ ）
A. 疑颈椎骨折时，去枕平卧运送 B. 2～4 个人抓住四肢搬运
C. 仰卧床单上运送 D. 由人背驮运送
E. 仰卧硬板上运送

10. 手术患者一般在术前 6～12h 开始禁食的原因是（ ）
A. 有利于患者休息 B. 防止麻醉或术中发生呕吐
C. 减少胃肠道手术的污染 D. 避免手术后腹胀
E. 有利于胃肠道手术时的显露

呼吸科

神经内科

消化科

心内科

血液科

第七章　内科临床基本技能

第一节　胸腔穿刺术

胸腔穿刺术（thoracentesis）常用于检查胸腔积液的性质、抽液减压或通过穿刺胸膜腔内给药。

【适应证】

1. 胸腔积液　诊断性穿刺以明确积液的性质。

2. 胸腔积液、积气　抽液抽气减压以缓解症状。

3. 胸腔给药　如脓胸胸腔内注射抗生素，癌性胸腔积液胸腔内注射抗肿瘤药物。

【准备工作】

1. 向患者及家属说明穿刺的目的，穿刺过程中可能出现麻醉意外、胸膜反应、血胸、气胸、出血感染、病情需要反复穿刺、穿刺失败等情况，患者或家属签字同意后实施。

2. 对精神紧张者，可于术前半小时给予地西泮 10mg 或可待因 30mg 以镇静止痛。

3. 穿刺前（复查）测血压、脉搏，X 线片、B 超检查定位，叮嘱患者在操作过程中，避免深呼吸或咳嗽，有任何不适应及时告知医生。

4. 器械准备　胸腔穿刺包:（弯盘 1 个、8 号或 9 号穿刺针 1 个、消毒碗 1 个、镊子 1 把、止血弯钳 1 把、纱布 3 块）、无菌试管数只（留送常规，生化，细菌，病理标本等，必要时加抗凝剂）、无菌洞巾、无菌手套、5ml 和 50ml 注射器各 1 个、2%利多卡因 1 支。如果需要胸腔内注药，应准备好所需药物。所有的物品置于治疗车上，放在右手边。

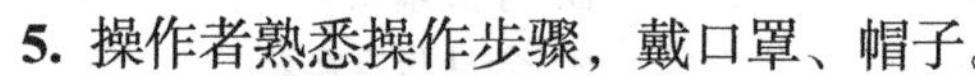
5. 操作者熟悉操作步骤，戴口罩、帽子。

【操作方法】

1. 体位　选择患者取直立坐位，面向椅背，两前臂平放于椅背上，前额伏于前臂上（图 7-1）不能起床者，可以取半卧位，患侧前臂上举抱于枕部。

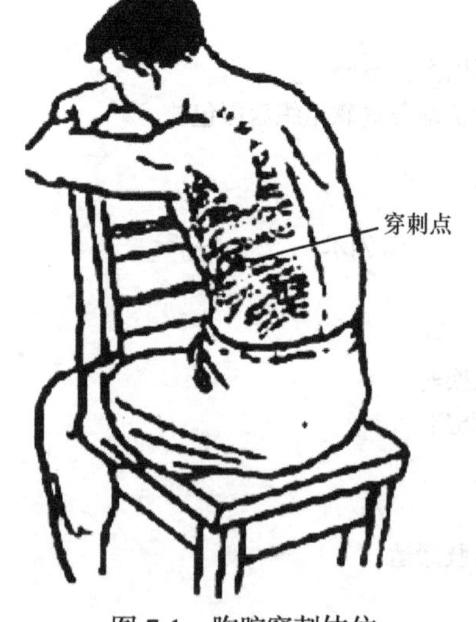

图 7-1　胸腔穿刺体位

2. 穿刺点

（1）胸腔积液的患者，先进行胸部叩诊，选择实音明显的部位，或在 B 超定位后进行穿刺。

（2）包裹性胸腔积液的患者，应在 B 超定位后进行穿刺。

（3）胸腔积液较多时一般选择肩胛下角线 7～8 肋间或腋后线 7～8 肋间、必要时可选腋中线 6～7 肋间或腋前线第 5 肋间。均在下一肋骨的上缘穿刺。

（4）气胸患者选择患侧锁中线第 2 肋间或腋中线 4～5 肋间。

3. 打开穿刺包戴手套　检查穿刺包物品是否齐全，由助手打开 5ml、50ml 注射器及引流袋（放胸腔积液时准备）的包装，术者放入穿刺包内，术者检查穿刺针是否通畅。

4. 消毒　由助手持持物钳将碘伏棉球放入消毒碗中（注意持物钳应水平或向下持拿，

整个过程避免污染），术者左手持镊子（握笔式），夹持碘伏棉球水平交至右手的止血弯钳中（消毒镊尖端不应超过持钳手指水平），以穿刺点为中心自内向外顺时针消毒局部皮肤3遍，直径约15cm。消毒时消毒碗应置患者体侧，消毒后的棉球、镊子、止血弯钳置于消毒碗内由助手取走。铺无菌洞巾，用胶布固定。

5. 麻醉　以5ml注射器抽取2%利多卡因2ml，在穿刺点水平进针，先打一皮丘，然后垂直进针，做自皮肤到胸膜壁层的逐层局部浸润麻醉，麻醉过程中边进针边回抽，回抽无血液后再注射麻药。在估计进入胸腔前，应多注药以麻醉胸膜。在回抽积液后，拔出局麻针。

6. 穿刺　夹闭穿刺针后的橡胶管，以左手拇指和示指固定穿刺部位局部皮肤，右手持穿刺针沿麻醉部位经肋骨上缘垂直缓慢刺入，当针尖抵抗感突然消失后表明针尖已经进入胸膜腔。助手用止血钳固定穿刺针，术者将穿刺针后橡胶管接上50ml注射器，松开橡皮管。

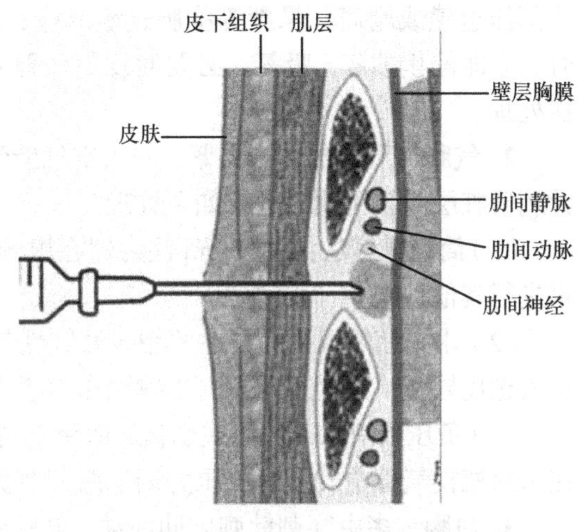

图 7-2　胸壁解剖及麻醉进针

由术者抽吸胸腔液体，注射器抽满后，夹闭橡皮管，取下注射器，将液体注入盛器中，计量并送化验检查。术中观察患者反应及处理（图7-2）。

抽液量：诊断性胸穿抽液量满足检查要求即可（50～100ml），首次抽液不能超过700ml，以后每次抽液不能超过1000ml，抽液速度应平缓。

给药：如需要胸腔内注药，在抽液结束后，将药物用注射器抽好，接在穿刺针后胶管上，回抽少量胸腔积液然后缓慢注入胸腔内。抽液完毕后，拔出穿刺针，局部消毒，覆盖无菌纱布，稍用力压迫穿刺部位，以胶布固定。

【术后处理】

1. 嘱咐患者静卧休息。观察患者反应及处理，再次测血压、脉搏等，注意并发症，如气胸、肺水肿等。

2. 清洁器械及操作现场。

3. 填写申请单，送检标本。

4. 记录穿刺过程、并详细记录胸腔积液量、性质、颜色、送检内容及术中、术后患者的一般情况。

【注意事项】

1. 穿刺前应明确积液位置，积液量少时应行B超定位。穿刺时应保持与超声扫描相同的体位，并常规叩诊，确定穿刺点无误后实施操作。

2. 避免在第9肋以下穿刺，以免损伤腹腔内脏器。

3. 严格无菌操作，操作中防止气体进入胸腔，始终保持胸腔负压。

4. 穿刺过程叮嘱患者避免深呼吸和咳嗽，如果出现咳嗽应中止操作。

5. 由肋骨上缘进针，避免损伤肋间神经和血管。抽液中固定穿刺针，避免针头摆动损伤肺组织。

6. 患者穿刺中有任何不适，不能坚持的，应立即停止抽液，拔出穿刺针。

7. 抽出液体应尽快送常规及生化检查，并根据实际情况送检细菌涂片、培养及瘤细胞检查等。检查瘤细胞至少要 100ml，不能及时送检瘤细胞者，应在胸腔积液中加入防腐剂（9ml 胸腔积液中加入 1ml 40%甲醛溶液）。

【胸膜腔穿刺并发症及处理】

1. 胸膜反应 操作中应密切观察患者的反应，如有头晕、面色苍白、出汗、心悸、胸部压迫感或剧痛、晕厥等胸膜过敏反应；或出现连续性咳嗽、气促、咳泡沫痰等现象时，立即停止抽液，吸氧，必要时皮下注射 0.1%肾上腺素溶液 0.3～0.5ml 或进行其他对症处理。

2. 气胸 可由胶管未夹紧，漏入空气所致，少量气胸不必处理。明显气胸多由于穿刺针刺破脏层胸膜所致，进行如下处理。

（1）简易排气法：用 100ml 注射器在患侧锁骨中线第 2 肋间穿刺排气，至气急缓解后，再进行其他处理。

（2）水封瓶闭式引流：主要用于开放性气胸及高压性气胸。在患侧锁骨中线第 2 肋间插入橡皮导管，连接水封瓶，当胸腔压力增高时，通过水封瓶引流排气。

（3）负压吸引水封瓶闭式引流：适用于高压性气胸，开放性气胸及液气胸，疗效较好，在水封瓶排气管中安装一个压力调节瓶调节负压。

3. 血胸 多由穿刺针刺破肋间动、静脉所致。发现抽吸出血液，应停止抽液，观察血压、脉搏、呼吸变化。

4. 局部出血 消毒棉球压迫止血。

（郭 莹）

第二节 骨髓穿刺术

骨髓穿刺术（bone marrow puncture）是采集骨髓液的一种常用诊断技术。临床上骨髓穿刺液常用于血细胞形态学检查，也可用于造血干细胞培养、细胞遗传学分析及病原生物学检查等，以协助临床诊断、观察疗效和判断预后等。

【适应证】

1. 各类血液病（如白血病、再障、原发性血小板减少性紫癜等）的诊断及疗效评估。

2. 某些感染性疾病或发热待查患者病原学检查及培养。

3. 造血干细胞培养，血细胞免疫分型及细胞遗传学检查。

4. 可疑恶性肿瘤骨髓转移者。

5. 了解骨髓造血功能，指导抗癌药及免疫抑制的使用。

【禁忌证】

1. 凝血因子缺乏而有严重出血者，如血友病。

2. 躁动不能合作者或生命体征不平稳者。

【准备工作】

（1）向患者及家属讲明穿刺的目的及穿刺过程中可能出现的情况，如麻醉意外、穿刺局部出血和感染、病情需要重复穿刺、穿刺引起心血管意外、穿刺失败等情况，需家属或患者本人签字同意后实施操作。

（2）询问是否有麻药过敏史。

（3）器械准备：骨髓穿刺包（弯盘 1 个、16 号和 12 号骨髓穿刺针共 2 个、消毒碗 1 个、镊子 1 把、止血弯钳 1 把、纱布 3 块、无菌洞巾），无菌手套，5ml、20ml 注射器各 1 个，利多卡因 1 支，载玻片 10 张，推片 1 张。

（4）操作者熟悉操作步骤，戴口罩、帽子。

【操作方法】

1. 体位　取胸骨或髂前上棘为穿刺点时，患者仰卧位；髂后上棘为穿刺点时取侧卧位；腰椎棘突为穿刺点患者取坐位或侧卧位。

2. 穿刺部位

（1）髂前上棘穿刺点：髂前上棘后 1～2cm 处，该处骨面平坦，易于固定，操作方便。

（2）髂后上棘穿刺点：骶椎两侧、臀部上方突出的部位。

（3）胸骨穿刺点：胸骨柄、胸骨体相当于第 1 肋间隙的部位。

（4）腰椎棘突穿刺点：腰椎棘突突出的部位。

（5）2 岁以下小儿选胫骨粗隆下方 1cm 平坦处。

3. 检查穿刺物品　打开穿刺包，戴手套，检查穿刺包物品齐全（检查骨髓穿刺针是否通畅，成人用 16 号或 18 号穿刺针，儿童用 12 号穿刺针，将骨髓穿刺针的固定器固定在适当的长度上（髂骨穿刺约 1. 5cm，胸骨穿刺约 1. 0cm）；检查注射器有无漏气。助手将 5ml、20ml 注射器打开递给术者。

4. 消毒　助手持持物钳将碘伏棉球夹入消毒碗内（注意持物钳应水平或向下持拿，整个过程避免污染），术者左手持镊子，夹持碘伏棉球水平交至右手的止血弯钳中（消毒镊尖端不应超过持钳手指水平），以穿刺点为中心顺时针方向消毒局部皮肤 3 遍，直径约 15cm，消毒范围一次比一次缩小。消毒时消毒碗应置患者体侧，消毒后的棉球、镊子、止血弯钳置于消毒碗内由助手取走。

5. 麻醉铺无菌洞巾　术者与助手核对麻药无误；用 5ml 注射器抽取利多卡因溶液 2ml；做局部皮肤、皮下和骨膜逐层浸润麻醉。注意先水平进针、打一直径约 0.5cm 的皮丘，再垂直骨面一直麻醉到坚硬的骨膜，并应上、下、左、右多点麻醉，以充分麻醉减少穿刺时患者的疼痛（少布覆盖穿刺点右手拇指稍用力按压以充分浸润）。

穿刺操作者左手拇指和示指固定穿刺部位，右手持骨髓穿刺针与骨面垂直刺入，若为胸骨穿刺则应与骨面呈 30°～45°进针（穿刺针向头侧偏斜）。当穿刺针针尖接触坚硬的骨质后，沿穿刺针的针体长轴左右旋转穿刺针，并向前推进，缓缓刺入骨质（注意向下压的力量应大于旋转的力量，以防针尖在骨面上滑动）。当突然感到穿刺阻力消失，且穿刺针已固定在骨内时，表明穿刺针已进入骨髓腔。如果穿刺针尚未固定，则应继续刺入少许以达到固定为止（图 7-3）。（抽取骨髓液拔出穿刺针针芯，接上干燥的 20ml 注射器，用适当的力量抽取骨髓液。当穿刺针在骨髓腔时，抽吸时患者感到有尖锐酸痛，随即便有红色骨髓

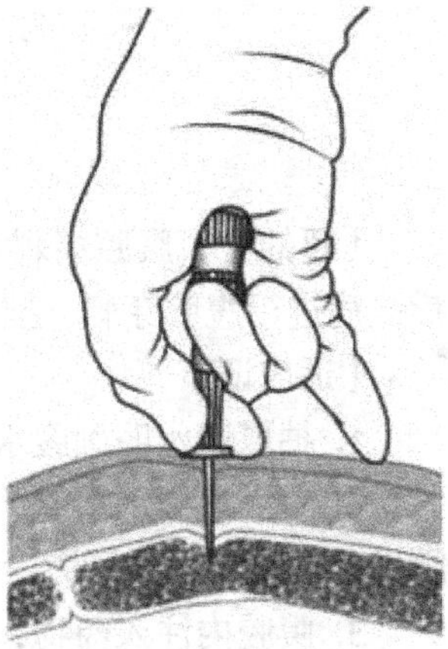

图 7-3　骨髓穿刺手法

液进入注射器。抽取的骨髓液一般为 0.2ml。如果需要做骨髓液细菌培养或其他检查时，应在留取骨髓液计数和涂片标本后，再抽取 1～2ml，如需要量多时注射器适当加入抗凝剂。若未能抽取骨髓液，则可能是针腔被组织块堵塞或“干抽”，此时应重新插上针芯，稍加旋转穿刺针或再刺入少许。拔出针芯，如果针芯带有血迹，再次抽取即可取得红色骨髓液。

涂片将抽吸到骨髓的注射器水平移至载玻片上方，迅速将骨髓液滴在载玻片上，助手立即制备骨髓液涂片数张。

加压固定骨髓液抽取完毕，重新插入针芯。左手取无菌纱布置于穿刺处，右手将穿刺针（稍旋转）拔出，并将无菌纱布敷于针孔上，按压 1～2min 后，局部碘伏棉球消毒，换消毒纱布覆盖，胶布力按压固定。

【术后处理】

（1）术后嘱患者按压穿刺部位 10～15min。

（2）清理器械及操作现场。

（3）填写申请单，送检标本。

（4）做好穿刺记录。

【注意事项】

（1）骨髓穿刺前应检查出血时间和凝血时间，有出血倾向者行骨髓穿刺术时应特别注意，血友病患者禁止骨髓穿刺检查。

（2）骨髓穿刺针和注射器必须干燥，以免发生溶血。

（3）穿刺针针头进入骨质后要避免过大摆动，以免折断穿刺针。胸骨穿刺时不可用力过猛、穿刺过深，以防穿透内侧骨板而发生意外。

（4）穿刺过程中如果感到骨质坚硬、难以进入骨髓腔时，不可强行进针，以免断针。应考虑为大理石骨病的可能，及时行骨骼 X 线检查，以明确诊断。

（5）做骨髓细胞形态学检查时，抽取的骨髓液不可过多，以免影响骨髓增生程度的判断、细胞计数和分类结果。

（6）由于骨髓液中含有大量的幼稚细胞，极易发生凝固，穿刺抽取骨髓液后应立即涂片。

（7）骨髓穿刺涂片检查同时送检末梢血涂片 2～3 张。

（艾丽梅）

第三节　腹腔穿刺术

【目的】 腹腔穿刺术（abdominocentesis）是指对有腹腔积液的患者，为了诊断和治疗疾病进行腹腔穿刺，抽取积液的操作过程。

【适应证】

1. 抽取腹水明确腹水性质，协助临床诊断。

2. 对大量腹水引起严重胸闷、气促、少尿等症状，使患者难以忍受时，可放出适量的腹水，减轻腹腔的压力，缓解压迫症状。

3. 腹腔内注入药物，协助治疗感染、肿瘤、结核等疾病。

4. 行人工气腹作为诊断和治疗手段。

【禁忌证】

1. 严重肠胀气，肠梗阻肠管扩张明显者。

2. 妊娠晚期，卵巢巨大包块。

3. 因既往手术或炎症腹腔内有广泛粘连者。

4. 躁动、不能合作或肝性脑病先兆者。

【术前准备】

1. 患者准备

（1）向患者及家属讲明穿刺的目的、必要性及可能出现麻醉意外、穿刺局部出血感染、少量腹水穿刺失败、病情需要反复穿刺、即使穿刺也不能明确诊断等情况，签字同意后实施。

（2）嘱患者术前排尿以防穿刺损伤膀胱。

（3）放液前应测量体重、腹围、血压、脉搏和腹部体征，以观察病情变化。

2. 材料准备

（1）腹腔穿刺包：内有弯盘1个、止血钳2把、镊子1把、消毒碗1个、腹腔穿刺针（针尾连接橡皮管的8号或9号针头）1个、无菌洞巾、纱布3块、无菌试管数只（留送常规、生化、细菌、病理标本等，必要时加抗凝剂）、5ml、20ml或50ml注射器各1个及引流袋（放腹水时准备）。

（2）碘伏、胶布、局麻药（2%利多卡因溶液10ml）、无菌手套。

（3）其他物品：皮尺、多头腹带、腹水引流袋、培养瓶（需要做细菌培养时），如需腹腔内注药，准备所需药物。

3. 操作者熟悉操作步骤，戴口罩、帽子。

【操作方法】

1. 体位 根据病情，安排患者平卧、半卧、稍左侧卧位。协助患者解开上衣，松开腰带，暴露腹部，背部铺好腹带（放腹水时）。

2. 穿刺点选择（图7-4）

（1）一般取左下腹部脐与左髂前上棘连线的中外1/3交点处。

（2）取脐与耻骨联合连线中点上方1.0cm偏左或偏右1.5cm处。

（3）少量腹水患者取侧卧位，取脐水平线与腋前线或腋中线延长线交点。

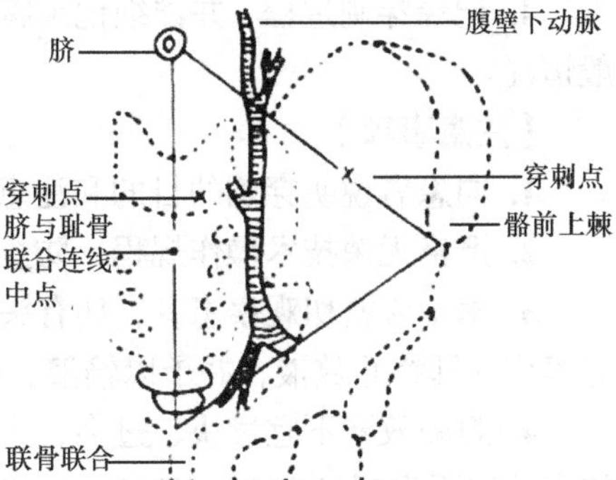

图7-4 腹腔穿刺点

（4）少量或包裹性积液，需在B超指导下定位穿刺。

3. 打开穿刺包 戴手套，检查穿刺包物品是否齐全，由助手打开5ml、20ml或50ml注射器及引流袋（放腹水时准备）的包装，术者放入穿刺包内，术者检查穿刺针是否通畅，诊断性穿刺可直接用无菌的20ml或50ml注射器和7号针头进行穿刺，大量放液时可用针尾连橡皮管的8号或9号针头。

4. 消毒 由助手持持物钳将碘伏棉球夹入消毒碗内（注意持物钳应水平或向下持拿，整个过程避免污染），术者左手持镊子，夹持碘伏棉球水平交至右手的弯止血钳中（消毒镊尖端不应超过持钳手指水平），以穿刺点为中心自内向外顺时针方向消毒局部皮肤3遍，直径约 15cm，消毒范围一次比一次缩小。消毒时消毒碗应置患者体侧，消毒后的棉球、弯止血钳置于消毒碗盘内由助手取走。

5. 麻醉 铺无菌洞巾；术者与助手核对麻药（麻药要消毒）无误。用 5ml 注射器抽取 2%利多卡因溶液 2ml，用手拇指与示指固定穿刺部位皮肤，2%利多卡因溶液做局部浸润麻醉。注意先水平进针，打一直径约 0.5cm 的皮丘，自皮肤至腹膜壁层逐层局部浸润麻醉，麻醉过程中应边回抽边进针，回抽无血才能注射麻醉药。回抽有积液后拔针。

6. 穿刺 术者以一手示指与拇指固定穿刺部位皮肤，作诊断性穿刺时，一手持腹腔穿刺针，针头经麻醉处垂直刺入皮肤进入腹腔，当针头阻力突然消失时，表示针尖已进入腹膜腔，助手用止血钳固定穿刺针，术者将注射器与穿刺针后胶管连接，打开穿刺针后胶皮管封闭开关。可抽取腹水，并将腹水置于消毒试管中送检化验。若存在大量腹水做治疗性放液，穿刺针刺入皮肤后，在皮下组织横行 0.5～1.0cm，再垂直刺入腹膜腔，将引流袋与穿刺针后胶管连接，腹水即沿橡皮管进入容器（即引流袋）中。橡皮管上封闭夹可调整腹水流出速度。随着腹水的流出，助手将腹带自上而下逐渐束紧，以防腹内压骤降，内脏血管扩张引起血压下降或休克。

7. 加压固定 放液结束后拔出穿刺针，盖上消毒纱布，按压 2～3min，局部碘伏棉球消毒，换消毒纱布覆盖，胶布固定。

【术后处理】

1. 术后嘱患者平卧休息 1～2h，避免朝穿刺侧卧位。

2. 清洁器械及操作现场。

3. 填写申请单，送检标本。

4. 记录穿刺过程、并详细记录腹水量、性质、颜色、送检内容及术中、术后患者的一般情况。

【注意事项】

1. 向患者说明穿刺的目的和注意事项，以解除患者的顾虑，取得其合作。

2. 严格无菌技术操作规程，防止感染。

3. 术中应密切观察患者，如有头晕、恶心、心悸、气促、脉快、面色苍白、晕厥、休克等应立即终止放液，并予以输液、扩容等对症治疗。

4. 腹腔放液不宜过快、过多，大量放腹水可能引起电解质紊乱及血浆蛋白大量丢失。初次放液不宜超过 3000～6000ml（如有腹水回输设备则不在此限）。肝硬化患者一次放腹水一般不超过 3000ml，时间不少于 2h。过多放液可诱发肝性脑病和电解质紊乱，但在补充输注大量白蛋白（6～8g）的基础上，也可大量放液。

5. 放腹水时若流出不畅可将穿刺针稍作移动或稍变换体位。

6. 少量腹水进行诊断性穿刺时，穿刺前宜令患者先侧卧于拟穿刺侧 3～5min。

7. 术后嘱患者平卧，并使穿刺孔位于上方以免腹水继续漏出，对腹水量较多者，为防止漏出，在穿刺时即应注意勿使自皮肤到腹膜壁层的针眼位于一条直线上，方法是针头经麻醉处垂直刺入皮肤后以 45°斜刺入腹肌再垂直刺入腹腔。如仍有漏出，可用蝶形胶布或火棉胶粘贴，如有渗出，及时更换敷料，防止伤口感染。

（金丽君）

第四节 腰椎穿刺术

【目的】 腰椎穿刺术（lumbar puncture）是从蛛网膜下腔获取脑脊液，即从终池（也称腰池）获取液体。终池是从脊髓圆锥至硬脊膜下端的腔隙，内有终丝及马尾神经根。常用于检查脑脊液的性质、测定颅内压力、鞘内注射药物等。

【适应证】

1. 在下列情况下需进行诊断性穿刺以分析脑脊液性质 脑膜炎、脑炎、吉兰-巴雷综合征、脊髓炎、蛛网膜下腔出血、淋巴瘤、脱髓鞘疾病、副肿瘤脑病、脑膜转移性肿瘤及其他情况。

2. 脑脊液压力及脑脊液动力学检查 测定颅内压力及了解蛛网膜下腔是否通畅，偶尔用于降低脑脊液压力。

3. 脊髓造影时注射造影剂 为肿瘤患者注射抗肿瘤药、镇痛药及颅内感染时注射抗生素等。

【禁忌证】

1. 颅内压增高，明显眼底视盘水肿或有脑疝征兆者。

2. 穿刺部位有感染或脊椎结核者、脊髓压迫症的脊髓功能已处于即将丧失的临界状态者。

3. 凝血功能障碍有明显出血倾向者，对于凝血因子缺乏和血小板减少症者应在腰椎穿刺前予以纠正，以减低发生出血的危险性。

4. 患者处于休克、衰竭或濒危状态。

5. 颅后窝有占位性病变，这种情况穿刺可诱发脑疝。

6. 开放性颅脑损伤。

【操作前准备】

1. 患者准备

（1）向患者及家属交代腰椎穿刺的目的、操作过程和术中、术后可能出现的风险，如麻醉意外、穿刺局部出血感染、脑疝、心搏骤停、术后低颅内压综合征、病情需要反复穿刺、即使穿刺也不能明确诊断、穿刺失败等情况。

（2）了解病情，做必要的体格检查，如意识状态、生命体征。检查患者眼底，判断是否存在眼底水肿，查看患者头颅或脊髓的 CT 及 MRI 影像，因感染性脑水肿引起的颅内压增高，术前可静脉滴注甘露醇脱水减轻水肿，降低颅内压。患者有躁动不安不能配合者，术前应给予镇静剂。

（3）签署知情同意书（术前沟通、确认知情同意）。

2. 材料准备 消毒腰椎穿刺包，内含：弯盘、腰椎穿刺针、测压管、洞巾、纱布、镊子、5ml 注射器、无菌脑脊液收集管数支、无菌手套、操作盘。如果需要鞘内注药，应准备好所需药物。2%利多卡因注射液、碘伏、棉球、胶布。

3. 核对患者信息。

【操作步骤】

1. 体位 患者侧卧于硬板床上，靠近床沿，背部与床面垂直，头向前胸部屈曲，双手抱膝，使双膝紧贴腹部。或由助手在术者对面用一手挽患者头部，另一手挽患者双下肢腘窝处并用力抱紧，使患者躯干呈弓形，脊柱尽量后凸以增宽椎间隙（图 7-5）。对于肥胖、关节炎或脊柱侧弯的患者也可取坐位进行腰椎穿刺。

穿刺针依次穿过下列结构：皮肤、脊上韧带、脊间韧带、黄韧带、硬膜外腔、硬脊膜、硬膜下间隙、蛛网膜、蛛网膜下腔（图 7-6）。

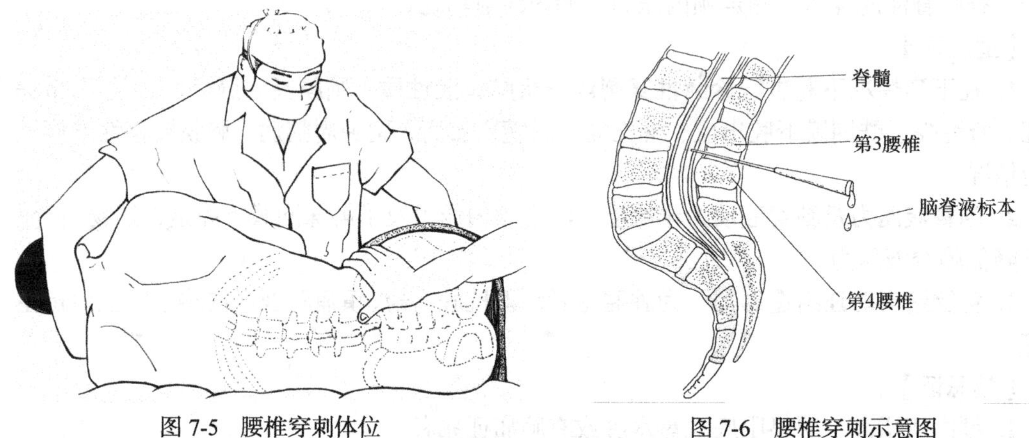

图 7-5 腰椎穿刺体位　　　　图 7-6 腰椎穿刺示意图

2. 确定穿刺点 一般以双侧髂嵴最高点连线与后正中线交汇处为穿刺点（相当于 L3～L4 椎间隙）。有时也可在上一或下一腰椎间隙穿刺。

3. 打开腰椎穿刺包 戴上无菌手套，检查包内物品是否齐全，穿刺针有无缺损，紧密连接测压管。

4. 消毒 用碘伏消毒穿刺区，以穿刺点为中心自内向外消毒局部皮肤 3 遍，直径约 15cm，消毒范围一次比一次缩小，注意不回消不留白。

5. 铺无菌洞巾。

6. 麻醉 操作者与助手核对麻药无误后以 5ml 注射器抽取 2%利多卡因 3ml，在穿刺点部位皮下注射利多卡因，产生皮丘，自皮肤到椎间韧带局部逐层浸润麻醉，边回抽边进针，回抽无血液后再注射麻药。

7. 穿刺 术者用左手固定穿刺点皮肤，右手持穿刺针，以垂直背部皮肤或穿刺针尾端向患者足侧略偏斜缓慢刺入。成人进针深度为 4～6cm，儿童 2～4cm。当针头穿过韧带与硬脑膜阻力突然消失有落空感时提示进入蛛网膜下腔。此时将针芯慢慢抽出，可见脑脊液流出。没有经验的术者可反复拔出针芯看是否有脑脊液流出。记住：每次推进时先将针芯插入，拔针时可以不必插入针芯。穿刺时腰椎穿刺针的针尖斜面应平行于患者身体长轴，以避免损伤硬脊膜纤维，这样可以减少腰椎穿刺后头痛。如果没有脑脊液流出，可轻轻旋转穿刺针。穿刺针进入椎间隙后，如有阻力有可能是碰到骨头上，不可强行再进，需将针尖退至皮下，仍保持与床面平行，再调整进针方向。穿刺时患者如出现呼吸、脉搏、面色异常等情况时，立即停止操作，并作相应处理。

8. 测量脑脊液压力 脑脊液流出后，重新插入针芯，嘱患者放松并缓慢伸直双腿，放液前先接上测压管检测压力。正常侧卧位初压为 70～180mmH_2O 或 40～50 滴/分，压力增高见于患者紧张、蛛网膜下腔出血、感染、占位性病变，压力减低见于脑脊液循环受阻或穿刺针针头仅部分在蛛网膜下腔。

9. 送检 取脑脊液 2～5ml 送化验，顺序如下所示。

（1）第一管进行细菌学检查：革兰染色、真菌染色及真菌培养。

（2）第二管化验糖及蛋白：如怀疑多发性硬化，可化验寡克隆区带及髓鞘碱性蛋白质。

（3）第三管进行细胞计数及分类。

（4）第四管根据患者情况进行特异性化验：如怀疑神经梅毒应检测 VDRL 或 TPPA、RPR；如怀疑结核性脑膜炎或单纯疱疹性脑炎应进行 PCR 检测；如怀疑隐球菌感染，应进行墨汁染色。

10. 再次接上测压管，测定终压。

11. 如果需要鞘内给药时，应先放出等量脑脊液，将药物用注射器抽好，接在穿刺针上，回抽有少量脑脊液然后再将等量置换药液缓慢注入鞘内。

12. 插入针芯拔出穿刺针，局部消毒，无菌纱布覆盖穿刺点，胶布固定。

13. 嘱患者去枕平卧 4～6h，多饮水以免引起低颅压头痛。测血压、脉搏观察有无病情变化。

14. 清洁器械及操作现场，填写申请单，送检标本，做好穿刺记录。

【并发症及其防治】

1. 腰椎穿刺后头痛　是最常见的并发症，见于穿刺后 24h，可持续 5～8 日。患者卧位时头痛减轻或消失，坐位时头痛加剧，多为前额和后枕部跳痛或胀痛。病因可能是脑脊液自穿刺点渗出造成颅内压减低，脑组织移位牵拉三叉神经感觉支支配的脑膜及血管组织所致。故放液量不宜过多，一般 2～5ml，不超过 10ml，尽量用细的穿刺针，穿刺针的针尖斜面与患者身体长轴平行，腰椎穿刺后嘱患者至少平卧 4～6h，多饮水，严重者可每日滴注生理盐水 1000～1500ml。

2. 马尾及脊髓圆锥损伤　如果针尖刺伤马尾神经或圆锥，引起感觉异常（如下肢麻木或疼痛）应立即停止穿刺。

3. 脑疝　腰椎穿刺过程中或穿刺后发生脑疝是最危险的并发症，非常少见，多见于高颅内压患者，及早发现则可以治疗，因此必须严格掌握腰椎穿刺术指征，怀疑颅后窝占位病变者应先做影像学检查明确，有颅内高压征兆者可先使用脱水剂后再做腰椎穿刺术，如腰椎穿刺术证实压力升高，应不放或少放脑脊液，并即刻给予脱水、利尿剂治疗以降低颅内压。

4. 感染　如消毒不彻底或无菌操作不当，或者局部有感染灶时，可导致腰椎穿刺后感染，发生脑膜炎或脑炎等。

5. 出血　为损伤蛛网膜或硬脊膜的动脉或静脉所致，应拔出并更换新的穿刺针，然后在另外不同的水平再行穿刺。对有凝血障碍、服用阿司匹林或抗凝药物治疗的患者，尤其应当在穿刺后观察有无脊髓硬膜下腔或硬膜外血肿压迫脊髓导致的截瘫等体征。

6. 穿刺不成功　许多情况下，如明显肥胖、脊椎变形性疾病、有脊柱手术史、近期做过腰椎穿刺术及脱水，均可使常规腰椎穿刺变得更困难。当侧卧位不能完成操作时，应尝试让患者取坐位进行腰椎穿刺术。如果还不成功，就应改变穿刺方式，进行斜位腰椎穿刺，或通过透视下协助完成椎旁穿刺或脑池穿刺。这些操作均应由神经科专家、神经外科医生或神经放射学专家共同完成。

【相关知识】

1. 压腹试验　腰椎穿刺时，检查者以拳头用力压迫患者腹部，持续 20s，脑脊液在测压管中迅速上升；解除压迫后，脑脊液在测压管中迅速下降至原水平，说明穿刺针在穿刺处的蛛网膜下腔。如果压腹试验脑脊液在测压管中液平不上升或上升十分缓慢，说明穿刺针不在蛛网膜下腔。

2. 压颈试验（queckenstedt test）　脊髓病中疑有椎管阻塞时采用。步骤如下所示。

1）腰椎穿刺成功后，用一血压计气囊缠于患者颈部，接上血压表。

2）先作压腹试验，证明穿刺针在脊髓蛛网膜下腔内。

3）由助手将血压计气囊内压力升至 20mmHg 并维持之。术者从加压起每 5s 报脑脊液水柱高度数一次，由助手记录，共报 30s。然后由助手将气囊内气体放掉，在放气时，仍每 5s 报水柱高度数一次并记录之。按同样方法，分别将气囊压力升到 40mmHg 及 60mmHg，重复上述步骤，取得 3 组压力变化读数。

3. 压力分析　①椎管通畅时，每次压颈后脑脊液迅速上升，去除颈部压力后脑脊液迅速下降至原来水平的水柱高度；②椎管部分阻塞时，压颈后脑脊液上升缓慢，水柱高度较低，放压后脑脊液下降缓慢，并不能回到原水平的高度数；③椎管完全阻塞时，压颈后脑脊液不上升，但压腹后脑脊液水平仍能上升和下降到原水平。

对有颅内压增高或脑出血者，应禁忌作压颈试验以避免颅内压进一步升高，导致脑疝及出血加重。

（薛　坤）

第五节　心包穿刺术

【适应证】

1. 为确定心包积液的性质和病因。

2. 大量积液时，为了防止心包填塞，放液治疗。

3. 向心包腔内注药。

【禁忌证】

1. 心包积液是否存在尚未明确者。

2. 慢性缩窄性心包炎。

【操作前准备】

1. 对患者说明穿刺的目的及意义，消除患者的紧张情绪，取得患者的合作。

2. 备心包穿刺包（内有洞巾，20ml 或 50ml 的注射器 1 个，2ml 注射器 1 个，皮下针头，18 号或 20 号心包穿刺针各一个，无菌手套，消毒盘，血管钳，导丝，引流管）。

3. 心电图机及两端有银夹的导线。

4. 1%～2%普鲁卡因或利多卡因注射液。

【操作方法】

1. 对部分精神紧张患者术前 1h 口服镇静药。

2. 取坐位或半卧位。

3. 术者戴无菌手套，消毒局部皮肤，铺无菌洞巾，用 1%～2%普鲁卡因溶液行局部浸润麻醉至心包膜壁层为止。

4. 穿刺部位　常用的有两个部位。

（1）心前区：于左侧第5肋间或第6肋间，心浊音界内1～2cm处，根据膈位置高低，沿第5或第6肋骨上缘，自下而上，向脊柱方向进针。

（2）剑突下：取剑突与左肋弓交点下为穿刺点，穿刺针与腹壁呈30°～40°，向上向后并稍向左刺入心包腔后下部。

5. 穿刺步骤和方法

（1）心包穿刺术：将心包穿刺针的胶管用止血饼夹住尾端，由原麻醉点刺入皮肤至皮下，然后按规定的角度及方向缓慢进针，也可在超声引导下进针。接近心包壁层时，连接注射器，边进针边回抽，待感到阻力消失或抽出液体时，说明针尖已达到心包腔。用左手固定针头，防止针尖再深入或退出，缓慢抽吸液体，按需要抽出液体量。每取下针管前，先用止血钳夹住胶管尾端，防止进入空气。抽液完毕拔出穿刺针，局部盖以纱布，用胶布固定。

（2）心包穿刺置管术：术者穿刺针穿刺进入心包腔后，助手沿穿刺针送入导丝，退出穿刺针，尖刀切开穿刺点皮肤，沿导丝送扩张管，旋转前进，扩张穿刺部位皮肤及皮下组织后退出扩张管，沿导丝送入引流管，退出导丝，根据引流效果，调整引流管角度及深度。

6. 注意事项

（1）严格掌握适应证。此术有一定的危险性，应由有经验的医师操作或指导，并应在心电监护下进行。

（2）术前向患者做好解释，消除患者顾虑，穿刺过程中避免咳嗽及深呼吸，必要时服用止咳药物。术前须进行心脏超声检查，确定液平段大小、穿刺部位、穿刺方向和进针距离。

（3）麻醉要充分，以避免疼痛引起神经源性休克。

（4）心包积液较少，穿刺时可能无明显突破感，针头触及心脏搏动时，应稍后退0.5～1.0cm抽液，如穿刺针边进边抽，抽出鲜血时，应立即退针或终止穿刺，应严格观察有无心包填塞征出现。

（5）大量心包积液，需排液解除压迫时，抽液量第一次不超过100～200ml。重复放液可增加到300～500ml。抽液速度要慢，避免大量血液回流引起急性肺水肿。

（6）取下空针前应夹闭橡皮管，以防空气进入。

（7）术中、术后均应密切观察呼吸、血压、脉搏等的变化，如有虚脱等情况，应立即停止穿刺，将患者置于平卧位，并给予相应处理。

7. 心包穿刺的危险

（1）发生心律失常，包括心室颤动及心搏停止。

（2）心肌或冠状动脉损伤引起的出血，产生心脏压塞。

（3）刺破肺脏引起气胸。

8. 临床意义　诊断性穿刺并进行细胞学、生化学及细菌学检查，有助于明确心包积液的病因。化脓性积液见于急性化脓性心包炎；血性积液见于恶性肿瘤、结核性心包炎及外伤性心包积血；细菌学检查有助于病原菌的诊断；细胞学检查有助于恶性肿瘤的诊断。

（屈宝泽）

第六节 血　压

血压（blood pressure，BP）是指体循环动脉血压，是重要的生命体征之一。血压是诊断高血压及估计疾病严重程度的主要方法。

【测量方法】

1. 血压测定有两种方法

（1）直接测压法：即经皮穿刺后将测压导管送至周围动脉（如桡动脉），导管末端连接测压系统，自动显示血压。

（2）间接测压法：即袖带加压法。血压计有汞柱式、弹簧式、电子血压计。临床常用汞柱式血压计或验证合格的电子血压计进行测量。

直接测压法实时、精确，但是为有创方式，适用于危重患者；间接法的优点是简单易行，但易受多种因素影响。

2. 测量血压注意事项

（1）选择符合计量标准的水银柱血压计或者经国际标准（BHS 和 AAMI）检验合格的血压计。

（2）使用大小合适的袖带，袖带气囊至少应包裹 80%上臂。大多数人的臂围 25～35cm，应使用长 35cm、宽 12～13cm 规格气囊的袖带；肥胖者或臂围大者应使用大规格袖带，否则测压值会过高；儿童使用小规格袖带，否则测压值会偏低。

（3）被测试者至少安静休息 5min，在测量前 30min 内禁止吸烟或饮咖啡，排空膀胱。

（4）被测量者取坐位，最好坐靠背椅，裸露右上臂，上臂与心脏处在同一水平。如果怀疑外周血管病，首次就诊时应测量左、右上臂血压。特殊情况下可以取卧位或站立位。老年人、糖尿病患者及出现直立性低血压（又称体位性低血压）情况者，应加测站立位血压。站立位血压应在卧位改为站立位后 1min 和 5min 时测量。

（5）应相隔 1～2min 重复测量，取 2 次读数的平均值记录。如果收缩压或舒张压的 2 次读数相差 5mmHg 以上，应再次测量，取 3 次读数的平均值记录。

【影响血压因素】

1. 人体生理活动　一般在安静、休息、心平气和状态下血压较低；在劳动、情绪变化（如高兴、悲伤、紧张）、进食、排便时均可使血压升高。

2. 季节变化　正常血压者和高血压患者的血压是冬季高夏季低。

3. 昼夜变化　血压在昼夜 24h 出现一种生物钟节律波动。正常人在上午 9：00～10：00 时血压较高，下午 3：00～5：00 血压亦较高，晚间睡眠后血压较低。

4. 年龄因素　老年人血压更易波动，精神上的微小刺激也可使血压升高。原因是动脉硬化使血管弹性降低，不能很好适应心脏排血量的变化。

5. 体位因素　正常人的血压随体位不同而有所变化，立位时高，坐位次之，卧位时低。因为立位时血压必须调节得略高一些，才能保证头部血液供应。老年人由于压力感受器和血液循环调节功能减退，在突然起坐或突然站立时，血压下降较明显，可出现直立性低血压。

6. 其他因素　吸烟、进餐、饮酒、喝咖啡、饮食量多、进食的类别与咸淡、服药的品种都可引起血压波动。

血压标准见表 7-1。

表 7-1 血压水平分类和定义（单位：mmHg）

分类	收缩压		舒张压
正常血压	＜120	和	＜80
正常高值	120～139	和（或）	80～89
高血压			
1 级高血压（轻度）	140～159	和（或）	90～99
2 级高血压（中度）	160～179	和（或）	100～109
3 级高血压（重度）	≥180	和（或）	≥110
单纯收缩期高血压	≥140	和	＜90

注：在收缩压和舒张压分属于不同分级时，以较高的级别作为标准。单纯收缩期高血压也可按照收缩压水平分 1、2、3 级。上述标准适用于任何年龄的成年男女

【动态血压监测】 血压监测方法除了有创床旁连续监测外，尚有动态血压监测（ambulatory blood pressure monitoring，ABPM），是高血压诊治的一个重要方法。正常人血压呈明显的双峰一谷的昼夜节律，在上午 6：00～10：00 时及下午 4：00～8：00 时各有一个高峰，而夜间血压显著降低。目前指南推荐动态血压的正常参考范围为：24h 平均血压＜130/80mmHg，白天血压均值＜135/85mmHg，夜间血压均值＜120/70mmHg。动态血压监测有助于白大衣高血压、隐蔽性高血压的诊断，发现难治性高血压的原因，评估血压增高程度、短时变异和昼夜节律以及治疗效果等。

（屈宝泽）

第七节 心 电 图

【心电图的概念】 心脏机械收缩之前，先产生电激动，心房和心室的电激动可经人体组织传到体表。心电图（electrocardiogram，ECG）是利用心电图机从体表记录心脏每一心动周期所产生电活动变化的曲线图形。

【心电图各波段的组成和命名】 正常心电活动始于窦房结，兴奋心房的同时经结间束传导至房室结（激动传导在此处延迟 0.05～0.07s），然后经希氏束→左、右束支→浦肯野纤维顺序传导，最后兴奋心室。这种先后有序的电激动的传播，引起一系列电位改变，形成了心电图上的相应的波段。临床心电学对这些波段规定了统一的名称：①P 波最早出现，幅度较小，反映心房的除极过程；②PR 段实为 PQ 段，传统称为 PR 段，反映心房复极过程及房室结、希氏束、束支的电活动；③PR 间期，P 波与 PR 段合计为 PR 间期，反映自心房开始除极至心室开始除极的时间；④QRS 波群幅度最大，反映心室除极的全过程；⑤ST 段反映心室早期缓慢复极过程；⑥T 波反映心室晚期快速复极过程；⑦QT 间期反映心室开始除极至心室复极完毕全过程的时间。

【心电图导联体系】 在人体不同部位放置电极，并通过导联线与心电图机电流计的正负极相连，这种记录心电图的电路连接方法称为心电图导联。电极位置和连接方法不同，可组成不同的导联。在长期临床心电图实践中，已形成了一个由 Einthoven 创设而目前广泛采纳的国际通用导联体系（lead system），称为常规 12 导联体系。

1. 肢体导联（limb leads）

（1）标准导联：为双极导联，反映两个电极所在部位之间的电位差变化。

Ⅰ导联左臂（正极）右臂（负极）。

Ⅱ导联左腿（正极）右臂（负极）。

Ⅲ导联左腿（正极）左臂（负极）。

（2）加压单极肢体导联：属单极导联，基本上代表检测部位的电位变化。aVR 导联正极接于右上肢，负极接于中心电端；反映右上肢电位变化。aVL 导联正极接于左上肢，负极接于中心电端；反映左上肢电位变化。aVF 导联正极接于左下肢，负极接于中心电端；反映左下肢电位变化。

2. 胸导联（chest leads）属单极导联，常用的有六个导联。

V_1　探查电极安放在胸骨右缘第 4 肋间。

V_2　探查电极安放在胸骨左缘第 4 肋间。

V_3　探查电极安放在 V_2 和 V_4 连线的中点。

V_4　探查电极安放在左锁骨中线与第 5 肋间相交处。

V_5　探查电极安放在左腋前线 V_4 水平。

V_6　探查电极安放在左腋中线 V_4 水平。

特殊情况下需加做 V_{3R}、V_{4R}、V_{5R} 导联以及 V_7、V_8、V_9 导联（即 18 导联心电图检查）。

V_{3R}、V_{4R}、V_{5R} 探查电极安放在右胸部与 V_3、V_4、V_5 导联电极对称处。

V_7　探查电极安放在左腋后线与 V_4 水平线相交处。

V_8　探查电极安放在左肩胛线与 V_4 水平线相交处。

V_9　探查电极安放在左脊旁线与 V_4 水平线相交处。

【心电图的描记】

1. 描记前的准备

（1）连接好心电图机的电源线、地线和导联线，并接通电源，预热 5min。在此期间患者保持平静。

（2）让受试者去掉手表，舒适、放松地静卧在检查床上，裸露上半身。

（3）安放标准肢体导联和胸导联电极。按规定连接好导联线：红色→右手；黄色→左手；绿色→左足；黑色→右足。安放胸部 V_1、V_2、V_3、V_4、V_5、V_6 6 个胸导联电极。

2. 心电图描记

（1）描记前校正输入信号电压放大倍数，使 1mV 标准电压等于描笔振幅为 10mm（记录纸上纵坐标为 10 小格）。走纸速度定为 25mm/s。

（2）先后描记标准肢体导联Ⅰ、Ⅱ、Ⅲ，加压单极肢体导联 aVR、aVL、aVF 和胸导联 V_1～V_6。如患者无心律失常，每个导联记录 4～5 个心搏，出现心律失常时，应在 P 波清晰的导联如Ⅱ导联或 V_1 导联适当加长记录。

（3）在心电图记录纸上注明各导联名称，受试者姓名、性别、年龄及记录日期。

3. 注意事项

（1）描记心电图时，受试者应尽量放松，冬季气温低时应注意保暖，避免寒冷产生肌电干扰。电极要紧贴皮肤，防止记录过程中电极脱落。

（2）记录心电图时，先将基线调至中央。基线不稳或有干扰时，应排除后再进行描记。

在变换导联时，须先将输入开关关上，再操作导联选择开关。

（3）测量波幅幅值时，注意向上波应测量基线上缘至波峰顶点距离；向下波为基线下缘至谷底距离。

（4）记录完毕将电极擦干净，把心电图面板各控制旋钮转回原处，最后切断电源。

【心电图的分析方法】 只要熟记正常心电图的标准范围及常见异常心电图的诊断标准，经过实践就能分析心电图，阅读时可按以下步骤进行。

1. 浏览各导联的心电图，注意有无伪差及导联连接错误。

（1）交流电干扰：在心电图上出现每秒 50 次规则而纤细的锯齿状波形，应将附近可能发生交流电干扰的电源关闭，如电扇、电灯等。

（2）肌肉震颤干扰：由于情绪紧张、寒冷或震颤性麻痹等，在心电图上出现杂乱不整的小波，有时很像心房颤动的 f 波。

（3）基线不稳：心电图基线不在水平线上，而是上下摆动。影响对心电图各波，尤其是 ST 段的判断。

（4）导联有无连接错，常见于左右手互换，可使 I 导联 P-QRS-T 波均呈倒置。

（5）定标电压是否标准，阻尼是否适当，如阻尼适当，标准电压的方形波，四角锐利，如阻尼不足、方形波的上升及降落开始处均有小的曲折，如阻尼过度，波形圆钝，阻尼不足或过度均可造成心电图的失真。

（6）导线松脱或断线，表现图形中突然消失一个 QRS-T 波群，注意勿误诊为窦性停搏。

2. 首先找出 P 波，根据 P 波的有无，形态及与 QRS 波群的时间关系来确定，P 波在Ⅱ导联最清楚

（1）判断有无 P 波：若无 P 波，结合其他心电图表现，可以诊断心房扑动、心房颤动、心室扑动、心室颤动、室上性阵发性心动过速、室性阵发性心动过速。

（2）P 波方向：可以确认基本心律是窦性心律还是异位心律。

（3）P 波时限：可以诊断有无左心房肥大或房内传导阻滞。

（4）P 波振幅：可以诊断有无右心房肥大。

（5）PR 间期：可以诊断有无一度房室传导阻滞，考虑是否可能有预激综合征。

3. 测定 PP 或 RR 间隔计算心房率或心室率可以诊断窦性心律失常：分析提前出现的搏动，诊断各种类型期前收缩。

4. 观察 P 波与 QRS 波群的关系，考虑诊断一度、二度、三度房室传导阻滞。

5. 观察 QRS 波群

（1）QRS 波群电轴：有助诊断左前分支、左后分支阻滞。

（2）QRS 波群时限：诊断室内（左、右束支）传导阻滞。

（3）QRS 波群振幅：诊断心室肥大。

（4）QRS 波群形态：分析有无异常 Q 波，诊断心肌梗死等。

6. 观察各导联的 ST 段、T 波、U 波及 QT 间期，有助诊断心肌缺血及心肌复极异常相关疾病、电解质紊乱、低血钾、药物影响等。

7. 最后结合临床资料，做出心电图结论。

【心电图的报告方式】 心电图报告单一般包括 5 项内容：①基本心律及类别；②平均心电轴是否左偏或右偏；③心电图的特征性改变；④心电图是否正常；⑤结合临床提供

参考意见。

心电图是否正常分为四类

1. 正常心电图。

2. 大致正常心电图 如个别导联 QRS 波群出现切迹；ST 段轻微下降，T 波轻度降低等。

3. 可疑心电图 在若干导联上有轻度异常表现，如 T 波（Ⅰ、aVL）低平，可疑右束支传导阻滞图形，可疑右心室肥大等。

4. 不正常心电图 有肯定异常的改变而且具有病理意义，如急性心肌梗死、完全性左束支传导阻滞、室性阵发性心动过速等，应直接写出心电图诊断。

【心电图的临床应用】

1. 心电图主要反映心脏激动的电学活动，因此对各种心律失常和传导障碍的诊断分析具有肯定价值，到目前为止尚没有任何其他方法能替代心电图在这方面的作用。

2. 特征性的心电图改变和演变是诊断心肌梗死可靠而实用的方法。

3. 房室肥大、心肌受损和心肌缺血、药物和电解质紊乱都可引起一定的心电图变化，有助诊断。

4. 心脏电生理检查时，常需要与体表心电图进行同步描记，帮助判断电生理现象和辅助诊断。

5. 对于瓣膜活动、心音变化、心肌功能状态等心电图不能提供直接判断，但作为心动周期的时相标记，又是其他检查的重要辅助手段。

6. 除了循环系统疾病之外，心电图已广泛应用于各种危重患者的抢救、手术麻醉、用药观察、航天、登山运动的心电检测等。

（屈宝泽）

第八节　动态心电图

动态心电图（ambulatory electrocardiograph，AECG）能够在患者自然生活状态下连续 24h 或更长时间记录二导或多导心电信号，借助计算机进行分析处理，发现各类心律失常事件及 ST 段异常改变，获取重要的诊断评价依据。动态心电图的主要价值，是用以发现并记录在通常短暂心电图检查时不易发现的及日常活动时发生的心电图改变，为临床诊断提供重要依据。

【适应证】

1. 心律失常 动态心电图对于常规心电图正常但有心脏症状，或者心律变化与症状并不相符时，可作为首选的无创检查方法，以获得有意义的诊断资料。

2. 心肌缺血 动态心电图对于不能做运动试验者，在休息或情绪激动时有心脏症状者及怀疑有心绞痛者，动态心电图是最简便的无创诊断方法。但动态心电图不能作为诊断心肌缺血的首选方法。动态心电图是发现无痛性心肌缺血的最重要手段，但无痛性心肌缺血的诊断，须在确诊为冠心病的前提下，动态心电图记录到 ST 段异常改变而无胸痛症状时才能成立。

3. 心脏病患者的室性期前收缩，尤其是复杂的室性心律失常，是发生心脏性猝死的独立预测指标。一些高危的室性心律失常可见于冠心病、二尖瓣脱垂、先天性心脏病术后、心力衰竭及 QT 间期延长综合征等，对这类患者进行动态心电图检查，可对病情和预后做出有价值的估计；心率变异性是预测心肌梗死患者发生心脏事件危险及评价糖尿病患者自主神经病变的重要指标，对这类患者应做动态心电图检查和心率变异性分析，以评估其预后；缓慢心律失常，如病态窦房结综合征、传导障碍等，对心脏病患者预后的影响和治疗方案的确定具有重要意义，动态心电图对这类心律失常的诊断和评价具有重要价值；冠心病患者可发生无症状性心肌缺血，它与有症状心肌缺血一样，是决定预后及指导治疗的重要指标。尚未确诊为冠心病的患者，动态心电图发现其有无症状的 ST 段改变，解释为心肌缺血应当慎重，一些非缺血因素也能引起 ST 段改变。

上述心肌缺血及各类心律失常经过治疗后消失或改善的可能，但不一定会改善患者的预后。即使动态心电图检查表明心肌缺血及心律失常已得到控制，但对于某些高危患者，动态心电图不是判断预后的唯一方法，必要时可进一步做心电生理检查。

【评价】

1. 评定心脏病患者日常生活能力　日常活动、劳累、健身活动、情绪激动等对一些心脏病患者可能会诱发心肌缺血和（或）心律失常，动态心电图可对其进行检测和评价，以使医师对患者的日常活动、运动方式及运动量和情绪活动做出正确指导，或给予适当的预防性治疗。

2. 心肌缺血及心律失常的药物疗效评价　以消除心肌缺血（包括无症状和有症状的）为目的的药物治疗，可通过动态心电图检测 ST 段改变，定量分析进行疗效评价，动态心电图对于心律失常的药物疗效评价亦具有重要价值。心律失常具有一定的自发变异性，药物疗效及药物的致心律失常作用的判定，均应按照已有的严格规定（见诊断评价标准）进行，最好能结合血液药物浓度测定。

3. 起搏器功能评定　动态心电图检测能在患者自然生活状况下，连续记录患者自身及起搏的心电信号，获得起搏器工作状况、故障情况及引起心律失常的翔实信息，对起搏器功能评定、故障发现及处理提供重要依据。

（屈宝泽）

第九节　心电图运动负荷试验

心电图运动负荷试验（ECG exercise test）目前已经公认心电图运动试验是一种简便、可靠的诊断检查方法，如能遵循周密制订的方案，严格掌握试验的禁忌证，也是安全的。

【运动试验方法】

1. 活动平板运动试验　受试者在带有能自动调节坡度和转速的活动平板仪做步行运动，可做极量或次极量分级运动试验。运动量可通过改变平板转速及坡度而逐渐增加，运动中需连续进行心电监护，间断记录心电图及测量血压，以保证安全。

2. 蹬车运动试验　受试者在特制的自行车功量计上以等量递增负荷进行蹬车，可做极量或次极量分级运动试验。运动中记录心电图及测量血压。

上述两种试验，由于运动量大，有一定危险，因此测验时需有经验的医生、护士监测，做好急救的准备工作，以防意外。

【适应证】

1. 对不典型胸痛或可疑冠心病患者进行鉴别诊断。

2. 评估冠心病患者的药物或介入手术治疗效果。

3. 评估冠心病患者的心脏负荷能力。

4. 进行冠心病易患人群流行病学调查筛选试验。

【禁忌证】

1. 急性心肌梗死或心肌梗死合并室壁瘤。

2. 不稳定心绞痛。

3. 左心功能不全及代偿性心力衰竭。

4. 中、重度瓣膜病或先天性心脏病。

5. 急性或严重慢性疾病。

6. 严重高血压患者。

7. 急性心包炎或心肌炎。

8. 肺栓塞。

9. 严重主动脉瓣狭窄。

10. 严重的心律失常及高度的房室传导阻滞。

11. 安装固定频率心脏起搏器后。

【运动试验并发症】

1. 急性心肌梗死。

2. 急性肺水肿。

3. 恶性心律失常。

（屈宝泽）

第十节　痰液检查

痰是气管、支气管的分泌物或肺泡内的渗出液，借助咳嗽将其排除。痰液标本检查是临床呼吸疾病诊断的重要手段之一。根据检查目的可分为病原学检查和细胞学检查。

（一）病原学检查痰液标本的采集

痰标本的收集方法有口痰收集法、咽拭子取痰、经环甲膜穿刺取痰、经纤维支气管镜取痰和支气管肺泡灌洗术取痰。口痰是临床上常用的痰液收集方法，既方便又无创。但最易受口腔、鼻咽细菌的污染。常用方法是在收集标本前嘱患者用清水或生理盐水漱口数次，再用3%双氧水含漱一次后，让患者用力咳出气管深处的痰液，盛于无菌容器中立即送检。一般送检时间要求在2h内，特殊情况标本应放在4℃保存，保存时间不得超过24h。进行结核菌检查时应嘱患者留取12～24h的痰液。标本采集以晨痰为佳，此时患者痰液较多，检查的阳性率高。

（二）痰液检查内容

1. 一般性状检查

（1）量：呼吸道病变时痰量增多，突然增加并呈脓性见于肺脓肿或脓胸破入支气管腔。

（2）颜色。①红色或棕红色：血性痰见于肺癌、肺结核、支气管扩张等，粉红色泡沫样痰见于急性肺水肿；铁锈色痰是由于血红蛋白变性所致，见于大叶性肺炎、肺梗死等。②黄色或黄绿色：黄痰见于呼吸道化脓性感染，如化脓性支气管炎、金黄色葡萄球菌肺炎、支气管扩张、肺脓肿及肺结核等。铜绿假单胞菌或干酪性肺炎时痰呈黄绿色。③棕褐色：

见于阿米巴肺脓肿及慢性充血性心力衰竭肺淤血时（图 7-7～图 7-10）。

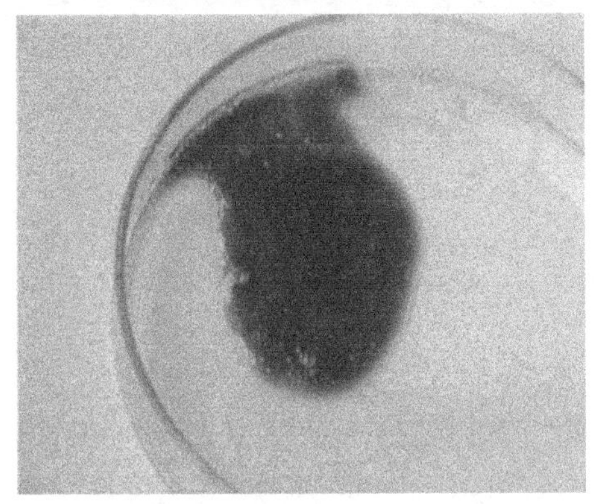

图 7-7　红色痰

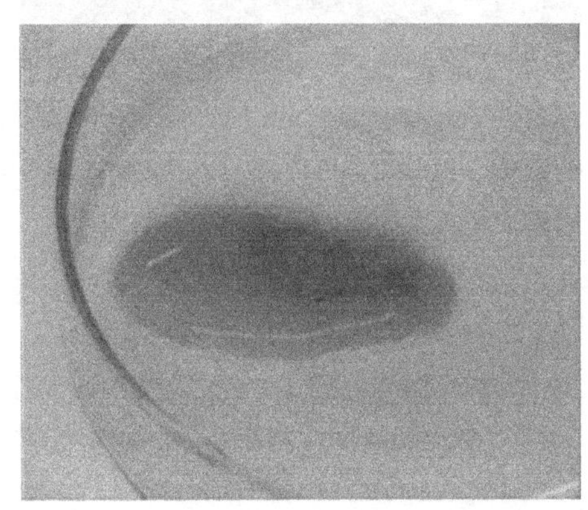

图 7-8　棕红色痰

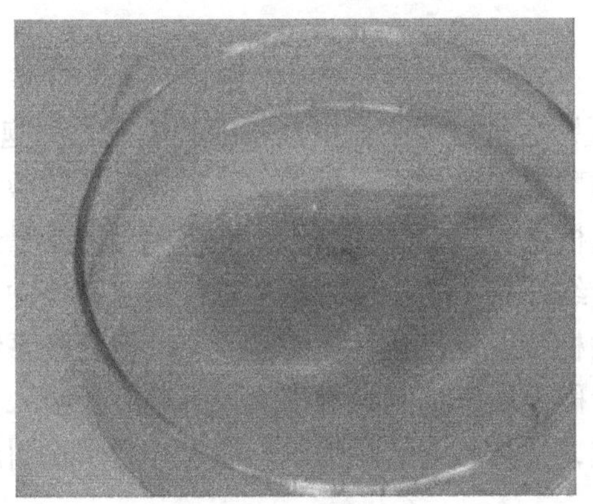

图 7-9　黄色痰

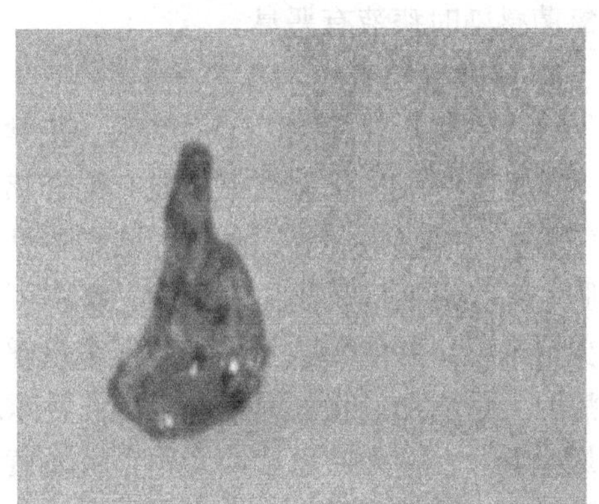

图 7-10　棕褐色痰

（3）性状。①黏液性痰：见于支气管炎、支气管哮喘和早期肺炎等。②浆液性痰：见于肺水肿、肺淤血。③脓性痰：将痰液静置，分为三层，上层为泡沫和黏液，中层为浆液，下层为脓细胞及坏死组织，见于呼吸系统化脓性感染，如支气管扩张、肺脓肿及脓胸向肺组织溃破等。④血性痰：见于肺结核、支气管扩张、肺癌、肺吸虫病等（图 7-11～图 7-14）。

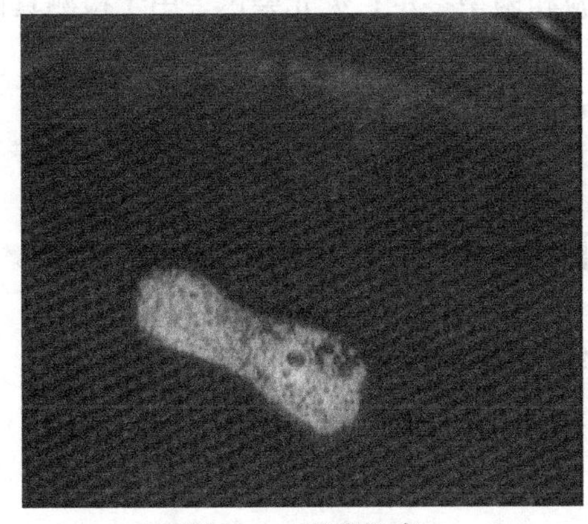

图 7-11　黏液性痰

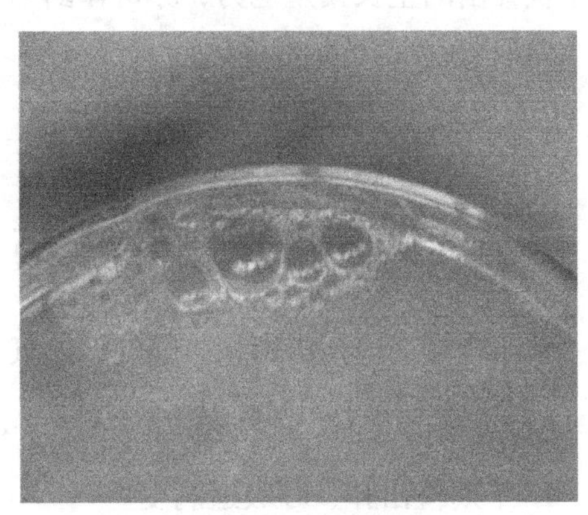

图 7-12　浆液性痰

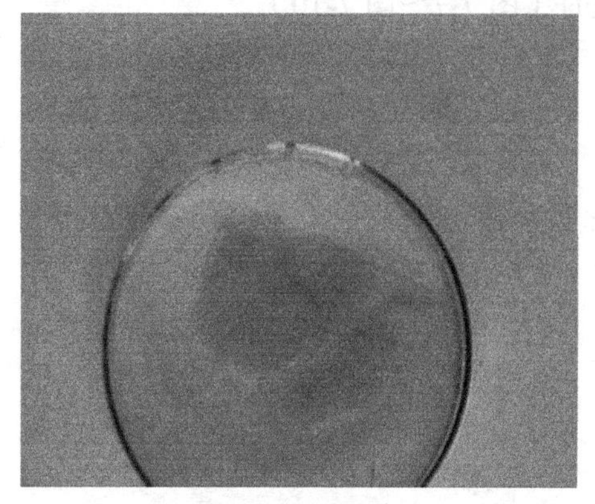

图 7-13　脓性痰

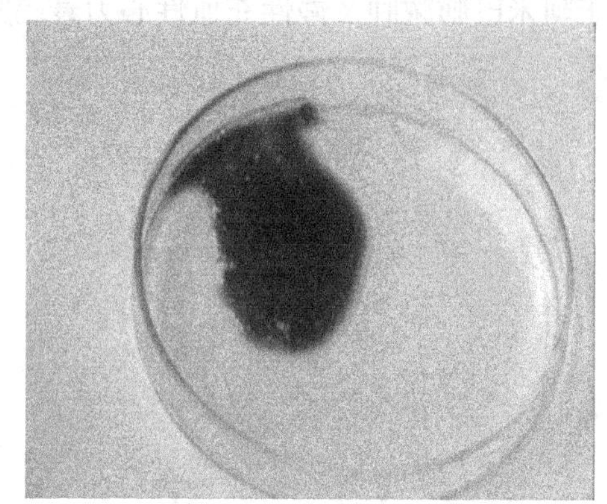

图 7-14　血性痰

（4）气味：有血腥气味，见于各种原因所致的呼吸道出血。肺脓肿、支气管扩张合并厌氧菌感染时痰液有恶臭。

2. 显微镜检查

（1）直接涂片检测。①白细胞：正常痰内可见少量白细胞。中性粒细胞（或脓细胞）增多，见于呼吸道化脓性炎症或有混合感染；嗜酸粒细胞增多，见于支气管哮喘、过敏性支气管炎、肺吸虫病等；淋巴细胞增多见于肺结核患者。②红细胞：脓性痰中可见少量红细胞，呼吸道疾病及出血性疾病，痰中可见多量红细胞。③上皮细胞：正常情况下痰中可有少量来自口腔的鳞状上皮细胞或来自呼吸道的柱状上皮细胞，在炎症或患其他呼吸系统疾病时大量增加。④肺泡巨噬细胞：吞噬炭粒者称为炭末细胞，见于炭末沉着症及吸入大量烟尘者。吞噬含铁血黄素者称含铁血黄素细胞，又称心力衰竭细胞，见于心力衰竭引起的肺淤血、肺梗死及肺出血患者。

（2）染色涂片。①脱落细胞检测：正常痰涂片以鳞状上皮细胞为主，若痰液确系肺部咳出，则多见纤毛柱状细胞和尘细胞。支气管炎、支气管扩张、肺结核等急、慢性呼吸道炎症，均可引起上皮细胞发生一定程度的形态改变；肺癌患者痰中可带有脱落的癌细胞，对肺癌有较大诊断价值。②细菌学检测，可有如下分类。a. 涂片检查。革兰染色，可用来检测细菌和真菌；抗酸染色，漱口后用力咳出气管深部的痰液，收集量约 5ml，直接涂片抗酸染色，显微镜下发现分枝杆菌，即可诊断肺结核；用集菌法进行结核杆菌培养，可了解结核杆菌的生长繁殖能力，亦可作药物敏感试验和菌型鉴定；荧光染色，用于检测真菌和支原体等。b. 细菌培养。

（郭　莹）

第十一节　肺功能检测

肺功能检查包括肺容积、通气、换气、血流和呼吸动力等项目。

（一）肺功能检测目的

1. 早期检出肺、呼吸道病变。

2. 鉴别呼吸困难的原因，判断气道阻塞的部位。

3. 评估肺部疾病的病情严重程度。

4. 评估外科手术耐受力及术后发生并发症的可能性。

5. 健康体检、劳动强度和耐受力的评估。

（二）测定方法

1. 让患者取坐位，上鼻夹，含口器与肺量计相连，平静呼吸 5 次后测定肺活量（因鼻被夹住，所以保持用嘴呼吸）。

2. 尽可能含紧口嘴，保证测试过程中不漏气。

3. 配合操作者的口令，即时做呼气和吸气动作。

（三）检测内容及临床意义

1. 肺容积　四种基础肺容积和四种基础肺容量见图 7-15。

（1）基础肺容积

1）潮气容积（TV）：在平静呼吸时，每次吸入或呼出的气量。

2）补吸气容积（IRV）：平静吸气后所能吸入的最大气量。

3）补呼气容积（ERV）：平静呼气后能继续呼出的最大气量。

4）残气容积（RV）：补呼气后肺内不能呼出的残留气量。

（2）基础肺容量

1）深呼气量（IC）：平静呼气后能吸入的最大气量。由潮气容积与补吸气容积组成。

2）肺活量（VC）：最大吸气后能呼出的最大气量。由深吸气量与补呼气容积组成。

3）功能残气量（FRC）：平静呼气后肺内所含有的气量，由补呼气容积与残气容积组成。

4）肺总量（TLC）：深吸气后肺内所含有的总气量。由肺活量与残气容积组成。

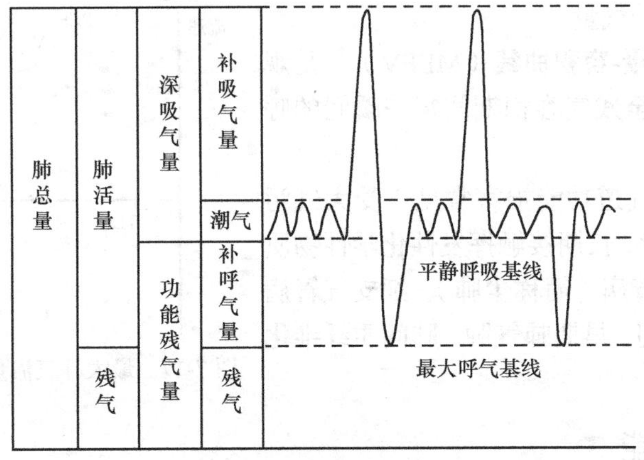

图 7-15　肺容量及其组成

2. 临床意义

（1）肺活量减低见于胸廓、肺扩张受限，肺组织损害，气道阻塞。

（2）功能残气量改变常与残气容积改变同时存在。阻塞型肺部疾患如支气管哮喘、肺气肿等残气容积增加。限制型肺部疾患如弥漫性肺间质纤维化、肺占位性疾病，肺切除后肺组织受压等残气容积减少。临床上以残气/肺总量%作为考核指标。

3. 肺通气功能 肺通气功能测定是指测定单位时间内随呼吸运动进出肺的气流和流速。

（1）每分钟静息通气量（VE）：正常成人静息状态下每分钟吸入或呼出的气量。其增加或减少与基础代谢有密切关系。

（2）肺泡通气量（VA）：是指安静状态下每分钟进入呼吸性细支气管及肺泡与气体交换的有效通气量。VA=（潮气容积–生理无效腔量）×呼吸频率。肺泡通气量不足，常见于肺气肿；肺泡通气量增加见于过度通气综合征。

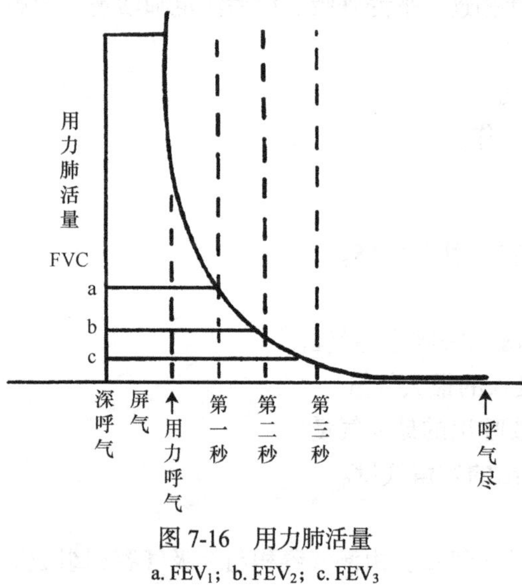

图 7-16 用力肺活量

a. FEV_1；b. FEV_2；c. FEV_3

（3）最大通气量（MVV）：单位时间内以尽快的速度和尽可能深的幅度进行呼吸所得到的通气量。通常用作能否进行胸科手术的指标。

（4）用力肺活量（FVC）：用最快的速度所作的呼气肺活量。可以反映较大气道的呼气期阻力。可用作慢性支气管炎、支气管哮喘和肺气肿的辅助诊断手段，也可考核支气管扩张剂的疗效（图 7-16）。

（5）呼气高峰流量（PEFR）：在肺总量位时，猛力快速吹向最高呼气流量计，观察最高呼气流速。测定方法简单、易行。广泛应用于呼吸疾病的流行病学调查，尤其对支气管哮喘病情、疗效的判断更为实用。

（四）小气道功能

1. 闭合容积（CV）测定 是指平静呼吸当达到接近残气位时，肺底部小气道开始闭合时所能继续呼出的气量。

2. 最大呼气流量-容积曲线（MEFV） 是观察由肺总量位呼气至残气容积期间每一瞬间的呼气流量（图 7-17）。

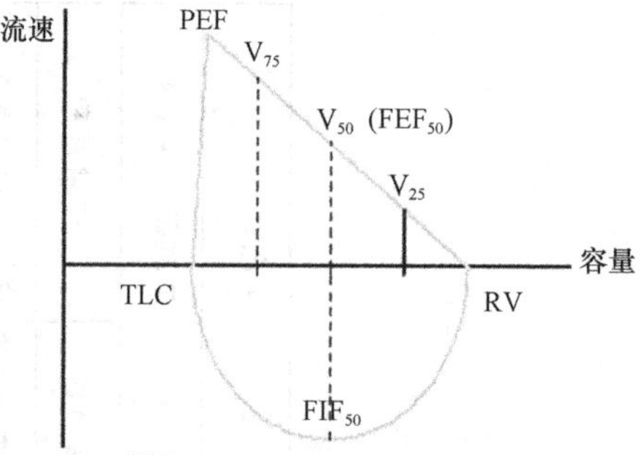

图 7-17 最大呼气流量-容积曲线（MEFV）

临床意义：小气道功能损害常见于受大气污染、长期大量吸烟者，长期接触挥发性化学性物质者，早期肺尘埃沉着病（简称尘肺）、细支气管病毒感染、哮喘缓解期、早期肺气肿、肺间质纤维化等患者。

（五）换气功能

1. 肺通气/血流（*V*/*Q*） 吸入的空气在达到肺泡后与肺泡毛细血管中的血液进行氧与二氧化碳的交换。肺组织和血流受到重力的影响使肺上下各部位的通气量和血流量不能完全一致，如每分钟肺通气量和血流量能平均保持在一定比例（4：5）时，气体交换即能正常进行。

意义：反映通气/血流值的肺功能检查有生理无效腔测定、肺泡动脉血氧分压差测定、生理分流测定。生理无效腔增加可见于红色气喘型肺气肿或肺栓塞等疾病。生理分流量增多见于发绀臃肿型肺气肿或成人呼吸窘迫综合征等疾患。

2. 弥散功能 肺的主要功能是气体交换，即氧与二氧化碳的交换。肺内气体交换的部位在肺泡，并遵照弥散原则，肺泡气中氧分压较肺泡膜毛细血管中血氧分压为高，故氧自肺泡弥散通过肺泡膜至毛细血管中，并与红细胞内的血红蛋白结合。血二氧化碳分压较肺泡内气体高，故二氧化碳自血中弥散至肺泡。由于二氧化碳弥散能力比氧大 20 倍，所以一旦出现弥散障碍，主要是氧弥散的障碍，严重时可出现缺氧。

意义：弥散功能减低主要见于肺间质疾患，如弥漫型肺间质纤维化，其他如肺气肿时，由于肺泡壁的破坏，弥散面积减少，或贫血时血红蛋白减低，都能导致肺弥散量减少，肺水肿等。弥散功能增加可见于红细胞增多症、肺出血等。

（郭　莹）

第十二节　血 气 分 析

血液气体和酸碱平衡正常是让人体内环境稳定、机体赖以生存的重要条件。

（一）血气分析指标

1. 酸碱度（pH）　取决于血液中碳酸氢盐缓冲对。参考值 7.35～7.45，pH<7.35 为酸血症，pH>7.45 为碱血症。但 pH 正常并不能完全排除无酸碱失衡。

2. 动脉血二氧化碳分压（PCO_2）　参考值（4.65～5.98kPa）35～45mmHg，乘 0.03 即为 HCO_3^-含量。超出或低于参考值称高、低碳酸血症。PCO_2>55mmHg 有抑制呼吸中枢危险，是判断各型酸碱中毒主要指标。

3. 二氧化碳总量（TCO_2）　参考值 24～32mmHg，代表血中 CO_2 和 HCO_3^-之和，在体内受呼吸和代谢两方面影响。代谢性酸中毒时明显下降，碱中毒时明显上升。

4. 动脉血氧分压（PO_2）　参考值 95～100mmHg（12.6～13.3kPa）。80～60mmHg（10.7～8.0kPa）为轻度缺氧，60～40mmHg（8～5.3kPa）为中度缺氧，低于 40mmHg（5.3kPa）为重度缺氧；低于 60mmHg（8kPa）提示呼衰，低于 30mmHg（4kPa）有生命危险。根据此指标判断缺氧程度要考虑年龄因素，PO_2=[100（0.33×年龄）]±5mmHg。

5. 动脉氧饱和度（SaO_2）　参考值 95%～98%。可作为判断机体缺氧的一个指标，但不敏感。

6. 实际碳酸氢根（AB）　参考值 21.4～27.3mmol/L，标准碳酸氢根（SB）参考值 21.3～24.8mmol/L。AB 是体内代谢性酸碱失衡重要指标，在特定条件下计算出 SB 也反映代谢因素。两者正常为酸碱内稳正常。两者皆低为代谢性酸中毒（未代偿），两者皆高为代谢性碱中毒（未代偿），AB>SB 为呼吸性酸中毒。

7. 剩余碱（BE）　参考值 0±2.3mmol/L，正值指示增加，负值为降低。

8. 阴离子隙（AG）　参考值 8～16mmol/L，是早期发现混合性酸碱中毒重要指标。

判断酸碱失衡应先了解临床情况，一般根据 pH、$PaCO_2$、BE（或 AB）判断酸碱失衡，根据 PaO_2 及 $PaCO_2$ 判断缺氧及通气情况。pH 超出正常范围提示存在失衡。但 pH 正常仍可能有酸碱失衡。$PaCO_2$ 超出正常提示呼吸性酸碱失衡，BE 超出正常提示有代谢酸失衡。但血气和酸碱分析有时还要结合其他检查，结合临床动态观察，才能得到正确判断。

（二）标本采集

标本来自动脉和静脉两种，但临床多用动脉血。

1. 合理采集部位。

2. 肝素抗凝 注射器针头刺入后，动脉血借助血压推动注射器针芯而进入针筒，不必抽吸。

3. 采取的血样必须严密隔绝空气。

4. 采取的血样应尽快检测。血液离体后，如在室温下存放，可使 PO_2 下降，PCO_2 升高和 pH 下降，故血样在抽取后 20min 内检测，如需要放置，应在 0℃保存，并于 2h 内分析完毕。

5. 吸氧 患者病情允许可停止吸氧 30min 后采血送检，否则标记给氧浓度与流量。

（三）酸碱失衡类型及特点

1. 代谢性酸中毒

（1）引起代谢性酸中毒的主要原因机体产酸过多、排酸障碍和碱性物质损失过多所致。常见于糖尿病、高热、严重感染、急性酒精中毒、休克缺氧等。

（2）pH 降低或正常。

（3）$PaCO_2$ 下降。

（4）AB、SB 下降，BE 负值增大。

（5）当机体不能代偿时，PaO_2 正常或增高，pH 下降。

2. 代谢性碱中毒

（1）临床常见于大量丢失胃液、严重低血钾或低血氯、库欣综合征等致肾脏丢失 H^+ 等。

（2）AB、SB、BB 增高，BE 正值增大。

（3）pH 接近正常。

（4）$PaCO_2$ 增高。

（5）机体失代偿时，PaO_2 下降或正常，pH 升高。

3. 呼吸性酸中毒

（1）呼吸功能障碍导致血浆 PaO_2 升高。临床常见于慢性阻塞性肺疾病、哮喘、呼吸肌麻痹、异物阻塞等降低肺泡通气量疾病。

（2）pH 下降。

（3）$PaCO_2$ 升高。

（4）AB 正常或略升高、BE 基本正常。

（5）AB 高于 SB。

4. 呼吸性碱中毒

（1）临床见于各种导致肺通气量增加的疾病，如癔病、颅脑损伤、脑肿瘤、机械通气应用不当等。

（2）pH 正常或升高。

（3）$PaCO_2$ 下降。

（4）AB 下降，BE 负值增大。

5. 呼吸性酸中毒合并代谢性酸中毒

（1）临床常有休克，微循环障碍，心肺肾等功能损害，感染，高代谢和呼吸浅、快等。

（2）$PaCO_2$ 极度升高。

（3）$PaCO_2$ 下降。

（4）pH 极度降低。

（5）血钾升高。

（6）血氯多升高或正常。

（7）血钠下降或正常。

6. 呼吸性酸中毒合并代谢性碱中毒

（1）临床病情危重，多行机械通气。

（2）pH 可正常，可降低，可增高。

（3）$PaCO_2$ 升高。

（4）HCO_3^- 升降均可。

（5）AB 明显增加。

（6）BE 正值增大。

（7）血钾、氯降低，血钠可升高。

7. 呼吸性碱中毒合并代谢性酸中毒

（1）临床可有休克，低氧血症，脏器缺血功能受损，呼吸深、大、快。

（2）pH 可正常。

（3）$PaCO_2$ 减低。

（4）HCO_3^- 多降低。

（5）BE 负值增大。

（6）血钾正常，血氯增高或正常，血钠正常。

（7）AG 升高。

8. 呼吸性碱中毒合并代谢性碱中毒

（1）发热，呕吐呼吸深、大、快，过度换气的患者。

（2）肝硬化，同时使用利尿剂或合并呕吐的患者。

（3）HCO_3^- 多升高或正常。

（4）pH 极度升高。

（5）血钾降低。

（6）血氯降低或正常。

（7）血钠降低或正常

（8）$PaCO_2$ 降低。

（9）AG 正常或轻度上高。

（郭　莹）

第十三节　氧　　疗

氧疗是指通过吸氧来纠正患者的缺氧状态的治疗方法。合理氧疗可以提高动脉血氧分压，保证组织、器官的正常氧供给。

【适应证】

1. 一般而言，只要 PaO_2 低于正常即可氧疗，但在实践中往往采取更严格的标准。

2. 对于成年患者，PaO_2＜60mmHg 是比较公认的氧疗指征。

3. 急性呼吸衰竭患者，氧疗指征适当放宽。

但氧疗的效果因缺氧的类型（低张性缺氧和等张性缺氧）而异。

（1）低张性缺氧：氧疗对低张性缺氧的效果最好。由于患者的 PaO_2 及 SaO_2 明显低于正常，吸氧可增高肺泡气氧分压，使 PaO_2 及 SaO_2 增高，血氧含量增多，因而对组织的供氧增加。但由静脉血分流入动脉引起的低张性缺氧，因分流的血液未经过肺泡而直接掺入动脉血，故吸氧对改善缺氧的作用较小。目前，公认的氧疗标准是 PaO_2＜60mmHg。

（2）等张性缺氧：血液性缺氧、循环性缺氧和组织性缺氧者 PO_2 和 SaO_2 正常，因为可结合氧的 Hb 已达 95%左右的饱和度，故吸氧虽然可明显提高 PaO_2，而 SaO_2 的增加却很有限，但吸氧可增加血浆内溶解的氧。吸入高浓度氧或高压氧使血浆中溶解氧量增加能改善组织的供氧。组织性缺氧时，供氧一般虽无障碍，而组织利用氧的能力降低，通过氧疗提高血浆与组织之间的氧分压梯度以促进氧的弥散，也可能有一定治疗作用。

【给氧方法】

1. 鼻导管或鼻塞 主要优点为简单、方便；不影响患者咳痰、进食。缺点为氧浓度不恒定，易受患者呼吸的影响；高流量时对局部黏膜有刺激，氧流量不能大于 7L/min。吸入氧浓度与氧流量的关系：吸入浓度（%）= 21 + 4×氧流量（L/min）。

2. 面罩 主要包括简单面罩、带储气囊无重复呼吸面罩和文丘里（Venturi）面罩，主要优点为吸氧浓度相对稳定， 可按需调节， 该方法对于鼻黏膜刺激小，缺点为在一定程度上影响患者咳痰、进食。

【注意事项】

1. 避免长时间高浓度吸氧，防止氧中毒。

2. 吸入气体要湿化。

3. 吸入装置需定期消毒。

4. 注意防火。

（郭 莹）

第十四节 无创呼吸机操作

无创正压机械通气（noninvasive positive pressure ventilation，NPPV）是指患者通过鼻罩、口鼻面罩或全面罩等无创性方式将患者与呼吸机相连进行正压辅助通气。

【目的】 无创呼吸机适合于轻、中度呼吸衰竭。没有紧急插管指征、生命体征相对稳定和没有 NPPV 禁忌证的患者，用于呼吸衰竭早期干预和辅助撤机。

【适应证】

1. COPD 的呼吸衰竭。

2. 重症哮喘。

3. 睡眠呼吸暂停综合征。

4. 急性肺水肿、ARDS。

5. 麻醉、术后的通气支持。

6. 拔管后的呼吸支持。

7. 神经肌肉疾患引起的呼吸衰竭。

8. 脊柱畸形等限制性通气障碍。

【绝对禁忌证】

1. 误吸危险性高及气道保护能力差，如昏迷、呕吐、气道分泌物多且排除障碍等。

2. 心搏或呼吸停止。

3. 面部、颈部和口咽腔创伤、烧伤、畸形或近期手术。

4. 上呼吸道梗阻等。

【相对禁忌证】

1. 无法配合 NPPV 者，如紧张、不合作或精神疾病，神志不清者。

2. 严重低氧血症。

3. 严重肺外脏器功能不全，如消化道出血、血流动力学不稳定等。

4. 肠梗阻。

5. 近期食管及上腹部手术。

【常用无创呼吸机通气模式】

1. 持续气道正压（CPAP）。

2. 压力/容量控制通气（PCV/VCV）。

3. 比例辅助通气（PAV）。

4. 压力支持通气+呼气末正压（PSV+PEEP），其中以双水平正压通气模式 BiPAP 最为常用。

BiPAP 呼吸机的通气模式包括如下几种。

（1）S：自主呼吸模式。

（2）T：时间控制模式。

（3）S/T：自主呼吸/时间控制自动切换模式。

（4）CPAP：持续气道正压通气模式。

（郭　莹）

第十五节　三腔二囊管止血技术

【目的】　食管胃底静脉破裂出血患者的止血。

【适应证】　三腔二囊管止血技术适用于大量活动性食管胃底静脉破裂出血患者的紧急止血。

【禁忌证】　严重冠心病、高血压、心功能不全者。

【术前准备】

1. 患者准备

（1）告之患者该治疗的目的及在插管时可能引起出血量增大和吸入性肺炎等并发症。签署同意书后进行。

（2）检查患者鼻腔，清除分泌物。

2. 材料准备 三腔二囊管、液体石蜡、治疗盘、牵引绳、0.5kg 重的沙袋（或 250ml、500ml 水瓶）、剪刀、止血钳两把、50ml 注射器、血压计、绷带或宽胶布。

【操作步骤】

1. 检查消毒包物品 三腔二囊管是否通畅、气囊是否漏气、刻度是否清晰。

2. 在三腔二囊管涂以液体石蜡，并嘱患者喝少许液体石蜡。将三腔管的远端从患者鼻腔插入，达咽部时，嘱患者吞咽唾沫，使三腔管顺利送入。将三腔管插至 65cm 处，若由通胃管的腔能抽出胃内容物，即表示管端已达幽门。

3. 用注射器向胃囊注入空气 200～300ml（囊内压力 5.33～6.67kPa），使胃气囊膨胀，即用止血钳将此管夹紧，以免漏气。再将三腔管向外牵引，直至感觉有轻度弹性阻力，表示胃气囊已压于胃底贲门处。用装 0.5kg 沙袋或 500ml 水瓶，通过滑车装置牵引三腔管，固定于床脚架上，以免三腔管滑入胃内。

4. 随后向通到食管气囊的腔注入空气 50～70ml（囊内压力 4.0～5.33kPa），使压迫食管下 1/3，用止血钳将此管夹紧，以免漏气，最后用注射器吸出全部胃内容物。

5. 洗手，记录操作过程，患者反应，胃内容物的颜色及量。

6. 出血停止 24h 后，取下牵引沙袋并将食管囊和胃囊放气，继续留置胃内观察 24h，如未再出血，可嘱患者口服液体石蜡 15～20ml，然后抽尽两囊气体，缓慢将三腔二囊管拔出。

【注意事项】

1. 气囊压迫期间，食管气囊每 12～24h 应放气并放松牵引一次，同时将三腔管向胃内送入少许，解除对胃底的压力，并抽取胃内容物了解有无出血。一般放气 30min 后可再充气。每 2～3h 检查气囊压力一次，如压力不足就及时补充。

2. 三腔管填塞，一般以 3～5 日为限，如有继续出血，可适当延长填塞时间。出血停止 24h 后，应在放气状态下再观察 24h，如仍无出血，方可拔管。

3. 如需经胃管灌注药物或流质食物，必须先确认胃管在胃腔内方可注入，避免误入气管发生意外。

（金丽君）

第十六节 胃镜检查

【目的】 胃、十二指肠疾病的诊断性检查及内镜下治疗。

【适应证】

1. 吞咽困难、胸骨后疼痛、烧灼、上腹部疼痛、不适、饱胀、食欲下降原因不明。疑为上消化道病变，临床又不能确诊者。

2. 不明原因的上消化道出血。

3. X 线钡餐检查不能确诊，疑有黏膜病变或肿瘤者。

4. 需随访观察的病变，如溃疡、慢性萎缩性胃炎，胃大部分切除术后、不典型增生等。

5. 药物治疗前后的观察或手术后随访。

6. 需做内镜治疗的患者（异物、出血、狭窄扩张、息肉摘除等）。

【禁忌证】

1. 相对禁忌证

（1）70 岁及以上患者。

（2）心肺功能不全患者。

（3）消化道出血，血压波动较大或不稳定患者。

（4）严重高血压患者，血压偏高患者。

（5）严重出血倾向，血红蛋白低于 50g/L 或 PT 延长超过 1.5s 以上患者。

（6）高度脊柱畸形患者。

（7）消化道巨大憩室者。

2. 绝对禁忌证

（1）严重心肺疾患，无法耐受内镜检查患者。

（2）怀疑有休克或消化道穿孔等危重患者。

（3）患有精神疾病，不能配合内镜检查者。

（4）消化道急性炎症，尤其是腐蚀性炎症患者。

（5）明显的胸腹主动脉瘤患者。

（6）脑卒中患者。

【操作前准备】

1. 患者准备

（1）检查前 8h，不进食物及饮料，禁止吸烟。前一日晚饭吃少渣易消化的食物，如疑为幽门梗阻患者，在检查前一日晚上必须进行洗胃，彻底洗清胃内容物，直到冲洗的回流液清晰为止。

（2）为避免发生肝炎病毒交叉感染，检查前应作乙型肝炎病毒表面抗原检查，阳性者应采用专用的胃镜。

（3）检查前患者先小便排空膀胱。

（4）向患者或家属交代胃镜检查目的及可能出现的并发症，签署同意书。

2. 材料准备 检查器械：光源、储水瓶、电子胃镜、吸引器、活检钳等。

3. 操作者准备 常规检查各项器材是否齐备，再次核对患者。

【操作步骤】

1. 局麻 检查前 5～10min，吞服丁卡因胶浆或 2%利多卡因喷雾局麻。喷雾时患者张口发“阿”声，这时软腭和舌腭弓上移，舌根下移，使舌后、咽喉、软腭喷药，先后 3 次。每次喷后，患者将剩在口腔的药咽下，以麻醉咽下部。

2. 取下义齿，放松腰带，脱鞋上床，取左侧卧位，双腿屈曲，头垫低枕，使颈部松弛，松开领口及裤带或根据需要改用其他体位。

3. 口角置弯盘，嘱患者咬紧牙垫，铺消毒巾。

4. 医生左手持胃镜操纵部位，右手持胃镜先端 20cm 处，直视下将胃镜经口咬插入口腔，缓缓送下。插胃镜时应尽量与医生配合，将胃镜咽下去。

5. 入镜后可逐一检查十二指肠、胃窦、胃角、胃体、胃底及食管各段病变。

6. 退出胃镜时尽量抽气防止腹胀。

【风险及并发症】

1. 喉头水肿、下颌关节脱臼、咽喉部损伤感染、食管贲门黏膜撕裂、活检出血等。

2. 心搏骤停、心肌梗死、心绞痛等。

3. 食管、胃肠穿孔。

4. 感染。

5. 低氧血症。

【术后处理】

1. 检查完毕应吐出唾液。由于检查时注入一些空气，虽然在退镜时已吸出，但有些人仍有明显腹胀感，嗳气较多，为正常现象。

2. 因咽部麻醉，检查后咽部会有异物感，切勿剧烈咳嗽。

3. 因为麻醉作用未消失，过早进食会使食物容易进入气管，故检查后 1h 方可进食水，如进行病理检查，应在检查 2h 后进温凉半流质或软烂食物一日，以免粗糙食物对胃黏膜创面摩擦，造成出血。

4. 检查后 1～4 日内，可能感到咽部不适或疼痛，但多无碍于饮食，可照常工作。

（金丽君）

第十七节　肠 镜 检 查

【目的】　大肠疾病的诊断性检查及内镜下治疗。

【适应证】

1. 有腹泻、腹痛、腹部包块、低位肠梗阻等症状、体征而原因不明者。

2. 原因不明的下消化道出血。

3. 钡剂灌肠发现异常或其他检查不能确定肠道病变性质者。

4. 已确诊的肠道病变，如炎症性肠病、结肠息肉、结肠手术后等需定期随访复查者。

5. 有结肠癌家族史及大肠肿瘤的筛查。

6. 有其他系统疾病或临床其他发现，需要肠镜检查进行辅助诊断者。

【禁忌证】

1. 相对禁忌证

（1）心肺功能不全。

（2）消化道出血患者而血压未平稳者。

（3）有出血倾向，血红素低于 50g/L 者。

（4）高度脊柱畸形患者。

（5）妊娠期可导致流产和早产

2. 绝对禁忌证

（1）严重心肺疾患，如严重心律失常、心肌梗死急性期、重度心力衰竭、哮喘发作期、肺栓塞、呼吸衰竭不能平卧等患者。

（2）疑及休克、肠坏死等危重患者。

（3）严重精神失常不合作的精神病患者（必要时可进行无痛内镜）。

（4）巨大腹主动脉瘤、脑梗急性期、脑出血患者。

（5）烈性传染病患者。

【操作前准备】

1. 患者准备

（1）对于心血管疾病患者应测血压，做心肺检查评估。注意有无禁忌证。

（2）乙肝丙肝艾滋梅毒检测。

（3）女性患者尽可能避开月经期

（4）肠道准备

1）饮食准备：检查前进食低脂、细软，少渣半流食三日，检查当日禁食水。

2）清洁肠道

A. 复方聚乙二醇：检查前4～6h给药。首次给药600～1000ml，随后一次250ml，每10～15min 1次，总量不超过4000ml，排出液呈透明状时为最佳。

B. 甘露醇：20%甘露醇250ml，生理盐水500ml，10%葡萄糖500ml，半小时内服完。内镜下电凝电切治疗忌用此法。

C. 灌肠：检查前可应用盐水低压灌肠，促进排泄，操作时避免损伤直肠黏膜。

2. 材料准备　检查器械：光源、储水瓶、电子结肠镜、吸引器、活检钳等。

3. 操作者准备　向患者介绍检查体位及方法，配合治疗。

【操作步骤】　患者左侧卧位，进镜前在镜身及肛门口抹润滑剂，手持结肠镜时距离肛门约 20cm，寻腔进镜，根据需要改变患者体位，退镜时将肠腔充分展开观察，时间大于6min，注意黏膜色泽、形态、皱襞、黏膜下血管网。

【风险及并发症】

1. 出血。

2. 穿孔。

3. 各种严重心律失常。

4. 急性心肌梗死。

5. 脑血管病。

6. 虚脱、低血糖。

7. 在肠道准备过程中发生水、电解质紊乱。

8. 原有肠梗阻加重。

【术后处理】

1. 术后肠内积气较多暂不能排出，2～3h内减少活动，勿进食以免加重腹胀。

2. 进食少渣不产气饮食1～2日。

3. 腹痛腹胀加重或便血及时就诊。

（金丽君）

第十八节　神经系统疾病问诊与病史采集、体格检查

一、概　　述

神经系统的临床检查包括病史的采集、神经系统体格检查及各种辅助检查，其中病史采集和体格检查是神经系统疾病正确诊断的关键。通过详细询问病史能够对疾病有初步的

了解，发现对疾病的定位和定性/病因诊断有价值的线索。神经系统的体格检查则可验证或排除最初的诊断，进一步判断疾病的部位和性质。完成病史采集和神经系统体格检查后，根据患者的症状和体征，结合既往病史、个人史和家族史资料进行综合分析，提出一系列可能疾病的诊断，有针对性地选择辅助检查手段最后明确诊断。

二、病 史 采 集

对于神经系统疾病的诊断，病史采集是最重要的，超过任何检查手段。其中某些神经系统疾病，如偏头痛、三叉神经痛、晕厥及原发性癫痫发作等，病史可能是诊断的唯一线索和依据，而体格检查和辅助检查只是为了排除其他疾病的可能性。

神经系统病史的采集基本原则与一般病史采集相同。医生首先向患者简单问候，然后请患者充分表达。病史包括一般情况：年龄、性别、职业、居住地、左利手/右利手、主诉、现病史、发育情况（儿童）、系统回顾、既往病史、个人史和家族史。病史采集中应注意：①系统完整；②客观真实；③重点突出；④避免暗示。最后，病史采集初步完成后，医生应当归纳患者最有关联的症状特点。

【主诉】 是患者在疾病过程中感受最痛苦，并促使其就诊的最主要原因，包括主要症状、发病时间和疾病变化或演变情况。医生在询问病史过程中应围绕主诉进行提问。主诉往往是疾病定位和定性诊断的第一线索。

【现病史】 是主诉的延伸，包括发病后到本次就诊时症状发生和演变的过程，各种症状发生的时间关系和相互关系，以及发病前的诱因和前驱症状等。

1. 病史采集过程中的重点

（1）症状的发生情况包括初发症状的发生时间、发病形式（急性、亚急性、慢性、隐袭性、发作性、间歇性或周期性），发病前的可能诱因和原因。

（2）症状的特点包括症状的部位、范围、性质和严重程度等。

（3）症状的发展和演变症状的加重、减轻、持续进展或无变化等。症状加重减轻的可能原因和影响因素等。

（4）伴随症状及相互关联主要症状之外的伴随症状的特点、发生时间及相互影响。

（5）既往诊治情况包括病程中各阶段检查的结果，诊断和治疗过程、具体的治疗用药或方法及疗效等。

（6）与现病有关的其他疾病情况。是否合并存在其他系统疾病，这些疾病与现病的关系。

（7）病程中的一般情况包括饮食、睡眠、体重、精神状态及二便的情况等。对儿童还需了解营养和发育情况。

2. 神经系统疾病常见症状的问诊 神经系统的常见症状包括头痛、疼痛、感觉异常、眩晕、瘫痪、抽搐、意识丧失、视力障碍和睡眠障碍等，必须重点加以询问。

（1）头痛：是神经系统最常见的症状，也几乎是每个人都有过的体验，询问时应重点了解以下内容。

1）头痛部位：整个头部疼痛、局部头痛还是部位变换不定的头痛，如为局部疼痛，应询问是哪一侧，是前额、头顶还是枕后。部位变换不定的疼痛高度提示良性病变。

2）头痛发生形式：突然发生还是缓慢加重：动脉瘤破裂引起的头痛可突然发生并立

即达到高峰，而颅内肿瘤引起的头痛呈缓慢进展。发作性还是持续性：偏头痛、三叉神经痛呈发作性，颅内占位性病变引起的头痛呈持续性。头痛发作在一日中的变化：颅内高压引起的头痛经常在凌晨发生，丛集性头痛多在夜间睡眠后发作。头痛如有周期性发作，应注意与季节、气候、饮食、睡眠的关系，女性患者应询问与月经周期的关系。

3）头痛性质：是胀痛、钝痛、跳痛还是刀割样、烧灼样、爆裂样疼痛。血管性头痛常为跳痛，颅内占位多为钝痛或胀痛，蛛网膜下腔出血多为爆裂痛，三叉神经痛呈闪电刀割样疼痛。

4）头痛加重因素：过度劳累、睡眠缺乏、气候改变或月经期诱发头痛提示良性病因。洗脸、咀嚼诱发颜面疼痛提示三叉神经痛；吞咽引起的咽后壁痛可能为舌咽神经痛；用力、低头、咳嗽和喷嚏可使颅高压引起的头痛加重。

5）头痛程度：应询问疼痛强度，但应注意头疼程度缺少客观的评价标准，易受主观因素影响，应具体问题具体分析。

6）头痛伴随症状：伴有闪光感常提示偏头痛，剧烈头痛伴有颈部发僵常提示蛛网膜下腔出血，伴有喷射样呕吐应考虑是否为颅内压高。

7）头痛先兆症状：眼前闪光、亮点和异彩等视觉先兆是诊断典型偏头痛的重要依据之一。

（2）疼痛：也是神经系统疾病的常见症状，询问时应注意下述情况。

1）疼痛部位：是表浅还是深部，是皮肤、肌肉、关节还是难以描述的部位，是固定性还是游走性，有无沿着神经根或周围神经支配区放射。

2）疼痛性质：是酸痛、胀痛、刺痛、烧灼痛还是闪电样疼痛，是放射性疼痛、扩散性疼痛还是牵涉痛。

3）疼痛的发生情况：急性还是慢性，发作性还是持续性。

4）疼痛的影响因素：触摸、握压是否加重疼痛，活动是否诱发疼痛，疼痛与气候变化有无关系等。

5）疼痛的伴随症状：是否伴有肢体瘫痪，感觉减退或异常，是否伴有皮肤的变化。

（3）感觉异常：如麻木、冷热感、蚁走感、针刺感和电击感等，注意分布的范围、出现的形式（发作性或持续性），以及加重的因素等。

（4）眩晕：是一种主观症状，患者感到自身或周围物体旋转、飘浮或翻滚。询问时应注意与头晕或头昏鉴别；头晕是头重脚轻、眼花和站立不稳感，但无外界物体或自身位置变化的错觉。头昏是脑子昏昏沉沉，而无视物旋转。对眩晕的患者，应询问有无恶心、呕吐、出汗、耳鸣和听力减退、心慌、血压和脉搏的改变，以及发作的诱因、持续的时间及眩晕与体位的关系等。

（5）瘫痪：应注意询问下述情况。

1）发病形式：急性还是慢性起病，起病的诱因及症状的波动和进展情况。

2）瘫痪的部位：四肢瘫、偏瘫、单瘫还是仅累及部分肌群的瘫痪，如为肢体瘫痪还应注意远端和近端的比较。

3）瘫痪的性质和程度：痉挛性瘫痪还是弛缓性瘫痪，是否影响坐、立、行走、进食、言语、呼吸或上下楼等动作，或是否影响精细动作。

4）瘫痪的伴随症状：有无肢体感觉麻木、疼痛、抽搐和肌肉萎缩等，以及括约肌功能障碍和阳痿等。

（6）抽搐：应注意询问下述情况。

1）最初发病的年龄。

2）诱发因素：抽搐发作与睡眠、饮食、情绪和月经等的关系。

3）发作的先兆：有无眼前闪光、闻到怪异气味、心慌、胸腹内气流上升的异常感觉及不自主咀嚼等。

4）抽搐的部位：是全身抽搐、局部抽搐还是由局部扩展至全身的抽搐。

5）抽搐的形式：肢体是伸直、屈曲还是阵挛，有无颈部或躯干向一侧的扭转等。

6）伴随症状：有无意识丧失、口吐白沫、二便失禁、摔伤或舌咬伤等。

7）抽搐后症状：有无昏睡、头痛或肢体一过性瘫痪。

8）发作的频率：每年、每月、每日、每周或每日的发作次数，以及最近一次发作的时间。

9）以往的诊断和治疗情况。

（7）意识丧失：询问患者有无意识丧失，要让患者理解其真正含义。

1）发生的诱因，有无药物或乙醚滥用，有无外伤。

2）发生的频率和持续时间。

3）有无心血管和呼吸系统的症状。

4）有无四肢抽搐、舌咬伤、尿便失禁等伴随体征等。

5）意识丧失转醒后有无后遗症。

（8）视力障碍：应注意询问下述情况。

1）发生的情况：急性、慢性、渐进性，是否有缓解和复发。

2）发生后持续的时间。

3）视力障碍的表现：视物模糊还是完全失明，双眼视力下降的程度，视野缺损的范围是局部还是全部，是否伴有复视或眼震。

（9）睡眠障碍：思睡还是失眠，如有失眠，是入睡困难还是早醒，是否有多梦、睡眠中肢体不自主运动及呼吸暂停等。

【既往史】 采集同内科一般疾病，但应特别注意与神经系统疾病有关的病史，着重询问以下内容：①头部外伤、脑肿瘤、内脏肿瘤及手术史等；②感染病史，如脑炎、结核病、寄生虫病、上呼吸道感染及腮腺炎等；③内科疾病史，如心脑血管病、高血压、糖尿病、胃肠道疾病、风湿病、甲状腺功能亢进和血液病等；④颈椎病和腰椎管狭窄病史等；⑤过敏及中毒史等。

【个人史】 询问的基本内容包括出生地、居住地、文化程度、职业、是否到过疫区、生活习惯、性格特点、左利手/右利手等。女性患者应询问月经史和婚育史等。儿童应注意围生期、疫苗接种和生长发育情况等。取得患者信任后，根据需要进一步询问可能接触到的化学物质、有无烟酒嗜好和具体情况、是否存在吸毒和药物滥用史、有无冶游史、是否有过应激事件。

【家族史】 有相当部分的神经系统疾病是遗传性疾病或与遗传相关，询问家族史对于确定诊断有重要价值。神经系统遗传病发生在有血缘关系的家族成员中，如两代以上出现相似疾病，或同胞中有两个在相近年龄出现相似疾病，应考虑到遗传病的可能。但患者家庭中其他成员基因异常的表型可能存在很大差异。发现遗传病后，应绘制家系图谱，供临床参考。

三、体 格 检 查

神经系统体格检查是神经科医生最重要的基本技能，检查获得的体征可为疾病的诊断提供重要的临床依据。病史采集完成后，应对患者进行详细的神经系统体格检查和全身体格检查，熟练地掌握神经系统体格检查法及其技巧是非常重要的。本节包括八部分：意识障碍、精神状态和高级皮质功能、脑神经、运动系统、感觉系统、反射、脑膜刺激征及自主神经系统功能的检查。

（一）意识障碍检查

意识是大脑功能活动的综合表现，是人对自身及外界环境进行认识和做出适宜反应的基础，包括觉醒状态与意识内容两个组成部分。觉醒状态是指与睡眠呈周期性交替的清醒状态，由脑干网状激活系统和丘脑非特异性核团维持和激活。意识内容是指人的知觉、思维、记忆、情感、意志活动等心理过程（精神活动），还有通过言语、听觉、视觉、技巧性运动及复杂反应与外界环境保持联系的机敏力，属大脑皮质的功能。

正常意识是指觉醒水平和意识水平都处于正常状态，语言流畅、思维敏锐、表达准确、行为和情绪正常，对刺激的反应敏捷，脑电生理正常。意识障碍是脑和脑干功能活动的抑制状态，表现为人对自身及外界认识状态及知觉、记忆、定向和情感等精神活动不同程度的异常。

对于意识障碍的患者，采集病史要简明扼要。重点询问昏迷发生的缓急、昏迷前是否有其他症状、是否有外伤史、中毒史、药物过量及癫痫、高血压、冠心病、糖尿病、抑郁症或自杀史等。在进行全身和神经系统检查时，应当强调迅速、准确，不可能做得面面俱到，一方面注意生命体征是否平稳；另一方面应尽快确定有无意识障碍及其临床分级：先通过视诊观察患者的自发活动和姿势，再通过问诊和查体评估意识障碍程度，明确意识障碍的觉醒水平，如嗜睡、昏睡、浅昏迷或深昏迷，以及是否有意识内容的改变，如意识模糊或谵妄。意识障碍时的神经系统查体主要包括以下几个方面的检查：眼征、对疼痛刺激的反应、瘫痪体征、脑干反射、锥体束征和脑膜刺激征等。

国际上常用 Glasgow 昏迷评定量表（Glasgow Coma Scale，GCS，表 7-2）评价意识障碍的程度，最高 15 分（无昏迷），最低 3 分，分数越低昏迷程度越深。通常 8 分以上恢复机会较大，7 分以下预后不良，3～5 分者有潜在死亡危险。但此量表有一定局限性：对眼肌麻痹、眼睑肿胀者不能评价其睁眼反应，对气管插管或切开者不能评价其语言活动，四肢瘫患者不能评价其运动反应。1978 年此量表被修订为 Glasgow-Pittsburg 量表，增加了瞳孔光反应、脑干反射、抽搐、自发性呼吸四大类检查，总分 35 分。在临床工作使用中要注意总分相同但单项分数不同者意识障碍程度可能不同，须灵活掌握量表的使用。

表 7-2　Glasgow 昏迷评定量表

项目		评分
A 睁眼反应	自己睁眼	4
	呼叫时睁眼	3
	疼痛刺激时睁眼	2
	任何刺激不睁眼	1

续表

项目		评分
B 言语反应	正常	5
	有错语	4
	词不达意	3
	不能理解	2
	无语言	1
C 运动反应	正常（服从命令）	6
	疼痛时能拨开医生的手	5
	疼痛时逃避反应	4
	疼痛时呈屈曲状态	3
	疼痛时呈伸展状态	2
	无运动	1
总计		

注：等于或大于 13 为轻度损伤，9～12 为中度损伤，8 或 8 以下为严重损伤

1. 眼征 包括以下几个方面。①瞳孔：检查其大小、形状、对称性及直接、间接对光反射，一侧瞳孔散大、固定提示该侧动眼神经受损、常为钩回疝所致；双侧瞳孔散大和对光反应消失提示脑受损、脑缺氧和阿托品类中毒等；双瞳孔针尖样缩小提示脑桥被盖损害，如脑桥出血、有机磷中毒和吗啡类中毒等；一侧瞳孔缩小见于 Horner 征，如延髓背外侧综合征或颈内动脉闭塞等。②眼底：是否有视盘水肿、出血。水肿见于颅内高压等；出血见于蛛网膜下腔出血等。③眼球位置：是否有眼球突出或凹陷，突出见于甲状腺功能亢进、动眼神经麻痹和眶内肿瘤等；凹陷见于 Homer 征、颈髓病变及瘢痕收缩等。④眼球运动：眼球同向性偏斜的方向在肢体瘫痪的对侧提示大脑半球病变；眼球同侧性偏斜在肢体瘫痪的同侧提示脑干病变；垂直性眼球运动障碍，如双眼向上或向下凝视提示中脑四叠体附近或丘脑下部病变；眼球向下向内偏斜见于丘脑损害；分离性眼球运动可为小脑损害表现；眼球浮动说明昏迷尚未达到中脑功能受抑制的深度。

2. 对疼痛刺激的反应 用力按压眶上缘、胸骨，检查昏迷患者对疼痛的运动反应，有助于定位脑功能障碍水平或判定昏迷的程度。出现单侧或不对称性姿势反应时，健侧上肢可见防御反应，病侧则无，提示瘫痪对侧大脑半球或脑干病变。观察面部疼痛表情时，可根据面肌运动，判断有无面瘫。疼痛引起去皮质强直（decorticate rigidity），表现为上肢屈曲、下肢伸直，与丘脑或大脑半球病变有关；去脑强直（decerebrate rigidity）表现为四肢伸直、肌张力增高或角弓反张（opisthotonos），提示中脑功能受损，较去皮质强直脑功能障碍程度更为严重，但这两种反应都不能精确地定位病变部位。脑桥和延髓病变患者通常对疼痛无反应，偶可发现膝部屈曲（脊髓反射）。

3. 瘫痪体征 先观察有无面瘫，一侧面瘫时，可见该侧鼻唇沟变浅，口角低垂，睑裂增宽，呼气时面颊鼓起，吸气时面颊塌陷。通过观察自发活动减少可判定昏迷患者的瘫痪肢体，偏瘫侧下肢常呈外旋位，足底疼痛刺激下肢回缩反应差或消失，可出现病理征，急性昏迷瘫痪者瘫痪侧肌张力多降低。坠落试验可检查瘫痪的部位：检查上肢时将患者双上肢同时托举后突然放开任其坠落，瘫痪侧上肢迅速坠落而且沉重，无瘫痪肢体则向外侧倾倒，缓慢坠落；检查下肢时将患者一侧下肢膝部屈曲提高，足跟着床，突然松手时瘫痪肢体不能自动伸直，并向外倾倒，无瘫痪肢体则呈弹跳式伸直，并能保持足垂直位。

4. 脑干反射 可通过睫脊反射、角膜反射、反射性眼球运动等脑干反射来判断是否存

在脑干功能损害，其中反射性眼球运动包括头眼反射和眼前庭反射两种检查方法。①睫脊反射（ciliospinal reflex）：给予锁骨上区皮肤疼痛刺激时可引起同侧瞳孔散大，此反射存在提示下位脑干、颈髓、上胸段脊髓及颈交感神经功能正常。②角膜反射（corneal reflex）：是由三叉神经的眼神经与面神经共同完成的，当三叉神经第 1 支（眼神经）或面神经损害时，均可出现角膜反射消失。如果脑桥上部和中脑未受累及，角膜反射存在；一侧角膜反射消失见于同侧面神经病变（同侧脑桥），双侧角膜反射消失见于一侧三叉神经受损或双侧面神经受损，提示中脑或脑桥受累，常有意识障碍。③头眼反射（oculoce-phalic reflex）：又称玩偶眼试验（doll's eye test），轻扶患者头部向左右、上下转动时眼球向头部运动相反方向移动，然后逐渐回到中线位。在婴儿为正常反射，随着大脑发育而抑制。该反射涉及前庭核、脑桥侧视中枢、内侧纵束和眼球运动神经核，此反射在大脑半球弥漫性病变和间脑病变导致昏迷时出现并加强：脑干病变时此反射消失，如一侧脑干病变，头向该侧转动时无反射，向对侧仍存在。④眼前庭反射（oculovestibular reflex）：或称冷热水试验，用注射器向一侧外耳道注入 1ml 冰水，半球弥漫性病变而脑干功能正常时出现双眼向冰水灌注侧强直性同向运动；昏迷患者，如存在完全的反射性眼球运动提示脑桥至中脑水平的脑干功能完好；中脑病变时，眼前庭检查时显示灌注对侧眼球内收不能，同侧眼外展正常；脑桥病变时反应完全丧失。

5. 呼吸形式 昏迷患者呼吸形式的变化，有助于判断病变部位和病情的严重程度。常见的呼吸模式有潮式呼吸、神经源性过度呼吸、长吸气呼吸、丛集式呼吸和共济失调性呼吸（表 7-3）。

表 7-3 不同呼吸模式的表现和定位

呼吸模式	损害水平	瞳孔	反射性眼球运动	疼痛反应
潮式呼吸	间脑	小，对光反应（+）	头眼反射存在	伸展过度
神经源性过度呼吸	中脑被盖部	不规则，对光反应（±）	病变侧头眼反射消失	去皮质强直
长吸气呼吸	中脑下部和桥脑上部	针尖大小，对光反应（±）	病变侧头眼反射消失	去大脑强直
丛集式呼吸	脑桥下部	针尖大小，对光反应（±）	眼前庭反射消失	去大脑强直
共济失调性呼吸	延髓上部	针尖大小，对光反应（±）	眼前庭反射消失	弛缓或下肢屈曲

6. 脑膜刺激征 包括颈强直、Kernig 征、Brudzinski 征等，见于脑膜炎、蛛网膜下腔出血、脑炎及颅内压增高等，深昏迷时脑膜刺激征可消失。脑膜刺激征伴发热常提示中枢神经系统感染，不伴发热合并短暂昏迷，可能提示蛛网膜下腔出血。

7. 意识障碍的其他体征 意识障碍者感知能力、对环境的识别能力及生活自理能力均发生了改变，尤其是昏迷者。由于患者的咳嗽、吞咽等各种反射减弱或消失，无自主运动，患者不能控制排便、排尿及留置导尿等多种因素，患者除生命体征常有改变外，可出现营养不良、肺部或泌尿系统感染、大小便失禁、口腔炎、结膜炎、角膜炎、角膜溃疡和压疮等，久卧者还可发生关节僵硬和肢体挛缩畸形等。

（二）精神状态和高级皮质功能检查

精神状态和高级皮质功能检查用于判断患者所患的是神经性疾病还是精神性疾病，明确精神症状背后潜在的神经疾病基础，并协助确定是局灶性脑损害还是弥漫性脑损害。除原发性精神疾病外，在神经疾病中，精神状态和高级皮质功能异常可由以下原因导致：卒中或肿瘤引起的额、颞叶病变，颅内感染，代谢性脑病，以阿尔茨海默病为代表的神经变性病等。检查患者的精神状态时要注意观察其外表行为、动作举止和谈吐思维等。高级皮质功能可分为认知功能和非认知功能两大部分，认知功能检查主要包括记忆力、计算力、定向力、失语、失用、失认、抽象思维和判断、视空间技能等方面；非认知功能检查包括人格改变、行为异常、精神症状（幻觉、错觉和妄想）和情绪改变等。本节主要介绍认知功能障碍的检查方法。

1. 记忆力 记忆是获得、存储和再现以往经验的过程，一般分为瞬时记忆、短时记忆和长时记忆三类。

（1）瞬时记忆检查方法：顺行性数字广度测验是用于检测注意力和瞬时记忆的有效手段。检查者给出患者若干位的数字串，一般从 3 到 4 位数字开始起，一秒钟给出一个，让患者重复刚才的数字串。然后逐渐增加给出的数字串的长度，直到患者不能完整重复为止。所用的数字必须是随机、无规律可循的，如不能使用电话号码。逆行性数字广度试验则是让患者反向说出所给出的数字串，这是一种更为复杂的测试，需要保存和处理数字串的能力。一般顺行性数字广度试验的成绩优于逆行性数字广度试验，后者成绩不低于前两者的 2 个以上。

（2）短时记忆检查方法：先让患者记一些非常简单的事物，比如茶杯、镜子或桌椅，或更为复杂一些的短句，约 5min 后再次询问患者对这些词条的回忆情况。有严重记忆障碍的患者不仅不能回忆起刚才的词条，可能连所问所指是什么都想不起来。有些患者在提醒下可能想起来，或者在词表中可以找出。在提示或词汇表的帮助下回忆起来的患者提示能储留信息但有提取障碍；当提醒及词汇表都没有作用时，提示有存储障碍。

（3）长时记忆检查方法包括：在学校学习的基础知识，如国家首都、著名人物；当前信息，如在位主席、总理及相关公众人物；自己的相关信息，如家庭住址和电话号码等。

2. 计算力 检查计算能力常用的方法是从 100 中连续减 7（如果不能准确计算，则让患者从 100 连续减 3）。此时还需注意力和集中力的参与协助。

3. 定向力 检查时可细分为时间定向力（星期几、年月日、季节）、地点定向力（医院或家的位置）和人物定向力（能否认出家属和主管医生等）。该检查需要患者在注意力集中的状态下进行。

4. 失语（aphasia） 临床检查包括 6 个方面：口语表达、听理解、复述、命名、阅读和书写能力，对其进行综合评价有助于失语的临床诊断。

（1）口语表达：检查时注意患者谈话语量、语调和发音，说话是否费力，有无语法功能或语句结构错误，有无实质词或错语、找词困难、刻板语言，能否达义等。具体分如下几种。

1）言语流畅性：有无言语流利程度的改变，可分为流利性言语和非流利性言语。

2）语音障碍：有无在发音、发声器官无障碍的情况下言语含糊不清，是否影响音调和韵律。

3）找词困难：有无言语中不能自由想起恰当的词汇，或找词的时间延长。

4）错语、新语、无意义杂乱语及刻板言语。有无表达中使用：①语音或语义错误的词；②无意义的新创造出的词；③意义完全不明了的成串的音或单词；④同样的、无意义的词、词组或句子的刻板持续重复。

5）语法障碍。有无难以组成正确句型的状态：①失语症，常表现为表达的句子中缺乏语法功能词，典型表现为电报式语言；②语法错乱，表现为助词错用或词语位置顺序不合乎语法规则。

（2）听理解：指患者可听到声音，但对语义的理解不能或不完全。具体检查方法：要求患者执行简单的口头指令（如“张嘴”“睁眼”“闭眼”等）和含语法的复合句（如“用左手摸鼻子”“用右手摸左耳朵”等）。

（3）复述：要求患者重复检查者所用的词汇或短语等内容，包括常用词（如铅笔、苹果、大衣）、不常用词、抽象词、短语、短句和长复合句等。注意能否一字不错或不漏地准确复述，有无复述困难、错语复述、原词句缩短或延长或完全不能复述等。

（4）命名：让患者说出检查者所指的常用物品如手电、杯子、牙刷、钢笔或身体部分的名称，不能说出时可描述物品的用途等。

（5）阅读：通过让患者朗读书报的文字和执行写在纸上的指令等，判定患者对文字的朗读和理解能力。

（6）书写：要求患者书写姓名、地址、系列数字和简要叙事及听写或抄写等判定其书写能力。

5. 失用（apraxia）　失用症通常很少被患者自己察觉，也常被医生忽视。检查时可给予口头和书面命令，观察患者执行命令、模仿动作和实物演示能力等。注意观察患者穿衣、洗脸、梳头和用餐等动作是否有序和协调，能否完成目的性简单的动作如伸舌、闭眼、举手、书写和系纽扣等。可先让患者做简单的动作（如刷牙、拨电话号码、握笔写字等），再做复杂动作（如穿衣、划火柴和点香烟等）。

6. 失认（agnosia）　是指感觉通路正常而患者不能经由某种感觉辨别熟识的物体，此种障碍并非由于感觉、言语、智能和意识障碍引起，主要包括视觉失认、听觉失认、触觉失认。体象失认也为失认的一种，系自身认识缺陷，多不作为常规体检。

（1）视觉失认：给患者看一些常用物品，照片、风景画和其他实物，令其辨认并用语言或书写进行表达。

（2）听觉失认：辨认熟悉的声音，如铃声、闹钟、敲击茶杯和乐曲声等。

（3）触觉失认：令患者闭目，让其触摸手中的物体加以辨认。

7. 视空间技能和执行功能　可让患者画一个钟面、填上数字，并在指定的时间上画出表针，此项检查需视空间技能和执行功能相互协助，若出现钟面缺失或指针不全，提示两者功能障碍。

（三）脑神经检查

在临床工作中，脑神经检查对神经系统疾病定位诊断有重要意义。对脑神经进行检查时，应确定是否有异常、异常的范围及其关联情况。

1. 嗅神经（olfactory nerve）　属于中枢神经，是特殊的感觉神经。

（1）检查方法：首先询问患者有无嗅幻觉等主观嗅觉障碍，然后让患者闭目，先后堵塞一侧鼻孔，用带有花香或其他香味（非挥发性、非刺激性气味）的物质，如香皂、牙膏和香烟等置于患者受检鼻孔。患者应该能够区分有无气味，并说出牙膏与香烟的气味不同即可。乙酸、乙醇和甲醛溶液等刺激性物质可刺激三叉神经末梢，不宜被用于嗅觉检查。鼻腔有炎症或阻塞时不能做此检查。

（2）异常表现和定位

1）嗅觉丧失或减退：头面部外伤累及嗅神经常导致双侧嗅觉丧失；嗅沟处病变，如脑膜瘤等压迫嗅球、嗅束多引起一侧嗅觉丧失；嗅觉减退也可见于一侧帕金森病和阿尔茨海默病等。

2）嗅觉过敏：多见于癔症。

3）幻嗅：嗅中枢的刺激性病变可引起幻嗅发作，如颞叶癫痫。幻嗅还可见于精神分裂症、乙醇戒断和阿尔茨海默病等。

2. 视神经（optic nerve） 属于中枢神经，主要检查视力、视野和眼底。

（1）视力：代表视网膜黄斑中心凹处的视敏度，分为远视力和近视力。

1）远视力：通常采用国际标准视力表，自上而下分为 12 行，被检者距视力表 5m，使 1.0 这一行与被检眼在同一高度，两眼分别检查，把能分辨的最小视标记录下来，如右眼 1.5，左眼 1.2。视力的计算公式为 $V=d/D$，V 为视力，d 为实际看见某视标的距离，D 为正常眼看见该视标的距离，如 5/10 指患者在 5m 处能看清正常人在 10m 处能看清的视标，视力为 0.5。戴眼镜者必须测裸眼视力和矫正视力。

2）近视力：常用的有标准视力表，被检眼距视标 30cm 测定，在充足的照明下，分别查左眼和右眼，自上而下逐行认读视标，直到不能分辨的一行为止，前一行标明的视力即代表患者的实际视力。

正常远视力标准为 1.0，如在视力表前 1m 处仍不能识别最大视标，可从 1m 开始逐渐移近，辨认指数或眼前手动，记录距离表示视力，如在 50cm 处能说出指数，则视力=指数/50cm；如不能辨认眼前手动，可在暗室中用电筒照射眼，记录看到光亮为光感，光感消失为失明。

（2）视野：是双眼向前方固视不动时所能看到的空间范围，分为周边视野和中心视野（中心 30°以内）

1）周边视野检查：①手动法（对向法）粗略测试，患者与检查者相距约 1m 对面而坐，测试左眼时，受试者遮其右眼，左眼注视检查者右眼，检查者遮其左眼，用示指或视标在两人中间等距离处分别从颞上、颞下、鼻上和鼻下等方位自周围向中央移动，嘱患者看到后告知，可与检查者的正常视野比较。②用周边视野计可精确测定，常用者为直径 3mm 的白色视标，半径为 330mm 的视野计，其范围是鼻侧约 60°，颞侧约 90°，上方约 55°，下方约 70°，外下方视野最大。

2）中心视野检查：目标可以是检查者的脸，患者遮住一只眼睛，然后询问是否可以看到整个检查者的脸，如果只能看到一只眼睛或没看到嘴，则可能存在中心视野缺损。必要时，可用精确的视野计检查。在中心视野里有一椭圆形的生理盲点，其中心在固视点外侧。

（3）眼底检查：患者背光而坐，眼球正视前方。检查右眼时，医生站在患者右侧，右手持检眼镜用右眼观察眼底；左眼相反。从离开患者 5cm 处开始寻找并逐渐窥入瞳孔，观察时检眼镜要紧贴患者面部，一般不散瞳。正常眼底可见视盘呈圆形或椭圆形，边缘清楚，色淡红，视盘中央区域的生理凹陷清晰，动静脉伴行，动脉色红，静脉色暗，动静脉比例为 2∶3。检查后应记录视盘的形状、大小、色泽、边缘及视网膜和血管情况。

（4）异常表现和定位

1）视力障碍和视野缺损：单侧视交叉前和双侧视交叉后病变均可引起视力减退，如双侧视皮质病变可导致皮质盲。视觉传入通路上的病变可引起视野缺损，如一侧枕叶病变出现对侧偏盲和黄斑回避。视交叉中部病变（如垂体瘤、颅咽管瘤）使来自双眼鼻侧的视网膜纤维受损，引起双颞侧偏盲；视束或外侧膝状体病变引起对侧同向性偏盲；视辐射下部受损（颞叶后部病变）引起对侧同向性上象限盲，视辐射上部受损（顶叶肿瘤或血管病变）引起对侧同向性下象限盲。

2）视盘异常。①视盘水肿（papilledema）：是最常见的视盘异常，表现为视盘异常粉红或鲜红，边缘模糊，血管被肿胀的视盘拱起，静脉扩张，可见出血和渗出，是颅内压增高的客观体征。②视神经萎缩（optic atrophy）：根据病因分为原发性视神经萎缩和继发性视神经萎缩。前者表现为视盘普遍苍白而边界清楚，见于中毒、眶后肿瘤直接压迫、球后视神经炎、多发性硬化、部分异常变性病等。后者表现为视盘普遍苍白而边界不清楚，常见于视盘水肿和视盘炎的晚期等。

3. 动眼神经、滑车神经和展神经（oculomotor，trochlear and abducent nerves）　三对脑神经共同支配眼球运动，可同时检查。

（1）外观观察睑裂：是否对称，是否有上睑下垂。观察眼球有否前突或内陷、斜视和同向偏斜、眼震等自发运动。

（2）眼球运动：让患者头部不动，两眼注视检查者的手指，并随之向各方向转动，并检查辐辏动作。观察有否眼球运动受限及受限方向和程度，有无复视和眼球震颤。

（3）瞳孔及其反射：观察瞳孔大小、形状、位置及是否对称。正常瞳孔呈规则圆形，双侧等大，位置居中，直径 3～4mm。小于 2mm 为瞳孔缩小，大于 5mm 为瞳孔扩大，但儿童的瞳孔稍大，老年人稍小。需要在亮处和暗处分别观察瞳孔大小及以下内容。

1）对光反射（light reflex）：是光线刺激引起的瞳孔收缩，感光后瞳孔缩小称为直接对光反射，对侧未感光的瞳孔也收缩称为间接对光反射。检查时嘱患者注视远处，用电筒光从侧方分别照射瞳孔，观察收缩反应是否灵敏和对称，如受检侧视神经损害，则直接和间接光反射均迟钝或消失，如受检侧动眼神经损害，则直接光反射消失，间接光反射保留。

2）调节和辐辏反射（accommodation reflex）：患者两眼注视正前方约 30cm 处检查者的示指，然后迅速移动示指至患者鼻根部，正常时可见双瞳孔缩小（调节反射）和双眼内聚（辐辏反射）。

（4）异常表现和定位

1）眼睑下垂（ptosis）：Horner 综合征、动眼神经麻痹、外伤等所引起单侧眼睑下垂。Miller-Fisher 综合征可引起双侧眼睑下垂。单侧或双侧眼睑下垂也可见于某些肌病和神经肌肉接头疾病，需注意鉴别。

2）眼外肌麻痹（extraocular muscle palsy）。①中枢性眼肌麻痹：如核上性水平凝视麻痹见于脑外伤、丘脑出血及累及脑桥的血管病、变性病和副肿瘤性脑病；垂直凝视麻痹见于影响到中脑被盖区的广泛病变。核间性眼肌麻痹和一个半综合征多见于脑卒中和多发性硬化。②周围性眼肌麻痹：可见于动眼神经、滑车神经和展神经核性和神经本身的损害，如各种脑干综合征、海绵窦病变、脑动脉瘤和天幕裂孔疝等。

3）眼球震颤（nystagmus）：是眼球不自主、有节律的往复快速移动，按其移动方向可分为水平性、垂直性、斜向性、旋转性和混合性，按其移动形式可分为摆动性（往复速度相同）、冲动性（往复速度不同）和不规则性（方向、速度和幅度均不恒定），见于多种病因，如前庭（中枢性或周围性）和小脑性病变等。检查时应记录出现眼震时的凝视位置、方向、幅度，是否有头位改变等诱发因素和眩晕等伴随症状。

4. 三叉神经（trigeminal nerve） 为混合神经，主要支配面部感觉和咀嚼肌运动。

（1）面部感觉：用圆头针、棉签末端搓成的细毛及盛冷热水试管（或音叉表面）分别测试面部三叉神经分布区皮肤的痛觉、触觉和温度觉，用音叉测试振动觉，两侧及内外对比。

（2）咀嚼肌运动：首先观察是否有颞肌、咬肌萎缩。检查肌容积时，嘱患者张闭口，同时用双手触诊双侧颞肌或咬肌。检查咬肌和颞肌肌力时，用双手压紧双侧颞肌或咬肌，让患者做咀嚼动作，感知两侧肌张力和肌力是否对称等。检查翼状肌时，嘱患者张口，以上下门齿中缝为标准，判定下颌有无偏斜，如下颌偏斜提示该侧翼状肌瘫痪，健侧翼状肌收缩使下颌推向病侧。

（3）反射

1）角膜反射（corneal reflex，V_1～V_2反射）：检查者用棉絮轻触角膜外缘，正常表现为双眼瞬目动作，受试侧瞬目称为直接角膜反射，对侧瞬目为间接角膜反射。细棉絮轻触结合膜也可引起同样反应，称为结合膜反射。叩击眉间区，正常表现为双侧瞬目动作不超10次，称为眉间反射。

2）下颌反射（jaw reflex，V_3～V_5反射）：嘱患者略张口，检查者将拇指置于患者下颌中央，然后轻叩拇指，反应为双侧颞肌和咬肌的收缩，使张开的口闭合。下颌反射的传入和传出神经均经三叉神经，中枢在脑桥。正常反射动作不明显，双侧皮质脑干束病变时反射亢进。

（4）异常表现及定位：三叉神经眼支、上颌支或下颌支区域内各种感觉缺失见于周围性病变；洋葱皮样分离性感觉障碍见于核性病变；咀嚼肌无力或萎缩见于三叉神经运动纤维受损；前伸下颌时，中枢性三叉神经损害下颌偏向病灶对侧，周围性（核性及神经本身）三叉神经损害下颌偏向病灶同侧；检查一侧角膜反射发现双侧角膜反射消失，见于受试侧三叉神经麻痹，此时健侧受试则双侧角膜反射存在。

5. 面神经 为混合神经，主要支配面部表情肌运动，尚支配舌前2/3味觉纤维。

（1）面肌运动：先观察额纹、眼裂、鼻唇沟和口角是否对称、有无肌痉挛，然后让患者做蹙额、皱眉、瞬目、示齿、鼓腮和吹口哨等动作，可分别检查面神经的五个周围分支。①颞支：皱眉和蹙额。②颧支：用力闭目，使眼睑不被检查者扒开。③颊支：笑、露齿和鼓腮。④下颌缘支：撅嘴、吹哨。⑤颈支：使口角伸向外下，冷笑。观察有无瘫痪及是否对称。

（2）味觉：首先检查患者的味觉。嘱患者伸舌，检查者以棉签蘸少许食糖、食盐、醋或奎宁溶液，轻涂于一侧舌前 2/3，患者不能讲话、缩舌和吞咽，然后让患者用手指出事先写在纸上的甜、咸、酸、苦四个字之一。患者于测试前要禁食和禁烟数小时，屏气以避免嗅觉的干扰。先试可疑侧，再试对侧，每试一种溶液需用温水漱口。面神经损害使舌前2/3 味觉丧失。此外，尚需检查外耳道和耳后皮肤的痛、温和触觉及有无疱疹；询问患者是否有听觉过敏现象。

（3）反射

1）角膜反射：见第Ⅴ对脑神经。

2）眼轮匝肌反射：检查者的拇、示指将患者的外眦拉向一侧，用诊锤敲击拇指可引起同侧眼轮匝肌明显收缩（闭目），对侧眼轮匝肌轻度收缩。周围性面瘫时眼轮匝肌反射减低，中枢性面瘫面肌痉挛时此反射增强。

3）掌颌反射：敲击或划手掌引起同侧颏肌收缩，该病理反射提示锥体束受损。双侧掌颌反射阳性也可见于正常老年人。

（4）副交感膝状神经节或其附近病变可导致同侧泪液减少，膝状神经节远端病变可导致同侧泪液增多。

（5）主要异常表现及定位

1）周围性面瘫导致眼裂上、下的面部表情肌均瘫痪，表现为患侧鼻唇沟变浅，瞬目减慢、皱纹减少及眼睑闭合不全，睫毛征阳性。正常人在强力闭眼时，睫毛多埋在上下眼睑之中；当面神经麻痹时，嘱患者强力闭眼，则睫毛外露，称睫毛征阳性。可见于面神经管病变、Bell 麻痹等。刺激性病变可表现为面肌痉挛。

2）中枢性面瘫只造成眼裂以下的面肌瘫痪，可见于脑桥小脑脚肿瘤，颅底、脑干病变等。

6. 位听神经（vestibulocochlear nerve） 分为耳蜗神经和前庭神经两部分。

（1）耳蜗神经（cochlear nerve）：常用耳语、表声或音叉进行检查，声音由远及近，测量患者单耳（另侧塞住）能够听到声音的距离，再同另侧耳比较，并与检查者比较。如果发现听力障碍，应进一步行电测听检查。音叉试验可鉴别传导性耳聋（外耳或中耳病变）和感音性耳聋（内耳或耳蜗神经病变）。

1）Rinne 试验：比较骨导（bone conduction，BC）与气导（air conduction，AC）的听敏度，将振动的音叉（频率 128Hz）置于受试者耳后乳突部（骨导），听不到声音后速将音叉置于该侧耳旁（气导），直至气导听不到声音，再检查另一侧。正常情况下，气导能听到的时间长于骨导能听到的时间，即气导＞骨导，称为 Rinne 试验阳性。传导性耳聋时，骨导＞气导称为 Rinne 试验阴性；感音性耳聋时，虽气导＞骨导，但两者时间均缩短。

2）Weber 试验：将振动的音叉置于患者额顶正中，比较双侧骨导。正常时两耳感受到的声音相同，传导性耳聋时患侧较响，称为 Weber 试验阳性；感音性耳聋时健侧较响，称为 Weber 试验阴性。

3）Schwabach 试验：比较患者和检查者骨导音持续的时间。传导性耳聋时间延长；感音性耳聋时间缩短。

（2）前庭神经（vestibular nerve）：功能较复杂，涉及躯体平衡、眼球运动、肌张力维持、体位反射和自主神经功能调节等。前庭神经病变时主要表现眩晕、呕吐、眼球震颤和平衡障碍等，一侧前庭神经损害时患者步态不稳，常向患侧倾倒。也可进行冷热水试验和转椅试验，分别通过变温和加速刺激引起两侧前庭神经核接受冲动不平衡而诱发眼震。①冷热水试验患者无鼓膜破损方可进行本试验，时患者仰卧，头部抬起，灌注热水（47℃）时眼震快相向同侧，冷水（23℃）时快相向对侧，正常时眼震持续 1.5～2.0min，前庭神经受损时该反应减弱或消失。②旋转试验：患者闭目坐在旋转椅上，头部前倾 30°，向一侧快速旋转后突然停止，让患者睁眼注视远处，正常应出现快相与旋转方向相反的眼震，持续约 30s，如＜15s 提示前庭功能障碍。

（3）异常表现和定位：蜗神经的刺激性病变出现耳鸣，破坏性病变出现耳聋。传导性耳聋见于外耳或中耳病变；感音性耳聋主要见于内耳或耳蜗神经病变。眩晕、呕吐、眼球震颤和平衡障碍见于前庭神经病变；冷热水试验和转椅试验有助于前庭功能障碍的评价。

7. 舌咽神经、迷走神经 两者在解剖与功能上关系密切，常同时受累，故同时检查。

（1）运动：询问患者有无吞咽困难和饮水呛咳，注意患者发音是否有声音嘶哑、带鼻音或完全失声。嘱患者发“啊”音，观察双侧软腭位置是否对称及抬举是否一致，悬雍垂是否偏斜。一侧麻痹时，病侧腭弓低垂，软腭上提差，悬雍垂偏向健侧；双侧麻痹时，悬雍垂虽居中，但双侧软腭抬举受限，甚至完全不能。

（2）感觉：用棉签或压舌板轻触患者两侧软腭及咽后壁黏膜，询问其有无感觉。

（3）味觉：舌咽神经支配舌后1/3味觉，检查法同面神经。

（4）反射

1）咽反射（gag reflex），嘱患者张口，用压舌板分别轻触两侧咽后壁黏膜，正常出现咽肌收缩和舌后缩（作呕反应），舌咽、迷走神经周围性损害时，患侧咽反射减弱或消失。

2）眼心反射（oculocardiac reflex）：检查者用中指与示指对双侧眼球逐渐施加压力20～30s，正常人脉搏可减少10～12次/分。此反射由三叉神经眼支传入，迷走神经心神经支传出。迷走神经功能亢进者反射加强（脉搏减少12次/分以上），迷走神经麻痹者反射减退或消失。

3）颈动脉窦反射（carotid sinus reflex）：检查者用示指与中指压迫一侧颈总动脉分叉处引起心率减慢，反射由舌咽神经传入，由迷走神经传出。颈动脉窦过敏患者按压时可引起心率过缓、血压下降和晕厥，须谨慎行之。

（5）异常表现和定位

1）真性延髓麻痹：一侧或双侧舌咽、迷走神下运动神经元损害引起唇、腭、舌和声带麻痹或肌肉本身的无力被称为真性延髓麻痹。一侧舌咽、迷走神经麻痹时吞咽困难不明显。

2）假性延髓麻痹：双侧皮质脑干束受损产生假性延髓麻痹，咽反射存在甚至亢进，而肌肉萎缩不明显，常伴有下颌反射活跃和强哭强笑等。

3）迷走神经受刺激时可出现咽肌、舌肌和胃痉挛。

8. 副神经 为运动神经，支配胸锁乳突肌和斜方肌的随意运动，司向对侧转颈及同侧耸肩。检查时计患者对抗阻力向两侧转颈和耸肩，检查胸锁乳突肌和斜方肌上部功能，比较双侧的肌力和坚实度。副神经损害时向对侧转颈和同侧耸肩无力或不能，同侧胸锁乳突肌和斜方肌萎缩、垂肩和斜颈。

9. 舌下神经 为运动神经，支配所有舌外和舌内肌群的随意运动，常与舌咽、迷走神经一起引起真性延髓麻痹。受限嘱患者张口观察舌在口腔内位置及形态，然后观察有否伸舌偏斜、舌肌萎缩和肌束颤动。嘱患者做舌的侧方运动，以舌尖隔着面颊顶住检查者手指，比较两侧舌肌肌力。

异常表现及定位：①一侧舌下神经周围性病变时即核下性病变伸舌偏向患侧，伴同侧舌肌萎缩；双侧舌下神经麻痹时舌肌完全瘫痪而不能伸舌，出现吞咽困难和构音障碍；②核性损害除上述核下性病变的表现外，还可见舌肌束颤；③一侧核上性损害伸舌偏向病灶对侧，无舌肌萎缩或束颤。

（四）运动系统检查

运动系统检查包括观察肌容积、肌张力、肌力、不自主运动、共济运动、姿势和步态等。可检测患者主动运动或对抗阻力的能力，并观察肌肉的运动幅度和运动持续时间。

1. 肌容积（muscle bulk）　观察和比较双侧对称部位肌肉体积，有无肌萎缩、假性肥大，若有观察其分布范围。除用肉眼观察外，还可以比较两侧肢体相同部位的周径，相差大于 1cm 者为异常。观察有无束颤，还可以用叩诊锤叩击肌腹诱发束颤。下运动神经元损害和肌肉疾病可见肌萎缩；进行性肌营养不良可见肌肉假肥大，表现为外观肥大、触之坚硬，但肌力弱，常见于腓肠肌和三角肌。

2. 肌张力（muscle tone）　是肌肉松弛状态的紧张度和被动运动时遇到的阻力。检查时嘱患者肌肉放松，触摸感受肌肉硬度，并被动屈伸肢体感知阻力。

（1）肌张力减低：表现为肌肉弛缓柔软，被动运动阻力减低，关节活动范围扩大，见于下运动神经元病变（如多发性神经病、脊髓前角灰质炎）、小脑病变、某些肌源性病变及脑和脊髓急性病变的休克期等。

（2）肌张力增高：表现为肌肉较硬，被动运动阻力增加，关节活动范围缩小，见于锥体系和锥体外系病变。锥体系病变时表现为痉挛性肌张力增高，上肢屈肌和下肢伸肌张力增高明显，被动运动开始时阻力大，终了时变小，称为折刀样肌张力增高（图 7-18A）；锥体外系病变时表现为强直性肌张力增高，伸肌与屈肌张力均增高，向各方向被动运动时阻力均匀，也称为铅管样（不伴震颤）或齿轮样肌张力增高（伴震颤）（图 7-18B）。

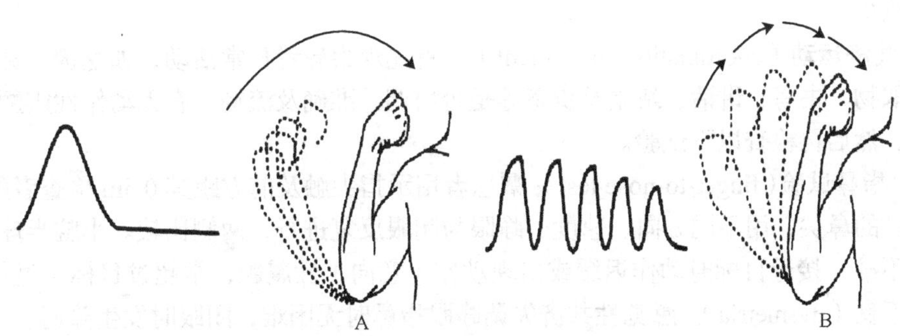

图 7-18　折刀样肌张力增高和齿轮样肌张力增高

3. 肌力（muscle strength）　是指受试者主动运动时肌肉的收缩力，一般以关节为中心检查肌群的伸、屈、外展、内收、旋前和旋后等功能，适用于上运动神经元病变及周围神经损害引起的瘫痪。但对单神经损害（如尺神经、正中神经、桡神经、腓总神经）和局限性脊髓前角病变（如脊髓前角灰质炎），需要对相应的单块肌肉分别进行检查。

（1）六级（0～5 级）肌力记录法：检查时让患者依次做有关肌肉收缩运动，检查者施予阻力，或嘱患者用力维持某一姿势时，检查者用力改变其姿势，以判断肌力（表 7-4）。

表 7-4　肌力的六级记录法

0 级	完全瘫痪，肌肉无收缩
1 级	肌肉可收缩，但不能活动关节，仅在触摸肌肉时感觉到
2 级	肢体能在床面上水平移动，但不能抵抗自身重力，即不能抬离床面
3 级	肢体能抵抗重力离开床面，但不能抵抗阻力
4 级	肢体能做抗阻力动作，但不完全
5 级	正常肌力

（2）肌群肌力测定：可分别选择下列运动。①肩：外展、内收。②肘：屈、伸。③腕：屈、伸。④指：屈、伸。⑤髋：屈、伸、外展、内收。⑥膝：屈、伸。⑦踝：背屈、跖屈。⑧趾：背屈、跖屈。⑨颈：前屈、后伸。⑩躯干：仰卧位抬头和肩，检查者给予阻力，观察腹肌收缩力；俯卧位抬头和肩，检查脊旁肌收缩力。

（3）轻瘫检查法：不能确定的轻瘫可用以下方法检查。

1）上肢。①上肢平伸试验：双上肢平举，掌心向上，持续数十秒钟后可见轻瘫侧上肢逐渐下垂，前臂旋前，掌心向内。②数指试验：嘱患者手指全部屈曲，然后依次伸直，做计数动作，或手指全部伸直后顺次屈曲，轻瘫侧动作笨拙或不能。③指环试验：嘱患者拇指分别与其他各指组成环状，检查者以一手指穿入环内快速将其分开，测试各指肌力。

2）下肢。①外旋征（Jackson 征）：仰卧位，双腿伸直，轻瘫侧下肢常呈外旋位。②膝下垂试验：嘱患者俯卧，维持双膝关节屈曲 90°，持续数十秒钟后轻瘫侧下肢逐渐下落。③足跟抵臀试验：嘱患者俯卧，尽量屈曲膝部，使双侧足跟接近臀部，轻瘫侧则不能抵近臀部。④下肢下垂试验：仰卧位，双膝、髋关节均屈曲成直角，数十秒钟后轻瘫侧小腿逐渐下垂。

4. 不自主运动（involuntary movement） 观察患者有否不能随意控制的舞蹈样动作、手足徐动、肌束颤动、肌痉挛、震颤（静止性、动作性和姿势性）和肌张力障碍等，以及出现的部位、范围、程度和规律，与情绪、动作、寒冷、饮酒等的关系，并注意询问既往史和家族史。

5. 共济运动（coordination movement） 首先观察患者日常活动，如吃饭、穿衣、系纽扣、取物、书写、讲话、站立及步态等是否协调、准确及流畅，有无动作性震颤和语言顿挫等，然后再检查以下试验。

（1）指鼻试验（finger-to-nose test）：嘱患者用示指尖触及前方距其 0.5m 检查者的示指，再触自己的鼻尖，用不同方向、速度、睁眼与闭眼反复进行，两侧比较。小脑半球病变可见指鼻不准，接近目标时动作迟缓或出现动作（意向）性震颤，常超过目标（过指），称为辨距不良（dysmetria）。感觉性共济失调睁眼指鼻时无困难，闭眼时发生障碍。

（2）反击征：也称为 Holmes 反跳试验。嘱患者收肩屈肘，前臂旋后、握拳、肘关节放于桌上或悬空靠近身体，检查者用力拉其腕部，受试者屈肘抵抗，检查者突然松手。正常情况下因为对抗肌的拮抗作用而使前臂屈曲迅速停止，不会击中自己。小脑疾病患者缺少对抗肌的拮抗作用，失去迅速调整能力，前臂或掌部碰击自己的肩膀或面部。

（3）跟-膝-胫试验（heel-knee-shin test）：取仰卧位，抬高一侧下肢，用足跟触及对侧膝盖，再沿胫骨下移至踝部。小脑性共济失调患者抬腿和触膝时动作幅度大，不准确，贴胫骨下移时摇晃不稳。感觉性共济失调患者难以准确触及膝盖，下移时不能保持和胫骨的接触。

（4）轮替试验：观察患者快速、往复动作的准确性和协调性。嘱患者用前臂快速旋前和旋后，或一手用手掌、手背连续交替拍打对侧手掌，或用足趾反复快速叩击地面，或伸指和握拳快速交替进行等。小脑共济失调患者动作笨拙，节律慢而不协调，称轮替运动障碍（dysdiadochokinesia）。

（5）误指试验：患者上肢向前平伸，示指掌面触及检查者固定不动的手指，然后维持上肢伸直并抬高，使示指离开检查者手指至一定高度的垂直位置，再次下降至检查者的手指上。先睁眼后再闭眼重复相同动作，注意睁、闭眼动作及两侧动作准确性的比较。前庭性共济失调者，双侧上肢下落时示指均偏向病变侧；小脑病变者，患侧上肢向外侧偏斜；深感觉障碍者，闭眼时不能触及目标。

（6）平衡性共济失调试验

1）卧-起试验：嘱受试者取仰卧位，双手交叉置于胸前，不借助手的支撑设法坐起。正常人躯干屈曲并双腿下压，小脑性共济失调患者髋部和躯干屈曲，双下肢向上抬离床面，起坐困难，称联合屈曲征。

2）闭目难立征试验（Romberg test）：患者双足并拢站立，双手向前平伸、闭目。闭眼时出现摇摆甚至跌倒，称为 Romberg 征阳性，提示关节位置觉丧失的深感觉障碍。后索病变时出现感觉性共济失调，睁眼站立稳，闭眼时不稳；小脑或前庭病变时睁眼闭眼均不稳，闭眼更明显。小脑蚓部病变向前后倾倒，一侧小脑半球和前庭病变向病侧倾倒。

6. 姿势与步态（stance and gait）　检查者须从前面、后面和侧面分别观察患者的姿势、步态、起步情况、步幅和速度等。要求患者快速从坐位站起，以较慢然后较快的速度正常行走，然后转身。要求患者足跟或足尖行走，以及双足一前一后地走直线。走直线时可令患者首先睁眼然后闭眼，观察能否保持平衡。站立时的阔基底和行走时的双足距离宽提示平衡障碍，可见于小脑和感觉性共济失调、弥漫性脑血管病变和额叶病变等。

常见异常步态包括痉挛性偏瘫步态、痉挛性截瘫步态、慌张步态、摇摆步态、跨阈步态、感觉性共济失调步态、小脑步态等。

（五）感觉系统检查

感觉系统检查主观性强，宜在环境安静、患者情绪稳定的情况下进行。检查者应耐心细致。尽量使患者充分配合。检查时自感觉缺失部位查向正常部位，自肢体远端查向近端，注意左右、远近端对比，必要时重复检查，切忌暗示性提问，以获取准确的资料。

1. 浅感觉（superficial sensation）

（1）痛觉检查时：用大头针的尖端和钝端交替轻刺皮肤询问是否疼痛及疼痛程度。

（2）触觉检查时：可让患者闭目，用棉花捻成细条轻触皮肤或黏膜，询问是否察觉及感受的程度，或者让患者口头计数棉絮接触的次数。

（3）温度觉：用装冷水（0～10℃）和热水（40～50℃）的玻璃试管，分别接触皮肤，辨别冷、热感，如痛、触觉无改变，一般可不必再查温度觉，如有感觉障碍，应记录部位、范围和是否双侧对称等。

2. 深感觉（deep sensation，proprioceptive sensation）

（1）运动觉：患者闭目，检查者用拇指和示指轻轻夹住患者手指或足趾末节两侧，上下移动 5° 左右，让患者辨别“向上”、“向下”移动，如感觉不明显可加大活动幅度或测试较大关节，如腕、肘、踝和膝关节等。

（2）位置觉：患者闭目，检查者将其肢体摆成某一姿势，请患者描述该姿势或用对侧肢体模仿。

（3）振动觉：将振动的音叉柄置于骨隆起处，如手指、桡尺骨茎突、鹰嘴、锁骨、足趾、内外踝、胫骨、膝、髂前上棘和肋骨等处，询问有无振动感和持续时间，并两侧对比。

3. 复合（皮质）感觉（synesthesia sensation，cortical sensation）

（1）定位觉：患者闭目，用手指或棉签轻触患者皮肤后，让其指出接触的部位。正常误差在 10cm 以内。

（2）两点辨别觉：患者闭目，用分开一定距离的钝双脚规接触皮肤，如患者感觉为两点时再缩小间距，直至感觉为一点为止，两点须同时刺激，用力相等。正常值指尖为 2～4mm，手背 2～3cm，躯干 6～7cm。

（3）图形觉：患者闭目，用钝针在皮肤上画出简单图形，如三角形、圆形或 1、2、3 等数字，让患者辨出，应双侧对照。

（4）实体觉：患者闭目，令其用单手触摸常用物品，如钥匙、纽扣、钢笔、硬币等、说出物品形状和名称，注意两手对比。

（六）反射检查

反射（reflex）检查包括深反射、浅反射、阵挛和病理反射等。反射的检查比较客观，较少受到意识活动的影响，但检查时患者应保持安静和松弛状态。检查时应注意反射的改变程度和两侧是否对称，后者尤为重要。根据反射的改变可分为亢进、活跃（或增强）、正常、减弱和消失。

1. 深反射 为肌腱反射和关节反射。

（1）肱二头肌反射（biceps reflex）：由 C_5～C_6 支配，经肌皮神经传导。患者坐位或卧位，肘部屈曲成直角，检查者左拇指（坐位）或左中指（卧位）置于患者肘部肱二头肌肌腱上，用右手持叩诊锤叩击左手指，反射为肱二头肌收缩，引起前臂屈曲。

（2）肱三头肌反射（triceps reflex）：由 C_6～C_7 支配，经桡神经传导。患者坐位或卧位，患者上臂外展，肘部半屈，检查者托持其上臂，用叩诊锤直接叩击鹰嘴上方肱三头肌肌腱，反射为肱三头肌收缩，引起前臂伸展。

（3）桡骨膜反射（radial reflex）：由 C_5～C_8 支配，经桡神经传导。患者坐位或卧位，前臂半屈半旋前位，检查时叩击桡骨下端，反射为肱桡肌收缩，引起肘部屈曲、前臂旋前。

（4）膝反射（knee jerk）：由 L_2～L_4 支配，经股神经传导。患者取坐位时膝关节屈曲 90°，小腿自然下垂，与大腿成直角；仰卧位时检查者用左手从双膝后托起关节呈 120°屈曲，右手用叩诊锤叩击髌骨下股四头肌肌腱，反射为小腿伸展。

（5）踝反射（ankle reflex）：由 S_1～S_2 支配，经胫神经传导。患者取仰卧位。屈膝约 90°，呈外展位，检查者用左手使足背屈成直角，叩击跟腱，或俯卧位，屈膝 90°，检查者用左手按足跖，再叩击跟腱，或患者跪于床边，足悬于床外叩击跟腱，反射活动表现为腓肠肌和比目鱼肌收缩，足跖屈。

（6）阵挛（clonus）：是腱反射高度亢进表现，见于锥体束损害。常见的有如下几种。①髌阵挛（knee clonus）：患者仰卧，下肢伸直，检查者用拇、示指捏住髌骨上缘，突然而迅速地向下方推动，并继续保持适当的推力，阳性反应为股四头肌有节律的收缩使髌骨连续节律性上下颤动。②踝阵挛（ankle clonus）：较常见，患者仰卧，检查者用左手托患者腘窝，使膝关节半屈曲，右手握足前部，迅速而突然向上用力，使足背屈，并用手持续保持适当的推力，跟腱发生节律性收缩，导致足部交替性屈伸动作。

（7）Hoffmann 征：由 C_7～T_1 支配，经正中神经传导。患者手指微屈，检查者左手握患者腕部，右手示指和中指夹住患者中指，以拇指快速地向下拨动患者中指指甲，阳性反应为拇指屈曲内收和其他各指屈曲。

（8）罗索利莫征（Rossolimo 征）：由 L_5～S_1 支配，经胫神经传导。患者仰卧，双下肢伸直，检查者用手指或叩诊锤急促地弹拨或叩击足趾跖面，阳性反应为足趾向跖面屈曲。

以往该征与 Hoffmann 征被列入病理反射，实际上是牵张反射，阳性可视为腱反射亢进表现，见于锥体束损害患者，也见于腱反射活跃的正常人。

2. 浅反射 是刺激皮肤、黏膜、角膜等引起肌肉快速收缩反应。角膜反射、咽反射和软腭反射见脑神经检查。

（1）腹壁反射（abdominal reflex）：由 T_7～T_{12} 支配，经肋间神经传导。患者仰卧，双下肢略屈曲使腹肌松弛，用钝针或竹签沿肋弓下缘（T_7～T_8）、脐孔水平（T_9～T_{10}）和腹股沟上（T_{11}～T_{12}）平行方向，由外向内轻而快速地划过两侧腹壁皮肤，反应为该侧腹肌收缩，脐孔向刺激部分偏移，分别为上、中、下腹壁反射。肥胖者和经产妇可引不出。

（2）提睾反射（cremasteric reflex）：由 L_1～L_2 支配，闭孔神经传入，经生殖股神经传出。男性患者，仰卧，双下肢微分开，用钝针自上向下或由下而上轻划大腿上部内侧皮肤，反应为该侧提睾肌收缩使睾丸上提。年老体衰患者可引不出。

（3）跖反射（plantar reflex）：由 S_1～S_2 支配，经胫神经传导。用竹签轻划足底外侧，自足跟向前至小趾根部足掌时转向内侧，反射为足趾跖屈。

（4）肛门反射（anal reflex）：由 S_4～S_5 支配，经肛尾神经传导。患者胸膝卧位或侧卧位，检查者用竹签轻划肛门周围皮肤，反射为肛门外括约肌收缩。

3. 病理反射（pathologic reflex）

（1）Babinski 征：是经典的病理反射，提示锥体束受损。检查方法同跖反射，用竹签轻划足底外侧，由足跟向前至小跖跟部转向内侧，正常反应（阴性）为所有足趾的屈曲，阳性反应为碉趾背屈，其余各趾扇形展开，也称为伸性跖反射。

（2）Babinski 等位征包括如下几种。①Chaddock 征：由外踝下方向前划至足背外侧。②Oppenheim 征：用拇指和示指沿胫骨前缘自上向下用力下滑推移至踝上方。③契夫征（Schaeffer 征）：用手挤压跟腱。④Gordon 征：用手挤压腓肠肌。⑤弓达征（Gonda 征）：用力下压第 4、5 足趾，数秒钟后突然放松。⑥普瑟征（Pussep 征）：轻划足背外侧缘。阳性反应均为踇趾背屈同 Babinski 征。

（3）强握反射：指检查者用手指触摸患者手掌时被强直性握住的一种反射。新生儿为正常反射，成人见于对侧额叶运动前区病变。

（4）脊髓自主反射：脊髓横贯性病变时，针刺病变平面以下皮肤引起单侧或双侧髋、膝、踝部屈曲（三短反射）和 Babinski 征阳性。若双侧屈曲并伴腹肌收缩、膀胱及直肠排空，以及病变以下竖毛、出汗、皮肤发红等，称为总体反射。

（七）脑膜刺激征检查

软脑膜和蛛网膜的炎症或蛛网膜下腔出血，使脊神经根受到刺激，导致其支配的肌肉反射性痉挛，颈上节段的脊神经根受刺激引起颈强直，腰骶节段脊神经根受刺激，则出现 Kernig 征和 Brudzinski 征。脑膜刺激征见于脑膜炎、蛛网膜下腔出血、脑炎、脑水肿及颅内压增高等，深昏迷时脑膜刺激征可消失。检查方法包括

1. 屈颈试验 患者仰卧，双下肢伸直，检查者托患者枕部并使其头部前屈，如颈有抵抗，下颏不能触及胸骨柄，则表明被动屈颈受限，称为颈强直，其程度可用下颏与胸骨柄间的距离（几横指）表示，但需排除颈椎病。正常人屈颈时下颏可触及胸骨柄，部分老年人和肥胖者除外。

2. Kernig 征 患者仰卧，下肢于髋、膝关节处屈曲成直角，检查者一手固定其膝关

节，另一只手握住足跟，将小腿慢慢上抬，使其被动伸展膝关节，如果患者大腿与小腿间夹角＜135°就产生明显阻力，并伴有大腿后侧及腘窝部疼痛，则为Kernig征阳性，如颈强（+）而Kernig征（-），称为颈强-Kernig征分离，见于颅后窝占位性病变和小脑扁桃体疝等。

3. Brudzinskit 征 患者仰卧，双下肢伸直，检查者托其枕部并使其头部前屈，如患者双侧髋、膝关节不自主屈曲则为阳性。

（八）自主神经系统功能检查

自主神经系统功能检查包括一般检查、内脏和括约肌功能、自主神经反射和相关的实验检查等。

1. 一般检查 注意皮肤黏膜和毛发指甲的外观和营养状态、出汗和瞳孔反射等情况。

（1）皮肤黏膜：颜色（苍白、潮红、发绀、红斑、色素沉着、色素脱失等）、质地（光滑、变硬、增厚、变薄、脱屑、干燥、潮湿等）、温度（发热、发凉）及水肿、溃疡和压疮等。

（2）毛发和指甲：多毛、毛发稀疏、局部脱毛、指和趾甲变厚、变形、松脆、脱落等。

（3）出汗：全身或局部出汗过多、过少或无汗等。汗腺分泌增多时，可通过肉眼观察。无汗或少汗可通过触摸感知皮肤的干湿度，必要时可进行两侧对比。

（4）瞳孔正常的瞳孔对光反射和调节反射见脑神经部分。

2. 内脏及括约肌功能 注意胃肠功能（如胃下垂、腹胀、便秘、大便失禁等），排尿障碍及性质（尿急、尿频、排尿困难、尿潴留、尿失禁、自动膀胱等），下腹部膀胱区膨胀程度等。

3. 自主神经反射

（1）竖毛试验：皮肤受寒冷或搔划刺激，可引起竖毛肌（由交感神经支配）收缩，局部出现竖毛反应，毛囊隆起如鸡皮状，逐渐向周围扩散，刺激后7～10s最明显，15～20s后消失。竖毛反应一般扩展至脊髓横贯性损害的平面停止，可帮助判断脊髓损害的部位。

（2）皮肤划痕试验：用钝竹签在两侧胸腹壁皮肤适度加压划一条线，数秒钟后出现白线条，稍后变为红条纹，为正常反应；如划线后白线条持续较久超过5min，为交感神经兴奋性增高；红条纹持续较久（数小时）且明显增宽或隆起，为副交感神经兴奋性增高或交感神经麻痹。

（3）眼心反射：详见脑神经检查。迷走神经麻痹者无反应。交感神经功能亢进者压迫后脉搏不减慢甚至加快，称为倒错反应。

4. 自主神经实验检查

（1）血压和脉搏的卧立位试验：让患者安静平卧数分钟，测血压和1min脉搏，然后嘱患者直立，2min后复测血压和脉搏。正常人血压下降范围为10mmHg，脉搏最多增加10～12次/分。特发性直立性低血压和Shy-Drager综合征的患者，站立后收缩压降低≥20mmHg，舒张压降低≥10mmHg，脉搏次数增加或减少超过10～12次/分，提示自主神经兴奋性增高。

（2）汗腺分泌发汗试验（碘淀粉法）：先将碘2g、蓖麻油10ml与96%乙醇100ml配制成碘液，涂满全身，待干后均匀涂淀粉，皮下注射毛果芸香碱10mg使全身出汗。淀粉遇湿后与碘发生反应，使出汗处皮肤变蓝，无汗处皮色不变。该试验可指示交感神经功能障碍范围。头、颈及上胸部交感神经支配来自 C_8～T_1 脊髓侧角，节后纤维由颈上（至头）和颈中神经节（至颈、上胸）发出；上肢交感神经支配来自 T_2～T_8，节后纤维由颈下神经节发出；躯干交感神经支配来自 T_5～T_{12}；下肢来自 T_{10}～L_3。但此节段性分布可以有较大的个体差异。

（3）性功能障碍的电生理检查：中枢和周围神经系统的病变，以及神经系统以外的病变均可以造成性功能障碍，电生理检查对鉴别诊断的帮助有限。①球海绵体反射：用电极刺激阴茎背神经，同心圆电极记录球海绵体肌的肌电图，观察诱发反应的潜伏期，主要用于检测骶髓节段性病变，但敏感性和特异性差。②括约肌肌电图：包括尿道括约肌肌电图和肛门外括约肌肌电图两部分，也用于检测骶髓节段性病变，因两者均由 S_2～S_4 神经支配，为了减少患者的痛苦，后者在临床上更为常用。

（4）排尿障碍的尿道动力学检查：通过膀胱测压和容量改变，主要用于区分各种神经源性膀胱。患者排尿后在无菌条件下导尿，记录残余尿量，然后分别注入 4℃和 20℃的无菌生理盐水，了解患者有无冷热感和膨胀感，最后接压力计，以 80～100 滴/分的速度注入生理盐水，每注入 50ml 记录压力一次。正常人能辨别膀胱冷热和膨胀，膀胱容量达 50～200ml 时有尿意，无残余尿或残余尿少于 50ml。排尿障碍包括感觉障碍性膀胱、运动性无张力膀胱、自主性膀胱、反射性膀胱和无抑制性膀胱等。

（薛　坤）

第十九节　内科典型病例分析

病　例　一

【病例摘要】　患者，男，67 岁，咳嗽，咳少量白痰，活动后气短 3 年，近 2 个月气短加重，痰量较多，为脓性痰。查体：口唇轻度发绀，桶状胸，语颤减弱，叩诊过清音，双肺呼吸音减弱，双下肺可闻及湿啰音。X 线：两肺透光度增强，肺纹理紊乱、增多。

【诊断及诊断依据】

1. 初步诊断　慢性支气管炎急性发作期，肺气肿，肺部感染。

2. 诊断依据

（1）慢性咳嗽、咳痰、气短病史，近 2 个月加重。

（2）查体：口唇轻度发绀，双肺可闻及湿啰音。

【鉴别诊断】

1. 支气管哮喘　多在儿童或青少年起病，以发作性喘息为特征，常有家庭或个人过敏史。

2. 支气管扩张　有反复发作咳嗽，常有咯血。合并感染时咳大量脓痰。X 线显示卷发征。

【辅助检查】　肺功能检查、胸部 X 片检查、胸部 CT、血气分析、其他（痰培养）检查。

【治疗原则】

1. 氧疗（低流量）应予低浓度氧浓度＜35%持续给氧。

2. 支气管舒张药。

3. 糖皮质激素短期应用。

4. 并发症治疗，并发严重呼吸衰竭的患者可使用机械通气治疗。

病 例 二

【病例摘要】 患者，男，31 岁，喘息反复发作 20 年，逐年加重，未经系统诊治，1 日前受寒冷刺激加重，伴气促，每日晚间、清晨均有喘息、剧咳而影响睡眠，用过青霉素、氨苄西林、头孢菌素和多种祛痰止咳剂症状未能缓解。查体：双肺散在哮鸣音，心率 80 次/分。胸片：心肺无异常。血常规：WBC 11×10^9/L。

【诊断及依据】

1. 诊断 支气管哮喘急性发作期、肺部感染。

2. 诊断依据 年轻男性，发作性喘息 20 年，加重 1 日，查体双肺散在哮鸣音，辅助检查胸片未见异常，血白细胞增高支持诊断。

【鉴别诊断】

1. 左心衰竭引起的呼吸困难 多有基础心脏病时，端坐呼吸明显，查体双肺可闻及湿啰音，心脏彩超及 BNP 检查可鉴别。

2. 慢性阻塞性肺疾病 多有慢性咳嗽、咳痰病史多年，查体桶状胸改变，胸部影像学提示慢支、肺气肿改变，肺功能可鉴别。

【辅助检查】 痰液检查、肺功能检查、胸部影像学检查、特异性变应原检测、动脉血气分析检查。

【急性期治疗原则】 尽快缓解气道痉挛，纠正低氧血症，恢复肺功能，预防进一步恶化或再次发作，防治并发症。

病 例 三

【病例摘要】 患者，女，43 岁，刺激性咳嗽 1 个月余，痰中带血丝 1 周，伴活动后气短，胸部 X 线示右肺中央型肿块影。既往吸烟史 30 余年，1 包/日。查体：浅表淋巴结未触及肿大，双肺呼吸音粗糙，右下肺呼吸音低。辅助检查：X 线示右下肺内带见 3cm×4cm 肿块影，并右下肺不张。

【诊断及诊断依据】

1. 诊断 右肺中心性肺癌、右下肺阻塞性肺不张。

2. 诊断依据 中年女性，长期、大量吸烟史。刺激性咳嗽为主，痰中带血丝 1 周，活动后气短。体征：双肺呼吸音粗糙，右下肺呼吸音低。X 线示右下肺块影，并肺不张。

【鉴别诊断】

1. 肺脓肿与癌性空洞鉴别 原发性肺脓肿起病急，中毒症状明显，胸片空洞厚壁，内有液平；癌性空洞多无明显中毒症状，空洞多呈偏心性，纤支镜和脱落细胞学检查有助于诊断。

2. 肺结核 常伴结核中毒症状，结核菌素实验呈阳性，抗结核治疗有效。肺部 CT 增强及纤维支气管镜检查可鉴别诊断。

3. 肺炎 寒战、发热、胸痛、咯血、咳嗽、咳痰，肺炎球菌性肺炎咳铁锈色痰，抗感染治疗症状多能很快吸收；纤维支气管镜和脱落细胞学检查有助于诊断。

【辅助检查】

1. 纤维支气管镜：可见支气管内病变，并发症少。

2. 肺部增强 CT、MRI。

3. 痰查脱落细胞学检查。

4. 病变部位靠近胸壁，在超声引导下穿刺取病理。

5. 肿瘤标志物——CEA。

【治疗原则】 手术治疗，放化疗及靶向药物治疗。

（裴　琦　郭　莹）

病　例　四

【病历摘要】 患者，女，56岁，10年前曾因气短不能平卧反复发作诊断为“风湿性心脏病”，经内科系统治疗不见好转，行“二尖瓣、主动脉瓣瓣膜置换术”。以后可从事一般家务活动，但劳累后仍有心悸、气短。15日前开始恶心、呕吐，进食差，伴右上腹疼痛 。5日前因感冒气短加重，不能平卧，伴泌汗，咳嗽、咳白色泡沫样痰。当地医院治疗不见明显缓解住院。近几日每日尿量约200ml，大便次数增多，3～4次/日，稀便。医生询问病史，患者否认肝炎史和药物过敏史。换瓣术后一直规律口服华法林 2.5mg/d。入院前日化验 INR 1.9。查体：脉搏96次/分，呼吸26次/分，血压100/70mmHg。端坐位，呼吸急促，言语断续，周身大汗，消瘦，结膜苍白，皮肤散在瘀斑，胸骨正中瘢痕长 12cm，口唇发绀，颈静脉怒张，双肺可闻及满肺湿啰音。心界向左扩大。心率：114次/分，律绝对不齐，第一心音强弱不等，$P_2 > A_2$。可闻及金属样瓣膜音。心尖部可闻及 3/6 级收缩期吹风样杂音。右上腹压痛，肝脏肋下未触及。四肢湿冷，青紫，双侧足背动脉搏动减弱，双下肢无水肿（已用利尿剂）。家属手中有一年前赵女士做的心脏彩超示：左心室射血分数 52%，风心病，二尖瓣、主动脉瓣人工瓣置换术后，三尖瓣大量反流，重度肺动脉高压（102mmHg），可疑少许瓣周漏。

【诊断与诊断依据】

1. 诊断　风湿性心脏瓣膜病，联合瓣膜病—二尖瓣、主动脉瓣瓣膜置换术后，心律失常-快心室率心房颤动，急性左心力衰竭，肺部感染。

2. 依据　患者有风湿性心脏病及瓣膜置换术的病史，查体可闻及金属样瓣膜音结合心脏彩超风湿性心脏病，联合瓣膜病可诊断；患者脉搏96次/分，心率114次/分，律绝对不齐，第一心音强弱不等，心律失常-快心室率心房颤动可以诊断；感冒后气短加重，不能平卧，伴泌汗，咳嗽、咳白色泡沫样痰，24h 尿量约 200ml，查体：端坐位，呼吸急促，言语断续，周身大汗，消瘦，结膜苍白，口唇发绀，双肺可闻及满肺湿啰音。心界向左扩大。心率：114次/分，律绝对不齐，第一心音强弱不等，$P_2 > A_2$。心尖部可闻及 3/6 级收缩期吹风样杂音。四肢湿冷，青紫，有典型的急性左心力衰竭的症状和体征；有感冒病史，咳嗽、咳白色泡沫样痰，双肺可闻及湿啰音，考虑存在肺部感染。

【鉴别诊断】 慢性支气管炎急性发作、急腹症。

【辅助检查】 凝血功能、D-二聚体、BNP、肾功能、离子、血糖、CTNI、血气分析、血常规、尿常规、肝功能、立位腹平片、肺 CT。

【治疗原则】

1. 紧急床旁处理措施　心电、血压、血氧监护；端坐位，双腿下垂，面罩吸氧 5L/min；吗啡镇静；快速利尿：呋塞米 20～40mg 于 2min 内静脉注射；洋地黄类药物。

2. 慢性心力衰竭的处理

（1）病因治疗：基本病因治疗；消除诱因-抗感染治疗、控制心室率。

（2）一般治疗：休息；控制钠盐摄入。

（3）药物治疗：利尿剂的应用；金三角用药—ACEI/ARB；β 受体阻滞剂；醛固酮拮抗剂；正性肌力药物。

（4）进一步非药物治疗：心脏移植。

3. 心房颤动的处理 抗凝、控制心室率。

（张英杰）

病 例 五

【病例摘要】 患者，女，69 岁，因“血压升高伴头晕头迷 4 年，加重 2 日。”入院。患者 4 年前于家中发现血压升高，伴头晕头迷，无胸痛，无胸闷气短，无眼前发黑，无一过性意识丧失，平素口服替米沙坦联合苯磺酸氨氯地平控制血压，血压控制在（140～150）/（80～90）mmHg。4 年间上述症状偶有发作，血压最高可达 210/110mmHg，发作时无面色苍白，无泌汗，未系统诊治。2 日前患者无明显诱因再次出现血压升高，伴头晕头迷，口服降压药物后血压控制不佳，症状未明显缓解，今日为求进一步治疗来我院，门诊以“高血压”收入我科。既往无糖尿病、脑血管疾病史。查体：脉搏 106 次/分，血压 178/89mmHg，神志清，口唇无发绀，自主体位，心肺听诊未发现异常。颈部、腹部及背部两侧肋脊角未闻及血管杂音。四肢肌力及肌张力正常，生理反射存在，病理反射未引出。入院后连续 2 日血压（130～160）/（80～95）mmHg。辅助检查：尿常规：蛋白（–）空腹血糖 5.63mmol/L；总胆固醇 6.89mmol/L，低密度脂蛋白胆固醇 4.16mmol/L；血肌酐 107mmol/L。头部 CT：平扫未见异常。心脏超声：左心房增大，左心室壁心肌增厚，LVDD 53mm，主动脉瓣退行性变，主动脉弹性减低，左心室舒张功能减低。肾动脉彩超，肾上腺增强 CT 未见异常。醛固酮测定（卧位）：醛固酮 129.86pg/ml（正常卧位 30～160pg/ml）。醛固酮测定（立位）：醛固酮 277.00pg/ml（正常立位 70～300pg/ml）。血管紧张素Ⅱ测定（卧位）：血管紧张素Ⅱ37.55pg/ml（正常卧位 25～60pg/ml）。血管紧张素Ⅱ测定（立位）：血管紧张素Ⅱ67.38pg/ml（正常立位 50～120pg/ml）。血管紧张素Ⅰ测定卧：血管紧张素Ⅰ5.48ng/ml，血管紧张素Ⅰ冰浴 2.49ng/ml，血浆肾素活性 1.99ng/（ml · hr）。血管紧张素Ⅰ测定立：血管紧张素Ⅰ9.96ng/ml，血管紧张素Ⅰ冰浴 2.27ng/ml，血浆肾素活性 7.69ng/（ml · hr）[正常血管紧张素Ⅰ0.1～24ng/ml，血管紧张素Ⅰ冰浴 0.1～24ng/ml，血浆肾素活性（立位）0.1～6.56ng/（ml · hr），血浆肾素活性（卧位）0.15～2.33ng/（ml · hr）] 血浆皮质醇测定（上午 8：00）：皮质醇 303.21nmol/L（正常 185～624nmol/L）。血浆皮质醇测定（下午 4：00）：皮质醇 203.21nmol/L）（正常＜276nmol/L）。

【诊断及诊断依据】

1. 诊断 高血压 3 级（高危组），高血压性心脏病，高脂血症。

2. 诊断依据

（1）老年女性，高血压病史 4 年，阵发性血压升高明显，最高血压可达 210/110mmHg，入院后连续 2 日血压（140～160）/（80～95）mmHg。体征：颈部、腹部及背部两侧肋脊角未闻及血管杂音。

（2）辅助检查：靶器官损害——尿常规蛋白（+），血肌酐 107mmol/L。心脏超声：左心房增大，左心室壁心肌增厚，LVDD 53mm，主动脉瓣退行性变，主动脉弹性减低，左心室舒张功能减低。总胆固醇 6.89mmol/L，低密度脂蛋白胆固醇 4.16mmol/L。

【鉴别诊断】

1. 肾性高血压　患者常有慢性肾源性疾病史，如肾小球肾炎、慢性肾盂肾炎、肾动脉狭窄等，通过详细问诊、仔细体格检查多数可以鉴别，尿常规、肾功能和肾脏及其血管超声可辅助诊断。

2. 内分泌疾病　如甲状腺功能亢进、糖尿病肾病、嗜铬细胞瘤、原发性醛固酮增多症，经相关化验检查可鉴别诊断。

（1）原发性醛固增多症：以长期高血压伴低血钾为特征。可有肌无力，周期性麻痹、烦渴多尿。血压多为轻中度增高，1/3 表现为顽固性高血压。实验室检查有低血钾、高血钠，代谢性碱中毒，血浆肾素活性降低，血浆及尿醛固酮增多，肾上腺增强 CT 可明确病变性质及部位。

（2）嗜铬细胞瘤：表现为阵发性血压升高，伴心动过速，头痛、出汗，面色苍白。在发作期间血或尿儿茶酚胺或其代谢产物 VMA 如有明显增高，提示嗜铬细胞瘤。肾上腺增强 CT 可作定位诊断。

（3）皮质醇增多症：患者 80%有高血压。同时有向心性肥胖，满月脸、水牛背，皮肤紫纹、毛发增多，血糖增高等表现。24h 尿中 17-酮类固醇增多，地塞米松医师试验可肾上腺皮质激素兴奋试验有助于诊断，肾上腺增强 CT 可明确部位。

3. 其他　妊娠高血压综合征、药物（糖皮质激素）、红细胞增多症等。

【辅助检查】

1. 血常规，肾功能，血钾、肾脏超声、肾动脉彩超、肾上腺彩超（肾上腺增强 CT），皮质醇，醛固酮，血管紧张素Ⅰ、Ⅱ，血浆肾素活性，发作期间血或尿儿茶酚胺或其代谢产物 VMA 除外继发性高血压。

2. 眼底。

3. 心电图，心脏彩超，尿酸，血脂，血糖，尿常规。

4. 有条件者可用动态血压监测自动监测 24h 或更长时间的血压变化，有助于诊断和治疗。

【治疗原则】

1. 非药物治疗改善生活行为　①增加运动，减轻体重；②低盐饮食；③补充钙和钾盐；④减少脂肪摄入。

2. 降血压药物需合理选药，终身用药，维持血压在理想水平。

降压药物治疗对象如下所示。

（1）高血压 2 级或以上患者（＞160/100mmHg）。

（2）高血压合并糖尿病或已有心、脑、肾靶器官损害和并发症患者。

（3）凡血压持续升高，改善生活方式后血压仍未获得有效控制者。

从心血管危险分层的角度，高危和很高危患者必须使用降压药物强化治疗。

3. 血压控制目标值　目前主张血压控制目标值应＜140/90mmHg。糖尿病，慢性肾脏病，心力衰竭或病情稳定的冠心病合并高血压患者，血压控制目标值小于 130/80mmHg。

（1）脑血管病：降压过程缓慢、平稳、最好不减少脑血流。

（2）冠心病及心力衰竭：尽可能选长效制剂，减少血压波动，控制 24h 血压，尤其清晨血压高峰。

（3）慢性肾衰竭：降压目的主要是延缓肾功能恶化，预防心、脑血管病发生。

（4）糖尿病：通常 2 种以上降压药物联合治疗，ACEI 或 ARB 能减轻和延缓糖尿病肾病的进展。

4. 多重心血管危险因素协同控制 降压治疗方案除了必须有效控制血压，还应兼顾对糖代谢、脂代谢、尿酸代谢等多重危险因素的控制。

（徐兆龙）

病 例 六

【病历摘要】 患者，男，55 岁，因“反复胸痛 2 年，加重 1h”入院。2 年前开始经常于劳累后出现胸痛，为闷胀感，位于胸骨后，有时向后背部放散，每次持续 3～5min，休息后可缓解，未系统诊治。1h 前情绪激动后再次出现胸痛，呈压榨性，向左肩、后背部放射，伴气短，大汗，舌下含服“硝酸甘油”2 片后胸痛仍无缓解，急诊入院。既往高血压病史 10 年，血压最高达 180/110mmHg，平时用药不规律，未监测血压。吸烟 30 年，每日 20 支。查体：脉搏 90 次/分，血压 170/100mmHg，痛苦面容，尚可平卧，胸廓无畸形，无压痛，双肺呼吸音清，双肺底可闻及少许湿啰音。心率 100 次/分，律齐，心音低钝，未闻及杂音及额外心音，未闻及心包摩擦音。腹软，肝脾未触及。双下肢无水肿。辅助检查：心电图示 V_1～V_5 导联 ST 段弓背向上抬高 0.4～0.6mV。

【诊断与诊断依据】

1. 诊断 冠状动脉硬化性心脏病、急性广泛前壁心肌梗死、心功能Ⅱ级（Killip 分级）；高血压 3 级。

2. 诊断依据

（1）中年男性，因“反复胸痛 2 年，加重 1h”入院。有典型心绞痛病史，此次突发压榨性胸痛，持续 1h，舌下含服硝酸甘油片未缓解。

（2）既往有高血压病史，血压最高达 180/110mmHg。有吸烟史。

（3）查体：血压 170/100mmHg，痛苦面容，双肺呼吸音清，双肺底可闻及少许湿啰音。心率 100 次/分，律齐，未闻及杂音。

（4）心电图提示 V_1～V_5 导联 ST 段弓背向上抬高 0.4～0.6mV。

【鉴别诊断】

1. 心绞痛 一般疼痛程度较轻，持续时间较短，发作时心电图 ST 段一般压低（除变异型心绞痛外），服用硝酸甘油有效。

2. 急性肺动脉栓塞 一般有长期卧床病史或下肢静脉血栓病史，胸痛发作时，呼吸困难，低氧血症明显，可有咯血、休克。有右心负荷急剧增加的表现。心电图可显示 SⅠQⅢTⅢ征。D-二聚体、肺动脉增强 CT 等检查可鉴别。

3. 主动脉夹层 患者一般血压较高，胸痛为撕裂样，疼痛常放散到背、肋、腹、腰和下肢，两侧上肢血压可有区别。心肌坏死标记物、胸腹部增强 CT 等可鉴别。

4. 急性心包炎 可有较剧烈而持久的心前区疼痛。但多半有发热，呼吸和咳嗽时加重，早期有心包摩擦音，心电图除 aVR 外，其余导联均有 ST 段弓背向下抬高，T 波倒置，无异常 Q 波。

5. 急腹症，如急性胰腺炎、胆石症等，根据病史、体格检查及心电图、心肌组合三项等辅助检查可鉴别。

【辅助检查】

1. 急查血常规、凝血四项及 D-二聚体、血糖、肾功能、离子三项、心肌组合三项（必要时复查）。

2. 18 导联心电图（动态观察）、心脏彩超。

【治疗原则】

1. 监护和一般治疗 重症监护，吸氧，12h 内绝对卧床休息，建立静脉通道，监测血压、血氧、心电图；静脉泵入硝酸甘油及口服 β 受体拮抗剂（如美托洛尔）、ACEI 类（如福辛普利）控制血压、心率；根据血压情况尽早嚼服阿司匹林、口服氯吡格雷抗血小板治疗。

2. 解除疼痛 选择罂粟碱、吗啡等尽快解除患者疼痛。

3. 心肌再灌注治疗

（1）急诊冠状动脉造影及介入治疗（首选）。

（2）溶栓治疗：适用于无条件实施介入治疗且无溶栓禁忌证患者（需要控制血压）。

4. 消除心律失常。

5. 治疗心力衰竭，改善心功能。

6. 并发症处理。

（刘明新）

病 例 七

【病例摘要】 患者，男，38 岁，工人，反复上腹部疼痛 8 年，再发伴黑便 3 日。患者于 8 年前无明显诱因出现上腹部疼痛，饥饿时明显，进餐可缓解，自行应用雷尼替丁治疗，疼痛症状减轻，此后症状反复发作，多于秋冬季时发作。3 日前上述症状再发，并发现粪便发黑，呈柏油样，便后伴头晕、乏力，为进一步诊治来院。病来饮食睡眠可，无发热，小便正常，近期体重未见明显下降。查体：体温 36.5℃，脉搏 78 次/分，呼吸 16 次/分，血压 108/76mmHg。神志清楚，精神可，浅表淋巴结未触及，睑结膜苍白，双肺呼吸音清，心率 78 次/分。腹软，上腹部压痛，以剑突下明显，无肌紧张及反跳痛，双下肢无水肿。辅助检查：血常规示：WBC 5.6×10^9/L，RBC 4.6×10^{12}/L，Hb 87g/L，PLT 125×10^9/L。便潜血（+）。上消化道钡餐示十二指肠球部变形，小弯侧有一龛影，大小约 1cm×1.2cm，类圆形，边缘尚清楚。

【诊断及诊断依据】

1. 诊断 十二指肠球部溃疡、上消化道出血。

2. 诊断依据

（1）中年男性，工人职业，反复上腹部节律性疼痛 8 年。有明显诱因，应用 H_2 受体拮抗剂可缓解，黑便，伴有头晕、乏力。

（2）体征：上腹部剑突下压痛。

（3）血常规：血红蛋白下降。

（4）大便潜血（+）。

（5）上消化道钡餐：十二指肠球部变形，可见一龛影，边缘尚清楚。

【鉴别诊断】

1. 胃癌 胃癌和消化性溃疡都可表现为上腹部疼痛，但无规律，多以上腹饱胀为主要表现，进食后加重，常伴消瘦。胃镜特点：①溃疡形状不规则；②底凸凹不平，苔污秽；③边缘呈堤状隆起；④周围皱襞中断；⑤胃壁僵硬，蠕动减弱；⑥活组织病理可确诊。

2. 胃泌素瘤 是胰腺分泌大量胃泌素所致。肿瘤往往较小，生长缓慢，半数为恶性，易见溃疡为多发性，发生在不典型部位，具有难治性特点。有高胃酸分泌及高空腹血清胃泌素（常大于 500pg/ml）。

3. 萎缩性胃炎 可有中上腹不适、饱胀、钝痛、食欲缺乏、嗳气、反酸、恶心等非特异症状，有时有贫血。行胃镜可鉴别。

4. 功能性消化不良 有消化不良症状而无消化性溃疡及其他器质性疾病，胃镜检查可完全正常或只有轻度胃炎。此症颇常见，表现为上腹疼痛或不适、嗳气、反酸、恶心和食欲减退等，其鉴别有赖于内镜或 X 线检查。

5. 慢性胆囊炎、胆囊结石 疼痛与进食油腻有关，疼痛位于右上腹并放射至背部，伴发热、黄疸的典型病例不难鉴别，不典型病例需行超声等检查鉴别。

【辅助检查】

1. 胃镜。

2. 幽门螺杆菌检测。

3. 胃液分析和血清胃泌素测定。

【治疗原则】

1. 一般治疗 生活规律、戒烟酒、避免劳累、慎用糖皮质激素。

2. 抑制胃酸 胃黏膜保护剂。

3. 应用根除幽门螺杆菌药物。

4. 并发症治疗

（1）幽门梗阻：禁食、胃肠减压或手术治疗。

（2）出血：抑酸、止血，必要时手术。

5. 外科手术治疗指征 ①大量出血；②急性穿孔；③瘢痕性幽门梗阻；④严格内科治疗无效的顽固性溃疡。

病 例 八

【病历摘要】 患者，男，70 岁，农民，间断上腹痛、纳差 5 个月，呕吐咖啡样物 1 日。患者 5 个月前无明显诱因出现上腹部疼痛，呈间断性，疼痛无规律，并伴有进食后饱胀不适，偶有恶心，无呕吐，无发热，纳差，未在意，未特殊诊治。1 日前无明显诱因出现呕吐，为咖啡色胃内容物，无新鲜血，量约 400ml，食欲下降，乏力，遂急来诊。病来偶有黑便，无黏液脓血便，大便每日 1～2 次，成形，近 5 个月来体重下降 10kg 左右。查体：体温 36.6℃，脉搏 86 次/分，呼吸 18 次/分，血压 115/70mmHg。神清，体型消瘦，贫血貌。双肺未闻及干湿性啰音。心率 86 次/分，律齐，各瓣膜听诊区未闻及杂音。腹平坦，未见腹壁静脉曲张，未见胃肠型及蠕动波，上腹部剑突下深压痛，全腹无反跳痛、肌紧张，肝、脾肋下未及，腹部移动性浊音阴性，肠鸣音正常。双下无水肿。辅助检查：血常规示 WBC 5.6×10^9/L、RBC 4.0×10^{12}/L、Hb 85g/L、PLT 135×10^9/L。大便潜血（+）。上消化道造影：胃窦变形狭窄，蠕动消失，局部壁僵硬，可见充盈缺损，形状不规则。

【诊断及诊断依据】

1. 诊断　胃癌，上消化道出血。

2. 诊断依据

（1）老年，上腹部疼痛，进食后饱胀感，纳差，伴有恶心呕吐，呕吐咖啡样物，偶有黑便，体重下降明显。

（2）体型消瘦，贫血貌，上腹部剑突下压痛。

（3）辅助检查：血常规、贫血、大便潜血（+）。

（4）上消化道造影：胃窦变形狭窄，蠕动消失，局部壁僵硬，可见充盈缺损，形状不规则。

【鉴别诊断】

1. 慢性胃炎　常有上腹部胀满、食欲缺乏、恶心、呕吐等一些非特异消化不良症状，但病情迁延，胃镜检查可鉴别。

2. 胃溃疡　患者可有慢性上腹痛、呕吐咖啡样物、黑便等症状，但一般状况大多良好，多有典型节律性上腹部疼痛，钡餐或胃镜病理活检可鉴别。

3. 慢性胆囊炎和胆结石　常有右上腹部胀痛不适，进油腻饮食诱发加重，并向右肩背部放射性疼痛，一般情况良好，腹部彩超或 CT 检查可鉴别。

【辅助检查】

1. 化验　肝肾功能、肝炎、CEA 等化验检查。

2. 胃镜及活组织病理检查　胃镜检查有助于胃癌早期诊断。胃癌早期诊断最佳方法是胃镜检查结合黏膜活检。对以下情况应及早和定期胃镜检查。

（1）40 岁以上，特别是男性，近期出现消化不良、呕血或黑便者。

（2）慢性萎缩性胃炎伴胃酸缺乏，有肠化或不典型化生者。

（3）良性溃疡但胃酸缺乏者。

（4）胃溃疡经正规治疗 2 个月无效，X 线钡餐提示溃疡增大者。

（5）X 线钡餐发现大于 2cm 的胃息肉者。

（6）胃切除术后 10 年以上者。

3. 幽门螺杆菌检查。

4. 腹部超声、全腹部 CT 检查。

【治疗原则】

（1）手术治疗。

（2）内镜下治疗。

（3）化疗。

（4）对症、营养支持治疗。

病　例　九

【病历摘要】　患者，男，53 岁，该患者 10 年前因出现乏力、腹胀、肝区不适、食欲缺乏。在当地医院就诊，当时诊断为慢性乙型肝炎急性发作，住院治疗 1 个月（具体用药和剂量不详）后肝功能恢复正常，上述症状缓解后出院。半年后该患症状再发，出现全身无力、食欲减退，饭后腹胀明显，时有恶心，但无呕吐，持续 1～2h 后可以自行缓解，肝区出现明显不适。在当地医院就诊，查肝功能提示氨基转移酶异常，住院治疗 1 个月，肝功能恢复正常后出院。此后上述症状反复，并多次住院治疗。今为求进一步诊治来我院就诊。查体：体温 36.5℃，脉搏 82 次/分，呼吸 18 次/分，血压 110/75mmHg。神清，肝病面容，双手无震颤，可见肝掌，胸前可见 3 枚蜘蛛痣，巩膜无黄染，全身浅表淋巴结无肿大。心、肺检查无异常。腹部平软，腹壁静脉无明显曲张及反流。肝右肋下约 1.0cm，质较硬、边缘钝，有轻触痛，胆囊区无明显触痛。脾脏左肋下约 3.0cm，质中等，无触痛。移动性浊音阴性，肠鸣音较活跃。双下肢无水肿。神经系统检查未见异常。既往慢性乙肝病史 10 年，父亲死于肝硬化。辅助检查：肝功能 ALT 107U/L、AST 59U/L、总胆红素 18.7μmol/L、直接胆红素 7.9μmol/L、总蛋白 56.4g/L、白蛋白 22.3g/L；乙肝五项：HBsAg（+）、抗 HBs（–）、HBeAg（+）、抗 HBe（–）、抗 HBc（+）；超声：肝硬化；门脉宽 1.5cm，脾静脉宽 0.9cm，脾厚 4.8cm，肋下 3cm。

【诊断与诊断依据】

1. 诊断 乙型肝炎后肝硬化失代偿期。

2. 诊断依据

1）乙型肝炎病史及家族史。

2）反复乏力、腹胀伴肝区不适 10 年，食欲减退和饭后腹胀明显，时有恶心。

3）查体：肝功能减退表现为慢性肝病面容，蜘蛛痣及肝掌。肝右肋下约 1.0cm，质较硬、边缘钝，有轻触痛，胆囊区无明显触痛。脾脏左肋下约 3.0cm，质中等，无触痛。

4）辅助检查：肝功能改变。门脉高压-超声：肝硬化；门脉宽 1.5cm，脾静脉宽 0.9cm，脾大，腹腔积液。

【鉴别诊断】

1. 肝脾肿大的鉴别 如血液病、代谢病引起的肝脾肿大，一般都有原发病特点，血常规及其他化验检查异常，必要时可行骨髓穿刺检查或肝活检。

2. 慢性胆囊炎和胆结石 常有右上腹部胀痛不适，进油腻饮食诱发加重，并向右肩背部放射性疼痛，一般情况良好，腹部彩超或 CT 检查可鉴别。

3. 引起肝硬化其他病因 丙肝、酒精性肝硬化、自身免疫性肝硬化等，主要鉴别病史与自身抗体等检查。

4. 肝硬化出现并发症的鉴别 如腹水应与结核性腹膜炎、腹膜肿瘤或转移癌等相鉴别；如消化道出血，应与消化性溃疡、消化道肿瘤等相鉴别。

【辅助检查】

（1）血常规、尿常规、便常规，凝血酶检查，甲胎蛋白、血清自身抗体、乙肝 DNA 等化验检查。

（2）腹部 CT 或 MRI 检查。

（3）食管钡透或内镜检查。

【治疗原则】 肝炎后肝硬化治疗的关键在于肝硬化代偿期的早期诊断，抑制肝炎病毒的复制，加强一般治疗，延缓其进程。

1. 一般治疗 支持对症治疗，休息及加强营养、高热量、高蛋白、高维生素饮食。

2. 保护或改善肝功能，慎用损害肝脏的药物。

3. 维护肠内营养。

4. 保护肝细胞。

5. 腹水治疗　限制钠、水摄入；利尿；改善低蛋白质血症，提高血浆渗透压，难治性腹水可采用输注白蛋白穿刺放腹水；自身腹水浓缩回输；经颈静脉肝内门体分流术；肝移植。

6. 并发症防治　①食管胃底静脉曲张破裂出血；②胆石症；③感染；④门静脉血栓形成；⑤电解质和酸碱平衡紊乱；⑥肝肾综合征；⑦肝肺综合征；⑧原发性肝细胞癌；⑨肝性脑病。

病　例　十

【病历摘要】　患者，女，45 岁，患者 14h 前饮酒半斤、进食后开始中上腹部疼痛，持续性钝痛，并逐渐加重，放射至后背部，疼痛在仰卧位加重，蜷曲位减轻，恶心并呕吐两次胃内容物，排黄色稀便 1 次，在当地肌内注射 654-2 10mg 后疼痛无减轻。既往 3 年前发现有慢性胆囊炎、胆囊结石。查体：体温 38.8C，脉搏 106 次/分，呼吸 20 次/分，血压 140/85mmHg。蜷曲体位，神志清楚，痛苦面容，呼吸略促，口唇无发绀，双肺呼吸音清，心率 106 次/分，律齐，各瓣膜听诊区未闻及杂音。腹软，上腹部压痛，无肌紧张及反跳痛，肝脾肋下未触及。Cullen 阴性，Murphy 阴性。双下肢无水肿。辅助检查：血常规示 WBC 14.0×10^9/L，N 0.85，L 0.15。血淀粉酶 525U/L，尿淀粉酶 5251U/L，γ-谷氨酰转肽酶 287U/L，碱性磷酸酶 109U/L，ALT 76U/L，血钙 2.18mmol/L。心电图：窦性心动过速。腹部彩超示；胆囊炎、胆囊结石，胰腺饱满回声低，肝脾肾未见异常。

【诊断及诊断依据】

1. 诊断　轻症急性胰腺炎、慢性胆囊炎胆囊结石。

2. 诊断依据

（1）腹痛特点：中上腹部疼痛，持续性钝痛，并逐渐加重，放射痛，疼痛在仰卧位加重，蜷曲位减轻。

（2）伴随症状：恶心并呕吐两次胃内容物，解痉药不缓解。Cullen 征阴性，血压正常。

（3）病因：饮酒及暴食；慢性胆囊炎、胆囊结石。

（4）发热、蜷曲体位，痛苦面容，上腹部压痛，无肌紧张及反跳痛。

（5）辅助检查：血常规示白细胞增高，以中性粒细胞为主。血、尿淀粉酶升高，γ-谷氨酰转肽酶 287U/L，碱性磷酸酶 109U/L，ALT 76U/L，血钙正常。

（6）腹部彩超示胆囊炎、胆囊结石，胰腺体积饱满回声低，肝脾肾未见异常。

【鉴别诊断】

1. 消化性溃疡急性穿孔有典型溃疡病史，腹痛突然加剧，腹肌紧张，肝浊音界消失，X 线可见膈下游离气体。

2. 急性肠梗阻腹痛为阵发性，腹胀、呕吐、肠鸣音亢进，有气过水声。无排气、排便，可见肠型。X 线可见液气平面。

3. 心肌梗死多有冠心病病史，心肌酶谱、心电图可鉴别。

4. 胆石症和急性胆囊炎常有胆绞痛病史，疼痛位于右上腹部，常放射到右肩部。墨菲征阳性，腹部彩超及 X 线检查可确诊。

【辅助检查】

（1）监测血尿淀粉酶及血清脂肪酶，血钙，血糖，LDH，CRP，肾功能，血脂；重症胰腺炎时出现血钙显著降低 2mmol/L 以下，血糖＞11.2mmol/L（无糖尿病史），血尿淀粉酶突然下降等。

（2）血气分析：胰腺炎时全身并发症有急性呼吸衰竭。

（3）腹部超声、心电图、腹平片。

（4）必要时血培养：胰腺炎时可并发败血症及真菌感染。

（5）腹部增强 CT：是诊断胰腺坏死的最佳方法。

【治疗原则】

（1）监护、禁食水、胃肠减压、补液、积极补充血容量，维持水电解质和酸碱平衡、镇痛等。

（2）抗生素：多由胆道疾病引起，治疗原发病或疑合并感染者。抑酸：H_2受体拮抗剂或质子泵抑制剂，抑制胰液分泌同时预防应激性溃疡。抑制胰酶分泌药物：生长抑素及其类似物。

（金丽君　张　进）

病 例 十 一

【病历摘要】　患者，女，25 岁，1 月前无明显诱因出现双踝部水肿，呈对称凹陷性，活动后加重，休息后可缓解，未在意。1 周前因劳累后双下肢水肿较前加重，蔓延至双下肢，持续不缓解，伴腰酸，乏力，自觉尿中泡沫增多，尿量减少，约 500ml/日，门诊查尿常规：蛋白质 4+，潜血 2+；尿蛋白定量 5.0g/24h；肾功能：BUN 18mmol/L，Scr 258μmol/L，遂住院治疗，起病以来无关节痛，无皮疹，无口腔溃疡，无发热。既往体健，无高血压及糖尿病。查体：体温 36.5℃，脉搏 78 次/分，呼吸 18 次/分，血压 170/80mmHg。神志清楚，双侧眼睑略水肿，皮肤黏膜无苍白、黄染及出血点。心肺听诊未见明显异常。腹平软，无压痛、反跳痛及肌紧张，肝脾未触及，双肾区无叩痛。双下肢凹陷性水肿。辅助检查：WBC 6.2×10^9/L，RBC 5.26×10^{12}/L，Hb 165g/L，PLT 209×10^9/L；肾功能：BUN 18mmol/L，Scr 258μmol/L；血糖 5.0mmol/L。

【诊断及诊断依据】

1. 诊断　肾病综合征，急性肾损伤。

2. 诊断依据

1）病史：水肿、泡沫尿伴腰酸乏力、尿量减少。

2）体征：血压升高、眼睑及双下肢水肿。

3）辅助检查：大量蛋白尿 5.0g/24h，肾功能异常，BUN 18mmol/L，Scr 258μmol/L。

【鉴别诊断】

1. 过敏性紫癜性肾炎　好发于青少年，有典型的皮肤紫癜，可伴关节痛、腹痛及黑便，多在皮疹出现后 1～4 周出现血尿和（或）蛋白尿，典型皮疹有助于鉴别诊断。

2. 系统性红斑狼疮　好发于中青年女性，依据多系统受损的表现和免疫学检查可以检出多种自身抗体，一般不能明确诊断。

3. 乙型肝炎病毒相关性肾炎　多发于儿童及青少年，以蛋白尿或肾病综合征为主要临床表现，常见的病理类型为膜性肾病，其次为系膜毛细血管性肾小球肾炎等。国内依据以下三点进行诊断：①血清乙型肝炎病毒抗原阳性；②有肾小球肾炎临床表现，并可除外狼疮性肾炎等继发性肾小球肾炎；③肾活检切片中找到乙型肝炎病毒抗原。

4. 糖尿病肾病　好发于中老年，常见于病程 10 年以上的糖尿病患者。早期可发现尿微量白蛋白排出增加，以后逐渐发展成大量蛋白尿，甚至肾病综合征表现，糖尿病病史及特征性眼底改变有助于诊断。

5. 肾淀粉样变性　好发于中老年，肾淀粉样变性是全身多器官受累的一部分表现。原发性淀粉样变性主要累及心、肾、消化道（包括舌）、皮肤和神经；继发性淀粉样变性常继发于慢性化脓性感染、结核、恶性肿瘤等疾病，主要累及肾脏、肝、脾等器官。肾受累时体积增大，常呈肾病综合征，需肾活检确诊。

6. 多发性骨髓瘤　好发于中老年，男性多见，患者可有多发性骨髓瘤的特征性临床表现，如骨痛、血清单株球蛋白升高、蛋白电泳 M 带及尿本周蛋白阳性，骨髓象显示浆细胞异常增生（占有核细胞的 15%以上），并伴有质的改变。多发性骨髓瘤累及肾小球时可出现肾病综合征。

【辅助检查】

1. 血浆白蛋白、尿红细胞位相、尿蛋白电泳、免疫球蛋白、补体、凝血四项、抗核抗体谱、肝炎全套、ANCA 三项及泌尿系超声。

2. 肾活检　肾病综合征其病理类型和病变轻重各不相同，因此肾活检对诊断疾病和判断预后具有重要意义。

【肾病综合征病理类型】

1. 微小病变性肾病。
2. 局灶阶段性肾小球硬化。
3. 膜性肾病。
4. 系膜增生性肾小球肾炎。
5. 系膜毛细血管性肾小球肾炎。

【并发症】

1. 感染。
2. 血栓、栓塞并发症。
3. 急性肾损伤。
4. 蛋白质及脂肪代谢紊乱。

【治疗原则】

1. 一般治疗　严重者卧床休息，含优质蛋白质饮食，水肿重者低钠饮食。

2. 对症治疗　①利尿消肿；②减少蛋白尿；③降脂治疗。

3. 抑制免疫及炎症反应

1）糖皮质激素：①起始足量，泼尼松 1mg/（kg · d），口服 8 周，必要时延长至 12 周；②缓慢减药，足量治疗后每 2～3 周减原用量的 10%，减至 20mg/d 时更易复发，应更加缓慢减量；③长期维持，以最小剂量 10mg/d 再维持半年左右。

2）细胞毒药物：环磷酰胺。

3）环孢素。

4）麦考酚吗乙酯。

4. 中医药治疗 雷公藤。

5. 并发症防治

1）感染：无需预防应用抗生素，一旦感染应用敏感、强效且无肾毒性抗生素，严重感染时根据情况减少或停用激素。

2）血栓及栓塞并发症：血浆白蛋白低于 20g/L 时，提示高凝状态，开始预防性抗凝治疗。

3）急性肾损伤：①袢利尿剂，对袢利尿剂仍有效者应予以较大剂量，以冲刷阻塞的肾小管管型；②血液透析，利尿无效，并已达到透析指征者，应给血液透析以维持生命，并在补充血浆制品后适当脱水，以减轻肾间质水肿；③原发病治疗，因其病理类型多为微小病变型肾病，应予以积极治疗；④碱化尿液，可口服碳酸氢钠碱化尿液，以减少管型形成。

4）蛋白质及脂肪代谢紊乱：ACEI/ARB 类药物减少蛋白尿，黄芪促进肝脏合成蛋白质，适当应用降脂药物。

病例十二

【病历摘要】 患者，男，36 岁，5 年前开始无明显诱因间断出现双下肢水肿，呈对称凹陷性，伴尿中泡沫增多，曾诊断为“慢性肾小球肾炎”，未系统诊治。10 日前开始出现水肿加重，持续不缓解，伴乏力、纳差，恶心呕吐，呕吐为胃内容物，无发热，无胸痛，无咳嗽咳痰，无腹痛腹泻，为求进一步诊治入院，发病以来精神较差，食欲缺乏，睡眠欠佳，尿量减少约 800ml/d，大便正常。既往无糖尿病及高血压病史。查体：体温 36.5℃，脉搏 86 次/分，呼吸 18 次/分，血压 175/74mmHg，慢性病容，贫血貌，神志清楚，双侧眼睑无水肿，睑结膜苍白，双肺未闻及干湿啰音，心界向左下扩大，心率 86 次/分，律齐，未闻及杂音；腹部平坦，无压痛、反跳痛及肌紧张，肝脾肋下未触及。双下肢凹陷性水肿。辅助检查：血常规 Hb 75g/L。尿常规：蛋白 3+，潜血 2+；血钾 6.8mmol/L，磷 2.27mmol/L，钙 1.56mmol/L；血糖 4.8mmol/L。肾功能：血肌酐 850μmol/L，尿素 23.5mmol/L，尿酸 439μmol/L; 24h 尿蛋白定量 3.6g/24h; 甲状旁腺激素 516.4pg/ml。血气分析: pH 7.152, $PaCO_2$ 30mmHg，PaO_2 85mmHg，HCO_3^- 10mmol/L，BE –15.8mmol/L；泌尿系彩超：双肾缩小。

【诊断及诊断依据】

1. 诊断 慢性肾衰竭 CKD5 期。原发病：慢性肾小球肾炎。并发症：肾性贫血、肾性高血压、高钾血症、代谢性酸中毒、继发性甲状旁腺功能亢进（简称甲旁亢）。

2. 诊断依据

1）病史：5 年前水肿，曾诊断为“慢性肾小球肾炎”，近 10 日开始恶心呕吐，尿量减少。

2）体征：血压升高，贫血貌，睑结膜苍白及双下肢水肿。

3）辅助检查：大量蛋白尿伴血尿；尿素、血肌酐升高；Hb 降低；高磷低钙、甲状旁腺激素升高；血钾升高；代谢性酸中毒，双肾缩小。

【鉴别诊断】

1. 针对肾衰竭进行鉴别诊断

（1）急性肾衰竭：往往根据病史即可做出鉴别，一般无既往慢性肾脏病病史。在患者病史欠详时，可借助于影像学检查（如 B 超，CT 等）或肾图检查结果进行分析，如双肾明显缩小，或肾图提示慢性病变，则支持 CRF 的诊断，如无双肾缩小，可借助贫血、继发甲旁亢、指甲肌酐相鉴别。

（2）慢性肾衰竭急性加重或伴发急性肾衰竭：如慢性肾衰竭本身已相对较重，或病程加重过程未能反映急性肾衰竭演变特点，则称之为“慢性肾衰竭急性加重”。如果慢性肾衰竭较轻，而急性肾衰竭相对突出，且其病程发展符合急性肾衰竭演变过程，则可称为“慢性肾衰竭合并急性肾衰竭”。

2. 针对慢性肾衰竭原发病进行鉴别诊断

（1）慢性肾小球肾炎：尿化验异常（肾小球源性血尿、蛋白尿）、伴或不伴水肿及高血压病史达 3 个月以上，无论有无肾功能损害，在除外继发性肾小球肾炎及遗传性肾小球肾炎后，临床上可诊断为慢性肾炎。

（2）继发性肾小球疾病：如狼疮性肾炎、过敏性紫癜性肾炎、系统性血管炎等，依据相应的系统表现及特异性实验室检查，一般不难鉴别。

（3）Alport 综合征：常起病于青少年，患者可有眼（球型晶状体等）、耳（神经性耳聋）、肾（血尿，轻、中度蛋白尿及进行性肾功能损害）异常，并有家族史（多为 X 连锁显性遗传）。

（4）高血压肾损害：先有较长期高血压病史，其后出现肾损害，临床上远曲小管功能损伤（如尿浓缩功能减退、夜尿增多）多较肾小球功能损伤早，尿改变轻微（微量至轻度蛋白尿，可有轻度镜下血尿），常有高血压的其他靶器官（心、脑）并发症。

【辅助检查】

1. 尿红细胞位相，尿蛋白电泳明确病变部位在肾小球还是肾小管；抗核抗体谱，肝炎全套，ANCA 三项检查同时除外继发性肾脏疾病。

2. 心脏彩超及眼底检查明确有无高血压心脏及眼底改变。

【治疗原则】

1. 饮食治疗　低盐、低脂、优质低蛋白质、低磷饮食。

2. 延缓肾功能进展治疗　控制血糖、控制蛋白尿、控制高血压。

3. 主要并发症治疗

1）纠正代谢性酸中毒：补充碳酸氢钠。

2）水钠紊乱的防治：限制钠水摄入，必要时可应用袢利尿剂。

3）高钾血症处理：①积极纠正酸中毒；②给予袢利尿剂；③应用葡萄糖-胰岛素溶液输入；④口服聚磺苯乙烯，增加肠道钾排出；⑤对严重高钾血症（血钾＞6.5mmol/L），应及时给予血液透析治疗。

4）贫血治疗：排除失血、造血原料缺乏等因素，血红蛋白＜100g/L 开始应用 EPO 治疗。

5）低钙高磷和肾性骨营养不良治疗。

6）肾脏替代治疗：当 GFR＜10ml/min 并有明显尿毒症表现，则应进行肾脏替代治疗，肾脏替代治疗包括血液透析、腹膜透析和肾脏移植。

（靳蕊霞　陆苗苗）

病 例 十 三

【病历摘要】 患者，女，28 岁，半年前开始出现乏力，活动后加重，未加在意。此后症状渐加重，应用中药治疗不见好转。1 个月前乏力加重，出现心悸气短，伴头晕，为进一步诊治急入院。病来无呕血、便血，无血尿和尿色加深，无鼻衄和牙龈渗血。无食欲下降，平素月经量较多。查体：体温 36℃，脉搏 110 次/分，呼吸 18 次/分，血压 110/75mmHg。神志清楚，重度贫血貌，口唇、睑结膜苍白，指甲扁平，缺乏光泽。皮肤黏膜无黄染，浅表淋巴结无肿大。胸骨无压痛。双肺呼吸音清，心律规整，心率 110 次/分，心尖部闻及 2 级收缩期吹风样杂音。腹软，无肌紧张，无压痛和反跳痛，肝脾肋下未触及。双下肢无水肿。既往无其他系统疾病史。辅助检查：血常规示 WBC 5.6×10^9/L、RBC 3.2×10^9/L、Hb55g/L、PLT 340×10^9/L、MCHC 31%、MCV 70fl。超声：子宫肌瘤，2.6cm×5cm。铁蛋白：7ng/ml

【诊断及诊断依据】

1. 诊断 缺铁性贫血。

2. 诊断依据

（1）女性，育龄期，月经量多。

（2）主要贫血表现：乏力，面色苍白，活动时心悸气短。

（3）体征：重度贫血貌，口唇、掌甲苍白，心尖部闻及 2 级收缩期吹风样杂音；组织缺铁改变——指甲扁平，薄脆，缺乏光泽。

（4）辅助检查：妇科彩超提示子宫肌瘤。血常规：血红蛋白减少，MCV＜80fl，MCHC＜32%。铁蛋白：7ng/ml。

【鉴别诊断】

1. 铁粒幼细胞性贫血 各种原因导致的红细胞铁利用障碍性贫血。无缺铁的表现；血清铁蛋白浓度增高，骨髓小粒含铁血黄素颗粒增多，血清铁和转铁蛋白饱和度增高，总铁结合力不低。

2. 蛛蛋白生成障碍性贫血（又称地中海贫血） 有家族史，有慢性溶血表现。血片中可见多量靶形红细胞。血清铁蛋白、血清铁和转铁蛋饱和度增。

3. 慢性病性贫血 慢性感染、肿瘤等引起铁代谢异常性贫血。血清铁蛋白增高，血清铁和转铁蛋白饱和度、总铁结合力减低。

【辅助检查】

（1）网织红细胞计数、血清铁、总铁结合力、血清铁蛋白。

（2）骨髓细胞形态、铁染色。

【治疗原则】

1. 去除病因

2. 补铁治疗 以口服铁剂为主，若口服铁剂不能耐受可选用注射用铁。口服铁剂后网织红细胞增多，7～10 日达高峰，2 周后血红蛋白升高。铁剂治疗需在血红蛋白升至正常后至少持续 4～6 个月停药，补充储存铁。

病 例 十 四

【病历摘要】 患者，男，37 岁。以“乏力，面色苍白 2 周，皮肤瘀斑伴齿龈出血 3 日”为主诉急诊入院。病来无寒战、发热。查体：体温 37.6℃，脉搏 91 次/分，呼吸 18 次/分，血压 110/75mmHg。神志清楚，结膜苍白，口唇无发绀。皮肤散在少许瘀斑。胸骨压痛阳性。双耳后、颏下、颈部、腋窝、腹股沟可触及多枚黄豆至鸽蛋大小的淋巴结，质硬，活动度欠佳。心肺听诊无异常。腹软，无压痛，肝脏肋下未触及；脾肋下 4cm，质地中等，无压痛。下肢无水肿。辅助检查：血常规示 WBC 20.0×10^9/L，Hb 82g/L，PLT 20.0×10^9/L。骨髓象：骨髓增生明显活跃。原始和幼稚淋巴细胞为主，占 70%。PAS 阳性。

【诊断及诊断依据】

1. 诊断　急性淋巴细胞白血病。

2. 诊断依据

（1）贫血，出血。

（2）多部位淋巴结肿大，胸骨压痛，脾大。

（3）血常规示 WBC 20.0×10^9/L，可见幼稚细胞。

（4）骨髓象：骨髓增生明显活跃。分类以原始和幼稚淋巴细胞为主，占 70%。正常造血细胞增生受抑。PAS 阳性。

【鉴别诊断】

1. 传染性单核细胞增多症　发热，肝脾、淋巴结肿大，白细胞增多并出现异型淋巴细胞，有时易与急性淋巴细胞白血病混淆。但多无血小板减少，末梢血及骨髓检查无幼稚细胞增多，嗜异凝集反应阳性。

2. 淋巴瘤　淋巴结肿大，发热，脾大。疾病晚期可以骨髓侵犯，淋巴结活检是确诊依据。

【辅助检查】

（1）肝功能、肾功能、血尿酸、凝血功能、心电图、腹部超声、心脏超声、肺 CT。

（2）染色体核型检查。

（3）免疫表型分析。

【治疗原则】

1. 一般治疗　营养、支持及对症；紧急处理高白细胞血症；防治感染、输血、预防高尿酸。

2. 抗白血病治疗　联合化疗，如 VDLP 方案。

3. 髓外白血病防治　腰椎穿刺术鞘内注射作为预防及治疗手段、局部放射治疗。

4. 造血干细胞移植

（艾丽梅）

病例十五

【病历摘要】患者，男，32 岁，14 年前因口渴、多饮、多尿，测静脉空腹血糖 8.5mmol/L，诊断为“糖尿病”。长期皮下注射普通胰岛素 24U/d。一个月前因血糖正常、尿糖阴性，自行停止注射胰岛素。最近一周来食欲明显减退，伴有乏力与口渴，有时有恶心、呕吐。6h 前家属发现患者意识不清，四肢厥冷，呼吸加速，急诊来院。急诊静脉血糖 21mmol/L，尿糖 4+，尿酮 4+。血气分析：pH 7.05，动脉血氧分压 120mmHg，二氧化碳分压 17mmHg，HCO_3^- 5mmol/L，BE −22mmol/L，血白细胞 16×10^9/L。立即给予抢救并收入院。查体：

体温 36.9℃，脉搏 120 次/min，血压 90/60mmHg。神志不清，呼之不应，体型消瘦，呼吸深大，呼气有烂苹果味，皮肤黏膜干燥，眼球下陷，双侧瞳孔等大正圆，角膜反射与瞳孔对光反射存在。心肺查体阴性，腹部与神经系统检查无异常发现。四肢湿冷，四肢肌力和肌张力正常。

【诊断及诊断依据】

1. 诊断 糖尿病、糖尿病酮症酸中毒性昏迷。

2. 诊断依据

（1）糖尿病：14 年前有口渴、多饮、多尿等糖尿病症状，空腹静脉血糖为 8.5mmol/L，明确诊断为“糖尿病”，一直皮下注射胰岛素治疗。

（2）糖尿病酮症酸中毒性昏迷：一个月前突然停用皮下注射胰岛素，6h 前家属发现患者意识不清。查体：呼吸深大，呼气有烂苹果味。急诊测静脉血糖 21mmol/L，尿酮 4+。血气分析：pH 7.05，HCO_3^- 5mmol/L，BE –22mmol/L。

【鉴别诊断】

1. 其他类型糖尿病昏迷 低血糖昏迷；高渗高血糖综合征；乳酸性酸中毒。

2. 其他疾病所致昏迷 尿毒症；脑血管意外等。

【辅助检查】

1. 肝功能、肾功能、电解质。

2. 糖化血红蛋白、胰岛素 B 细胞功能、血脂、心电图、胸片等。

【治疗原则】

1. 补液 治疗的关键。基本原则为“先快后慢，先盐后糖”

2. 胰岛素治疗 每小时给以每千克体重 0.1U 胰岛素。

3. 纠正电解质及酸碱平衡失调 补碱指征：pH＜7.1，HCO_3^-＜5mmol/L。

4. 处理诱发病和防止并发症 休克、严重感染、心力衰竭、心律失常、肾衰竭、脑水肿及因酸中毒引起的呕吐。

5. 护理。

病 例 十 六

【病例摘要】 患者，女，36 岁，2 年前劳累后出现心悸、气短伴有乏力，活动后明显，伴有怕热多汗、多食善饥，颈部增粗，眼球突出，于当地医院就诊，诊断为“甲状腺功能亢进症”，给甲巯咪唑治疗，2 个月后因症状好转自行停药，未再复查。半个月前患者再次出现心悸、气短，为进一步诊治入院。查体：体温 36.8℃，脉搏 116 次/分，呼吸 20 次/分，血压 130/80mmHg，神志清楚，双眼突出，瞬目减少，睑裂增宽，双眼辐辏可，von Graefe 征阳性，Mobius 征阳性，双闭目可见细震颤，双甲状腺 I 度肿大，无压痛，未触及包块，颈部未闻及血管杂音。双肺呼吸音清，未闻及干湿啰音，心率 120 次/分，心律不齐，S_1强弱不等。腹软，无压痛，无反跳痛及肌紧张，双手平举可见细震颤，双下肢无水肿。辅助检查：FT3 10.23pmol/L（参考范围 3.28～6.47pmol/L）FT4 40.46pmol/L（参考范围 7.64～16.03pmol/L），TSH 0.01μIU/ml（参考范围 0.49～4.91μIU/ml）。

【诊断及诊断依据】

1. 诊断 Graves 病、心律失常-心房颤动。

2. 诊断依据

（1）患者，青年女性，2 年前明确诊断为“甲状腺功能亢进症”，未规律用药。

（2）查体：体温 36.8℃，脉搏 116 次/分，双眼突出，瞬目减少，睑裂增宽，双眼辐辏可，von Graefe 征阳性，Mobius 征阳性，双闭目可见细震颤，双手平举可见细震颤，双甲状腺 I 度肿大，心率 120 次/分，心律不齐，S_1 强弱不等。FT3、FT4 升高，TSH 降低。

【鉴别诊断】

1. 甲状腺功能亢进所致的甲状腺毒症与破坏性甲状腺毒症（如亚急性甲状腺炎）的鉴别　两者均有高代谢表现、甲状腺肿和血清甲状腺激素水平升高，病史、甲状腺体征和 ^{131}I 摄取率是主要的鉴别手段。

2. 甲状腺功能亢进的原因鉴别　Graves 病、结节性毒性甲状腺肿和甲状腺自主高功能腺瘤分别占甲状腺功能亢进病因的 80%、10%和 5%，可依靠放射性核素扫描和甲状腺 B 超鉴别。

【辅助检查】

1. 甲状腺彩超。
2. ^{131}I 摄取率。
3. TSH 受体抗体（TRAb）。
4. TSH 受体刺激性抗体（TSAb）。
5. 心电图。

【治疗原则】

1. 抗甲状腺药物　是甲状腺功能亢进的基础治疗，用药前应先完善肝功和血常规检查，用药过程中需监测肝功和血常规。

2. ^{131}I　主要是破坏甲状腺组织，减少甲状腺激素的产生。

3. 手术治疗。

4. 其他治疗　碘剂和 β 受体拮抗剂。

5. 心房颤动的治疗　抗凝治疗，预防血栓；控制心室率；转复并维持窦性心律。

（刘　畅　姜丁文）

病例十七

【病例摘要】　患者，男，56 岁，汉族，已婚。患者因“右侧上下肢无力 10h”于 2016 年 11 月 8 日入院。患者于 10h 前晨起时发现语言不清，右侧上下肢无力，不能行走，只能在床面抬起，伴麻木感，8h 前就诊于当地医院，行头部 CT 检查，未见异常，2h 前症状逐渐加重至肢体完全不能活动。既往史：高血压病史 10 年，不规则服用硝苯地平等降压药，血压控制不理想；否认糖尿病史。家族史：母亲患高血压，68 岁时死于脑梗死。行头颅 MRI 检查，提示左大脑中动脉支配区梗死。查体：血压 180/110mmHg，神经系统检查：意识清楚，不完全性运动性失语，双侧瞳孔等大等圆，直径 2.5mm，对光反射灵敏，右侧鼻唇沟变浅，伸舌偏右；右侧上肢肌力 1 级，右侧下肢肌力 2 级；右侧偏身痛觉减退；右侧腹壁反射消失；右侧肱二头肌腱、肱三头肌腱反射、桡骨膜反射、膝腱反射活跃，右侧 Babinski 征、Chaddock 征阳性。诊断考虑：①左侧大脑中动脉血栓形成；②高血压 3 级，极高危分层。给予抗血小板、神经保护、改善循环、康复锻炼治疗等，症状逐渐好转出院（图 7-19～图 7-22）。

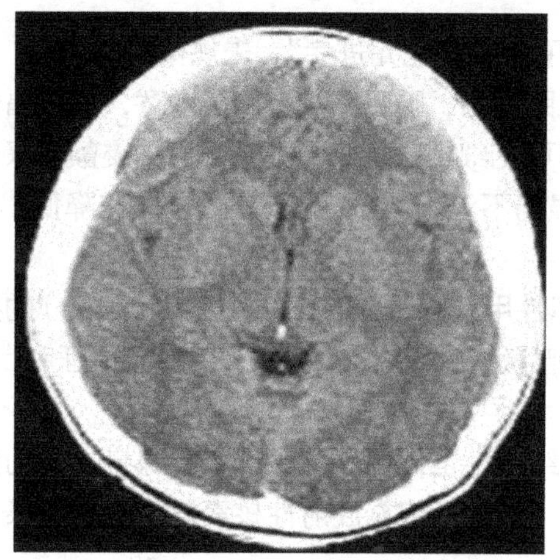

图 7-19　发病 2h 头颅 CT 扫描正常

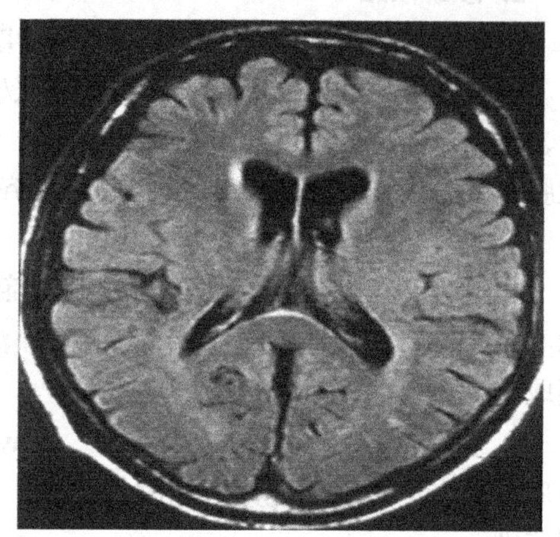

图 7-20　发病 2 日头颅 MRI 示左颞叶长 T_1 信号

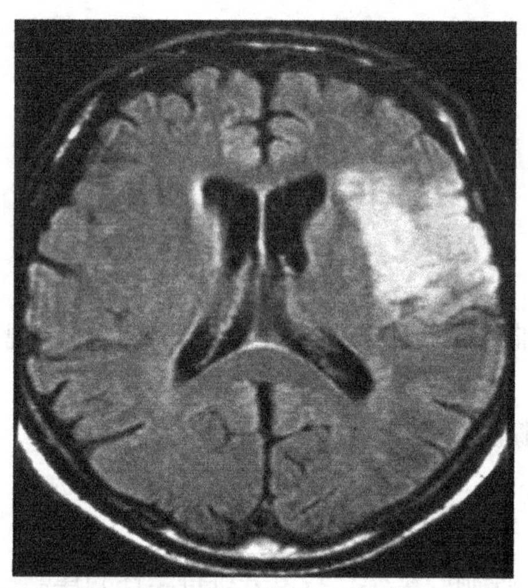

图 7-21　发病 2 日头颅 MRI 示左颞叶长 T_2 信号

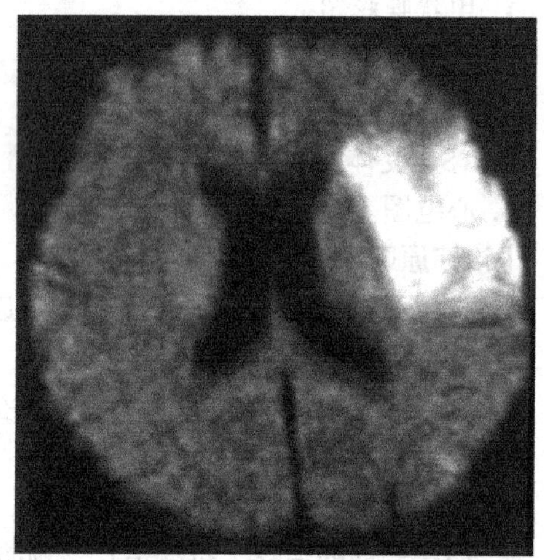

图 7-22　发病 2 日头颅 MRI 示左颞叶高信号

【诊断及诊断依据】

1. 诊断　急性脑梗死（左颈内动脉系统）。

2. 诊断依据　中年以上的高血压及动脉硬化患者，静息状态下或睡眠中急性起病，1 至数日内出现局灶性脑损害的症状和体征，并能用某一动脉供血区功能损伤来解释，临床应考虑急性脑梗死可能。CT 或 MRI 检查发现梗死灶可明确诊断。

【鉴别诊断】

（1）脑出血：脑梗死有时与小量脑出血的临床表现相似，但活动中起病、病情进展快、发病当时血压明显升高常提示脑出血，CT 检查发现出血灶可明确诊断（表 7-5）。

表 7-5　脑梗死与脑出血的鉴别要点

	脑梗死	脑出血
发病年龄	多为 60 岁以上	多为 60 岁以下
起病状态	安静或睡眠中	动态起病
起病速度	10 余小时或 1～2 日症状达到高峰	10min 到数小时症状达到高峰

续表

	脑梗死	脑出血
全脑症状	轻或无	头痛、呕吐、嗜睡等高颅内压症状
意识障碍	无或较轻	多见且较重
神经体征	多为非均等性偏瘫	多为均等性偏瘫（基底核区）
CT 检查	脑实质内低密度病灶	脑实质内高密度病灶
脑脊液	无色透明	可有血性

（2）脑栓塞：起病急骤，局灶性体征在数秒至数分钟达到高峰、常有栓子来源的基础疾病，如心源性（心房纤颤、风湿性心脏病、心肌梗死、急性细菌性心内膜炎等）、非心源性（颅内外动脉粥样硬化斑块脱落、空气、脂肪滴等）。大脑中动脉栓塞引起大面积脑梗死最常见。

【辅助检查】 血糖、血脂、肝功能、肾功能、血常规、颈部血管彩超、同型半胱氨酸、头 CTA。

【治疗原则】 ①超早期治疗：力争发病后尽早选用最佳治疗方案。②个体化治疗：根据患者年龄、缺血性卒中类型、病情严重程度和基础疾病等采取最适当的治疗。③整体化治疗：采取针对性治疗同时，进行支持疗法、对症治疗和早期康复治疗，对卒中危险因素及时采取预防性干预。治疗方法：脑梗死患者一般应在卒中单元接受治疗，由多科医师、护士和治疗师参与，实施治疗、护理及康复一体化的原则，以最大程度地提高治疗效果和改善预后，包括超早期溶栓治疗、抗血小板治疗、抗凝治疗、血管内治疗、细胞保护治疗和外科治疗。

病 例 十 八

【病例摘要】 患者，男，57 岁。以“反复言行紊乱 20 日，反复抽搐发作 2 日”为主诉于 2016 年 6 月 4 日入院。患者于 20 日前出现言行紊乱，凭空看到屋里有鬼怪，躁动不安，中间出现头痛，呕吐，外出认不出路回家，2 日前出现意识丧失，四肢抽搐，小便失禁，持续 5min 抽搐停止，意识清晰，抽搐反复发作约 10 次，2h 前再次发作后意识未恢复。发病前 7 日发热，体温 38.9℃，同时口周可见疱疹，既往史：体健。体格检查：体温 37.8℃，口周见疱疹后色素沉着，浅昏迷，双侧瞳孔等大等圆，直径约 3mm，对光反射迟钝，四肢可见自主活动，颈强（+），颏胸三指，Kernig 征（+）。血常规：WBC 14.6×10^9/L；腰椎穿刺：压力超过 330mmH_2O，脑脊液无色透明，检查：WBC 128×10^6/L，GLU 6.69mmol/L，Cl 119mmol/L，蛋白质 1.15g/L；头颅 MRI 示双侧颞叶异常信号。诊断：单纯疱疹病毒性脑炎。给予阿昔洛韦抗病毒，甘露醇、呋噻米交替脱水降颅内压，鲁米那控制抽搐等治疗，病情逐渐好转，6 月 28 日复查腰椎穿刺：压力 110mmH_2O，脑脊液无色透明，检查：WBC 10×10^6/L，GLU 5.43mmol/L，Cl 127mmol/L，蛋白质 0.44g/L。（图 7-23）

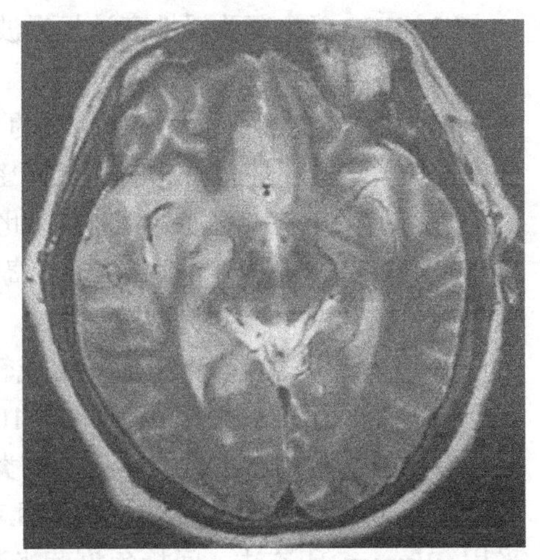

图 7-23　头颅 MRI 可见双侧颞叶长 T_2 信号

【诊断及诊断依据】

1. 诊断 单纯疱疹病毒性脑炎。

2. 诊断依据

（1）临床诊断依据：①口唇或生殖道疱疹史，或本次发病有皮肤、黏膜疱疹；②起病急，病情重，有发热、咳嗽等上呼吸道感染的前驱症状；③明显精神行为异常、抽搐、意识障碍及早期出现的局灶性神经系统损害体征；④CSF 红、白细胞数增多，糖和氯化物正常；⑤EEG 以颞、额区损害为主的脑弥漫性异常；⑥头颅 CT 或 MRI 发现额叶局灶性出血性脑软化灶；⑦特异性抗病毒药物治疗有效可间接支持诊断。

（2）确诊尚需选择如下检查：①双份血清和脑脊液检查发现 HSV 特异性抗体有显著变化趋势；②脑组织活检或病理发现组织细胞核内包涵体，或原位杂交发现 HSV 病毒核酸；③CSF 的 PCR 检测发现该病毒 DNA；④脑组织或 CSF 标本 HSV 分离、培养和鉴定。

【鉴别诊断】

（1）带状疱疹病毒性脑炎：带状疱疹病毒可以长期潜伏在脊神经后根及脑和脊髓的感觉神经节，当机体免疫力低下时，病毒被激活、复制、增殖，沿感觉神经传到相应皮肤引起皮疹，另外，可沿神经上行传播，进入中枢神经系统引起脑炎或脑膜炎。本病多见于中老年人，发生脑部症状与发疹时间不尽相同，多数疱疹后数日或数周，亦可在发病之前，也可无任何疱疹病史。临床表现包括发热，头痛，呕吐、意识模糊，共济失调、精神异常及局灶性神经功能缺失征。病变程度相对较轻，预后较好。患者多有胸腰部带状疱疹的病史。头颅 CT 无出血性坏死的表现，血清及 CSF 检出该病毒抗体和病毒核酸阳性，可资鉴别。

（2）肠道病毒性脑炎：该类病毒除引起病毒性脑膜炎外，也是病毒性脑炎的常见病因之一。多见于夏秋季，呈流行性或散发性发病。表现为发热、意识障碍、平衡失调、癫痫发作以及肢体瘫痪等，一般恢复较快，在发病 2～3 周后症状即自然缓解。病程初期的胃肠道症状、CSF 中 PCR 检出病毒核酸可帮助诊断。

（3）其他感染性疾病，如巨细胞病毒性脑炎、急性播散性脑脊髓炎等。

【辅助检查】

（1）血常规检查：可见白细胞轻度增高。

（2）EEG 常出现弥漫性高波幅慢波，以单侧或双侧颞、额区异常更明显，甚至可出现颞区的尖波与棘波。

（3）头颅 CT 检查：大约有 50%的 HSE 患者出现局灶性异常（一侧或两侧颞叶和额叶低密度灶），若在低密度灶中有点状高密度灶，提示有出血。在 HSE 症状出现后的最初 4～5 日内，头颅 CT 检查可能是正常的。此时头颅 MRI 对早期诊断和显示病变区域帮助较大，典型表现为在颞叶内侧、额叶眶面、岛叶皮质和扣带回出现局灶性水肿，MRIT_2 相上为高信号，在 FLAIR 相上更为明显。

（4）CSF 常规检查：压力正常或轻度增高，重症者可明显增高；有核细胞数增多为（50～100）$\times10^6$/L，可高达 1000×10^6/L，以淋巴细胞为主。可有红细胞数增多，除外腰椎穿刺损伤则提示出血性坏死性脑炎；蛋白质呈轻、中度增高，糖与氯化物正常。

（5）CSF 病原学检查：包括以下几项。①检测单纯疱疹病毒的特异性 IgM、IgG 抗体：采用 Western 印迹法、间接免疫荧光测定及 ELISA 法，采用双份血清和双份脑脊液做

HSV-1 抗体的动态观察，双份脑脊液抗体有增高的趋势。滴度在 1：80 以上，病程中 2 次及 2 次以上抗体滴度呈 4 倍以上增加，血与脑脊液的抗体比值＜40，均可确诊。②检测 CSF 中 HSV-DNA：用 PCR 检测病毒 DNA，可早期快速诊断，标本最好在发病后 2 周内送检。

【治疗原则】 早期诊断和治疗是降低本病病死率的关键，主要包括抗病毒治疗，辅以免疫治疗和对症支持治疗。

抗病毒药物治疗如下所示。

（1）阿昔洛韦：为一种鸟嘌呤衍生物，能抑制病毒 DNA 的合成。阿昔洛韦首先在病毒感染的细胞内，经病毒腺苷激酶作用转化为单磷酸阿昔洛韦、再经宿主细胞中激酶作用转变为三磷酸阿昔洛韦，阻断病毒 DNA 链的合成。常用剂量为 15～30mg/（kg · d），分 3 次静脉滴注，连用 14～21 日。若病情较重，可延长治疗时间或再重复治疗一个疗程。不良反应有谵妄、震颤、皮疹、血尿、血清氨基转移酶暂时性升高等。对临床疑诊又无条件作脑脊液病原学检查的病例可用阿昔洛韦进行诊断性治疗。

（2）更昔洛韦：抗 HSV 的疗效是阿昔洛韦的 25～100 倍，具有更强更广谱的抗 HSV 作用和更低的毒性。对阿昔洛韦耐药并有 DNA 聚合酶改变的 HSV 突变株对更昔洛韦亦敏感。用量是 5～10mg/（kg · d），每 12h 一次，静脉滴注。疗程 14～21 日。主要不良反应是肾功能损害和骨髓抑制（中性粒细胞、血小板减少）、并与剂量相关，停药后可恢复。

病例十九

【病例摘要】 患者，男，19 岁，汉族，以“四肢无力 1 个月”为主诉于 2016 年 8 月 8 日入院。患者 1 月前自觉发热，体温未测，腹泻，为稀水样便，自觉四肢无力，左侧下肢明显，足部较大小腿明显，仍能行走活动。以后四肢无力加重，以足部、小腿、大腿趋势逐渐上延，逐渐发展至右腿、双上肢，四肢无法活动，无法行走，伴有饮水呛咳，吞咽困难。既往史：平素体健。神经系统查体：神志清楚，言语流利，双侧咽反射运动减弱，双侧咽反射消失，双侧胸锁乳突肌、斜方肌饱满，转头、耸肩有力，四肢肌容积正常，双手指可伸曲，不可抵抗外力，双前臂、小腿肌力 2 级，双上臂、大腿肌力 3 级，桡骨膜反射、肱二头肌反射、膝腱反射、跟腱反射未引出，Hoffmann 征阴性性，Chaddock 征阴性。颈无抵抗、Brudzinski 征阴性，Kernig 征阴性，双 Babinski 征阴性，皮肤划痕征阴性，括约肌功能无障碍。检查胸片、颈胸椎片未见异常；颈胸 MRI 未见异常，肌电图提示神经源性损伤。诊断：急性炎症性脱髓鞘性多发性神经病。

给予丙种球蛋白 10g/d、6 日；甲泼尼龙 500mg/d、3 日；后口服泼尼松 30mg/d，加用理疗科辅助治疗。检查颅脑 MRI 未见异常，脑脊液：透明，蛋白定性阳性，细胞数 6×10^6/L，WBC 5×10^6/L；GLU 2.54mmol/L，蛋白质 1.6g/L，氯化物 124mmol/L，可见寡克隆区带；免疫球蛋白 IgA、IgG、IgM 正常。经上述治疗后患者四肢肌力好转。

【诊断及诊断依据】

1. 诊断 急性炎症性脱髓鞘性多发性神经病又称吉兰-巴雷综合征。

2. 诊断依据 根据患者急性或亚急性起病，病前 1～4 周有感染史，四肢对称性弛缓性瘫痪，末梢性感觉障碍伴脑神经受损，脑脊液示蛋白质-细胞分离，肌电图早期 F 波或 H 反射延迟，诊断不难。

【鉴别诊断】

（1）脊髓灰质炎起病时多有发热，出现肢体瘫痪，肢体瘫痪常局限于一侧下肢，无感觉障碍。

（2）急性横贯性脊髓炎发病前 1～2 周有发热病史，起病急，1～2 日出现截瘫，受损平面以下运动障碍伴传导束性感觉障碍。早期出现尿便障碍，脑神经不受累。

（3）低钾性周期性瘫痪迅速出现的四肢弛缓性瘫痪，无感觉障碍，呼吸肌、脑神经一般不受累，脑脊液检查正常。血清 K^+降低，可有反复发作史，补钾治疗有效。

【辅助检查】

（1）脑脊液检查：特征性表现为蛋白质-细胞分离即蛋白质含量增高而细胞数目正常。发病数日内蛋白质正常，1～2 周后蛋白质开始升高，4～6 周后可达峰值。少数病例脑脊液细胞数可达（20～30）$\times 10^6$/L，有的患者脑脊液可有寡克隆区带，但并非特征性改变。

（2）肌电图最初改变：是运动单位动作电位降低，发病 2～5 周可见纤颤电位或正相波。神经传导速度检查早期可仅有 F 波或 H 反射延迟或消失。F 波异常示神经近端或神经根损害，对本病诊断有重要意义；晚期可见神经传导速度减慢，运动潜伏期延长，波幅正常或轻度异常，提示脱髓鞘改变，轴索受损波幅明显减低。

（3）腓肠神经活检：可作为本病辅助诊断方法。活检可见炎症细胞浸润及神经脱髓鞘。

【治疗原则】

（1）血浆置换：直接去除血浆中致病因子。

（2）免疫球蛋白静脉注射：成人剂量 0.4g/（kg · d），连用 5 日。

（3）辅助呼吸：重症患者可累及呼吸肌致呼吸衰竭，应定时做血气分析，保持呼吸道通畅，及时应用呼吸机辅助通气。

（4）对症治疗及预防并发症。

病 例 二 十

【病例摘要】 患者，男，41 岁，主因“双下肢无力 3 日，排尿困难 1 日”于 2016 年 5 月 12 日入院。患者于半月前感冒、发热，3 日前出现双下肢无力，行走困难，症状逐渐加重至不能行走，1 日前排尿困难，既往史：高血压 10 年，血压控制不理想。查体：神志清晰，语言流利，双上肢肌力 5 级，双下肢肌力 2 级，肌张力减低，T_8 以下痛觉减退，音叉震动觉消失，双侧膝反射对称减弱，双侧 Babinski 征、Chaddock 征阳性，尿潴留。辅助检查：脑脊液，细胞总数 88×10^6/L，蛋白质 0.76g/L，血糖 4.14mmol/L，氯化物 103.0mmol/L；胸椎 MRI 示胸椎 6～10 节段脊髓增粗，呈长 T_1 长 T_2 信号。诊断：急性脊髓炎。给予甲泼尼龙短程冲击疗法 1000mg/d，每日一次，连用 3 日，后减量，同时给予 B 族维生素，康复治疗，症状逐渐好转，治疗半月后，双下肢肌力恢复至 4 级，可以自主排尿。

【诊断及诊断依据】

1. 诊断 急性脊髓炎。

2. 诊断依据 根据急性起病、病前的感染史、横贯性脊髓损害症状及脑脊液所见，不难诊断。

【鉴别诊断】

（1）急性炎症性脱髓鞘性多发性神经病：肢体呈弛缓性瘫痪，可有或不伴有肢体远端手套袜套式感觉障碍，脑神经常受损，一般无大小便障碍，起病 10 日后脑脊液常有蛋白质-细胞分离现象。

（2）脊髓压迫症：脊髓肿瘤一般发病缓慢，逐渐发展成横贯性脊髓损害症状，常有神经根性疼痛史，椎管有梗阻。硬脊膜外脓肿起病急，但常有局部化脓性感染灶，全身中毒症状较明显，脓肿所在部位有疼痛和叩压痛，瘫痪平面常迅速上升，椎管有梗阻。必要时可作脊髓造影、磁共振等检查加以确诊，一般不难鉴别。

（3）急性脊髓血管病：脊髓前动脉血栓形成呈急性发病，剧烈根性疼痛，损害平面以下肢体瘫痪和痛温觉消失，但深感觉正常。脊髓血管畸形可无任何症状，也可表现为缓慢进展的脊髓症状，有的也可表现为反复发作的肢体瘫痪及根性疼痛且症状常有波动，有的在相应节段的皮肤上可见到血管瘤或在血管畸形部位所在脊柱处听到血管杂音，须通过脊髓造影和选择性脊髓血管造影才能确诊。

【辅助检查】 脑脊液细胞数轻度升高，MRI 示脊髓增粗，呈长 T_1 长 T_2 信号。

【治疗原则】 急性脊髓炎应早期诊断，早期治疗，精心护理，早期康复训练对预后也非常重要。

（1）一般治疗加强护理，防治各种并发症是保证功能恢复的前提。

1）高颈段脊髓炎有呼吸困难者应及时吸氧，保持呼吸道通畅，选用有效抗生素来控制感染，必要时气管切开行人工辅助呼吸。

2）排尿障碍者应保留无菌导尿管，每 4～6h 放开引流管 1 次，当膀胱功能恢复，残余尿量少于 10ml 时不再导尿，以防膀胱挛缩，体积缩小。

3）保持皮肤清洁，按时翻身、吸痰，易受压部位加用气垫或软垫以防发生压疮。皮肤发红部位可用 10%乙醇或温水轻揉，并涂以 3.5%安息香酊。有溃疡形成者应及时换药，应用压疮贴膜。

（2）药物治疗

1）皮质类固醇激素：急性期可采用大剂量甲泼尼龙短程冲击疗法，500～1000mg 静脉滴注，每日 1 次，连用 3～5 日，有可能控制病情进展，也可用地塞米松 10～20mg 静脉滴注，每日 1 次。7～14 日为一疗程。使用上述药物后改用泼尼松口服，按每千克体重 1mg 或成人每日剂量 60mg，维持 4～6 周逐渐减量停药。

2）大剂量免疫球蛋白：按每千克体重 0.4g 计算，成人每次用量 15～20g 静脉滴注，每日 1 次，连用 3～5 日为一疗程。

3）维生素 B 族：有助于神经功能的恢复，常用维生素 B_1、维生素 B_{12} 肌内注射。

4）抗生素：根据病原学检查和药敏试验结果选用抗生素，及时治疗呼吸道和泌尿系统感染，以免加重病情。

（3）康复治疗：早期应将瘫痪肢体保持功能位，防止肢体、关节痉挛和关节挛缩，促进肌力恢复。

测 试 题

1. 患者，男，55 岁。咳嗽、咳痰 10 余年，活动后气短 2 年。既往吸烟史 30 余年。对诊断最有意义的是（　　）

A. 肺 CT　　B. 心电图　　C. 肺通气灌注扫描　　D. 肺功能　　E. 血气分析

2. 患者，男，25 岁，抽胸液过程中出现头晕，心悸，胸闷，出冷汗，面色苍白。患者出现此种情况首先考虑（　　）

A. 复张后肺水肿　B. 低血糖反应　C. 胸膜反应　D. 低血容量性休克　E. 并发气胸

3. 胸腔穿刺抽液首次抽液不要超过________；以后每次抽液量不应超过________。（　）

A. 700ml，1000ml　B. 400ml，800ml　C. 700ml，800ml　D. 500ml，1000ml　E. 700ml，1200ml

4. 肺心病慢性呼吸衰竭患者血气分析：pH 7.28，PaO_2 30mmHg，$PaCO_2$ 84mmHg，HCO_3^- 28.6mmol/L，BE-6mmol/L，你考虑下列哪一项诊断正确（　）

A. 呼吸性酸中毒　B. 代谢性酸中毒　C. 代谢性碱中毒

D. 呼吸性酸中毒合并代谢性酸中毒　E. 以上都不是

5. 急性起病，胸痛伴高热，咳嗽咯血和大量脓臭痰的患者，最可能的诊断的是（　）

A. 金黄色葡萄球菌肺炎　B. 支原体肺炎　C. 肺癌　D. 肺栓塞　E. 肺脓肿

6. 动态血压的正常参考范围为（　）

A. 24h 平均血压＜130/80mmHg　B. 24h 血压均值＜135/85mmHg

C. 24h 血压均值＜120/70mmHg　D. 24h 血压均值＜140/90mmHg

E. 24h 血压均值＜135/90mmHg

7. 高血压正确定义为（　）

A. 收缩压≥140mmHg 和（或）舒张压≥90mmHg　B. 收缩压≥140mmHg 和舒张压≥90mmHg

C. 收缩压≥140mmHg 或舒张压≥90mmHg　D. 收缩压＞140mmHg 和（或）舒张压＞90mmHg

E. 收缩压≥140mmHg 和（或）舒张压＜90mmHg

8. 下列哪种情况不适合进行活动平板运动试验检查（　）

A. 对不典型胸痛或可疑冠心病患者进行鉴别诊断　B. 评估冠心病患者的药物或介人手术治疗效果

C. 评估冠心病患者的心脏负荷能力　D. 进行冠心病易患人群流行病学调查筛选试验

E. 急性心肌梗死

9. 心包穿刺抽液量第一次不宜超过

A. 100ml　B. 200ml　C. 300ml　D. 50ml　E. 400ml

10. 对于怀疑有外周血管疾病的患者，测量血压时应注意（　）

A. 分别对双上肢、下肢血压进行测量　B. 在一日中不同时间段测血压，取平均值

C. 测量中心静脉压　D. 动态血压监测　E.以上说法均不正确

11. 腹腔穿刺的部位有（　）

A. 脐与左髂前上棘连线的中、外 1/3 交点处　B. 脐与右髂前上棘连线的中、外 1/3 交点处

C. 脐与左髂前上棘连线的中、内 1/3 交点处　D. 侧卧位取脐水平线与腋前线相交点

E. 侧卧位取脐水平线与腋中线相交点

12. 在为腹水患者行腹腔穿刺术时，放液量不宜过多，一次性放液量不应超过（　）

A. 1000ml　B. 1500ml　C. 2000ml　D. 2500ml　E. 3000ml

13. 下列情况禁用诊断性腹腔穿刺术的是（　）

A. 小儿及老人　B. 精神状态不正常者　C. 严重腹胀者　D. 昏迷者　E. 病史不清者

14. 下列哪项是三腔二囊管的适应证（　）

A. 包裹性胸腔积液　B. 门脉高压伴胃底静脉曲张破裂大出血　C. 腹腔积液

D. 白血病　E. 胃溃疡出血

15. 下列哪项不是确定三腔二囊管置于胃内的方法（　）

A. 于胃管回抽有无胃内容物

B. 快速注入气体 50ml，用听诊器听诊是否存在气过水音

C. 置胃管口于水中，若有气泡缓缓冒出，可能错入气管

D. 叩诊患者上腹部

E. 于胃管内回抽有气胃液

16. 下列哪项不是三腔二囊管的禁忌证（　）

A. 病情垂危或深昏迷不合作　B. 咽喉食管肿瘤病变或曾经手术者　C. 胸腹主动脉瘤

D. 溃疡性结肠炎　E. 不稳定心绞痛

17. 消化道出血应用三腔二囊管压迫止血，放气的时间是术后（　）

A. 12～24h B. 24～48h C. 48～72h D.72～96h E. 96～120h

18. 三腔二囊管使用过程中发生窒息的原因是（ ）

A. 喉头水肿 B. 牵引过紧 C. 胃气囊阻塞咽喉 D. 血流反流气管 E. 食管气囊气过多

19. 三腔二囊管的使用注意事项中，下列哪项不妥（ ）

A. 充气量要适当 B. 牵引宜适度 C. 经常抽吸胃内容物

D. 拔管前宜服液体石蜡 E. 出血停止后口服少量流质

20. 消化道出血应用三腔二囊管压迫止血，出血停止放气后应继续观察多久可考虑拔管（ ）

A. 24h B. 36h C. 48h D. 60h E. 72h

21. 不适合行腰椎穿刺的疾病是（ ）

A. 蛛网膜下腔出血 B. 脑膜炎 C. 结核性脑炎 D. 多发性硬化 E. 颅后窝肿瘤

22. 确诊低颅内压的方法是（ ）

A. 头 MRI B. 脑 CT C. 腰椎穿刺术 D. 经颅超声多普勒 E. 脑电视频监测

23. 压腹试验中脑脊液在测压管中液平不上升说明（ ）

A. 脑脊液压力升高 B. 脑脊液压力降低 C. 椎管阻塞

D. 腰椎穿刺针不在蛛网膜下隙 E. 腰椎穿刺针不在硬膜下腔

24. 以下哪项疾病不需要进行腰椎穿刺检查（ ）

A. 结核性脑膜炎 B. 蛛网膜下腔出血 C. 重症肌无力

D. 多发性硬化 E. 急性脊髓炎

25. 有助于预防腰椎穿刺后头痛的正确措施是（ ）

A. 腰椎穿刺后头部抬高 30° B. 多饮水 C. 用粗的穿刺针

D. 腰椎穿刺针的针尖斜面垂直于患者躯干的长轴 E. 以上都正确

（屈宝泽 郭 莹 薛 坤 司希俭）

儿科

第八章　儿科临床基本技能

第一节　儿科病史采集和记录特点

儿科的病史采集、体格检查和记录在内容、程序、方法及分析判断等方面都具有自身特点，与成人有一定差别，熟练掌握与此有关的方法和技巧是做好儿科临床工作的基础。

一、病史采集特点

病史采集要准确：认真听、重点问。儿科的病史都是由家长或监护人提供的，我们要在信息中发现有用的线索并加以分析，因为有时家长或监护人并不在发病现场或也是听他人转述。不可先入为主，更不能用暗示的语言、语气诱导家长主观期望的回答，否则会给诊断造成困难。尊重家长和孩子的隐私，并为其保密。对于学龄期以上儿童用和蔼亲切的语言尝试着与患儿沟通，让患儿描述不适感更为准确。

二、儿科病历记录特点

1. 一般内容　包括姓名、性别、年龄（采用实际年龄：新生儿记录天数，婴儿记录月数，1 岁以上记录几岁几个月）、出生地（写明省、市、县）、种族、父母或抚养人的姓名、职业、年龄文化程度、住址、病史叙述者（应注明与患者的关系）、可靠程度、联系方式、入院日期（急危重症患者应注明时、分）、记录日期。需逐项填写，不可空缺。

2. 主诉　为患者就诊最主要的原因，包括症状、体征及持续时间。主诉多于一项则按发生的先后次序列出，并记录每个症状的持续时间。主诉要简明精炼，一般为 1～2 句，20 字左右。在一些特殊情况下，疾病已明确诊断，住院目的是为进行某项特殊治疗（手术，化疗）者可用病名，如白血病入院定期化疗。

3. 现病史　为病历的主要部分。详细描述此次患病的情况，包括主要症状、病情发展和诊断经过。主要内容包括以下几方面。

（1）起病情况：患病时间、起病缓急、前驱症状、可能的病因和诱因。

（2）主要症状的特点：包括主要症状出现的部位、性质、持续时间及程度。仔细询问主要症状，注意症状的特征，如咳嗽的询问应包括：持续性还是间断性、剧烈还是轻咳、单声或连续性、阵发性、有无鸡鸣样吼声、有无痰及其性状，咳嗽在一日中何时较重，有无任何伴随症状及诱因等。

（3）病情的发展与演变：包括起病后病情是持续性还是间歇性发作，是进行性加重还是逐渐好转，缓解或加重的因素等。

（4）伴随症状：各种伴随症状出现的时间、特点及其演变过程，各伴随症状之间，特别是与主要症状之间的相互关系。

（5）记载与鉴别诊断有关的阴性资料：有鉴别意义的有关症状包括阴性症状，也要询问并记录在病史中。

（6）诊疗经过：何时、何处就诊，作过何种检查，诊断何病，经过何种治疗，所用药物名称、剂量及效果。

（7）一般情况：目前的食欲、大小便、精神、体力、睡眠、体位改变等情况。

（8）相关早期病史：凡与现病直接有关的病史，虽年代久远亦应包括在内。

（9）两个以上不相关未愈疾病：若患者存在两个以上不相关的未愈疾病时，现病史可分段叙述或综合记录。

4. 个人史　包括出生史、喂养史、生长发育史，根据不同年龄和不同疾病，询问时各有侧重。

（1）出生史：母孕期的情况；第几胎第几产，出生体重；分娩时是否足月、早产或过期产；生产方式，出生时有无窒息或产伤，Apgar 评分情况等。新生儿和小婴儿疑有中枢神经系统发育不全或智力发育迟缓等患儿，更应详细了解围生期有关的情况。

（2）喂养史：母乳喂养还是人工喂养或混合喂养，以何种乳品为主，配制方法，喂哺次数及量，断奶时间，添加辅食的时间、品种及数量，进食及大、小便情况。年长儿还应注意了解有无挑食、偏食及吃零食的习惯。了解喂养情况对患有营养性或消化系统疾病的儿童尤为重要。

（3）生长发育史：包括体格生长和神经心理发育两方面。常用的生长发育指标有：体重和身高及增长情况，前囟闭合及乳牙萌出的时间等；发育过程中何时能抬头、会笑、独坐、走路；何时会有意识地叫爸爸、妈妈。学龄儿童还应询问在校学习成绩和行为表现等。

5. 既往史　包括以往患病史和预防接种史。

（1）既往患病史：需详细询问既往患过的疾病、患病时间和治疗结果。应着重了解传染病史，如过去曾患过麻疹而此次有发热、皮疹的患儿，在综合分析时应多考虑其他发热出疹性疾病；认真了解有无药物或食物过敏史，并详细记录，以供治疗时参考。在年长儿或病程较长的疑难病例，应对各系统进行系统回顾。

（2）预防接种史：对常规接种的疫苗均应逐一询问。何时接受过何种预防接种、具体次数、有无反应。接种非常规的疫苗也应记录。

6. 家族史　是指家族中有无遗传性、过敏性或急、慢性传染病患者；如有，则应详细了解与患儿接触的情况。父母是否近亲结婚、母亲分娩情况、同胞的健康情况（死亡者应了解原因和死亡年龄）。必要时要询问家庭成员及亲戚的健康状况、家庭经济情况、居住环境、父母对患儿的关爱程度和对患儿所患疾病的认识等。

7. 传染病接触史　疑为传染性疾病者，应详细了解可疑的接触史，包括患儿与疑诊或确诊传染病者的关系、该患者的治疗经过和转归、患儿与该患者的接触方式和时间等。了解父母对传染病的认识和基本知识也有助于诊断。

（严宁生）

第二节　小儿检查方法

（一）一般状况

询问病史的过程中，留心观察小儿的营养发育情况、神智、表情、对周围事物的反应、皮肤颜色、体位、行走姿势和孩子的语言能力等。视诊常可提供重要的诊断资料和线索，有时仅用视诊就可明确一些疾病的诊断。但视诊又是一种常被忽略的诊断和检查方法。只有在具有丰富医学知识和临床经验的基础上才能减少和避免视而不见的现象；只有反复临床实践，才能深入、细致、敏锐地观察；只有将视诊与其他检查方法紧密结合起来，将局部征象与全身表现结合起来，才能发现并确定具有重要诊断意义的临床征象。

（二）一般测量

一般测量包括体温、呼吸、脉搏、血压、身长、体重、头围、胸围等。

1. 体温 可根据小儿的年龄和病情选用测温的方法。

（1）腋下测温法：最常用，也最安全、方便，但测量的时间偏长。将消毒的体温表水银头放在小儿腋窝中，将上臂紧压腋窝，保持 5～10min，36～37℃为正常。

（2）口腔测温法：准确、方便，保持 3min，37℃为正常，实用于神志清楚且配合的 6 岁以上小儿。

（3）肛门内测温法：测温时间短，准确。小儿取侧卧位，下肢屈曲，将已涂满润滑油的肛表水银头轻轻插入肛门内 3～4cm，测温 3～5min，36.5～37.5℃为正常，1 岁以内小儿、不合作的儿童及昏迷、休克患儿可采用此方法。

（4）耳内测温法：准确、快速，不会造成交叉感染，但仪器昂贵。临床目前比较少用。

体温测量误差的常见原因：临床上有时出现体温测量结果与患者全身状态不一致，应分析其原因，以免导致诊断和处理上的错误。体温测量误差的常见原因有以下几方面。

1）测量前未将体温计的汞柱甩到 36℃以下，致使测量结果高于实际体温。

2）采用腋测法时，由于患者明显消瘦、病情危重或神志不清而不能将体温计夹紧，致使测量结果低于实际体温。

3）检测局部存在冷热物品或刺激时，可对测定结果造成影响，如用温水漱口、局部放置冰袋或热水袋等。

发热的分度 按发热的高低可分为：低热 37.5～38℃；中等度热 38.1～39℃；高热 39.1～41℃；超高热 41℃以上。

2. 呼吸、脉搏 应在小儿安静时进行。小儿呼吸频率可通过听诊或观察腹部起伏而得，也可将棉花少许置于小儿鼻孔边缘，观察棉花纤维的摆动而得。要同时观察呼吸的节律和深浅。对年长儿一般选择较浅的动脉如桡动脉来检查脉搏，婴幼儿最好检查股动脉或通过心脏听诊来检测。要注意脉搏的速率、节律、强弱及紧张度。各年龄组小儿呼吸脉搏正常值见表 8-1。

表 8-1 各年龄小儿呼吸、脉搏

年龄	呼吸（次/分）	脉搏（次/分）	呼吸：脉搏
新生儿	40～45	120～140	1：3
<1 岁	30～40	110～30	1：3～1：4
1～3 岁	25～30	100～120	1：3～1：4
4～7 岁	20～25	80～100	1：4
8～14 岁	18～20	70～90	1：4

3. 血压 通常指动脉血压或体循环血压，是重要的生命体征。血压测定方法有两种。

（1）直接测压法：即经皮穿刺将导管由周围动脉送至主动脉，导管末端接监护测压系统，自动显示血压值。本法虽然精确、实时且不受外周动脉收缩的影响，但为有创方式，仅适用于危重、疑难病例。

（2）间接测量法：即袖带加压法，以血压计测量。血压计有汞柱式、弹簧式和电子血压计，诊所或医院常用汞柱式血压计或经国际标准（BHS和AAMI）检验合格的电子血压计进行测量。间接测量法的优点为简便易行，但易受多种因素影响，尤其是周围动脉舒缩变化的影响。测量血压时应根据不同的年龄选择不同宽度的袖带，一般说来，袖带的宽度应为上臂长度的1/2～2/3。袖带过宽时测得的血压值较实际值偏低，过窄时则较实际值为高。新生儿多采用多普勒超声监听仪或心电监护仪测定血压，简易潮红法也可用。年龄越小，血压越低。不同年龄小儿血压的正常值可用公式推算：收缩压（mmHg）=80+（年龄×2）；舒张压应该为收缩压的2/3（mmHg与kPa的换算为：mmHg测定值÷7.5=kPa值）。

（三）发育

应通过患者年龄、智力和体格成长状态（包括身高、体重及第二性征）之间的关系进行综合评价。发育正常者，其年龄、智力与体格的成长状态处于均衡一致。成年前，随年龄增长，体格不断成长，在青春期，尚可出现一段生长速度加快的青春期急速成长期，属于正常发育状态。机体发育受种族遗传、内分泌、营养代谢、生活条件及体育锻炼等多因素影响。

（四）营养状态

营养状态与食物摄入、消化、吸收和代谢等因素密切相关，可作为鉴定健康和疾病程度的标准之一。尽管营养状态与多种因素有关，但对营养状态异常通常采用肥胖和消瘦进行描述。营养状态一般较易评价，通常根据皮肤、毛发、皮下脂肪、肌肉的发育情况进行综合判断。最简便而迅速的方法是观察皮下脂肪充实程度。尽管脂肪分布存在个体差异，男女亦各有不同，但前臂曲侧或上臂背侧下1/3处脂肪分布的个体差异最小，为判断脂肪充实程度最方便、适宜的部位。此外，在一定时间内监测体重变化亦可反映机体营养状态。

（五）意识状态

意识是大脑功能活动的综合表现，即对环境的知觉状态。正常人意识清晰，定向力正常，反应敏锐精确，思维和情感活动正常，语言流畅、准确、表达能力良好。凡能影响大脑功能活动的疾病均可引起程度不等的意识改变，称为意识障碍。患者可出现兴奋不安、思维紊乱、语言表达能力减退或失常、情感活动异常、无意识动作增加等。根据意识障碍的程度可将其分为嗜睡、意识模糊、谵妄、昏睡及昏迷。

（六）语调与语态

语调指言语过程中的音调。神经和发音器官的病变可使音调发生改变，如喉部炎症、结核和肿瘤可引起声音嘶哑，脑血管意外可引起音调变浊和发音困难，喉返神经麻痹可引起音调降低和语言共鸣消失。语音障碍可分为失声（不能发音）、失语（不能言语，包括运动性失语和感觉性失语）和口吃。

（七）面容与表情

面容是指面部呈现的状态；表情是在面部或姿态上思想感情的表现。健康人表情自然，神态安怡。患病后因病痛困扰，常出现痛苦、忧虑或疲惫的面容与表情。某些疾病发展到一定程度时，尚可出现特征性的面容与表情，对疾病的诊断具有重要价值。通过视诊即可确定患者的面容和表情，临床上常见的典型面容改变有以下几种。

1. 急性病容 面色潮红，兴奋不安，鼻翼扇动，口唇斑疹，表情痛苦。多见于急性感染性疾病，如肺炎球菌肺炎、疟疾、流行性脑脊髓膜炎等。

2. 慢性病容 面容憔悴，面色晦暗或苍白无华，目光暗淡。见于慢性消耗性疾病，如恶性肿瘤、严重结核病等。

3. 贫血面容 面色苍白，唇舌色淡，表情疲惫。见于各种原因所致的贫血。

4. 肝病面容 面色晦暗，额部、鼻背、双颊有褐色色素沉着。见于慢性肝脏疾病。

5. 肾病面容 面色苍白，眼睑、颜面水肿，舌色淡、舌缘有齿痕。见于慢性肾脏疾病。

6. 甲状腺功能亢进面容 面容惊愕，眼裂增宽，眼球凸出，目光炯炯，兴奋不安，烦躁易怒。见于甲状腺功能亢进症。

7. 黏液性水肿面容 面色苍黄，颜面水肿，睑厚面宽，目光呆滞，反应迟钝，眉毛、头发稀疏，舌色淡、肥大。见于甲状腺功能减退症。

（八）体位

体位指患者身体所处的状态其改变对诊断某终疾病具有一定意义。常见体位包括以下几种。

1. 自主体位 身体活动自如，不受限制。见于正常人、轻症和疾病早期患者。

2. 被动体位 患者不能自己调整或变换身体的位置。见于极度衰竭或意识丧失者。

3. 强迫体位 患者为减轻痛苦，被迫采取某种特殊的体位。临床上常见的被迫体位可分为以下几种。

（1）强迫仰卧位：患者仰卧，双腿蜷曲，借以减轻腹部肌肉紧张程度。见于急性腹膜炎等。

（2）强迫俯卧位：俯卧位可减轻脊背肌肉的紧张程度。见于脊柱疾病。

（3）强迫侧卧位：有胸膜疾病的患者多采取患侧卧位，可限制患侧胸廓活动而减轻疼痛和有利于健侧代偿呼吸。见于一侧胸膜炎和大量胸腔积液的患者。

（4）强迫坐位：亦称端坐呼吸，患者坐于床沿上，以双手置于膝盖或扶持床边。该体位便于辅助呼吸肌参与呼吸运动，加大膈肌活动度，增加肺通气量，并减少回心血量和减轻心脏负担。见于心、肺功能不全者。

（5）强迫蹲位：患者在活动过程中，因呼吸困难和心悸而停止活动并采用蹲踞位或膝胸位以缓解症状。见于先天性发绀型心脏病。

（6）强迫停立位：在步行时心前区疼痛突然发作，患者常被迫立刻站住，并以右手按抚心前部位，待症状稍缓解后继续行走。见于心绞痛。

（7）辗转体位：患者辗转反侧，坐卧不安。见于胆石症、胆道蛔虫症、肾绞痛等。

（8）角弓反张位：患者颈及脊背肌肉强直，出现头向后仰，胸腹前凸，背过伸，躯干呈弓形。见于破伤风及小儿脑膜炎。

（九）步态

步态指走动时所表现的姿态。健康人的步态因年龄、机体状态和所受训练的影响而有不同表现，如小儿喜急行或小跑，青壮年矫健快速，老年人则常为小步慢行。当患某些疾病时可导致步态发生显著改变，并具有一定的特征性，有助于疾病的诊断。常见的典型异常步态有以下几种。

1. 蹒跚步态　走路时身体左右摇摆似鸭行。见于佝偻病、大骨节病、进行性肌营养不良或先天性双侧髋关节脱位等。

2. 醉酒步态　行走时躯干重心不稳，步态紊乱不准确，如醉酒状。见于小脑疾病、酒精及巴比妥中毒。

3. 共济失调步态　起步时一脚高抬，骤然垂落，且双目向下注视，两脚间距很宽，以防身体倾斜，闭目时则不能保持平衡。见于脊髓痨患者。

4. 慌张步态　起步后小步急速趋行，身体前倾，有难以止步之势。见于帕金森病患者。

5. 跨阈步态　由于踝部肌腱、肌肉弛缓，患足下垂，行走时必须抬高下肢才能起步。见于腓总神经麻痹。

6. 剪刀步态　由于双下肢肌张力增高，尤以伸肌和内收肌张力增高明显，移步时下肢内收过度，两腿交叉呈剪刀状。见于脑性瘫痪与截瘫患者。

（十）皮肤和皮下组织

应在自然光线下仔细观察身体各部位皮肤的颜色，有无苍白、黄染、发绀、潮红、皮疹、瘀点（斑）、脱屑、色素沉着，毛发有无异常，触摸皮肤的弹性、皮下组织及脂肪的厚度、有无水肿及水肿的性质，如幼儿脱水时出现皮肤黏膜干燥、弹性降低。几种出疹性疾病的鉴别。

1. 风疹　在发热半日至 1 日后出现皮疹，呈红色斑丘疹，疹与疹之间有正常皮肤，压之退色，由面部至躯干至四肢，疹退后无色素沉着及脱屑。

2. 麻疹　发热 3～4 日出疹，皮疹先呈玫瑰色斑丘疹，继而加深呈暗红色，可融合成片，压之退色，疹与疹之间可见正常皮肤，无痒感。皮疹自头面部至颈至躯干至四肢，同一部位皮疹持续 2～3 日，按出疹顺序开始消退，疹退后皮肤有糠麸状脱屑及棕色色素沉着。

3. 水痘　发热 1 日即可在孩子的皮肤上发现皮疹，开始为红色斑丘疹（略高出皮肤表面的红色点状疹子）或丘疹（不高出皮肤表面），数小时后变成椭圆形水滴样小水泡，周围红晕，以后水疱破溃、结痂、脱痂，不留瘢痕。各种不同形式的皮肤损害可同时存在，这是水痘皮疹的特点之一。皮疹初起于躯干部，继而扩展至面部及四肢，四肢末端少，而在头发间可见水疱疹，这是水痘皮疹的另一特点，据此可与丘疹性荨麻疹区别。

4. 猩红热　发热 2 日出疹，疹子呈红色针尖状，遍及全身皮肤，疹间无正常皮肤，皮疹压之退色，可见明显指压印。在皮肤褶皱纹处皮疹特别密集，形成紫红色线条样褶痕（称为“帕氏线”），在口唇周围却有一层苍白圈。皮疹持续 3～5 日退疹，1 周后全身大片脱皮。

5. 幼儿急诊　往往在高热 3～5 日出疹，与麻疹相仿，故又称为“野痧子”（麻疹俗称痧子），但与麻疹截然不同的是本病热退疹出。皮疹呈红色斑丘疹，颈及躯干部多见，一日出齐，次日消退，无脱屑及色素沉着。

6. 手足口病　1～2 日内口腔、咽、软腭、颊黏膜、舌、齿龈出现疼痛性粟粒至绿豆大小水疱，周围绕以红晕，破溃成小溃疡，由于疼痛，常流涎和拒食。同时手足亦出现皮疹，在手足的背侧面和手指（趾）背侧缘、甲周围、掌跖部，出现数目不定的水疱，除手足口外，亦可见于臀部及肛门附近，偶可见于躯干及四肢，数日后干涸、消退，皮疹无瘙痒，无疼痛感。个别儿童可出现泛发性丘疹、水疱。

（十一）淋巴结

淋巴结分布于全身，一般体格检查仅能检查身体各部表浅的淋巴结。正常情况下，淋巴结较小，直径多为 0.2～0.5cm，质地柔软，表面光滑，与毗邻组织无粘连，不易触及，亦无压痛。淋巴结检查包括淋巴结的大小、数目、活动度、质地、有无粘连和（或）压痛等。颈部、耳后、枕部、腹股沟等部位尤其要认真检查，正常情况下在这些部位可触及单个质软的黄豆大小的淋巴结，活动，无压痛。

（十二）头部

1. 头颅 观察大小、形状，必要时测量头围；前囟大小及紧张度、有无凹陷（脱水时可凹陷）或隆起；小婴儿要观察有无枕秃和颅骨软化、血肿或颅骨缺损等。头颅的大小以头围来衡量，测量头围时以软尺自眉间绕到颅后通过枕骨粗隆。头围在发育阶段的变化为：新生儿 33～34cm，出生后的前半年增加 8cm，后半年增加 3cm，第二年增加 2cm，第三、四年内约增加 1.5cm，4～8 岁共增加约 1.5cm，到 18 岁可达 53cm 或以上，以后几乎不再变化。

2. 面部 有无特殊面容、眼距宽窄、鼻梁高低，注意双耳位置和形状等。

3. 眼、耳、鼻 有无眼睑水肿、下垂、眼球突出、斜视、结膜充血、眼分泌物、角膜混浊、瞳孔大小、形状、对光反应。幼儿脱水时可出现眼窝凹陷，重则无泪。检查双外耳道有无分泌物、局部红肿及外耳牵拉痛；若怀疑有中耳炎时应用耳镜检查鼓膜情况。观察鼻形、注意有无鼻翼扇动、鼻腔分泌物及通气情况。眼的检查包括四部分：视功能、外眼、眼前节和内眼。

4. 口腔 口唇色泽有无苍白、发绀、干燥、口角糜烂、疱疹。口腔内颊黏膜、牙龈、硬腭有无充血、溃疡、黏膜斑、鹅口疮、腮腺开口处有无红肿及分泌物。牙齿数目及龋齿数。舌质、舌苔颜色。咽部检查时医生一手固定小儿头部使其面对光源，一手持压舌板，在小儿张口时进入口腔，压住舌后根部，利用小儿反射性恶心暴露咽部的短暂时间，迅速观察双扁挑是否肿大，有无充血、分泌物、脓点、伪膜及咽部有无溃疡、充血、滤泡增生、咽后壁脓肿等情况。腮腺导管位于颧骨下 1.5cm 处，横过嚼肌表面，开口相当于上颌第二磨牙对面的颊黏膜上，检查时应注意导管口有无分泌物。

（十三）颈部

检查颈部是否软，有无斜颈、短颈或颈蹼等畸形，颈椎活动情况；甲状腺有无肿大，气管位置；颈静脉充盈及搏动情况，有无颈肌张力增高或弛缓等。

颈部包块检查时应注意其部位、数目、大小、质地、活动度、与邻近器官的关系和有无压痛等特点，如为淋巴结肿大，质地不硬，有轻度压痛时，可能为非特异性淋巴结炎；如质地较硬、且伴有纵隔、胸腔或腹腔病变的症状或体征，则应考虑到恶性肿瘤的淋巴结转移；如为全身性、无痛性淋巴结肿大，则多见于血液系统疾病；如包块圆形、表面光滑、有囊样感、压迫能使之缩小，则可能为囊状瘤；若颈部包块弹性大又无全身症状，则应考虑囊肿的可能。肿大的甲状腺和甲状腺来源的包块在做吞咽动作时可随吞咽向上移动，以此可与颈前其他包块鉴别。

（十四）胸部

1. 胸廓　注意有无胸廓畸形，如鸡胸、漏斗胸、肋膈沟；胸廓两侧是否对称、心前区有无隆起，有无桶状胸。触诊有无肋间隙饱满、凹陷、增宽或变窄、肋骨串珠等。胸壁有无静脉曲张、皮下气肿。

2. 肺　望诊应注意呼吸频率和节律有无异常，呼吸频率过快见于发热、疼痛、贫血、甲状腺功能亢进及心力衰竭。过慢见于颅内压增高、镇静剂过量。呼吸节律基本是均匀整齐的，病理状态下常会出现各种呼吸节律变化，常见呼吸节律变化有：潮式呼吸、间停呼吸、抑制性呼吸、叹气样呼吸。吸气性呼吸困难时可出现“三凹征”，即胸骨上窝、肋间隙和剑突下吸气时凹陷；呼气性呼吸困难时可出现呼气延长。触诊在年幼儿可利用啼哭或说话时进行。因小儿胸壁薄，叩诊反响比成人轻，故叩诊时用力要轻或可用直接叩诊法（用两个手指直接叩击胸壁）。听诊时正常小儿呼吸音较成人响，呈支气管肺泡呼吸音，应注意听腋下、肩胛间区及肩胛下区有无异常，因肺炎时这些部位较易听到湿性啰音。听诊时尽量保持小儿安静，利用小儿啼哭后深吸气时容易闻及细湿啰音。

3. 心脏　心脏检查是心血管疾病诊断的基本功，在对患者详细地询问病史的基础上，进一步认真的心脏检查，多能及早地做出准确的诊断，而给予患者及时的治疗。望诊时观察心前区是否隆起，心尖搏动强弱和搏动范围，正常小儿搏动范围为 2～3cm，肥胖小儿不易看到心尖搏动。触诊主要检查心尖搏动的位置及有无震颤，并应注意出现的部位和性质（收缩期、舒张期或连续性）。通过叩心界可估计心脏大小、形状及其在胸腔的位置，心界叩诊时要用力要轻才易分辨清、浊音界线，3 岁以内婴幼儿一般只叩心脏左右界；叩左界时从心尖搏动点左侧起向右叩，听到浊音改变即为左界，记录为第几肋间左乳线外或内几厘米；叩右界时先叩出肝浊音界，然后在其上一肋间自右向左叩，有浊音改变时即为右界，以右胸骨线（胸骨右缘）外几厘米记录。各年龄小儿心界参考见表 8-2，小儿心脏听诊应在安静环境下进行，听诊器的胸件要小。小婴儿第一心音与第二心音响度几乎相等；随年龄的增长，心尖部第一心音较第二音响，而心底部第二音超过第一音。小儿时期肺动脉瓣区第二音比主动脉瓣区第二音响（$P_2>A_2$），有时可出现吸气性第二心音分裂。学龄前期及学龄儿童常于肺动脉瓣区或心尖部听到生理性收缩期杂音或窦性心律不齐。

表 8-2　各年龄小儿心界

年龄	左界	右界
＜1 岁	左乳线外 1～2cm	沿右胸骨旁线
1～4 岁	左乳线外 1cm	右胸骨旁线与右胸骨线之间
5～12 岁	左乳线上或左乳线内 0.5～1cm	接近右胸骨线
＞12 岁	左乳线内 0.5～1cm	右胸骨线

（十五）腹部

望诊应注意腹部外形是否对称，有无全腹的膨隆和凹陷，有腹水和腹部包块的，还应测量腹围大小。在新生儿或消瘦小儿常可见到肠型或肠蠕动波，新生儿应注意脐部有无分泌物、出血、炎症等。触诊应尽量争取小儿合作，可让其躺在母亲怀里或在哺乳时进行，检查者的手应温暖、动作轻柔。如小儿哭闹不止，可在其吸气时快速扪诊。检查有无压痛主要观察小儿表情反应，不能完全依靠小儿回答。腹腔内的病变，如脏器的炎症、淤血、肿瘤、破裂、扭转及腹膜的刺激（炎症、出血等）等均可引起压痛，压痛的部位常提示存在相关脏器的病变，如有腹肌紧张、压痛、反跳痛称为腹膜刺激征。腹腔内重要脏器较多，如肝、脾、肾、胆囊、胃肠等。在其发生病变时常可触及到脏器增大或局限性肿块，对诊断有重要意义。正常婴幼儿肝脏可在肋缘下 1～2cm 处扪及，柔软无压痛；6～7 岁后不应在肋下触及。小婴儿偶可触及脾脏边缘。叩诊可采用直接叩诊或间接叩诊法，其检查内容同成人。小儿腹部听诊有时可闻及肠鸣音亢进，如有血管杂音时应注意杂音性质、强弱及部位。

（十六）脊柱和四肢

注意脊柱有无畸形，脊性活动度范围，是否有叩击痛。注意有无畸形、躯干与四肢比例和佝偻病体征，骨骺端因骨样组织堆积而膨大，沿肋骨方向于肋骨与肋软骨交界处可触及圆形隆起，从上至下如串珠样突起，以第 7～10 肋骨最明显，称佝偻病串珠；严重者，在手腕、足踝部亦可形成钝圆形环状隆起，称手、足镯。1 岁左右的小儿可见到胸骨和邻近的软骨向前突起，形成“鸡胸样”畸形；严重佝偻病小儿胸廓的下缘形成一水平凹陷，即肋膈沟或郝氏沟。1 岁后的小儿可出现“O”型或“X”型腿。脊柱：活动度，有无畸形（侧凸、前凸、后凸）、压痛和叩击痛等。四肢有无畸形，杵状指（趾），静脉曲张，骨折及关节红肿、疼痛、压痛、积液、脱臼、强直，水肿肌肉萎缩，肌张力变化或肢体瘫痪等，记录肌力。脊柱侧弯或后凸等；观察手、足指（趾）有无杵状指、多指（趾）畸形等。

（十七）会阴肛门和外生殖器

生殖器、肛门和直肠的检查是全身体格检查的一部分，全面正确的检查对临床诊断治疗具有重要的意义，但在临床实际中，非专科医师对该检查的意义认识不足，且因有的患者不愿意接受，故常被视为体格检查之外，以至发生误诊或漏诊，延误治疗，造成严重后果。观察有无畸形（如先天性无肛、尿道下裂、两性畸形）、肛裂；女孩有无阴道分泌物、畸形；男孩有无隐睾、包皮过长、包皮过紧、鞘膜积液和腹股沟疝等。

（十八）神经系统

根据病种、病情、年龄等选择必要的检查。掌握神经系统的基本检查方法，能获取对疾病的定位和诊断的信息，是医学生临床教学中不可缺少的部分。在进行神经系统检查时，首先要确定患者对外界刺激的反映状态，即意识状态。

1. 一般检查　观察小儿的神志、精神状态、面部表情、反应灵敏度、动作语言能力、有无异常行为等。

2. 运动功能检查　肌力、肌张力是否正常，注意有无不自主运动，共济失调。

3. 神经反射　新生儿期特有的反射，如吸吮反射、拥抱反射、握持反射是否存在；有些神经反射有其年龄特点，如新生儿和小婴儿期提睾反射、腹壁反射较弱或不能引出，但跟腱反射亢进，并可出现踝阵挛；2 岁以下的小儿 Babinski 征可呈阳性，但一侧阳性，另一侧阴性则有临床意义。

4. 脑膜刺激征　如颈部有无抵抗、Kernig 征和 Brudzinski 征是否阳性，检查方法同成人，如小儿不配合，要反复检查才能正确判定。正常小婴儿由于在胎内时屈肌占优势，故生后头几个月 Kernig 征和 Brudzinski 征也可阳性。

5. 自主神经功能检查　自主神经可分为交感与副交感两个系统，主要功能是调节内脏、血管与腺体等活动。大部分内脏接受交感和副交感神经纤维的双重支配，在大脑皮质的调节下，协调整个机体内、外环境的平衡。因此，在解释检查结果意义时一定要根据病情、结合年龄特点全面考虑。

（严宁生）

第三节　小儿体格生长发育指标的测量

【目的】 本测量适用于判断小儿体格生长水平是否正常。

【适应证】 本测量适用于需进行生长发育监测的小儿。

【禁忌证】 无。

【操作前准备】

1. 患儿准备 10kg 以下的小婴儿脱去小儿衣帽及纸尿裤，3 岁以上小儿脱去小儿衣帽及纸尿裤、排空尿便。

2. 材料准备 体重秤、婴儿身长测量器、身高计、软尺、垫布、皮褶厚度计等。室温保持在 22～24℃。

3. 操作者准备 向患儿家长交代测量的种类、意义，以及测量的方法，取得家长的同意和配合。

【操作步骤】

1. 体重测量

（1）3 岁以下小儿测量：测体重之前体重计先调零，一手托住已脱去衣帽及纸尿裤的小儿的头部，一手托住臀部，放于体重秤上进行称量，准确读数至 10g。1～3 岁幼儿亦可采用载重 50kg 的体重计测量，准确读数至 50g。

（2）3 岁以上小儿体重测量：应在晨起空腹时或进食后 2h 测量为佳。将尿便排出、脱去衣裤鞋袜，测量时让小儿站立于踏板中央，两手自然下垂。3～7 岁小儿可用载重 50kg 的体重计测量，准确读数至 50g；7 岁以上小儿用载重 100kg 的体重计测量，准确读数至 100g。可让小儿离开体重计后再次置于体重计上，重新测量、读数，取两次测量的平均值作为最终测量值，以减少误差。

2. 身长（高）测量

（1）卧位测量（适于 3 岁以下）（图 8-1）：一手托住小儿的头部，一手托住臀部，将小儿仰卧位放在测量床底板中线上。两人配合，助手将头扶正，使头顶接触头板，同时小儿双眼直视上方。最佳头部位置是使法兰克福平面（耳眼平面）处于垂直位，即使左右两侧外耳门上缘点与左侧眶下缘点三点处于同一垂直面。检查者位于小儿右侧，左手按住双膝，使双腿伸直并拢，右手移动足板使其接触两侧足跟，然后读刻度。注意使测量床两侧读数一致，误差不超过 0.1cm。可再次测量读数，取两次读数的平均值作为最终测量值，以减少误差。需两人配合操作，注意测量时应使足板松紧度适当，测量者的眼睛要与足板在一个水平面上。

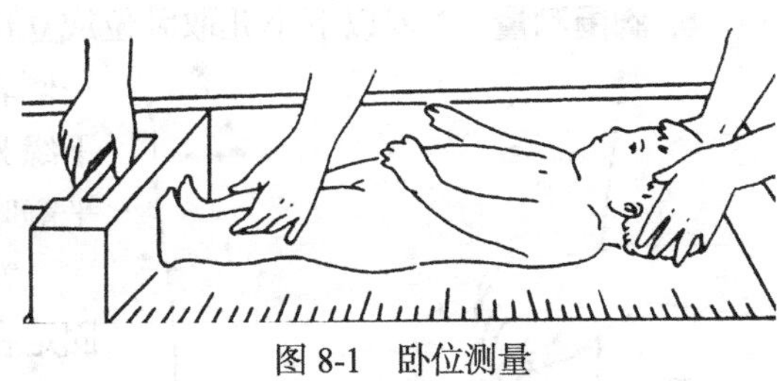

图 8-1　卧位测量

（2）立位测量（3 岁以上）：先检查身高计是否放置平稳，水平板与立柱之间是否成直角。小儿脱去鞋袜后，站于身高计的底板上，要求小儿呈立正姿势，使两足后跟、臀部及两肩胛角几点同时都接触身高计立柱，头部保持正直位置，两眼平视前方，测量者轻轻滑动水平板直至与小儿头顶接触。再次观察被测量者姿势是否保持正确后，读取水平板呈水平位时其底面立柱上的数字，记录至小数点后一位，误差不超过 0.1cm。可重新测量读数，取两次读数的平均值作为最终测量值。

3. 坐高测量（图 8-2） 多用于 3 岁以上小儿。小儿取坐位，挺身坐直，平视前方，双肩自然下垂，两大腿伸直并拢，与躯干成直角。臀部紧靠立柱，双足平放地面上（如脚悬空，可在脚下填木板，使大腿的伸直面与地面平行），足尖向前。移动头顶板与头顶接触，精确至 0.1cm。

4. 头围测量 用拇指将软尺零点固定于一侧眉弓上缘处，软尺应紧贴皮肤，不要打折，经过耳上方，经枕骨结节最高点，两侧对称，从另一侧眉弓上缘回至零点后读数。误差不应超过 0.1cm。

5. 前囟门测量 取菱形两个对边中点连线的长度见图 8-3。

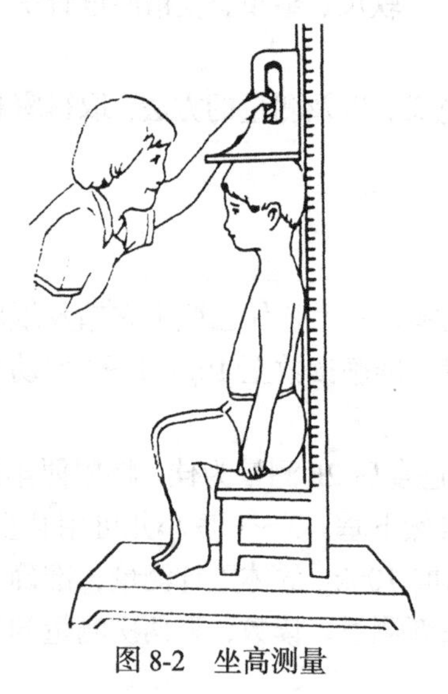

图 8-2 坐高测量

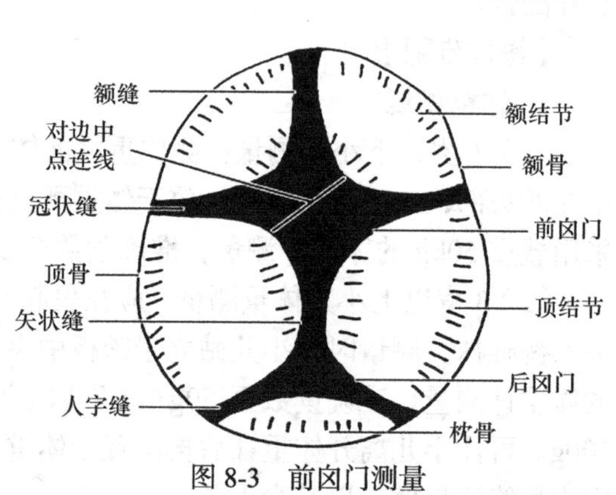

图 8-3 前囟门测量

6. 胸围测量 3 岁以下小儿取卧位或立位，3 岁以上儿童取立位。将软尺零点固定于一侧乳头的下缘，绕经小儿后背，以两肩胛骨下角下缘为准，前后左右对称，经另一侧回到起点，取平静呼、吸气时的中间数，读数。误差不超过 0.1cm。

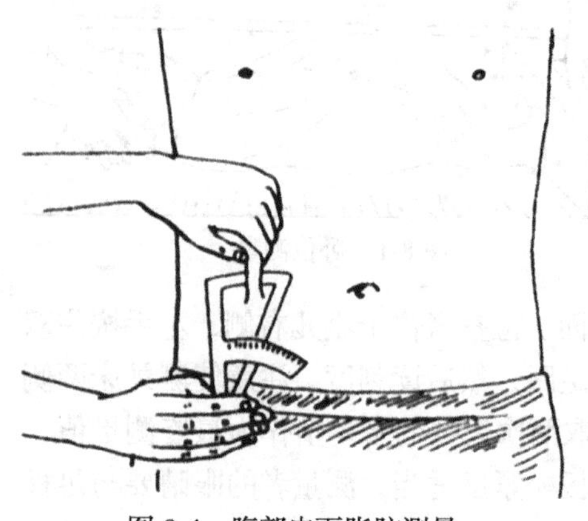

图 8-4 腹部皮下脂肪测量

7. 腹围测量 取卧位，测量婴儿时将软尺零点固定在剑突与脐连线的中点，经同水平位绕背一周回到零点；儿童可平脐经同水平位绕背一周后回到零点进行读数，精确至 0.1cm。

8. 腹部皮下脂肪测量（图 8-4） 取锁骨中线平脐处，皮褶方向与躯干长轴平行，测量者在测量部位用左手拇指和示指将该处皮肤及皮下脂肪捏起，捏时两手指应相距 3cm。右手拿量具（皮褶厚度计)，将钳板插入捏起的皮褶两边至底部钳住，测量其厚度，精确至 0.5mm。

测 试 题

1. 1 岁小儿，以下哪项不正确（　　）
A. 腕部骨化中心 3 个　B. 上部量=下部量　C. 牙齿 6 枚　D. 头围 46cm　E. 体重 9kg，身长 75cm

2. 正确的头围测量方法是（　　）
A. 枕后到额部中央绕头一周　B. 枕后沿耳边到眉间绕头一周　C. 枕后结节到眉弓上 2cm 绕头一周
D. 枕后结节到眉间绕头一周　E. 枕后结节到眉弓上缘处绕头一周

3. 测量小儿胸围时，软尺所处的正确位置是（　　）
A. 两肩胛骨下角下缘　B. 两肩胛骨中部　C. 两肩胛骨上角
D. 与双侧乳头下缘平行处　E. 与双侧乳头平行处

4. 测量婴儿腹围时，软尺的零点应固定在（　　）
A. 剑突与脐连线的中点　B. 平脐　C. 脐部与耻骨联合连线中点
D. 平卧时腹部最高处　E. 剑突与耻骨联合连线中点

5. 头围和胸围相等的年龄是（　　）
A. 0.5 岁　B. 1 岁　C. 2 岁　D. 3 岁　E. 4 岁

6. 常用的皮褶厚度测量部位不包括下列哪项（　　）
A. 上臂肱二头肌部　B. 上臂肱三头肌部　C. 背部肩胛下角部　D. 腹部　E. 臀部

7. 测量小儿腹部皮褶厚度，测量者两手指捏起皮肤及皮下脂肪时应相距多远（　　）
A. 1cm　B. 1.5cm　C. 2cm　D. 2.5cm　E. 3cm

8. 小儿多大年龄时上、下部量距离相等（　　）
A. 2 岁　B. 4 岁　C. 6 岁　D. 10 岁　E. 12 岁

9. 12 个月小儿体重应该是出生时体重的（　　）
A. 4 倍　B. 3 倍　C. 5 倍　D. 2 倍　E. 2.5 倍

10. 出生后第一年身长增长最快，约为（　　）
A. 30cm　B. 20cm　C. 25cm　D. 15cm　E. 10cm

（乐　原）

第四节　小儿骨髓穿刺术

【目的】

1. 诊断作用　小儿骨髓穿刺术（胫骨）通过对骨髓细胞组成及其形态学变化检查，分子生物学、细胞遗传学检查明确各种血液病的诊断、鉴别诊断及治疗随访、骨髓液培养协助临床诊断不明原因的发热。

2. 治疗作用　除观察疗效和判断预后外，还可用于危重患儿抢救时的暂时性静脉通道。

【适应证】　2 岁以下小儿。

1. 诊断

（1）各种血液病、部分恶性肿瘤的分期的诊断、鉴别诊断及治疗随访。

（2）不明原因发热的患者，抽取骨髓液行细菌培养；寻找寄生虫，如疟原虫、黑热病病原体等。

（3）染色体分析和免疫细胞分型。

2. 治疗

（1）危重儿童抢救时，如外周静脉通路建立困难，胫骨穿刺输液可作为暂时性措施。

（2）为骨髓移植提供骨髓来源。

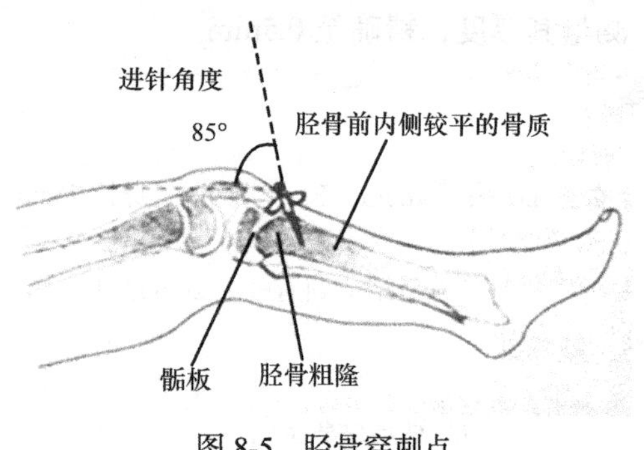

图 8-5　胫骨穿刺点

【禁忌证】 本操作禁忌证同成人。

【操作前准备】

1. 患儿准备 同成人。

2. 材料准备 同成人。

3. 操作者准备 同成人。

【操作步骤】

1. 体位 患儿取仰卧位，穿刺侧小腿稍外展，腘窝处稍垫高。

2. 穿刺点（图 8-5） 位于胫骨前内侧，胫骨粗隆水平下 1cm 骨面最宽处。确定后标记穿刺点。

3. 常规消毒 局部皮肤，铺孔巾。

4. 麻醉 抽取 2%利多片因 2ml，按皮肤、皮下、骨膜逐层麻醉。

5. 将穿刺针的长度固定在 1～1.5cm 处，左手拇指和示指固定皮肤，右手持针，在骨面正中部与之呈垂直方向刺入，触及骨质时再旋转进针至落空感，取出针芯，用 50ml 干燥注射器抽取适量骨髓，一般涂片抽取 0.1～0.2ml，骨髓培养 1～3ml。

6. 骨髓穿刺完毕后拔出穿刺针，用无菌纱布按压穿刺点片刻，消毒穿刺点，覆盖无菌纱布，以胶布固定。

7. 操作后处理同成人。

测 试 题

1. 小儿骨穿的常用部位有（　　）

A. 髂前上棘　B. 髂后上棘　C. 胸骨柄　D. 胫骨粗隆　E. 腰椎棘突

2. 哪些疾病是骨穿的禁忌证（　　）

A. 血小板减少　B. 血友病　C. 长期发热　D. 肝脾、淋巴结肿大　E. 伤寒

3. 穿刺后注意事项哪项是错误的（　　）

A. 抬高下肢　B. 感染风险大　C. 平卧 6h　D. 禁食 4h　E. 制动休息

4. 需要做骨穿确诊的疾病有（　　）

A. 白血病　B. 再生障碍性贫血　C. 肝脾肿大原因待查

D. 缺铁性贫血　E. 扁桃体及颈部淋巴结肿大

5. 哪项是骨穿可出现的并发症（　　）

A. 穿刺部位出血　B. 感染　C. 穿刺部位疼痛　D. 穿刺针断裂　E. 都不是

6. 关于骨穿的正确说法是（　　）

A. 只能由于诊断血液病　B. 建立静脉通路困难时可以考虑骨穿刺输液

C. 不能用于协助诊断淋巴瘤的分期　D. 白细胞少于 2000×10 时禁做骨穿

E. 不能抽取骨髓做细菌培养

7. 胫骨穿刺适用于（　　）

A. 1 岁以下小儿　B. 2 岁以上小儿　C. 新生儿　D. 5 岁以下小儿　E. 所有小儿

8. 关于骨穿的准备工作哪项是不正确的（　　）

A. 观察生命体征　B. 交代检查的必要性　C. 交代检查的可能风险

D. 核实患者基本情况　E. 如果父母不在，可让其他亲属签字

9. 哪项是正确的（　　）

A. 髂前上棘适用于所有患儿　B. 胸骨骨穿只适用于大年龄的儿童　C. 胫骨前骨穿只适用于新生儿

D. 髂后上棘适用于婴儿　E. 以上都正确

10. 骨穿时的做法哪项正确（　　）

A. 一定要垂直进针　　B. 抽取骨髓液 2ml　　C. 固定骨穿针时要使固定器尽量远离针尖
D. 抽出液中有脂肪小滴提示有血液混入　　E. 有阻力消失感并骨穿针已固定，提示已达骨髓腔

（乐　原）

第五节　腰椎穿刺

【目的】　测脑脊液压力；留取少量脑脊液检测，以协助明确颅内病变原因的诊断；鞘内注射药物预防和治疗中枢神经系统白血病。

【适应证】

1. 脑和脊髓炎症性病变及血管性病变、代谢性疾病、或颅内肿瘤的诊断。

2. 预防和治疗中枢神经系统白血病等。

【禁忌证】

1. 严重颅内高压有脑疝迹象。

2. 穿刺部位有感染、脊柱病变或开放性损伤。

3. 血友病。

4. 颅内占位性病变。

5. 休克及可能需要心肺复苏的危重患儿推迟腰椎穿刺。

6. 监护人拒绝签字。

【操作前准备】

1. 患者准备

（1）与患儿家属沟通，签署穿刺同意书，告知其可能的并发症。

（2）核对患者姓名床号、诊断。

（3）测量生命体征（心率、血压、呼吸）。必要时应用水合氯醛或地西泮镇静。

（4）年长儿提前去卫生间排空大小便，婴幼儿穿纸尿裤。

2. 材料准备

（1）腰椎穿刺包：内含不同型号的腰椎穿刺针、5ml 注射器、镊子、测压管、纱布、一次性医用棉球、自粘性伤口敷料或无菌纱布、孔巾、巾钳、弯盘、3 个无菌小瓶（如果送检项目大于 3 项，需另外准备无菌小瓶）。

（2）消毒用品：安尔碘（常规消毒使用安尔碘或碘伏均可，无需再使用酒精脱碘）。

（3）麻醉药物：20%利多卡因 2ml。

（4）其他：口罩、帽子、无菌手套、一次性棉签、医疗垃圾桶及锐器桶。

3. 操作者准备

（1）本操作需要 1～2 名助手配合操作。

（2）操作者洗手，戴帽子、口罩；助手一协助患者体位摆放，助手二协助准备局部麻醉药及消毒药品，并观察穿刺过程中患者情况等。

（3）穿刺前充分了解患者病情、穿刺目的、头颅影像学情况等。

（4）掌握腰椎穿刺操作指征、禁忌证、可能出现的并发症及处理方法。

【操作步骤】

1. 体位（图 8-6）　患者侧卧位于硬板床上，背部与床面垂直。低头向前胸部屈曲，

双手抱膝紧贴腹部，使躯干呈弓形。脊柱尽量后凸以增宽椎间隙。患儿如不能充分配合，需用药物充分镇静，保证操作时患儿能保持体位。

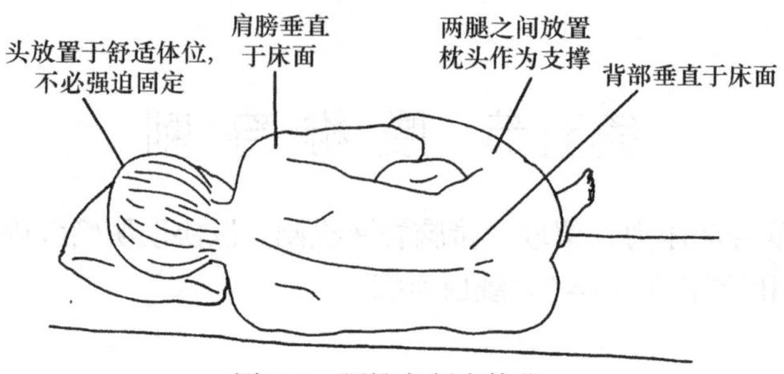

图 8-6　腰椎穿刺术体位

2. 穿刺点选择（图 8-7）　两侧髂嵴上缘连线与后正中线交会处确定为穿刺点。此处相当于第 3、4 腰椎棘突间隙（小婴儿脊髓相对较长，穿刺部位可选择 4、5 腰椎间隙）。

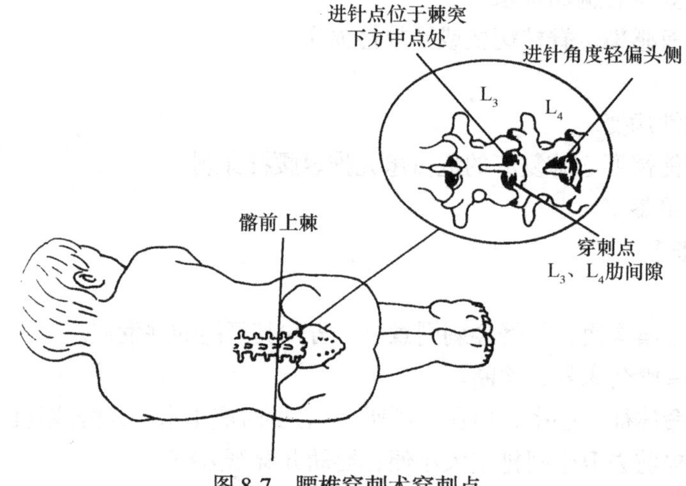

图 8-7　腰椎穿刺术穿刺点

3. 打开穿刺包　戴无菌手套，检查包内物品是否齐全，穿刺针是否通畅，测压管连接是否严紧。

4. 消毒　以穿刺点为中心自内向外顺时针方向消毒局部皮肤 3 遍，直径约 15cm。铺无菌洞巾，用胶布固定。

5. 麻醉　确定麻药无误后用 5ml 注射器抽取 2%利多卡因溶液 2ml，在穿刺点局部皮下注射形成一个皮丘，将注射器垂直于皮肤表面刺入。过程中边回抽边进针，如无回抽无血液后再逐层注射麻药。

6. 穿刺

（1）穿刺术者一手固定穿刺点皮肤（第 3 腰椎棘突），一手持穿刺针，以垂直背部皮肤或略针尖向头方沿第 3 腰椎棘突下方（足侧）缓慢刺入。可依次感受到脊韧带、硬脊膜的阻力当针头穿过韧带与硬脑膜时，有阻力突然消失的落空感，提示针已进入到蛛网膜下腔，停止进针（患儿年龄和胖瘦不同，达到脊髓腔的深度也不同）。

（2）测压、留取脑脊液：将针芯慢慢抽出连接测压管，至脑脊液不再继续上升，读出脑脊液压力。可在测压后继续作 Queckenstedt 试验，由助手先压迫一侧颈静脉约 10s，再压迫另一侧，最后同时按压双侧颈静脉后，脑脊液压力立即迅速升高一倍左右，解除压迫后 10～20s，迅速降至原来水平，提示蛛网膜下腔通畅；若压迫颈静脉后，不能使脑脊液升高，则称梗阻试验阳性，提示蛛网膜下腔完全梗阻；若施压后压力缓慢上升，放开后又缓慢下降，提示有不完全梗阻。去掉测压管后，用无菌瓶 3 个，每瓶接 1～2ml 脑脊液分别送检培养、常规、生化。

（3）给药：如需要鞘内注药，再留取脑脊液后，将药物用注射器抽好，接在穿刺针，回抽有少量脑脊液然后缓慢注入鞘内。

（4）拔针：插入针芯拔出穿刺针。穿刺点用无菌纱布压迫片刻，覆盖无菌纱布，以胶布固定。

7. 术后处理

（1）嘱咐患者去枕平卧休息 6h。观察有无头痛、背痛，测血压、脉搏，观察双侧瞳孔及其他神经系统体征有无变化。

（2）清理器械及操作现场。

（3）标本送检。

（4）做好穿刺记录。

【注意事项】

1. 正常儿童　脊髓末端较成人低，可达第 2 腰椎水平，在 4 岁左右升至第 1 腰椎水平，因此，儿童腰椎穿刺部位切忌过高。

2. 用于检查　所放出的脑脊液总量建议不超过 5～10ml。

3. 对有颅内压增高或脑出血者，应禁忌作 Queckenstedt 试验，避免颅内压进一步升高，导致脑疝及出血力加重。

4. 严格无菌操作　操作中患者出现呼吸、脉搏、面色异常时立即停止操作，并作相应的进一步处理。

测　试　题

1. 不考虑做腰椎穿刺术的疾病有（　　）

A. 抽搐　B. 白血病治疗中　C. 呕吐伴腹泻　D. 中枢神经系统感染　E. 颅内占位病变

2. 腰椎穿刺术结束后要（　　）

A. 去枕平卧 10h　B. 去枕平卧 6h　C. 去枕平卧 24h
D. 去枕平卧 6h，不可翻身　E. 平卧 6h，可枕枕头

3. 腰椎穿刺术的并发症可能是（　　）

A. 出血　B. 感染　C. 惊厥　D. 低颅内压综合征　E. 腹痛

4. 关于腰椎穿刺术哪项正确（　　）

A. 只能诊断化脑　B. 吉兰-巴雷综合征时禁忌　C. 预防中枢神经系统白血病
D. 躁动的患儿可以术前给予药物镇静　E. 昏迷患者只要监护人同意也可以做

5. 腰椎穿刺术穿刺点定位（　　）

A. 腰椎第 4、5 腰椎间隙　B. 年龄越大越靠骶尾部　C. 选择最宽的腰椎间隙
D. 小婴儿椎管细，可适当向上　E. 第 3、4 腰椎间隙

6. 正常儿童脑脊液压力为（　　）

A. 100～150mmH_2O　B. 120～180mmH_2O　C. 70～200mmH_2O
D. 50～100mmH_2O　E. 90～150mmH_2O

7. 腰椎穿刺术麻醉时（　　）

A. 边进针边推注麻药　B. 只皮下局部麻醉即可　C. 准备 2%利多卡因 5ml

D. 边进针边回抽，有血液抽出时不能推注麻药　　E. 要逐层浸润麻醉各层组织致韧带

8. 哪些应该做腰椎穿刺术检查（　　）

A. 抽搐、瞳孔不等大　　B. 高热、颈项强直　　C. 意识不清

D. 白血病患儿出现头痛　　E. 新生儿败血症

9. 腰椎穿刺术拔出针芯即有脑脊液快速流出（　　）

A. 存在颅高压　　B. 插入部分针芯，减慢脑脊液流速　　C. 穿刺成功，赶紧留取脑脊液

D. 立即用手指堵住针口　　E. 警惕发生脑疝

10. 为减少腰椎穿刺术并发症的发生应该（　　）

A. 腰椎穿刺术时尽量用粗的穿刺针　　B. 多饮水　　C. 缩短操作时间，加快放液

D. 术前必要时做头颅影像学检查　　E. 术后卧床 6h

（乐　原）

第六节　婴儿人工喂养

【目的】 人工喂养为满足婴儿生长发育所需提供各种营养物质和能量，同时使婴儿在喂养的过程中获得满足感，利于其生理、心理的发育。

【适应证】 母乳不足或不能进行母乳喂养。

【操作前准备】

1. 环境要求 宽敞、明亮。操作台清洁、干净。

2. 用物准备

（1）配奶用具：量杯、搅拌小勺、奶粉专用量勺、配方奶粉、已消毒奶瓶、奶嘴、煮沸过的温开水。

（2）其他：清洁小毛巾。

（3）喂奶车。

3. 操作者要求

（1）了解患儿病情、年龄、哺乳时间（人工喂养：一般初生婴儿每昼夜 8 次，以后逐渐改为 7 次，减去夜间 1 次，2～3 个月时每日 6 次，4～6 个月时，每日 5 次，晚间可不喂乳）、奶粉种类。

（2）计算患儿此次所需奶量。6 个月以内的婴儿一般按每日所需的总热量和总液量来计算奶量。第一种根据总能量计算（一般按奶粉的量计算，有利于计算摄入的蛋白质、脂肪、糖类的量）。婴儿每日能量需要量为 418kJ（100kcal）/kg。第二种按液量算，婴儿每日所需液量约 150ml/kg。

（3）操作者六步洗手法洗手，戴帽子、口罩。

【操作步骤】

1. 将适量温水倒入量杯中。

2. 再将精确分量的奶粉（使用奶粉专用量勺）添加到量杯中。搅拌，使其完全溶解。

3. 将配制好的奶液倒入奶瓶中。

4. 安装奶嘴。

5. 人工喂养。

6. 处理用物。

（1）将奶具用清水清洗，放置污染区，待送高压蒸汽灭菌消毒。

（2）如有传染病需隔离的患儿，进行隔离处理，并使用 1000mg/L 浓度的含氯消毒液浸泡，再清洗、送高压蒸汽灭菌消毒灭菌（配奶用具使用高压蒸汽灭菌消毒）。

7. 记录。

测 试 题

1. 人工喂养首选（　　）

A. 牛乳　B. 牛乳+水　C. 马乳　D. 羊奶　E. 配方奶粉

2. 婴儿能量需要为（　　）

A. 90kcal/（kg · d）　B. 100kcal/（kg · d）　C. 110kcal/（kg · d）　D. 150kcal/（kg · d）　E. 80kcal/（kg · d）

3. 婴儿添加辅食的最佳时间是（　　）

A. 3～4 个月　B. 4～6 个月　C. 6～7 个月　D. 1 岁　E. 9～10 个月

4. 脂类在 6 个月以下婴儿饮食中占（　　）

A. 55%～65%　B. 45%～50%　C. 20%～30%　D. 8%～15%　E. 10%～15%

5. 儿童能量代谢包括（　　）

A. 基础代谢　B. 食物热力作用　C. 活动消耗　D. 排泄消耗　E. 生长所需

6. 新生儿喂养应（　　）

A. 每 3h 一次，7～8 次/24h　B. 每 2h 一次，12 次/24h　C. 每 3h 一次，6 次/24h　D. 每 2h 一次，9～10 次/24h　E. 每 4h 一次，5～6 次/24h

7. 下面哪项是正确的（　　）

A. 牛乳中缺乏各种免疫因子　B. 羊乳中叶酸含量少　C. 马乳中蛋白质、脂肪含量高　D. 羊乳中蛋白质凝块软而细　E. 长期羊乳喂养易致小细胞性贫血

8. 哪种情况母亲禁止给婴儿哺乳（　　）

A. 母亲患癫痫　B. 母感染了 HIV　C. 母贫血　D. 母亲感染结核治疗结束 1 周　E. 母 CMV 感染，但无症状

9. 婴儿水的需要量为（　　）

A. 100～150ml　B. 90～100ml　C. 120～150ml　D. 150～180ml　E. 100～120ml

10. 用全牛乳喂养婴儿必须（　　）

A. 牛乳加热　B. 加糖　C. 加水　D. 加蜂蜜　E. 都不用

（乐　原）

第七节 新生儿复苏

【目的】 新生儿复苏提高新生儿窒息及早产儿的抢救成功率，尽可能减少和避免并发症的发生，减轻对各脏器的损伤。降低致残率。

【适应证】 新生儿复苏适用于所有出生后即刻需要呼吸循环帮助的初生儿，特别是窒息新生儿和早产儿。

【禁忌证】 新生儿复苏无禁忌证。

【操作前准备】

1. 患儿准备 操作前了解患儿及孕母情况，并评估发生窒息的相关危险因素很重要。

（1）胎龄：是否足月。

（2）单胎或多胎。

（3）患儿：是否胎膜早破，如有胎膜早破，了解羊水情况。

（4）母亲孕期状态、有无并发症情况。

（5）患儿：产时情况。

2. 材料准备

（1）预热的开放式辐射台、大毛巾、塑料薄膜（保鲜膜）、脉搏血氧检测仪。

（2）物品准备：检查各种仪器设备完好处于备用状态。

1）负压吸引器：根据患儿胎龄选择合适型号吸痰管（早产儿选择 8F，足月儿选择 10F）、吸球。

2）新生儿复苏球囊：根据胎龄选择合适型号面罩（检查球囊：球囊是否完好、减压阀是否开放）。

3）T-组合复苏器，喉罩、呼气末 CO_2 检测器。

4）气管内导管、导丝、喉镜（根据胎龄选择喉镜片）、固定胶布。

5）吸球、胎粪吸引管。

6）氧源、空氧混合器。

7）肾上腺素（1∶10 000 浓度）、生理盐水、纳洛酮。

8）其他：注射器（1ml、10ml、20ml）、无菌手套 2 副、新生儿胃管、肩垫、纱布、听诊器。

3. 操作者准备

（1）新生儿复苏：至少需要两个人操作（医护配合，至少两人操作）。

（2）操作者洗手，戴口罩；医生负责体位及呼吸，护士负责清理气道、心外按压及给药等。

（3）了解患儿病情。

（4）掌握新生儿复苏相关知识，并发症的诊断与处理。

【操作步骤】 操作步骤见图 8-8。

1. 快速评估 是否足月、羊水是否污染、是否有呼吸或哭声、肌张力好不好，如果这 4 项中只要有 1 项的回答是“否”，则应进入下一步骤——初步复苏。如果这 4 项均好，可以给予保温、擦干，必要时清理气道后进行常规护理。

2. 初步复苏

（1）保暖：将新生儿放在辐射保暖台上；极低出生体重儿，盖以塑料薄膜置于辐射保暖台上。

（2）摆正体位：新生儿头轻度仰伸位（鼻吸气位）。

（3）清理呼吸道：娩出后，用吸球或吸管清理分泌物，先口咽后鼻腔，吸管的深度适当，吸引时间不超过 10s，吸引器的负压不应超过 100mmHg（1mmHg=0.133kPa）。

（4）擦干：快速擦干全身。

（5）刺激：用手拍打或用手指轻弹足底或摩擦背部两次，如仍无自主呼吸，需要正压通气。

3. 正压通气 如果在初步复苏后患儿有呼吸暂停或喘息，或心率小于 100 次/分，均应给与正压通气。

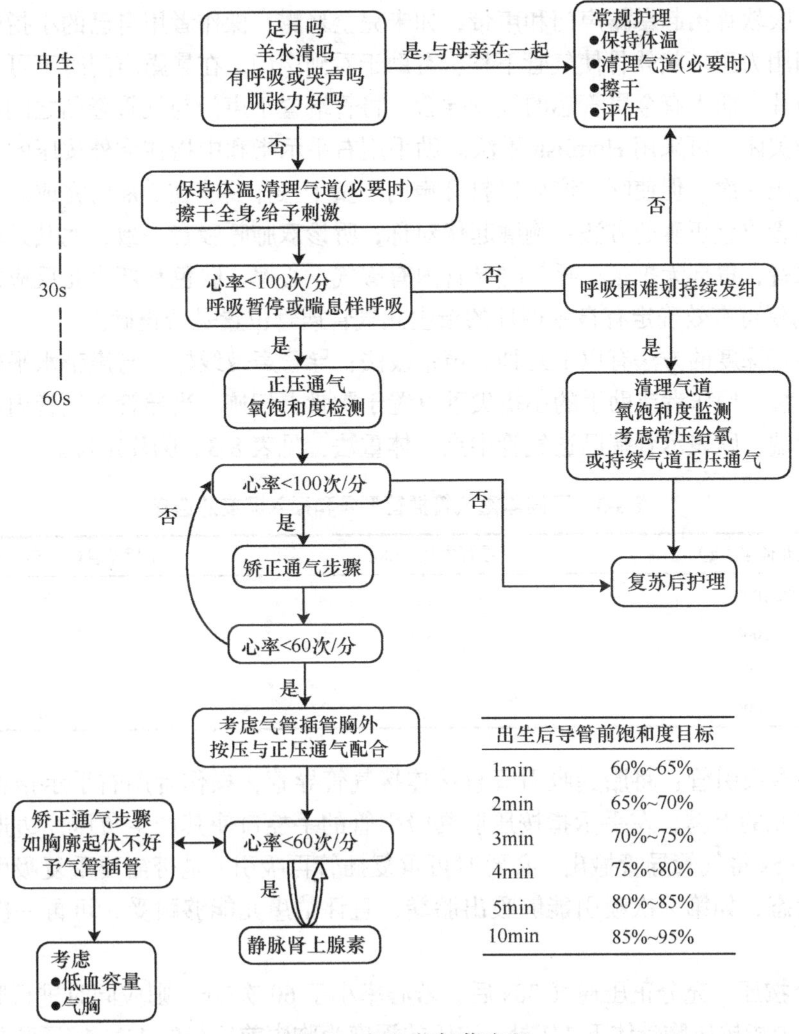

图 8-8　新生儿复苏流程

（1）气囊面罩正压通气：用左手拇指和示指固定面罩，其余三指抬下颌保证气道通畅；频率为 40～60 次/分，按压与放松的比例为 1∶2，通气压力需要 20～25cmH_2O（1cmH_2O=0.098kPa）。通气时注意患儿胸廓起伏、心率变化及氧饱和度。正压通气 30s 后再次评估心率。如果心率大于 100 次/分，呼吸好转，肤色转红，则可逐渐减少正压通气的频率，随后停止正压通气，进行继续监护。如果心率小于 100 次/分，则予以矫正通气（包括调整面罩、摆正体位、吸引、张口、增加压力、气管插管）。矫正通气后继续予以正压通气，如果心率增加超过 100 次/分，可停止正压通气；若心率小于 60 次/分，则进行下一步骤——胸外按压。

（2）气管插管：需要气管内吸引清除胎粪、气囊面罩正压通气无效或需要长时间正压通气时、经气管注入药物；特殊复苏情况，如先天性膈疝或超低出生体重儿需要气管插管。

方法：左手持喉镜，将喉镜夹在拇指与前 3 个手指间，镜片朝前。小指靠在新生儿颏部提供稳定性。喉镜镜片应沿着舌面右侧滑入，将舌头推至口腔左侧，推进镜片直至其顶端达会厌软骨。（气管插管时切忌操作粗暴，应动作轻柔，避免损伤。）

暴露声门：采用一抬一压手法，轻轻抬起镜片，上抬时需将整个镜片平行朝镜柄方向移动，使会厌软骨抬起暴露声门和声带，如未完全暴露，操作者用自己的小指或由助手的示指向下稍用力压环状软骨使气管下移，有助于看到声门。在暴露声门时不可上撬镜片顶端来抬起镜片。插入有金属管芯的气管导管：将管端置于声门与气管隆凸之间。插入导管时，如声带关闭，可采用 Hemlish 手法。助手用右手示指和中指在胸外按压的部位向脊柱方向快速按压一次，促使呼气产生以打开声门。整个操作要求在 20s 内完成。

确定导管位置正确的方法：胸廓起伏对称；听诊双肺呼吸音一致，尤其是腋下，且胃部无气过水音，胃部无扩张；呼气时导管内有雾气；心率、肤色和新生儿反应好转；呼出气 CO_2 检测仪可有效确定有自主循环的新生儿气管插管位置是否正确。

确定导管深度的方法有以下几种。声带线法：导管声带线标志与声带水平吻合。胸骨上切迹摸管法：操作者或助手的小指尖垂直置于胸骨上切迹，当导管在气管内前进，小指尖触摸到管端，则表示管端已达气管中点。体重法：见表 8-3。胸片定位。

表 8-3　不同体重气管插管型号和插入深度的选择

新生儿体重（g）	导管内径（mm）	上唇至管端距离（cm）
≤1000	2.5	6～7
～2000	3.0	7～8
～3000	3.5	8～9
>3000	4.0	9～10

（3）胎粪吸引管：将胎粪吸引管直接连接气管导管，操作者用右手示指将气管导管固定在新生儿的上腭，左手示指按压胎粪吸引管的手控口使其产生负压，边退气管导管边吸引，3～5s 将气管导管撤出。必要时可重复插管再吸引（是否需要重复吸引胎粪应取决于患儿状态，如第一次吸引能够吸出胎粪，且评估患儿能够耐受，可再一次重复胎粪吸引）。

4. 胸外按压　充分正压通气 30s 后，若心率小于 60 次/分，则应同时进行胸外按压。用双拇指或中指按压胸骨体下 1/3 处，按压的深度为胸廓前后径的 1/3，按压和放松的比例为按压时间稍短于放松时间，放松时拇指或其余手指不应离开胸壁。频率为 90 次/分。应常规插入 8F 胃管用注射器抽气。

5. 药物治疗　在积极矫正通气步骤保证有效通气及胸外按压的基础上，有指征时考虑用药。新生儿复苏时，很少需要用药。

（1）肾上腺素

1）指征：30s 的正压通气和胸外按压后，心率持续<60 次/分。

2）剂量：1∶10 000 肾上腺素。首选静脉给药，0.1～0.3ml/kg；气管内给药，0.5～1ml/kg。必要时 3～5min 重复 1 次。

3）途径：脐静脉导管（或脐静脉）或外周静脉给药，气管内给药。

（2）扩容

1）指征：有低血容量、怀疑失血或休克对其他复苏措施无反应时。

2）液体：等渗晶体溶液，推荐使用生理盐水。大量失血则需要输入与患儿交叉配血阴性的同型血或 O 型红细胞悬液（新生儿复苏时一般不应用碳酸氢钠）。

3）方法：首次剂量为 10ml/kg，经外周静脉或脐静脉缓慢推入（>10min）。可重复注入 1 次。

6. 复苏后监护

（1）新生儿摆好体位，注意保暖。

（2）监护生命体征。

（3）监测血糖、血气及血电解质等，及时对脑、心、肺、肾及胃肠等器官功能进行监测。

测 试 题

1. 你已施行胸外按压和有效的正压人工呼吸30s，但检测心率仍为40次/分，下一步措施你该做什么（　　）
A. 继续胸外按压30s并重新检测心率
B. 插入脐静脉导管给肾上腺素，并考虑气管插管
C. 改换正压人工呼吸的不同装置（如气流充气式气囊改换为自动充气式气囊）
D. 因无效停止胸外按压
E. 扩容

2. 在确定那些新生儿需要做气管吸引时，有活力的定义是（　　）
A. 强有力的呼吸　B. 肌张力好　C. 心率大于100次/分　D. 皮肤红润　E. 体重大于2500g

3. 复苏过程中评估和决策主要基于（　　）
A. 呼吸　B. 心率　C. 肤色　D. 皮肤弹性　E. 对刺激的反应

4. 胸外按压配合正压人工呼吸时，每分钟动作频率为（　　）
A. 120次/分　B. 100次/分　C. 200次/分　D. 150次/分　E.180次/分

5. 以下哪项是需要开始使用正压人工呼吸的指征（　　）
A. 虽然吸21%常压氧，仍持续发绀：新生儿有呼吸，心率仍<120/分，呼吸暂停或喘息
B. 呼吸增快，肌张力低；5min时Apgar评分低
B. 尽管吸100%常压氧，仍持续发绀：新生儿有呼吸，心率仍<100/分，呼吸暂停或喘息
D. 肌张力低，新生儿表现呻吟、鼻翼扇动，胸廓凹陷，当使用常压空气氧（21%浓度的氧）仍发绀
E. 初步复苏后心率110次/分

6. 新生儿出生后全身红，心率120次/分，四肢屈曲状，对刺激有反应，呼吸不规则，如何处理（　　）
A. 清理呼吸道，触觉刺激　B. 心脏按压　C. 呼吸兴奋剂应用
D 纠正酸中毒.　E. 应用纳洛酮

7. 在ABCDE方案中最重要的是（　　）
A. 尽量吸净呼吸道黏液　B. 建立呼吸，增加通气　C. 维持循环，保证心搏量
D. 药物治疗　E. 评价

8. 早产儿新生儿窒息复苏面罩正压人工通气时，初始给氧浓度为（　　）
A. 21%　B. 40%　C. 45%　D. 90%　E. 100%

9. 新生儿窒息复苏时胸外按压和正压人呼吸次数的比例是（　　）
A. 1∶1　B. 2∶1　C. 3∶1　D. 4∶1　E. 5∶1

10. 一个轻度羊水污染的足月新生儿，出生后表现苍白和肌张力低，下一步你将如何做（　　）
A. 刺激新生儿呼吸　B. 常压给氧　C. 新生儿气管内吸引　D. 开始正压人工呼吸　E. 扩容

（乐　原）

第八节　儿童心肺复苏

【目的】 儿童心肺复苏使心肺恢复正常功能，使生命得以维持。

【适应证】 儿童在疾病状态下或意外伤害所致的心跳呼吸骤停。

【禁忌证】 无绝对禁忌证。

【操作前准备】 患儿准备：查看环境是否安全。必要时将患儿移至安全地段。将患者摆放为平卧位，置于硬板床或地上，撤出头及身下的一切物品。

材料准备：无。

操作者准备：操作者必须接受过基础生命救护相关培训；当心跳呼吸停止或怀疑停止时，尽早进行 CPR，同时启动急救医疗服务系统（EMS）。

【操作步骤】

1. 迅速评估

（1）判断意识状态：双手拍患者双侧肩部并呼唤患者，婴儿则轻拍足底，看患者是否有反应（有反应标准：患者出现任何肢体运动、眼部运动或发出声音（Glasgow 评分 >3 分）。

（2）判断有无呼吸：若无反应，快速检查患儿是否有呼吸动作，判断时间不超过 10s。

（3）判断有无脉搏：婴儿触摸肱动脉，儿童触摸颈动脉或股动脉。如 10s 内无法确认触摸到脉搏，需开始心肺复苏（CPR）。

2. 迅速实施 CPR 婴儿和儿童 CPR 的程序为 C—A—B，即胸外按压—开放气道—建立呼吸；新生儿心搏骤停主要是呼吸因素所致（已明确心脏原因者除外），其 CPR 程序为 A—B—C。

（1）胸外按压

1）小于 1 岁婴儿用双手指按压法：将两手指置于乳头连线下方按压胸骨（图 8-9）；或环抱法按压（图 8-10）：将两手掌及四手指托住两侧背部，双手大拇指按压胸骨下 1/3 处。

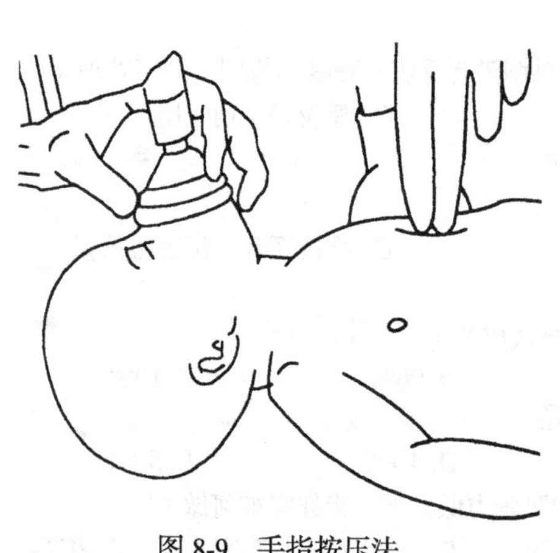

图 8-9 手指按压法

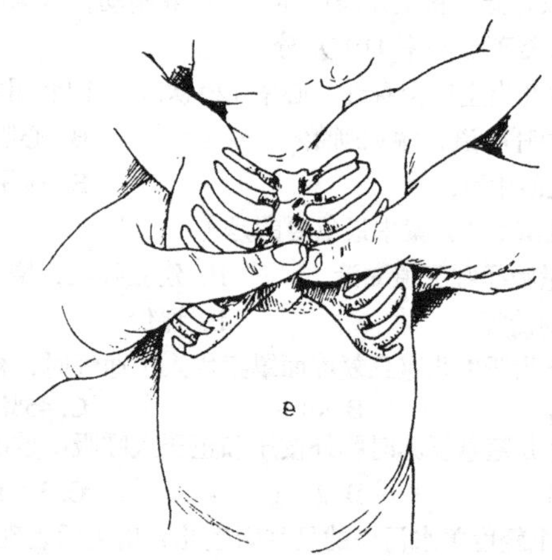

图 8-10 环抱法按压

2）1～8 岁儿童用单掌法（图 8-11）：一只手固定患儿头部，以便通气；另一手的手掌根部置于胸骨下半段，手掌根的长轴与胸骨的长轴一致。

3）大于 8 岁儿童用双掌法，即施救者双手重叠，掌根按压胸骨下 1/2（胸骨与双乳头连线的交界处），肘关节伸直，借体重、肩臂之力垂直向脊柱方向按压；按压速率至少为每分钟 100 次，按压幅度至少为胸廓前后径的 1/3（婴儿大约为 4cm 儿童大约为 5cm）。用力快速按压，频率至少 100 次/分，每次按压后胸部须回弹。尽量减少按压的中断（<10s）。按压有效的指征是可触及颈动脉、股动脉搏动。

（2）开放气道：30 次心脏按压后，需打开气道。首先清除气道内异物（呕吐物、食物、气道分泌物）。采用仰头抬颏法：用一只手的小鱼际（手掌外侧缘）部位置于患儿前额，另一只手的示指、中指置于下颏将下颌骨上提，使下颌角与耳垂的连线和地面垂直；注意手指不要压颏下软组织，以免阻塞气道；疑有颈椎损伤者可使用托颌法：将双手放置在患儿头部两侧，握住下颌角向上托下颌，使头部后仰程度为下颌角与耳垂连线和地面成 60°（儿童）或 30°（婴儿）；若托颌法不能使气道通畅，应使用仰头抬颏法开放气道。

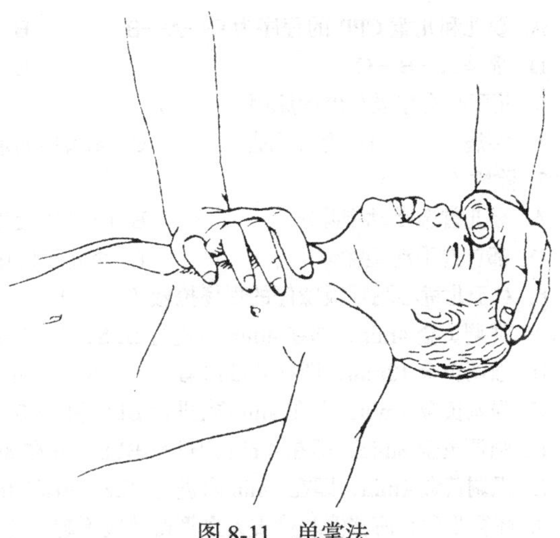

图 8-11　单掌法

（3）建立呼吸

1）口对口呼吸：无自主呼吸，或呼吸不正常时，给 2 次有效的人工呼吸。如果在院外，采用口对口（大儿童，捏闭鼻孔）或口对口鼻（小婴儿）进行通气。仅需要使胸廓抬起的最小潮气量即可，避免过度通气。随后继续进行心脏按压。

2）球囊-面罩通气：在短期内和气管插管一样有效，且更安全。面罩应紧密盖在面部，覆盖住口鼻，并托起颌保证通气。可采用“EC”钳方式：中指、环指、小指呈“E”字形向面罩方向托颌，拇指、示指成“C”字形将面罩应紧紧扣在在面部。注意观察患儿胸部起伏以了解辅助通气的效果。

3）胸外按压与人工呼吸的协调：未建立高级气道时，单人复苏按压通气比例 30∶2，双人复苏为 15∶2。一般要求每 2min 两名施救者应交换职责，每次交换在 5s 内完成。建立高级气道后，胸外按压与人工呼吸不再进行协调，胸外按压不少于 100 次/分的频率不间断进行；呼吸频率为 8～10 次/分（即每 6～8s 给予 1 次呼吸）。

4）除颤：5 个周期的心肺复苏（CPR）后，再次判断颈动脉搏动与呼吸并再次确认仍未恢复时，紧急使用 AED 除颤。1～8 岁使用儿科剂量衰减型 AED；婴儿首选手动除颤仪，次选儿科剂量衰减型 AED。电击能量 4～10J/kg。除颤后立即恢复 CPR，2min 后重新评估心率。

3. 高级生命支持　儿童心肺复苏在 BLS 基础上及时转运到有条件的急救中心，建立血管通路、应用药物、气管插管、心电监护等，最大程度上改善预后。

测　试　题

1. 小儿胸外按压时按压幅度为（　　）

A. 胸廓前后径的 1/3　B. 胸廓前后径的 1/2　C. 胸廓前后径的 1/4　D. 大于 5cm　E. 2cm

2. 单人复苏按压通气比例为（　　）

A. 15∶2　B. 30∶2　C. 15∶1　D. 20∶2　E. 20∶1

3. 婴儿胸外按压时可用（　　）

A. 双手指按压法　B. 单掌法　C. 双掌法　D. 环抱法按压　E. 都可以

4. 儿童心肺复苏时检查大血管搏动（　　）

A. 婴儿触摸肱动脉　B. 儿童触摸颈动脉　C. 儿童触摸股动脉
D. 婴儿触摸颈动脉　E. 儿童触摸肱动脉

5. 小儿心肺复苏时的程序（　　）

A. 婴儿和儿童 CPR 的程序为 C—A—B　B. 只有儿童是 C—A—B　C. 新生儿是 A—B—C
D. 都是 A—B—C　E. 都是 C—A—B

6. 儿童心跳呼吸骤停的原因（　　）
A. 疾病　B. 意外伤害　C. 先天性畸形　D. 早产的并发症　E. 婴儿猝死症

7. 除颤（　　）
A. 婴儿首选手动型除颤　B. 1～8 岁使用儿科剂量衰减型　C. 都使用儿科剂量衰减型
D. 都首选手动型除颤　E. 小儿不使用除颤仪

8. 对于儿童心跳呼吸骤停的现场抢救（　　）
A. 强调黄金 4min，即在 4min 内进行 BLS，并在 8min 内进行 ALS
B. 强调黄金 12min，即在 4min 内进行 BLS，并在 8min 内进行 ALS
C. 强调黄金 4min，即在 4min 内进行 BLS 和 ALS
D. 强调黄金 8min，即在 4min 内进行 BLS，并在 8min 内进行 ALS
E. 强调黄金 4min，即在 4min 内进行 BLS，并在 4min 内进行 ALS

9. 怀疑儿童心搏骤停时检查大血管搏动应不超过（　　）
A. 5s　B. 10s　C. 15s　D. 20s　E. 30s

10. 小儿胸外按压时（　　）
A. 频率至少 100 次/分　B. 胸外按压中断少于 10s　C. 频率至少 150 次/分
D. 胸外按压中断少于 15s　E. 频率至少 180 次/分

（乐　原）

第九节　小儿头皮穿刺术

【目的】　小儿头皮穿刺术应用于新生儿和婴幼儿输液、输血和静脉给药等治疗。

【适应证】

1. 适用于补充水分、电解质，维持水、电解质平衡。

2. 适用于扩充血容量，改善血液循环。

3. 适用于输入药物，维持营养，供给热量。

【禁忌证】　小儿头皮穿刺术禁忌证为头部外伤或感染。

【操作前准备】

1. 患者准备

（1）向患儿家长解释操作目的及过程，取得家长的配合。（操作前与家长沟通很重要。）

（2）穿刺前安抚患儿。对不能合作的患儿，给予适当的约束，必要时使用镇静剂。

2. 材料准备

（1）治疗车上层：所需药物、治疗盘、备皮刀、一次性垫布、消毒用物、输液贴、输液器、一次性头皮针 4.5 号或 5 号、快速手消毒剂。

（2）治疗车下层：生活垃圾桶、医疗垃圾桶、锐器盒。

3. 操作者准备

（1）本操作需要两个人操作（护士配合，两人操作。必要时三人配合）。

（2）了解患儿病情诊断，评估患儿静脉输液的需求。

（3）认真核对医嘱及患儿姓名、性别、病历号。

（4）洗手、戴口罩。

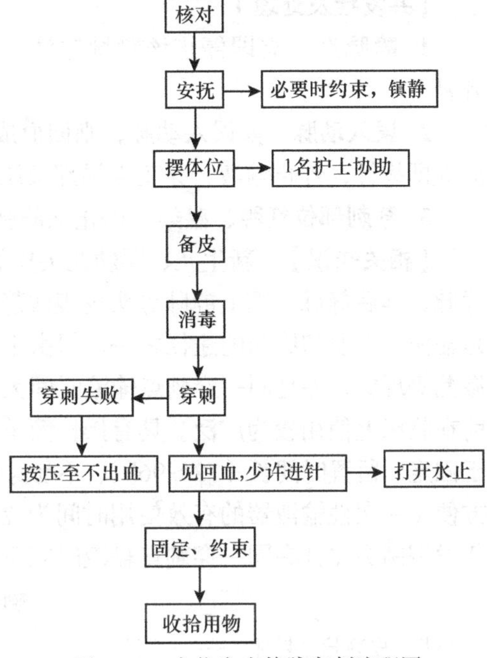

图 8-12　小儿头皮静脉穿刺流程图

【操作步骤】 操作步骤见图 8-12。

1. 体位

（1）根据选择的头部血管位置，将患儿取仰卧位或侧卧位，头部置于床沿。

（2）助手站于患儿足端，固定其肢体、头部，妥善约束患儿，必要时采用全身约束法。

2. 穿刺静脉

（1）选择适宜的静脉血管，常用的血管有额前正中静脉、颞浅静脉、眶上静脉和耳后静脉等。

（2）必要时剃净毛发（顺毛囊剔净局部毛发），以清晰暴露血管。

（3）注意辨别动、静脉，以免误穿动脉（动静脉的辨别方法：将示指放于需穿刺的血管上方，动脉会触及到明显的搏动，静脉触及不到搏动）。

3. 局部消毒　0.2%安尔碘常规消毒穿刺处皮肤。

4. 穿刺

（1）准备：一次性头皮针与输液器连接，正确排气，关闭水止开关。

（2）穿刺

1）去除头皮针针套，以左手拇指、示指绷紧皮肤，固定静脉，右手持针柄沿静脉走向，与皮肤成 15°～30°角，向心方向穿刺进针。

2）见回血后放平针头再进针少许，松开水止开关，输液通畅（血管细小或充盈不全时常无回血，可挤压头皮针延长管或用注射器轻轻抽吸，见回血时表示穿刺成功）。

（3）输液贴固定针头：穿刺处固定采用四条胶布固定法。

1）第一条胶布固定针柄。

2）第二条胶布粘贴棉片，固定针眼处。

3）第三条胶布将头皮针盘旋后固定。

4）第四条胶布固定输液静脉通路。

（4）调节滴速：新生儿及婴幼儿一般情况下滴速可调至 20～40 滴/分，脱水患儿可适当增加滴速至 40～60 滴/分。

（5）穿刺结束后：将患儿置于合适卧位，必要时予以适当约束。

（6）再次核对、整理用物。

（7）健康宣教。

1）出现不滴、肿胀、疼痛、滴完及输液不良反应等及时告知医务人员。

2）不可自行调速，保护输液部位。

3）交代注意事项、做好心理护理等。

【并发症及处理】

1. 静脉炎 立即停止该静脉输注，及时进行局部处理，如局部涂抹多磺酸黏多糖乳膏。

2. 误入动脉 如误入动脉，则回血成冲击状，逆流不进，颜色鲜红。一旦误入动脉，应立即拔针，停止输液，穿刺点局部按压，防止血肿。

3. 穿刺部位红肿、感染 停止该静脉输注，局部保持干燥，可涂擦莫匹罗星软膏。

【相关知识】 新生儿、婴幼儿头皮静脉穿刺术常选用额上静脉（滑车上静脉）、颞浅静脉、耳后静脉、眶上静脉等头皮表浅静脉，因其皮下脂肪少，易于穿刺、固定和观察，是输液、输血和给药的途径之一。但由于普通钢制头皮针在使用过程中易出现脱落、液体渗漏等现象，并且同一穿刺点输液时间大于48h易造成静脉炎的发生。所以静脉留置针目前在临床上使用较为广泛。具有操作简单、针管具有良好的柔韧性和独特的弹性功能、易于固定、留置时间长（72～96h）、不易穿破血管等特点，为临床的输液治疗和抢救提供了方便（一次性输液器的有效使用时间为 24h。如输液时间大于 24h，应及时更换输液器。普通钢制头皮针在同一穿刺点输液时间不能大于48h）。

测 试 题

1. 小儿头皮静脉穿刺时，进针角度是（　　）
A. 10°～15°　B. 15°～25°　C. 15°～30°　D. 30°～45°　E. 15°～20°

2. 婴幼儿头皮静脉输液多采用下列哪些静脉（　　）
A. 贵要静脉　B. 额前正中静脉　C. 额上静脉　D.颞浅静脉　E. 耳后静脉

3. 下列哪些是小儿头皮静脉输液的目的（　　）
A. 使药物快速进入体内　B. 补充液体、营养　C. 维持体内电解质平衡
D.方便患儿肢体活动　E. 维持营养，供给热量

4. 在小儿头皮静脉穿刺时，下列关于辨别动静脉的方法正确的是（　　）
A. 将拇指放于需穿刺的血管上方　B. 将示指放于需穿刺的血管上方　C. 动脉会触及到明显的搏动
D. 静脉触及不到搏动　E. 沿沟走向血管即为静脉

5. 应用小儿头皮静脉输液，易发生哪些并发症（　　）
A. 静脉炎　B. 渗出、坏死　C. 误入动脉　D. 堵塞　E. 穿刺部位红肿、感染

6. 小儿头皮静脉输液的禁忌证是（　　）
A. 头部外伤或感染　B. 昏迷的患儿　C. 神志躁动的患儿
D. 新生儿　E. 大于6个月的婴幼儿

7. 应用小儿头皮静脉输液，穿刺部位红肿、感染时，局部应涂抹（　　）
A. 多磺酸黏多糖乳膏　B. 鞣酸软膏　C. 红霉素软膏　D. 莫匹罗星软膏　E. 雷夫诺尔液

8. 头皮钢针留置时间不能超过的留置时间为（　　）
A. 24h　B. 32h　C. 12h　D. 72h　E. 48h

9. 关于小儿头皮静脉输液，下列描述错误的是（　　）
A. 备皮时需逆毛发生长方向　B. 沿静脉向心方向穿刺
C. 未见回血，穿刺不一定失败　D. 血管细小或充盈不全时可不见回血
E. 头皮针内无回血时，可连接注射器轻轻回抽

10. 小儿头皮静脉穿刺，误入动脉的表现是（　　）
A. 血颜色暗红　B. 血颜色鲜红　C. 血逆流不进
D. 回血成冲击状　E. 血流正常回流

（姚红月）

第十节 婴儿鼻胃插管术

【目的】

1. 用于诊断 抽吸胃液作检查。

2. 用于治疗 洗胃、胃肠减压、鼻胃管喂养。

【适应证】

1. 婴儿需抽吸胃液作检查。

2. 消化道梗阻、坏死性小肠结肠炎等外科疾患需行胃肠减压。

3. 食物、药物中毒等患儿洗胃。

4. 对吸吮吞咽能力差、昏迷、不能经口喂养的患儿需鼻胃插管以鼻饲营养液和药物。

【禁忌证】

1. 鼻咽部或食管狭窄/梗阻。

2. 患儿严重颌面部外伤和（或）基底颅骨骨折。

3. 食管静脉曲张和有其他出血倾向的患儿尽量避免鼻胃插管。

【操作前准备】

1. 患者准备

（1）评估：患儿的病情、意识、生命体征、合作程度，了解既往有无插管经历。

（2）检查：患儿口腔及鼻腔黏膜有无损伤，有无炎症肿胀，有无鼻中隔偏曲，有无鼻息肉及鼻部手术史。

（3）向患儿家长交代鼻胃插管的目的、操作过程、注意事项及配合要点，签署知情同意书，取得家长的配合。

2. 环境及材料准备

（1）操作：应在洁净的操作室内进行，如无条件可在病室内，但应保持操作区洁净和安静。

（2）治疗车上层载有以下物品：一次性小儿胃管、10ml 或 20ml 注射器、无菌鼻胃插管包（液体石蜡棉球、弯盘、镊子、治疗碗）、一次性无菌手套、治疗巾、棉签、安全别针、无菌生理盐水、听诊器、胶布、无菌纱布、无菌持物罐、无菌持物钳、管路标识等，（根据患儿年龄选择合适型号的一次性胃管）。

3. 操作者准备

（1）了解：患儿病情、插管目的。核对患儿姓名、性别、年龄等。

（2）助手：协助安抚患儿并摆好体位，固定头部，观察鼻胃插管过程中患儿的面色、呼吸等情况。

（3）操作者洗手，戴帽子、口罩。

【操作步骤】

1. 体位

（1）患儿取仰卧位，头肩部稍垫高，颌下铺治疗巾，弯盘置于口角处。

（2）由助手协助固定或约束其上肢。

2. 准备

（1）检查鼻腔，并用棉签清洁。

（2）打开胃管包、置入注射器及胃管。

（3）备胶布，戴一次性无菌手套。

（4）检查胃管质量、型号、通畅度。

3. 测量胃管插入深度

（1）测量方法：①鼻尖—耳垂—剑突下缘长度；②前额发际至胸骨剑突下沿（测量胃管插入深度的方法一般选用第一种方法：鼻尖—耳垂—剑突下缘长度）。

（2）按测量的长度，在胃管上做标记。

4. 插鼻胃管

（1）无菌液体石蜡润滑胃管前端。

（2）助手扶住患儿头部，一手托无菌纱布包绕的胃管末端，另一手持镊将胃管自一侧鼻孔轻轻插入，无菌镊不得碰触鼻腔黏膜（动作轻柔，避免损伤食管黏膜，特别在通过食管3个狭窄时。插入不畅时检查口腔，胃管是否盘曲在口腔内。插管中如患儿出现恶心，应暂停片刻，随后迅速将胃管插入以减轻不适）。

（3）小婴儿不能合作吞咽，插管前可将患儿头向后仰，胃管插入会厌部时，以左手将患儿头部托起，使下颌靠近胸骨柄，缓缓插入胃管至预定长度。

5. 判断 胃管是否在胃内（鼻胃插管完毕后要注意核实位置是否合适）。

（1）注射器接于胃管末端进行抽吸，若有胃液抽出，表明胃管已置入胃内。

（2）用注射器向胃管内迅速注入 1～2ml 空气，同时置听诊器于胃部，若听到气过水声，表明胃管已置入胃内。

（3）在患儿不咳嗽、安静时将胃管开口端置于小碗内水面之下，应无气泡逸出，如有大量气泡逸出，则证明误入气管。

（4）必要时放射线拍片定位。

6. 固定鼻胃管

（1）用胶布固定胃管于鼻翼两侧和面颊部。之后也可以用安全别针固定于患儿外衣上。

（2）插管结束后需封闭胃管末端。

7. 整理用物，医疗垃圾正确分类

8. 脱手套、洗手、取口罩。

9. 记录，健康宣教

（1）记录置管时间和置管长度，并将管路标识粘贴于胃管的中下1/3处。

（2）嘱家属加强看护，胃管避免打折、牵拉、受压，做好心理护理。

【并发症及处理】

1. 鼻翼溃疡或坏死 鼻胃插管后固定不当或者放置的胃管型号过大，都会导致鼻翼压迫性溃疡甚至坏死。注意选择型号大小合适的胃管，经常调整插管位置以减轻压迫，可以预防并发症。

2. 肺部并发症 鼻胃插管能够导致肺部并发症的发生率增加。鼻胃插管的错位会导致肺炎、肺脓肿、气道穿孔和气胸。正确放置鼻胃插管有助于预防并发症的发生。

3. 胃食管反流和反流性食管炎　鼻胃插管能够损伤食管下部括约肌的正常功能，使患儿更容易发生胃食管反流，可以导致反流性食管炎、消化道出血或吸入性肺炎，此时需拔除鼻胃插管。对于需持续插管的患儿，可以用药物抑制胃酸分泌。

4. 胃炎或胃出血　对胃黏膜的抽吸会导致慢性刺激或压迫性坏死，从而发生胃炎或胃出血，此时需立即拔除胃管。

【相关知识】

1. 鼻饲注意事项

（1）药片应研碎、溶解后灌入（首次喂食量应少，速度应稍慢，使患儿逐渐适应）。

（2）鼻饲液温度以38～40℃为宜，不可过热或过冷。

（3）若灌入新鲜果汁，应与奶液分别灌入，防止产生凝块。

2. 新生儿鼻饲的方法

（1）每次鼻饲前应先抽吸胃内残余量，如大于前次喂入量的1/4提示排空不良，应减量或暂停鼻饲。

（2）鼻饲应按时、按质、按量加入注射器，抬高到离患儿头部15～20cm处靠重力作用自行滴入，切勿加压注入。

（3）鼻饲后使患儿上体抬高及右侧卧位，有助于胃排空。

（4）长期鼻饲者应每日进行口腔护理2次，鼻胃插管每周更换1～2次（晚上拔出，次晨由另一侧鼻孔插入）。

测　试　题

1. 行婴儿鼻胃插管术前，患儿评估不包括（　　）

A. 生长发育　　B. 既往有无插管经历　　C. 鼻腔黏膜有无肿胀

D. 有无鼻中隔偏曲　　E. 有无鼻息肉

2. 关于婴儿鼻胃插管术，描述错误的是（　　）

A. 患儿去仰卧位，头肩部稍垫高　　B. 用棉签清洁鼻腔　　C. 按测量长度在胃管上做标记

D. 插管前用注射器检查胃管是否通畅　　E. 插管结束后无需封闭胃管末端

3. 婴儿鼻胃插管术时，鼻饲管插入深度应为（　　）

A. 鼻尖—耳垂—剑突上缘长度　　B. 鼻尖—耳垂—剑突中缘长度

C. 鼻尖—耳垂—剑突下缘长度　　D. 前额发际至胸骨剑突中缘长度

E. 前额发际至胸骨剑突上缘长度

4. 下列描述错误的是（　　）

A. 患儿在置胃管期间发生反流性食管炎可用抑酸药，不必拔出胃管

B. 患儿在置胃管期间发生胃食管反流需拔除鼻胃管

C. 留置胃管期间，对胃黏膜的抽吸会导致胃炎及胃出血

D. 留置胃管期间，出现胃炎及胃出血需立即拔除胃管

E. 鼻胃管固定不当或选择胃管型号过大，可导致鼻翼溃疡或坏死

5. 在判断小儿胃管是否在胃内时，向注射器注入空气量为（　　）

A. 1～2ml　　B. 3～4ml　　C. 5～7ml　　D. 6～8ml　　E. 10～15ml

6. 新生儿鼻饲时，注意事项有哪些（　　）

A. 每次鼻饲前应先抽吸胃内残余量

B. 鼻饲应按时、按质、按量加入注射器

C. 抬高到离患儿头部15～20cm处靠重力作用自行滴入，切勿加压注入

D. 鼻饲后使患儿上体抬高及右侧卧位，有助于胃排空

E. 长期鼻饲患儿应每日进行口腔护理2次

7. 长期鼻饲的患儿，注意事项有哪些（　　）

A. 应每天进行口腔护理 2 次
B. 鼻胃插管每月更换 1～2 次
C. 鼻胃插管每周更换 1～2 次
D. 鼻胃插管晚上拔出，次晨可在同一鼻孔插入
E. 鼻胃插管晚上拔出，次晨由另一鼻孔插入

8. 鼻饲患儿的常见禁忌证有哪些（　　）

A. 气胸　B. 鼻翼溃疡、坏死　C. 肺脓肿　D. 反流性食管炎　E. 胃出血

9. 在行鼻胃插管术时，患儿出现恶心，应如何处置（　　）

A. 继续插管
B. 暂停片刻
C. 迅速将胃管插入以减轻不适
D. 缓慢将胃管插入以减轻不适
E. 立即拔出胃管

10. 行婴儿鼻胃插管术时，注意事项有哪些（　　）

A. 药片应研碎、溶解后灌入
B. 鼻饲液温度以 38～40℃为宜，不可过热或过冷
C. 鼻饲液温度以 40～42℃为宜，不可过热或过冷
D. 若灌入新鲜果汁，应与奶液分别灌入
E. 若灌入新鲜果汁，应与奶液同时灌入

（姚红月）

第九章　妇产科基本技能

第一节　盆腔检查

【目的】　通过盆腔检查可以初步了解患者外阴、阴道、宫颈、子宫、附件及其他宫旁组织的情况，达到协助诊断女性生殖系统疾病及鉴别与之相关的其他器官、系统疾病的目的。

【适应证】　对怀疑有妇产科疾病或需要排除妇产科疾病的患者，以及进行常规妇科查体的人员需做盆腔检查[检查前必须询问被检查者是否有性生活史，对没有性生活史的患者一般不进行阴道内诊，但对有高度怀疑恶性病变者，需要征得患者或家属（对于未成年患者）同意并签字后再行阴道检查]。

【检查前准备】

1. 器械准备

（1）一次性臀部垫单。

（2）无菌手套、一次性检查手套。

（3）一次性窥阴器、宫颈刮板、玻片、干试管、长棉签、小棉签、液体石蜡、络合碘、生理盐水、10%氢氧化钾等。

（4）如需进行宫颈防癌涂片，应同时准备好制片物品，有两种细胞学检查方法：①液基细胞学检查，需准备 TCT 或 LCT 小瓶、宫颈取材毛刷；②巴氏细胞学检查，需准备玻片、刮板及 95%乙醇溶液。

（5）生化单、标记笔、试管架。

2. 患者准备

（1）除尿失禁或盆腔脏器严重脱垂患者外，检查前应排空膀胱，如有排尿困难，必要时导尿后检查，如需要留取尿液进行检查者，留中段尿样送检。对于长期便秘者，也可灌肠后检查（检查前嘱患者排空膀胱非常重要，否则会影响检查结果）。

（2）为避免交叉感染，每位患者应在臀部下放置一块一次性消毒垫单，用后将其放入医疗垃圾桶内。

3. 检查者准备

（1）检查者在检查前应充分了解患者的既往史及月经婚育史，做到态度和蔼、操作轻柔；应告知患者妇科检查的必要性和可能引起的不适，使之不必紧张。

（2）检查前检查者应洗手并擦干。

【操作步骤】

基本要求：患者取膀胱截石位，臀部紧邻检查床缘，头部稍高，双手臂自然放置床两侧，腹部放松，检查者面向患者，站立在其两腿之间，如患者病情危重不能搬动时，也可在病床上检查，检查者站立在病床的右侧。对怀疑有盆腔内病变的腹壁肥厚、高度紧张不合作或未婚患者，必要时可麻醉下行盆腔检查，如盆腔检查不满意，可行 B 超检查。

盆腔检查步骤如下所示。

1. 外阴检查（vulva examination）

（1）观察：外阴发育、阴毛的分布和多少、有无畸形，观察外阴皮肤颜色、有无溃疡、肿物、增厚、变薄或萎缩、有无手术瘢痕。

（2）戴无菌手套或一次性检查手套后，用一只手分开大小阴唇，暴露尿道口及阴道口，观察大小阴唇的颜色，黏膜是否光滑，有无新生物，尿道口及阴道口有无畸形和新生物，处女膜是否完整、有无闭锁或突出（对于有阴道流血的患者检查前需要用络合碘对外阴部进行消毒）。

（3）对老年患者或可疑有子宫脱垂的患者，应嘱患者屏气后观察阴道前后壁有无膨出、子宫有无脱垂，令患者咳嗽或屏气时观察有无尿液流出，了解有无压力性尿失禁。

（4）以一手的拇指与示指及中指触摸一侧前庭大腺部位，了解有无前庭大腺囊肿及其大小、质地、有无触痛，并挤压观察腺体开口是否有异常分泌物溢出，检查一侧后再查另一侧；同时触摸其他外阴部皮肤及黏膜的质地、有无触痛，了解视诊时发现的肿物大小、质地、边界是否清晰、是否活动、有无压痛。

2. 窥阴器检查（vaginal speculum examination） 根据患者年龄及阴道的松紧度选择合适大小的窥阴器。无性生活者除病情需要，经本人同意并签字，否则禁作窥阴器检查。

（1）左手分开大小阴唇，暴露好阴道口，右手持窥阴器，先将其前后两叶闭合，避开尿道周围的敏感区，斜行45°沿阴道侧后壁缓缓插入阴道，边推进边顺时针旋转45°，放正窥阴器并打开前后两叶，旋转时观察阴道前、侧、后壁黏膜，最终暴露宫颈。检查者应注意阴道黏膜颜色、皱襞多少、有无赘生物、瘢痕、溃疡及有无畸形、穹隆有无变浅、是否饱满，对于要进行阴道分泌物及宫颈检查的患者，窥阴器应保持干燥（图9-1）。

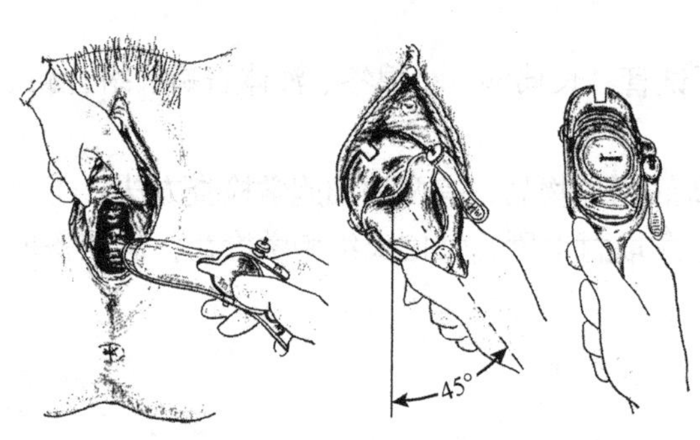

图9-1 放置窥阴器的方式

操作动作必须轻柔，勿直接将窥阴器插到阴道顶端后打开，以防有宫颈病变的宫颈因触碰后出血而影响检查，甚至导致大出血

（2）注意阴道分泌物的量、颜色及气味，如需留取标本，应在检查前准备好相应物品。根据检查要求进行阴道分泌物的留取。

（3）检查宫颈：暴露好宫颈后，应注意观察宫颈的大小、颜色、外口形状。注意有无糜烂样改变、出血、裂伤、颈管黏膜外翻、潴留囊肿、溃疡及新生物。初诊患者或一年内未进行宫颈防癌检查或有可疑宫颈病变者，用长棉签轻轻擦拭宫颈表面黏液样分泌物后进行涂片做细胞学检查，擦拭宫颈力度要轻柔，以免宫颈脱落细胞丢失。

（4）检查完毕后，稍退出窥阴器至宫颈下方后，再使两叶闭合，旋转90°后轻轻取出。

3. 双合诊（bimanual examination） 检查者一手戴好无菌手套，示指、中指涂润滑剂后缓慢插入阴道，另一手在腹部随患者呼吸配合检查（图9-2），如患者年龄较大或有阴道狭窄，可用单指（示指）进行检查。目的在于扪清阴道、宫颈、宫体、双附件、子宫韧带和宫旁结缔组织及盆腔内其他器官和组织有无异常。

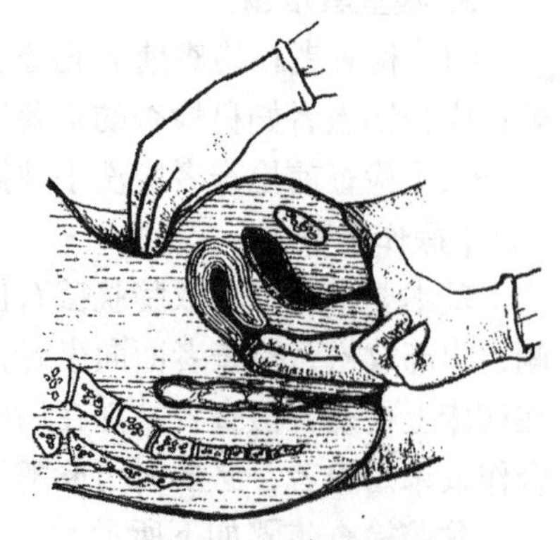
图9-2 双合诊手法

要指导患者呼吸配合，避免强行检查

（1）检查阴道：了解阴道松紧度、通畅度和深度，注意有无先天畸形（特别注意有无双阴道、阴道横隔、纵隔及斜膈等）、瘢痕、结节或肿块和触痛，如有结节或赘生物应注意其位置、颜色、质地、活动度及与周围组织的关系。手指触及后穹隆时患者感觉疼痛为后穹隆触痛。

（2）检查宫颈：了解宫颈大小、形状、硬度及宫颈外口情况，注意宫颈位置、有无子宫脱垂、接触性出血，如有阴道畸形者注意有无双宫颈等畸形。当向上或两侧活动宫颈，患者感觉疼痛时为宫颈举痛及摇摆痛。

（3）检查子宫及附件：检查者一手的示指及中指（阴道狭小者可仅用示指）放入阴道，另一手在腹部配合检查称为双合诊。

1）检查子宫：检查时需戴消毒手套，如有阴道流血或一个月内有宫腔操作或流产史者戴无菌手套。检查者的阴道内手指放在宫颈后方向上向前方抬举宫颈，另一手以四指指腹自腹部平脐处向下向后随患者呼吸按压腹壁，并逐渐向耻骨联合部移动，通过内、外手指同时分别抬举和按压，相互协调，即可扪清子宫的位置、大小、形状、硬度、活动度、表面情况及有无压痛。多数妇女的子宫位置呈前倾略前屈位。如双合诊不能清楚地扪及宫体或可疑子宫内膜异位症、恶性病变者，应三合诊检查。

2）检查附件：在触清子宫后，阴道内手指由宫颈后方移至一侧穹隆部，尽可能往上向盆腔深部扪触；同时另一手从同侧脐旁开始，由上向下逐渐移动按压腹壁，与阴道内手指相互对合，以触摸该侧子宫附件处有无增厚、肿块或压痛。对触到的肿块，应查清其位置、大小、形状、质地或硬度、活动度、边界和表面情况、与子宫的关系及有无压痛等。正常输卵管不能触及。正常卵巢偶可扪及，约为 3cm×2cm×lcm 大小，可活动，触之略有酸胀感。

4. 三合诊（bimanual rectovaginal examination）　指腹部、阴道、直肠联合检查，是双合诊检查的补充。以一手示指放入阴道，中指放入直肠以替代双合诊时阴道内的两指，其余检查步骤与双合诊检查时相同。三合诊的目的在于弥补双合诊的不足，通过三合诊可更进一步了解后倾或后屈子宫的大小，发现子宫后壁、子宫直肠陷凹、宫骶韧带和双侧盆腔后部病变及其与邻近器官的关系，扪清主韧带及宫旁情况以估计盆腔内病变范围，特别是癌肿与盆壁间的关系，以及扪诊阴道直肠隔、骶骨前方或直肠内有无病变等（子宫后位、可疑有子宫内膜异位症、盆腔恶性肿瘤、子宫切除术后一定要行三合诊）。

5. 肛腹指诊（anus-abdominal examination，肛诊）　未婚或阴道闭锁、阴道狭窄等不能进行阴道检查者，行直肠-腹部检查即肛查。

检查者戴一次性检查手套后示指蘸取润滑剂，轻轻按摩肛门周围，嘱患者像解大便样屏气的同时轻轻进入直肠，配合患者呼吸以直肠内的示指与腹部上的手配合检查，了解子宫及附件的情况（方法同双合诊）。

【注意事项】

1. 对于无性生活的女性禁作双合诊、三合诊及阴道窥器检查，如病情所致确需进行如上检查时，须经患者及其家属同意，并签署知情同意书后进行。

2. 对于病情危重患者，除非必须立即进行妇科检查以确定诊断，应待病情稳定后再进行盆腔检查。

3. 男医师对患者进行妇科检查时必须有一名女医务人员在场，以消除患者的紧张情绪，减少不必要的误会。

4. 对于有阴道流血的患者，如确需妇科检查，应行外阴消毒后进行，以减少感染的发生。

【相关知识】 外阴为女性生殖道的外露器官，可以通过对外阴组织的望、触了解外阴的情况，通过使用窥阴器了解阴道、宫颈的情况。子宫及附件位于盆腔深处，通过放入阴道或直肠的手与腹壁上的手的相对运动，可以了解子宫及双附件、宫旁组织的情况。

第二节　经阴道后穹隆穿刺术

【目的】 通过后穹隆穿刺（culdocentesis）可以了解盆腹腔内液体的性状，进行相应理化检查、病理检查及病原学检查，并对相应疾病进行诊断和治疗。

【适应证】

1. 对疑有腹腔内出血的患者，如异位妊娠、卵巢滤泡破裂、黄体破裂等的辅助诊断。

2. 怀疑腹腔内积液或积脓时，了解积液性质，协助明确诊断，如为腹腔积脓，可以穿刺做病原学检查、穿刺引流及局部药物治疗。

3. 对于可疑恶性肿瘤的患者，可以通过穿刺留取腹水进行细胞学检查，也可以对后穹隆肿物进行细针穿刺病理检查（但目前对后者存在争议）。

4. 超声引导下行卵巢子宫内膜异位囊肿穿刺治疗、包裹性积液穿刺治疗、输卵管妊娠部位药物注射。

5. 超声引导下经阴道后穹隆穿刺取卵，用于各种助孕技术。

【禁忌证】

1. 严重的盆腔粘连，疑有肠管与子宫后壁粘连。

2. 子宫直肠陷凹完全被巨大肿物占据。

3. 异位妊娠拟用非手术治疗时，无需进行后穹隆穿刺，以免引起感染。

4. 对于高度怀疑恶性肿瘤的患者，一部分学者主张尽量避免后穹隆穿刺，以免肿瘤细胞种植。

5. 合并严重的阴道炎症。

【操作前准备】

1. 器械准备

（1）穿刺包（含窥阴器、宫颈钳、9号长针头）。

（2）无菌手套。

（3）消毒液（安尔碘或碘伏、2.5%碘酊和75%乙醇，如对碘过敏，备0.1%苯扎溴铵溶液）。

（4）10ml或20ml注射器。

（5）纱布数块。

（6）根据实际需要准备玻片、培养皿、无水乙醇、抗生素等。

2. 患者准备

（1）向患者讲明手术的必要性，充分了解患者的既往史，签署知情同意书（术前沟通、确认知情同意很重要)。

(2)测量血压、脉搏,必要时开放静脉。

(3)术前化验检查,包括血常规、凝血功能检查等。

(4)患者排空小便后取膀胱截石位,必要时导尿。

3. 操作者准备

(1)充分了解患者既往史及内科并发症及盆腹腔手术史。

(2)术前肥皂水洗手,戴好口罩、帽子。

(3)核对患者,检查知情同意书是否已经签署。

(4)行盆腔检查了解阴道分泌物性状,确认无急性生殖道炎症;了解子宫大小、位置及双侧宫旁情况,特别要注意后穹隆是否膨隆、有无肿瘤或结节,如有阴道流血行消毒后双合诊;确认有无急性生殖道炎症(进行后穹隆穿刺前需进行双合诊了解子宫位置)。

【操作步骤】

1. 打开穿刺包,戴无菌手套。外阴、阴道 0.5%碘伏或安尔碘消毒,铺无菌孔巾。持窥阴器边旋转边消毒阴道,退出窥阴器后更换窥阴器固定暴露宫颈,宫颈钳钳夹宫颈后唇,碘酊、乙醇再次消毒阴道,尤其是后穹隆穿刺部位。

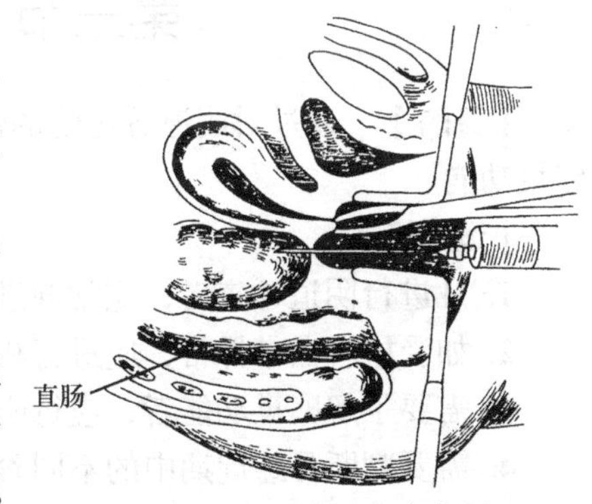

图 9-3 经阴道后穹隆穿刺

2. 取 9 号长针头接 10ml 或 20ml 注射器,检查针头是否通畅,确认针头无阻塞后,左手向前上方牵拉宫颈钳,右手持注射器,在后穹隆中央或稍偏患侧、阴道后壁与后穹隆交界处稍下方(1cm 左右)、平行宫颈管方向缓缓刺入(图 9-3),当针头穿透阴道壁,出现落空感后(进针 2~3cm),立即抽取液体,如无液体抽出,可以适当改变进针深度和方向,或边退针边抽吸,必要时令患者半坐卧位使盆腹腔内液体汇积于子宫直肠陷凹以便于抽吸(向前上方牵拉宫颈钳,在阴道后壁与后穹隆交界处稍下方进针。进针方向很重要,必须与宫颈管方向平行,以免穿刺入子宫体而导致假阴性结果,如积液较少时患者可以采用头高位,但应慎用)。

3. 如抽出脓液或陈旧性血液需要进行相应治疗时,按预定方案进行。

4. 操作结束时轻轻拔出针头后,应注意穿刺点有无活动性出血,并可用棉球压迫至止血后取出窥阴器。

5. 如抽出血液,应使之静置 10min 以上,观察其是否凝集。

6. 如欲行细胞学检查应立即涂片,待其干燥后以 95%乙醇溶液固定后送检。

7. 如行其他检查,对标本进行相应处置。

8. 交代术后注意事项。

【并发症及处理】

1. 误伤血管 进针方向错误,误伤血管,抽出血液静置后可以凝固。要注意患者自诉,如出现穿刺后腹痛、肛门坠胀,甚至血压下降,应及时进行盆腔检查,必要时进行超声检查,了解有无血肿发生(如抽出血性液体,应使之静置 5min 以上,如果血性液体凝集证明穿入血管,如不凝集证实为腹腔内出血)。

2. 误伤直肠 进针方向过于靠后时,可以伤及直肠。一般小损伤无需特别处理;如破

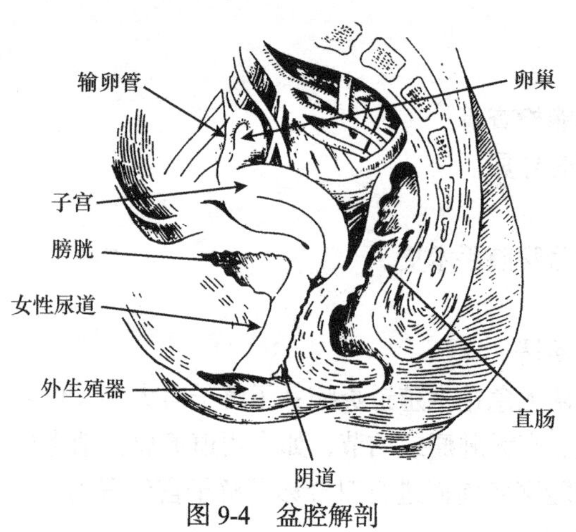

图 9-4 盆腔解剖

口较大出现相应症状，应请外科会诊，决定治疗方案。对盆腔轻度粘连，确需穿刺时可以超声引导下进行。

3. 感染 应严格按无菌规则进行操作，阴道炎症患者应治疗后进行穿刺，必要时同时应用抗生素。

【相关知识】 子宫直肠陷凹是腹腔最低点，腹腔内如有积血、积脓或积液时常常存留于此。后穹隆的组织相对较薄，经后穹隆穿刺进行治疗、取卵、注射等损伤小、操作方便。经阴道后穹隆穿刺对于诊断、治疗许多妇产科疾病是必不可少的常用辅助方法（女性盆腔解剖非常重要，见图 9-4）。

第三节 阴道分泌物检查

【目的】 通过对阴道分泌物的性状、病原学等检查，诊断女性生殖系统炎症、判断卵巢功能。

【适应证】

1. 凡进行阴道检查者，应常规进行阴道滴虫、假丝酵母菌及清洁度检查。
2. 如受检者白带异常，应进行相应的病原体检查或培养。
3. 需要了解卵巢功能者，应行阴道脱落细胞内分泌检查。
4. 需要判断月经周期中的不同阶段，可进行宫颈黏液结晶检查。

【检查前准备】

1. 器械准备

（1）一般材料：同盆腔检查所用材料。

（2）相关取材所需物品：干棉球、生理盐水、10%氢氧化钾溶液、滴管、载玻片、试管、棉拭子、培养管、尖嘴长弯钳、显微镜等。

2. 患者准备 同盆腔检查。

3. 检查者准备 同盆腔检查。

【操作步骤】 患者取膀胱截石位，臀部紧邻检查床缘，头部稍高，双手臂自然放置床两侧，腹部放松，检查者面向患者，站立在其两腿之间，如患者病情危重，不能搬动时也可在病床上检查，检查者站立在病床的右侧。根据需要选择所用器具。放置窥阴器方法见盆腔检查。

1. 滴虫检查 阴道毛滴虫是一种极微小有鞭毛的原虫生物，用肉眼无法看到，用显微镜才可见。虫体外形呈梨形，顶端有 4 根鞭毛，后端有 1 根鞭毛，与波动膜外缘相连（图 9-5）。

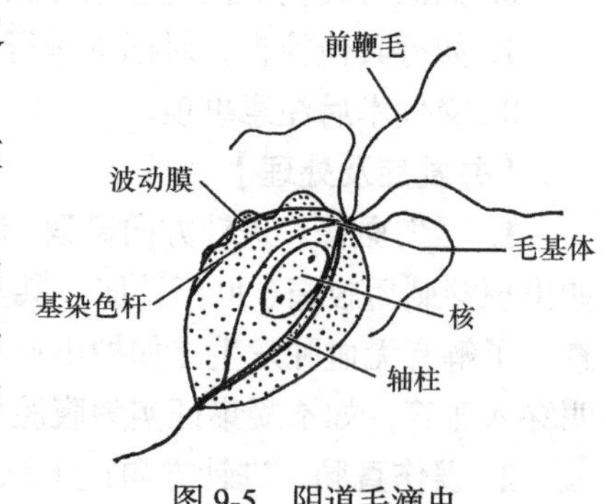

图 9-5 阴道毛滴虫

检查方法如下所示。

（1）悬滴法：取干燥玻片一张，在其上滴一滴生理盐水，用刮板或棉拭子（最好用刮板，以免棉纤维脱落影响视野）刮取阴道侧壁上 1/3 黏膜上附着的分泌物后，轻轻混入在已制备好的玻片上的生理盐水悬滴后即刻放置在显微镜低倍镜下观察，如为冬季可在暖气上放置片刻后镜检（滴虫对温度非常敏感，要注意保暖，要随取随查）。

（2）培养法：外阴消毒后放置窥阴器，用无菌棉拭子同法取阴道分泌物后放置在肝浸汤培养基或大豆蛋白胨培养基中，37℃孵育 48h 后检查有无滴虫生长。

2. 念珠菌检查　念珠菌是一种真菌，包括白假丝酵母菌、光滑假丝酵母菌、近平滑假丝酵母菌、热带假丝酵母菌等，通常引起阴道炎的是白假丝酵母菌。此菌呈卵圆形，有芽孢及细胞发芽伸长而形成的假菌丝（图 9-6）。

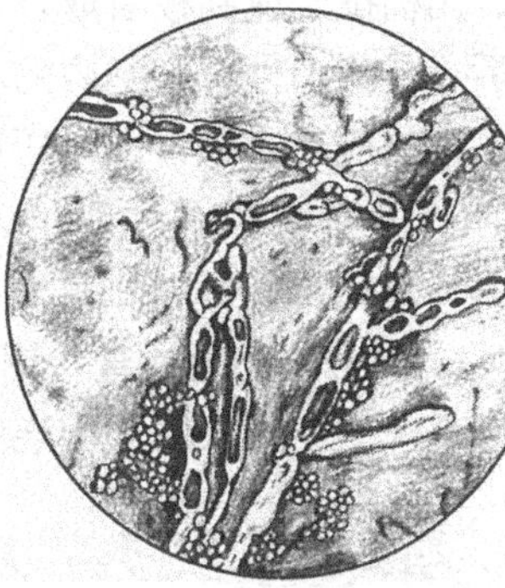

图 9-6　白假丝酵母菌

检查方法如下所示。

（1）悬滴法：取干燥玻片一张，在其上滴 10%氢氧化钾溶液或生理盐水一滴，用刮板或棉拭子刮取阴道侧壁上 1/3 黏膜上附着的分泌物后，混入在已制备好的玻片上制成悬滴后显微镜下观察有无念珠菌菌丝。由于 10%氢氧化钾溶液可以溶解其他细胞成分，菌丝的检出率高于生理盐水悬滴，阳性率为 70%～80%（念珠菌的检出率与取材非常有关，应选择附着于阴道壁的分泌物以提高检出率）。

（2）涂片法：同上法取材后，将分泌物均匀涂抹在一张干燥的玻片上，进行革兰染色后显微镜低倍镜下检查。

（3）培养法：外阴消毒后放置窥阴器，以无菌干燥棉拭子同法取材后，将其接种在 TTC 沙保罗（Sabouraud）培养基上，置 37℃温箱，3～4 日后出现菌落。若菌落为白色，可能为假丝酵母菌。

3. 阴道清洁度检查　取一张干燥玻片，将一滴生理盐水滴在玻片上，取阴道分泌物少许，混于玻片上的生理盐水中，置显微镜高倍镜下观察。

（1）清洁度Ⅰ度：镜下看到以正常阴道上皮脱落细胞为主及一些阴道杆菌，极少有白细胞。

（2）清洁度Ⅲ度：镜下看到大量白细胞及较多杂菌、病原体，极少的阴道上皮脱落细胞。

（3）清洁度Ⅱ度：镜下所见介于前两者之间。

4. 线索细胞检查　取一张干燥玻片，将一滴生理盐水滴在玻片上，取阴道分泌物少许，混于玻片上的生理盐水中，置显微镜高倍镜下观察。

线索细胞的特点为阴道表层细胞膜上贴附着大量颗粒状物，即加德纳菌，细胞边缘的大部分不平滑。若见到＞20%的线索细胞，分泌物胺试验阳性，pH＞4.5，则可诊断细菌性阴道病。

5. 淋球菌检查　淋球菌常存在于急性尿道炎与阴道炎脓性分泌物的白细胞中，形态呈卵圆形或豆形，常成对排列，邻近面扁平或稍凹陷，像两粒豆子对在一起（图 9-7）。

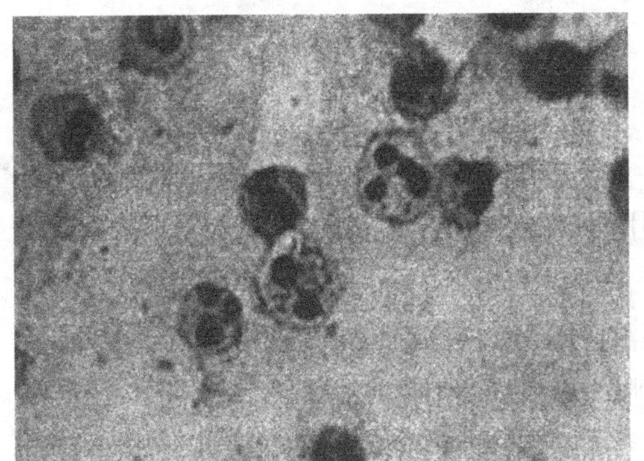

图 9-7　淋球菌

检查方法如下所示。

（1）涂片法：取干燥玻片一张，先以干棉球擦净宫颈表面分泌物，再用无菌棉拭子伸入宫颈管 1.5～2cm 转动并停留 20～30s，或经阴道前壁向耻骨联合方向挤压尿道或尿道旁腺，用棉拭子或刮板留取自尿道口流出的分泌物，均匀涂抹在玻片上，用革兰染色方法染色后，寻找中性粒细胞内的革兰阴性双球菌。此法阳性率为 40%～60%，有假阳性（淋球菌的取材应在宫颈管或挤压尿道旁腺后的尿道口）。

（2）培养法：外阴消毒后放置窥阴器，同涂片法留取分泌物标本，立即接种至 Thayer-Martin 培养基中培养或进行聚合酶链反应（PCR），其阳性率可达 80%～90.5%。

6. 内分泌功能检查 用消毒刮板在阴道侧壁上 1/3 处轻轻刮取黏液及细胞后，均匀地涂在玻片上，用 95%乙醇溶液固定，待巴氏染色后显微镜下观察细胞形态。对未婚者可用浸湿的消毒棉签轻轻伸入至阴道，在阴道侧壁上 1/3 处轻卷后取出棉签，将其涂至玻片上，同法固定和染色后读片（取材部位非常重要）。

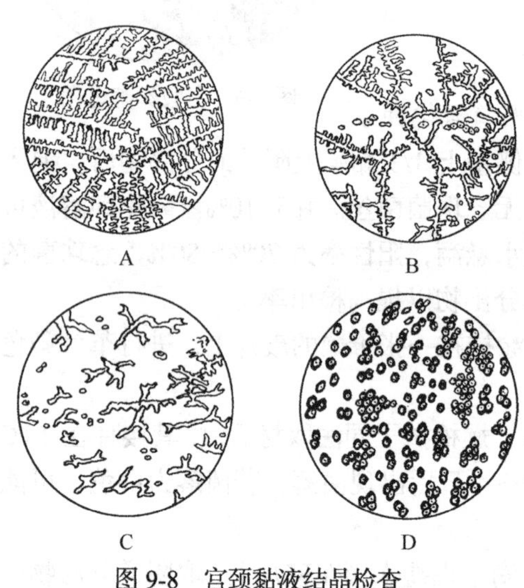

图 9-8　宫颈黏液结晶检查

A.“+++”为典型结晶Ⅰ型；B.“++”为典型结晶Ⅱ型；C.“+”为不典型结晶Ⅲ型；D.“–”为椭圆体Ⅳ型

7. 宫颈黏液结晶检查 暴露宫颈，以长弯钳伸入宫颈管，钳取宫颈黏液后打开长弯钳，观察钳尖处黏液性状及拉丝度，并将黏液置于干燥玻片上令其自然干燥，显微镜低倍镜下观察结晶的形状。正常月经周期中第 7 日出现羊齿状结晶，排卵后结晶减少，一般在月经周期第 22 日时消失，出现椭圆小体（图 9-8）。

8. 人乳头瘤病毒（HPV）检查 暴露宫颈后，用干棉球擦净宫颈分泌物，用检查专用毛刷伸入宫颈管中旋转 3～5 周，取出毛刷将其放入专用试管中，在瓶口水平折断毛刷杆，盖好试管帽送检。

【注意事项】

1. 采集标本前 24～48h 内应禁性生活、阴道检查、阴道灌洗及阴道上药。

2. 使用的窥阴器不得涂润滑剂。

3. 采集器等用品应保持干燥。

4. 为提高滴虫的检出率，应注意标本保暖。

5. 不同检查的最佳取材部位不同。

【相关知识】

1. 阴道及宫颈 阴道部被覆的是鳞状上皮，为非角化的鳞状上皮。上皮细胞分为表层、中层和底层，其生长受雌激素影响。检查阴道上 1/3 黏膜的脱落细胞形态可以反映卵巢功能。

2. 宫颈黏膜腺体 受卵巢功能影响，宫颈黏液量、形状及结晶的类型随卵巢周期而变化，通过本检查可以了解卵巢功能。在雌激素影响下，当月经周期处于增生期时，宫颈黏液为羊齿状结晶；排卵期时，宫颈黏液含水量增多，透明且稀薄，延展性增大，拉丝长度可达 10cm；排卵期后，在孕激素的影响下，宫颈黏液变为黏稠而浑浊，拉丝度仅为 1～2cm。

3. 阴道分泌物 主要由阴道黏膜渗出物、宫颈管、子宫内膜及输卵管腺体分泌物、以上组织中的脱落细胞及阴道内的细菌等组成。当以上部位发生感染时，炎性渗出增多，而且其中的病原体含量较多，可以通过阴道分泌物的取材进行病原学检查。

4. 念珠菌感染 在临床上的表现主要是外阴奇痒，妇科检查可见白带呈白色豆渣样，阴道黏膜红肿，小阴唇内侧及阴道黏膜上附着白色膜状物。治疗局部可以用2%～3%苏打水清洗外阴及阴道上制霉菌素栓、克霉唑等。

5. 滴虫阴道炎 临床上主要表现为白带多、外阴痒，妇科检查可见阴道宫颈充血，阴道内多量稀薄泡沫状白带，灰黄色。治疗局部可用甲硝唑外用。连续3次月经期后检查滴虫阴性诊断为治愈。

6. 淋病奈瑟菌宫颈炎单纯急性发作 主张大剂量、单次给药，常用第三代头孢菌素类。

第四节 宫颈细胞学检查

【目的】 宫颈细胞学检查（cervical cytological examination）是通过对宫颈及宫颈管脱落细胞的检查，进行宫颈癌前病变和宫颈癌的筛查、诊断。

【适应证】

1. 一般人群的宫颈癌筛查：凡有性生活的女性，应每1～2年进行一次宫颈癌筛查。

2. 有接触性出血、不规则阴道流血或有阴道排液者、临床检查宫颈异常的妇女。

3. 因妇科良性疾病拟行子宫切除手术前。

4. 高危人群的复查：曾有过细胞学异常、宫颈病变或宫颈癌治疗后的随诊。

【操作前准备】

1. 器械准备

（1）一般材料：同盆腔检查所用材料。

（2）宫颈涂片所需特殊物品：干燥棉球、长弯钳、特殊形状的刮板（图9-9）、毛刷、玻片（一侧为毛玻璃）、95%乙醇溶液、含检查介质的小瓶。

2. 患者准备 同盆腔检查。

3. 检查者准备 同盆腔检查。

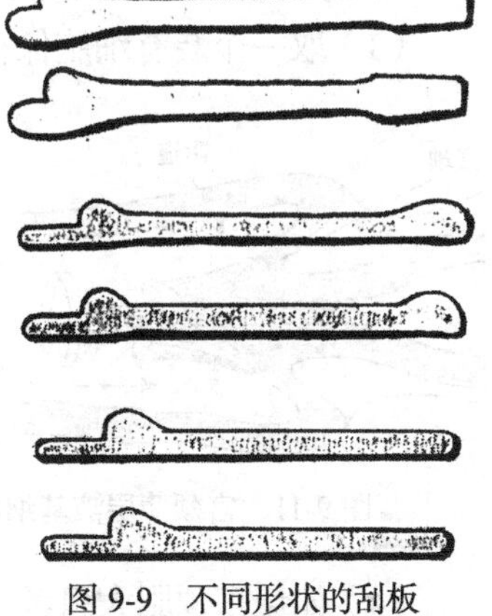

图9-9 不同形状的刮板

【操作步骤】 患者取膀胱截石位，臀部紧邻检查床缘，头部稍高，双手臂自然放置床两侧，腹部放松，检查者面向患者，站立在其两腿之间，如患者病情危重不能搬动时，也可在病床上检查，检查者站立在病床的右侧。根据需要选择所用器具。放置窥阴器方法见盆腔检查（根据需要选择所用形状的刮板）。

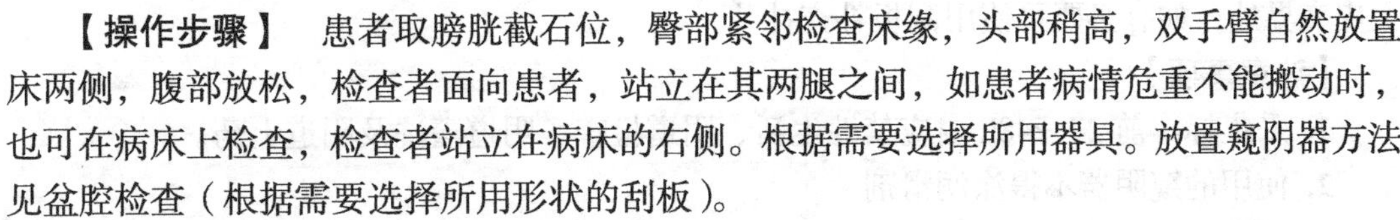

1. 涂片法（pap smear）

（1）将一张干燥的玻片取出，用铅笔在有毛玻璃的一侧写好患者姓名、住院号等信息（不要贴不干胶等，以免染色时将患者信息消掉，做好标记非常重要，以免标本搞混）。

（2）正确放置窥阴器，暴露宫颈后，用干棉球轻轻擦拭宫颈表面黏液样分泌物后进行涂片做细胞学检查（擦拭力度要轻柔，以免宫颈脱落细胞丢失）。

（3）用特制小刮板的一头伸入宫颈管，另一头帖覆宫颈表面（图9-10A），以宫颈外口为圆心沿一个方向轻轻旋转一周（图9-10B），将其沿一个方向涂在已准备好的玻片上

（图 9-10C）。

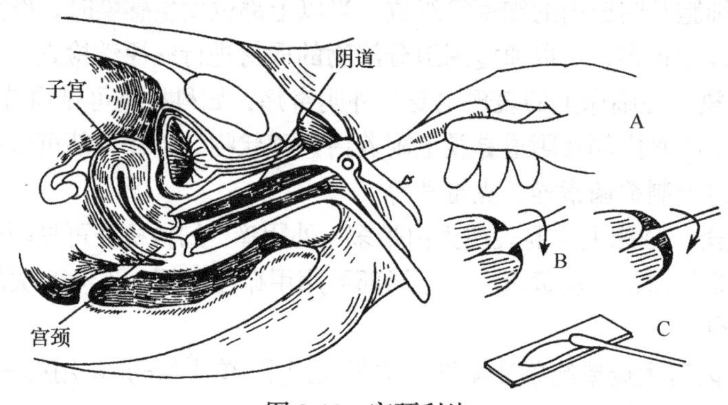

图 9-10　宫颈刮片

（4）95%乙醇溶液固定标本，待巴氏染色后显微镜下观察细胞形态。

（5）如果没有特制刮板，可分别进行宫颈表面和宫颈管涂片，即用普通刮板贴覆于宫颈表面轻轻刮取分泌物后涂片，再用较细的刮板伸入至宫颈管内，沿一个方向旋转后再将所取细胞涂在玻片上送检。

（6）如遇宫颈肥大患者，应注意涂片时在宫颈表面取材，不得遗漏涂片区域，特别是鳞柱上皮交界处。

2. 薄层液基细胞学涂片（liquid-based cytology）

（1）取一个装有细胞保存液体的小瓶，在其表面贴上患者信息的标签或用记号笔写上患者姓名等身份记号。

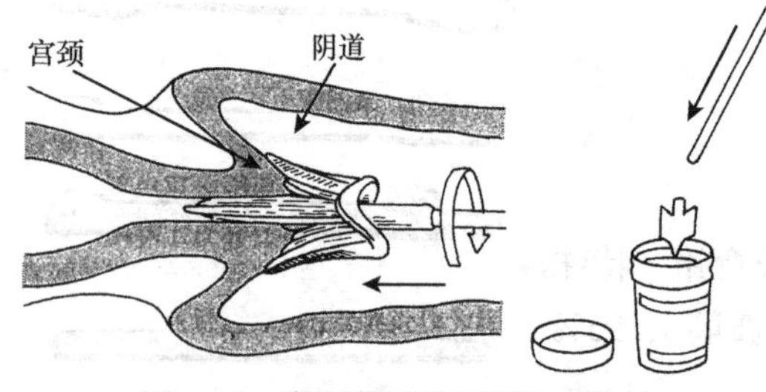

图 9-11　宫颈薄层液基细胞学涂片

（2）正确放置窥阴器，暴露宫颈时避免窥阴器触碰宫颈，勿用干棉球等擦拭宫颈表面。

（3）用专用的特制毛刷伸入宫颈管约 1cm，以宫颈外口为中心，旋转 360°～720° 后取出并将毛刷头浸泡至保存液体中备检（图 9-11）。

（4）如遇宫颈肥大患者，应注意刷取宫颈表面旋转毛刷不能刷到的区域，特别是鳞柱上皮交界处，如有必要可使用刮板补充抹片。

【注意事项】

1. 采集标本前 24～48h 内应禁性生活、阴道检查、阴道灌洗及阴道上药。

2. 使用的窥阴器不得涂润滑剂。

3. 采集器等用品应保持干燥。

4. 阴道流血量非常多时，除特别需要应暂缓进行宫颈涂片，以免因红细胞过多而影响镜下观察。

5. 阴道炎症的急性期：应先治疗阴道炎症后再行宫颈涂片检查，否则不仅易于发生感染，还会影响细胞学检查结果的准确性。

【相关知识】　宫颈上皮由宫颈阴道部的鳞状上皮和宫颈管的柱状上皮组成。宫颈的鳞状上皮中含有表皮生长因子受体、雌激素受体和孕激素受体；宫颈的鳞状上皮和柱状上皮的交界处是宫颈癌的好发部位，而鳞柱交界受雌激素影响，在不同年龄位置不同。为提高宫颈癌筛查的阳性率，应特别了解宫颈上皮的这个特点，注意选择鳞柱交界处作为涂片的重点。

第五节　卵巢功能检查

基础体温测定：基础体温（basal body temperature，BBT）是机体处于最基本情况下的体温，反映机体在静息状态下的能量代谢水平。

在月经后及卵泡期基础体温较低，排卵后因卵巢有黄体形成，产生的孕酮作用于下丘脑体温调节中枢，使体温上升 0.3～0.5℃，一直持续到经前 1~2 日。月经第 1 日，体温又降至原来水平。因此，正常月经周期，将每日测得的基础体温连线则呈双相曲线。若无排卵，基础体温无上升改变而呈单相曲线。正常排卵妇女，体温升高后应持续 12～14 日。

【测量方法】　每晚睡前将体温表水银柱甩至 36℃以下，置于伸手可取的地方。第二日清晨醒后，不讲话，也不活动，取体温表放于舌下，测口腔温度 5min。每日测体温时间最好固定不变。将测得结果逐日记录于基础体温单上，并连成曲线。将生活中有可能影响体温的情况如月经期、性生活、失眠、感冒等也随时记在体温单上。一般需连续测量至少 3 个月经周期以上。

【临床应用】　指导避孕与受孕基础体温上升前后 2～3 日是排卵期范围，易受孕称易孕期。可依此法指导避孕及受孕。

协助诊断妊娠，妊娠后由于妊娠黄体的作用，雌、孕激素水平增高，基础体温于排卵后持续升高，基础体温上升持续 18 日即可协助诊断早孕，若超过 20 日，其早孕诊断准确率达 100%。

协助诊断月经失调基础体温可反映排卵功能。无排卵型功能失调性子宫出血的基础体温为单相。经促排卵药物治疗后，也可用基础体温监测治疗效果。

第六节　女性生殖激素测定

激素水平的测定一般抽取外周血进行，常用的方法包括气相色谱层析法、分光光度法、荧光显示法、酶标记免疫法、放射免疫测定法。

【检测时间】　泌乳素检测应于禁食、安静状态下于上午 9：00～11：00 采血。

卵巢储备功能测定月经周期第 2～4 日抽血检查黄体生成素、卵泡刺激素、雌激素、孕激素、雄激素。

排卵检测月经周期中的黄体期抽血检查孕激素。

月经稀发及闭经者可排除妊娠，随时检测。

【正常值及临床意义】

1. 雌激素（E）　包括雌二醇（estradiol，E2）、雌酮（estrone，Ei）、雌三醇（estriol，E3）。E2 生物活性最强，是卵巢产生的主要雌激素。

（1）雌二醇来源：绝经前雌激素主要是 E2，来源于卵巢，由卵泡分泌，分泌量多少取决于卵泡的发育和黄体功能。

（2）雌二醇正常值

卵泡期 92～275pmol/L

排卵期 734～2200pmol/L

黄体期 367～1100pmol/L

绝经期 ＜100pmol/L

（3）雌激素测定的临床意义

1）判断闭经原因：雌激素持续低水平，表明卵巢无卵泡发育，闭经可能由于卵巢早衰或继发于下丘脑、垂体功能失调或药物抑制；雌激素水平符合正常的周期变化，表明卵泡发育正常，应考虑子宫性闭经。

2）判断有无排卵：雌激素持续在早、中期卵泡水平，无周期性变化，常见于无排卵性功血、多囊卵巢综合征等。

3）监测卵泡发育。

4）其他：女性性早熟，8 岁以前出现第二性征发育诊断性早熟，血 E2 水平高于 275pmol/L 为诊断性早熟的激素指标之一；妊娠期雌激素水平升高；卵巢颗粒细胞瘤或使用促排卵药物如氯米芬、绒促性素、尿促性素等可使 E2 达到超生理水平；肝硬化时雌激素水平升高。卵巢切除、化学治疗或放射治疗时卵巢功能受损均可使 E2 水平下降。

2. 孕激素 孕酮是卵巢分泌的具有生物学活性的主要孕激素。

（1）孕酮的来源：孕酮由卵巢、肾上腺皮质分泌，在妊娠期主要来源于胎盘。

（2）孕酮的正常值

卵泡期 0.6～1.9nmol/L

黄体期 20.7～102.4nmol/L

绝经期＜20nmol/L。

（3）孕酮测定的临床意义

1）了解有无排卵：正常月经周期中排卵后 7～8 日孕酮水平达高峰，血孕酮＞16.0nmol/L，提示有排卵。使用促排卵药时，可用孕酮观察促排卵效果。

2）了解黄体功能。

3）观察胎盘功能：妊娠期胎盘功能减退时，血中孕酮水平下降。

3. 促性腺激素

（1）来源：卵泡刺激素（follicl-stimulating hormone，FSH）与黄体生成素（luteinizing hormone，LH）是腺垂体分泌的主要促性腺激素。

正常月经周期中，卵泡早期（月经 2～3 日）血 FSH、LH 均维持在低水平，排卵前迅速升高，LH 可高达基础值的 8 倍以上，而 FSH 只有基础值的 2 倍左右，排卵后 FSH、LH 迅速回到卵泡期水平。

（2）FSH 和 LH 正常值

1）FSH 正常值（U/L）

青春期　　　≤5

正常女性　　5～20

绝经后　　　＞40

2）LH 正常值（U/L）

卵泡期　　　5～30

排卵期　　75～300
黄体期　　3～30
绝经期　　30～130

（3）FSH 及 LH 测定的临床意义

1）判断闭经的原因：FSH 及 LH 水平低于正常，提示闭经原因在腺垂体或下丘脑；FSH 及 LH 水平高于正常，甚至达到绝经水平，病变在卵巢，如卵巢早衰、双侧卵巢切除术后等。

2）诊断性早熟：有助于区别真性和假性性早熟。真性性早熟由促性腺激素分泌增加引起，FSH 和 LH 呈周期性变化；假性性早熟 FSH 及 LH 水平较低，且无周期性变化，应考虑外周原因如卵巢功能性肿瘤或外源激素所致。

3）测定 LH 峰值可以估计排卵时间及了解排卵情况，有助于不孕症的治疗。

4. 泌乳素（prolactin，PRL）

（1）来源：PRL 由腺垂体泌乳激素细胞合成和分泌。情绪、运动、进食均可影响其分泌状态，而且随月经周期有较小的波动。首次检查 PRL 升高者，应进行第二次检查；对已确诊的高泌乳素血症（HPRL），尚应测三碘甲状腺原氨酸（T3）、甲状腺素（T4）、TSH 水平，以排除甲状腺功能低下。

（2）PRL 正常值：5～25ng/ml。

（3）意义

1）闭经、不孕及月经失调者，无论有无泌乳，均应测 PRL，以除外高催乳激素血症。

2）PRL 异常增高时应考虑垂体催乳素瘤。

3）PRL 水平升高还见于性早熟、原发性甲状腺功能低下、卵巢早衰、黄体功能欠佳、长期哺乳、神经精神刺激、某些药物作用如氯丙嗪、避孕药、大量雌激素、利血平等因素均可引起 PRL 升高；PRL 降低多见于垂体功能减退、单纯性催乳激素分泌缺乏症。

5. 雄激素

（1）来源：女性血循环中有 4 种雄激素，即睾酮（T）、雄烯二酮（A）、脱氢表雄酮（DHEA）、硫酸脱氢表雄酮（DHEAS）。睾酮为血循环中的主要雄激素来源，睾酮主要由卵巢产生，且可为卵巢内 E2 合成的前体。

（2）睾酮正常值：0.4～3.6nmol/L。

（3）雄激素测定的临床意义

1）多囊卵巢综合征：睾酮分泌增加最常见，呈轻度到中度升高，但一般＜5.2nmol/L；A 可有升高，部分患者有 DHEAS 的升高。

2）肾上腺皮质增生或肿瘤，血睾酮水平异常增高。

3）两性畸形的鉴别。

4）卵巢男性化肿瘤（睾丸母细胞瘤、门细胞瘤），血睾酮水平明显增高。

第七节　围生期保健及监护

一、围生期保健

（一）孕前期保健

注意双方年龄及健康情况，女性＜18 岁或＞35 岁是妊娠的危险因素；妊娠前夫妇身体应保持健康，排除存在影响孕妇及胚胎发育的疾病。

（二）孕期保健

产前检查时间早孕期检查应于确诊早孕开始；孕 20 周起进行系统产前检查。孕 20～36 周，每 4 周检查一次，孕 36 周以后每周检查一次，高危孕妇应酌情增加产前检查次数。

1. 检查内容

（1）孕早期：询问既往病史、遗传病家族史、平时月经情况、既往妊娠史、本次妊娠情况、是否接触致畸因素等。

1）检查项目：身高、体重、血压、全身体检、妇科内诊、化验、心电图等。

2）妇科检查：外阴、阴道、宫颈、子宫大小与孕周是否相符。

3）化验检查：包括血常规、尿常规、血型、梅毒、乙肝、丙肝、HIV、肝肾功、血糖等。

4）全身检查：了解有无影响生育的疾病。

（2）孕中期

1）体检：体重、血压、宫高、腹围、胎位、胎心率、下肢有无水肿。

2）化验检查：血尿常规、妊娠糖尿病筛查（孕 24～28 周）、唐氏综合征血清筛查（孕 14～20 周）。

3）B 超检查：孕 20～24 周。

（3）孕晚期

1）一般检查：体重、血压、宫高、腹围、胎位、胎心率、血尿常规。

2）特殊检查：孕 24～36 周做骨盆测量为宜。胎心监护（34 周以后每周一次）。

3）妊娠期用药：在妊娠期选择安全、有效药物，适时适量用药，对提高胎儿质量，保护母婴健康均很重要。

根据美国药物和食品管理局（FDA）颁布的药物对胎儿的危险性进行危害等级（A、B、C、D、X）的分类表，分级标准如下。

A 级：对照研究显示无害，已证实此类药物对人胎儿无不良影响，是最安全的。

B 级：对人类无危害证据，动物实验对胎畜无害，但在人类尚无充分研究。

C 级：不能除外危害性，动物实验可能对胎畜有害或缺乏研究，在人类尚无有关研究。本类药品只有在权衡了解对孕妇的好处大于对胎儿的危害之后，方可应用。

D 级：有对胎儿有害的明确证据。尽管有危害，但孕妇用药后有绝对好处，如孕妇有严重疾病或受死亡威胁急需用药时，可考虑应用。

X 级：在动物或人类的研究均表明可致胎儿异常，或根据经验认为在人、动物都是有害的。本类药物禁用于妊娠或将要妊娠的患者。

（4）产褥期保健：目的是防止产后出血、感染等并发症发生，促进产后生理功能恢复。

适当活动及做产后健身操：经阴道自然分娩的产妇，产后 6～12h 内起床轻微活动，于产后第 2 日可在室内随意走动，按时做产后健身操。行会阴侧切或行剖宫产的产妇，可适当推迟活动时间，避免或减少静脉栓塞的发生，且能使骨盆底及腹肌张力恢复。

有性生活者已恢复性生活，应采取避孕措施。

（5）产后检查：包括产后访视和产后健康检查。产妇访视至少 3 次，第一次在产妇出院后 3 日内，第二次在产后 14 日，第三次在产后 28 日，目的了解产妇及新生儿健康情况，内容包括：①了解产妇饮食、睡眠及心理情况；②检查两乳房，了解哺乳情况；③观察子宫复旧及恶露；④观察会阴切口、剖宫产腹部切口等，若发现异常应给予及时指导。

产妇应于产后6周去医院常规随诊包括全身检查及妇科检查。内容：①血压、脉搏、血尿常规、了解哺乳情况，若有内科并发症或产科并发症应作相应检查；②盆腔内生殖器是否已恢复至未孕状态；③婴儿全面检查。

二、围生期监护

（一）胎儿成熟度的测定

临床判定以胎龄大小估计胎儿是否成熟；胎龄＜37周为早产儿；37～42周为足月儿；＞42周为过期产。

1. 超声检查　根据胎盘成熟度判断胎儿成熟度。

（1）胎盘0级：早、中孕期胎盘，未成熟。

（2）胎盘Ⅰ级：为成熟的早期表现，出现在孕30周左右，表示胎盘尚未成熟，但有少数病例 维持至分娩。

（3）胎盘Ⅱ级：可疑成熟。

（4）胎盘Ⅲ级：成熟胎盘。

（5）胎头双顶径（BPD）：胎头双顶径＞8.5cm，孕周在36周以上，体重2500g左右作为胎儿成熟的指标。

2. 羊水成熟度分析法

（1）羊水卵磷脂/鞘磷脂（lecithin/sphingomyelin，L/S）值：该值＞2，提示胎儿肺成熟。能测出羊水磷脂酰甘油，提示胎儿肺成熟。此值更可靠。

（2）羊水泡沫试验（foam stability test）或震荡试验：是一种快速而简便测定羊水中表面活性物质的试验。若两管液面均有完整的泡沫环，提示胎肺成熟。

（二）胎儿宫内储备能力监测

1. 胎动　嘱孕妇自数胎动，每日早中晚各1h，每小时在3～5次以上或计算出12h胎动，＞30次为正常，20～30次/12h为警戒。每小时胎动＜3次，或12h胎动＜20次，提示胎儿缺氧。

2. 胎儿电子监护　一般37周开始，每周一次。高危妊娠，如妊娠期高血压疾病或妊娠糖尿病等，可于32～34周开始监测。

3. 胎儿生物物理评分（fetalbiophysic score，BPS）　在超声下观察胎儿在30min内的呼吸运动、肌张力、胎动，结合羊水暗区垂直深度及无激惹试验（NST）进行综合评分。采用Manning评分法，满分为10分，10～8分是无急慢性缺氧，8～6分可能有急慢性缺氧，6～4分有急慢性缺氧，4～2分有急性缺氧伴慢性缺氧，0分有急慢性缺氧。

（三）胎儿-胎盘功能测定

1. 孕妇尿中雌三醇值　24h尿＞15mg为正常值，24h尿为10～15mg是警戒值，24h尿＜10mg为危险值。若于妊娠晚期连续多次测得24h尿雌三醇值＜10mg，表示胎盘功能低下。

2. 孕妇血清人胎盘生乳素（human placental lactogen，HPL）**值**　足月妊娠HPL值为

4～11mg/L。若该值于足月妊娠时＜4mg/L，或突然降低 50%，提示胎盘功能低下。

第八节　女性骨盆内、外测量

【目的】　骨盆测量是骨产道检查的主要方法，包括骨盆外测量与内测量。外测量可间接了解骨盆的大小及形态；内测量经阴道测量骨盆内径，较外测量而言能更准确地测知真骨盆的大小。

【适应证】

1. 外测量　产前检查常规，首次产检即可进行。当危及母儿紧急情况如产前大出血、子痫等发生时，要迅速体检实施抢救，骨盆测量可以忽略或延后进行。

2. 内测量　妊娠 24～35^{+6} 周；≥36 周或有阴道流血、可疑胎膜早破等应消毒外阴后进行。

【禁忌证】　骨盆测量无绝对禁忌证。

【操作前准备】

1. 环境　室温适宜，光线明亮，检查床旁注意屏风遮蔽保护患者隐私（如为男医生检查，需有一名女性医务人员在场）。

2. 操作者准备　向患者简要介绍操作目的、过程、需配合的事项；了解患者产检情况、现病史、既往史（为消除孕妇紧张情绪，检查者要态度和蔼，并向孕妇解释检查的必要性，动作轻柔、注意保暖）。

3. 物品

（1）一次性垫巾。

（2）一次性检查手套及无菌手套。

（3）骨盆外测量器、骨盆出口测量器、汤姆斯骨盆出口测量器（注意：①测量器使用前校零避免误差；②汤姆斯出口测量器用于后矢状径测量）。

（4）大头棉签或外阴消毒包（备卵圆钳、消毒杯、无菌纱布块）。

（5）消毒液（0.5%碘伏；如碘过敏，用 0.1%苯扎溴铵溶液）。

（6）肥皂水、温开水、液体石蜡。

【操作步骤】

1. 体位　孕妇排尿后仰卧在检查床上，双腿稍屈曲分开，或仰卧于妇科检查床上，呈膀胱截石位，臀下垫一次性垫巾。

2. 骨盆外测量径线（单人或双人操作）

（1）髂棘间径：孕妇伸腿仰卧位，暴露腹部至大腿根部。检查者位于孕妇右侧，手持骨盆外测量器，测量两侧髂前上棘外缘的距离，正常值 23～26cm。此径线间接推测骨盆入口横径。

（2）髂嵴间径：体位、工具同上，测量两侧髂嵴最宽点外缘距离，正常值 25～28cm。此径线也间接推测骨盆入口横径。

（3）骶耻外径：检查者立于孕妇右侧，孕妇取左侧卧位，右腿伸直，左腿屈曲，测量耻骨联合上缘中点到第 5 腰椎棘突下缘的距离（第 5 腰椎棘突下定位：髂嵴后连线中点下 1.5cm，相当于米氏菱形窝上角）。正常值为 18～20cm。此径线间接推测骨盆入口前后径长度，是骨盆外测量中最重要的径线。

（4）坐骨结节间径（出口横径）：孕妇仰卧位，脱开一边裤腿，双腿向腹部弯曲，双手抱膝，向两侧外上方充分展开。检查者面向孕妇立于两腿之间，使用出口测量尺测量两坐骨结节内侧缘的距离，正常值为 8.5～9.5cm。此径线直接测出骨盆出口横径长度。若此值＜8cm，应加测骨盆出口后矢状径。

（5）出口后矢状径：坐骨结节间径中点至骶骨尖端的长度。检查者戴一次性检查手套，右手示指蘸少量液体石蜡伸入孕妇肛门向骶骨方向，拇指置于孕妇体外骶尾部，两指共同找到骶骨尖端，用尺放于坐骨结节径线上。用汤姆斯骨盆出口测量器一端放于坐骨结节间径中点，另一端放于骶骨尖端处，即可测得出口后矢状径，正常值 8～9cm。此值与坐骨结节间径之和＞15cm 时表明骨盆出口狭窄不明显（肛诊时嘱患者屏气，减少不适感）。

（6）耻骨弓角度：孕妇仰卧位，双腿向腹部弯曲，双手紧抱双膝，向两侧外上方充分展开，或仰卧于产床上成膀胱截石位。检查者戴一次性检查手套面向孕妇双腿之间，两拇指指尖对拢放置在耻骨联合下缘，两拇指分别放在耻骨降支上面，测量两拇指间形成的角度。正常值 90°，小于 80°为不正常。此角度反应骨盆出口横径的宽度。

3. 孕 36 周后　骨盆内测量前要截石位消毒外阴：用消毒干纱球遮盖阴道口，防止消毒液流入阴道。①先冲洗：卵圆钳钳夹无菌纱布蘸肥皂水擦洗外阴部，顺序是大阴唇、小阴唇、阴阜、大腿内上 1/3、会阴及肛门周围；再钳一块纱布用温开水冲洗肥皂沫，最后无菌纱布擦干水迹（顺序同前）。②再消毒：卵圆钳夹无菌纱布浸碘伏（或苯扎溴铵溶液）进行外阴消毒，顺序同肥皂液擦洗。消毒毕取下阴道口纱球和臀下便盆或塑料布（也可简化使用大棉签按上述步骤冲洗消毒注意：与擦洗或消毒不同，冲洗大腿肥皂时冲洗方向由高往低，即从大腿远端向大腿根部冲洗）。

4. 骨盆内测量径线　检查者面向孕妇，立于孕妇两腿之间，右手戴无菌手套，可用碘伏（或 0.1%苯扎溴铵溶液）润滑手套，示指、中指并拢伸入阴道，拇指伸直，其余各指屈曲（注意：检查前清洗双手。检查时佩戴无菌手套，避免接触肛周。尽量减少手指进出阴道的次数，或检查时另用一块无菌纱布遮盖肛门）。

（1）对角径：为耻骨联合下缘至骶岬上缘中点的距离，正常值为 12.5～13cm，此值减去 1.5～2.0cm 为骨盆入口前后径的长度，称为真结合径，正常值为 11cm。检查者一手示、中指伸入阴道，用中指尖触到骶岬上缘中点，示指上缘紧贴耻骨联合下缘，另一手指标记此接触点，抽出阴道内手指，测量中指尖至此接触点的距离。测量时中指尖触不到骶岬上缘时表示对角径值＞12.5cm。

（2）坐骨棘间径：测量两坐骨棘间的距离，正常值为10cm。方法为一手示、中指放入阴道内，触及两侧坐骨棘，估计其间的距离。此径线代表中骨盆横径，如此径线过小会影响分娩过程中胎头的下降。

（3）坐骨切迹宽度：代表中骨盆后矢状径，为坐骨棘与骶骨下段间的距离，即骶棘韧带宽度。将阴道内示指置于韧带上移动，能容纳 3 横指（5.5～6cm）为正常，否则为中骨盆狭窄。

【并发症及处理】　骨盆测量无并发症。

【相关知识】　骨盆大小及形状对分娩有直接影响，是决定胎儿能否顺利经阴道分娩的重要因素。但骨盆结构复杂，受种族、体型、身高比例、遗传、外伤等多种因素影响而可能呈现多样化的立体结构，本章所述的对体表标志点进行的各种外测量径线其实难以准确估计真骨盆腔的大小及立体形态，内测量对骨盆大小与胎儿适应性（头盆是否相称）的评估更为重要。常需要在产程过程中动态评估完成，准确的内测量需要丰富的产科临床经验。

第九节　妊娠腹部四步触诊检查法

【目的】 四步触诊是孕中、晚期产科腹部检查方法，检查子宫大小、胎产式、胎先露、胎方位及胎先露是否衔接。

【适应证】 孕中、晚期孕妇（通常在24周后）。

【禁忌证】 无绝对禁忌证，但对子宫敏感、晚期先兆流产或先兆早产者检查时务必轻柔，并且需避开宫缩时间，尽量减少检查的时间和次数，对足月已经有宫缩者，应在宫缩间歇期检查（解释：先兆早产者子宫敏感，很容易诱发宫缩引起难免早产。足月有宫缩者在宫缩时不可能摸清胎体、胎背方位，所以要暂停检查）。

【操作前准备】

1. 物品准备 皮尺、洗手液、一次性臀巾。

2. 检查者准备 清洁双手（注意：无需无菌洗手）。

【操作步骤】

1. 体位 孕妇排尿后仰卧在检查床上，头部稍垫高，暴露腹部，双腿自然略屈曲，稍分开，使腹部放松。检查者站在孕妇的右侧，在做前三步手法时，检查者面向孕妇头端；做第四步手法时，检查者面向孕妇足端（注意：检查前的良好沟通、告知和对孕妇的关爱是必需的。向孕妇解释检查的过程，并告知可能带来的不适感，如感觉有异常可以暂停检查。如在冬天，建议先让手摩擦温暖后再检查，因为冰凉的手容易诱发子宫收缩）。

2. 第一步 检查者将左手置于宫底部，描述宫底距离脐或剑突的指数，估计胎儿大小与妊娠月份是否相符；两手置于宫底部，以两手指腹相对交替轻推，判断在宫底部的胎儿部分，若为胎头则硬而圆且有浮球感，若为胎臀则柔软而宽且形态不规则（图9-12）。

3. 第二步 确定胎产式后，检查者两手掌分别置于腹部左右侧，轻轻深按进行检查。触到平坦饱满部分为胎背，并确定胎背向前、向侧方或向后。触到可变形的高低不平部分为胎儿肢体，有时能感到胎儿肢体在活动（注意：一手轻按的同时另外一只手不能动，之后交换进行，不是两手一起按一起松，见图9-13）。

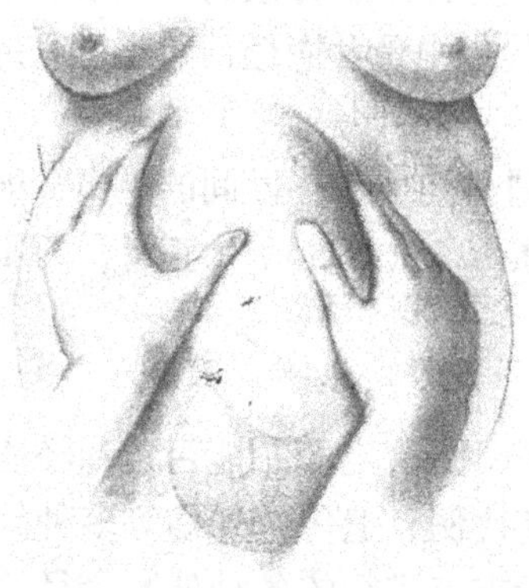

图9-12　四步触诊第一步

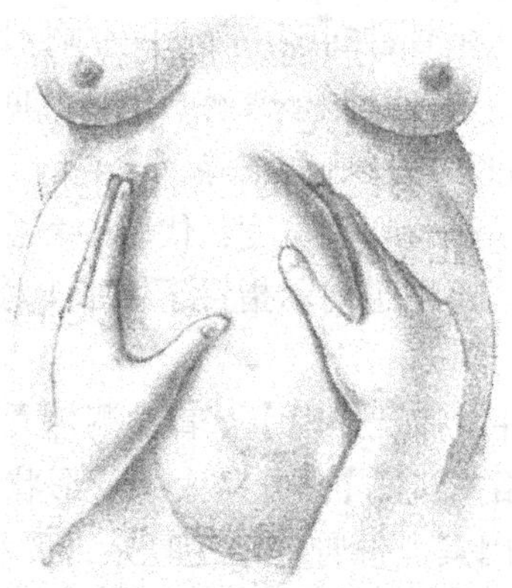

图9-13　四步触诊第二步

4. 第三步　检查者右手拇指与其他 4 指分开，置于骨盆入口上方握住胎先露部，进一步检查是胎头或胎臀，左右推动以确定是否衔接。若胎先露部仍可以左右移动，表示尚未衔接入盆；若不能被推动，则表示已衔接（图 9-14）。

5. 第四步　检查者左右手分别置于胎先露部的两侧，沿骨盆入口向下深按，进一步核实胎先露部的诊断是否正确，并确定胎先露部的入盆程度。先露为胎头时，一手能顺利进入骨盆入口，另一手则被胎头隆起部阻挡，该隆起部为胎头隆突。枕先露时，胎头隆突为额骨，与胎儿肢体同侧；面先露时，胎头隆突为枕骨，与胎背同侧（注意：检查者面向孕妇足端，见图 9-15）。

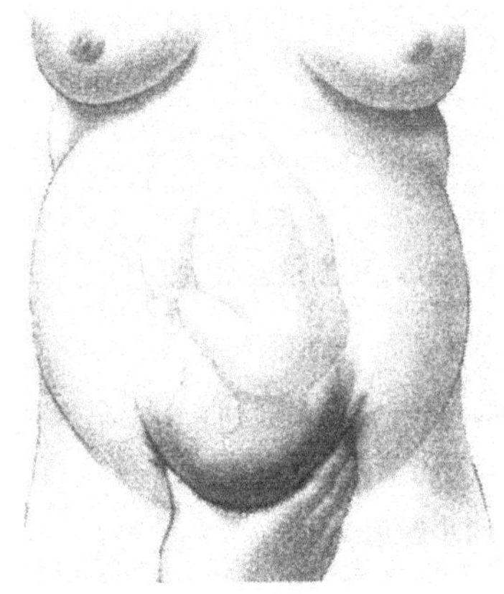

图 9-14　四步触诊第三步

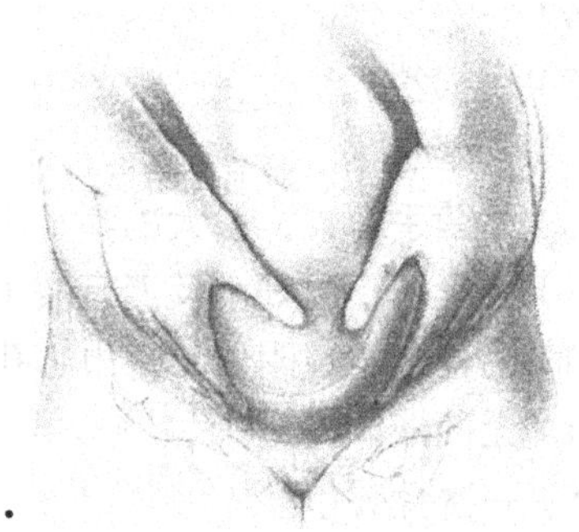

图 9-15　四步触诊第四步

【相关知识】　四步触诊是通过腹部触诊的方式了解胎儿大小及胎位的物理诊断方法。每月妊娠子宫的大小为：12 周末在耻骨联合上 2～3 横指；16 周末在脐耻之间；20 周末在脐下 1 横指；24 周末在脐上 1 横指；28 周末在脐上 3 横指；32 周末在脐与剑突之间；36 周末在剑突下 2 横指；40 周末在脐与剑突之间或略高。

有经验的产科医生可通过四步触诊估算胎儿重量及胎位是否正常。

第十节　孕妇肛门与阴道检查法

【目的】

1. 肛门检查　了解宫颈软硬度、宫颈消失程度（通过宫颈管的长度，即厚薄程度了解）、宫口扩张程度，是否破膜、骨盆腔大小（特别是骶骨弯曲度、坐骨棘间径、坐骨切迹宽度、骶尾关节活动度），确定胎先露及先露下降程度，部分可确定胎方位。

2. 阴道检查　了解骨盆腔大小、宫颈软硬度、宫颈消失程度（通过宫颈管的长度，即厚薄程度了解）、宫口扩张程度、是否破膜，确定胎先露、胎方位及先露下降程度。

【适应证】

1. 肛门检查适应证　孕中、晚期孕妇。

2. 阴道检查适应证　WHO 经循证提倡产程中消毒阴道检查，废除肛门检查。

（1）肛门检查不清、宫口扩张及胎头下降程度不明。

（2）疑有脐带先露或脐带脱垂。

（3）轻度头盆不称经试产 4h 产程进展缓慢者。

（4）产程中出现异常，需排除头盆不称者。

【禁忌证】

1. 肛门查禁忌证 产前出血、可疑前置胎盘。

2. 阴道检查无绝对禁忌证，其相对禁忌证是 阴道流血不能排除前置胎盘时，要在开放静脉并做好配血前提下进行阴道检查。

【操作前准备】

1. 肛门检查

（1）一次性检查手套。

（2）消毒纱布。

（3）无菌液体石蜡。

（4）一次性臀巾。

（5）小棉签。

2. 阴道检查

（1）无菌手套，无菌大棉签及小棉签。

（2）肥皂液、温开水及消毒液（0.5%碘伏）。

（3）阴检包（窥阴器，臀巾，孔巾，弯盘，消毒杯，无菌卵圆钳消毒纱布等）。

（4）无菌液体石蜡。

（5）一次性臀巾。

【操作步骤】

1. 肛门检查

（1）孕妇仰卧于检查床上，垫一次性臀巾，脱掉右侧裤子，双腿屈曲分开，检查者站立于孕妇两腿间或孕妇右侧。

（2）检查前双手均戴一次性手套，左手用消毒纱布覆盖阴道口避免粪便污染。

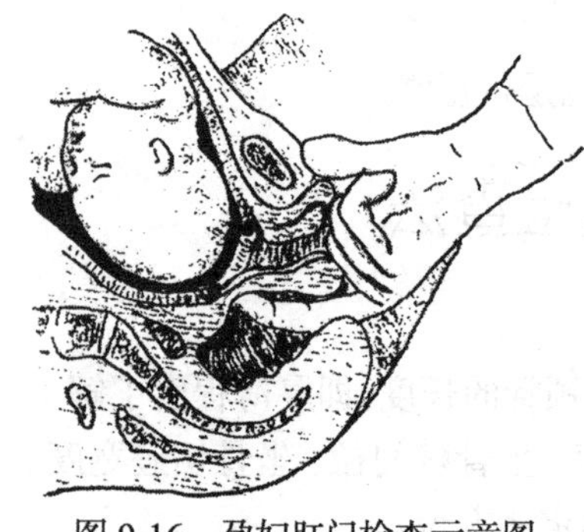

图 9-16 孕妇肛门检查示意图

（3）右手戴一次性检查手套，示指涂润滑剂自肛门伸入直肠内，其余各指屈曲。示指向后触及尾骨尖端，了解尾骨活动度，向上了解骶骨弯曲度，再触摸两侧坐骨棘是否突出，坐骨切迹宽度是否可容 3 指，并确定胎头高低，然后指腹向上探查宫口，摸清其四周边缘，估计宫颈管消退情况和宫口扩张厘米数。未破膜者在胎头前方可触到有弹性的胎泡，已破膜者能直接触到胎头，根据颅缝及囟门位置确定胎位（注意：检查时动作轻柔，给予人文关怀，放松孕妇紧张情绪，见图 9-16）。

2. 阴道检查

（1）孕妇仰卧于检查床上，垫一次性臀巾，两腿屈曲分开，在臀下放便盆或塑料布。

（2）大棉签蘸肥皂水擦洗外阴部，顺序是大阴唇、小阴唇、阴阜、大腿内上 1/3、会阴及肛门周围，用温开水冲掉肥皂水，用消毒干纱球盖住阴道口，防止冲洗液流入阴道，先用大棉签擦干外阴，再用大棉签浸透 0.5%碘伏，进行外阴消毒两次，顺序是小阴唇、大阴唇、阴阜、大腿内上 1/3、会阴及肛门周围。取下阴道口纱球和臀下便盆或塑料布（注意：对可疑前置胎盘者要开放静脉，并做好输血准备后再行阴道检查）。

（3）检查者双手戴无菌手套，左手拇指和示指将阴唇分开，充分暴露阴道口；右手持窥阴器（表面涂无菌液体石蜡），斜行沿阴道侧后壁缓慢插入阴道内，边推进边将窥阴器两叶转正并逐渐张开，检查宫颈、阴道壁情况。

（4）右手示指与中指涂无菌液体石蜡后同时进入阴道内，拇指伸直，其余各指屈曲。左手用无菌纱布遮盖肛门。

（5）右手以中指指尖沿骶骨触摸骶骨岬，并了解骶骨曲度、坐骨棘是否突出、坐骨棘间径、坐骨切迹宽度、尾骨活动度；判断胎先露及高低位置，然后指腹向上探查宫颈，了解宫颈柔软度、长度、扩张情况及宫颈相对于先露部分和阴道的位置。

（6）胎膜已破者，可了解羊水性状。

（7）动作轻柔，避免接触肛周，并减少手指进出次数（注意：临产中阴道检查次数与感染发病率有关，对胎膜早破的产妇尤其要减少检查次数）。

（8）根据胎先露前方是否有血管搏动感排除是否有脐带先露和脱垂的可能。

（9）根据胎先露前是否有其他如同海绵样的组织，排除前置或低置胎盘的可能。

【相关知识】

1. 胎先露　胎儿最先进入骨盆入口的部分叫“先露部”。头位的先露部可因胎头俯屈良好、俯屈不良及仰伸等情况不同，分为顶先露、额先露及面先露等，其中以顶先露最常见，额及面先露少见。臀位的先露部为臀，因胎儿下肢屈曲程度不同可分为单臀先露（腿直臀先露或伸腿臀先露）、完全臀先露（混合臀先露或盘腿臀先露）、不完全臀先露（单足或双足先露或足膝先露）等。横位的先露部为肩，又称肩先露。

2. 胎方位　胎儿先露部的指示点与母体骨盆的关系称胎方位，简称胎位。人为地将母体骨盆腔分为左前、右前、左后、右后、左横及右横六个部分。顶先露以枕骨为指示点，额及面先露以前囟及颏为指示点，臀先露以骶骨为指示点，肩先露则以肩胛骨为指示点。每种胎先露有六种胎方位，横位则为四种。以顶先露为例，当枕骨位于母体骨盆腔的左前方时，称为“枕左前”，位于右前方时为“枕右前”，这两种方位最为常见。其他较少见的为枕左后、枕右后、枕左横及枕右横。横位有肩左前、肩右前、肩左后及肩右后四种方位。

3. 儿头颅缝　两顶骨之间的颅缝为矢状缝，是确定胎位的重要标志。顶骨与额骨之间的颅缝为冠状缝。两额骨之间的颅缝为额缝。枕骨与顶骨之间的颅缝为人字缝。位于胎头前方由矢状缝、冠状缝及额缝汇合而呈菱形的囟门为大囟门或称前囟；位于胎头后方由矢状缝与人字缝汇合而呈三角形的囟门为小囟门或称后囟。

4. 先露下降程度　以坐骨棘平面为衡量标准。以此为“0”点。在棘上1cm者为“–1”，棘下1cm者为“+1”，以此类推。

第十一节　妊　娠　图

妊娠图是指记录孕妇每次产前检查体重、血压、宫高、腹围、胎心率等重要资料的图表。目前临床使用逐渐减少，但是运用妊娠图监测孕妇及胎儿状况的基本理念值得研究和学习。

【目的】

1. 通过妊娠图可以直观地了解孕妇及胎儿的状况，有利于对孕妇进行科学管理，监测胎儿的生长发育。

2. 使用妊娠图有助于早期筛查胎儿生长发育的异常及常见妊娠并发症，并协助诊断及治疗。

3. 使用妊娠图对孕妇进行科学管理，并对孕妇饮食、营养等给予正确指导，制订分娩计划，为减少难产及减低围生儿死亡提供可靠依据。

4. 使用妊娠图可以提高孕妇自我保健意识与能力，促使孕妇主动配合医疗措施，可以帮助学生理解产前检查的内容及意义。

【适应证】 适用于妊娠 12 周以后的孕妇，通常妊娠 20 周以后开始绘制妊娠图。

【禁忌证】 妊娠图无禁忌证。

【操作前准备】 软皮尺、血压计、体重计、空白妊娠图表、直尺、笔。

【操作步骤】

1. 完成妊娠图表上各项指标的测定，其内容包括孕妇体重、血压、宫高、腹围、胎心率等。

（1）宫高及腹围的测量：孕妇排空膀胱后仰卧在检查床上，头部稍垫高，暴露腹部，双腿伸直，腹部放松，检查者站在孕妇右侧，手持软皮尺，一端放于耻骨联合上缘中点，另一端位于宫底最高点，其间长度为宫高。再将皮尺在脐平处测量腹围并记录数值。

（2）胎心率的测定：孕妇排空膀胱后仰卧在检查床上，头部稍垫高，暴露腹部，双髋关节及膝关节均屈曲，腹部放松。检查者站在孕妇右侧，通过四步触诊确定胎产式。然后孕妇双腿伸直，检查者将多普勒胎心探头涂上适量耦合剂，置于胎心最清晰的位置，开机并移动探头获得胎心率数值。或用胎心听筒直接听诊。

（3）孕妇体重的测定：孕妇体重的测定应该尽量保证称重前条件一致，如空腹、排空大小便后、除去不必要的衣物，因此建议孕妇在家监测体重变化。

2. 根据我国孕期产检指南 孕妇从妊娠第 12 周开始第一次检查，妊娠 28 周前，每 4 周 1 次，妊娠 28 周后，每 2 周 1 次，妊娠 36 周后，每周 1 次，每次产检均应测量上述指标，并将各项指标记录在妊娠图表上。

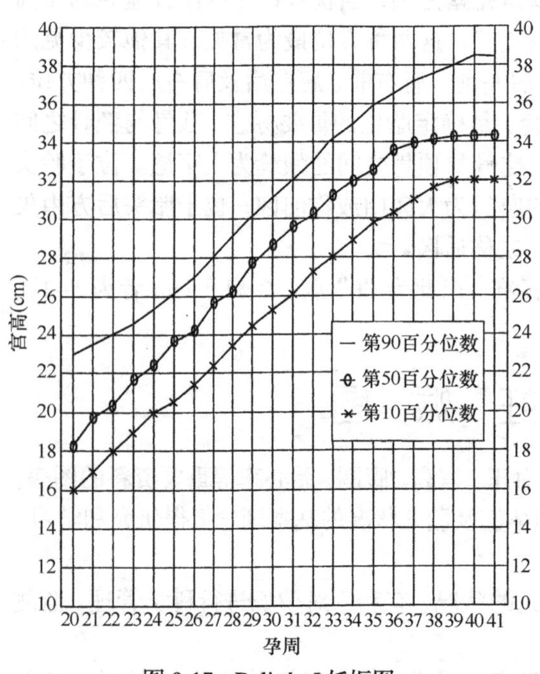

图 9-17 Belizán J 妊娠图

3. 绘制妊娠图 妊娠图各项指标中最重要的是宫高，目前常用的妊娠图只测量子宫底高度，因此妊娠图又称宫高图。宫高图由纵坐标和横坐标构成，纵坐标上的刻度代表子宫底高度，单位是厘米，横坐标上的刻度代表孕周。图中有三条自左下向右上的伴行曲线，分别代表各孕周宫高的第 10 百分位数、第 50 百分位数及第 90 百分位数，将每次产检测得的宫高数值绘在相应孕周的宫高图上，然后连成曲线，可以直观、动态地观察胎儿的生长发育情况。

依据同样的原理可以绘制孕妇腹围增长的曲线及其他产检数据的曲线，从而直观地反映各种产检数据是否在正常范围。

【妊娠图的解读运用及异常妊娠图的处理】 根据妊娠图上宫高曲线的走势，通常有以下三种情况（图 9-17）。

1. 如果宫高曲线走势接近甚至低于妊娠图表上的第 10 百分位数曲线，应警惕胎儿生长发育不良。需注意以下两点：①再次核实孕周，避免妊娠周数误差导致对胎儿生长发育的错误判断；②如果孕周准确，建议通过超声进一步测量胎儿头围（HC）、腹围（AC）、双顶径（BPD）、股骨长（FL）等指标评价是否存在胎儿生长受限（fetal growth restriction，FGR）。针对生长受限的胎儿，国内尝试输注氨基酸、低分子右旋糖酐、丹参等治疗，目前尚缺乏循证证据。重要的处理措施包括促进胎儿肺成熟治疗、加强胎儿监护，警惕胎儿宫内缺氧及围生儿死亡。对于患妊娠高血压疾病的孕妇，由于胎盘供血不足，常导致 FGR。针对这类疾病应该加强对基础疾病的治疗。

2. 如果宫高曲线位于妊娠图表上的第 10 百分位数曲线及第 90 百分位数曲线之间的区域，接近第 50 百分位数，提示胎儿发育正常。

3. 如果宫高曲线走势接近甚至超过妊娠图表上的第 90 百分位数曲线，应该分析发生原因，常见于妊娠期糖尿病、巨大儿、羊水过多等情况，应采用超声确定诊断并作相应处理。

【相关知识】

1. 在妊娠图各项参数中，宫高的变异系数较小，预测胎儿发育情况较腹围、孕妇体重敏感，宫高应作为妊娠图的主要内容。

2. 1978 年，Belizán J 妊娠图中用横坐标表示孕周，纵坐标表示宫高。图中的 3 条线自下而上分别为宫高的第 10 百分位数、第 50 百分位数及第 90 百分位数。该图为 WHO 推荐的表格。

3. 正确认识妊娠图的作用 妊娠图虽然在孕妇及胎儿的监护中有一定作用，但是多适用于医疗资源匮乏、经济欠发达地区。由于宫高曲线受孕妇腹壁脂肪厚薄、羊水量及胎先露入盆与否等因素的影响，仅能间接反映胎儿的生长情况，因此妊娠图是一种筛查措施。当分析妊娠图怀疑胎儿生长发育异常时，应进一步通过超声来评估胎儿体重，依据不同孕龄胎儿的体重曲线来评估胎儿生长情况。

4. 选取妊娠图的正常范围 毋庸置疑的是，胎儿的生长发育受到种族、地区、孕妇身材、胎儿性别等多方面的影响，如何选取适宜的参考范围，如何确定胎儿生长曲线的第 10 百分位数、第 50 百分位数及第 90 百分位数尤其重要。近年来的研究尚未达成一致意见，但是多数学者建议评价胎儿生长发育情况应该参照个性化的胎儿生长曲线，并且应该动态观察。

5. 妊娠图与分娩的关系 通过妊娠图可以协助诊断巨大儿及 FGR，结合超声更能提高其准确性。如果预测胎儿为巨大儿，则阴道助产及手术分娩率均高于正常胎儿组。而怀疑 FGR 的胎儿虽因胎儿较小，产程多顺利，但易发生胎儿窘迫，因此产前和产时应严密监护，尽量避免胎儿窘迫、死胎及死产的发生。产时应做好新生儿抢救准备，分娩后加强对新生儿的护理，减少并发症的发生。

第十二节 产程图表

产程图表是记录宫颈扩张、胎先露位置、胎心率、宫缩间隔及持续时间及产程中重要处理措施等综合情况的图表。产程图表由两部分组成，上部分是产程曲线，下部分是附属表格。

【目的】

1. 观察产程进展 产程曲线动态反映宫颈扩张、胎先露下降及相互之间的关系，可以形象、直观地反映产程进展，从中可以判断分娩过程中产力、产道及胎儿三个因素的相互作用关系。附属表格进一步记录宫缩情况、胎心率、产程中干预措施等指标，有利于监控产程进展。

2. 早期识别异常分娩 通过产程曲线可以早期识别产程延缓、停滞及胎先露下降异常等情况，及时发现难产倾向，并进行适当处理。由此可以提高产程管理质量，降低孕产妇病率、围生儿病率及死亡率。

3. 有助于产科教学 正常分娩是产科教学的基础，而异常分娩是产科教学的难点。运用产程图表有助于学生掌握分娩的相关知识。

【适应证】 所有临产的产妇均可使用产程图表。为了避免假临产及潜伏期产妇的产程图表过于冗长，通常在产妇宫颈扩张 2cm 以上才开始产程图表的记录。

【禁忌证】 产程图表无禁忌证。

【操作前准备】 空白产程图表、红蓝笔、直尺、橡皮。

【操作步骤】

1. 准备绘制产程图表的相应材料及工具 仔细阅读产程图表的内容。产程图表的上部是产程曲线，横坐标标示时间，以小时为单位，纵坐标分别标示宫颈扩张及胎先露下降的程度，以 cm 为单位。一般在产妇宫颈扩张 2cm 以上开始绘制产程图表（注意：操作前再次核对产妇信息）。

2. 数据标记 使用规范的符号将每一次肛门检查或者阴道检查所获得的宫颈扩张及先露下降数据标示在产程图上，通常用红色“0”表示宫颈扩张，用蓝色“X”表示胎先露下降，每次检查后用红笔连接红色“0”，用蓝笔连接蓝色“X”，然后得到两条曲线。

产程图表分为两部分，上部分为产程曲线，下部分为附属表格（图 9-18）。

3. 产程曲线 “X”交叉型：宫颈扩张曲线自左向右、从下向上；胎先露下降曲线自左向右，但由上向下，两条曲线呈“X”形交叉发展。两条曲线多在第一产程后期交叉，然后又相互分离，直至胎儿娩出（图 9-19）（注意：产程曲线异常包括宫口开大及胎先露下降两条曲线的异常，应该动态观察，及时分析）。

4. 绘制附属表格 将分娩过程中的每一次重要检查及处理的情况记录在产程图表的下部，即附属表格内，内容应该包括检查时间、血压、胎心、宫缩、羊水性状等及重要处理。

5. 描画警戒线及异常线 在产程曲线上将宫颈扩张 3cm 处作为进入活跃期的标志，以该标志点及与之相距 4h 的宫颈扩张 10cm 的标志点处画一斜行连线作为警戒线，距警戒线 4h 处再画一条与之平行的斜线作为异常线，两线之间的区域为警戒区。如产程曲线超过警戒线进入警戒区则提示有难产可能，应该积极分析原因并及时处理，经处理后产程曲线仍越过异常线，则提示分娩存在较严重的异常。多数学者认为越过异常线者发生难产的概率明显增加，因此只可短期观察，若无进展提示难产因素难以克服，应及时结束分娩，不宜久等。

6. 识别产程曲线中的关键节点 识别产程曲线的关键节点是正确绘制产程图表的基础。产程中的关键节点包括临产、活跃期起点、宫颈开全（宫口开大 10cm）点、胎儿娩出等，实践证明，阴道检查较肛门检查更准确。相关概念详见相关知识。

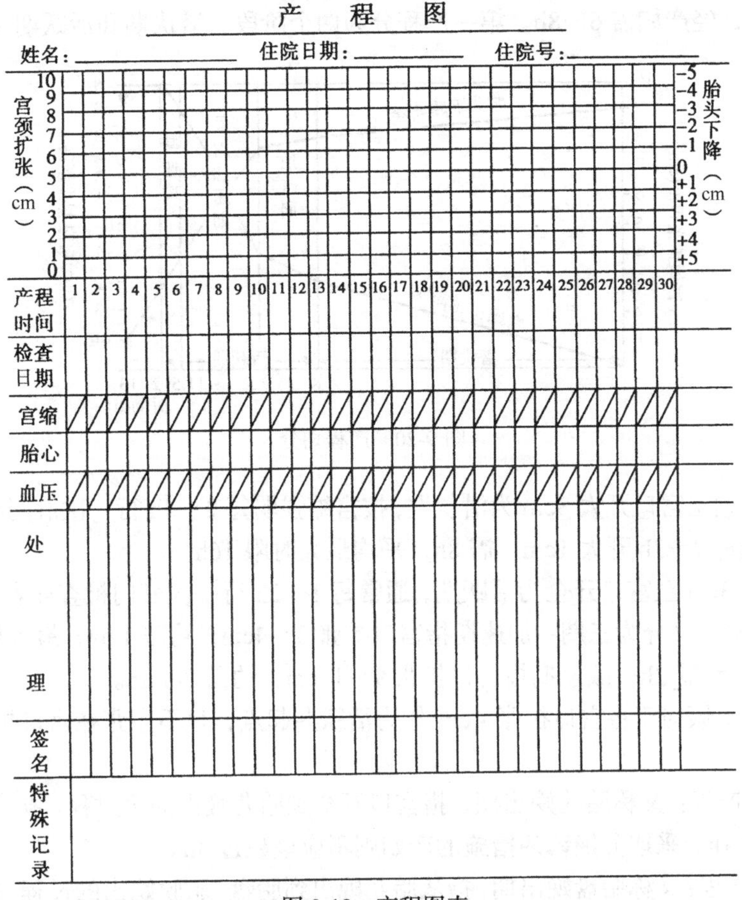

图 9-18　产程图表

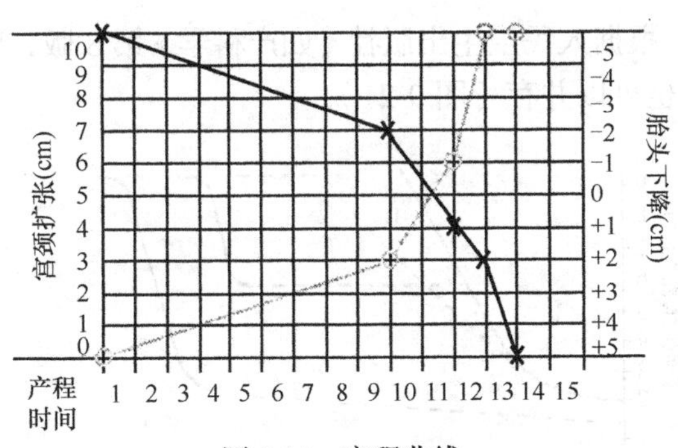

图 9-19　产程曲线

【相关知识】

1. 分娩基本概念

（1）临产：临产的标志是规律且逐渐增强的子宫收缩，持续约 30s，间歇 5～6min，同时伴随进行性宫颈管消失、宫口扩张及胎先露下降。用强镇痛剂不能抑制临产后的宫缩（注意：确定临产的标志很重要，也是确定产程各阶段时限的基础。不应将假宫缩确定为临产）。

（2）总产程：即分娩全过程，指临产开始到胎盘娩出的全过程，分为三个阶段。

（3）第一产程：又称宫颈扩张期，指临产开始到宫口完全扩张即开全（10cm），初产妇需 11～12h，经产妇需 6～8h。第一产程分为两个阶段：潜伏期和活跃期（图 9-20）。

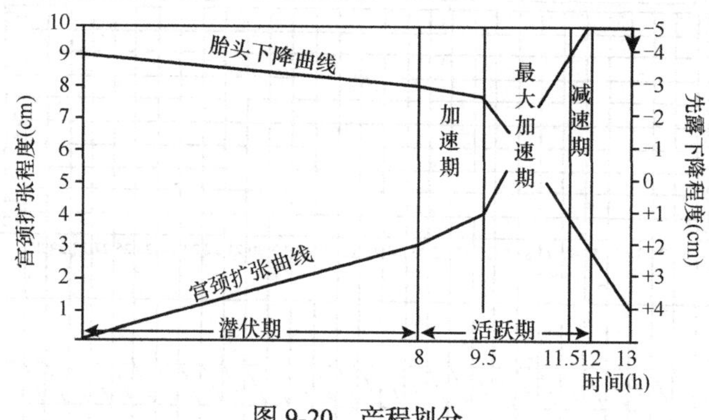

图 9-20　产程划分

从临产开始至宫口开大 3cm 为潜伏期，按宫缩强弱每 2～4h 行一次肛门检查或者阴道检查。潜伏期每 2～3h 开大 1cm，需 8h，平均最大时限 16h。

宫口开大 3cm 至宫口开全为活跃期，通常每 1～2h 行一次肛门检查或者阴道检查。活跃期平均 4～8h，又分为三期：加速期指宫口扩张 3～4cm，约需 1.5h；最大加速期指宫口扩张 4～9cm，约需 2h；减速期指宫口扩张 9～10cm，约需 30min。

目前国际上倾向于将宫口扩张 4cm 作为活跃期起点，且不主张在宫口扩张 6cm 之前过多干预。

（4）第二产程：又称胎儿娩出期，指宫口开全到胎儿娩出的全过程。初产妇需 1～2h，经产妇不超过 1h。采取分娩镇痛措施的产妇则不应该超过 3h。

（5）第三产程：又称胎盘娩出期，指从胎儿娩出到胎盘、胎膜娩出的过程。需 5～15min，不应超过 30min。

2. 异常产程曲线　根据人民卫生出版社《妇产科学》第 8 版，异常产程曲线包括以下 7 类，可以单独存在，也可以并存（图 9-21）。

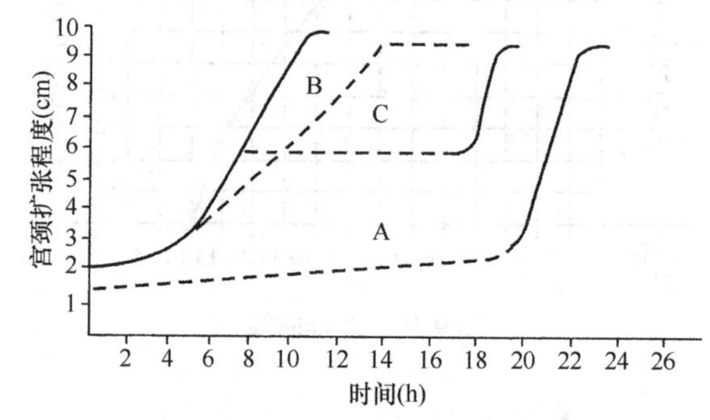

图 9-21　常见的产程异常

——正常；--- 异常；A. 潜伏期延长；B. 活跃期延长；C. 活跃期停滞

（1）潜伏期延长：潜伏期超过 16h。

（2）活跃期延长：活跃期超过 8h，初产妇活跃期宫口扩张为 1.2cm/h，经产妇＜1.5cm/h，提示活跃期延长。

（3）活跃期停滞：进入活跃期后宫颈停止扩张超过 4h。

（4）第二产程延长：第二产程初产妇超过 2h（采用硬膜外麻醉分娩镇痛时超过 3h），

经产妇超过 1h。

（5）胎头下降延缓：活跃晚期及第二产程胎头下降初产妇＜1cm/h，经产妇＜2cm/h 称为胎头下降延缓。

（6）胎头下降停滞：减速期后胎头下降停止＞1h。

（7）滞产：总产程超过 24h。

3. 产程图表的运用　WHO 推荐的产程图表在第三世界国家运用很广泛，自 20 世纪 90 年代起，WHO 已经出版了三种不同形式的产程图表，现简要介绍如下。

（1）复合型产程图表（图 9-22）：其特点是设 8h 的潜伏期，以宫颈扩张 3cm 作为活跃期开始，警戒线以宫颈扩张 3cm 处作一条斜线，斜率为 1cm/h，而处理线是警戒线右侧与之平行的斜线，相距 4h。复合型产程图表提供了相应的空间记录宫缩、产时用药等情况。

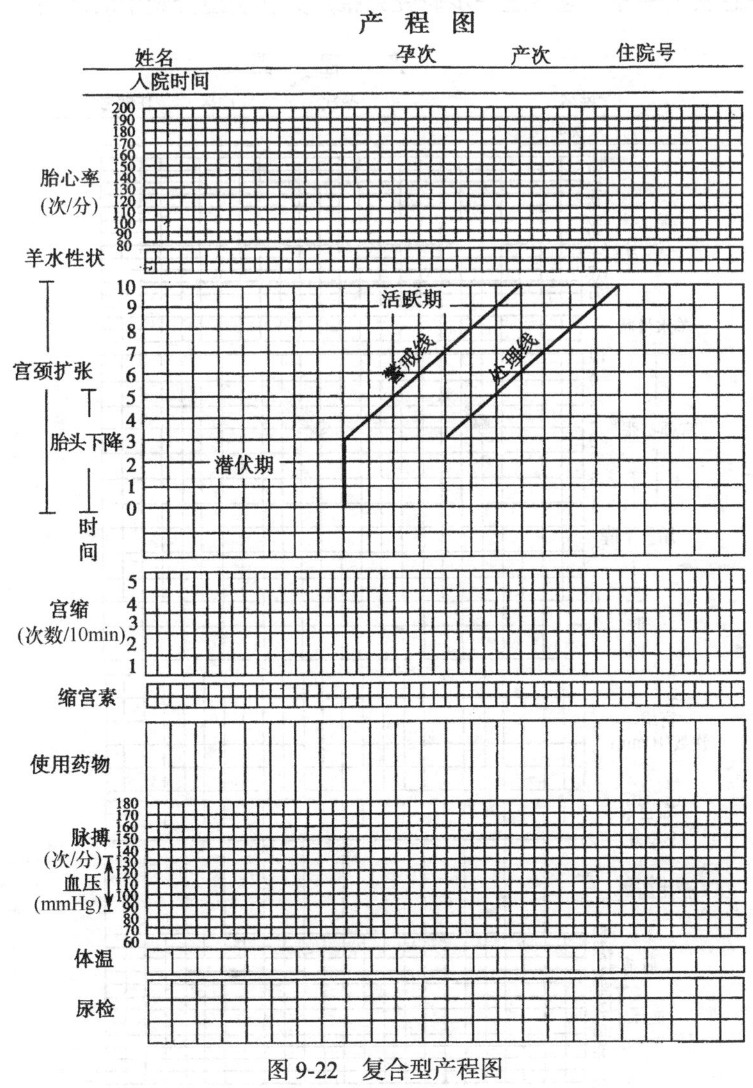

图 9-22　复合型产程图

（2）改良型产程图表（图 9-23）：WHO 于 2000 年发表了适用于医院的改良型产程图表。该产程图表摒弃了潜伏期，活跃期从宫口扩张 4cm 开始，其他部分同复合型产程图表。该产程图表排除潜伏期的原因是有研究认为包括潜伏期的传统产程图可能导致对产妇的过多干预，而活跃期从 4cm 开始则可以避免对部分宫颈口<4cm 的经产妇的干预。

（3）简化型产程图表（图 9-24）：该产程图表仅记录宫颈扩张情况，从宫颈扩张 4cm 开始记录，警戒线左侧为白色区，提示产程进展正常，处理线右侧为深灰色区，提示产程停滞，很危险，而警戒线与处理线之间的区域是浅灰色区，提示应注意产程进展。该图表也提供了相应的空间记录产程中的其他信息，如破膜时间、阴道流血情况、羊水性状、宫缩、胎心等信息。有研究表明，简化型产程图表与复合型产程图表效果相当，但是更易完成，并被医务人员接受。

在阴道分娩中引入产程图表，方便经济，尤其适合第三世界国家使用，相较于产程中的医疗记录更直观，能够快速提供给医务人员产程进展的相关信息，便于临床处理。已有相关研究显示，使用 WHO 制定的产程图表有助于减少产程延长率、急诊剖宫产率、死产率、新生儿窒息发生率等。应该进一步研究并推广其在阴道分娩中的运用。

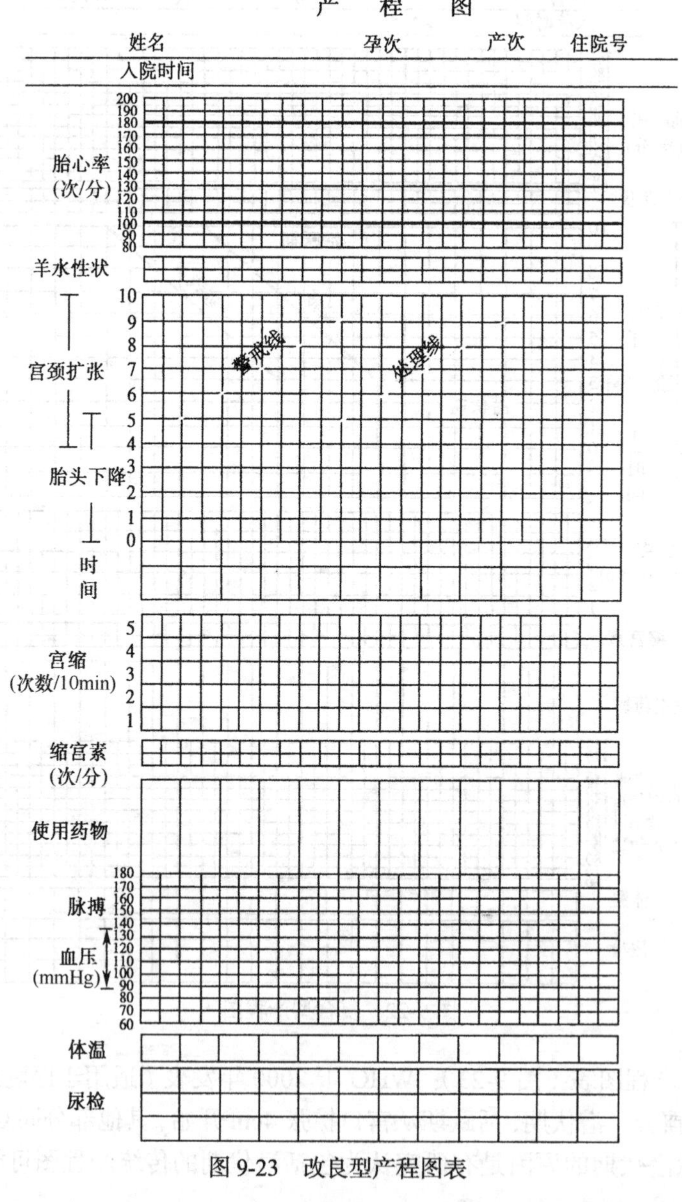

图 9-23 改良型产程图表

产程图

姓名　　　　　　　　　孕次　　　　　产次　　　住院号

入院时间

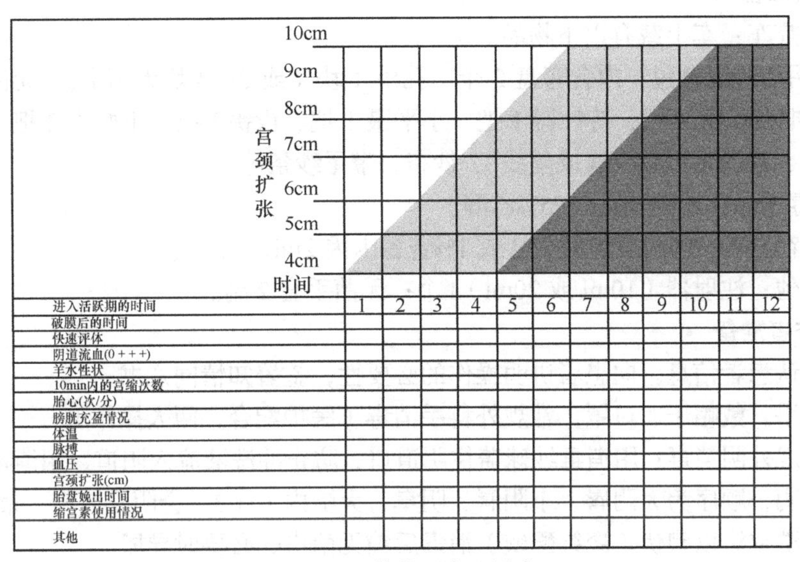

图 9-24　简化型产程图表

第十三节　会阴切开及缝合

【目的】　避免会阴过度扩展，利于胎儿娩出，减少可能产生的软产道组织损伤。

【适应证】

1. 初产妇合并会阴较紧、胎儿过大或臀位，或需阴道助产，如产钳术、胎头吸引术及足月臀位助产术等。

2. 可能发生会阴裂伤时，如会阴坚韧、水肿或瘢痕，胎头娩出前阴道流血，持续性枕后位，耻骨弓狭窄、过低等。

3. 因产妇或胎儿情况需缩短第二产程者，如产程过长、宫缩乏力、轻度头盆不称、妊娠高血压综合征、合并心脏病、高度近视、胎儿窘迫等。

4. 预防胎儿颅内出血，如巨大儿、早产儿。

5. 偶用于经阴道手术以扩大手术视野。

【禁忌证】

1. 绝对禁忌证　存在骨盆异常或头盆不称，不能经阴道分娩者。

2. 相对禁忌证　存在生殖器疱疹、尖锐湿疣等，不宜经阴道分娩者；前次分娩会阴完好或切口愈合良好的经产妇，一般不再切开；死胎、无存活的畸胎尽量不行切开；存在难以控制的出血倾向，可于纠正凝血功能后采用。

【操作前准备】

1. 患者准备

（1）测量生命体征（心率、血压、呼吸），体力状况评价。

（2）向患者解释会阴切开术的目的、操作过程、可能的风险（术前沟通、确认知情同意很重要）。

（3）产妇取仰卧屈膝位或膀胱截石位。

（4）签署知情同意书。

2. 材料准备

（1）治疗车：车上载有以下物品。

1）会阴切开缝合包：内含弯盘 2 个、孔巾 1 块（或 3～4 块无菌巾）、无菌剪（会阴切开剪）1 把、线剪 1 把、持针器 1 把、小平镊 1 把、齿镊 1 把、止血钳 2 把、小圆针和三角针数个、缝线（可吸收线或丝线）、纱布、带尾纱条等。

2）消毒用品：2.5%碘酊、75%乙醇。

3）麻醉药物：2%利多卡因 2ml 或 1%普鲁卡因 2ml。

（2）其他：注射器（10ml 或 20ml）1 个；无菌手套 2 副。

3. 操作者准备

（1）确认患者信息。向患者讲明操作的必要性，签署知情同意书。

（2）洗手，戴帽子、口罩，常规外科手消毒（医护配合，两人操作）。

（3）常规外阴消毒：用消毒纱球盖住阴道口，防止冲洗液流入阴道，用消毒纱球蘸肥皂水擦洗外阴，顺序为大阴唇、小阴唇、阴阜、大腿内上 1/3、会阴及肛门，最后以 0.1%苯扎溴铵冲洗或涂以碘伏（聚维酮碘）消毒后铺无菌巾，必要时导尿。

（4）刷手并穿手术衣，戴无菌手套。

（5）铺上无菌中单及大孔巾。

（6）会阴阻滞麻醉：详见会阴阻滞麻醉。

【操作步骤】

1. 会阴斜侧切开缝合术 左右均可，临床上以左侧斜切开为多见（图 9-25）（切开时应在预计胎儿娩出 5～10min，不宜过早）。

（1）切开：操作者以左手中、示指伸入阴道内，撑起预定切开部位阴道壁，局部浸润麻醉后，右手持会阴切开剪刀或钝头直剪刀，一叶置于阴道内，另一叶置于阴道外，使剪刀切线与会阴后联合中线向旁侧呈 45°，与皮肤垂直放好，于宫缩胎头向下压迫会阴使会阴膨胀时剪开会阴全层 4～5cm（注意：会阴高度膨胀时应采用 60°～70°，娩出胎儿后可恢复至 45°）。剪刀摆放与皮肤垂直，皮肤与黏膜切口内外大小应一致，如为手术助产则应在导尿后切开。

（2）止血：切开后应立即用纱布压迫止血，如有小动脉活跃出血应钳夹结扎止血。

（3）缝合：缝合前应在胎盘、胎膜完全娩出后，先检查阴道和宫颈有无裂伤，再将带尾纱条塞入阴道内，同时上推宫颈，阻止宫腔血液下流，以免妨碍手术视野。甲硝唑冲洗创面后，按层次缝合（以处女膜为标记对齐创缘，不留无效腔）。

1）缝合阴道黏膜：用左手中、示指撑开阴道壁，暴露阴道黏膜切口顶端及整个切口，用 2-0 可吸收线，自切口顶端上方 0.5～1cm 处开始，间断或连续缝合阴道黏膜及黏膜下组织，直达处女膜环外（缝合内侧深部时需小心避免缝穿直肠）。

2）缝合肌层：以同线间断缝合肌层，达到止血和关闭无效腔的目的。缝针不宜过密，肌层切口缘应对齐，缝合切开之下缘肌组织往往会略向下错开，应注意恢复解剖关系（缝合勿过密过紧，以免影响伤口愈合或造成拆线困难）。

3）缝合皮下及皮肤组织：以 1 号丝线间断缝合皮下脂肪及皮肤，或 4-0 可吸收线连续皮内缝合。

2. 会阴正中切开缝合术　优点在于损伤组织少于斜侧切开术，出血少，易缝合，愈合佳，术后疼痛较轻。

（1）切开：局部浸润麻醉后，沿会阴联合正中点向肛门方向垂直切开，长 2～3cm（图 9-26），注意不要损伤肛门括约肌（缺点在于如切开向下延长可能损伤肛门括约肌甚至肛管，发生会阴Ⅲ～Ⅳ度裂伤。故手术助产、胎儿大或接生技术不够熟练者均不宜采用）。

（2）缝合

1）缝合阴道黏膜：用 2-0 可吸收线，自切口顶端上方 0.5～1cm 处开始，间断或连续缝合阴道黏膜及黏膜下组织，直达处女膜环外。切勿穿透直肠黏膜，必要时可置一指于肛门内做指引（术者可将左手示指伸入肛门做指引，避免缝线穿通肠管）。

2）缝合皮下脂肪及皮肤：以 1 号丝线间断缝合皮下组织及皮肤，亦可采用可吸收肠线做皮内连续缝合，可不拆线。

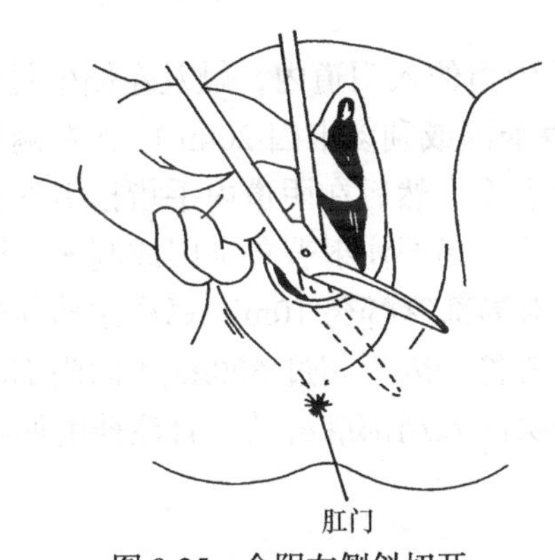

图 9-25　会阴左侧斜切开

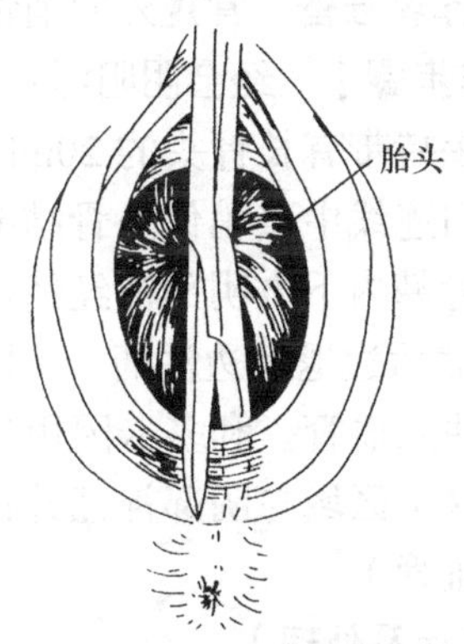

图 9-26　会阴正中切开

3. 缝合后处理　取出阴道内填塞纱条，仔细检查缝合处有无出血或血肿，确保处女膜环口不小于两横指。常规肛诊检查有无肠线穿透直肠黏膜，如有，应立即拆除，重新消毒缝合。

4. 术后护理　保持外阴清洁，术后 5 日内，每次大小便后用碘伏棉球擦洗外阴，勤更换外阴垫。外缝丝线者手术后 5 日拆线。

【并发症及处理】

1. 会阴血肿　常由于缝合时止血不彻底、第一针位置过低等引起。血肿较小或未发展，全身情况尚可，可予以局部冷敷、压迫。若血肿大或有增大趋势，应立即行血肿清创，出血多并有出血休克症状应行抗休克处理，同时积极手术止血。

2. 伤口水肿、疼痛明显　24h 内，可用 95%乙醇湿敷或冷敷，24h 后可用 50%硫酸镁纱布湿热敷，或进行超短波或红外线照射，1 次/日，每次 15min。

3. 伤口感染　立即拆线，彻底清创引流，换药。

4. 伤口裂开　窦道扩开，换药，产后 7 日后可高锰酸钾坐浴，促进伤口愈合；待局部清洁，或行Ⅱ期缝合。

附：会阴阻滞麻醉

【目的】　会阴阻滞麻醉可阻断会阴部感觉神经传导。

【适应证】

1. 会阴切开或阴道助产分娩的麻醉。

2. 阴部神经痛。

3. 会阴痛的诊断和缓解症状，治疗外阴损伤继发性疼痛。

4. 肛门及会阴区顽固性奇痒症。

【禁忌证】

1. **绝对禁忌证** 麻醉剂过敏。

2. **相对禁忌证** 注射部位皮肤软组织有感染性疾病；存在难以控制的出血倾向。

【操作前准备】

1. **器械准备** 操作台、20ml 注射器、2%利多卡因或 1%普鲁卡因。

2. **患者准备** 取仰卧屈膝位或膀胱截石位。

3. **操作者准备** 常规外阴消毒。

【操作步骤】 经会阴阻滞：操作者将左手示、中指伸入阴道内，触及左侧坐骨棘，操作者右手持带有长针头的 20ml 注射器（内装普鲁卡因或利多卡因 20ml），在左侧坐骨结节和肛门连线中点稍偏坐骨结节处，先注一皮内小丘，然后在阴道内手指指引下将针头刺向坐骨棘内下方阴部神经经过处。回抽无回血后，局部注射普鲁卡因或利多卡因溶液 10ml，然后边退针边注药，在切缘和皮下深部注射局部麻醉药 10ml。每次注药前先回抽，以防注入血管。利多卡因用量不超过 150mg，普鲁卡因不超过 500mg（因阴部动脉与静脉在这个区域与阴部神经并行，故应间歇性分次注入局部麻醉药，且注药前回抽，以防注入血管）。

【并发症及处理】

1. **药物中毒** 局部麻醉药被直接注入血管内所致，维持患者生命体征，必要时抗心律失常治疗。

2. **穿刺部位血肿或脓肿** 多因反复穿刺引起，可予以物理治疗，必要时穿刺引流。

【相关知识】 会阴神经解剖：会阴神经来自 S_2～S_4，经坐骨大孔后离开骨盆，越过坐骨棘，横过骶棘韧带后，在坐骨小孔与阴部内动脉并行，再进入骨盆。阴部神经又分成直肠下神经、会阴神经和阴蒂背神经。会阴部另一神经支配源于阴部神经的股后侧皮神经分支，它支配着会阴的后阴唇部分。

第十四节 人工胎盘剥离术

【目的】 任何一种分娩方式下，胎儿娩出后 30min 胎盘仍未自然剥离者，或胎儿娩出后出血多须尽快娩出胎盘以减少出血。

【适应证】

1. 胎儿娩出后，常规使用宫缩剂 30min 后，胎盘仍未自然剥离者，虽出血不多，也应人工剥离胎盘。多见于完全性或部分性胎盘粘连，如不及时处理，一旦宫口收缩，还可造成胎盘嵌顿，使处理更为困难。

2. 胎儿娩出后至胎盘娩出前虽未到半小时，但阴道流血≥200ml，经子宫按摩，各种途径给予子宫收缩药物，均未能使胎盘完全剥离者。

3. 全麻下行手术助产时，可于胎儿娩出后立即人工剥离胎盘，防止产后迟缓性出血。

【禁忌证】　怀疑植入性胎盘时，切忌强行剥离。

【操作前准备】

1. 手术前向患者解释手术的目的、操作过程、风险、需要配合的事项，必要时签署知情同意书（必要时签署知情同意书及做必要的实验室检查、备血、开通两条静脉通道）。

2. 核对患者信息。

3. 必要的实验室检查，消毒用品，建立静脉通道，必要时备血，辅以镇痛镇静药物，如哌替啶、地西泮等。

4. 外阴重新消毒，铺无菌巾，操作者更换手术衣及手套；助手协助患者体位摆放，观察手术过程中患者情况，或超声协助监视（注意无菌操作。外阴重新消毒，铺无菌巾，操作者更换手术衣及无菌手套）。

【操作步骤】

1. 患者取膀胱截石位，排空膀胱。

2. 麻醉　一般不需特殊麻醉，若宫颈内口较紧时，可行双侧阴部神经阻滞麻醉或哌替啶 100mg 肌内注射。对操作困难者可应用丙泊酚静脉麻醉。

3. 剥离胎盘

（1）阴道分娩：以一手于腹部向下按压子宫底部，另一手五指并拢呈圆锥形状沿脐带伸入宫腔内，找到胎盘与子宫交界面，自胎盘下缘，掌心朝向胎盘母面，掌背贴于子宫壁，用手掌尺侧于胎盘-子宫壁间隙腔像裁纸样剥离。（图 9-27A）如能剥离出一缺口，继续扩大剥离面，直至整个胎盘剥离。（图 9-27B）轻轻下牵脐带协助胎盘娩出。然后用手掌托住整个胎盘边旋转，边缓慢拿出阴道外。至阴道外口时翻转胎盘，以胎儿面娩出，并将胎膜完整带出。若胎盘与宫壁较为紧密，剥离困难者，警惕胎盘植入的可能，不要强行剥离。

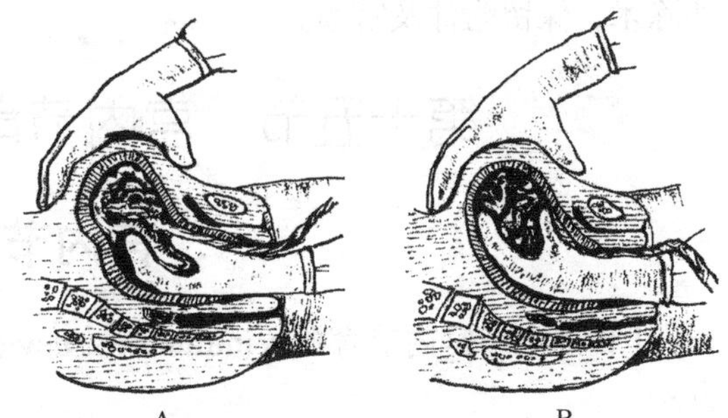

图 9-27　阴道分娩人工剥离胎盘

（2）剖宫产：操作方法同上，自子宫切口进入宫腔，胎盘娩出后用卵圆钳清理宫腔，防止胎盘小叶和胎膜残留，再以纱布卷擦拭宫腔，拭尽残留胎膜（剖宫产术中可尽量等待子宫收缩胎盘自然剥离娩出，若自然剥离困难，考虑手取胎盘）。

4. 检查胎盘　取出胎盘后要仔细检查胎盘母体面，观察胎盘小叶是否完整。阴道分娩者，若胎盘仍有缺损应予清宫，有条件时可在超声引导下进行。

5. 确认取出胎盘完整后，立即肌内注射子宫收缩剂缩宫素 10U 或前列腺素制剂促进子宫收缩，防止产后出血。

6. 术后应用抗生素治疗防止感染。

7. 术后 24h 或出院前行超声再次复查，排除宫腔残留物。

【并发症及处理】

1. 感染

（1）原因：多见于分娩前已有感染者（阴道炎等）；产程较长者；无菌操作不严格；剥离胎盘时反复进入宫腔等；术后子宫缩复不良，出血较多者。

（2）处理：①手术时外阴重新消毒，铺无菌巾，换无菌手套及手术衣；②徒手剥离胎盘尽量一次完成，不可反复进入宫腔，以减少感染机会；③术后给予抗生素并密切观察有无子宫出血；④感染较重者联合应用抗生素。

2. 穿破子宫

（1）原因：剥离胎盘时，如不易分离，特别是在子宫角区子宫壁较薄处用暴力分离；胎盘有残留时，经宫颈施行卵圆钳钳夹或刮匙刮取胎盘时用力不当。

（2）预防及处理。①剥离胎盘时，如不易分离，千万不可用暴力，特别是在子宫角区子宫壁较薄处，因为很可能是植入性胎盘。如为完全植入性胎盘，不予剥离胎盘，可部分或全部切除子宫，保留宫颈及附件，或慎重给予保守处理。如为部分植入性胎盘，给予缩宫素及抗生素后，如出血明显减少，可给予保守处理，如出血不止则需及时手术。若已穿破子宫，需要开腹手术，根据情况，可行子宫修补术或宫体切除术。②在超声引导下操作，可以尽量避免发生。

3. 产后出血

（1）若为植入性胎盘，强行剥离可致剥离面出血。对于试行剥离时发现胎盘与宫壁结合较为紧密时，不可强行剥离，如无出血可待日后处理。

（2）若徒手剥离胎盘后，部分胎盘小叶仍有残留，可用大型钝型刮匙刮取或胎盘钳钳取，最好在B超引导下进行处理，取出物送病理。如胎盘植入病灶深大，出血严重时，则需行介入手术或开腹手术。开腹手术包括胎盘植入病灶切除、止血，严重时需行次全子宫切除术，保留附件及宫颈。

第十五节　宫内节育器放置术与取出术

一、宫内节育器放置术

【目的】 宫内节育器（intrauterine device，IUD）放置术是用于育龄妇女节育的手术方法。

【适应证】

1. 育龄妇女自愿要求放置而无禁忌者。

2. 某些疾病的辅助治疗，如宫腔粘连、功能性子宫出血及子宫腺肌症等的保守治疗（含有孕激素的宫内节育器）等。

【禁忌证】

1. 严重全身性疾病，如心力衰竭、肝肾功能不全、凝血功能障碍等（注意：操作前充分评估患者全身状况，对合并其他全身性疾病者，应纠正后再考虑行放置术）。

2. 急、慢性生殖道炎症，如急、慢性盆腔炎是绝对禁忌证；阴道炎、宫颈炎、重度宫颈糜烂治疗前不宜放置（急、慢性盆腔炎是放置术的绝对禁忌证）。

3. 妊娠或可疑妊娠。

4. 生殖器官肿瘤，良性肿瘤如子宫肌瘤引起宫腔变形或月经过多者不宜放置，卵巢肿瘤应于治疗后根据情况考虑可否放置。

5. 生殖道畸形、子宫畸形，如双角子宫、纵隔子宫等。

6. 宫颈内口过松、重度陈旧性宫颈裂伤或严重子宫脱垂。

7. 月经过多、过频或不规则阴道流血。

8. 宫腔深度不足 5.5cm 者。

9. 人工流产后出血过多或疑有妊娠组织残留者。

10. 顺产或剖宫产胎盘娩出后放置宫内节育器，如有潜在感染或出血可能者，胎膜早破 12h 以上、产前出血、羊水过多或双胎等不宜放置。

11. 产后 42 日恶露未净或会阴伤口未愈者。

12. 严重痛经者。

【操作前准备】

1. 患者准备　全面了解其妊娠分娩史，全面体格检查及相关辅助检查；排除禁忌证后，向患者解释操作过程、风险、需要配合的事项，签署知情同意书；术前 3 日禁止性生活，术前患者排空膀胱（注意：一定要讲明操作过程及风险，并签署知情同意书）。

2. 材料准备　合适型号和类型的宫内节育器，消毒用品等。

3. 操作者准备　核对患者信息。操作者洗手，准备帽子、口罩、无菌手套等；助手协助患者体位摆放，观察放置节育器过程中患者情况等。

【操作步骤】

1. 常规消毒外阴、阴道，铺无菌巾，行双合诊检查（注意：术中严格无菌操作，放置时勿接触阴道壁）。

2. 用窥阴器扩张阴道，消毒阴道穹隆、宫颈及颈管。

3. 宫颈钳钳夹宫颈前唇，轻轻向外牵拉。

4. 宫颈过紧者可用 1%的利多卡因棉签置入宫颈管内约 2min，或 1%的利多卡因于宫颈 4 点及 8 点处黏膜下注射各 1～2ml，5min 后实施手术（一定要行双合诊检查，判断子宫倾屈方向）。

5. 持探针沿子宫倾屈方向轻轻进入，探测宫腔深度。

6. 根据宫颈口松紧或节育器体积决定是否扩张宫颈，扩张宫颈时，以执笔式持宫颈扩张器沿宫腔方向慢慢扩张宫颈内口，扩张器通过宫颈内口即可，不可深入，一般由 4 号扩至 6 号即可（如需扩张宫颈，用力要缓慢、适度、扩张器过宫颈内口即可）。

7. 不同类型节育器的放置技巧（注意：宫内节育器种类繁多，各有特点，可根据患者要求选择并注意使用年限）。

（1）环形及宫形节育器：使用叉型或钳型放置器放置。若用叉型放置器，将节育器上缘置于叉内，顺子宫方向轻轻送入宫底，慢慢退出放环叉，退至宫颈内口时再上推节育器下缘，然后退出放置器。若用钳型放置器，将节育器的上缘置于钳顶端的小槽内，节育器骑跨于钳上，顺宫腔方向置于宫底，张开前叶向外退出，退至宫颈内口时同样上推节育器下缘，然后退出放置器（注意：节育器上缘要达宫腔底部。使用叉型放置器时要一次到达宫底，中途不可停顿。不能任意扭转节育器，以免节育器变形）。

（2）"T" 形节育器：放置时，将两横臂向下折叠，与纵臂一起置入套管内，调整限位块至宫腔深度，插入套管芯，沿宫腔方向送入放置器达宫底，固定套管芯，后退套管，用套管芯轻推节育器下缘后退出放置器，颈管外保留尾丝 1.5 ~ 2.0cm。

（3）吉妮固定式节育器：节育器为独立包装，已置于套管内，右手握住套管与置入器连接处，调整限位块比宫腔深度长 0.5cm；将放置器经宫颈管置入宫腔底部。放置器紧抵宫底，轻轻推进置入器 1cm，此时置入针和节育器上的手术线小结进入子宫肌层。在放置器紧抵宫底的同时，轻轻由插槽中释放尾丝。在固定放置套管的同时，慢慢退出置入器；然后抽出套管。轻轻牵拉尾丝以确定节育器是否固定于宫底，于宫颈管内剪断尾丝。

8. 观察宫腔内无出血，取下宫颈钳，撤除窥阴器（注意：术后嘱患者休息 2 日，1 周内避免重体力劳动。保持外阴清洁，2 周内避免盆浴及性生活）。

9. 放置宫内节育器后应观察如下情况。

（1）有无腹痛、阴道流血等症状。

（2）有无面色苍白、呼吸困难，生命体征是否平稳等。

【并发症及处理】

1. 感染

（1）原因：放置节育器时，如不严格按照无菌操作，或生殖道存在感染灶、节育器尾丝过长导致上行性感染，均可能引起盆腔感染。

（2）处理：术中应严格无菌操作，对有盆腔炎病史尤其有性传播疾病病史者禁用节育器，术后预防性使用抗生素。放置节育器后定期随访，注意个人卫生。如有感染者，应取出节育器并选用有效抗生素治疗。慢性盆腔感染的病原体除一般细菌外，厌氧菌、支原体、衣原体，尤其是放线菌感染较多，治疗时可行必要的宫颈分泌物培养及药敏试验，以选择敏感药物，也可选择中药和理疗。

2. 不规则阴道流血　不规则性阴道流血是临床常见并发症，发病率为 10%以上，多表现为月经量增多或经期延长，或点滴不规则性出血，易发生于节育器放置后 1 年内。放置前，应充分了解节育器的适应证及禁忌证，选用合适类型的节育器，并适当选用抗纤溶活性药物、前列腺素合成酶抑制剂、类固醇类药物及抗生素治疗，无效者应取出节育器。

3. 疼痛　临床表现为腰腹坠胀痛。

（1）原因：多因节育器刺激子宫收缩所致，也可因宫内节育器型号偏大或位置异常引起。

（2）处理：疼痛较轻者不需处理。疼痛明显者需除外感染，并需检查节育器位置及大小是否与宫腔相配。必要时可口服吲哚美辛，如疼痛持续或治疗无效应取出宫内节育器。

4. 子宫穿孔

（1）原因：放置宫内节育器过程中因操作不慎，手术器械损伤子宫壁或置宫内节育器后宫内节育器压迫宫壁导致子宫穿孔。

（2）处理：在手术过程中，探针等器械穿孔，宫内节育器尚未放入宫腔，患者情况良好者，应严密观察血压、脉搏、体温、腹痛等情况，进行保守治疗，使用抗生素预防感染及宫缩剂加强收缩，促使穿孔处愈合。若宫内节育器已放入子宫外，需在腹腔镜下取出宫内节育器，同时修补穿孔。合并脏器损伤或内出血，应立即剖腹探查，针对损伤情况及时进行处理。

5. 宫内节育器异位、嵌顿　宫内节育器异位是指宫内节育器转移到腹腔、阔韧带等部位或出现嵌顿者。宫内节育器嵌顿属于一种异位，临床较为常见。宫内节育器异位、嵌顿一般均无症状，多发现于取器时，可结合 X 线透视、B 超、宫腔镜及子宫碘油造影等手段，以明确诊断。严格遵守手术操作规程，熟练操作技术，根据子宫大小、位置，选择合适大小、类型和优质的宫内节育器。如宫内节育器嵌顿内膜下，可先刮内膜后再试取出；嵌顿浅肌层，应在宫腔镜下轻轻牵拉取出；完全嵌入子宫肌层或断裂残留于肌层内时宜剖腹或在腹腔镜下切开子宫取出。异位到子宫外，应根据有无脏器损伤，在腹腔镜下或剖腹取出宫内节育器。放置宫内节育器时间过长，尤其是在嵌顿、异位的情况下，宫内节育器易断裂或部分残留于肌层内，应注意全部清理取出。

6. 宫内节育器脱落　宫内节育器放置时操作不规范，没有将宫内节育器放入子宫底部，或宫内节育器大小、类型与子宫大小、形态不匹配，或宫内节育器质量不好，易发生脱落，多在放器后 1 年内尤其是前 3 个月与经血一起排出，不易察觉。因此，放置宫内节育器后应定期随访（注意：嘱患者定期随访，即放置后 1、3、6 个月各随访一次，放置后 3 个月内经期或大便时要注意节育器有无脱落）。

7. 带器妊娠　宫内节育器未置于子宫底部，或移位、异位等均可导致带器妊娠，一般随带器时间延长尤其是 4 年以上者，带器妊娠概率会增加。这可能与宫内节育器产生的异物反应随时间延长而影响稳定性或与盆腔炎等疾病有关。带器妊娠可致胎儿畸形，原则上应终止妊娠并取出节育器。

【相关知识】　宫内节育器放置时间。

1. 月经周期第 5～7 日及月经干净后 3～7 日。

2. 月经延长或哺乳期闭经者，应首先排除妊娠后才可放置。

3. 早期妊娠吸宫或钳刮术后即时放置。

4. 自然流产或中期妊娠引产转经后。

5. 产后 3 个月或剖宫产半年后。

二、宫内节育器取出术

【目的】　宫内节育器取出的目的如适应证所述。

【适应证】

1. 节育器放置期已到，需要更换者（注意：详细了解病史、取器原因、月经情况和末次月经日期；辅助检查，明确节育器的类型和位置；检查血常规、白带常规；阴道持续出血者，应服用抗生素 3 日；对已经绝经的妇女，如子宫已萎缩，可于术前服用雌激素：对于宫口较紧的患者，术前服用米索前列醇 0.6mg，2h 后再行手术，会降低取环难度）。

2. 有生育要求，计划妊娠者。

3. 放置后出现较重的不良反应，如严重腰腹痛、不规则子宫出血等。

4. 出现并发症，如异位、嵌顿、节育器变形、感染等。

5. 闭经半年或绝经 1 年以上者。

6. 更换其他避孕方法者。

7. 带器妊娠者，需在行人工流产时同时取出。

【禁忌证】　各种疾病的急性期暂不能取器，待病情好转后再考虑取出。

【操作前准备】

1. 患者准备　全面了解其妊娠分娩史；全面体格检查及相关辅助检查，行 B 超检查或 X 线透视确定节育器是否存在，并了解其位置和形状；排除禁忌证；向患者解释操作过程、风险、需要配合的事项，签署知情同意书；患者排空膀胱，术前 3 日禁止性生活（注意：取环前首先要确认节育器的位置和类型；向患者介绍相关事宜并签署知情同意书）。

2. 材料准备 取器（宫内节育）包、消毒用品等（注意：取环应在月经干净 3～7 日或绝经后；如因阴道流血取器时可根据患者情况随时取出，必要时在诊刮同时进行）。

3. 操作者准备 核对患者信息。操作者洗手，准备帽子、口罩、无菌手套等；助手协助患者体位摆放，观察取器过程中患者情况等。

【操作步骤】

1. 常规消毒外阴、阴道，铺无菌巾，行双合诊检查。

2. 用窥阴器扩张阴道，消毒阴道穹隆、宫颈及颈管。

3. 宫颈钳钳夹宫颈前唇，轻轻向外牵拉。

4. 不同类型节育器的取出技巧（注意：对子宫颈较紧的患者，取环前可以扩张子宫颈）。

（1）带尾丝的节育器：用长弯止血钳钳住尾丝，轻轻牵拉取出节育器。

（2）无尾丝的节育器：开始同宫内节育器放置手术步骤 1～6，之后用探针探测节育器位置，取环钩沿宫腔方向进入宫腔，触及节育器后转动钩头方向钩住节育器下缘，牵拉取出。

（3）吉妮固定式节育器：用妇科长钳进入宫颈内，钳夹住尾丝取出。

（4）“T”形节育器：钩住其横臂或纵、横臂交界处，保持钩头平直，缓缓牵拉取出。若钩取有困难，可扩张宫颈后用小弯头卵圆钳钳取。

（5）环形节育器嵌顿时，以取环钩钩住节育器下缘，牵拉出子宫颈口外，拉直螺旋丝，两把弯钳夹住宫颈口外的环丝，于中间剪断。由一侧将环丝慢慢拉出，拉出后要将环丝对合，了解节育器是否完整。

5. 取出节育器后的观察

（1）症状上注意：有无腹痛、阴道流血等，注意观察可能出现的不良反应及并发症。

（2）体征上注意：有无面色苍白、呼吸困难，生命体征是否平稳（注意：保持外阴清洁，2 周内避免盆浴及性生活）。

【并发症及处理】 取器时易损伤子宫壁或穿孔，甚至损伤脏器，引起并发症，故取器前应常规检查了解宫内节育器的位置及有无断裂等情况，对症处理。

【相关知识】 取出节育器的操作技巧如下所示。

1. 探测节育器位置时，根据术前定位尽量一次性探到异物感，避免多次反复探测损伤内膜，引起出血。

2. 使用取环钩时要非常小心，只能在宫腔内钩取，避免向宫壁钩取，如钩取时有阻力，不能强行牵拉，应退出取环钩，进一步查清原因。

3. 若节育器嵌顿确实严重，牵拉时阻力过大，可先牵出部分环形节育器环丝，找出环接口，离断，将环拉成线状后取出。

第十六节 刮 宫 术

【目的】 刮宫术是通过刮取子宫内膜或清除宫腔内容物达到诊断和治疗的目的。

【适应证】

1. 子宫异常出血或阴道排液，为证实或排除子宫内膜、宫颈病变或其他妇科疾病，如子宫内膜炎症、子宫内膜癌、宫颈管癌等，也可作为异位妊娠的鉴别诊断方法。

2. 功能性子宫出血的诊断及治疗。

3. 了解不孕症患者有无排卵及子宫内膜情况。

4. 不全流产的诊断和治疗。

5. 清除自然流产、葡萄胎等的宫腔内容物。

【禁忌证】

1. 急性生殖道炎症。

2. 可疑宫内妊娠且有继续妊娠要求者。

3. 严重的全身性疾病。

4. 手术当日体温＞37.5℃。

【操作前准备】

1. 材料准备

（1）消毒刮宫包：无菌钳、窥阴器（检查窥器、手术窥器）、宫颈钳、宫颈扩张器、探针、刮匙（取内膜器、大小刮匙）、无菌孔巾、长棉签（2 根）、纱布数块。

（2）无菌手套。

（3）消毒液（安尔碘或碘伏）、2.5%碘酊、75%乙醇；如碘过敏，备 0.1%苯扎溴铵溶液。

（4）标本容器、10%甲醛、病理申请单。

（5）药品：局麻药、镇静剂、抢救用药等。

2. 患者准备

（1）全面了解病史、体格检查及相关辅助检查，排除禁忌证。向患者说明手术的必要性，解释说明操作过程、风险，需要配合的事项（为消除患者的紧张情绪，操作者要态度和蔼，向患者说明手术的必要性和操作过程）。

（2）签署知情同意书。

（3）刮宫通常无需麻醉，如有条件，可以在麻醉下（静脉麻醉吸入麻醉或脊椎麻醉）进行。对于宫颈口过紧者，给予镇静剂或宫颈表面麻醉（有创操作，需要知情同意）。

3. 操作者准备

（1）戴好口罩、帽子。

（2）核对患者，检查是否已经签署知情同意书。

（3）刷手后，穿手术衣、戴手套（或右手戴两只手套）。

（4）患者排空膀胱，取截石位。

（5）助手协助患者摆放体位，密切观察手术过程中患者的情况等。

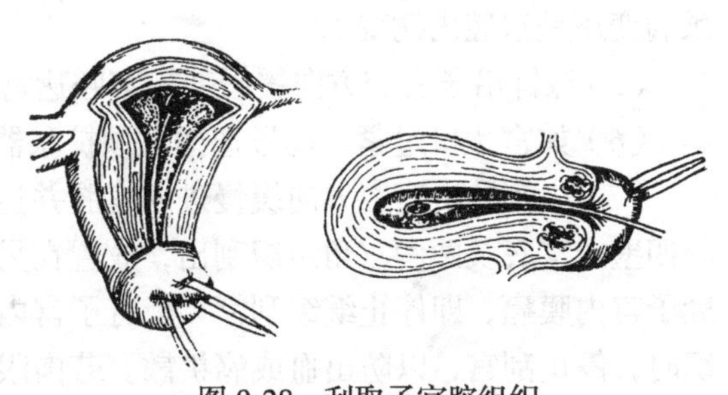

图 9-28　刮取子宫腔组织

注意子宫底及两侧角

【操作步骤】　所有操作中，器械不能碰到阴道壁（图 9-28）。

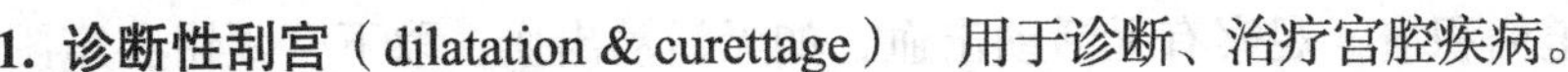

1. 诊断性刮宫（dilatation & curettage）　用于诊断、治疗宫腔疾病。

（1）体位：取膀胱截石位。

（2）常规消毒外阴、阴道，铺无菌巾。行双合诊检查，了解子宫大小、位置及双附件情况，判断有无急、慢性生殖道炎症。然后更换手套（也可右手脱下一只手套，有助于正确判断子宫的位置，减少手术风险）。

（3）用窥阴器暴露宫颈，再次消毒阴道穹隆，碘酊、乙醇消毒宫颈及宫颈管口。

（4）宫颈钳钳夹宫颈前唇。探针沿子宫腔方向缓缓伸入宫腔达宫底，探测宫腔的长度和方向，记录宫腔深度（因哺乳期子宫软，绝经后子宫、宫颈萎缩，宫颈扩张困难，应特别小心，警惕子宫穿孔的发生）。

（5）根据宫颈的松紧度决定是否扩张宫颈，如宫颈口过紧，自小号宫颈扩张器开始，以执笔式持宫颈扩张器沿子宫方向缓慢扩张宫颈内口，至所用的刮匙能顺利通过（扩张宫颈时用力要均匀，缓慢扩张，以免子宫穿孔。术前预处理有助于减少并发症发生）。

（6）用内膜取样器或小刮匙慢慢伸入至宫底，从内到外有次序地分别刮取子宫前、后、左、右四壁及子宫角部内膜，并将其放在已准备好的干净纱布上（操作时应减少不必要的器械进出宫颈的次数，刮宫动作应轻柔，避免人为损伤宫颈管内膜和子宫内膜，减少宫腔及宫颈管粘连的发生）。

（7）刮宫时注意宫腔有无形态异常。

（8）清理阴道内积血，观察有无活动出血，如无活动出血，取下宫颈钳和窥阴器及孔巾。

（9）将纱布上的组织全部装在标本瓶中，组织固定液固定后送病理检查（病理检查有助于诊断疾病，非常重要）。

（10）交代术后注意事项。

2. 分段诊断性刮宫（fractional curettage）　主要用于诊断子宫内膜病变，特别是子宫内膜癌等恶性肿瘤。

（1）体位：取膀胱截石位。

（2）常规消毒外阴、阴道，铺无菌巾。行双合诊检查，了解子宫大小、位置及双附件情况，判断有无急、慢性生殖道炎症。然后更换手套（也可右手脱下 1 只手套）。

（3）用窥阴器暴露宫颈，再次消毒阴道穹隆，碘酊、乙醇消毒宫颈及宫颈管口。

（4）宫颈钳钳夹宫颈前唇。小刮匙伸入宫颈管 2～2.5cm 按从内向外的顺序搔刮宫颈管一周，将所刮出的组织放置在备好的纱布上（先搔刮宫颈，后探宫腔，有助于鉴别是宫颈病变还是宫腔内病变）。

（5）探针沿子宫腔方向缓缓伸入宫腔达宫底，探测宫腔的长度和方向，记录宫腔深度。

（6）如宫颈口过紧，逐号选择宫颈扩张器扩张宫颈，至所用的器械能顺利通过。

（7）小刮匙沿宫腔方向缓慢进入宫腔并达宫底部，从内到外进行刮宫，并依次将子宫腔四壁、宫底及两侧宫角组织刮出，放置在另一块备好的纱布上，如刮出的组织糟脆，可疑子宫内膜癌，即停止继续刮宫（疑有子宫内膜癌者，若刮出物肉眼观察高度怀疑为癌组织时，停止刮宫，以防出血或癌扩散。若肉眼观察未见明显癌组织，应全面刮宫，以防漏诊）。

（8）刮宫时注意宫腔有无形态异常及高低不平。

（9）清理阴道内积血，观察有无活动出血，如无活动出血，取下宫颈钳和窥阴器及孔巾。

（10）将纱布上的组织分别装入标本瓶中，标记好取材部位，组织固定液固定后送检。

（11）讲明术后注意事项。

【并发症及处理】

1. 子宫穿孔 是严重的并发症，应及时发现，立即处理。手术时突然出现“无底”的感觉，或刮匙进入宫腔的深度超过测量的深度，要考虑子宫穿孔的可能。多发生于哺乳期、绝经后、患子宫恶性肿瘤，或子宫位置不明、操作不慎等情况下。处理：立即停止手术，观察有无内出血和脏器损伤的征象等，如破裂口小，生命体征稳定，可保守治疗，如破裂口大，有内出血、脏器损伤等，应立即剖腹探查，针对损伤情况处理。

2. 出血 对可疑子宫内膜癌、黏膜下肌瘤、稽留流产等患者，常因子宫收缩不良而出血过多。术前应配血、开放静脉。术中应在扩张宫颈后，尽快刮取宫腔内容物。除了怀疑恶性肿瘤或取活检外，应全面刮宫。必要时应备皮，做好开腹手术准备。

3. 感染 对于出血时间长，合并贫血、糖尿病，可疑结核或应用免疫抑制剂者，术前及术后应使用抗生素预防感染。术中应严格无菌操作。

4. 宫腔粘连 粘连发生的部位在宫颈管、宫腔，如粘连阻断经血排出，可以造成闭经、周期性腹痛。处理：根据粘连的部位，采用扩张宫颈或分离宫腔粘连的处理，如宫颈粘连，用探针或小号扩张器缓慢扩张宫颈，如宫腔粘连，建议宫腔镜下行分离术。术后可以放置宫内节育器，预防再次粘连；人工周期 2～3 个周期，促进子宫内膜生长。

【相关知识】

1. 子宫内膜或宫颈管黏膜的病理可以诊断该部位疾病。

2. 子宫内膜在卵巢激素作用下呈周期性变化，子宫内膜不同的表现反映卵巢功能。

3. 宫腔镜可直视下观察宫颈管、子宫内膜及输卵管开口，能更直观地了解宫腔结构，准确地取材并送病理检查，治疗各种宫腔内病变，适应于大部分的刮宫术患者。

第十七节　人工流产术

人工流产是意外妊娠或避孕失败的补救措施，也是因疾病等原因不适宜继续妊娠者终止妊娠的方法。分为药物流产和手术流产。本章阐述的是人工流产术中的手术流产，可以分为负压吸引术（俗称“人流”）和钳刮术。手术流产一般限定在 14 周以内的妊娠。

一、负压吸引术

【适应证】

1. 妊娠在 10 周以内，非意愿性妊娠或避孕失败。

2. 因存在严重心、肺等全身疾病，继续妊娠可能危及母儿生命者。

3. 有家族遗传病、妊娠早期不良环境（如使用对胚胎发育有影响的药物、放射线接触史等），可能存在先天畸形或缺陷者。

【禁忌证】

1. 生殖道急性或亚急性炎症，如阴道炎、宫颈炎、子宫内膜炎及盆腔炎等。

2. 全身状态不能承受手术者，如严重贫血等。

【暂缓施术情况】

1. 急性传染病或慢性传染病急性发作期，需经短期处理，待一般状态改善后再进行手术治疗。

2. 术前相隔 4h 两次体温在 37.5℃以上者，需查明发热原因，给予对症处理后再行手术治疗。

【操作前准备】

1. 明确宫内妊娠诊断 通过询问病史、血或尿 HCG 及 B 超检查确定诊断（认真确认超声报告妊娠囊的位置）。

2. 确定无禁忌证 了解既往病史，做妇科及全身检查。

3. 实验室检查 主要包括阴道分泌物检查，血、尿常规检查，以及凝血功能、心电、乙型肝炎、梅毒、艾滋病等相关检查。

4. 核对患者信息。

5. 沟通 内容包括：①施术目的；②可供选择的终止妊娠方法；③该方法的操作流程及可能的风险、术中和术后可能出现的并发症，如出血、子宫穿孔、感染、不孕、胚物残留、腹痛、宫腔粘连等；④签署知情同意书，初孕者应慎重考虑，需要孕妇了解人工流产后可能面临的问题和风险，充分沟通、知情后，由孕妇决定是否行人工流产术（注意：签署知情同意书，充分告知术后可能出现的情况，尤其是尚未生育的患者）。

6. 器械准备

（1）负压吸引器（含负压储备装置，并设有安全阀）。

（2）吸管：根据妊娠月份选择型号，如妊娠 8 周以内者，一般选择 5～7 号吸管，妊娠 8～12 周一般选择 7～9 号吸管。

（3）宫颈扩张器，从小号到大号顺序备齐，跨度为半号，如 5 号、5.5 号、6 号、6.5 号、7 号等。

（4）刮匙。

7. 常备药品 局部或静脉麻醉药、镇静药、子宫收缩药、抢救用药等。

8. 患者准备 取膀胱截石位，术前需排空膀胱，消毒外阴、阴道。

9. 术者准备 戴帽子、口罩，洗手，穿手术衣，戴无菌手套。

【操作步骤】

1. 铺无菌巾，行双合诊检查子宫大小、位置及盆腔情况后，更换无菌手套（注意：正确判断子宫的位置）。

2. 用窥阴器暴露宫颈，消毒阴道、宫颈。

3. 用宫颈钳夹持子宫颈前唇或后唇，探针按已查好的子宫位置缓慢进入，遇到阻力时提示探针已到达子宫底，停止推进，取出探针，看刻度，确定宫腔深度（注意：①根据子宫的位置放入探针，动作要缓慢、轻柔；若进入内口困难，需适当变换方向，必要时可换最细的宫颈扩张器尝试；②宫颈扩张一定要轻柔，用力均匀，防止宫颈撕裂或穿孔）。

4. 按探针方向，以执笔式持宫颈扩张器，自小号开始逐一增号，一般扩张至大于所使用吸管的半号或者 1 号。扩张宫颈时，用力要匀、缓、稳、慢。

5. 连接吸管至负压吸引器。

6. 负压吸引 送入吸管的屈度应与子宫曲度一致。当吸管送达宫腔底部遇到阻力后，略向后退约 1cm，开动负压吸引。负压一般选择 400～500mmHg，吸引时一般按顺时针方向吸宫腔 1～2 周。当宫腔内容物基本吸净时，手持的吸管有一种被收缩的子宫扎紧的感觉，吸管转动受限，感到宫壁粗糙，即表示组织吸净。折叠导管，在无负压的情况下退出吸管，如不确定胚物是否完整吸出，可重新用吸管以低负压吸宫腔，也可用小刮匙轻刮宫腔底及两侧宫角。如果确认吸出物完整，也可不再吸宫或搔刮（注意：动作不能过猛，不能过度吸引，吸管进出宫颈不能有负压，注意无菌操作）。

7. 观察有无出血，探针探查宫腔深度。宫腔内容物吸净后，宫腔深度较术前小。

8. 取下宫颈钳，用棉球擦拭宫颈及阴道内血迹，取出窥阴器。

9. 将全部吸出物用纱布过滤，检查有无绒毛或胚胎组织，并注意有无水泡状物。如未见绒毛，应送吸出物做组织学检查。

10. 填写手术记录，记录出血量。

11. 告知患者术后注意事项、指导避孕及随诊时间。

二、钳　刮　术

【适应证】 同负压吸引术。适合人群为妊娠10～14周者。

【禁忌证及暂缓施术情况】 同负压吸引术。

【操作前准备】

1. 同负压吸引术。

2. 宫颈预处理 在术前6～24h，通过机械或药物软化宫颈，便于操作。

【操作步骤】

1. 同负压吸引术。

2. 同负压吸引术。

3. 同负压吸引术。

4. 按探针方向，以执笔式持宫颈扩张器，自小号开始逐一增号，一般需扩张宫颈至10～11号，以能通过小卵圆钳为宜。扩张宫颈时，用力要匀、缓、稳、慢。

5. 将卵圆钳深入宫腔，先夹破胎膜，尽量使羊水流尽，以避免出现羊水栓塞。然后再用卵圆钳钳取胎儿及胎盘组织，确认宫内容物基本清净时，再用刮匙搔刮或小号吸管用较小的负压吸引。探查宫腔深度，以了解子宫收缩情况（注意：卵圆钳夹住胎儿或胎盘后，按顺时针或逆时针方向旋转数次，当感到旋转无阻力时，向外牵拉取出胎儿及胎盘组织）。

6. 检查取出的胎儿及胎盘是否完整，估计出血量。术中可根据子宫收缩及出血情况酌情给予促进宫缩药物（注意：行钳刮术时，动作一定要轻缓，以减少出血、穿孔、宫颈裂伤等并发症的发生）。

其余事项同负压吸引术。

三、人工流产相关知识

（一）人工流产术中并发症及处理

1. 出血 负压吸引术出血量超过200ml，钳刮术出血量超过400ml以上，称为人工流产出血。可能与吸宫不全、胎盘位置较低、多次宫内操作史造成子宫内膜受损、哺乳期子宫较软等因素影响子宫收缩有关。处理：寻找出血原因，对症处理，如给予止血药、促进子宫收缩药，尽快清空子宫等。

2. 子宫颈裂伤 常发生在宫颈口较紧、操作用力过猛时。钳刮术时，子宫颈管扩张不够充分，在牵拉较大的胎儿骨骼时也可划伤宫颈。预防的方法是：扩张宫颈不用暴力，按宫颈扩张器大小顺序逐号扩张，必要时使用宫颈局部麻醉；钳刮术时可将胎儿骨骼钳碎；再缓慢取出。当发生宫颈裂伤时，用可吸收线缝合，若裂伤严重涉及子宫体时，宜行手术处理。

3. 子宫穿孔 是人工流产的严重并发症，应及时发现，立即处理，如手术时突然有"无底洞"的感觉，或吸管进入的深度超过原来所测的深度，要考虑有子宫穿孔。哺乳期、剖宫产后瘢痕子宫、子宫位置不明、手术操作使用暴力时更易发生。处理：立即停止手术，观察有无内、外出血征象，以及有无内脏损伤的表现；可注射子宫收缩剂保守治疗，必要时住院观察；若破口较大，有内出血、脏器损伤等情况，需根据具体情况积极做出相应处理。

4. 人工流产综合征 指在施行手术过程中，受术者突然出现心动过缓、心律不齐、血压下降、面色苍白、头昏、胸闷、大汗淋漓，甚至昏厥、抽搐等迷走神经兴奋的症状。多由于疼痛所致。一旦发生，应立即停止手术操作，由半卧位改为平卧位，肌内注射或者静脉注射阿托品，绝大多数患者经处理后很快好转。预防：术前与患者充分沟通，给予精神安慰，排除恐惧心理；术中施术者动作轻柔，避免粗暴及操作时间过长；无痛人流可减少此类并发症的发生。

5. 羊水栓塞 少见，偶可发生在大月份钳刮术、宫颈损伤、胎盘剥离时。一旦发生，立即救治：抗过敏、抗休克、改善低氧血症、防治 DIC 及肾衰竭。

（二）人工流产术后并发症及处理

1. 宫腔积血 表现为钳刮（吸）宫后，仍感到下腹疼痛，有时较剧烈，呈持续性或者阵发性，阴道流血较少。检查子宫体超过术前大小，宫壁触痛明显。探针探查宫腔即可诊断，又能达到治疗目的。

2. 感染 多为急性子宫内膜炎，偶有急性输卵管炎及盆腔炎等。可给予有效的抗生素、休息及支持疗法。掌握手术适应证和禁忌证、术前积极处理下生殖道存在的炎症、术中注意无菌操作、术后预防性应用抗生素，可减少感染的发生。

3. 吸宫不全 指人工流产术后部分胚胎、胎盘或胎儿组织残留。多表现为术后阴道流血时间长，超过 14 日，血量多，B 超检查有助于诊断。处理：应尽早行刮宫术，若合并感染，应在控制感染后行刮宫术。

4. 宫颈及宫腔粘连 宫颈完全粘连表现为术后无月经来潮，但经期有周期性下腹痛，B 超发现子宫增大，宫腔内有积血或盆腔内有逆流的血液；宫腔粘连表现为术后闭经或月经量显著减少，B 超子宫大小正常，内膜壁薄，宫腔线不清晰。宫颈粘连的处理：用探针或小号扩张器慢慢扩张宫颈外口达到内口，并做扇形钝性分离，使经血流出；宫腔粘连可在超声引导或宫腔镜下行宫腔粘连分离术，术后宫腔内放置节育器，术后可酌情使用人工周期 2～3 个疗程，使子宫内膜逐渐恢复。

5. 继发性不孕 由人工流产术后感染或子宫内膜损伤等因素所致。预防术后感染，避免子宫内膜搔刮过深可减少继发性不孕的发生。

6. 月经紊乱 表现为人流术后月经期延长或者缩短，经量增多或者减少，月经周期缩短或者延长，甚至闭经。多可自然恢复，少数不能恢复者，应明确病因后对症处理。

（三）漏吸或空吸

术时未吸出绒毛及胚胎组织称为漏吸，多发生于子宫过度屈曲、胎囊过小、操作不熟练、子宫畸形等情况，应适时再次行负压吸引术；子宫内无妊娠囊或胚胎却实施了人工流产术，称为空吸，是误诊所致。一种情况是没有妊娠却诊断妊娠；另一种情况是妊娠但非宫内妊娠，应将吸出物送病理检查，以排除异位妊娠的可能。施术前应常规做血或尿 HCG 检查及 B 超检查，确认宫内妊娠后方可实施手术。

（四）胎停育和稽留流产

胎停育是指孕早期的胚胎发育到某个阶段自然死亡而停止继续发育；稽留流产又称过期流产，是指胚胎或胎儿已死亡，但滞留宫腔内未能及时自然排出者。两者的处理需根据妊娠周数的大小选择负压吸引术、刮宫或钳刮术（方法同前）。稽留流产的处理较困难，因组织机化，与子宫壁紧密粘连，刮宫困难，同时因胚胎稽留时间过长，可能引起凝血功能障碍，导致弥散性血管内凝血，造成严重出血。因此，术前必须检查血常规、凝血功能、3P 试验等，充分准备后再行手术，如一次不能刮净，可以间隔 5～7 日后再刮宫。

（黄　鑫　张　雯）

急诊科

第十章　急救基本技能

第一节　成人基础生命支持

【目的】 基础生命支持（basic life support，BLS）又称初步急救或现场急救，目的是早期识别心搏骤停（cardiac arrest，CA）并迅速启动紧急医疗服务体系（emergency medical service system，EMSS），尽快实施心肺复苏术（cardiopulmonary resuscitation，CPR）及电除颤，重建自主循环及呼吸功能，最终实现拯救生命。

【适应证】 各种原因所致的心搏骤停。

心搏骤停是指突然意识丧失，同时无正常呼吸或完全无呼吸，并伴有大动脉搏动消失的患者。

【禁忌证】 无绝对禁忌证，在下列情况下可不实施心肺复苏。

1. 周围环境可能对施救者产生严重或致命的损害，且被抢救者无法移动。

2. 被抢救者已经出现不可逆死亡的明显临床体征（如尸僵、尸斑、断头、横断损伤或尸体腐烂等）。

3. 被抢救者有效的“不进行心肺复苏”（do not resuscitation，DNR）的生前预嘱。

【操作前准备】

1. 操作者准备

（1）操作者必须接受过基础生命救护相关培训。

（2）评估现场是否有危险因素存在，如发现危险因素，应迅速将患者转移至安全地带，在保证施救者、患者及其他人员安全的环境下进行心肺复苏。

（3）一旦发现患者突然倒地并失去反应，立即启动紧急医疗服务体系（EMSS）。

2. 器械准备

（1）抢救车：抢救药、简易呼吸器、面罩、吸氧管、听诊器等。

（2）除颤仪。

（3）氧气瓶。

3. 患者准备　操作者将患者摆放为平卧位。

【操作步骤】

1. 评估现场是否安全，在保证施救者、患者及其他人员安全的环境下进行心肺复苏。

2. 识别心搏骤停　判断意识、呼吸、脉搏是否存在，时间不超过10s。

（1）判断意识：操作者站在或跪在患者一侧，用双手轻拍患者双侧肩膀，并大声呼唤“喂！你怎么了？”（在患者的左右耳交替），观察患者是否有反应（图10-1），如无反应，即可判断意识丧失。

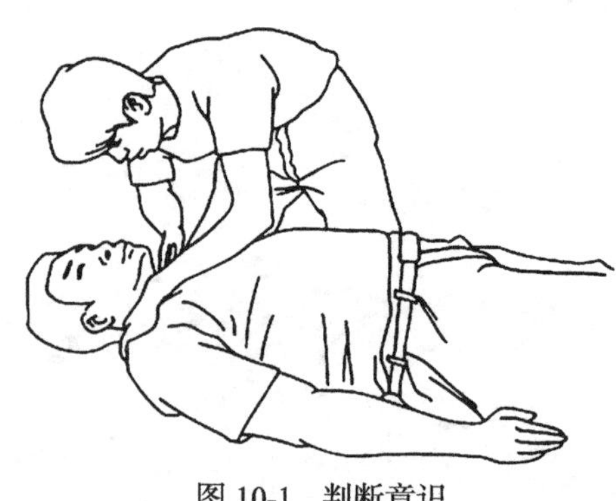
图10-1　判断意识

（2）判断呼吸和大动脉搏动：10s内同时检查呼吸和脉搏，仅限于专业人员。

1）检查呼吸：观察患者胸部有无起伏或口鼻有无气流，如果患者无呼吸或无正常呼吸（叹息样呼吸）均视为呼吸停止。

2）检查脉搏：施救者用一手的示指及中指指尖触甲状软骨，并向近抢救者一侧滑动2cm左右，在肌间沟处触及颈动脉（在甲状软骨水平、胸锁乳头肌内侧）（图10-2），感受其搏动。检查时间至少5s，但不超过10s（数1001，1002，1003，1004，1005，1006，1007…）。

3. 当判断患者无意识、呼吸及大动脉搏动时，立即启动EMSS，即大声呼叫：启动EMSS，拿来自动体外除颤仪（automated external defibrillator，AED）。同时立即进行高质量的心肺复苏。

4. 胸外按压　尽快开始有效的胸外按压是心搏骤停复苏成功的基础。

（1）体位：将患者摆放为平卧位，置于硬板床或地上，撤出头及身下的一切物品，同时松解患者的衣领及裤带，如发现患者处于俯卧位，在转动患者时应一手托住其枕颈部，另一手扶住肩部，使躯干和臀部随肩部转动，以免加重骨折或脊髓损伤（图10-3）。

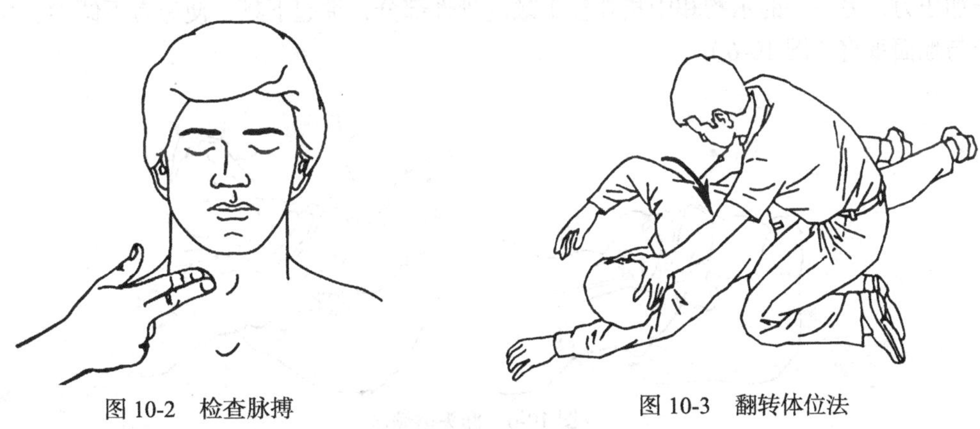

图10-2　检查脉搏　　图10-3　翻转体位法

（2）按压部位：胸骨的下半部（即患者两侧乳头连线中点，或施救者以左手示指和中指沿肋弓向中间滑移至两侧肋弓交点处，即胸骨下切迹，然后将示指和中指横放在胸骨下切迹的上方，示指上方的胸骨正中部即为按压区，见图10-4）。

（3）按压方法：一手掌根部放于按压处，另一手掌重叠于手背，两手交叉互扣，指尖抬起，避免接触胸壁，双臂伸直，身体前倾，使肩肘腕关节连线与地面垂直，双肩在胸骨正上方，用上半身重量及肩臂肌力量向下用力均匀按压（图10-5）。

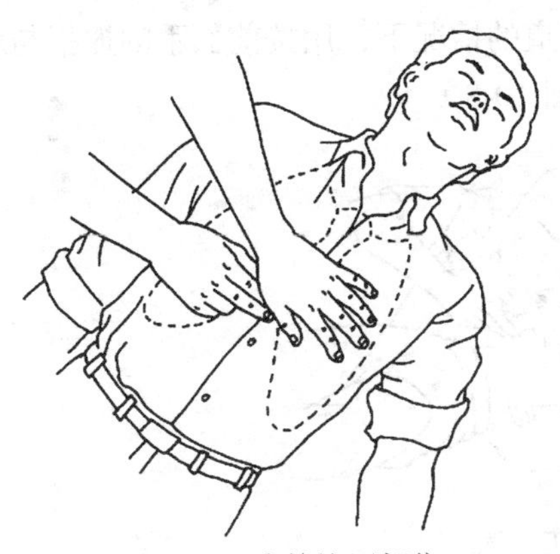

图10-4　胸外按压部位

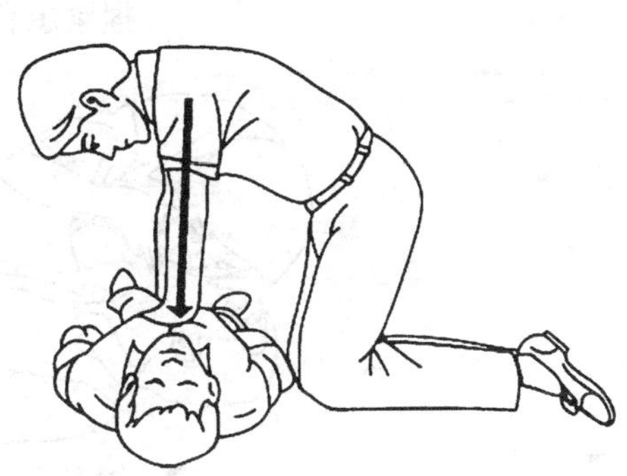

图10-5　胸外按压方法

（4）按压频率：100～120 次/分。

（5）按压深度：至少 5cm，而不超过 6cm。

（6）注意事项

1）施救者应避免在按压间隙倚靠在患者胸上，以便每次按压后使胸廓充分回弹。

2）施救者应尽可能减少胸外按压中断的次数和时间，尽可能增加每分钟胸外按压的次数。

3）胸外按压与通气比例：无论是单人复苏还是双人复苏，在没有建立高级气道之前，按压：呼吸均为 30：2（“高级气道”是指能够使全部或大部分气体进入肺内的气道，如喉罩、气管插管等）。

5. 开放气道 口腔无分泌物，无义齿。

（1）仰头举颏法：施救者位于患者一侧，一手的掌根部置于患者的前额，手掌向后方施加压力，另一手的示指和中指托住下颏的骨性部分，举起下颏，使患者下颌尖、耳垂连线与地面垂直（图 10-6）。

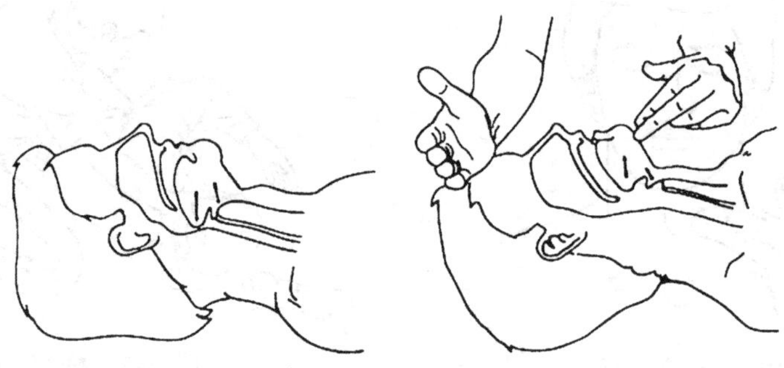

图 10-6 仰头举颏法

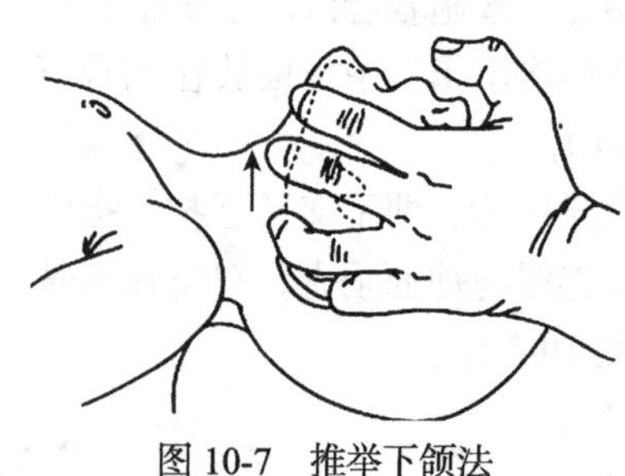

图 10-7 推举下颌法

（2）推举下颌法：怀疑患者颈椎损伤时采用此方法。施救者位于患者头侧，两手拇指置于患者口角旁，余四指托住患者下颌部位，保证头部和颈部固定，用力将患者下颌角向上抬起（图 10-7）

6. 人工通气

（1）口对口人工通气

1）在开放气道的情况下，用按前额手的拇指与示指捏紧患者鼻孔（图 10-8）。

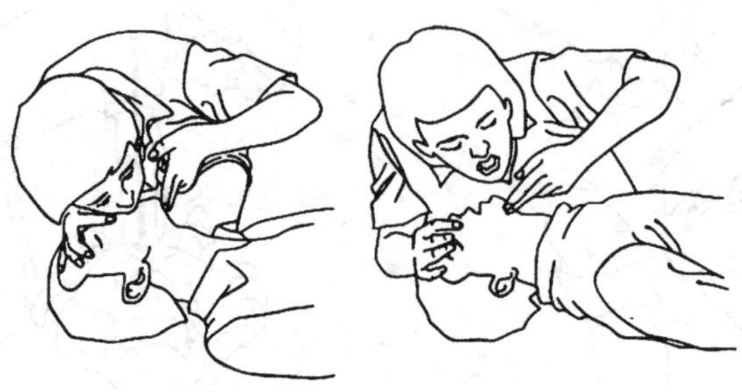

图 10-8 口对口人工通气

2）施救者平静吸气后，将患者的口完全包被在抢救者的口中，缓慢用力将气体吹入患者肺内，用眼睛余光观察患者胸廓是否起伏。

3）每次吹气时间不少于 1s，吹气的潮气量为 400～600ml，呼吸频率为 1 次/6s（无论是否建立高级气道）。

4）吹气完毕后，离开被抢救者口部，并松开握紧鼻孔的手指，可见患者胸部向下回弹，继续第二次通气。

（2）球囊面罩通气：球囊面罩又称“简易呼吸器”。

1）连接球囊相应部件，并将氧气源连好，将氧气流量调至 8～10L/min（无氧气时，可以直接通气）。

2）单人操作时用一只手持球体，另一只手持面罩。

3）将面罩贴紧扣在患者的口鼻处，尖端朝向患者头部，宽端向患者的脚侧。

4）在保持气道开放的条件下，以“E-C 手法”固定面罩，使之不漏气（图 10-9）。

5）挤压球体，使气体送入患者肺内（无论是口对口人工通气还是球囊面罩通气，都不宜送气太快、太强，因为这样可能造成气管、口鼻腔内的压力突然升高，超过贲门关闭压，而使气体进入胃内）。

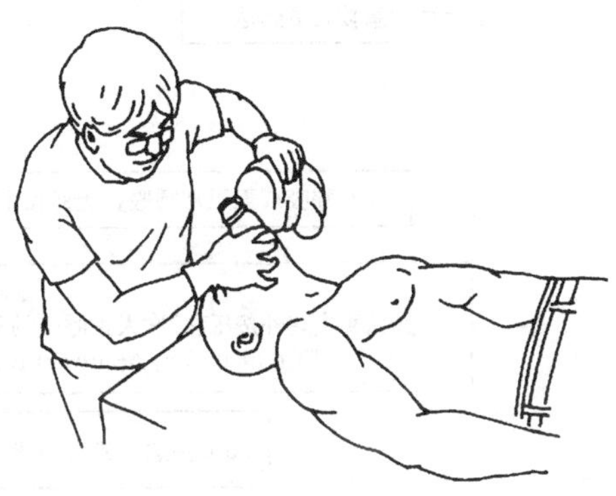

图 10-9　E-C 手法

6）挤压时间不少于 1s，挤压强度以看到患者胸廓有起伏动作为宜。

7. 再评价呼吸、循环与早期除颤　5 个周期 30∶2 的胸外按压与人工呼吸之后，应先呼吸 2 次，评价 10s，再胸外按压，同时可在此时进行电除颤。

8. 操作后处理　在以上基础生命支持的基础上，运用辅助设备及特殊技术等进行生命体征监测及建立更为有效的通气和血液循环，包括心电监护、气管插管及机械通气，建立静脉通路，维持血流动力学稳定及使用必要的药物、心脏起搏装置、脑保护措施等。

【心肺复苏操作流程】　心肺复苏操作流程如图 10-10 所示。

【并发症及防治】

1. 并发症　胸骨及肋骨骨折、气胸、血胸、腹腔脏器破裂等。

2. 防治　掌握胸外按压的正确方法、位置及深度等。

【相关知识】

1. 复苏伦理

（1）理论上，心肺复苏只针对心搏骤停的患者，但复苏的目的包括抢救患者，同时也包括对家属的心理安慰。因此，除断头、尸僵、尸斑等明确不可逆者，可能都需要进行“复苏”。

（2）患者有明确的“不接受复苏意愿（DNR）”，并有明确依据，可以不进行复苏操作。

（3）在不确定患者的意愿时，要采取“患者利益最大化”原则。

2. 时间是最关键因素

（1）当心搏骤停时，脑内储存的氧只能维持使用 15s，而糖只能维持使用 4～6min，这就是为什么我们必须在 4～6min 内开始复苏才能保证患者脑组织存活的原因。

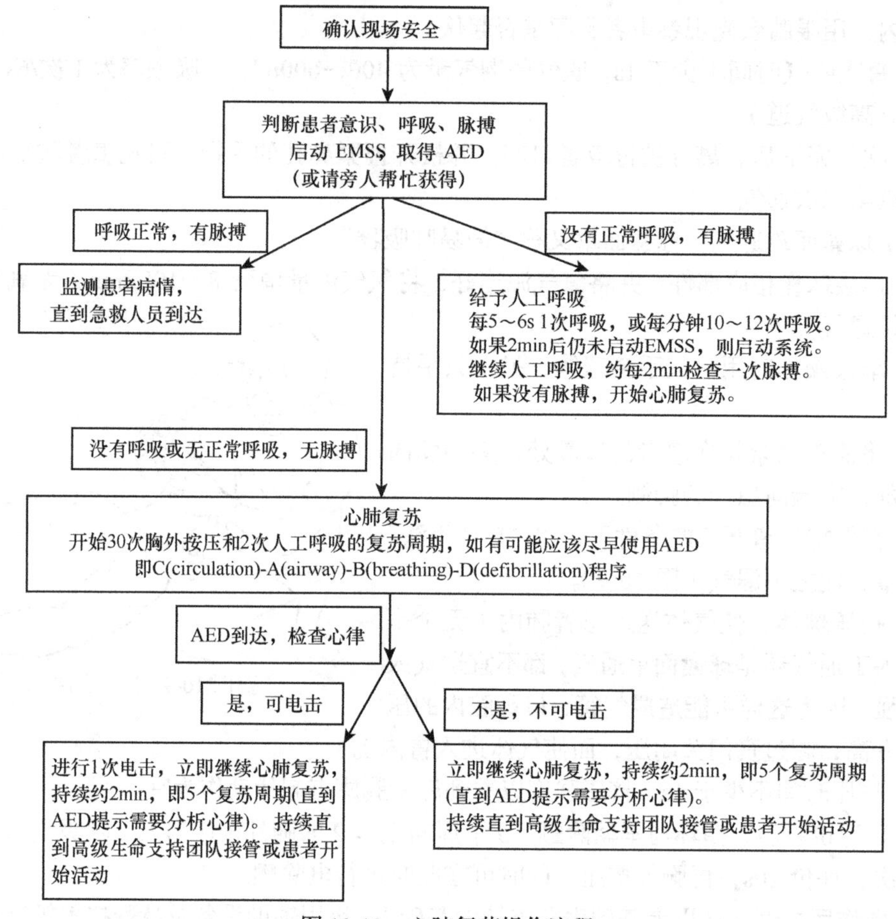

图 10-10　心肺复苏操作流程

（2）恢复自主循环是关键：即使是完全正规的心脏按压，射血量也只有自主心律的30%。对于可除颤心律，除颤是恢复自主循环（ROSC）最有效的方法。除颤每延误 1min，生存可能性下降 7%～10%。

3. 防止复苏后综合征也是复苏的关键因素，因此，根据 2015 年心肺复苏指南，对生存链进行了划分，把在院内和院外出现心搏骤停的患者区分开来，确认患者获得救治的不同途径。

（1）院内心搏骤停（IHCA）生存链：监测与预防→识别和启动应急反应系统→即时高质量心肺复苏→快速除颤→高级生命维持和骤停后护理。

（2）院外心搏骤停（OHCA）生存链：识别和启动应急反应系统→即时高质量心肺复苏→快速除颤→基础及高级急救医疗服务→高级生命维持和骤停后护理。

测　试　题

1. 根据 2015 年 AHA 心肺复苏指南，成人基础生命支持时胸外按压的深度应为（　　）

A. 小于 6cm　　B. 小于 5cm　　C. 达到 5～6cm　　D. 至少 5cm　　E. 至少 6cm

2. 根据 2015 年 AHA 心肺复苏指南，成人基础生命支持时胸外按压的频率应为（　　）

A. 至少 100 次/分　　B. 少于 120 次/分　　C. 至少 120 次/分　　D. 100～120 次/分　　E. 少于 100 次/分

3. 根据 2015 年 AHA 心肺复苏指南，成人基础生命支持时胸外按压与人工通气的比例（　　）

A. 15∶2　　B. 30∶2　　C. 15∶1　　D. 30∶1　　E. 30∶4

4. 心搏骤停一旦确诊，应立即（　　）
A. 尝试锤击复律及清理呼吸道　B. 气管内插管　C. 人工呼吸
D. 口对口呼吸　E. 心脏按压
5. 判断患者有无脉搏下述哪项是正确的（　　）
A. 同时触摸双侧颈动脉　B. 颈动脉触摸时，不要用力过大　C. 检查时间不得短于10s
D. 不能触摸股动脉　E. 颈动脉搏动点在胸锁乳突肌外缘
6. 成人胸外按压操作，下述哪项是错误的（　　）
A. 患者仰卧背部垫板
B. 急救者用手掌根部按压
C. 每次按压后可以倚靠在患者胸上，保障胸廓充分回弹
D. 使胸骨下半段及其相邻的软骨下降5～6cm
E. 按压要有节律，每分钟100～120次
7. 下列哪项并非2015年AHA心肺复苏指南生存链中的环节（　　）
A. 早期识别与呼救急救系统　B. 早期有效高级心血管生命支持　C. 早期除颤
D. 早期呼吸机支持　E. 早期CPR
8. 下列哪项不属于患者"有反应"（　　）
A. 手指活动　B. 呻吟　C. 瞳孔缩小　D. 睁眼　E. 咳嗽
9. 在下列哪种情况下可以不进行复苏（　　）
A. 病情不清　B. 怀疑有传染性　C. 现场有人告知患者不愿意
D. 患者身上发现明确的DNR生前预嘱　E. 家属犹豫不决
10. 在治疗心搏骤停时，下述哪种错误最常出现且有时会导致生命危险（　　）
A. 未能建立血管通路　B. 长时间未建立通气　C. 未能进行气管插管
D. 胸外按压中断时间过长　E. 每次按压后让胸部完全回弹

第二节　电除颤/电转复

【目的】

1. 非同步电除颤（defibrillation）　是通过瞬间高能量的电脉冲对心脏进行紧急非同步电击，以终止心室颤动（包括心室扑动）。

2. 同步电转复（cardioversion）　是以患者的心电信号为触发标志，瞬间发放通过心脏的高能量电脉冲，达到终止有R波存在的某些异位快速性心律失常，并使之转为窦性心律（注意：使电脉冲落在R波降支或R波起始30ms左右处，相当于心室绝对不应期，避免落在T波顶峰前20～30ms附近的心室易损期，以免引起心室颤动）。

【适应证】

1. 非同步电除颤

（1）心室颤动（包括心室扑动）。

（2）无脉性室性心动过速。

2. 同步电转复

（1）室性心动过速药物治疗无效或合并严重的血流动力学障碍。

（2）室上性心动过速药物治疗无效。

（3）新近发生的心房扑动或心房颤动，在去除诱因或使用抗心律失常药物后不能恢复窦律者。

【同步电转复的禁忌证】

1. 绝对禁忌证

（1）洋地黄中毒引起的快速性心律失常。

（2）室上性心律失常伴高度或完全性房室传导阻滞。

（3）持续心房颤动在未用影响房室传导的药物情况下心室率已缓慢者。

（4）伴有病态窦房结综合征（即快-慢综合征）。

（5）近期内有动脉栓塞或经超声心动图检查发现左心房内存在血栓而未接受抗凝治疗者。

2. 相对禁忌证 心房颤动患者有下列情况时：

（1）拟近期接受心脏外科手术者。

（2）电解质紊乱尤其是低血钾，电转复应在纠正后进行。

（3）严重心功能不全未纠正者，因转复后有发生急性肺水肿的可能。

（4）心脏明显扩大者，即使成功转复后，维持窦性心律的可能性也不大。

（5）甲状腺功能亢进伴心房颤动而未对前者进行正规治疗者。

（6）伴风湿活动或感染性心内膜炎而未控制的心脏病患者。

（7）转复后在胺碘酮的维持下又复发或不能耐受抗心律失常药物维持治疗者。

（8）心房颤动为阵发性，既往发作次数少、持续时间短，预期可自动转复者。因为电转复并不能预防其发作。

【操作前准备】

1. 器械准备

（1）除颤器：检查除颤器功能是否完好，电源有无故障，充电是否完全，同步性能是否正常，导线是否接触良好。接通电源，接好地线。

（2）准备导电糊、电极片、纱布、生理盐水。

（3）配备各种复苏设备：气管插管、吸引器、专用抢救药箱（抢救车）、血压和心电监护及心脏临时起搏器等。

2. 患者准备

（1）对心室颤动、心室扑动、无脉性室性心动过速患者，需紧急行非同步电除颤，应在准备及操作的同时向家属交代相关情况。

（2）对于其他快速性心律失常患者，如病情允许或择期实施者应向家属和患者解释复律的目的和利弊，可能出现的并发症和风险，并签署知情同意书。

（3）电转复前应纠正电解质紊乱和酸碱失衡，尤其是纠正低钾血症及酸中毒。

（4）控制心力衰竭。

（5）心房颤动电转复前：①心房颤动病程大于 48h 或不清者，电转复前口服华法林 3 周，并经食管超声心动图检查无左心房血栓迹象，可考虑电转复，而且在转律后也需继续抗凝 4 周；②心房颤动病程小于 48h，可以直接电复律，但需在转律前经静脉给予肝素一次；③对于血流动力学不稳定的心房颤动患者，需立即电转复，之前也需经静脉给肝素一次。

（6）择期电转复前：应进行全面体格检查及有关实验室检查，包括电解质、肝功能、肾功能；对正在抗凝治疗的患者，应测凝血酶原时间和活动度。

（7）电转复前应禁食 6～8h，以免复律过程中发生恶心和呕吐引起窒息。如果患者正在服用洋地黄类药物，应在复律前停服 24～48h。

（8）电转复操作前：①吸氧，建立静脉通道，连接血压和心电监护（注意接地线）；②应除去患者的义齿；③测量患者心率、呼吸及血压，常规做心电图，完成心电图记录后把导联线从心电图机上解除，以免损坏心电图机。

（9）麻醉：电转复前麻醉是为了让患者安静，减少电击时患者的不适应，如果患者已处于麻醉或意识丧失状态，则无需麻醉。

3. 操作者准备

（1）核对患者信息，熟悉患者病情。

（2）掌握电除颤/电转复的适应证及禁忌证。

（3）掌握电除颤/电转复操作的相关知识、并发症的诊断及处理。

（4）熟悉除颤器上控制面板的操作。

（5）电除颤/电转复时，操作者及其他工作人员不能与患者、病床及与患者相连接的仪器设备接触，以免触电。

【操作步骤】

1. 非同步电除颤的操作步骤

（1）在准备除颤器的同时，给予持续的胸外按压。

（2）体位：患者仰卧于硬板床上，身体不接触床上任何金属部分，连接除颤器上的心电监护仪。

（3）设定非同步状态：打开除颤器电源开关，将按钮设置为“非同步”位置。

（4）将两个电极板涂上导电糊或包上 4～6 层浸有生理盐水的纱布垫。

（5）放置电极板：一个电极板放置于患者胸骨右缘锁骨下区（心底部），另一个电极板放置于患者左侧腋中线，中心点约在第 5 肋间隙（心尖部）（图 10-11），两电极板之间至少相距 10cm，用力按电极板，使其紧贴皮肤。

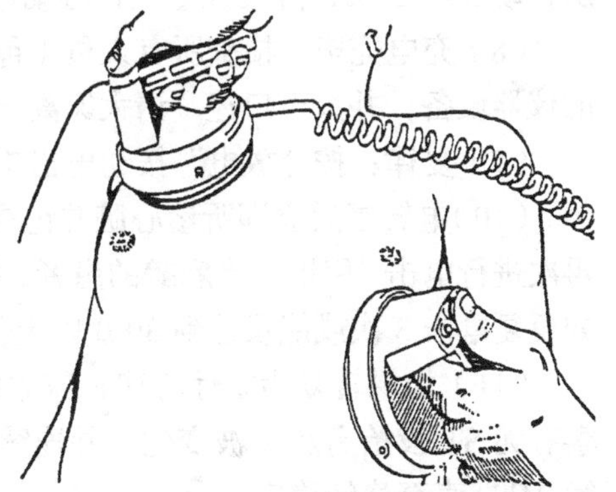

图 10-11　电极板放置的位置

（6）充电：按下“充电”按钮，除颤器充电能量为单相波型充电到 360J，或双相波型充电到 200J。充好电后再将电极板放置在患者身体上。

（7）充电完毕，检查所有人员（包括操作者）确实没有接触患者、病床及与患者连接的仪器设备，并大声口述“请大家离床”。

（8）放电：按“放电”按钮，当观察到除颤器放电后再放开按钮。

（9）除颤后立即开始心脏按压，5 个循环后根据心电显示判断是否进行下一次除颤。

（10）除颤过程中和除颤成功后均应监测并记录心律、心率、呼吸、血压及神志等的变化。

（11）操作完毕关闭电源，复原按钮，清理电极板，按规定位置准确摆放。

2. 同步电转复的操作步骤　适用于有 R 波的某些快速性心律失常，包括心房颤动伴快速心室率、阵发性室上性心动过速及阵发性室性心动过速等。

（1）体位：患者仰卧于硬板床上，身体不接触床上任何金属部分，充分暴露胸部，常规测血压，做心电图以备对照。

（2）吸氧 5～15min，建立静脉通道，并使复苏设备处于备用状态。

（3）设定同步状态：连接好除颤器，连接电源，接好地线，将按钮放在“同步”位置。选择 R 波较高的导联进行示波观察，以利于 R 波同步。

（4）麻醉：静脉缓慢注射地西泮 10～40mg（速度 5mg/min），患者报数至其进入朦胧状态，睫毛反射消失，即可进行电转复，如患者有青光眼或用地西泮有不良反应，可选用硫喷妥钠 1.5～3.0mg/kg 以 50%葡萄糖液稀释后缓慢静脉注射，以患者睫毛反射消失为停止注射指标。

（5）放置电极板：将两个电极板分别涂导电糊或包 4～6 层湿盐水纱布。体外电除颤，电转复时有两种电极板放置部位。

1）前侧位：一个电极板放在胸骨右缘锁骨下区（心底部），另一个电极板放在左腋中线，中心点约在第 5 肋间（心尖部）。该方式操作方便，多用于急诊。

2）前后位：一个电极板放在背部左肩胛下区，另一个电极板放在胸骨左缘第 3 和第 4 肋间。此位置通过心脏电流多，电能量需要减少，成功率高，并发症少，择期电转复多用这种方式。两电极板之间距离至少相距 10cm。

（6）充电：选择电能，按“充电”按钮，充电到所需转复电能量。

（7）经胸壁体外电转复常用能量选择：对于单相波除颤器，心房颤动 100～200J，心房扑动 50～100J，阵发性室上性心动过速 100～200J，室性心动过速 100～200J。

（8）充电完毕，检查所有人员（包括操作者）确实没有接触患者、病床及与患者连接的仪器设备，并大声口述“请大家离床”。

（9）复律：按“放电”按钮电击进行电转复。

（10）电转复后立即听诊心脏并记录心电图，如未转复，可增加转复能量，间隔 2～3min 再次进行电击。用地西泮麻醉的患者，如需再次放电，常需给原剂量的 1/2～2/3 再次麻醉，如反复电击 3 次或能量达到 300J 以上仍未转复为窦性心律，应停止电转复治疗。

（11）如果转复为窦性心律，应立即测量血压、听心率、记录心电图与术前对照，观察有无 ST 段抬高及 T 波变化，并连续进行心电图、血压、呼吸和意识的监测，一般需持续 24h，直至病情稳定。

（12）操作完毕关闭电源，复原按钮，清理电极板，按规定位置准确摆放。

【并发症及处理】

1. 心律失常

（1）期前收缩（早搏）：电除颤、电转复后期前收缩发生率高，与原发病及电刺激有关。大多数期前收缩在电击后数分钟内消失，可不需特殊处理。

（2）室性心动过速、心室颤动：室性心动过速、心室颤动的出现可因同步装置不良、放电能量不足、心肌本身病变、低血钾、酸中毒、洋地黄过量等引起。可静脉注射利多卡因、胺碘酮或普鲁卡因胺等，并积极纠正酸中毒，立即再行电除颤。

（3）缓慢性心律失常：最常见的是窦性心动过缓、窦性停搏或房室传导阻滞。这与直流电刺激迷走神经、复律前应用抗心律失常药物、本身已存在的窦房结功能不良和房室传导阻滞等有关。多在短时间内消失，如持续时间长或症状严重，可静脉注射阿托品 0.6～

1mg，或静脉滴注异丙肾上腺素，每分钟 1～2μg，必要时行临时心脏起搏。

2. 低血压 多见于高能量电击后，可能与心肌损害有关，大多数可自行缓解。若血压持续下降，可静脉注射升压药物多巴胺。

3. 栓塞 多发生于慢性心房颤动电复律成功后，由心房附壁血栓脱落所致。因此，在复律前应检查患者有无心房附壁血栓，并在复律前后应行抗凝治疗。一旦发生，应积极采取抗凝或溶栓治疗。

4. 急性肺水肿 可能与电复律后左心房、左心室的功能不良有关。一旦发生应立即给予利尿、扩血管等治疗。

5. 心肌损伤 与电击能量大或反复电击有关。可给予营养心肌药物治疗。

6. 皮肤烧伤 较常见。主要原因为电复律操作时电极板按压下紧，导电糊涂得不均匀或太少有关。多数表现为有局部红斑或轻度肿胀，一般无需特殊处理，可自行缓解。

7. 呼吸抑制 见于使用硫喷妥钠麻醉的患者。应及时给予面罩加压吸氧及人工呼吸，并备用气管插管。

附：除颤器

（一）体外自动除颤器

【工作原理】 体外自动除颤器（automatic extemal defibrillator，AED）主要包括一个“心律识别器系统”和“一个除颤建议系统”，具有自动识别、分析心电节律、自动充放电及自检功能。新一代的 AED 多使用低能耗、低损伤和高复律的双相波电流（120～200J），远低于单相波的 200～360J，其除颤效率（98%）显著增高，且与常规除颤器相比，AED 可提高存活率 1.8 倍。

【适应证】

（1）室性心动过速：识别准确率在 95%以上，累积除颤成功率达 100%。

（2）心室颤动，心室扑动：检测心室颤动的敏感性和特异性达 100%，累积除颤成功率在 97%以上。

（3）AED 仅适于大于 8 岁的儿童（体重＞25kg）。

【操作步骤】

（1）取下并打开 AED 装置。

（2）将所附两个黏性电极片按图示分别贴于患者右侧锁骨下及心尖部。

（3）打开开关（ON/OFF）后，按声音和屏幕文字提示进行操作。

（4）根据自动心电分析系统提示，确认为恶性心律失常后，提示大家离开患者身体，按下“电击（Shock）”键，进行除颤。

（5）此系统立即进入节律分析阶段，以决定是否再次除颤，心电节律将自动记录以供参考。

（二）植入式心律转复除颤器

【工作原理】 植入式心律转复除颤器（implantable cardioverter defibrillator，ICD）是一种能终止致命性室性心律失常的一个多功能、多程控参数的电子装置。通过置于心内膜的电极感知室性心动过速或心室颤动，然后通过抗心动过速起搏或除颤终止快速性室性心律失常。现今，ICD 已具备除颤、复律、抗心动过速起搏等多项功能。

【适应证】 目前认为ICD是治疗致命性恶性室性心律失常首选的、最有效的方法。

ICD Ⅰ类适应证如下所示。

（1）非一过性或可逆性原因引起的心室颤动或血流动力学不稳定的室速所致的心搏骤停（A级）。

（2）器质性心脏病伴发的持续性室性心动过速，无论血流动力学是否稳定（B级）。

（3）原因不明的晕厥，电生理检查时能诱发出有血流动力学不稳定临床表现的持续性室性心动过速或心室颤动，而药物治疗无效，不能耐受或不可取（B级）。

（4）伴发于冠心病、陈旧性心肌梗死和左心室功能障碍的非持续性心室颤动，不能被Ⅰ类抗心律失常药物所抑制（A级）。

（5）无器质性心脏病的原发性持续性室速，采用其他治疗方法均无效（C级）。

【操作和并发症】 ICD 的植入方法、并发症等基本同一般永久起搏器，由于脉冲发生器的外壳通常被作为除颤电极的阳极，故ICD系统通常都旋转在左侧，以使除颤电流更合理地通过心脏，术中需测定的除颤阈值。

测 试 题

1. 电除颤的适应证不包括（　　）

A. 心室颤动、心室扑动

B. 心房颤动、心房扑动伴血流动力学障碍

C. 药物及其他方法治疗无效的阵发性室上性心动过速、室性心动过速

D. 心肌缺血

E. 无脉性室性心动过速

2. 电除颤的禁忌证不包括（　　）

A. 病史已经多年，心脏已经明显增大及心房内有新鲜血栓形成或近三个月内有栓塞史

B. 抢救突发的心搏骤停

C. 洋地黄中毒、低血钾

D. 伴有高度或完全房室传导阻滞、心房颤动、心房扑动

E. 转复后在胺碘酮的维持下又复发或不能耐受抗心律失常药物维持治疗者

3. 心室颤动（心室扑动）电除颤时，电能量的选择正确的是（　　）

A. 单相波型 360J　B. 单相波型 200J　C. 单相波型 150J　D. 单相渡型 100J　E. 单相渡型 50J

4. 心房颤动电转复的指征是（　　）

A. 心房颤动伴缓慢心室率　B. 心房颤动伴快速心室率　C. 左心房大，内径＞45mm

D. 左心室有附壁血栓　E. 伴洋地黄中毒

5. 电除颤时，电极板分别置于（　　）

A. 胸骨左缘第 2 肋间及心尖区　B. 胸骨左缘第 2 肋间及心底区

C. 胸骨右缘第 2 肋间及心底区　D. 胸骨右缘第 2 肋间及心尖区

E. 以上都不对

6. 适合同步电转复的是（　　）

A. 心房颤动，心室率 50 次/分　B. 心房颤动，心室率 120 次/分

C. 心房颤动，左心房内存在血栓　D. 心房颤动，低钾血症

E. 心房颤动，心功能Ⅳ级

7. 需要立即同步电转复的是（　　）

A. 室上性心动过速发作，心率 180 次/分，血压 110/70mmHg

B. 预激综合征伴室上性心动过速发作，意识不清

C. 心房颤动，心室率 120 次/分，血压 100/70mmHg
D. 室性心动过速发作，心率 150 次/分，血压 110/50mmHg
E. 心房颤动，左心房内径 50mm

8. 适合非同步电除颤的是（　　）
A. 心房扑动 1∶1 传导　B. 心室扑动　C. 心房颤动伴心室率快
D. 室上性心动过速发作　E. 预激综合征伴室上性心动过速发作

9. 心房扑动电转复时，电能量选择最适合的是（　　）
A. 单相波型 50～100J　B. 单相波型 150J　C. 单相渡型 200J
D. 单相波型 300J　E. 单相波型 360J

10. 关于电除颤说法错误的是（　　）
A. 两电极片的距离＞10cm　B. 两电极片的距离＞15cm　C. 注意擦干皮肤
D. 电极位置正确，贴近皮肤　E. 当电除颤时，两个电极板可以包以 4～6 层湿盐水纱布除颤

第三节　简易呼吸器的使用

【目的】

1. 维持和增加机体通气量。

2. 纠正威胁生命的低氧血症。

【适应证】

1. 心肺复苏。

2. 各种原因所致的呼吸停止或呼吸衰竭的抢救及麻醉期间的呼吸管理。

3. 转运患者　机械通气患者做特殊检查，进出手术室等情况。

4. 临时替代呼吸机　当呼吸机因故障、停电等特殊情况不能正常工作时，可临时应用简易呼吸器替代。

【禁忌证】　相对禁忌证如下所示。

1. 未经减压及引流的张力性气胸、纵隔气肿。

2. 中等量以上的咯血。

3. 严重误吸引起的窒息性呼吸衰竭。

4. 重度肺囊肿或肺大泡。

5. 低血容量性休克未补充血容量之前。

【操作前准备】

1. 物品准备　简易呼吸器（由球体、进气阀、出气阀和储气囊 4 部分组成，如图 10-12），氧气装置 1 套，无菌手套 1 副，纱布 2 块，弯盘。

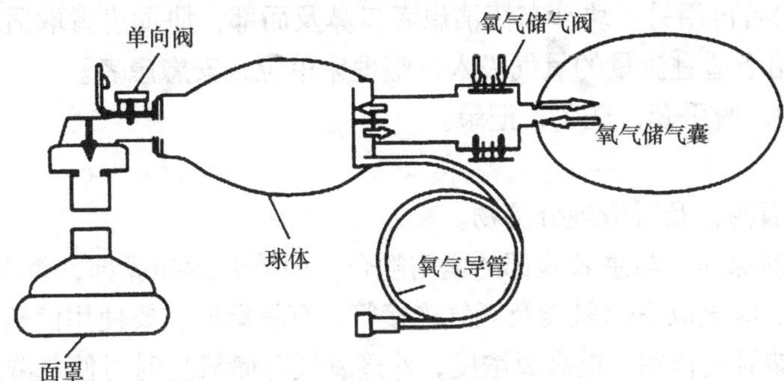

图 10-12　简易呼吸器结构组成

2. 操作者准备

1）仪表端庄，着装整洁，洗手，戴口罩。

2）评估患者的病情，清除患者口鼻异物及活动性义齿。

3）将患者取去枕仰卧位，开放气道。

【操作步骤】

1. 核对患者身份，清醒患者向其解释清楚以取得合作，正确连接各用物。

2. 检查简易呼吸器与氧气装置是否通畅，呼吸气囊有无漏气，调节氧气流量 8～10L/min，使储氧袋充盈（若无供氧不要接储氧袋）。

3. 协助患者取适宜体位（一般取去枕仰卧位），戴手套，取一块纱布清除口腔及鼻腔分泌物，如有义齿取下。

4. 解开患者衣领、腰带，操作者站于或跪于患者头顶处，使患者头后仰，托起患者下颌，用一只手持球体，另一只手持面罩。

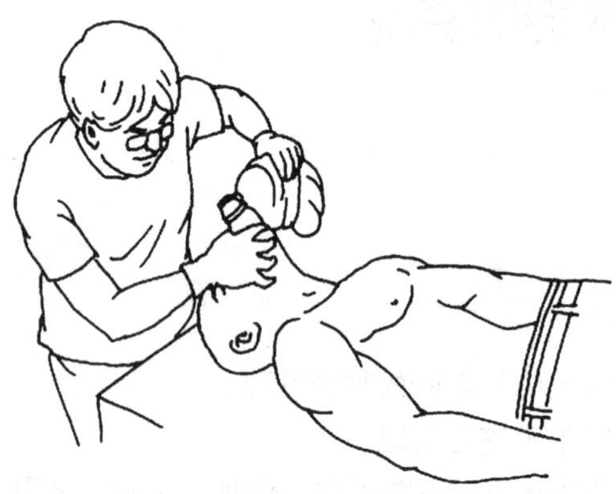

图 10-13 “E-C 手法”固定面罩

5. “E-C 手法”固定面罩 在保持气道开放的条件下，将面罩贴紧扣在患者的口鼻处，尖端朝向患者头部，宽端向患者的脚侧，一手以“E-C 手法”固定面罩，使之不漏气（图 10-13）。“E-C 手法”固定面罩的方法：拇指和示指将面罩紧扣于患者口鼻部固定并下压面罩，中指、环指和小指放在患者下颌角处，将下颌向前上托起，保持气道开放。

6. 另一手有规律地挤压球囊，使气体通过吸气活瓣进入患者肺部。挤压时间不少于 1s，挤压强度以看到患者胸廓有起伏动作为宜。当挤压球囊的手放松时，肺部气体随呼气活瓣排出，挤压与放松比为 1∶1.5（注意：挤压球囊不宜送气太快、太强，否则可能造成气管、口鼻腔内的压力突然升高，超过贲门关闭压，而使气体进入胃内）。

7. 每次送气 500～1000ml，挤压频率成人为 16～20 次/分，小儿酌情增加。

8. 如果患者插有气管插管或做气管切开者，应摘除面罩，单向阀接头直接连接气管内管接头进行操作。

9. 观察患者胸廓是否随着挤压气囊而起伏，面色、口唇是否红润，SpO_2 是否改善，呼吸活瓣工作情况，呼气时透明面罩内有无雾气，判断通气量是否合适，发现患者有自主呼吸时，应按患者的呼吸动作加以辅助，以免影响患者的自主呼吸。

10. 停止使用后再用另一块纱布清洁患者口鼻及面部，协助患者取适宜体位，根据患者病情或遵医嘱给予适宜流量的氧气吸入，整理床单位，安慰患者。

11. 整理用物，脱手套，洗手，记录。

【注意事项】

1. 保持气道通畅，及时清理分泌物。

2. 使用时应确保面罩与患者脸部的紧密吻合，面罩要紧扣鼻部，否则容易漏气。

3. 无氧源时，应该取下储氧袋及氧气连接管。有氧源时，要使用储氧袋，并且氧流量要 8～10L/min。储氧袋作用：提高氧浓度，外接氧气有储氧袋时可使氧浓度大于 90%；外接氧气无储氧袋时氧浓度大于 40%；无氧源时，氧浓度为大气氧浓度 21%。

4. 挤压气囊时，压力适中，挤压气囊的 1/3～2/3 为宜，节律均匀，勿时快时慢，以免损伤肺组织，或造成呼吸中枢紊乱，影响呼吸功能恢复。

5. 若患者有自主呼吸，应与之同步，即患者吸气初期顺势挤压呼吸囊，达到一定潮气量便完全松开气囊，让患者自行完成呼气动作。

6. 如果单向阀受到呕吐物、血液等污染时，及时清洗单向阀，或用力挤压气囊数次，将积物清除。

7. 使用期间注意观察患者神志、生命体征、胸廓起伏、双肺呼吸音、脉搏、血氧及的呼吸是否有改善。

8. 观察胃区是否胀气，避免过多气体挤压到胃部而影响呼吸的改善。

9. 对清醒患者做好心理护理，解释应用呼吸器的目的和意义，缓解紧张情绪，使其主动配合。

测 试 题

1. 使用简易呼吸器时，按压气囊时间与放松气囊时间之比约为（　　）
A. 1∶1.5　B. 1∶2　C. 1∶2.5　D. 1∶1　E. 以上都不是
2. 简易呼吸器连接氧气时，将氧流量调节至（　　）
A. 3～5L/min　B. 5～8L/min　C. 8～10L/min　D. 1～3L/min　E. 以上都不是
3. 简易呼吸器每次送气量应为（　　）
A. 300～500ml　B. 400～600ml　C. 500～800ml　D. 500～1000ml　E. 800～1000ml
4. 使用简易呼吸器时，成人的挤压频率应为（　　）
A. 10～14 次/分　B. 12～16 次/分　C. 14～18 次/分　D. 16～20 次/分　E. 18～24 次/分
5. 关于简易呼吸器的清洁，下列哪项说法是正确的（　　）
A. 将简易呼吸器顺序拆开，所有部件均可拆卸，直接冲洗
B. 简易呼吸器所有配件均可使用戊二醛消毒
C. 简易呼吸器所有配件均可使用环氧乙烷消毒
D. 任何清洁剂均可使用
E. 以上说法都不正确
6. 简易呼吸器的连接组件不包括（　　）
A. 面罩　B. 单向阀　C. 通气阀　D. 储气安全阀　E. 氧气储气袋
7. 简易呼吸器的检测时间是（　　）
A. 每周　B. 每两周　C. 每三周　D. 每月　E. 每年
8. 使用简易呼吸器的适应证不包括下列哪项（　　）
A. 心肺复苏　B. 未经减压及引流的张力性气胸、纵隔气肿
C. 各种原因所致的呼吸停止　D. 机械通气患者做特殊检查
E. 当呼吸机因故障、停电等特殊情况不能正常工作时
9. 使用简易呼吸器的相对禁忌证不包括下列哪项（　　）
A. 重度肺囊肿或肺大疱　B. 严重误吸引起的窒息性呼吸衰竭
C. 中等量以上的咯血　D. 未经减压及引流的张力性气胸、纵隔气肿
E. 麻醉期间的呼吸管理
10. 抢救者使用简易呼吸器，判断患者是否处于正常换气的方法，除外下列哪项（　　）
A. 观察患者胸部是否随着挤压气囊而起伏　B. 在呼气当中，观察面罩内是否呈雾气状
C. 经由透明盖，观察单向阀是否适当运用　D. 简易呼吸器球体挤压阻力适当
E. 经由面罩透明部分观察患者口唇与面部颜色的变化

第四节　气管内插管

【目的】

1. 开放气道，保证有效的人工或机械通气。

2. 保护气道，防止异物（胃内容物）误入呼吸道。

3. 及时清除气管、支气管内分泌物或血液。

4. 提供气管内给药（如全身麻醉药）的途径。

【适应证】

1. 呼吸、心搏骤停或窒息。

2. 呼吸衰竭需要进行机械通气者。

3. 全身麻醉或静脉复合麻醉者。

4. 气道梗阻或呼吸道分泌物过多。

5. 呼吸保护反射（咳嗽、吞咽反射）迟钝或消失。

【禁忌证】

1. 喉头水肿（心搏、呼吸骤停急救插管时，不存在禁忌证）。

2. 急性喉炎。

3. 喉头黏膜下血肿。

4. 插管创伤引起的严重出血。

5. 相对禁忌证：呼吸道不全梗阻，出血倾向，主动脉瘤压迫或侵蚀气管壁，颈椎骨折、脱位（颈部固定后可以插管），咽喉部烧灼伤、肿瘤或异物。

【操作前准备】

1. 物品准备

（1）喉镜：将喉镜镜片与喉镜手柄连接，确认连接稳定，并检查光源亮度。

（2）气管导管：准备不同规格的气管导管 3 根（成人常用 7.0～8.0 号）。一般成年男性患者多选用 7.5～8.5 号气管导管，女性患者多选用 7.0～8.0 号气管导管。依据患者性别及体型选好导管，检查导管套囊是否漏气。

（3）管芯：将插管管芯放入导管内并塑型，管芯前端不能超过导管斜面，导丝末端反折固定，防止脱落。

（4）吸氧和通气装置：面罩、氧气、简易呼吸器或呼吸机、麻醉机、口咽通气道。

（5）其他：消毒的润滑剂（润滑导管壁、套囊）、牙垫与胶布（外固定导管）10ml 注射器（套囊充气）、药品（镇静药、镇痛药或肌肉松弛药）、无菌手套、吸引器、吸痰管、听诊器、心电监护设备。

2. 操作者准备（需要有一个熟悉操作的助手，配合完成）

（1）要求操作者穿工作服，戴口罩、帽子、手套，必要时穿隔离衣，戴防护眼镜、防护面罩等。

（2）除心肺复苏外，应向患者或家属解释操作过程，签署知情同意书（注意：清醒患者的心理准备非常重要。必要时可适当应用镇静剂或神经肌肉阻滞剂，有助于改善声带视野，预防呕吐和误吸）。

（3）插管前检查与评估：检查患者口腔、牙齿（有义齿需取出）、张口度、颈部活动度、咽喉部情况，判断是否为困难气道（即头不能后仰、口腔狭小、前牙突出、颈项粗短、舌体过大等）。

【操作步骤】 以经口气管插管为例，详述如下。

1. 摆好体位 患者枕部垫一薄枕，使口、咽、喉三轴线尽量呈一致走向（图10-14）。插管者站于患者头侧，背部直立，左臂稍屈肘，腕部伸直，双目距患者一定距离以更好地观察声门和声带，便于插管（注意：严禁以患者门齿为支点做屈腕动作）。

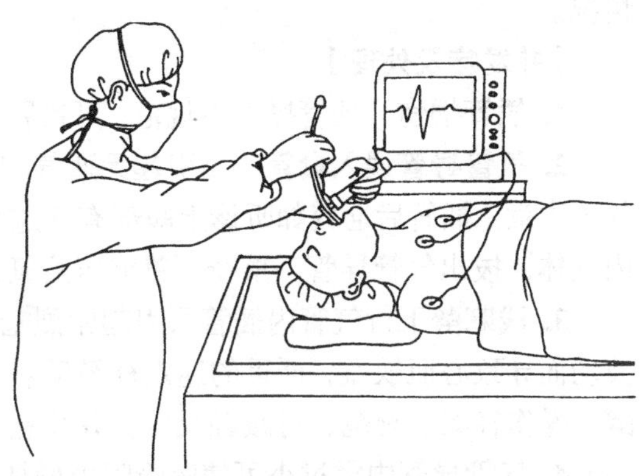

图10-14 气管插管患者体位及操作者位置、姿势

2. 开放气道 术者用双手托患者双下颌（大拇指放置于两侧鼻翼附近），打开口腔检查并清除口腔内异物；插管全程应始终保持患者头后仰。

3. 喉镜置入口腔、暴露声门 插管者用右手拇指和示指呈“剪刀式”交叉，拇指推开患者的下磨牙，示指抵住上门齿，打开口腔。左手握持喉镜手柄，将镜片从患者右侧口角送入，向左推开舌体，以避免舌体阻挡视线（注意：切勿把口唇压在喉镜镜片与牙齿之间，以免造成损伤）。然后，缓慢地把镜片沿中线向前推进，显露患者悬雍垂及会厌，镜片前端放置在会厌根部。此时，操作者应保持左腕伸直，向前、向上约45°角提拉喉镜，间接提起会厌，暴露声门。（注意，显露声门的关键是：①请助手从颈部向后轻压喉结，或向某一侧轻推，以取得最佳视野；②如看不到声门，可能为喉镜插入过深，可将镜片适当退出少许）。

4. 插入气管导管 操作者右手持气管导管，从患者右口角将导管沿镜片插入口腔，同时双目注视导管前进方向，对准声门将导管送入气管内。见套囊进入气管后，请助手帮助将管芯拔出，拔出时注意固定导管。术者继续将导管向前送入（成人一般再送入2～3cm），导管尖端距门齿为22cm±2cm。

5. 放置牙垫 气管导管插入气管后，立即放置牙垫，然后退出喉镜。牙垫侧翼应放于牙齿与口唇之间，防止掉入口腔。

6. 套囊充气 给气管导管套囊充气，触摸注气端套囊弹性似鼻尖后，立即连接简易呼吸器。

7. 确认导管位置 导管插入后，应立即确认导管在气管内，具体方法如下所示。①进气法：挤压呼吸球囊人工通气时见双侧胸廓对称起伏，同时听诊双肺呼吸音存在并对称，且上腹部无气过水声。②出气法：按压患者两侧胸部，看和听导管开口是否有温热气流呼出（即吸气时管壁清亮，呼气时可见明显“白雾”样变化）。③CO_2检测法：接CO_2监测仪，每次呼吸均出现正常的CO_2波形，此为气管导管在气管内的金标准。④胸部X线片：导管前端应位于气管中段，距气管隆凸5cm±2cm。

8. 固定导管 用胶布将牙垫与气管导管固定于面颊，胶布长短以不超过下颌角为宜，粘贴要牢靠、不可粘住口唇。然后将患者头部复位，动作要轻柔。

9. 连接呼吸机进行人工通气。

10. 有条件时可拍摄胸部X线片，显示导管在气管内的位置，并了解患者双肺其他情况。

【并发症及处理】

1. 插管损伤 插管操作不规范，可致唇舌挤伤、牙齿脱落、后咽壁损伤、声带撕裂等。

2. 气管导管误入食管 易引起无通气和胃充气的严重后果。确定导管在气管内再行通气（注意：插管后通气如听诊上腹部有气过水音，腹部隆起。应尽快使用注射器抽空套囊内气体，拔出气管导管，重新面罩加压给氧，维持氧合，再重复上述步骤）。

3. 浅麻醉下行气管内插管可引起剧烈呛咳、喉头及支气管痉挛；心率增快及血压剧烈波动而导致心肌缺血，严重的迷走神经反射可导致心律失常，甚至心搏骤停。做好局部麻醉，操作轻柔、规范，可减轻反应，并注意观察患者，一旦出现严重并发症应及时处理。

4. 气管导管内径过小可使呼吸阻力增加；导管内径过大或质地过硬都容易损伤呼吸道黏膜。

5. 导管插入太深可误入一侧支气管内（常发生在右侧），引起通气不足、缺氧或术后肺不张。导管插入太浅时，可因患者体位变动而意外脱出，导致严重意外发生。

【相关知识】 气管插管按插管路径不同分为经口气管插管和经鼻气管插管两种类型。经口气管插管操作简单、易于掌握，能够在紧急情况下迅速建立可靠的人工气道，是临床急救的常用方法。经鼻气管插管主要适用于预期留管时间相对较长的患者，如严重哮喘、COPD、充血性心力衰竭等，或口腔、颜面部严重创伤无法张口的患者，或各种原因经口插管困难者。经鼻气管插管较经口插管更易耐受，但经鼻插管相对困难，反复插管易导致鼻咽部充血、水肿。经鼻气管插管有经鼻直视插管法、气管镜引导下气管插管法和经鼻盲探法。临床上可根据不同情况选择不同的插管方法。

测 试 题

1. 经口气管插管适应证是（　　）

A. 呼吸衰竭需要进行机械通气者　B. 咳嗽或吞咽反射迟钝或消失　C. 气道梗阻

D. 全身麻醉　E. 以上都是

2. 经口气管插管禁忌证是（　　）

A. 喉头黏膜下血肿　B. 插管创伤引起的严重出血　C. 急性喉炎

D. 急性喉水肿　E. 以上都是

3. 下列哪项是择期全身麻醉行气管插管的绝对禁忌证（　　）

A. 气管内肿物　B. 急性喉水肿　C. 出血倾向

D. 主动脉瘤压迫或侵蚀气管壁　E. 颈椎骨折、脱位

4. 经口气管插管暴露声门时，成人用弯形喉镜镜片前端放置的最佳位置是（　　）

A. 舌体　B. 舌根　C. 声门上　D. 会厌谷　E. 以上均不正确

5. 成人气管内插管导管尖端距门齿的最佳距离是（　　）

A. 20cm±2cm　B. 22cm±2cm　C. 22cm±4cm　D. 24cm±2cm　E. 24cm±4cm

6. 气管导管插入气管后，下列套囊注气法正确的是（　　）

A. 给气管导管套囊充气 15ml

B. 给气管导管套囊充气 3～4ml

C. 给气管导管套囊充气，触摸注气端套囊弹性似口唇

D. 给气管导管套囊充气，触摸注气端套囊弹性似鼻尖

E. 给气管导管套囊充气，触摸注气端套囊弹性似额头

7. 下列确认气管导管在气管内位置正确的方法描述，不正确的是（　　）

A. 通气时观察双侧胸廓起伏对称　B. 听诊器听诊双肺，双肺呼吸音响亮、对称

C. 听诊器听诊颈前部，无漏气　D. 胸部 X 线检查，显示气管导管位置正确

E. 吸气时管壁清亮，呼气时可见明显的“白雾”样变化

8. 下列描述中，哪一项提示气管导管误入食管（　　）

A. 挤压呼吸囊时，听诊两肺呼吸音对称
B. 挤压呼吸囊时胸廓起伏对称
C. 挤压呼吸囊时腹部隆起，听诊双肺无呼吸音
D. 挤压呼吸囊时，听诊可闻及一侧呼吸音清晰
E. 有血液自气管插管内流出

9. 采用诱导麻醉插管前，使用呼吸囊加压给氧，下列描述正确的是（　　）

A. 尽快挤压呼吸囊，迅速通气
B. 尽最大力挤压呼吸囊，给予尽量大的通气量
C. 规律挤压呼吸囊，每5～6s通气一次
D. 规律挤压呼吸囊，每6～8s通气一次
E. 规律挤压呼吸囊，每10～12s通气一次

10. 判断气管导管在气管内位置正确的绝对可靠指标为以下哪种方法（　　）

A. 每次呼吸均能观察到正常的CO_2曲线
B. 挤压呼吸囊，胸部有起伏动作
C. 压迫胸廓时，可听到气体从导管内排出
D. 听诊胸廓有呼吸音
E. 胃上部听诊无呼吸音

第五节　中心静脉穿刺置管

【目的】

1. 监测中心静脉压。

2. 提供中心静脉输液通路。

3. 经中心静脉放置心脏起搏器等操作。

【适应证】

1. 危重患者抢救或大手术等监测中心静脉压（CVP）。

2. 快速补液、输血或给血管活性药物。

3. 长期静脉输入刺激性药物（如化疗药）。

4. 胃肠外营养。

5. 进行血液净化（如血液透析、滤过或血浆置换）。

6. 外周静脉无法穿刺或不能满足需要。

7. 经中心静脉导管放置临时或永久心脏起搏器。

8. 空气栓塞时经中心静脉至右心房抽气。

9. 其他：心导管治疗、肺动脉导管等。

【禁忌证】　无绝对禁忌证，其他禁忌证如下所示。

1. 上腔静脉综合征，不能通过上肢静脉或颈内静脉穿刺置管。否则可使上腔静脉系的压力进一步升高，加重水肿，引起颅内压增高等。

2. 凝血功能障碍（抢救除外）。

3. 穿刺部位外伤、局部感染。

4. 患者兴奋、躁动、与医生不配合者。

5. 近期安装过起搏器的患者最好在4～6周后再进行中心静脉置管。

【操作前准备】

1. 穿刺用品准备

（1）中心静脉导管穿刺包：5ml无菌注射器、穿刺针、J型导引钢丝、深静脉导管、皮肤扩张器、平头压力探针、无菌孔巾。

（2）输液套装：一次性无菌输液器、250ml生理盐水。

（3）消毒用品：0.5%碘伏（或 2.5%碘酊和 75%乙醇）、无菌纱布、无菌镊子。

（4）麻醉药：2%利多卡因。

（5）肝素生理盐水（生理盐水 100ml＋肝素 6250U）。

（6）其他：无菌手套、缝皮针、3.0 或 4.0 号不吸收缝线、心电监护设备。

2. 压力监测装置的准备 包括压力袋、肝素盐水、压力管道和管道冲洗装置、换能器和监测仪。检查管道连接旋钮和开关的位置，管道充液并需排空气泡，连接监测仪，使用前应调节零点（注意：调节零点时，打开测压口通向大气，在监测仪上选择压力调零按钮。调节零点后，测压口通向患者端，做好测压准备）。

3. 操作者准备

（1）核对患者信息。

（2）向患者或家属解释穿刺目的、过程、意义等，签署知情同意书。

（3）确定穿刺位置，穿刺处局部备皮。

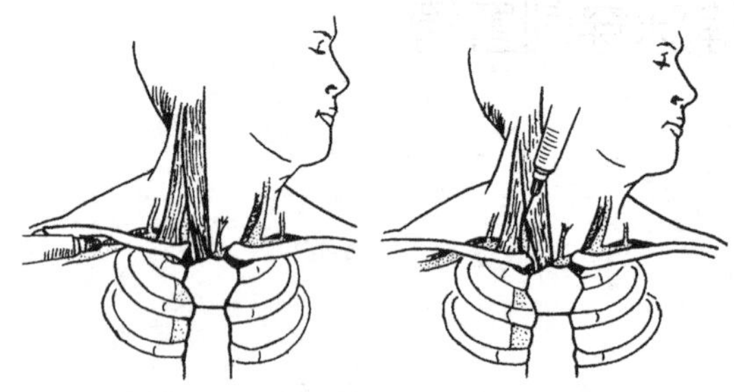

图 10-15 颈内静脉穿刺局部解剖图

【操作步骤】

1. 颈内静脉穿刺、置管 颈内静脉穿刺、置管可采用前路、中路和后路。虽然进路各有不同，但操作技术基本上是一致的。现以右颈内静脉中路插管技术为例加以说明。

（1）摆体位：患者去枕平卧位、头低（15°～20°）脚高位，右肩背部略垫高，头略转向左侧，使颈部伸展（图 10-15）（注意：头低脚高位以增加腔静脉压力，防止发生空气栓塞）。

（2）选择穿刺点：触摸胸锁乳突肌的胸骨头和锁骨头及与锁骨所形成的三角，在三角形的顶部触及颈总动脉搏动，在搏动的外侧旁开 0.5～1cm 为穿刺点。

（3）消毒铺单：消毒范围上至下颌角，下至乳头水平，内侧过胸骨中线，外侧至腋前线。操作者戴无菌手套，使用无菌盐水冲洗手套上的滑石粉。铺无菌孔巾，显露穿刺部位。若患者在清醒状态下穿刺，则需要逐层局部浸润麻醉。

（4）试穿：使用 5ml 注射器作为试探针，针与皮肤成 30°～45°角，针尖指向同侧乳头或锁骨中、内 1/3 交界处。在进针过程中保持注射器内轻度持续负压。回吸有暗红色血液，提示针尖已进入静脉。确认方向、角度和进针深度，然后拔出试探针（注意：如穿入过深仍未见出血，针尖可能已穿透贯通颈内静脉，此时应慢慢退针，边退针边回吸）。

（5）穿刺针穿刺：按试穿针的角度、方向及深度用 18G 穿刺针进行穿刺。边进针边回抽，当血液回抽和注入十分通畅时，注意固定好穿刺针位置，使用平头压力探针测试压力，如未见波动性、鲜红血液流出，则可以确认穿刺针在静脉内（注意：如进入动脉，则拔出穿刺针按压数分钟后，重新穿刺）。

（6）置入导丝：从 18G 穿刺针内插入“J”型导引钢丝约 30cm（其中穿刺针及注射器总长约为 20cm，导引钢丝进入血管约 10cm），插入过程尤应注意心律变化。导引钢丝达到 30cm 后，相对固定“J”型钢丝，退出穿刺针，压迫穿刺点。此时应注意导引钢丝进入体内的长度最好不要超过 15cm，以防导引钢丝刺激心脏出现心律失常（注意：插入导引钢丝时若遇到阻力，应退出导引钢丝，接上注射器，调整穿刺针位置，直至回抽血液通畅，然后再插入导引钢丝）。

（7）扩皮肤切口：尖头刀片扩皮后，使用扩张器扩张皮肤及皮下组织。

（8）引入导管：将导管套在导引钢丝外面，左手拿导引钢丝尾端，右手将导管插入，待导管进入颈内静脉后，边退钢丝，边推进导管。成人置管的深度为 12～15cm（导管以到达上腔静脉和右心房结合处为宜）。

（9）验证导管位于静脉内：回抽导管内血液通畅，并使用盐水冲洗，盖上肝素帽。皮肤入口处用缝线固定导管，覆盖贴膜。接上 CVP 测压管或输液，测压管需用肝素生理盐水冲洗一次（注意：时刻注意封闭导管，尽量避免操作中静脉与大气相通而引起空气栓塞）。

（10）操作完毕后，应拍摄 X 线片确定导管位置及走向。

2. 锁骨下静脉穿刺、置管术

（1）体位：患者平卧，肩下垫薄枕，头仰 15°，并偏向对侧。穿刺侧上肢下垂于身体一侧并略外展，使锁骨突出并使锁骨与第 1 肋骨之间的间隙扩大，静脉充盈。锁骨下静脉穿刺可经锁骨下和锁骨上两种进路，常采用经锁骨下入路。

（2）消毒、铺巾、局部麻醉后于锁骨中、外 1/3 交界处，锁骨下方约 1cm 处为进针点，针尖指向胸骨上切迹上方。在穿刺过程中尽量保持穿刺针与胸壁呈水平位、贴近锁骨后缘。

（3）其他操作同颈内静脉穿刺。

【并发症及处理】

1. 气胸　较常见，尤其是锁骨下静脉穿刺时气胸的发生率较高。

处理：及早作胸腔抽气或胸腔闭式引流，如穿刺后患者应用正压通气，则有可能引起张力性气胸，表现为低血压或低氧血症，应有所警惕。

2. 心脏压塞

（1）原因：与导管置入过深有关。插管时如导致上腔静脉、右心房或右心室损伤穿孔，则可引起心包积液或积血。当液体或血液在心包腔或纵隔内积聚达 300～500ml 时，就足以引起致命的心脏压塞。

（2）临床表现为：患者突然出现发绀、面颈部静脉怒张、恶心、呼吸困难、胸骨后和上腹部疼痛，同时伴有低血压、脉压变窄、奇脉、心动过速、心音低而遥远。

（3）处理：①立即停止经中心静脉输注液体；②将输液容器的高度降至低于患者心脏水平，利用重力作用，尽量吸出心包腔或纵隔内的血液或液体，然后慢慢地拔除导管；③如症状无改善，应立即行心包穿刺减压。

（4）预防：①选择头端较柔软的导管，导管插入切不可过深，其末端位于上腔静脉或右心房入口处已足够；②在皮肤入口处缝固导管，以防导管移动深入；③经常检查中心静脉导管，观察回血情况，以及测压柱液面是否随呼吸波动及压力值是否有显著异常变化；④如果怀疑有心脏压塞的可能，可经导管注入 2～5ml X 线显影剂以判断导管尖端的位置。

3. 血胸、胸腔积液、纵隔积液

（1）原因：穿刺过程中若将静脉甚或动脉壁撕裂或穿透；同时又将胸膜刺破，则形成血胸。若中心静脉导管误入胸腔内或纵隔，液体输入后可引起胸腔积液或纵隔积液。因此，置管后应常规检查导管末端是否位于血管内。

（2）检查方法：①降低输液瓶高度，并低于心脏水平，放开输液调节器，观察回血是否畅通；②胸片。

（3）血胸、胸腔积液处理：立即拔出导管并行胸腔闭式引流。

4. 空气栓塞

（1）原因：在经穿刺针或套管内插入导引钢丝或导管时，常在取下注射器而准备插管前1～2s可能有大量的空气经针孔或套管进入血管。若压差为5cmH_2O，空气通过14G针孔的量可达每秒100ml。静脉内如果快速误入100～150ml空气，就足以致命

（2）预防：①患者取头低位穿刺；②操作中时刻注意封闭穿刺针或套管。

5. 血肿 在穿刺过程中，如细小探针损伤动脉，应立即局部按压数分钟防止血肿形成；如果误将导管置入动脉内，特别是压迫止血困难的部位。例如，锁骨下动脉，在拔出导管前需要外科会诊。因抗凝治疗的患者，血肿形成的机会较多，穿刺插管应特别慎重。

6. 感染 导管在体内留置时间过久可引起血栓性静脉炎。反复多次穿刺、局部组织损伤、血肿可增加局部感染的机会。导管留置期间无菌护理可预防感染的发生。当患者出现不能解释的寒战、发热、白细胞数升高、局部红肿、压痛等，应考虑拔除中心静脉导管并做细菌培养。

【相关知识】

1. 超声引导下中心静脉穿刺、置管术 普通以解剖标志指导的深静脉穿刺常需多次穿刺才获成功，且常有并发症发生。近年来便携式超声仪的出现，使超声引导下深静脉穿刺置管技术迅速发展，成为临床常用的、安全的技术手段之一。

2. 经外周静脉置入中心静脉导管（peripherally inserted central catheter，PICC） 相对于颈内静脉、锁骨下静脉穿刺置管技术，PICC具有创伤小、并发症少、成功率高、导管留置时间长（6个月到1年）等优点，而且操作相对简单，可由经过培训的护士进行操作。一般以肘部贵要静脉为首选进行穿刺，其次为肘正中静脉、头静脉。PICC同样适用于婴儿及儿童。

测　试　题

1. 以下哪项不适合做中心静脉穿刺、置管（　　）

A. 外伤出血致休克　B. 测量中心静脉压　C. 静脉输入高渗透压液体
D. 肿瘤患者输入化疗药物　E. 两周前安装心脏起搏器

2. 颈内静脉穿刺置管采取头低脚高位的目的是（　　）

A. 减低腔静脉的压力　B. 便于穿刺成功　C. 防止发生空气栓塞
D. 防止出现气胸　E. 防止出现心脏压塞

3. 中心静脉穿刺置入导丝时，为防止导引钢丝刺激心脏出现心律失常，进入体内的导丝长度最好不要超过（　　）

A. 30cm　B. 25cm　C. 20cm　D. 15cm　E. 10cm

4. 中心静脉穿刺过程中，插入导引钢丝时如遇到阻力，应如何处理（　　）

A. 可继续用力推进导引钢丝直至阻力消失　B. 退出导引钢丝，接上注射器回抽，并调节穿刺针方向
C. 不用后退导引钢丝，可直接调节穿刺针方向　D. 拔出穿刺针重新穿刺
E. 旋转导引钢丝，继续推进

5. 进行成人中心静脉穿刺置管时，导管的置人深度应该在（　　）

A. 大于15cm　B. 12～15cm　C. 10～12cm　D. 小于10cm　E. 2～5cm

6. 颈内静脉穿刺过程中，如误入颈内动脉，首先应如何处理（　　）

A. 不予处理　B. 继续置管　C. 更改穿刺路径，重新穿刺

D. 局部压迫止血　　E. 加快输液速度

7. 中心静脉置管时，为防止发生空气栓塞的并发症，以下哪项正确（　　）

A. 穿刺时注意无菌操作　　B. 严防穿入动脉　　C. 时刻注意封闭针头或套管

D. 导引管不可插入过深　　E. 置管后应拍胸片观察

8. 下列哪项不是中心静脉穿刺的并发症（　　）

A. 心包积液　　B. 空气栓塞　　C. 血胸或胸腔积液　　D. 气胸　　E. 肺栓塞

9. 下列哪项不适合 PICC 置管（　　）

A. 肿瘤化疗患者　　B. 胃肠手术不能进食者　　C. 住院时间长，外周血管穿刺困难者

D. 穿刺者肘部感染严重　　E. 2 岁儿童患者需长期静脉治疗者

10. PICC 置管较深静脉置管输液有何优越性（　　）

A. 可输入刺激性强的药物　　B. 留管时间长. 并发症少　　C. 适合急救时大量补液、输血

D. 适合于肿瘤化疗患者　　E. 可应用于静脉高营养治疗

第十一章 护　理

第一节 手的清洁和消毒

在临床实践中，为保障患者及医务人员安全 、提高医疗质量，防止交叉感染，应加强医务人员手卫生规范化管理，提高医护人员手卫生的依从性。

一、基本概念

1. 手卫生（hand hygiene） 医务人员洗手、外科手消毒和卫生手消毒的总称。

2. 洗手（handwashing） 医务人员用肥皂和流动水洗手，去除手部皮肤碎屑、污垢和部分致病菌的过程。

3. 卫生手消毒（antiseptic handrubbing） 医务人员使用速干手消毒剂揉搓双手，以减少手部暂居菌的过程。

二、洗　手

有效的洗手可清除99%以上的各种暂居菌，是防止医院感染传播重要的措施之一。

【目的】 清除手部皮肤污垢和大部分暂居菌，切断通过手传播感染的途径。

【操作前准备】

1. 操作者准备 衣帽整洁，修剪指甲，取下手表及装饰，卷袖过肘。

2. 材料准备 流动水洗手设施、清洁剂、干手物品。

3. 环境准备 清洁、宽敞。

【操作步骤】 见表 11-1。

表 11-1 洗手

操作步骤	注意点与说明
1. 打开水龙头，调节合适水流量	最好是感应式水龙头
2. 在流动水下，充分淋湿双手	水温适当以防皮肤干燥 水流适当以防溅湿工作服
3. 关上水龙头，取适量清洁剂均匀涂抹至整个手掌、手背、手指及指缝	注意清洗双手全部皮肤，包括指尖、手背、指缝和手腕
4. 认真揉搓双手，具体步骤为（图 11-1）：①手指并拢，掌心相对揉搓，以洗净掌心与指腹；②手指交叉，手心对手背揉搓、交换进行重复动作；③手指交叉，掌心相对揉搓；④弯曲手指关节在掌心揉搓，交换进行；⑤拇指在掌中揉搓，交换进行；⑥指尖并拢在掌中揉搓，交换进行；⑦旋转揉搓手腕至手肘，交换进行，最后在流动水下彻底冲洗双手	医护人员不得留长指甲，不得佩戴戒指、手镯、手表等附属物（裸手）。 使用专业的洗手液 洗手时应稍加用力
5. 打开水龙头，在流动水下彻底冲净双手	流动水可避免污水沾污双手 冲净双手时应注意指尖向下
6. 关闭水龙头，以擦手纸或毛巾擦干双手或在干手机下烘干双手	干手巾应保持清洁干燥，一用一消毒

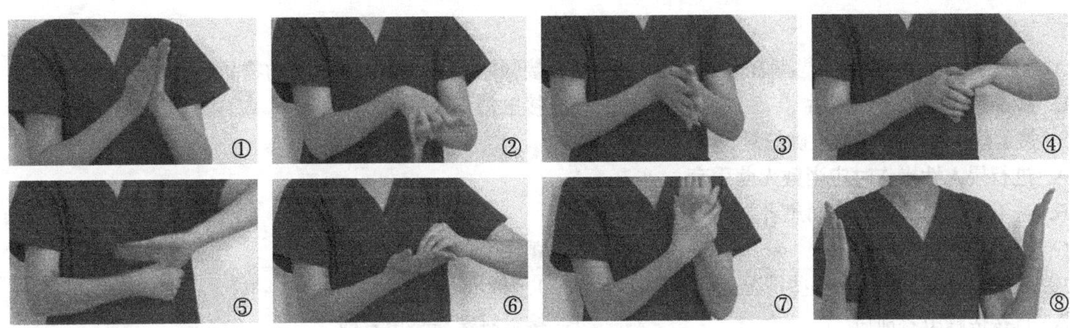

图 11-1 七步洗手法

三、卫生手消毒

医务人员接触污染物或感染患者后，手常被大量细菌污染，仅一般洗手不能达到预防交叉感染的要求，须在洗手后再进行卫生手消毒。

【目的】 清除致病性微生物，预防感染及交叉感染，避免污染无菌物品和清洁物品。

【操作前准备】

（1）操作者准备：衣帽整洁，修剪指甲，取下手表及装饰，卷袖过肘。

（2）用物准备：流动水洗手设施、清洁剂、干手物品、速干手消毒剂。

（3）环境准备：清洁、宽敞。

【操作步骤】 见表 11-2。

表 11-2 手消毒

操作步骤	注意点及说明
1. 按洗手步骤洗手并保持手的干燥	符合洗手的要求及要点
2. 取速干手消毒剂于掌心，均匀涂抹至整个手掌、手指、手背和指缝，必要时增加手腕及手腕上 10cm 处	消毒剂要求：作用速度快、不损伤皮肤及不引起过敏反应
3. 按照揉搓洗手的步骤揉搓双手直至手部干燥	保证消毒剂完全覆盖手部皮肤
4. 干手	揉搓时间至少为 15s 自然干燥

测 试 题

1. 可通过直接接触被污染的物体表面或患者时获得，能随时通过手传播，并与医院感染密切相关的是（ ）

A. 暂居菌　B. 常驻菌　C. 支原体　D. 病毒

2. 控制医院感染最简单、有效、方便且经济的方法是（ ）

A. 环境消毒　B. 隔离传染患者　C. 洗手　D. 合理使用抗生素

3. 手消毒效果应达到的要求是：卫生手消毒监测的细菌数应保持（ ）

A. ≤10cfu/cm²　B. ≤15cfu/cm²　C. ≤5cfu/cm²　D. ≤8cfu/cm²

4. 手消毒效果应达到的要求：外科手消毒监测的细菌数应（ ）

A. ≤10cfu/cm²　B. ≤5cfu/cm²　C. ≤8cfu/cm²　D. ≤15cfu/cm²

5. 关于皮肤暂居菌的描述不正确的是（ ）

A. 存活时间较短，会自行消亡　B. 通过直接接触患者或被污染的环境表面获得

C. 机械清洗容易被去除　D. 具有致病性，与医院感染有很大关系

6. 手卫生不包括（ ）

A. 洗手　B. 消毒剂泡手　C. 卫生手消毒　D. 外科手消毒

7. 手消毒指征不包括（　　）
A. 进入和离开隔离病房、穿脱隔离衣前后　B. 接触体液、血液和被污染的物品后
C. 接触特殊感染病原体后　D. 接触消毒物品后
8. 关于戴手套的描述不正确的是（　　）
A. 进行侵入性操作时应当戴无菌手套
B. 若不是无菌操作，不同患者之间可以不换手套
C. 摘手套后应当洗手　D. 戴手套前应当洗手
9. 医务人员除了在下列哪些情况下应当洗手（　　）
A. 直接接触患者前后　B. 接触特殊易感患者前
C. 从同一患者身体一个部位移动到另一部位时　D. 接触不同患者之间
10. 下列哪种情况下必须先用流动水冲净双手，再使用手消毒剂消毒双手（　　）
A. 处理传染病患者污染物之后　B. 手被感染性物质污染时
C. 直接为传染病患者进行治疗、检查、护理时　D. 为患者进行身体检查前

第二节　无 菌 技 术

无菌技术（aseptic technique）：是指在医疗、护理操作中，为防止一切微生物侵入人体和防止无菌区域、无菌物品被污染的操作技术。对于医护人员，掌握无菌技术的相关理论知识并能正确运用无菌技术及相关规程对预防、控制感染十分重要。

一、相 关 概 念

1. 无菌区（aseptic area）　指经灭菌处理且未被污染的区域。

2. 非无菌区（non-aseptic area）　指未经灭菌处理，或虽经灭菌处理但又被污染的区域。

3. 无菌物品（aseptic supplies）　指经过物理或化学方法灭菌后保持无菌状态的物品。

4. 非无菌物品（non-aseptic supplies）　指未经灭菌处理，或虽经灭菌处理后又被污染的物品。

二、无菌技术操作的基本原则

1. 操作环境　保持无菌操作环境的清洁，在进行无菌技术操作前30min，应停止清扫工作并减少走动，以防尘埃飞扬导致污染。

2. 操作人员　工作人员进行无菌操作前应着装整齐，戴口罩、帽子，并剪短指甲、洗手。必要时穿无菌衣，戴无菌手套。

3. 无菌物品管理

（1）无菌物品与非无菌物品应分开放置，无菌物品必须放在无菌容器内，一经取出，即使未使用，也不可再放回无菌容器内。

（2）无菌物品应存放在无菌包或无菌容器内，其适宜的存放环境为温度＜24℃，相对湿度＜70%，机械通风换气每小时4～10次。置于高于地面20cm、离天花板＞50cm、距墙＞5cm处的物品存放柜或架上，以减少来自地面、屋顶、墙壁的污染。

（3）装有无菌物品的无菌包或无菌容器外应标明物品的名称和灭菌日期。无菌物品应按失效期的先后顺序摆放和取用，在有效期内使用，疑为污染、已污染或过期的无菌物品

需重新灭菌。

（4）若符合存储环境要求，使用纺织品材料包装的无菌物品有效期宜为 14 日，否则一般为 7 日；使用医用一次性纸袋包装的无菌物品，有效期宜为 1 个月；使用一次性纸塑袋、一次性医用皱纹袋、医用无纺布或硬质容器包装的无菌物品，有效期宜为 6 个月；由医疗器械厂商提供的一次性使用无菌物品应遵循包装上的有效期。

4. 无菌观念

（1）明确无菌区与非无菌区、无菌物品与非无菌物品。

（2）操作时，工作人员身体与无菌区保持一定距离，面向无菌区取、放无菌物品时，手臂应保持在腰部或治疗台面以上，不可跨越无菌区，手不可接触无菌物品。

（3）应使用无菌持物钳（镊）取、放无菌物品。已取出的无菌物品，即便未使用，也不可放回无菌容器内。

（4）避免面对无菌区谈笑、咳嗽、打喷嚏。

（5）疑有污染或已被污染的无菌物品不可使用，应予以更换。

（6）一套无菌物品只供一位患者使用。

三、无菌技术基本操作方法

（一）无菌持物钳（镊）的使用方法

1. 使用无菌持物钳（镊）的目的 取放和传递无菌物品，保持无菌物品的无菌状态。

2. 无菌持物钳（镊）的种类 临床常用的无菌持物钳（镊）有卵圆钳和长、短镊子（表 11-3，图 11-2）。

表 11-3 无菌持物钳（镊）的种类

名称	形状	种类	用途
卵圆钳	下端有两个卵圆形小环	直头和弯头卵圆钳	可夹取刀、剪、镊、治疗碗等
镊子	尖端细小	长、短镊子	夹取针头、棉球、纱布等

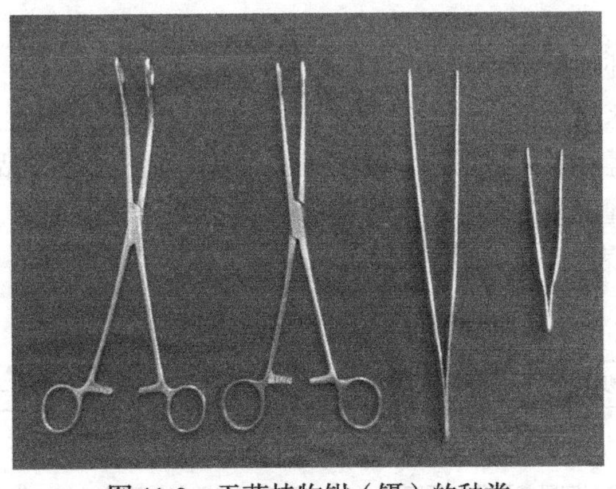

图 11-2 无菌持物钳（镊）的种类

3. 无菌持物钳（镊）的存放方法 无菌持物钳（镊）的存放方法有湿式保存法和干式保存法两种。

（1）湿式保存法：是将已灭菌处理的无菌持物钳（镊）浸泡在盛有器械消毒液的大口

有盖容器内。

（2）干式保存法：是将盛有无菌持物钳（镊）的无菌干罐保存在无菌包内，使用前开包，一般每 4h 更换一次。

4. 操作前准备

（1）环境准备：环境整洁、定期消毒。

（2）护士准备：衣帽整洁、修剪指甲、洗手、戴口罩。

（3）物品准备：无菌持物钳（镊）、存放无菌持物钳（镊）的容器。

5. 操作步骤 见表 11-4，参见视频。

表 11-4 湿的无菌持物钳（镊）的使用方法

操作步骤	注意点与说明
1. 洗手，并擦干双手，戴口罩，检查有效日期	去除手上污垢 严格遵守无菌操作原则
2. 打开浸泡无菌持物钳（镊）的容器盖	容器盖闭合状态不可从盖孔中取、放无菌持物钳（镊）
3. 手持无菌持物钳（镊）上 1/3 处，将钳（镊）移至容器中央，使钳端闭合，垂直取出	取出持物钳（镊）时，持物钳（镊）下 2/3 部分不可触及容器口缘及液面以上的容器内壁，以免污染
4. 使用时应保持钳端一直向下，不可倒转向上	防止消毒液倒流而污染钳端
5. 用后闭合钳端，立即垂直放回容器，浸泡时将轴节松开，消毒液面需浸没持物钳轴节以上 2～3cm 或镊子长度的 1/2 处	避免触及容器口周围；松开轴节，使轴节与消毒液充分接触
6. 钳取远处的无菌物品时，应将持物钳连同容器一起搬移，就地使用	防止无菌持物钳（镊）在空气中暴露过久而污染，不能用无菌持物钳（镊）夹取油纱布，防止油粘于钳端而影响消毒效果；不能用无菌持物钳（镊）换药或消毒皮肤，防止持物钳被污染
7. 无菌持物钳（镊）及浸泡容器应每周清洁、消毒 2 次，同时应更换器械、消毒液	保持持物钳（镊）的无菌状态 无菌持物钳（镊）一旦污染或可能污染应重新灭菌

（二）无菌容器的使用方法

经灭菌处理的盛放无菌物品的器具称无菌容器，如无菌盒、储槽、储罐等。

【目的】 用于存放无菌物品并保持其无菌状态。

【操作前准备】

（1）环境准备：环境整洁、定期消毒。

（2）护士准备：衣帽整洁、修剪指甲、洗手、戴口罩。

（3）物品准备：盛有无菌持物钳（镊）的无菌罐、盛有无菌物品的容器；常用的无菌容器有无菌盒、无菌罐、无菌盘等。无菌容器内盛灭菌器械、棉球、纱布等。

【操作步骤】 见表 11-5，参见视频。

表 11-5 无菌容器的使用方法

操作步骤	注意点与说明
1. 洗手并擦干双手，戴口罩，检查无菌容器的标记、灭菌日期	严格遵循无菌操作原则
2. 从无菌容器内取物时，先拿起容器盖平移离开容器，内面向上置于桌面上，或内面向下拿在手中	防止容器盖盖口污染或灰尘落入容器盖内，防止盖内面触及任何非无菌区域，手拿盖时手勿触及盖的内面及边缘
3. 取物完毕后，立即将容器盖反转，使内面向下，移至容器口上，小心盖严	避免容器内无菌物品在空气中暴露过久，打开后，使用时间不超过 24h
4. 手持无菌容器（如无菌碗）时，应托住容器底部	手指不可触及容器边缘及内面无菌容器应定期消毒灭菌

（三）无菌包的使用方法

【目的】 用无菌包布包裹无菌物品用以保持物品的无菌状态，供无菌操作用。

【操作前准备】

1. 环境准备 环境整洁，定期消毒。

2. 操作者准备 衣帽整洁、修剪指甲、洗手、戴口罩。

3. 材料准备 盛有无菌持物钳（镊）的无菌罐，盛放无菌包内物品的容器或区域；无菌包：内放无菌治疗巾、敷料、器械等。

【操作步骤】 见表11-6，参见视频。

表11-6 无菌包的使用方法

操作步骤	注意点与说明
1. 洗净双手并擦干，戴口罩	严格遵循无菌操作原则
2. 包扎无菌包，将物品放在包布中央，用包布的一角盖住物品，然后遮盖左右两角，并将角尖向外翻折，盖上最后一角后，将带以“+”字形包扎，或用化学指示胶带贴妥	包玻璃物品时，应先将棉垫包裹后再用包布包扎
3. 贴上注明物品名称及灭菌日期的标签，送灭菌	
4. 开无菌包	无菌包的有效期为7～14日，超过有效期则不能使用
（1）查看无菌包名称和灭菌日期	
（2）将无菌包放在清洁、干燥、平坦处，解开并将系带卷放于包布下，按原折顺序逐层打开无菌包	如无菌包放在潮湿处，可能会因毛细现象而导致无菌包的污染
（3）用无菌持物钳（镊）取出所需物品，放在事先备好的无菌区域内	打开无菌包时仅能以手接触包布四角的外面，不可触及包布内侧
（4）将包布按原折痕包起，将系带以“一”字形包扎，并注明开包日期、时间	表示此包已开过，所剩物品有效期为24h 如不慎污染包内物品或包布被浸湿，应重新灭菌
5. 需将包内无菌物品一次取完时，可在手上打开包布，使物品显露在无菌包布上，一手托住包布，另一手抓住包布四角及系带，将包内无菌物品全部投入无菌区域内	开包时，手不可触及包布内面及无菌物品。投放时，包布之无菌面朝向无菌区域 如包内物品超过有效期、被污染或包布受潮，则需重新灭菌。

（四）倒取无菌溶液的方法

【目的】 保持无菌溶液的无菌状态，供治疗使用。

【操作前准备】

1. 环境准备 环境整洁、定期消毒。

2. 操作者准备 衣帽整洁、修剪指甲、洗手、戴口罩。

3. 材料准备 无菌溶液、弯盘、无菌容器、棉签、消毒液、纸、笔。

【操作步骤】 见表11-7，参见视频。

表11-7 倒、取无菌溶液的方法

操作步骤	注意点与说明
1. 洗手并擦干双手，戴口罩	严格遵循无菌操作原则
2. 取盛有无菌溶液的密封瓶，擦净瓶外灰尘，经查对后用启瓶器撬开铝盖，用拇指与示指或双手拇指将橡胶盖边缘向上翻起	手不可触及瓶口及瓶塞内面
3. 一手示指和中指套住橡胶塞并将其拉出瓶口，置于手中	防止瓶塞被污染

续表

操作步骤	注意点与说明
4. 另一手拿起无菌瓶，标签面朝向掌心，倒出少量溶液冲洗瓶口	倒液时，勿将标签沾湿，瓶口不能接触任何物体，不可将物品伸入无菌溶液瓶内蘸取溶液
5. 从已经冲洗的瓶口处倒出所需溶液至无菌容器中	完毕后立即塞好瓶塞，以防污染
6. 记录开瓶日期、时间	已开启的溶液瓶内的溶液，有效期为 24h
7. 如自烧瓶内倒取无菌溶液，解开系带，手拿瓶口盖布外部，取出瓶塞，倾倒溶液的方法同上	手不可触及盖布内面及瓶口。不可将物品伸入无菌溶液瓶内蘸取溶，已例出的溶液不可再倒回瓶内

（五）无菌盘的使用方法

【目的】 形成无菌区域以放置无菌物品。

【操作前准备】

1. 环境准备 环境整洁、定期消毒。

2. 操作者准备 衣帽整洁、修剪指甲、洗手、戴口罩。

3. 材料准备 盛有无菌持物钳（镊）的无菌罐、盛放治疗巾的无菌包、无菌物品、治疗碗、纸、笔。

【操作步骤】 见表 11-8，参见视频。

表 11-8 无菌盘的使用方法

操作步骤	注意点与说明
1. 洗净双手并擦干，戴口罩	严格遵循无菌操作原则
2. 折叠治疗巾	折叠后便于铺盘及展开治疗巾时保持无菌状态
（1）纵折法：将治疗巾纵折两次成 4 折，再横折两次，开口边向外	
（2）横折法：将治疗巾横折后再纵折，成为 4 折，再重复一次	
3. 铺盘	铺无菌盘区域必须清洁干燥、无菌巾避免潮湿、污染
（1）单层底铺盘	
1）打开无菌包，用无菌持物钳（镊）取一块治疗巾放在治疗盘内	打开包布后，注意保持包内无菌
2）双手捏住无菌巾一边外面两角，轻轻抖开，双折铺于治疗盘上，上面一层向远端呈扇形折叠，开口呈扇形折叠，开口边向外	手不可触及无菌巾内面 不可跨越无菌区
3）放入无菌物品，拉平扇形折叠层盖于物品上，上下边缘对齐，将开口处向上翻折两次，两侧边缘向下翻折一次	保持盘内无菌，4h 内有效 铺盘时非无菌物品和身体应与无菌盘保持适当距离
（2）双底盘	
1）取出无菌巾，双手捏住无菌巾一边的外面两角，轻轻抖开，从远到近，3 折成双层底，上层呈扇形折叠，开口边向外	
2）放入无菌物品，拉平扇形折叠层，盖于物品上，边缘对齐	

（六）戴无菌手套的方法

【目的】 预防病原微生物通过医务人员的手传播疾病和污染环境，保护操作者，适用于医务人员进行严格的无菌操作时，接触患者破损皮肤、黏膜时。

【操作前准备】

1. 环境准备 环境整洁、定期消毒。

2. 操作者准备 衣帽整洁、修剪指甲、洗手、戴口罩。

3. 材料准备 无菌手套、弯盘。

【操作步骤】 见图 11-3，表 11-9，参见视频。

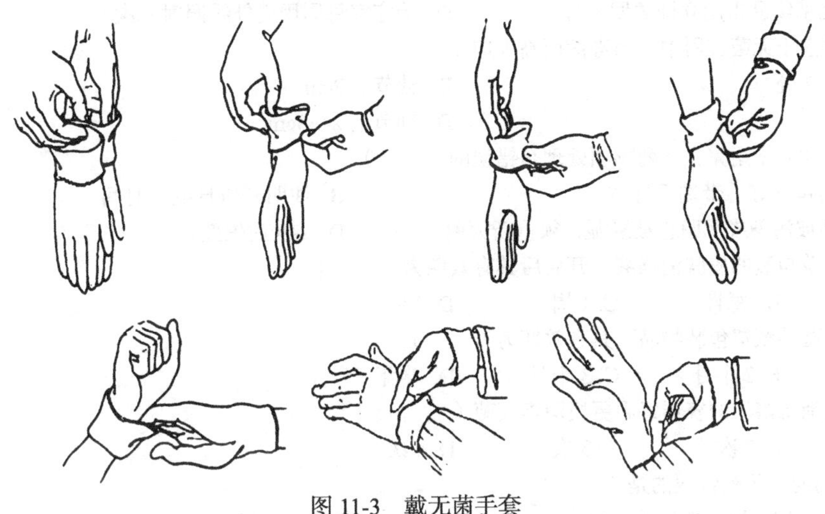

图 11-3 戴无菌手套

表 11-9 戴无菌手套的方法

操作步骤	注意点及说明
1. 检查并核对无菌手套袋外的号码、灭菌日期，包装是否完整、干燥	遵循无菌技术操作原则 选择适合操作者的手套号码
2. 将手套袋平放于清洁干燥的操作台面上打开	
3. 取、戴手套	
分次取、戴法	
（1）一手掀开手套袋开口处，另一手捏住一只手套的反折部分（手套内面）取出手套，对准五指戴上	手不可触及手套外面（无菌面） 手套取出时外面（无菌面）不可触及任何物品
（2）未戴手套的手掀起另一只袋口，再用戴好手套的手指插入另一只手套的反折面（手套外面），取出手套，同法戴好	已戴手套的手不可触及未戴手套的手及另一手套的内面（非无菌面）；未戴手套的手不可触及手套的外面；戴好手套的手始终保持在腰部以上水平、视线范围内
一次性取、戴法	要点同上
（1）两手同时掀开手套袋开口处，用一手拇指和示指同时捏住两只手套的反折部分，取出手套	
（2）将两手套五指对准，先戴一只手，再以戴好手套的手指插入另一只手套的反折面，同法戴好	
4. 将手套的翻边扣套在工作服衣袖外面，双手对合交叉检查是否漏气，并调整手套位置	手套外面（无菌面）不可触及任何非无菌物品 不可强拉手套
5. 用戴着手套的手捏住另一手套腕部外面，翻转脱下；再将脱下手套的手伸入另一手套内，捏住内面边缘将手套向下翻转脱下	勿使手套外面（污染面）接触到皮肤
6. 按要求整理用物	将手套弃置于黄色医疗垃圾桶内洗手，脱口罩

测 试 题

1. 外用溶液开启后，其使用的时间不能超过（ ）

A. 4h　B. 12h　C. 24h　D. 8h

2. 容器打开后，应记录开启的日期、时间，其有效时间不超过（ ）

A. 4h　B. 12h　C. 24h　D. 8h

3. 铺无菌盘时，应注明铺盘的日期、时间，其无菌盘的有效期为（　　）

A. 4h　　B. 12h　　C. 24h　　D. 8h

4. 下述符合无菌技术操作原则的是（　　）

A. 无菌操作前 30min 清扫地面　　B. 无菌包如潮湿可待干后使用

C. 取出的无菌物品未用立即放回原处　　D. 治疗室每周用紫外线照射一次

5. 卵圆钳浸泡于无菌容器中，消毒液面高度应（　　）

A. 钳长的 1/2 处　　B. 轴节下 2cm

C. 轴节处　　D. 轴节上 2～3cm

6. 无菌包内物品未用完，下列哪项处理是错误的（　　）

A. 按原痕回包扎好，带端不打结　　B. 注明开包日期、时间

C. 包内物品被污染或无菌包被浸湿，须重新灭菌　　D. 24h 后失效

7. 小剂量、单包装的皮肤消毒液，开启后其有效期为（　　）

A. 3 日　　B. 每日　　C. 1 周　　D. 2 周

8. 经高压灭菌的纸塑包装物品，其有效期为（　　）

A. 1 个月　　B. 2 个月　　C. 3 个月　　D. 半年

9. 病区盛放消毒溶液的容器每周更换消毒灭菌（　　）

A. 1 次　　B. 2 次　　C. 3 次　　D. 4 次

10. 铺无菌盘时，下列错误的是（　　）

A. 用无菌持物钳（镊）夹取治疗巾　　B. 注意使治疗巾边缘对齐

C. 治疗巾开口部分及两侧反折　　D. 有效期不超过 6h

第三节　穿、脱隔离衣

【目的】

1. 保护医务人员避免受到血液、体液和其他感染性物质污染。

2. 保护患者避免感染。

【适应证】

1. 接触经接触传播的感染性疾病如传染病患者、多重耐药菌感染等患者时。

2. 对患者实行保护性隔离时，如大面积烧伤、骨髓移植等患者的诊疗、护理。

【操作前准备】

1. 材料准备　隔离衣、挂衣架、衣夹、洗手池、洗手液、帽子、口罩、刷子、消毒液、毛巾。

2. 操作者准备　取下手表，卷袖过肘，洗手；穿隔离衣前要戴好帽子、口罩。

【操作步骤】　操作步骤见图 11-4，表 11-10，参见视频。

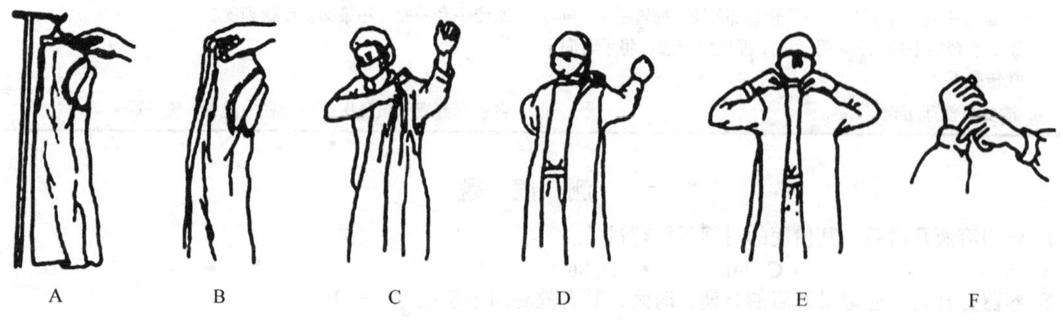

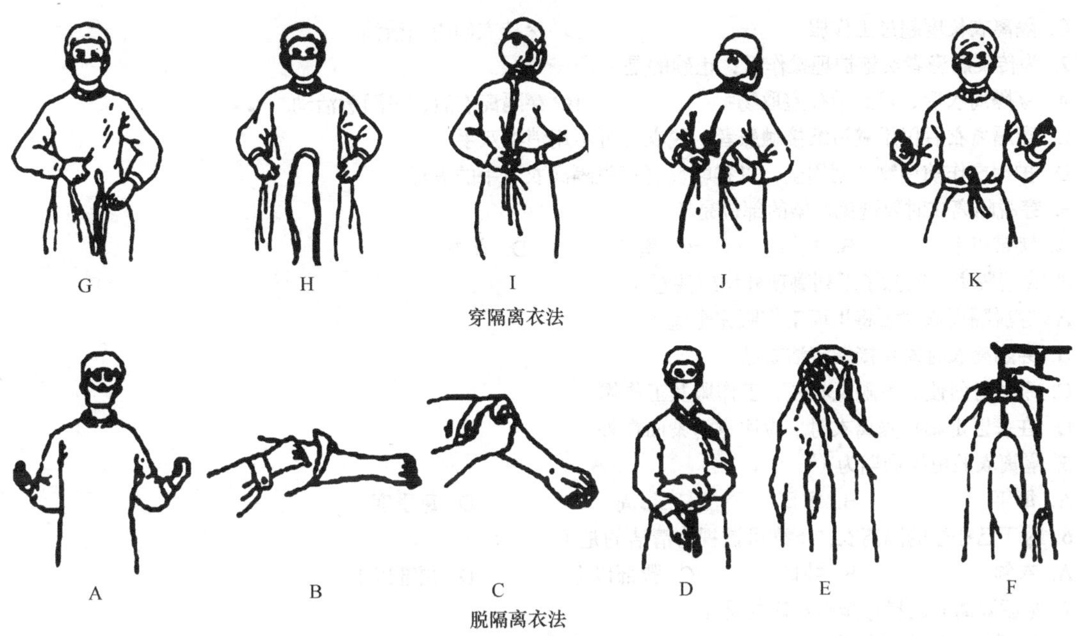

图 11-4　穿脱隔离衣的方法

表 11-10　穿、脱隔离衣的方法

操作步骤	注意点与说明
1. 穿隔离衣	隔离衣只能在规定区域内穿脱避免污染
（1）戴好口罩、帽子，取下手表，卷袖过肘（冬季卷过前臂中段）	
（2）手持衣领取下隔离衣，使清洁面面向自己，将衣领两端向外折齐，露出肩袖内口	衣领及衣内为清洁面
（3）一手持衣领，另一手伸入袖内，举起手臂将衣袖抖上，换手持衣领，依上法穿好另一袖	衣袖不可触及面部
（4）两手持衣领，由领子中央顺着边缘向后将领扣（带）扣（系）好，再扣（系）袖扣（带）	
（5）解开腰带活结，将隔离衣一边（约在腰下 5cm 处）渐向前拉，见到边缘则捏住；同法捏住另一侧边缘，双手在背后将边缘对齐，向一侧折叠；以手按住折叠处，另一手将腰带拉至背后，压住折叠处，将腰带在背后交叉，回到前面打一活结	手不触及衣里面；勿使折叠处松散；隔离衣长短要合适，应将工作服全部遮盖，有破损时不可使用。穿好隔离衣后，双臂保持在腰部以上水平，视线范围内，穿隔离衣后不可进入清洁区
2. 脱隔离衣	
（1）解开腰带，在前面打一活结	
（2）解开袖口及肩部扣子（系带），在肘部将部分衣袖塞入工作服袖下，消毒双手	
（3）解开领口，一手伸入另一侧袖口内，拉下衣袖过手，用衣袖遮盖着的手握住另一手隔离衣袖的外面，将袖子拉下，双手转换从袖管中退出至衣肩	保持衣领清洁，解领扣时污染的袖口不可触及衣领、面部和帽子
（4）两手持领，将隔离衣两边对齐，挂在衣钩上；挂在半污染区，隔离衣的清洁面应向外；挂在污染区，则清洁面向内；不再穿的隔离衣，脱下后清洁面向外，卷好后置于污衣袋中	双手不可触及隔离衣外面；隔离衣每日更换，如有潮湿或污染，应立即更换，长短须能全部遮盖工作服

测　试　题

1. 使用隔离衣的方法哪项不正确（　　）

A. 挂在污染区，清洁面向内　　B. 脱下后清洁面向内，挂在病室内

C. 隔离衣长度超过工作服　　D. 保持衣领内面清洁

2. 为传染病患者实施护理操作时，正确的是（　　）

A. 穿隔离衣后，可到治疗室取物　　B. 穿隔离衣后，可随意活动

C. 穿隔离衣后仅用避污纸接触患者，脱衣后可不用消毒双手

D. 护理操作前用物计划周全，以省略反复穿脱隔离衣及手的消毒

3. 穿脱隔离衣时要避免污染的部位是（　　）

A. 腰带以上　　B. 袖口　　C. 胸前　　D. 衣领

4. 穿脱隔离衣时除了下列哪项外均应注意（　　）

A. 穿脱隔离衣时须将里面工作服完全遮盖

B. 穿隔离衣时避免接触清洁物品

C. 系领时勿使衣袖触及衣领、工作服及工作帽

D. 在病区走廊挂隔离衣时，应注意污染面在外

5. 隔离衣的更换周期为（　　）

A. 每年　　B. 每日　　C. 每周　　D. 每季度

6. 对于已穿过的隔离衣，下列可被视为清洁的是（　　）

A. 衣领　　B. 袖口　　C. 腰部以上　　D. 腰部以下

7. 穿脱隔离衣的操作步骤正确的是（　　）

A. 双手伸入袖内后扣袖扣　　B. 扣好领扣后再系腰带

C. 将腰带交叉在背后打结　　D. 消毒手后先解开领扣

8. 医护人员接触患者后脱下隔离衣的步骤正确的是（　　）

A. 刷手，解袖扣，解领扣，脱衣袖，解腰带，脱去隔离衣

B. 解袖扣，刷手，解领扣，脱衣袖，解腰带，脱去隔离衣

C. 解袖扣，刷手，解腰带，脱衣袖，解领扣，脱去隔离衣

D. 刷手，解腰带，脱衣袖，解领扣，解袖扣，脱去隔离衣

9. 解领扣时污染的袖口不可触及（　　）

A. 衣领　　B. 面部　　C. 帽子　　D. 以上都是

10. 穿隔离衣的目的包括（　　）

A. 保护医务人员避免受到血液、体液污染　　B. 保护烧伤患者避免感染

C. 对骨髓移植患者实施保护性隔离　　D. 以上都是

第四节　隔 离 技 术

一、隔离的基本知识

隔离（isolation）是指采用各种方法和技术，防止病原体从患者和携带者传播给他人的措施。对传染病患者采取的隔离称为传染源隔离，对易感人群采取的隔离称保护性隔离。

（一）清洁区与污染区的划分

1. 清洁区（cleaning area）　是指进行呼吸道传染病诊治的病区中不易受到患者血液、体液和病原微生物等物质污染及传染病患者不应进入的区域，包括医务人员的值班室、卫生间、男女更衣室、浴室、配餐间等。

2. 潜在污染区（potentially contaminated area）　是指进行呼吸道传染病诊治的病区中位于清洁区与污染区之间，有可能被患者血液、体液和病原微生物等物质污染的区域，包括医务人员的办公室、治疗室、护士站、患者用后的物品、医疗器械等的处理室等。

3. 污染区（contaminated area） 是指进行呼吸道传染病诊治的病区中传染病患者和疑似传染病患者接受诊疗的区域，包括被其血液、体液、分泌物、排泄物污染物品暂存和处理的场所，包括病室、处置室、污物间及患者入院、出院处理室等。

4. 两通道（two passages） 是指进行呼吸道传染病诊治的病区中的医务人员通道和患者通道。医务人员通道、出入口设在清洁区一端，患者通道、出入口设在污染区一端。

5. 缓冲间（buffer room） 是指进行呼吸道传染病诊治的病区中清洁区与潜在污染区之间、潜在污染区与污染区之间设立的两侧均有门的小室，为医务人员的准备间。

6. 负压病区（negative pressure ward） 通过特殊通风装置，使病区（房）的空气按照由清洁区向污染区流动，使病区（房）内的压力低于室外压力。负压病区（房）排出的空气需经处理，确保对环境无害。

7. 个人防护用品（personal protective equipment，PPE） 是用于保护医务人员避免接触感染性因子的各种屏障用品，包括口罩、手套、护目镜、防护面罩、防水围裙、隔离衣等。

8. 标准预防（standard precaution） 是基于患者的血液、体液、分泌物（不包括汗液）、非完整皮肤和黏膜均可能含有感染性因子的原则，针对医院所有患者和医务人员采取的一组预防感染措施，包括手卫生，根据预期可能的暴露选用手套、隔离衣、口罩、护目镜或防护面罩及安全注射；也包括穿戴合适的防护用品处理患者环境中污染的物品与医疗器械。

（二）传染病区隔离单位的设置

1. 以病室为隔离单位 传染病区与普通病区分开，相邻病区楼房相隔约30m，侧面防护距离为10m，防止空气对流传播；分别设立门户，以便工作人员与患者分门进出。配置必要的卫生、消毒设备；同一病种患者安排在同一病室内，但病原体不同者，应分室治。

2. 以患者为隔离单位 每个患者应有独立的环境与用具，与其他患者及不同病种间进行隔离。

3. 凡未确诊，或发生混合感染及重、危症患者且具有强烈传染性者，应安置在单间隔离。

（三）隔离原则

1. 一般隔离原则

（1）病室门前及病床前均应悬挂隔离标志，病室门口应设置擦鞋垫（用消毒液浸湿，供出入时消毒鞋底之用）及泡手用的消毒液。

（2）工作人员进入隔离室要按规定戴工作帽、口罩，穿隔离衣，并只能在规定的范围内活动。一切操作要严格遵守隔离规程，接触患者或污染物品后必须消毒双手。

（3）穿隔离衣前，必须将进行各种操作所需的用物备齐，以保证各项操作能集中执行以省去反复多次穿、脱隔离衣和洗手、消毒的过程。

（4）患者用过的物品须经严格消毒后方可给他人使用，患者的排泄物等也须消毒后排放，必须送出进行处理的物品、污物袋应有明显的标志，不宜消毒的物品（如手表等）应用纸、布或塑料袋进行包装，以免被污染。

（5）病室每日进行空气消毒，可用紫外线照射或消毒液喷雾；每日晨间护理后，用消毒液擦拭床、床旁桌椅。

（6）严格执行陪伴和探视制度并尽量减少陪伴，必须陪伴或探视时，应事先向患者及陪伴、探视者进行相关隔离防护知识的教育、解释，使之能严格遵守各种制度。

（7）满足患者的心理需要，尽力解除患者的恐惧感和因被隔离而产生的孤独、悲观等不良心理反应。

2. 终末消毒处理 终末消毒处理是指对转科、出院或死亡的患者及其所住过的病室、用物、医疗器械等进行的消毒处理。

（1）患者本人的终末处理：患者在转科或出院前应洗澡，换上清洁的衣服，个人用物按规定消毒处理后一并带出。若患者已死亡，需用消毒液擦拭尸体，并用无菌棉球填塞住口、鼻、耳、肛门、阴道等孔道及瘘管并更换伤口处敷料。尸体用一次性尸体单包裹。

（2）病室的终末处理：将病室的门、窗封闭，打开床旁桌，摊开棉被竖起床垫，按规定用消毒液进行熏蒸消毒。熏蒸结束后打开门、窗，用消毒液擦洗家具；被服类放入标明“隔离”字样的污物袋内，消毒后再行清洗；床垫、被芯和枕芯可用日光暴晒处理。

（四）隔离的种类及措施

隔离可按病原体传播的途径不同分为以下几种，并按不同种类实施相应的隔离措施。

1. 严密隔离 传染性强、感染后病死率高的传染病需严密隔离，以严格控制其病原体的播散，适用于对经飞沫、分泌物、排泄物直接或间接传播的烈性传染病的隔离，如霍乱、鼠疫等。主要隔离措施包括以下几个方面。

（1）患者应住单间病室，通向走廊的门、窗必须关闭。病室内的物品力求简单并应耐消毒，室外须挂有醒目的隔离标志，禁止患者出病室和访视。

（2）接触患者时，必须戴口罩、帽子，穿隔离衣、隔离鞋，必要时戴手套，消毒措施必须严格。

（3）室内空气及地面用消毒液喷洒或紫外线照射消毒，1 次/日。

（4）患者的排泄物、分泌物须经严格消毒处理后方可排放。

（5）污染敷料装袋标记后送焚烧处理。

2. 呼吸道隔离 主要用于防止通过空气中的飞沫短距离传播的感染性疾病，如流感、流脑、麻疹等。主要隔离措施包括以下几个方面。

（1）同一病原菌感染者可同住一室，有条件时应尽量使隔离病室远离其他病室。

（2）通向走廊的门、窗必须关闭，以防病原体通过走廊的门、窗随空气向外传播。工作人员进入病室时应戴口罩，并随时保持口罩干燥，必要时穿隔离衣。

（3）用紫外线照射或过氧乙酸喷雾消毒室内空气，1 次/日。

（4）为患者准备痰杯，口、鼻分泌物须经严格消毒处理后方可排放。

3. 肠道隔离 适用于由患者的消化道分泌物及粪便直接或间接污染了食物或水源而传播的疾病，如伤寒、细菌性痢疾、甲型肝炎等。主要的隔离措施包括以下几个方面。

（1）不同病种的患者最好分室隔离，无条件者可在病室一角安置需隔离患者，床间距保持 1m 以上，床边应有明显隔离标志，患者之间禁止交换书、报及用物。

（2）接触不同病种肠道隔离患者时，应更换隔离衣，消毒双手并更换手套。

（3）病室内应有防蝇、灭蟑螂的设备。

（4）患者的食具、便器应各自专用并严格消毒，剩下的食物及排泄物均应按规定消毒处理后再排放。

（5）被患者粪便污染的物品要随时装袋，做好标记后消毒或焚烧处理。

4. 接触隔离　适用于经体表或伤口直接或间接接触而感染的疾病，如破伤风、气性坏疽等。主要的隔离措施包括以下几个方面。

（1）患者应住单间病室隔离。

（2）接触患者或进行医护操作时，需穿隔离衣、戴手套，医护人员的手臂有破损时则不宜对此类患者进行医护操作。

（3）凡患者接触过的一切物品，包括被单、衣物、换药器械等，均应在先行灭菌处理后，再行清洁、消毒、灭菌。

（4）被患者伤口分泌物污染的敷料应焚烧处理。

5. 血液–体液隔离　主要用于预防通过直接或间接接触具有传染性的血液或体液而传播的感染性疾病，如乙型肝炎、艾滋病、梅毒等。主要的隔离措施包括以下几个方面。

（1）同种病原体感染者可同室进行隔离，但在患者生活自理能力低下或出血不能控制，易造成环境污染的情况下则应单人隔离。

（2）为防止因血液、体液飞溅而引发感染，医护人员均应戴口罩及护目镜。

（3）若血液或体液可能污染衣服时，需穿隔离衣。

（4）可能接触血液或体液时应戴手套。

（5）操作时若手已被血液、体液污染或可能发生污染时，应立即用消毒液洗手。完成操作后对另一患者进行医护操作前也应严格洗手。

（6）被血液或体液污染或高度怀疑被污染的物品，应装入标记污染袋，销毁或进行消毒处理。患者用过的针头、尖锐物品应放入防水、防刺破并有标记的容器内消毒处理。

（7）血液污染的室内物品表面，应立即用5.25%氯酸钠溶液（含有效氯5000～10 000ppm）擦拭消毒。

6. 昆虫隔离　适用于部分由昆虫传播的疾病，如乙型脑炎、疟疾等。根据昆虫类型确定各类措施。由蚊子传播的疾病，如疟疾、乙型脑炎，病室应有蚊帐及其他防蚊设施，并定期采用灭蚊措施；由虱类传播的疾病，如斑疹伤寒、回归热患者入院时，应经灭虱处理后才能住进同病种病室。

7. 保护性隔离　也称反向隔离，适用于严重烧伤、早产儿、白血病及器官移植等抵抗力低或极易感染的患者。主要的隔离措施包括以下几个方面。

（1）患者应住单间病室或隔离单元内进行隔离。

（2）患呼吸道疾病或咽部携带病原菌者，应避免接触患者。接触患者前，医护人员应戴帽子、口罩，穿隔离衣（外面为清洁面，内面为污染面）和消毒后的拖鞋，以防医护人员携带的病体感染。

（3）接触患者前、后或护理另一患者前均应洗手。

（4）病室内空气、地面、家具等均应按规定严格消毒。

（5）探视者应采取相应隔离措施，必要时谢绝探视。

二、隔离技术基本操作方法

隔离（isolation）采用各种方法、技术，防止病原体从患者及携带者传播给他人的措施。

（一）工作帽的应用

戴工作帽可防止头发上的灰尘及微生物落下造成污染。医治传染病患者时，也可保护自己。工作帽应大小适宜，头发全部塞入帽内，不得外露。每周更换两次，手术室或严密隔离单位，应每次更换。

（二）口罩的应用

使用口罩是为了保护患者和工作人员，避免互相传染，防止飞沫污染无菌物品、伤口或清洁食品等。操作方法见表 11-11。

表 11-11　口罩的使用

操作步骤	注意点与说明
1. 洗手并擦干	除去手上的污垢
2. 取出清洁口罩	口罩用 6～8 层纱布制成，或用过氯乙烯纤维滤纸制成，宽 14cm，长 16～18cm，带长 30cm，两侧打褶 3cm
3. 拿起口罩上方 2 根带子，罩住鼻和口，在头顶打活结；下方 2 根带子在颈后或头顶	松紧度要合适，不可用污染的手接触口罩；口罩潮湿时，立即更换
4. 不用时，解开口罩带子，取下口罩	需先洗手，再取下口罩；不可将口罩挂在胸前。一般情况下，口罩使用 4～8h 后应更换；每次接触严密隔离的传染患者后，立即更换；使用一次性口罩时间不得超过 4h
5. 将已污染的口罩，丢入污物桶内，洗手	

（三）避污纸的使用

避污纸的使用见图 11-5，表 11-12。避污纸即备用的清洁纸片。用避污纸垫着拿取物品或做简单操作，可保持双手或物品不被污染以省略消毒手续。

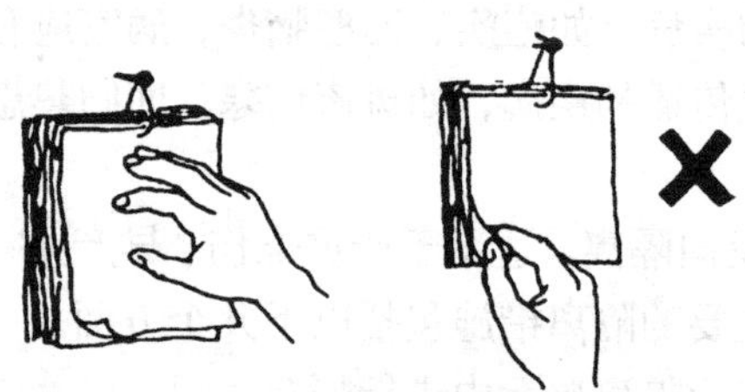

图 11-5　抓取避污纸方法

表 11-12　避污纸的使用

操作步骤	注意点与说明
1. 取避污纸时，应从页面抓取，不可掀页撕取	清洁的手拿取污染物品或污染的手拿取清洁物品，均可使用避污纸
2. 避污纸用后丢入污物桶，定时焚烧	病室门口备避污纸，病室内备污物桶

测 试 题

1. 破伤风患者采用何种隔离方式（ ）
A. 严密隔离 B. 呼吸道隔离 C. 肠道隔离 D. 接触隔离
2. 戴帽子、口罩时不正确的做法是哪一项（ ）
A. 帽子应遮住全部头发 B. 不可用污染的手触摸口罩
C. 一次性口罩不潮湿不需要更换 D. 口罩应罩住口鼻部
3. 使用避污纸正确的方法是（ ）
A. 戴手套后抓取 B. 用镊子抓取
C. 从页面上中间抓取 D. 掀开抓取
4. 下列关于无菌技术操作哪项除外属正确（ ）
A. 衣帽要整齐，口罩遮住口鼻，修剪指甲，洗手
B. 无菌物品仅供一患者使用
C. 无菌物品使用前必须查看有效期
D. 打开无菌容器，将盖内面向下置一于平坦处
5. 哪项除外是使用避污纸的目的（ ）
A. 保持人员的手不被污染 B. 保持病室不被污染
C. 保持物品不被污染 D. 省略消毒手
6. 护理鼠疫患者时，工作人员戴口罩哪项不妥（ ）
A. 应遮住口鼻 B. 必要时戴两个
C. 用后立即取下更换 D. 将口罩清洁面向内折叠放入口袋内
7. 不符合隔离原则的操作是（ ）
A. 测脉搏时，将手表放入塑料袋内 B. 严密隔离患者，血压计和听诊器应专用
C. 霍乱患者外出诊疗时应戴口罩 D. 先给轻患者发药，用避污纸取回药杯
8. 一次性口罩的效能持续应用多长时间（ ）
A. 6～8h B. 4h C. 8h 以上 D. 10h 以上
9. 传染区内属于半污染区的是（ ）
A. 库房 B. 病区走廊 C. 值班室 D. 病室
10. 不符合隔离原则的一项是（ ）
A. 隔离单位标记明显 B. 门口设消毒盆、手刷、毛巾
C. 脚垫用消毒液浸湿 D. 使用过的物品冲洗后立即消毒

第五节 常用注射技术

注射术是将一定量的无菌药液或生物制品用无菌注射器注入体内，使其达到预防、诊断及治疗目的的技术。常用注射术有皮内注射、皮下注射、肌内注射及静脉注射。注射给药药物吸收快，血药浓度迅速升高，吸收的量也较准确，因而适用于需要药物迅速发挥作用、因各种原因不能经口服给药、某些药物易受消化液影响而失效或不能经胃肠道黏膜吸收的情况。

一、注 射 原 则

注射原则是施行一切注射术都必须遵循的原则。

(一) 严格执行查对制度

1. 严格执行“三查七对”，确保药物准确无误给患者。
2. 检查药物质量，若药液有变质、沉淀、浑浊，药物超过有效期，安瓿、密闭瓶有裂

痕，密闭瓶盖有松动等现象，则不能使用。

3. 需要同时注射几种药物时，注意药物有无配伍禁忌。

（二）严格遵守无菌操作原则

1. 环境清洁，无尘埃飞扬，符合无菌操作的基本要求。

2. 操作者注射前必须洗手，戴口罩，衣帽整洁。

3. 注射器空筒内壁、乳头、活塞、针尖、针梗必须保持无菌。

4. 注射部位按要求消毒，并保持无菌。

（1）常规消毒：用无菌棉签蘸2%碘酒，以注射点为中心，由内向外螺旋式旋转涂擦，直径应在5cm以上，待干（约20s后）用70%乙醇溶液棉签以同样方式脱碘，乙醇挥发后，方可注射。

（2）安尔碘消毒：取无菌棉签蘸安尔碘原液，以注射点为中心，由内向外螺旋式均匀涂擦1～2遍，待干后方可注射。

（3）注射药液：应现抽现用或现配现用，以免放置时间过长，药物被污染或药物效价降低。已抽取药液的注射器，必须用无菌物品遮盖，不可暴露在空气中。

（三）选择合适的注射器及针头

根据药液量、黏稠度和刺激性的强弱选择合适的注射器和针头，注射器应完整无裂缝，不漏气；针头应锐利、型号合适，无钩，无弯曲；注射器和针头的衔接必须紧密；一次性注射器的包装应密封，在有效期内。

（四）选择合适的注射部位

注射部位应避开神经血管处，切勿在有炎症、硬结、瘢痕及患皮肤病处进针。对需长期进行注射的患者，应经常更换注射部位。静脉注射时选择血管应由远心端到近心端。

（五）排尽空气

注射前，应排尽注射器内空气，以免空气进入血管形成空气栓塞。排气时，也应防止药液的浪费。

（六）检查回血

进针后，注射前，应抽动活塞，检查有无回血。动、静脉注射必须见有回血后方可注入药液。皮下、肌内注射，抽吸无回血，才可注入药液。

（七）掌握无痛技术

1. 解除患者思想顾虑，分散注意力，并取舒适卧位，使肌肉松弛，易于进针。

2. 注射时做到二快一慢（进针、拔针快，推药液慢），推药速度要均匀。

3. 对刺激性强的药物，针头宜粗长，且进针要深，以免引起疼痛和硬结，如需同时注射数种药物，需注意配伍禁忌，一般应先注射无刺激性或刺激性弱的药物，再注射刺激性强的药物，以减轻疼痛。

（八）严格执行消毒隔离制度，预防交叉感染

注射时，要做到一人一副注射器，一人一根止血带，一人一个垫枕。所有用过的注射

器和针头都要先浸泡消毒后，再进行处理。

二、常用注射技术

（一）皮内注射技术

皮内注射技术（intradermal injection，ID）是将少量药液或生物制品注入皮内组织（表皮与真皮之间）的技术。

【目的】 将少量药液或生物制品注入皮内组织。

【适应证】

（1）各种药物过敏试验。

（2）预防接种。

（3）局部麻醉的前驱步骤

【禁忌证】 对药物过敏者禁用。

【操作前准备】

（1）患者准备：了解皮内注射的目的、方法、注意事项及配合要点；取舒适体位并暴露注射部位。

（2）材料准备：治疗盘 1 套、1ml 注射器、无菌棉签、75%乙醇、治疗单或医嘱单，按医嘱准备药液，如为药液过敏试验，另备 0.1%盐酸肾上腺素和注射器，生活垃圾桶、医用垃圾桶、锐器盒。

（3）操作者准备：评估患者的病情、意识状态、药物过敏史、对药物的认知及配合程度；解释皮内注射的目的、方法、注意事项及配合要点。

（4）选择合适的注射部位。①皮内试验：常选用前臂掌侧下段，因该处皮肤较薄，易于注射，且此处皮色较淡，易于辨认局部反应。②预防接种：常选用上臂三角肌下缘部位注射。③需实施局部麻醉处的局部皮肤。

【操作步骤】 见表 11-13，参见视频。

表 11-13 皮内注射技术

操作步骤	注意点与说明
1. 洗手、戴口罩，在治疗室按医嘱备好药液放入无菌盘内	严格执行查对制度和无菌操作规程
2. 携物品至患者处，核对患者信息 ，向患者解释操作的目的和方法	确认患者，做皮试者，应详细询问患者用药史、过敏史、家族史
3. 选择注射部位，以 75%乙醇消毒皮肤，再次核对患者信息，并排尽注射器内空气	忌用碘类消毒剂，以免影响局部反应的观察
4. 左手绷紧前臂掌侧皮肤，右手以平执式持注射器，使针尖斜面向上，与皮肤呈 5° 刺入皮内	进针角度过大，易注入皮下
5. 待针尖斜面进入皮内后，放平注射器，左手拇指固定针栓，右手注入药液 0.1m，使局部隆起形成一皮丘（图 11-6）	针尖斜面必须全部进入皮内，以免药液漏出。注入药量要准确。标准皮丘为圆形，隆起，皮肤变白，毛孔变大
6. 注射完毕，迅速拔出针头，切勿按揉	嘱患者：不可用手拭去药液和按压皮丘，以免影响观察结果，应嘱患者 20min 内不可离开病房、不可剧烈活动；如有不适立即告知医务人员
7. 再次核对信息，整理用物，整理床单位	确认无误，使患者舒适
8. 按时观察反应，并记录试验结果，阳性用红笔标记“+”，阴性用蓝笔或黑笔标记“–”	20min 后观察结果；若需作对照试验，应在另一侧前臂相同部位，注入 0.1ml 生理盐水作对照，在为患者做过敏试验前要备好急救药物，过敏试验结果如为阳性，不能用该药物，并在病志、床头卡、一览卡中记录

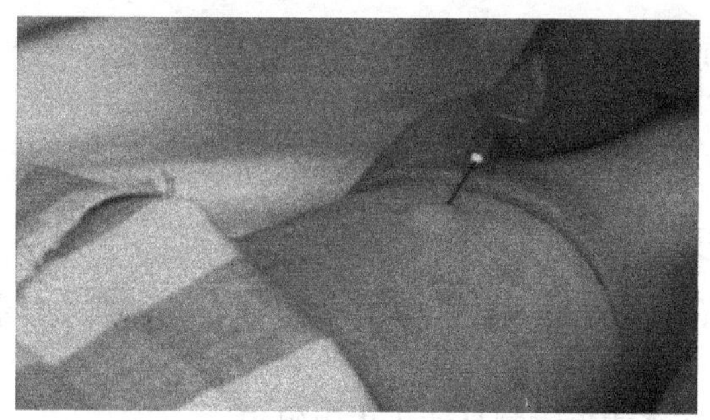

图 11-6　皮内注射

（二）皮下注射技术

皮下注射技术（hypodermic injection，HD）是将少量药液或生物制品注入皮下组织的技术。

【目的】　将少量药液或生物制剂注入皮下组织。

【适应证】

（1）不宜口服，需在一定时间内发生药效的药物。

（2）预防接种。

（3）局部麻醉用药。

【禁忌证】

（1）对该药过敏。

（2）对皮肤有刺激性的药物。

【操作前准备】

（1）患者准备：了解皮内注射的目的、方法、注意事项及配合要点；取舒适体位并暴露注射部位。

（2）材料准备：治疗盘（安尔碘，无菌棉签，砂轮，1ml、5ml 注射器）；按医嘱准备药液、医嘱单或执行单、启瓶器、抢救物品、药品，生活垃圾桶、医用垃圾桶、锐器盒。

（3）操作者准备：评估患者用药史及药物过敏史、意识状态（评估患者是否适合注射和配合程度）；向患者解释注射目的、操作方法、药物作用、配合要点；协助患者取舒适体位，暴露注射部位皮肤。评估患者注射部位皮肤和皮下组织情况。

（4）选择合适注射部位：常规选择的注射部位包括：上臂三角肌下缘、两侧腹壁、后背、大腿前侧和外侧（注射部位有各种皮损、炎症、硬结、瘢痕，需避开）。

【操作步骤】　见表 11-14，参见视频。

表 11-14　皮下注射技术

操作步骤	注意点及说明
1. 洗手、戴口罩，治疗室内铺盘、按医嘱备药	对皮肤有刺激作用的药物一般不作皮下注射
2. 携用物至患者处，核对，向患者解释操作目的及方法	操作过程严格执行查对制度和无菌操作规程
3. 选择注射部位，常规消毒或安尔碘消毒皮肤、待干	
4. 再次核对，排尽注射器内空气，左手绷紧局部皮肤（过瘦者提起皮肤），右手以平执式持注射器，示指固定针栓，针尖斜面向上，与皮肤呈 30°～40°快速刺入皮下，进针约 1/2 或 2/3，松左手，抽吸无回血后，缓慢推注药液	三角肌下缘注射时，针头稍向外侧，避免损伤神经。持针时，手不可触及针梗以免污染。针头刺入角度不宜超过 45°以免刺入肌层；经常注射者，应更换部位，建立轮流交替注射部位的计划，这样可达到在有限的注射部位，吸收最大药量的效果。药液＜1ml，须用 1ml 注射器

续表

操作步骤	注意点及说明
5. 注射毕，用干棉签轻压针刺处，快速拔针	减轻疼痛，防止药液外溢
6. 再次核对，协助患者取舒适卧位，整理床单位	确保无误，使患者舒适
7. 回治疗室整理用物，必要时做记录	观察治疗效果

（三）肌内注射技术

肌内注射技术（intramuscular injection，IM）是将一定量的药液注入肌肉组织的技术。

【目的】 将一定量的药液注入肌肉组织，使药物沿结缔组织迅速扩散，再经毛细血管及淋巴管的内皮细胞间隙迅速通过膜孔转运吸收进入体循环，达到预防和治疗疾病的目的。由于肌肉内所含血管比皮下组织和皮内组织多，药物吸收迅速，可以迅速达到全身，使药物在较短时间内发挥作用。

【适应证】

（1）药物不能或不宜口服、皮下注射，需在一定时间内产生药效者。

（2）刺激性较强或药量较大不宜皮下注射的药物，如油剂、混悬液。

（3）要求比皮下注射更迅速发生药效，不宜或不能作静脉注射的药物。

【禁忌证】

（1）注射部位有炎症、瘢痕、硬结或皮肤受损。

（2）有严重凝血功能异常的患者。

（3）破伤风发作期、狂犬病痉挛期。

（4）癫痫抽搐、不能合作者。

（5）2 岁以下的婴幼儿不宜选择臀大肌注射。

【操作前准备】

（1）患者准备：了解肌内注射的目的、方法、注意事项、药物的作用及配合要点，采取适宜的体位，充分暴露注射部位。

（2）材料准备：治疗盘、安尔碘、2～5ml 注射器、棉签、执行单或医嘱单、按医嘱准备药液，生活垃圾桶、医用垃圾桶、锐器盒。

（3）操作者准备：评估患者病情、治疗情况、用药史和过敏史；了解患者的意识状态、肢体活动能力（自理能力）和合作程度；评估注射部位的皮肤、肌肉组织状况。

（4）选择合适注射部位：肌内注射部位一般选择肌肉较厚，远离大神经、大血管的部位，如臀大肌、臀中肌、臀小肌、股外侧肌及上臂三角肌，其中最常用的部位是臀大肌。

【操作步骤】 见图 11-7、表 11-15，参见视频。

表 11-15 肌内注射技术

操作步骤	注意点与说明
1. 洗手、戴口罩，按医嘱备药液置于无菌盘内	操作过程中，严格执行查对制度和无菌操作原则
2. 携用物至患者处，核对患者信息，向患者解释操作目的及方法	注射前核对，建立信任感与安全感，取得合作
3. 协助患者取舒适体位，选择注射部位	为使臀部肌肉松弛可取下列体位：侧卧位：上腿伸直，下腿稍弯曲；俯卧位：足尖相对，足跟分开；仰卧位：常用于危重患者及不能翻身的患者；坐位便于操作，但坐位要稍高
4. 安尔碘消毒注射部位皮肤，待干	防止感染

续表

操作步骤	注意点与说明
5. 再次查对，排气，以左手拇指、示指绷紧局部皮肤，右手以执笔式持注射器；用前臂带动腕部的力量，将针头迅速垂直刺入肌肉，一般刺入 2.5～3cm（图 11-7）	切勿将针梗全部刺入，以防针梗从根部衔接处折断，无法取出。消瘦者及患儿，进针深度应酌减
6. 松开紧绷皮肤的左手，抽动活塞，观察无回血后，缓慢推注药物，同时注意患者的表情及反应	确保未刺入血管
7. 注药毕，用干棉签轻压进针处，迅速拔针，并按压片刻	减轻患者疼痛
8. 再核对，协助患者穿好衣裤，取适卧位，整理床单	长期注射者，若出现局部硬结，可采用热敷、理疗或外敷活血化瘀的中药，如蒲公英、金黄散等
9. 清理用物，洗手，记录	观察药物治疗疗效

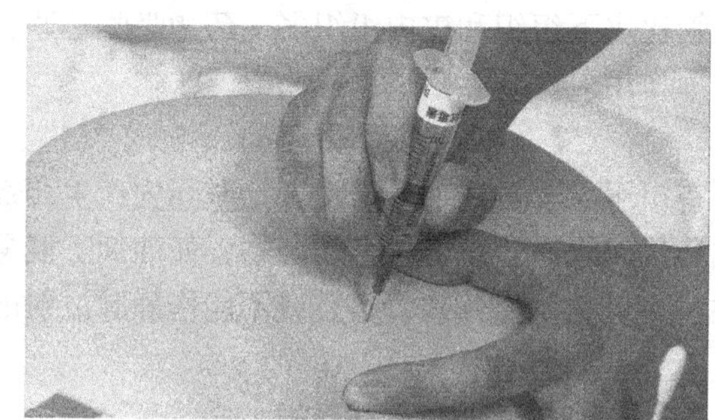

图 11-7 肌内注射

【并发症及处理】

1. 坐骨神经损伤

原因：部位选择不正确。

表现：患侧肢体疼痛，走路跛行，长期损伤可致肌肉萎缩。

预防及处理：正确选择注射部位；损伤后及时处理，可给予红外线、电磁波照射或按摩理疗；使用营养神经的药物。

2. 晕厥或晕针

原因：心理因素和疼痛反应，由于精神紧张、过度恐惧或药物刺激性强、推药过快，引起剧烈疼痛而使交感神经兴奋，血管收缩，头部供血不足；患者体质虚弱或过度疲劳使应激能力下降。

表现：心跳加速，呼吸急促，面色苍白，出冷汗。

预防及处理：评估患者有无晕厥史，在注射前作好解释工作，使患者有充分的心理准备；注射时告诉患者放松，一边注射药液一边与患者交流，分散注意力，消除紧张情绪；提高注射水平，成人注射应做到“两快一慢”，即进针快、推药慢、拔针快，以达到无痛注射；若因空腹注射发生晕厥，可让患者平卧，吸氧并口服葡萄糖水。

3. 断针

原因：进针手法不当；针头质量差或已有损坏未查出；患者肌肉紧张、身体移动。

预防和处理：熟练掌握注射手法；操作前认真检查注射器质量；协助患者采取恰当体位；若发生断针，操作者保持镇静，嘱患者勿移动，一手固定局部，下压皮肤，暴露针梗，另一手持止血钳夹住断端，迅速拔出；若针头断端已埋入皮下，应让患者保持原体位，采用外科手术切开取针。

4. 感染

原因：无菌操作不严格。

表现：注射部位红肿热痛、化脓，体温升高，血白细胞升高。

预防：严格无菌操作；注射前做好注射部位评估，避开有湿疹、瘢痕、硬结、皮肤受损的部位；若发生感染，可进行局部抗感染治疗，必要时结合全身抗生素治疗。

5. 局部硬结

原因：多次在同一部位注射；药物刺激性大，吸收缓慢；注射的深度不够。

表现：局部皮肤发红、凸起；接触时有硬感，患者有疼痛感；在同一部位再次注射时患者疼痛难忍，操作者推药困难。

预防与处理：交替更换注射部位；选用细长针头进行深部注射，发生硬结后采用局部热敷、理疗等方法。

【患者体位】 肌内注射常用的几种体位。

（1）卧位

侧卧位：患者侧卧，上腿伸直，放松，下腿稍弯曲。

俯卧位：患者俯卧，足尖相对，足跟分开，头偏向一侧。

仰卧位：患者自然平躺于床上。常用于病情危重及不能翻身的患者，采用臀中肌、臀小肌注射较方便。

（2）坐位：患者端坐于床旁或就诊椅上（供臀部注射）；采取“手臂叉腰”姿势（供上臂三角肌注射）。

【定位】 肌内注射不同部位的定位法，图 11-8，肌内注射部位一般选择肌肉较厚，远离大神经、大血管的部位，如臀大肌、臀中肌、臀小肌、股外侧肌及上臂三角肌，其中最常用的部位是臀大肌。

1. 臀大肌注射定位法 臀大肌起自髂骨翼外面和骶骨背面，肌纤维束斜向外下，止于髂胫束和股骨的臀肌粗隆。坐骨神经起自骶丛神经，自梨状肌下孔出骨盆至臀部，在臀大肌深部，约在坐骨结节与大转子之间中点处下降至股部，其体表投影；自大转子尖至坐骨结节中点向下至腘窝。臀大肌定位方法有两种：

（1）十字法：从臀裂顶点向左或右侧划一水平线，然后从髂嵴最高点作一垂直线，将臀部分为四个象限，选其外上象限并避开内角（内角定位：髂后上棘至大转子连线），即为注射区域。

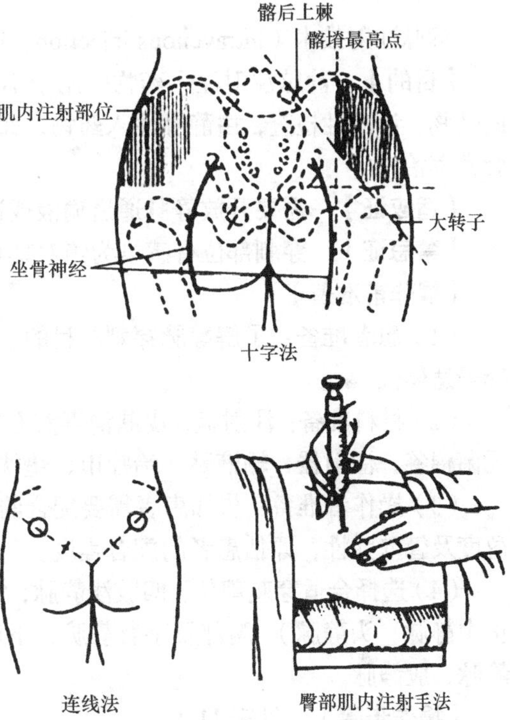

图 11-8 肌内注射不同部位的定位法

（2）连线法：取髂前上棘和尾骨连线的外上 1/3 处为注射部位。2 岁以下婴幼儿不宜选用臀大肌注射，因其臀大肌尚未发育好，注射有损伤坐骨神经的危险。

2. 臀中肌、臀小肌的注射定位法 该处血管、神经较少，且脂肪组织也较薄，故目前使用日趋广泛。其定位方法有如下两种。

（1）构角法：以示指尖和中指尖分别置于髂前上棘和髂嵴下缘处，这样在髂嵴、示指、中指之间构成一个三角形区域，此区域即为注射部位。

（2）三指法：髂前上棘外侧三横指处（以患者的手指宽度为标准）。

3. 股外侧肌注射定位法 取大腿中段外侧，膝上 10cm，髋关节下 10cm 处，宽约 7.5cm。此区大血管、神经干很少通过，同时部位较广，适用于多次注射或 2 岁以下幼儿注射。

4. 上臂三角肌注射定位法 上臂外侧，肩峰下 2～3 横指处。此区肌肉不如臀部丰厚，只能作小剂量注射。

5. 肌内特殊注射法 又称“Z”形注射法。注射前以左手示指、中指、环指使待注射部位皮肤及皮下组织朝同一方向侧移（侧移 1～2cm），绷紧、固定局部皮肤，维持到拔针后，迅速松开左手，此时侧移的皮肤和皮下组织复原，原先垂直的针刺通道随即变成“Z”形。

“Z”形注射法的优点：皮肤和皮下组织复位，改变针道，使得细菌不易进入深部组织，在一定程度上降低了细菌感染的发生率；将药物封闭于肌肉组织内，有利于药物均匀弥散、充分吸收，减轻肿痛不适感；使药物不易从肌肉组织渗到皮下组织，减少药物对皮下组织的刺激。

（四）静脉注射技术

静脉注射技术（intravenous injection，IV）是自静脉注入药物的方法。

【目的】 静脉注射注入药物，用于不宜口服、皮下或肌内注射，需要迅速发生药效的药物；诊断性检查，由静脉注入药物，如为肝、肾、胆囊等 X 线摄片；输液或输血；静脉营养治疗。

【适应证】 需要开放静脉通道输液或进行相关检查的各种情况。

【禁忌证】 穿刺部位有感染为绝对禁忌证。有明显出血倾向者为相对禁忌证。

【操作前准备】

（1）患者准备：了解静脉穿刺的目的、方法、注意事项、操作过程、可能的风险；选择舒适体位。

（2）材料准备：注射盘，皮肤消毒液（2.5%碘酊和 75%乙醇或 0.5%碘伏，或安尔碘）、无菌棉签、注射器、输液贴、治疗巾、垫枕、止血带、医嘱执行单。

（3）操作者准备：告知患者需要配合的事项；评估患者穿刺部位的皮肤状况、静脉充盈度及管壁弹性；评估患者的配合程度。

（4）选择合适穿刺部位：四肢浅静脉，常用四肢浅静脉有上肢肘部浅静脉（贵要静脉、正中静脉、头静脉）、腕部及手背静脉，下肢常用大隐静脉、小隐静脉及足背静脉、头皮静脉、股静脉。

【操作步骤】 见表 11-16。

表 11-16 四肢静脉注射技术

操作步骤	注意点及说明
1. 洗手，戴口罩，铺盘，按医嘱备药	操作过程，严格执行三查七对制度
2. 携物品至患者处，核对，向患者解释操作目的和方法	确认患者，建立信任与安全感，以取得合作
3. 选择合适静脉，以手指探明静脉方向及深浅，在穿刺部位的肢体下垫小枕	应选择粗直、弹性好、不易滑动而易固定的静脉，避开关节及静脉瓣；需要长期给药者为保护静脉，应有计划地由小到大，由远心端到近心端选择血管
4. 在穿刺部位的上方，（近心端）约 6cm 处扎紧止血带，局部皮肤常使静脉回流受阻，远心端静脉充盈，以利穿刺止血带，常规消毒或安尔碘消毒 2 次待干，若为上肢注射，嘱患者握拳	使静脉回流受阻，远心端静脉充盈，以利穿刺止血带末端向上
5. 查对，接针头并排气；以左手拇指绷紧静脉下端皮肤，使其固定，右手持针，针尖斜面向上，并与皮肤呈 15°～30°，由静脉上方或侧方刺入皮下，再沿静脉方向潜行刺入静脉	穿刺务必沉着，如未见回血，可平稳地将针头退至刺入口下方，略改变方向，再尝试穿刺；一旦出现局部血肿，应立即松止血带，拔出针头，按压局部，另选其他静脉注射对组织有强烈刺激的药物，应另备一盛有生理盐水的注射器，注射时先作穿刺，穿刺成功后先注入少量盐水，证实针头确在血管内后，再取下注射器（针头留置），调换另一抽有药液的注射器进行推药，以免药液外溢引起组织坏死
6. 见回血，证明针头已进入静脉，应再顺静脉进针 0.5～1cm，松开止血带，嘱患者松拳，用输液固定贴固定针头，缓慢注入药液	根据患者的年龄及药物性质，掌握注入药物的速度，并随时听取患者的主诉，观察局部及病情变化注射药液的过程中，若局部疼痛、肿胀、抽吸无回血时，提示针头脱出静脉，应拔出针头，更换部位，重新注射
7. 注射毕，将干棉签放于穿刺点上方，快速拔出针头，用棉签按压片刻或嘱患者屈肘	防止渗血或皮下血肿
8. 再次核对，协助患者取舒适卧位，整理床单位	确保无误，患者舒适
9. 回治疗室清理用物，必要时作记录	观察药物治疗效果

【常见并发症及处理】 穿刺部位出血可造成皮下瘀血或血肿，常见于按压不充分反复穿刺、刺穿血管壁等情况。充分按压是预防出血的重要手段。部分凝血功能差的患者在穿刺后应根据实际情况按压更长的时间，确定无出血后方可终止按压。皮下出血或血肿在 24h 后可进行热敷等处理。

【不同患者四肢静脉的穿刺要点】

（1）肥胖患者：皮下脂肪多，静脉较深，静脉显露不明显，但较固定，摸准血管后再行正面刺入，进针角度应稍大（30°～40°）。

（2）消瘦患者：皮下脂肪少，静脉较滑动，但静脉较明显，穿刺时须固定静脉，正面或侧面刺入。

（3）水肿患者：静脉不明显，可按静脉走行的解剖位置，用手指压迫局部，以暂时驱散皮下水分，显露静脉后迅速穿刺。

（4）脱水患者：静脉萎陷，充盈不良，可作局部热敷、按摩，待血管扩张显露后再穿刺。

（5）老年患者：皮肤松弛，静脉多硬化，脆性增强，血管易滑动，针头不易刺入。可采用手指固定穿刺段静脉上下两端后在静脉上方直接穿刺。

【静脉注射失败的常见原因】

（1）针头未刺入血管内：刺入过浅，或因静脉滑动，针头未刺入血管，表现为抽吸无回血，注射药液局部隆起、疼痛。

（2）针头（尖）未完全进入血管内：针头斜面部分在血管内，部分尚在皮下，表现为可抽吸到回血，但注射药液可有局部隆起、疼痛。

（3）针头（尖）刺破对侧血管壁：针头斜面部分在血管内，部分在血管外，表现为抽吸有回血。

（4）针头（尖）穿透对侧血管壁：针头刺入过深，穿透下面的血管壁，表现为抽吸无回血。

【微量注射泵的应用】 微量注射泵是将小剂量药液持续、均匀、定量注入人体静脉的注射装置。临床上常用于ICU或CCU的液体药剂连续低流量注射；连续注射麻醉药、抗癌剂或抗凝剂；早产儿或新生儿营养剂的连续注射；低流量注射、输血；各种激素的连续注射。现以JMS-SP-500型注射泵为例，介绍其使用方法。

（1）插好电源，打开开关。

（2）将已抽吸药液的注射器稳妥地固定在注射泵上。

（3）设定注射速度。一般10ml注射器注射速度为0.1～200ml/h，20～50ml注射器注射速度为0.1～300ml/h。

（4）将注射器与静脉穿刺针连接。

（5）消毒皮肤，穿刺进针，用胶布将穿刺针固定好后按“开始”键，注射开始。

（6）药液即将注射完毕时，“即将结束”键闪烁并报警，注射继续进行。

（7）药液注射完毕，机器自动停止，“完毕”键闪烁并发出连续铃声。

（8）按压“静音”键，停止铃声；再次按压“静音”键，关闭“完毕”和“操作”灯。

（9）拔出针头或松开注射器与静脉穿刺针的连接。

（10）取出注射器，关闭微量注射泵，切断电源。

在微量注射泵应用过程中，应观察患者的反应和药液输入情况。

（五）动脉注射技术

动脉注射技术（arterial injection）与动脉采血术是自动脉内注入无菌药液或抽取血标本的技术。

【目的】

（1）施行某些特殊检查：注入造影剂，如脑血管造影、下肢动脉造影等。

（2）施行某些治疗：如注射抗癌药物作区域性化疗。

（3）抢救重度休克：经动脉加压输入血液，以迅速增加有效血容量。

【适应证】

（1）各种原因引起的呼吸衰竭患者。

（2）电解质酸碱平衡紊乱患者。

（3）呼吸困难的患者。

（4）使用人工呼吸机的患者。

【禁忌证】

（1）穿刺部位感染（绝对禁忌证）。

（2）对凝血功能障碍或重症血小板减少者需谨慎操作（相对禁忌证）。

【操作前准备】

（1）患者准备：了解动脉穿刺的目的、操作过程、可能的风险（术前沟通、确认知情同意很重要）、配合的事项：主要是保持穿刺肢体不动；根据采血部位调整患者体位；暴露采血部位（桡动脉、肱动脉、股动脉）。

（2）材料准备：消毒液 2.5%碘酊和 75%乙醇，或 0.5%碘伏；注射器 2ml 注射器或动脉血气针（注射器备用 1 份）；根据医嘱选择药物；无菌物品 消毒棉签、消毒棉球若干、胶布 1 卷、无菌橡皮圈 1 个；其他 小垫枕 1 个、冰盒 1 个或冰桶 1 只。

（3）操作者准备：核对患者信息；了解患者的病情及动脉穿刺的目的，记录吸入氧浓度；熟悉动脉穿刺过程及可能的并发症，以及预防和处理措施。

（4）选择合适穿刺部位：注射部位穿刺点应选择动脉搏动最明显处。区域性化疗时，头面部疾患选用颈总动脉，上肢疾患选用锁骨下动脉或肱动脉，下肢疾患选用股动脉。

【操作步骤】 见表 11-17，参见视频。

表 11-17　动脉注射技术

操作步骤	注意点及说明
1. 洗手，戴口罩，按医嘱备药	有出血倾向者，慎用动脉穿刺术
2. 携物品至患者处，核对，向患者解释操作目的和方法	确认患者，建立信任与安全感，以取得合作
3. 选择注射部位	桡动脉穿刺点位于掌侧腕关节上 2cm
4. 协助患者取适当卧位	患者仰卧，股动脉穿刺者，下肢稍屈膝外展，以充分暴露穿刺部位
5. 局部皮肤消毒，范围大于 5cm，待干	严格执行无菌技术，以防感染
6. 术者立于穿刺侧，戴手套或消毒左手示指和中指，在已消毒的范围内摸到欲穿刺动脉的搏动最明显处，固定于两指间	
7. 右手持注射器，在两指间垂直或与动脉走向成 40°刺入动脉，见有鲜红色回血，右手固定穿刺针的方向及深度，左手以最快的速度注射药液	注意针头固定，防止针尖在管腔内移动而损伤血管内壁，造成血管栓塞
8. 操作完毕，迅速拔出针头，局部加压止血 5～10min	
9. 协助患者取舒适体位，整理床单位	
10. 回治疗室清理用物，必要时记录	

【并发症及处理】

（1）穿刺部位出血：皮下瘀血或血肿。常见于按压不充分、反复穿刺、刺穿血管后壁等情况。按压是预防出血的重要手段。部分凝血功能差的患者在穿刺后，应根据实际情况按压更长的时间，确定无出血后方可终止按压。皮下出血或血肿在 24h 后可进行热敷等处理。

（2）血栓形成：多见于反复穿刺和过度按压的情况，应注意预防。一旦形成血栓应请血管外科检查处理。

（3）手掌缺血：可发生于 Allen 试验阴性的患者，建议穿刺前常规行 Allen 试验。

（4）感染：主要原因为消毒不严格，严格消毒可避免。

【动脉穿刺技术常见失败原因分析及处理】

（1）对穿刺位置判断有误，进针位置一定在血管上，切忌在血管旁进针造成血管滑动导致穿刺失败。

（2）穿刺过浅，针尖没进入血管内或针尖斜面没有完全进入血管内，导致失败。此时，可试将针尖再次进入少许。

（3）穿刺过深，针尖刺穿血管或针尖斜面没有完全刺穿血管，导致失败。此时，可试将针尖缓慢向上拔出少许，见搏动回血即可。

（4）操作者手指按压固定时用力过度，将血管压瘪阻断动脉血流导致失败。处理方法：在判断针尖进入到血管内之后，将术者按压的手指减力，仅起固定作用，可避免此种失败。

（5）患者血管不充盈或穿刺处有气体存在，导致失败，处理方法：在操作前评估患者的血管充盈度。

（6）手套破裂、穿刺针、孔巾污染无备用导致操作失败。

【特殊患者的穿刺技巧】 对于年老，血管脆性较大的患者穿刺时应注意进针角度不宜过大，用力不宜过猛，应先进皮肤再小心缓慢进血管，防止用力过猛或进针角度太大刺破血管引起血肿影响穿刺；对于全身水肿明显患者，应评估血管后，用拇指按压拟穿刺处皮肤，驱散皮下多余水分，快速进针，应注意进针角度宜由浅入深，操作要快要准，以免操作时间太长皮下水分重新聚集影响穿刺；对于长时间未进食的患者，血容量不足时，应先评估患者，补充血容量后穿刺；长期定点穿刺血管纤维化的患者应告之患者在透析结束后 24h 对穿刺部位进行湿热敷，在穿刺时尽量避免定点重复穿刺，注意保护血管；桡动脉和肱动脉穿刺部位暴露不佳时可在穿刺前将患者置于舒适体位，在搏动最明显处下方加以厚度适宜软枕，使血管充分暴露，固定拉直血管可提高穿刺成功率；对于消瘦血管不固定的患者在穿刺前请助手帮忙固定穿刺侧肢体，操作者左手中指在穿刺部位固定血管，示指在穿刺点下方固定，小角度进针，用力不宜太大防止刺破血管；对于躁动不安的患者应酌情使用约束带，请助手帮忙，穿刺成功后应立即固定针头不能松手，防止针头脱出，导致穿刺失败；天气太冷室温不高时，患者血管收缩搏动不明显，可在穿刺前用 50℃左右温水毛巾湿敷 5～15min，或用装有 50～60℃热水的热水袋热敷 5～15min，使局部血管扩张后再行穿刺。注意防止烫伤。

测 试 题

1. 下列关于肌内注射错误的是（　　）

A. 正确选择注射部位　　B. 取合适的体位，使肌肉放松

C. 常规消毒皮肤　　D. 注射刺激性强的药物，针头应全部刺入

2. 以下关于皮下注射错误的是（　　）

A. 药液量少于 1ml，须用 1ml 注射器抽吸　　B. 注射部位要常规消毒

C. 持针时，右手示指固定针栓　　D. 针头与皮肤成 20°角刺入

3. 哪项除外均为合适的注射部位（　　）

A. 应避开神经血管处　　B. 切勿在有炎症、硬结、疮症及患皮肤病处进针

C. 长期注射的，应经常更换注射部位　　D. 静脉注射时应由近端到远端的选择

4. 多人同时注射时，为预防交叉感染哪项错误（　　）

A. 一人一针　　B. 一人一止血带　　C. 一人一垫枕　　D. 几人一止血带

5. 下列注射法中进针角度哪项是错误的是（　　）

A. 皮内注射 5°　　B. 皮下注射 30°～40°　　C. 肌内注射 90°　　D. 静脉注射 30°

6. 股静脉穿刺部位在股三角区位于（　　）

A. 股动脉外侧　　B. 股动脉内侧　　C. 股神经内侧　　D. 股神经和股动脉之间

7. 有关静脉注射下列哪项除外是正确的（　　）

A. 在穿刺点上方扎止血带　　B. 先用碘酒消毒后用 70%乙醇脱碘

C. 药液不可溢出血管外　　D. 见回血再进针少许

8. 肌内注射引起硬结的主要原因为（　　）

A. 同时注射多种药物　　B. 患者肥胖

C. 针头细小、进针深度不够　　D. 未做到一慢

9. 皮内注射后应多长时间后观察结果（　　）

A. 10min　　B. 15min　　C. 20min　　D. 25min

10. 下列哪项不是动脉穿刺的用物（　　）

A. 10ml 注射器　　B. 9 号针头　　C. 无菌手套　　D. 压脉带

第六节　静脉输液技术

静脉输液技术（intravenous infusion）是利用大气压和液体静压形成的输液系统内压高于人体静脉压的原理，将大量无菌溶液或药液直接输入静脉的技术。

【目的】

1. 补充水和电解质，预防和纠正水、电解质及维持酸碱平衡。常用于各种原因的失水、酸碱平衡紊乱者，或因某些原因不能进食者，如腹泻、剧烈呕吐、大手术后的患者。

2. 增加血容量，维持血压，改善微循环。常用于治疗严重烧伤、大出血、休克等患者。

3. 输入药液达到解毒、控制感染等治疗疾病的目的。常用于输注抗生素控制感染，输注解毒药以达到解毒的目的，以及各种需经静脉输入药物的治疗。

4. 补充营养，供给热量，促进组织修复，增加体重，恢复正氮平衡。常用于慢性消耗性疾病、胃肠道吸收障碍、不能经口进食（如昏迷、口腔疾病）的患者。

【操作前准备】

1. 患者准备

（1）了解静脉输液的目的、方法、注意事项及配合要点。

（2）输液前排尿或排便。

（3）取舒适体位。

2. 材料准备　治疗盘、弯盘、止血带、垫枕、治疗巾、无菌棉签、安尔碘、胶布、输液器、加药器、药物及液体、输液贴、输液卡、手消液、瓶套、砂轮、开瓶器。静脉留置针输液法需另备留置针、留置针贴膜及封管液、生活垃圾桶、医用垃圾桶、锐器盒。

3. 操作者准备

（1）衣帽整洁，修剪指甲、洗手，戴口罩。

（2）评估患者姓名、年龄、病情、意识状态及营养情况，患者配合程度、穿刺部位皮肤、血管情况。

（3）向患者及家属解释输液的目的、方法、配合要点并取得患者及家属的同意。

【操作步骤】　操作步骤见表 11-18，参见视频。

表 11-18　静脉输液技术

操作步骤	注意点与说明
头皮针静脉输液技术	
1. 洗手、戴口罩，遵医嘱准备物品	严格遵守无菌操作
2. 核对患者信息及药液标签（药名、浓度、剂量、用法和时间）和输液卡	根据医嘱严格进行查对制度，防止差错发生
3. 检查药液	检查药物名称、剂量、有效期、瓶口有无松动，瓶身有无裂缝，药液有无变质，将瓶上下摇动几次，对光检查药液有无浑浊、沉淀、絮状物等

续表

操作步骤	注意点与说明
4. 用开瓶器启开输液瓶铝盖的中心部分，常规消毒瓶塞后，按医嘱加入药物，并在输液瓶上贴上输液贴	根据医嘱和治疗原则、病情急缓及药物半衰期等情况，合理分配用药，安排液体输入顺序，注意配伍禁忌 输液贴上注明床号、姓名、药名、剂量、 浓度、加药时间并签名
5. 检查输液器质量后取出，将输液器的插头插入瓶塞至针头根部，关闭调节器	检查输液器的包装有无破损，是否在有效期内
6. 备齐用物，携至患者床旁，核对患者信息，向患者解释，洗手、戴口罩	再次进行查对，杜绝差错。向患者解释输液目的及过程，消除患者顾虑，取得患者配合，并避免输液后如厕不便
7. 将输液瓶倒挂于输液架上，倒置茂菲滴管，打开调节器，使药液下降，当药液平面达茂菲滴管 1/3～1/2 时，迅速倒转滴管，使药液下降，充满导管，排尽导管内的空气	防止发生空气栓塞。
8. 排气成功后，关闭调节器，将输液管末端放入输液器包装内，置于治疗盘中，待用	注意保持导管接头的无菌状态
9. 协助患者取舒适卧位，在穿刺点上方 6～8cm 处扎止血带，选择静脉，松开止血带	根据病情、药物性质和患者的合作情况选择合适的静脉：选择粗、直、弹性好，避开关节处静脉，注意保护和合理使用静脉，一般从远端小静脉开始穿刺
10. 将小垫枕置于穿刺肢体下，常规消毒穿刺部位皮肤，扎止血带，再次消毒，待干，准备输液贴	消毒范围大于 5cm×5cm
11. 再次核对患者信息及药液，取下护针帽，再次排气后，嘱患者握拳，以 15°～30°行静脉穿刺，见回血后，将针头平行送入血管少许	使静脉充盈便于穿刺
12. 固定好针柄，松开止血带，嘱患者松拳，松开调节器，待药液滴入通畅、患者无不适后，用输液贴固定针柄、针眼及针头附近输液管	遮盖穿刺部位，以防感染，必要时用夹板固定肢体，以防脱落
13. 根据药物的性质、患者的病情、年龄以及心肺肾功能状况调节输液速度	一般成人 40～60gtt/min，儿童 20～40gtt/min。对心、肺、肾功能不良者，老年体弱者，婴幼儿，以及输入刺激性较强的药物、含钾药物、高渗性药物或血管活性药物等，应减慢滴速；对严重脱水、血容量不足，心肺功能良好者输液速度可适当加快
14. 核对患者信息和输液卡，撤去止血带和小垫枕，协助患者取舒适卧位	
15. 对患者及家属进行健康教育，将呼叫器置于患者易取之处、整理用物	不可随意调节滴速，注意保护输液部位，不要按压、 扭曲输液导管，若输液部位肿胀、疼痛或全身不适及时报告医护人员
16.在输液卡上记录输液时间、药物、滴速、患者情况，并签名	
17. 输液过程中加强巡视，倾听患者主诉，观察输液部位状况，及时处理输液故障，并填写输液巡视卡	观察滴速、余液量，防止液体滴尽，及时更换输液瓶。保持输液通畅，防止针头堵塞及滑出。密切观察有无输液反应，如有心悸、畏寒、持续咳嗽等情况，应立即减慢滴速或停止输液，及时处理
18. 如需更换输液瓶时应核对无误，常规消毒瓶塞，保证滴管液面高度合适拔出第 1 瓶输液插头迅速插入第 2 瓶内，待输液通畅后，方可离开	及时更换液体，以防滴管下端进入空气，避免形成空气栓塞；更换时注意无菌操作，防污染，对 24h 持续输液者，每日更换输液器
19. 确认全部液体输入完毕，关闭输液器，揭开输液贴，用无菌干棉签或小纱布轻压穿刺点上方，快速拔针，局部按压 1～2min 至无出血	拔针时按压用力不可过大，以免引起疼痛和损伤管，按压部位稍靠皮肤穿刺点以压迫静脉进针点，防止皮下出血
20. 协助患者取舒适卧位，整理床单位	记录输液结束时间，液体和滴入药液的总量，患者有无局部和全身反应
21. 清理用物，记录 留置针静脉输液技术	可保护静脉血管，减少因反复穿刺造成的血管损伤，适用于长期输液、静脉穿刺较困难的患者
1. 同头皮针静脉输液法 1～8	
2. 铺治疗巾，扎止血带选择血管，松止血带	避免扎止血带时间过长

续表

操作步骤	注意点与说明
2.以穿刺点位中心，安尔碘消毒皮肤，消毒范围大于50m（大于贴膜面积），准备贴膜，记录贴膜时间	保证穿刺点及周围皮肤的无菌状态下，防止感染，标记日期和时间，为更换留置针提供依据
3. 扎止血带，安尔碘再次消毒皮肤	防止套管与针芯粘连
4. 连接留置针，取下护针帽，检查留置针，左右旋转松动外套管	
5. 再次排气（不浪费药液）	
6. 操作中查对	
7. 嘱患者握拳，以15°～30°进针，见回血降低至5°，顺血管方向进0.2cm，左手持Y接口，右手后撤针芯约0.5cm持针座将针芯与外套管一起送入静脉内，撤出钢针放置在锐器盒中	避免针芯刺破血管
8. 松止血带，嘱患者松拳，打开调节器	使静脉恢复通畅
9. 敷料中央对准穿刺点，无张力持膜，塑型，稳妥固定导管，自内向外扶压整片敷贴，将已记录好时间的胶布辅助固定（图11-9）	如透明敷贴下有渗血、渗液、卷边、脱落时，应及时更换
10. 根据医嘱调节输液速度	根据患者年龄、药物性质及病情
11. 撤治疗巾、止血带	避免差错事故的发生
12. 操作后查对	
13. 整理床单位，协助患者摆舒适体位，告知注意事项	
14. 整理用物，洗手，记录	

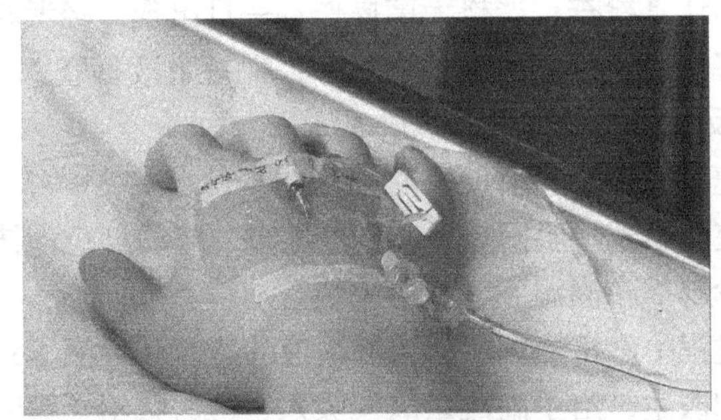

图11-9 留置针静脉输液

【输液速度及时间的计算】

1. 已知每分钟滴数与输液总量，计算输液所需时间。

输液时间（h）=液体总量（ml）×点滴系数/每分钟滴数×60（min）

2. 已知液体总量与计划所用的时间，计算每分钟滴数。

每分钟滴数=液体总量（ml）×点滴系数/输液时间（min）

【常见输液故障及排除方法】

1. 溶液不滴

（1）针头滑出血管外处理：将针头拔出，另选血管重新穿刺。

（2）针头斜面紧贴血管壁处理：调整针头位置或变换肢体位置。

（3）针头堵塞处理：更换针头重新选择静脉穿刺。

（4）压力过低处理：适当抬高输液瓶或放低肢体位置

（5）静脉痉挛处理：局部进行热敷。

2. 茂菲滴管液面过高

（1）滴管侧面有调节孔时，先夹紧滴管上端的输液管，然后打开调节孔，待滴管内液体降至露出液面，见到滴管时在关闭调节孔，松开滴管上端的输液管即可。

（2）滴管侧面无调节孔时，可将输液瓶取下，倾斜输液瓶，使插入瓶内的针头露出液面，待滴管内液体缓缓下流至露出液面，在将输液瓶挂回输液架上继续点滴。

3. 茂菲滴管液面过低

（1）滴管侧面有调节孔时，先夹紧滴管下端的输液管，然后打开调节孔，待滴管内液面升至所需高度（一般为 1/2～2/3 滴管高度）时，在关闭调节孔，松开滴管下端的输液管即可。

（2）滴管侧面无调节孔时，可先夹紧滴管下端的输液管，用手挤压滴管，迫使输液瓶内的液体下流至滴管内，当页面升至所需高度（一般为 1/2～2/3 滴管高度）时，停止挤压，松开滴管下端的输液管即可。

4. 输液过程中，茂菲滴管内液面自行下降 应检查滴管上端输液管与滴管的衔接是否松动、滴管有无漏气或裂隙，必要时更换输液器。

【常见输液反应及护理】

1. 发热反应

（1）原因：输入致热物质引起

（2）临床表现：多发生于输液后数分钟至 1h，表现为发冷、寒战、发热。

（3）护理：输液前认真检查；严格无菌操作；一旦出现，轻者减慢或停止输液，观察体温变化，重者物理降温，遵医嘱给予药物治疗，保留余液备查。

2. 循环负荷过重反应（又称急性肺水肿）

（1）原因：输液速度过快、患者原有心肺功能不良。

（2）临床表现：突然出现呼吸困难、胸闷、咳嗽、咯粉红色泡沫样痰，严重时痰液可从口、鼻腔涌出。听诊肺部布满湿啰音，心率快且节律不齐。

（3）护理：输液过程中，密切观察，控制输液的速度和输液量；如出现上述表现，立即停止输液并迅速通知医生，给予高流量氧气吸入，遵医嘱给予镇静剂、平喘、强心、利尿和扩血管药物，必要时进行四肢轮扎。

3. 静脉炎

（1）原因：长期输注高浓度、刺激性较强的药液，或静脉内放置刺激性较强的塑料管时间过长，输液过程中未能严格执行无菌操作原则。

（2）临床表现：静脉走向出现条索状红线，局部组织发红、肿胀、灼热、疼痛，有时伴有畏寒、发热等全身症状。

（3）护理：严格执行无菌技术操作；有计划地更换输液部位；刺激性的药物稀释后再用，慢点，防止漏出血管；发生静脉炎时，停止该部位静脉输液，患肢抬高、制动、湿热敷、超短波理疗；中药治疗；如合并感染，遵医嘱给予抗生素治疗。

4. 空气栓塞

（1）原因：输液导管内空气未排尽；导管连接不紧，有漏气；拔出较粗的、近胸腔的深静脉导管后，穿刺点封闭不严密；加压输液、输血时无人守护；液体输完未及时更换药液或拔针。

（2）临床表现：胸部异常不适或有胸骨后疼痛。随即发生呼吸困难和严重的发绀，患者有濒死感，听诊心前区可闻及响亮的、持续的“水泡声”，心电图呈现心肌缺血和急性肺心病的改变。

（3）护理：输液前认真检查输液器的质量，排尽输液导管内的空气；输液过程中加强巡视；拔出较粗的、近胸腔的深静脉导管后，必须立即严密封闭穿刺点；发生空气栓塞时，应立即将患者置于左侧卧位，并保持头低足高位；高流量氧气吸入；有条件时可使用中心静脉导管抽出空气；严密观察患者病情变化。

测 试 题

1. 静脉输液导管内空气未排尽可能发生什么危险（　　）

A. 脑气栓引起昏迷　　B. 冠状血管气栓引起心肌坏死
C. 肺动脉气栓引起严重缺氧或死亡　　D. 左心房气栓引起心律不齐

2. 输液速度过快，短时间内输入过多液体可能引起什么症状（　　）

A. 突然胸闷、呼吸困难、咳大量泡沫痰　　B. 频繁期前收缩
C. 穿刺部位红肿热痛、条索状红线　　D. 血压升高

3. 静脉输液发生空气栓塞时应立即让患者采取什么卧位（　　）

A. 直立位　　B. 垂头仰卧位　　C. 左侧卧位　　D. 右侧卧位

4. 2000ml 液体要求 10h 匀速输完，每分钟的滴速应为多（　　）

A. 30 滴/分　　B. 40 滴/分　　C. 50 滴/分　　D. 55 滴/分

5. 静脉输液发生空气栓塞时，造成患者死亡的原因是空气阻塞（　　）

A. 上腔静脉入口　　B. 下腔静脉入口　　C. 肺动脉入口　　D. 肺静脉入口

6. 无菌注射器针头哪部位手可触及（　　）

A. 针筒、针梗　　B. 针柄、针尖　　C. 乳头、针栓　　D. 空筒、针栓

7. 哪项除外，属于过敏性休克的临床表现（　　）

A. 面色苍白、出冷汗、血压下降　　B. 胸闷、气急、濒死感

8. 输液时发生静脉痉挛致滴注不畅时应（　　）

A. 减慢输液速度　　B. 适当更换肢体位置　　C. 局部热敷　　D. 降低输液瓶位置

9. 最严重的输液反应是（　　）

A. 过敏反应　　B. 心脏负荷过重的反应　　C. 发热反应　　D. 空气栓塞

10. 从静脉注射部位沿静脉走向出现条索状红线、肿痛等症状（　　）

A. 适当活动患肢　　B. 降低患肢并用硫酸镁湿敷
C. 抬高患肢并用硫酸镁湿敷　　D. 生理盐水热敷

第七节　静脉输血技术

静脉输血技术（blood transfusion）是将全血或成分血如血浆、红细胞、白细胞或血小板等通过静脉输入体内的方法。输入血液和血制品要求遵循输血原则，准确配血，正确核对输血者和受血者，并监测输血过程中患者有无输血反应。

【目的】

1. 补充血容量，增加有效循环血量，提高血压，增加心输出量。

2. 纠正贫血，增加红细胞、血红蛋白含量，提高红细胞携氧能力，改善组织器官的缺氧状况。

3. 补充抗体和补体，增加机体抵抗力，提高机体抗感染能力。

4. 补充凝血因子和血小板，改善凝血功能，有助于止血。

5. 补充血浆蛋白，维持胶体渗透压，减少组织渗出和水肿，保持有效循环血量。

【适应证】

1. 各种原因引起的大出血。

2. 贫血或低蛋白血症。

3. 严重感染。

4. 凝血功能障碍。

【禁忌证】

1. 急性肺水肿。

2. 充血性心力衰竭。

3. 肺栓塞。

4. 恶性高血压。

5. 真性红细胞增多症。

6. 肾功能极度衰竭。

7. 对输血有过敏反应者。

【原则】

1. 输血前必须检验血型及做交叉配血试验。

2. 无论是输全血还是输成分血，均应选用同型血液输注。

3. 患者如果需要再次输血，则必须重新做交叉配血试验。

【血液制品的种类】

1. **全血** 新鲜血、库存血。

2. **成分血** 血浆、红细胞、白细胞、血小板浓缩悬液，各种凝血制剂。

3. **其他血液制品** 白蛋白制剂、纤维蛋白原、抗血友病球蛋白浓缩剂。

【操作前准备】

1. 患者准备

（1）了解输血的目的、方法、注意事项及配合要点。

（2）采血标本以验血型和做交叉配血实验。

（3）取舒适体位。

2. 材料准备

（1）静脉输血：治疗盘、静脉注射用物（含 9 号或以上针头）、无菌棉签、安尔碘、止血带、治疗巾、按医嘱备血液或血液制品、输液胶布、一次性输血器、0.9%氯化钠溶液、输液贴、手消液、生活垃圾桶、医用垃圾桶、锐器盒、手套。

（2）一次性输血器装置与密闭式输液器基本相同，只是用滤血器替代茂菲滴管，滤血器的网孔，可去除大的细胞碎屑和纤维蛋白微粒，而血细胞、血浆等均能通过滤网。

3. 操作者准备

（1）衣帽整洁，修剪指甲、洗手，戴口罩。

（2）评估患者姓名、年龄、意识状态及营养情况，患者配合程度、穿刺部位皮肤、血管情况。

（3）向患者及家属解释输血的目的、方法、配合要点并取得患者及家属的同意。

4. 输血前的准备

（1）备血：根据医嘱填写输血申请单，并抽取 2ml，将血标本和输血申请单一起送血库作血型鉴定和交叉配血试验。采血时禁止同时采集两个患者的血标本，以免发生混淆。

（2）取血：根据输血医嘱，凭提血单到血库取血，并和血库人员做好“三查十对”，三查：血液的有效期、血液的质量、血液的包装是否完好无损。十对：床号、姓名、性别、年龄、住院号、血袋号、血型、交叉配血试验的结果、血液的种类、血量。核对完毕，两名医护人员签全名。

（3）取血后注意事项：血液自血库取出后，勿剧烈震荡，如为库存血需在室温下放置 15～20min 后再输入。

（4）核对：输血前，需两名护士再次核对，确认无误并检查血液无凝块后方可输入。

【静脉输血步骤】 参见表 11-19，参见视频。

表 11-19 间接静脉输血技术

操作步骤	注意点及说明
1. 携用物至患者床旁，再次由两名护士核对和检查，洗手、戴口罩	以防止差错发生，遵循无菌原则，减少微生物的交叉感染
2. 按静脉输液法建立静脉通路，先输入少量生理盐水，确认滴注通畅后，准备输血	先输入生理盐水，冲洗输血器管路
3. 将血袋内血液轻轻混匀	避免剧烈震荡血液制品
4. 戴手套，打开血袋封口，常规消毒开口处塑料管，将输血器针头从生理盐水瓶上拔下插入输血器的输血接口，缓慢将血袋挂于输液架上	血液内不可加入药物，如钙剂、酸性及碱性药物、高渗或低渗液体，以防血液凝集或溶解
5. 再次核对患者床号、姓名、性别、年龄、住院号、血袋号、血型、交叉配血试验的结果、血液的种类、血量	
6. 开始输血速度宜慢，观察患者情况 15min 如无不良反应，根据病情和年龄调节滴数	开始滴数不超过 20 滴/分 成人 40～60 滴/分，儿童酌减，年老体弱、严重贫血、心衰患者应谨慎，速度宜慢
7. 向患者及家属进行输血知识的健康宣教，说明有关注意事项，将呼吸器置于患者易取处，告知患者如有不适及时通知医护人员	以便发生输血反应时能得到及时处理，减轻不良反应程度
8. 输血过程中严密巡视，持续观察有无输血反应发生	一旦出现输血反应，应立即停止输血，配合医生进行治疗
9. 输血完毕，再继续滴入少量生理盐水，直到输血器内的血液全部输入体内，再拔针	输血针头较粗，拔针后穿刺部位按压时间应长些
10. 如需连续输入两袋以上血液制品时，应在上一袋血液即将输尽时，常规消毒生理盐水瓶塞，然后将输液器针头从血袋中拔出，插入生理盐水瓶中，输入少量生理盐水，然后再按与第一袋血相同的方法连接血袋继续输血	避免两袋血之间发生反应
11. 整理床单位，整理用物，洗手	防止病原微生物传播
12. 进行输血记录	记录输血的时间、种类、量、血型、血袋号、滴速、生命体征和有无输血反应发生，按要求处理血袋

【常见输血反应及护理】

1. 发热反应

（1）原因：由致热原引起。

（2）临床表现：发生在输血中或输血后 1～2h 内发生，畏寒、寒战、发热，体温可达 38～41℃ 可伴有皮肤潮红、头痛、恶心、呕吐等，症状持续 1～2h 后缓解。

（3）预防：严格管理血库保养液和输血用具，严格执行无菌操作。

（4）处理：反应轻者减慢输血速度；反应重者立即停止输血，密切观察生命体征，给予对症处理，并及时通知医生；必要时遵医嘱给予解热镇痛药和抗过敏药；将输血器、剩余血连同储血袋一并送检。

2. 过敏反应

（1）原因：患者为过敏体质；输入的血液中含有致敏物质；多次输血的患者，体内可产生过敏性抗体；供血者血液中的过敏反应性抗体随血液传给受血者。

（2）临床表现：轻度反应：皮肤瘙痒、荨麻疹；中度反应：血管神经性水肿喉头水肿；重度反应：过敏性休克。

（3）预防：正确管理血液和血制品；选用无过敏史的供血者；供血者在采血前 4h 内不宜吃高蛋白和高脂肪的食物；对有过敏史的患者，输血前根据医嘱给予抗过敏药物。

（4）处理：监测生命体征变化；轻者减慢输血速度；中、重者停止输血；呼吸困难者吸氧，严重者行气管切开；循环衰竭者给予抗休克治疗。

3. 溶血反应（最严重的输血反应）

（1）血管内溶血

1）原因：输入异型血液；输入变质的血液。

2）临床表现：第一阶段——阻塞部分小血管；第二阶段——大量血红蛋白释放到血浆中；第三阶段——大量血红蛋白从血浆进入肾小管，阻塞肾小管；抗原、抗体的相互作用，肾小管内皮缺血、缺氧而坏死脱落，导致急性肾衰竭。

3）预防：认真作好血型鉴定和交叉配血试验；输血前仔细查对；严格遵守血液保存规定；不使用变质血液。

4）处理：立即停止输血，并通知医生；给予氧气吸入，建立静脉通道，遵医嘱给予升压药或其他药物治疗；将剩下的余血、患者血标本和尿标本送化验室进行检验；保护肾脏；碱化尿液；严密观察生命体征和尿量；若出现休克症状，应进行抗休克治疗；心理护理。

（2）血管外溶血：多由 Rh 系统内的抗体（抗 D、抗 C 和抗 E）引起，红细胞破坏溶解，释放出的游离血红蛋白转化为胆红素，经血液循环至肝脏后迅速分解，然后通过消化道排出体外。发生缓慢；症状较轻尽量避免再次输血。

4. 与大量输血有关的反应

（1）循环负荷过重：原因、症状及护理同静脉输液反应。

（2）出血倾向

1）原因：库存血中的血小板破坏较多，使凝血因子减少而引起出血。

2）临床表现：皮肤、黏膜瘀斑；穿刺部位大块淤血；手术后伤口渗血。

3）护理：密切观察患者的意识、血压、脉搏等变化，注意皮肤、黏膜或手术伤口有无出血；严格掌握输血量；根据凝血因子缺乏情况补充有关成分。

（3）枸橼酸钠中毒反应

1）原因：枸橼酸钠不能完全氧化和排出，而与血中的游离钙结合使血钙浓度下降。

2）临床表现：手足抽搐，血压下降，心率缓慢。心电图出现 QT 间期延长，甚至心搏骤停。

3）护理：每输库存血 1000ml，静脉注射 10%葡萄糖酸钙 10ml。

5. 其他输血反应

（1）空气栓塞。

（2）细菌污染反应。

（3）体温过低。

（4）通过输血传染各种疾病（病毒性肝炎、疟疾、艾滋病）等。

测 试 题

1. 下列哪种血液制品使用前应放在37℃温水中提温（ ）
A. 普通血浆 B. 干燥血浆 C. 冰冻血浆 D. 新鲜血

2. 在溶血反应中，当凝集的红细胞溶解，大量的血红蛋白进入血浆中时所出现的典型症状是（ ）
A. 胸闷、呼吸急促 B. 寒战、高热
C. 腰背部剧痛、四肢麻木 D. 黄疸、血红蛋白尿

3. 输血前后及两袋血之间应输入的溶液是（ ）
A. 5%葡萄糖溶液 B. 5%葡萄糖盐水 C. 0.9%氯化钠 D. 复方氯化钠溶液

4. 下列关于输血发生溶血反应时的处理措施，哪一项是错误的（ ）
A. 立即停止输血 B. 静脉滴注碳酸氢钠
C. 双侧腰封或肾区热敷 D. 肾衰竭者多饮水以排出毒素

5. 输血致过敏反应的处理，错误的是（ ）
A. 轻者可减慢滴速 B. 重者立即停止输血
C. 注射抗过敏药物 D. 呼吸困难者给予吸氧

6. 大量输入库存血后容易出现（ ）
A. 碱中毒和低血钾 B. 碱中毒和高血钾
C. 酸中毒和低血钾 D. 酸中毒和高血钾

7. 下列哪一项不是溶血反应所致急性肾衰竭的临床表现（ ）
A. 少尿或无尿 B. 尿素氮增高 C. 高钾血症 D. 尿内有脓细胞

8. 发生溶血反应时，护士首先应（ ）
A. 停止输血，保留余血 B. 通知医生和家属，安慰患者
C. 热敷腰部，静脉注射碳酸氢钠 D. 控制感染，纠正水电质紊乱

9. 白血病患者最适宜输入（ ）
A. 血细胞 B. 新鲜血 C. 库存血 D. 血浆

10. 下列哪一项不是输血致过敏反应的原因（ ）
A. 患者是过敏体质 B. 输入血中含有致敏物质
C. 供血者有过敏史 D. 快速输入低温库存血

第八节 标 本 采 集

一、静脉血标本采集

静脉血标本采集（intravenous blood sampling）是自静脉抽取静脉血标本的方法。常用的静脉包括：①四肢浅静脉；②颈外静脉；③股静脉。

【目的】

（1）全血标本：测定血沉及血液中某些物质如血糖、尿素氮、肌酐、尿酸、肌酸、血氨的含量。

（2）血清标本：测定肝功能、血清酶、脂类、电解质等。

（3）血培养标本：培养检测血液中的病原菌。

【操作前准备】

（1）患者准备：了解静脉采血的目的、方法、注意事项、操作过程、可能的风险；选

择舒适体位。

（2）材料准备：注射盘、安尔碘、无菌棉签、静脉采血针（或注射器）、持针器、胶布、真空采血试管、条形码、治疗巾、垫枕、止血带、试管架、医嘱执行单、化验单（做血培养采血时需备酒精灯、火柴等）、处置卡、手消液、医用垃圾桶、生活垃圾桶、锐器盒、手套。

（3）操作者准备：告知患者需要配合的事项，主要是在穿刺过程中保持穿刺肢体不随意活动；评估患者穿刺部位的皮肤状况、静脉充盈度及管壁弹性；评估患者的配合程度（股静脉穿刺必要时需他人配合约束患者肢体）。

【操作步骤】 见表 11-20，参见视频。

表 11-20 静脉采血术

操作步骤	注意点及说明
1. 根据检验目的选择静脉采血管，检查采血管是否完好	严格执行查对制度和无菌操作制度
2. 携用物至患者床旁，核对床头卡，核对患者的床号、姓名、年龄、住院号，核对条形码、采血管并在采血管外贴采血条形码	确认患者，操作前查对
3. 洗手、戴口罩、戴手套	
4. 将治疗巾铺于小垫枕上，置于穿刺部位下，在穿刺点上方 8～10cm 处扎止血带，选血管，松止血带，以穿刺点为中心，范围大于 5cm×5cm 安尔碘消毒皮肤，扎止血带，安尔碘再次消毒皮肤，待干	采血前不要拍打患者前臂，止血带结扎的时间不宜超过 1min
5. 再次核对患者信息、条形码、采血管	操作中查对
6. 真空采血器采血	
（1）取下静脉采血针护套，嘱患者握拳，手持采血针，保持针尖斜面向上以小于 30° 角度进针（图 11-10）	
（2）见回血后，将采血针另一端刺入真空采血管内。松止血带，嘱患者松拳，待采血管内无负压后拔出采血管内针头，将采血管轻柔颠倒混匀 5～6 次	当血液流入采血管时，即可松开止血带、松拳，以免破坏血细胞；真空管采血时，不可先将真空采血管与采血针头相连
（3）抽血毕，迅速拔出针头，用棉签或棉球按压局部直至不出血	采血结束，先拔真空管，后自患者肘部拔去针头，按压止血，有凝血功能障碍者延长按压时间
7. 操作后处理	
（1）再次核对化验单、患者信息、标本条形码	操作后查对
（2）协助患者取舒适卧位，整理床单位、整理用物	
（3）洗手、记录	特殊标本注明采集时间
（4）将标本连同化验单及时送检	以免影响检验结果

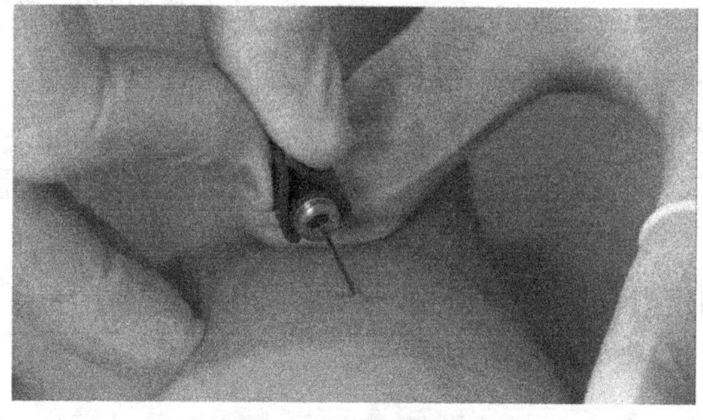

图 11-10 静脉采血

二、动脉血标本采集

动脉血标本采集（arterial blood sampling）是自动脉抽取动脉血标本的方法。常用动脉有股动脉、桡动脉。

【目的】 采集动脉血标本：作血液气体分析。

【操作前准备】

（1）患者准备：了解动脉穿刺的目的、操作过程、可能的风险（术前沟通、确认知情同意很重要）、配合的事项（主要是保持穿刺肢体不动）；根据采血部位调整患者体位；暴露采血部位（桡动脉、肱动脉、股动脉）。

（2）材料准备：安尔碘、动脉血气针、治疗盘、无菌棉签、消毒棉球若干或纱布数块、手套、采血条码、小垫枕、治疗巾、冰盒或冰桶、医嘱单、生活垃圾桶、医用垃圾桶、锐器盒。

（3）操作者准备：核对患者信息；了解患者的病情及动脉穿刺的目的，记录吸入氧浓度；熟悉动脉穿刺过程及可能的并发症，以及预防和处理措施。

【操作步骤】 见表11-21，参见视频。

表11-21 动脉采血术

操作步骤	注意点及说明
1. 核对检验单、条形码，准备用物	有出血倾向者，慎用
2. 携物品至患者床旁，核对患者信息及采血条形码	操作前核对
3. 选择合适动脉（桡动脉），做Allen试验：指导患者伸直手臂，掌心向上，术者用双手同时按压患者桡动脉和尺动脉，嘱患者用力握拳30s后松拳，掌心及手指变为苍白，松开尺侧，15s内，颜色恢复，可行此侧桡动脉穿刺（图11-11）	一般选用桡动脉、股动脉
4. 将治疗巾铺于小垫枕上，置于穿刺部位下	股动脉穿刺者，患者仰卧，下肢稍屈膝外展，以充分暴露穿刺部位
5. 选取腕横纹上1～2cm，距手臂外侧0.5～1cm，桡动脉搏动最强处，常规消毒皮肤，范围大于5cm×5cm，常规消毒术者左手示指和中指或戴无菌套	严格执行无菌操作原则
6. 再次核对患者信息	操作中查对
7. 取出并检查动脉血气针，将血气针活塞拉至所需的血量刻度，针尖斜面向上，向心方向以40°～90°角进针，见有鲜红色回血，固定血气针，血液自动上至预设刻度（图11-12）	血气针筒自动形成吸引等量血液的负压
8. 采血毕，迅速拔出针头，局部用无菌纱布加压止血5～10min，必要时用沙袋压迫止血。	按压直至无出血为止，凝血功能障碍者拔针后按压时间延长
9. 针头拔出后单手启动安全锁口，弃去针头如有气泡立即排出，隔绝空气，颠倒混匀5次，掌心搓动5s，混匀抗凝剂	注射器内不可有空气，以免影响检验结果，防血标本凝固
10. 操作后处理	
（1）再次核对化验单、患者信息、标本条码，粘贴标签，暴露刻度	操作后查对
（2）协助患者取舒适卧位，整理床单位、整理用物，并告知注意事项	
（3）洗手、记录	
（4）将标本连同化验单及时送检	采集标本后30min内送检，超过15min需放置于冰盒或冰桶内及时送检

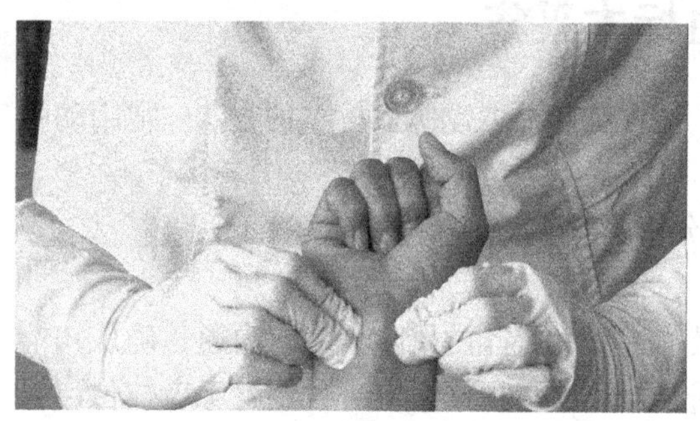
图 11-11　选择动脉

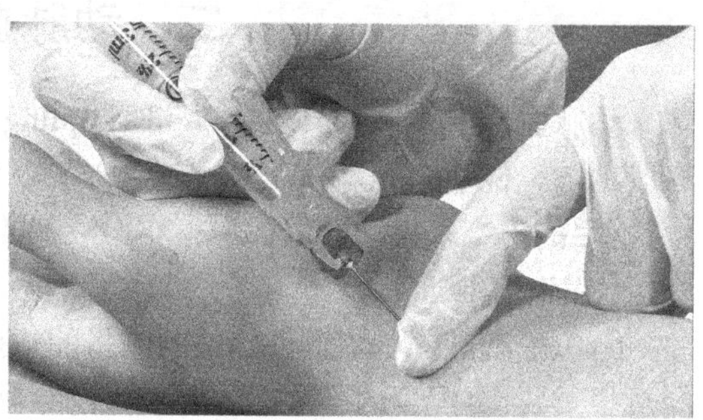
图 11-12　动脉采血

三、痰标本的采集

临床上常用的痰标本（sputum specimen）检查分为常规痰标本、痰培养标本、24h 痰标本 3 种。

【目的】

（1）常规痰标本：检查痰液中的细菌、虫卵或癌细胞等。

（2）痰培养标本：检查痰液中的致病菌，为选择抗生素提供依据。

（3）24h 痰培养：检查 24h 的痰量，并观察痰液的性状，协助诊断或作浓集结核杆菌检查。

【操作前准备】

（1）患者准备：了解痰标本采集的目的、方法注意事项及配合要点。

（2）材料准备：检验单、手消液，常规痰标本：痰盒，痰培养标本：无菌痰盒、漱口溶液，24h 痰标本：广口大容器痰盒，无力咳痰者：集痰器、吸痰用物、一次性手套。

（3）操作者准备：评估患者的年龄、病情、治疗情况及配合程度，向患者及家属解释痰标本采集的目的、方法、注意事项及操作要点。

【操作步骤】　见表 11-22。

表 11-22　痰标本采集

操作步骤	注意点及说明
1. 携用物至患者床旁，核对患者床号、姓名	核对患者
2. 填写化验单、选择容器并检查有无破损	防止发生差错
3. 收集痰标本	如查癌细胞，应用 10%甲醛溶液或 95%乙醇溶液固定痰液后立即送验；作 24h 痰量和分层检查时，应嘱患者将痰吐在无色广口瓶内，需要时可加少许苯酚以防腐
常规标本	
（1）患者晨起并漱口	用清水漱口，去除口腔中杂质
（2）深呼吸数次后用力咳出气管深处的痰液置于痰盒内（痰培养标本置于无菌痰盒内）	如痰液不易咳出，可配合雾化吸入等方法
（3）无力咳痰或不合作者	
1）取合适体位，叩击患者胸背部	使痰液松动
2）集痰器分别连接吸引器和吸痰管吸痰，置痰液于集痰器中 24h 痰标本	集痰器开口高的一端连接吸引器，低的一端连接吸痰管

续表

操作步骤	注意点及说明
（1）晨起漱口后（7：00）第一口痰起至次晨漱口后（7：00）第一口痰止	正常人痰量很少，24h 约 25ml 或无痰液
（2）24h 痰液全部收集在痰盒内	不可将唾液、漱口水、鼻涕等混入痰液中
4. 洗手	防止交叉感染
5. 观察	痰液的色、质、量
6. 记录	记录痰液的外观和性状；24h 痰标本记录总量
7. 送检	将化验单标签贴于标本盒上，连同化验单立即送检

四、尿标本采集

尿标本分三种：常规标本、培养标本及 24h 标本。

【目的】

（1）尿常规标本：用于检查尿液的颜色、透明度，测定比重，检查有无细胞和管型，并作尿蛋白和尿糖定性检测等。

（2）尿培养标本：用于细菌培养或细菌敏感试验，协助临床诊断和治疗。

（3）12h 或 24h 尿标本：用于各种尿生化检查和尿浓缩查结核杆菌等检查。

【操作前准备】

（1）患者准备：了解采集标本的目的、方法，协助配合。

（2）材料准备：化验单、手消毒液。另备。①尿常规标本，一次性尿常规标本容器、便器；②尿培养标本，无菌标本试管、无菌手套、无菌棉球、长柄试管夹、火柴、酒精灯、便器；③12h 或 24h 尿标本，集尿瓶（容量 3000～5000ml）、防腐剂。

（3）操作者准备：衣帽整洁、修剪指甲、洗手戴手套。

【操作步骤】 见表 11-23。

表 11-23 尿标本采集

操作步骤	注意点及说明
1. 在检验单附联上注明科室、床号、姓名；根据检验目的，选择适当容器，附联贴于容器上	防止发生差错 保证检验结果准确
2. 携用物至患者床旁，再次核对患者床号、姓名	确认患者
3. 收集尿标本	女患者月经期不宜留取尿标本，做早孕诊断试验应留取晨尿，留取 12h 或 24h 尿标本，集尿瓶应放在阴凉处，按要求在瓶内加防腐剂（于留尿液后加入），不可将便纸等物混入
尿常规标本	
（1）给予患者标本容器，嘱其将晨起第一次尿留于容器内，除测定尿比重需留 100ml 以外，其余检验留取 30～50ml 即可	晨尿浓度较高，未受饮食的影响，所以检验结果较准确
（2）行动不便的患者，协助患者在床上使用便器，收集尿液于标本容器中	注意使用屏风遮挡、保护患者隐私
（3）留置导尿的患者，于集尿袋下方引流孔处收集尿液	婴儿或尿失禁患者可用尿套或尿袋协助收集
尿培养标本	
（1）中段尿留取标本	
1）屏风遮挡，协助患者取舒适体位，放好便器	保护患者隐私

续表

操作步骤	注意点及说明
2）按导尿术清洁、消毒外阴	防止外阴部细菌污染标本，消毒顺序应从上至下，一次一个棉球
3）嘱患者排尿，弃去前段尿，用试管夹夹住试管于酒精灯上消毒试管口后，接取中段尿5～10ml	应在患者膀胱充盈时留取，前段尿起到冲洗尿道的作用
4）再次消毒试管口和盖子，快速盖紧试管，熄灭酒精灯	留取尿标本时勿触及容器口
5）清洁外阴，协助患者穿好裤子，整理床单位及用物	保证患者舒适
（2）导尿术留取标本	
按照导尿术插入导尿管将尿液引出，留取尿标本	
12h或24h尿标本	
1）将检验单附联贴于集尿瓶上，注明留取尿液的起止时间	必须在医嘱规定时间内留取，不可多于或少于12h或24h，以得到正确的检验结果
2）留取12h尿标本，嘱患者于下午7：00排空膀胱后开始留取尿液至次晨7：00留取最后一次尿液；留取24h尿标本，嘱患者于上午7：00排空膀胱后开始留取尿液，至次晨7：00留取最后一次尿液	此次尿液为检查前存留在膀胱内的，不应留取 集尿瓶应方在阴凉处，根据检验要求在尿中加防腐剂
3）请患者将尿液先排在便器或尿壶内，然后再倒入集尿瓶内	方便搜集尿液
4）留取最后一次尿液后，将12h或24h的全部尿液盛于集尿瓶内，测总量，记录	充分混匀，从中取适量（一般为40ml）用于检验，余尿弃去
4. 操作后处理	
（1）洗手、记录	记录尿液总量、颜色、气味等
（2）标本及时送检	保证检验结果的准确性
（3）用物按常规消毒处理	

测 试 题

1. 血标本采集时哪项不妥（　　）

A. 肝功能标本需饭后抽血　B. 全血标本均需一针见血，充分混匀
C. 检查项目的注意事项先告知患者　D. 采集血培养标本时，应防污染

2. 采集血培养标本时应注意事项哪项错误（　　）

A. 采后立即送验　B. 严格执行无菌技术操作
C. 抽血前检查培养基是否符合要求　D. 一般采血2ml

3. 24h尿标本，收集的时间是（　　）

A. 早7点～翌日7点　B. 早8点～翌日8点
C. 早10点～翌日10点　D. 早6点～翌日6点

4. 同时采集多种血标本时注入标本容器的顺序是（　　）

A. 抗凝—血清—培养　B. 血清—培养—抗凝
C. 培养—血清—抗凝　D. 培养—抗凝—血清

5. 血标本采集法有错的一项是（　　）

A. 血清标本应防止试管内凝血　B. 血气分析应备干燥注射器和肝素抗凝
C. 血糖标本应空腹采　D. 血培养标本应在使用抗生素之前采

6. 动脉采血不需准备的物品（　　）

A. 5ml无菌干燥注射器、8号针头　B. 无菌手套　C. 肝素　D. 止血带

7. 查痰内癌细胞时应采集（　　）

A. 常规标本　B. 培养标本　C. 24h标本　D. 以上都不是

8. 抽血后应立即送验的检验项目是（　　）

A. 血沉　B. 血糖　C. 二氧化碳结合力　D. 乙肝标志物

9. 采集 12h 尿标本时，哪项操作错误（ ）
A. 应备清洁带盖广口瓶
B. 容器应放阴凉处
C. 标本中应加防腐剂
D. 容器标签上应注明时间上午 7：00～下午 7：00
10. 采集痰培养标本应嘱患者（ ）
A. 先用 0.2%洗必泰溶液漱口，再深呼吸数次后用力咳
B. 进食前漱口，再用清水漱口后用力咳出痰
C. 清晨膳食后，切忌漱口，用力咳出
D. 清晨饭前漱口，再用等渗盐水漱口后，深吸气数次用力咳出气管深处痰

第九节 氧气吸入技术

氧气吸入技术（oxygen inhalation technique）是常用的改善呼吸的技术之一。

【目的】 通过给氧，增加吸入空气中氧的浓度，以提高动脉血氧分压和动脉血氧饱和度，增加动脉血氧含量，从而预防和纠正各种原因所造成的组织缺氧。

【适应证】

1. 肺活量减少，因呼吸系统疾患而影响肺活量者，如哮喘、支气管肺炎等。

2. 心肺功能不全，使肺部充血而至呼吸困难者，如心力衰竭时出现的呼吸困难。

3. 各种中毒引起的呼吸困难氧不能由毛细血管渗入组织而产生缺氧，如巴比妥类药物中毒、麻醉剂中毒或 CO 中毒等。

4. 昏迷患者，如脑血管意外或颅脑损伤患者。

5. 其他某些外科手术前后患者、大出血休克患者、分娩时产程过长或胎儿心音不良等。

【用氧安全】 氧气是助燃气体，氧气筒内的氧气压力很高，氧气在高浓度和高压的情况下容易引起火灾和爆炸。因此用氧的过程中，操作者必须遵循用氧的安全，严格按照操作规程进行，切实做到“四防”：防火、防油、防热、防震。

1. 氧气筒的使用安全

（1）在氧气装置上挂上写明“四防”的安全标志。

（2）氧气筒应安置在阴凉处，周围严禁烟火和易燃品，氧气表及螺旋处不可抹油，搬运时避免倾倒和振动，以防引起爆炸。

（3）氧气筒内的氧气不可全部用尽，压力表上指针降至 $5kg/cm^2$ 时，即不可再用，以防灰尘进入筒内，再次充氧时可能引起爆炸事故。对未用或已用空的氧气筒，应分别标明“满”或“空”的字样，避免急用时错搬而影响抢救。

（4）氧气筒外应有明显标记，平时应有固定放置地点，切不可与其他气体钢筒并放在一起，以防急用时错搬。

2. 用氧过程中的安全

（1）指导患者及探视者用氧时禁止吸烟。

（2）确保电器（如电剃刀、助听器、电视、电热毯等）正常工作状态以防产生短路火花而引起火灾。

（3）避免使用产生静电的材料如毛毯、合成纤维等。患者和照顾者最好穿棉质物品。

（4）避免附近有不稳定、易燃的物品。如油、乙醇等。

（5）工作人员应知道灭火器的位置，掌握使用方法。

【氧浓度与氧流量的换算】

1. 氧流量 氧流量是指调节的供患者使用的氧气的流量，单位为L/min。根据患者状况和用氧途径调节氧流量的大小。由于氧气的渗漏及与大气的混合，氧流量并不完全等于患者实际吸入的氧的浓度。更精确地描述氧气用量的方法可用吸入气体的百分比表示，即吸氧浓度。

2. 给氧浓度 氧浓度即氧在空气中的百分比。氧气在空气中的浓度为 20.93%。根据给氧浓度的高低，可分为：低浓度给氧，吸入氧浓度低于 35%；中浓度给氧，吸入氧浓度为 35%～60%；高浓度给氧，吸入氧浓度高于 60%。

3. 氧浓度和氧流量的换算 操作者必须密切进行氧流量监控，必须掌握氧流量与给氧浓度的换算方法。

（1）鼻导管、鼻塞、漏斗等方法：吸氧浓度（%）= 21+4×氧流量（L/min）、慢性阻塞性肺病患者鼻导管给氧时能耐受的氧流量为 2L/min，对此类患者给氧时需密切观察动脉血气分析的结果。

（2）面罩给氧：浓度与氧流量的关系（表 11-24）。面罩给氧氧流量必须＞5L/min，以免呼出气体在面罩内被重复吸入，导致 CO_2 蓄积。吸入气中的氧浓度随氧流量的增加而增加但超过 8L/min 增加幅度较小，若需增加吸入气体中的氧浓度，可在面罩后接一储气囊。

表 11-24 面罩给氧时氧流量和氧浓度的关系

给氧方法	氧流量（L/min）	吸氧浓度近似值（%）
开放式面罩	5～6	40
	6～7	50
	7～8	60
密闭式（加储气囊）	6	60
	7	70
	8	80
	9	90
	10	99

（3）简易呼吸器给氧：若氧流量为 6L/min 时，吸入器中的氧浓度为 40%～60%。

（4）呼吸机（定容型）氧浓度计算：

$$吸氧浓度=\frac{80\times 氧流量(L/min)}{氧通气(L/min)}+20$$

（5）氧气罩给氧：氧流量为 10～20L/min，氧浓度可达到 60%～70%。

（6）高压氧利用特殊的加压舱，使患者处于高于一个大气压的环境中吸入高浓度氧。

【氧气吸入的方法】

1. 鼻导管和鼻塞法 此类方法的特点是简单、经济、方便、易行。但给氧浓度只能达到 40%～50%，氧流量一般小于 6L/min。

（1）单侧鼻导管：需将鼻导管从一侧鼻腔插入至鼻咽部，此法节省氧气，但对鼻腔黏膜刺激大，因而此方法在临床不太常用。鼻导管对鼻腔产生压力，并可被分泌物堵塞，所以需每 8h 更换导管 1 次。

（2）双侧鼻导管：鼻导管有两根短管，可分别插入两个鼻腔。方法简单，且不会干扰患者进食和说话，相对比较舒适，并允许患者有一定的活动度，患者对此法耐受性也比较好。该法的氧流量最高为 6L/min。用氧时操作者需观察患者耳部、鼻翼的皮肤黏膜情况，防止因导管太紧而引起皮肤破损。

（3）鼻塞：是一种用塑料制成的球状物，有单侧和双侧两种。使用时将鼻塞塞入鼻前庭内即可。此方法对鼻黏膜刺激性小，患者感觉较舒适，且使用方便，临床使用广泛。但鼻塞法吸氧浓度一般＜50%。

2. 漏斗法 以漏斗代替鼻导管连接通气管，调节流量4～6L/min，将漏斗置于患者口鼻处1～3cm，用绷带设法固定。此法使用比较简单，且无导管刺激黏膜的缺点，但耗氧量较大，多用于婴幼儿或气管切开术后的患者。漏斗可用塑料或胶片制成。

3. 面罩法 将特制面罩置于患者的口鼻部给氧，氧气自下端输入，呼出的气体从面罩的侧孔排出。有两种给氧面罩：

（1）开放式面罩：无活瓣装置，利用高流量氧气持续喷射所产生的负压，吸入周围空气以稀释氧气，面罩底部连接一中空管，管上有一阀门，可通过阀门，调节空气进入量，从而调节吸氧浓度。呼出气体可由面罩上呼气口排出。

（2）密闭式面罩：面罩上设有单向活瓣，将吸气与呼气通路分开，给氧浓度可达60%以上。

面罩给氧对气道黏膜刺激小，给氧效果好，简单易行，患者也感到舒适。其缺点是饮食、咳痰时，需要去掉面罩，中断给氧。

4. 氧气帐法 氧气帐是透明的、可折叠的塑料结构的帐篷，带有电动机线，用于循环帐篷内空气并使其降温，达到冷却的作用。氧气帐有自动调温装置以使帐内温度恒定在患者比较舒适的范围。氧气帐放在病床的床头，使患者的头和胸部位于氧气帐内。帐篷的侧壁上有开口，以便实施护理。氧气帐的氧流量一般为6～10L/min，氧浓度可达45%～60%。每次放开帐后，需加大氧流量至12～14L/min，持续3min，以恢复帐内氧浓度。氧气帐给氧需定时换气，以避免CO_2蓄积。此方法主要适用于需要冷而湿空气的儿科患者，如肺炎患儿。因为氧气帐给氧法不能保持恒定或准确的给氧浓度，所以一般不在儿科病房以外的科室使用。

5. 氧气枕法 氧气枕是一长方形橡胶枕，枕的一角有一橡胶管，上有调节器可调节氧气流量。氧气枕内充入氧气，接上湿化瓶、导管即可使用。在家庭氧疗、危重患者的抢救或转运途中，可以氧气枕临时替代氧气装置供氧。

新购的氧气枕因枕内含有粉粒，充气前应用自来水灌满氧气枕，在枕外用手揉捏放水，再灌水揉捏，如此反复多次，直到放出水洁净为止。

【操作前准备】

1. 患者准备 了解吸氧的目的、配合要点及注意事项。

2. 材料准备 氧气筒、氧气压力表装置一套，冷开水或蒸馏水，扳手、纱布、鼻导管、无菌棉签、弯盘、生理盐水、手电筒、笔、输氧单、洗手液，生活垃圾桶、医用垃圾桶。

3. 操作者准备

（1）衣帽整洁，修剪指甲、洗手，戴口罩。

（2）评估患者姓名、年龄、意识状态及营养情况，患者配合程度、穿刺部位皮肤、血管情况。

（3）向患者及家属解释输液的目的、方法、配合要点并取得患者及家属的同意。

【操作步骤】 操作步骤见表11-25，参见视频。

表 11-25 鼻导管给氧

操作步骤	注意点与说明
1. 核对医嘱，包括用氧方法及流量	给氧要根据医嘱
2. 备齐用物，携至患者床旁，核对患者信息	确认患者
3. 向患者解释操作目的和方法，告知患者及周围的人安全用氧的有关知识，评估患者病情	降低患者的焦虑，取得良好的合作
4. 洗手、戴口罩	
5. 倒湿化液于湿化瓶 1/3～1/2 满	
6. 根据供氧装置不同选择安装方法	
中心供氧装置给氧	
安装流量表、通气湿化瓶，打开流量管开关，检查氧气流出情况，关闭流量表	
氧气筒装置给氧	
（1）打开总开关，除尘上表，用扳手拧紧后，使氧气表与地面垂直，安通气管和湿化瓶，打开总开关及流量表，检查氧气流出情况，关闭流量表（图 11-13）	
（2）协助患者取舒适体位	
（3）取无菌棉签蘸取无菌注射用水清洁双侧鼻腔，检查有无分泌物堵塞鼻腔	
（4）连接吸氧管（鼻塞），打开流量表，遵医嘱调节氧气流量，再次核对患者信息	
（5）将吸氧管（鼻塞）前端放于无菌注射用水缸中湿润，确定氧气流出通畅后将双侧鼻导管插入鼻孔 1cm	
7. 将吸氧管（鼻塞）环绕耳部向下放置，调整合适的松紧度	固定导管，不宜太紧，以免引起皮肤破损改变流量时先将吸氧管（鼻塞）取下，调节好流量后再插入，防止大量氧气突然吸入呼吸道，损伤肺部组织
8. 给氧期间常规观察患者病情、用氧后的效果，定时观察氧流量、湿化瓶内水量，检查用氧设备工作状态是否良好，供氧管道是否通畅，保证用氧安全	观察内容有:患者焦虑水平、皮肤颜色及呼吸情况；有无缺氧、心动过速、意识障碍、呼吸困难、烦躁不安、发绀等表现；动脉血气分析结果；鼻腔有无堵塞或黏膜红肿；必要时用水溶性润滑剂保护鼻黏膜
9. 停用氧气时，先取下鼻导管，关流量调节阀，用松节油擦尽患者面部胶布痕迹，协助患者取舒适体位，核对患者信息	以免一旦关错开关，大量氧气突然冲入呼吸道而损伤肺部组织
10. 清洁消毒用物，记录患者给氧时间和停止时间、用氧后呼吸改善情况	预防交叉感染

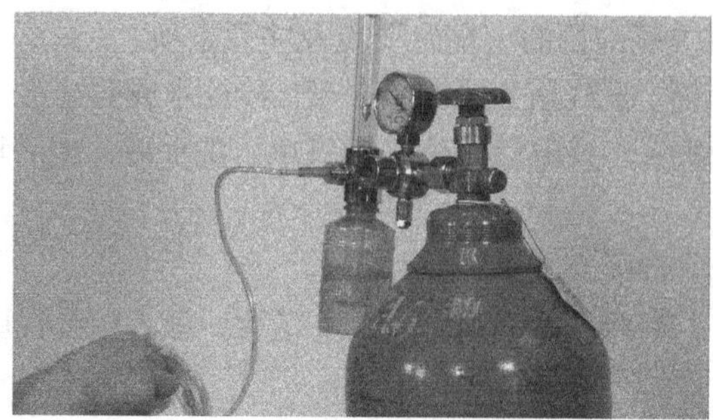

图 11-13 氧气筒装置

【给氧的副作用及预防】

1. 呼吸道分泌物干燥 从供氧装置出来的氧气是干燥的，吸入后可使呼吸道黏膜干燥，分泌物干燥，不易排出。氧气吸入前一定要先湿化，以预防呼吸道黏膜和分泌物干结。

2. 呼吸抑制 低氧血症时，PaO_2 的降低可刺激周围化学感受器，反射性兴奋呼吸中枢，增加肺部通气。如果患者长期是靠这一反射性维持呼吸时，（如肺源性心脏病、Ⅱ型呼吸衰竭的患者），吸入高浓度氧后，PaO_2 的升高可使这一反射机制消除，抑制患者的自主呼吸，甚至出现呼吸停止。因此对这类患者需进行低流量、低浓度的控制性给氧，并监测 PaO_2 的变化，维持患者的 PaO_2 在 60mmHg 即可。

3. 吸收性肺不张患者 吸入高浓度的氧气后，肺泡内氮气（不能被吸收）被大量置换，一旦支气管阻塞，肺泡内的氧气可被循环的血流迅速吸收，导致肺泡塌陷引起肺不张。患者表现为烦躁不安，呼吸心跳加快，血压升高，呼吸困难，发热，甚至昏迷。预防呼吸道阻塞是防止吸收性肺不张的关键，预防措施包括鼓励患者深呼吸和咳嗽、加强痰液的排除、经常改变体位、降低给氧浓度（<60%）等。使用呼吸机的患者可加用呼气末正压通气（PEEP）来预防。

4. 晶状体后纤维组织增生 施用高浓度氧后，过高的动脉氧分压（PaO_2 达到 140mmHg 以上）是引起新生儿（特别是早产儿）晶状体后纤维组织增生的主要危险因素。透明的晶状体后血管增生，最后纤维化，可导致不可逆转的失明。因此新生儿给氧浓度应严格控制在 40%以下，并控制吸氧时间。

5. 氧中毒 氧为生命活动所必需，但 0.5 个大气压以上的氧对任何细胞都有毒性作用，可引起氧中毒。长时间高浓度给氧，肺泡气和 PaO_2 升高，使血液与组织细胞之间氧分压差升高，氧弥散加速，组织细胞因获氧过多而中毒。氧中毒有两型：

（1）肺型氧中毒：发生于吸入一个大气压左右的氧 8h 后，患者出现胸骨后锐痛、烧灼感、咳嗽、继而出现呼吸困难、恶心、呕吐、烦躁不安，3 日后可有肺不张，晚期表现为肺间质纤维化及多脏器功能受损，以致死亡。

（2）脑型氧中毒：吸入 2～3 个大气压以上的氧，可在短时间内引起脑型氧中毒。患者出现视觉和听觉障碍，恶心、抽搐、晕厥等神经症状，严重者可昏迷、死亡。

预防氧中毒的主要措施是通过控制氧吸入的浓度与时间。在常压下，吸入 60%以下的氧是安全的，60%～80%的氧吸入时间不能超过 24h，100%的氧吸入时间不能超过 4～12h。应尽量避免长时间使用高浓度的氧气，给氧期间应经常监测动脉血液中的氧分压和氧饱和度，密切观察给氧的效果和副作用。

【吸氧术常见失败原因及分析处理】

1. 湿化瓶内无气体溢出

（1）原因分析：总阀未开，通气管连接不严。

（2）处理：逆时针旋转总阀，注意连接通气管时应对接准确、拧紧。

2. 流量达不到所需标准

（1）原因分析：漏气、各连接处连接不严。

（2）处理：注意各个连接部位连接紧密（通气管连接处、总开关处、湿化瓶处）。

测 试 题

1. 鼻导管给氧，导管插入长度为（ ）

A. 鼻尖至耳垂 B. 鼻尖至耳垂的 1/2 C. 鼻尖至耳垂的 1/3 D. 鼻尖至耳垂的 2/3

2. 下列情况哪项不是缺氧的主要临床表现（ ）

A. 烦躁不安，脉搏增快　　B. 喘息、鼻翼扇动
C. 四肢末梢紫　　D. 血压下降

3. 患者用氧后，缺氧症状无改善、呼吸困难加重，你首先应取（　　）
A. 马上通知医生处理　　B. 调节氧流量，加大吸氧量
C. 注射呼吸兴奋剂　　D. 检查吸氧装置及患者鼻腔

4. 停用氧气的正确方法是（　　）
A. 关紧总开关→关好流量表→取下鼻导管→重开流量表放余氧
B. 关紧总开关→取下鼻导管→关好流量表
C. 取下鼻导管→关紧流量表→再关总开关→重开流量表放气
D. 关紧流量表→再关总开关→取下鼻导管→重开流量表放气

5. 在用氧过程中，要调节氧流量，应采取的方法是（　　）
A. 拨出导管调节流量　　B. 直接调节氧流量
C. 分离导管调节氧流量　　D. 更换粗导管并加大氧流量

6. 要求吸氧浓度达到45%，其流量为（　　）
A. 3L　　B. 4L　　C. 5L　　D. 6L

7. 为达到治疗效果，吸氧的浓度应不低于（　　）
A. 35%～45%　　B. 50%　　C. 20%　　D. 25%

8. 患者赵某，女，51岁，因肺心病收住院治疗，护士巡视病房时，发现患者有明显的呼吸困难及口唇发绀，血气分析：PaO_2 37mmHg，$PaCO_2$＞69mmHg，根据患者症状及血气分析，判断其缺氧程度为（　　）
A. 极轻度　　B. 轻度　　C. 中度　　D. 重度

9. 氧气筒内氧气不能用尽，一般需留5kg/cm，其目的是（　　）
A. 便于再次充气　　B. 防充气时引起爆炸
C. 便于检查、氧气装置有无漏气　　D. 便于调节氧流量

10. 当患者血气分析提示：PaO_2＜37mmHg，$PaCO_2$＞69mmHg，患者应采用下列哪项用氧方式（　　）
A. 低流量、高浓度持续给氧　　B. 低浓度、高流量持续给氧
C. 低流量、低浓度持续给氧　　D. 低流量、低浓度间断给氧

第十节　雾化吸入技术

雾化吸入技术（aerosol inhalation）是指用雾化装置将水分或药液吹散成细小的雾滴，使其悬浮在吸入的空气中，经口或鼻吸入，以达到湿化呼吸道黏膜、祛痰、解痉、抗炎等目的。支气管扩张剂、抗生素等药物也可通过雾化吸入用药。常用的雾化吸入的方法有射流式雾化吸入、超声雾化吸入和蒸汽吸入。

一、超声雾化吸入技术

超声雾化吸入术是利用超声波声能产生高频震荡，将药液变成细微雾滴，随着吸入的空气散布在气管、支气管、细支气管等深部呼吸道而发挥疗效。

【目的】

1. 湿化呼吸道。

2. 稀释和松解黏稠的分泌物。

3. 解除支气管痉挛。

4. 减轻呼吸道炎症反应，预防和控制呼吸道感染。

【常用药物】

1. 控制呼吸道感染，消除炎症　常用抗生素。

2. 解除支气管痉挛 常用氨茶碱、沙丁胺醇等。

3. 稀释痰液，帮助祛痰 常用 α-糜蛋白酶、乙酰半胱氨酸（痰易净）等。

4. 减轻呼吸道黏膜水肿 常用地塞米松等。

【超声雾化吸入的构造及作用原理】

1. 构造

（1）超声波发生器：通电后输出高频电能，雾化器面板上操纵调节器有电源开关、定时开关和雾量调节旋钮。

（2）水槽：盛蒸馏水，水槽下方有一晶体换能器，接受发生器发生的高频电能，将其转化为超声波声能。

（3）雾化罐（杯）：盛药液，雾化罐底部是半透明膜，称透声膜，声能可透过此膜与罐内药液作用，产生雾滴。

（4）螺纹管和口含嘴或面罩。

2. 作用原理 超声波发生器通电后输出高频电能，使水槽底部晶体换能器发生超声波声能，声能震动并透过雾化罐底部的透声膜，作用于罐内的液体，破坏了药液的表面张力，成为微细雾滴喷出，通过导气管随患者吸气而进入呼吸道。

【操作前准备】

1. 患者准备

（1）了解超声雾化吸入的目的、方法、注意事项及配合要点。

（2）评估患者呼吸道、口腔及面部情况。

（3）取舒适体位。

2. 材料准备 超声雾化器、冷蒸馏水适量、药液（按医嘱备）30～50ml、灭菌生理盐水适量、水温计（按需备）。

3. 操作者准备

（1）衣帽整洁，修剪指甲、洗手、戴口罩。

（2）评估患者姓名、年龄、意识状态及营养情况，患者配合程度。

（3）向患者及家属解释超声雾化吸入的目的、方法、配合要点并取得患者及家属的同意。

【操作步骤】 操作步骤见表 11-26。

二、氧气雾化吸入技术

氧气雾化吸入技术是利用一定压力的氧气或空气产生高速的气流使药液形成雾状，随着吸气进入呼吸道而产生疗效。

【目的】

1. 消炎，减轻支气管痉挛。

2. 稀释痰液，减轻咳嗽。

3. 临床上常用于咽喉炎、支气管炎、支气管扩张、支气管哮喘、肺炎、肺脓肿、肺结核等患者。

【作用原理】 氧气雾化器也称射流式雾化器是借助高速气流通过毛细管并在管口产生负压，将药液由邻近的小管吸出；所吸出的药液又被毛细管口高速的气流撞击成细小的雾滴，形成气雾喷出。

【操作前准备】

1. 患者准备

（1）了解氧气雾化吸入的目的、方法、注意事项及配合要点。

（2）评估患者呼吸道、口腔及面部情况。

（3）取舒适体位。

2. 材料准备 氧气雾化吸入器、无菌生理盐水适量、氧气装置、弯盘、药液（按医嘱备）5ml 注射器。

3. 操作者准备

（1）衣帽整洁，修剪指甲、洗手、戴口罩。

（2）评估患者姓名、年龄、意识状态及营养情况，患者配合程度。

（3）向患者及家属解释氧气雾化吸入的目的、方法、配合要点并取得患者及家属的同意。

【操作步骤】 操作步骤见表 11-26，参见视频。

表 11-26 雾化吸入

操作步骤	注意点及说明
1. 携用物至患者床旁，核对患者信息	确认患者，取得患者合作
2. 洗手、戴口罩	预防病原微生物的传播
3. 协助患者取舒适体位并漱口	
4. 打开雾化器包装，取出雾化器，打开 5ml 注射器，抽吸药液，注入雾化器（图 11-14）内	使用前检查雾化吸入器连接是否完好，有无漏气
5. 打开雾化器连接管，将雾化器的进气口接在氧气装置的输出管，连接雾化面罩，调节氧流量 6～8L/min	气流不可太大，以免损坏雾化器颈部，
6. 再次核对患者信息，有药雾形成后，将氧气雾化面罩罩住患者口鼻（或将雾化器罩住气管切开处）	
6. 指导患者手持雾化吸入器，用嘴深而慢地吸气，用鼻呼气	使药物能到达深呼吸道
7. 持续雾化吸入直至药物吸入完毕，取下雾化器，关闭氧气	如患者感到疲劳，可关闭氧气，休息片刻，再行吸入操作时保证用氧安全
8. 核对患者信息，协助患者清洁口腔，整理床单位	促进舒适
9. 清理用物，洗手、记录	

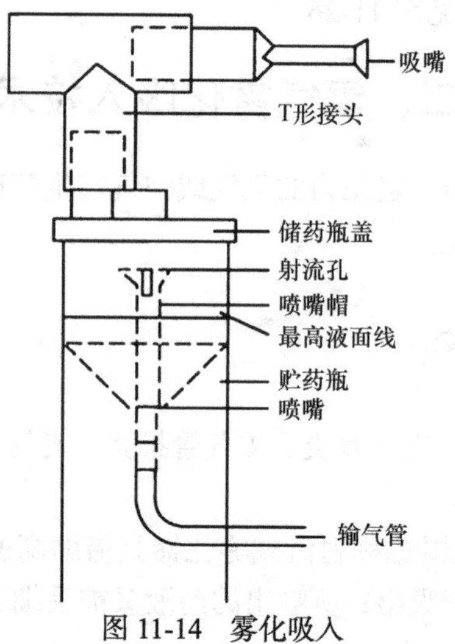

图 11-14 雾化吸入

测 试 题

1. 氧气雾化吸入，氧气流量调至（　　）
A. 2～4L/min　B. 4～6L/min　C. 6～8L/min　D. 12～14L/min
2. 护士给患者氧气雾化吸入时，操作不当的是（　　）
A. 先讲解示范　B. 协助患者漱口
C. 将药液稀释至 5ml　D. 嘱患者吸气时示指松开
3. 患者，女，60 岁。患慢性支气管炎，近 3 日咳嗽咳痰，痰液黏稠不易咳出，护士遵医嘱给予雾化吸入，其治疗目的不包括（　　）
A. 预防心力衰竭　B. 稀释痰液　C. 消除炎症　D. 解除支气管痉挛
4. 患者，女，74 岁。慢性支气管炎，给予氧气雾化吸入时，湿化瓶内应（　　）
A. 不盛水　B. 盛温开水　C. 盛冷水　D. 盛生理盐水
5. 患者，女，35 岁，患喘息性支气管炎，给予氧气雾化吸入，操作过程中不正确的是（　　）
A. 严禁接触烟火　B. 嘱患者吸入时做深呼吸
C. 氧流量 8L/min　D. 湿化瓶内盛水 1/2 满
6. 有关氧气雾化吸入正确的叙述是（　　）
A. 氧气湿化瓶中加水 2/3 以上
B. 吸气时堵住出气口，做深吸气动作，使药液充分到达支气管和肺内
C. 药液应稀释至 10ml 以上
D. 雾化时间是 15～20min
7. 氧气雾化吸入时，下述步骤哪项不妥（　　）
A. 患者吸入前漱口　B. 药物用蒸馏水稀释在 5ml 以内
C. 湿化瓶内不能放水　D. 嘱患者吸气时松开出气口
8. 超声雾化吸入常用稀释痰液的药物是（　　）
A. 庆大霉素　B. 胰凝蛋白酶　C. 氨茶碱　D. 地塞米松
9. 超声雾化罐内放药液稀释至（　　）
A. 2～5ml　B. 6～10ml　C. 10～20ml　D. 30～50ml
10. 超声雾化器的特点不包括（　　）
A. 利用高速气流输出雾滴　B. 雾滴小而均匀
C. 雾量大小可调节　D. 气雾温暖

第十一节　吸痰技术及标本采集

一、协助患者咳嗽排痰术

1. 叩击　是用手叩打胸背部使呼吸道分泌物松脱而易于排出体外的技术。方法有如下几类。

（1）患者取仰卧或俯卧位，操作者将手固定成背隆掌空状（握杯姿势）。

（2）放松腕、肘、肩部，有节奏地叩击需要引流的肺段，从下往上叩击胸和背部。

（3）叩击时可听见空洞声，患者应无疼痛感觉。

（4）不可在裸露的皮肤上叩打，患者可穿单层内衣；不得在纽扣、拉链上叩打；不得叩击脊柱、乳房、肋骨以下的部位，以防损伤组织。

（5）每日叩击数次，每次 30～60s。

2. 震颤　常用于胸部叩击后或与叩击交替使用。方法有如下几类。

（1）操作者将手放于患者需引流的部位，手掌朝下，另一手重叠放置（手指交叉、伸直）。

（2）嘱患者深吸气，用鼻或撅嘴缓慢呼气。

（3）患者呼气时，操作者收缩手和手臂肌肉，用手掌做手部震颤。患者吸气时，停止震颤。在每个治疗部位做5次，每次做完震颤后，嘱患者咳嗽以排出痰液。

3. 体位引流 是将患者置于特殊的体位，借重力的作用将肺及支气管内所存积的分泌物引流至较大的气管，通过咳嗽排出体外的过程。引流的部位不同，采取的卧位也不同。在体位引流之前常做胸部震颤或叩击。体位引流的步骤如下。

（1）将痰盂和卫生纸准备好放在床边，为患者咳嗽、排痰做准备。

（2）根据引流的肺段采取合适的体位：引流肺上叶时取高坡位；引流肺上叶后段时取半俯卧位，左右侧交替；引流右侧肺时，取左侧卧位，胸下垫枕头；引流肺下段时，取头低脚高位。

（3）每日晨起早饭前和晚上睡眠前各实施1次，每次20～30min，当患者感觉疲乏或虚弱时，停止引流。

（4）体位引流同时可辅以叩击等，可促进痰液的排出。

（5）监测患者对体位引流的耐受程度，评估其生命体征，特别是脉搏、呼吸的稳定性，如出现脸色苍白、出冷汗、呼吸困难、疲劳应停止引流。

二、吸痰技术

吸痰技术：当患者不能通过咳嗽排出痰液时，可通过吸痰术帮助患者保持呼吸道通畅。吸痰技术是指利用负压作用，用导管经口、鼻腔、人工气道将呼吸道分泌物吸出，以保持呼吸道通畅的一种方法，适用于年老体弱、新生儿、危重、麻醉未醒、气管切开等不能进行有效咳嗽者。临床上常用的吸痰装置有中心负压吸引装置和电动吸引器两种。

【目的】

1. 清除呼吸道分泌物，保持呼吸道通畅。

2. 促进呼吸功能，改善肺通气。

3. 预防肺不张、坠积性肺炎等肺部感染。

【适应证】

1. 年老体弱者。

2. 昏迷、危重、麻醉未苏醒者。

3. 各种原因所致的咳嗽反射迟钝或会厌功能不全，不能自行清除呼吸道分泌物或误吸呕吐物的患者。

4. 各种原因引起的窒息患者。

5. 正在行机械通气的患者出现以下情况：

（1）出现明显痰鸣音或从人工气道观察到有痰液冒出。

（2）动脉血氧饱和度（SaO_2）和动脉血氧分压（PaO_2）明显下降。

（3）患者机械通气时，呼吸机上（使用容量控制模式）显示气少峰压明显增加或（使用压力控制模式）潮气量明显下降。

（4）患者机械通气时，呼吸机波形图上显示，压力-时间或流速-时间曲线中的吸气相和呼气相同时出现锯齿图形。

【禁忌证】

1. **绝对禁忌证**　通常无，但对颅底骨折患者禁忌经鼻腔吸痰。

2. **相对禁忌证**　严重缺氧者、严重心律失常者（有相对禁忌证的患者在吸痰时应同时给予氧气吸入）。

【电动吸引器吸痰法的构造、作用原理及维护】

1. **构造**　主要有马达、偏心轮、气体滤过器、压力表、安全瓶、储液瓶、连接管等组成。安全瓶和储液瓶是两个容量为 1L 的容器，瓶塞上有两个玻璃管，并有橡胶管相互连接。

2. **作用原理**　接通电源后，马达带动偏心轮，从吸气孔吸出瓶内的空气，并由排气孔排出，这样不断地循环转动，使瓶内产生负压，将痰液吸出。

3. **维护**　使用前，须检查电源的电压和吸引器的电压是否相符，各管连接是否正确；储液瓶内液体达 2/3 满时，应及时倾倒，以免液体过多，被吸入马达内损坏机器；电动吸引器连续使用时间不宜过久，每次不超过 2h；储液瓶内应放少量消毒液，使吸出液不致黏附于瓶底，便于清洗消毒；吸引器应有专人管理，定期检查其效能，并做好清洁保养工作，搬运时避免剧烈震动。

【电动吸引器吸痰法操作前准备】

1. **患者准备**

（1）测量生命体征（心率、血压、呼吸），身体健康评估。

（2）了解吸痰目的、配合要点，注意事项。

2. **材料准备**　中心吸引装置或电动吸引器、治疗碗 2 个（内盛无菌生理盐水，分别用于吸痰前预吸及吸痰后冲洗导管），手消液、听诊器、一次性吸痰管数根、治疗盘、一次性治疗巾、一次性无菌手套、手电筒、弯盘、棉签、压舌板、连接吸引器上的连接管、纱布数块、生活垃圾桶、医用垃圾桶。

3. **操作者准备**

（1）了解患者病情，同时进行身体健康及合作程度评估。

（2）检查患者意识状态及口腔、鼻腔，取出活动义齿。

（3）检查气道分泌物的量、黏稠程度和部位。

【电动吸引器吸痰的操作步骤】　操作步骤见表 11-27，参见视频。

表 11-27　电动吸引器吸痰

操作步骤	注意点及说明
1. 携用物至患者床旁，核对患者信息向患者或家属解释吸痰的目的方法及可引起的不适如恶心、咳嗽和喷嚏	消除紧张情绪，以取得良好的合作
2. 评估患者呼吸和痰液阻塞情况，确定是否需要吸痰，协助患者叩背，嘱患者咳痰，检查患者口腔、鼻腔情况，吸痰前调高氧流量	只有在患者呼吸道有分泌物积聚时或听见痰鸣音，肺部有湿啰音，呼吸音低，呼吸频率加快，或排痰不畅时需进行吸痰
3. 接通电源、打开开关，检查吸引器性能是否良好，检查管道是否通畅，根据患者情况及痰黏稠情况调节负压	（成人：400～300mmHg；儿童：300～250mmHg），负压过大可引起呼吸道黏膜的损伤
4. 用无菌技术打开吸痰管，戴手套，将患者头转向操作者一侧，铺治疗巾于患者颌下	减少微生物的传播，保护衣物不被污染
5. 取出吸痰管盘绕在手中，避免污染	保持无菌，减少微生物的传播

续表

操作步骤	注意点及说明
6. 连接冲洗，润滑吸痰管，再次核对患者信息	用于每次吸引时冲洗吸痰管
7. 一手连接负压管，另一手持吸痰管，试吸少量的生理盐水	检查管道是否通畅，润滑导管前端
8. 吸引	
（1）口咽吸引法	
1）嘱患者张口	昏迷患者可用压舌板、开口器协助开口
2）一手返折吸痰管末端，另一手持吸痰管前端，从口腔的一侧将导管插入 10～15cm 进入咽部，同时鼓励患者咳嗽	插管时不可使用负压，以免负压吸附呼吸道黏膜引起损伤，从口腔的一侧插入导管可预防恶心。咳嗽可使下呼吸道的分泌物进入口腔或上呼吸道，便于吸出
3）放松导管末端，使用负压吸引，吸净口咽部分泌物	若鼻腔，口腔和气管切开需同时吸痰时，先吸气管切开处，再吸鼻腔或口腔
4）如需多次吸痰则更换吸痰管，在患者吸气时顺势将吸痰管插入气管的一定深度（约 15cm），松开导管开始吸引	如痰液黏稠，可叩拍胸背部，或经雾化吸入后再吸痰
5）手法：左右旋转，自深部向上提拉吸净痰液	有利于呼吸道的充分吸引，吸痰动作应轻柔，每次吸引时间＜15s，以免造成缺氧 每根吸痰管只用一次，不可反复上下提插吸痰过程中注意观察患者面色、呼吸、吸出物性状
6）吸痰管退出时，抽吸生理盐水冲洗导管，根据患者情况必要时重复吸引	以防痰液阻塞吸痰管。观察气道是否通畅，如一次未吸尽，隔 3～5min 反复吸引，应每次更换吸痰管
7）如果痰液污染了脸部皮肤，需擦拭干净	如自口腔吸痰有困难，可由鼻腔吸引，插管长度约 25cm；小儿吸痰时，吸痰管宜软，吸力宜小；有人工气道者，可直接从人工气道内吸引；可从人工气道 内滴入 α-糜蛋白酶，以稀释痰液，便于吸出
（2）鼻咽和经鼻气管吸引	鼻咽吸引插入导管长度为患者鼻尖至耳垂的距离， 成人约为 16cm，儿童 8～12cm，婴幼儿 4～8cm
1）用拇指和示指将导管轻而快地插入鼻腔，并在患者吸气时沿着鼻腔壁向深处插入	经鼻气管内吸引时，插入导管的长度：成人约 20cm，儿童 14～20cm，婴幼儿 8～14cm
2）其他操作方法同口咽吸痰	
（3）经气管内插管或气管切开套管吸引	
1）情况许可时，可在吸引前给患者提高给氧浓度数分钟	减轻吸引可导致的低氧血症和肺不张
2）移开给氧或湿化装置，不带负压将吸痰管插入人工气道，遇到阻力或者患者咳嗽时，往外提出 1cm	往回提出导管可刺激患者咳嗽，并可使导管口离开气管壁
3）间歇使用负压吸引，手法同口咽吸引，鼓励患者咳嗽，观察患者有无呼吸窘迫的情况	
4）给患者用上吸氧装置：如果可能，鼓励患者深呼吸	
5）观察患者呼吸道通畅情况，有无吸引导致的并发症，必要时重复吸引	两次吸引应间隔至少 1min，让患者有适当的时间通气和氧合
9. 吸痰毕，关闭吸引器，取下吸痰管和负压管，处理一次性用物，清洗和消毒重复使用的用物，为下次吸引作准备，脱手套，洗手	严格无菌操作，吸痰盘内物品应每班消毒更换
10. 调节氧流量，帮助患者取舒适卧位；听诊患者呼吸音	判断患者呼吸道是否通畅
11. 口腔护理	分泌物过多时，刺激黏膜，患者感觉不适
12. 核对患者信息，记录吸引的情况，分泌物的量和性状，记录患者吸引前后的呼吸情况	记录有利于正确评估病情

【并发症及处理】

1. 吸入性肺炎 吸痰可增加下呼吸道细菌聚居，并发吸入性肺炎，更容易发生在经气管插管吸痰的患者。临床表现为新出现的吸入性肺部感染的症状、体征及相应的实验室检查结果。因此，对此类患者吸痰时需先吸引口腔分泌物，然后在气囊放气后吸痰，可作为预防并发吸入性肺炎的有效措施。

2. 低氧血症 通常在吸痰过程中均可发生低氧血症，对于原有低氧血症的患者更能加重其低氧血症，因此在吸痰前可考虑先给予氧气吸入，提高患者的血氧分压。

3. 气管组织或支气管黏膜损伤 通常认为气道黏膜损伤的程度与吸引的负压和持续时间成正比，严格遵守操作规程可减少该并发症的发生。

4. 支气管收缩/支气管痉挛 突发哮喘样症状，肺部出现哮鸣音。按支气管哮喘急性发作处理，并立即停止吸痰。

5. 颅内压升高 与脑血流量变化有关。可出现呕吐、意识障碍等。应立即停止吸痰，按颅内压升高处理。

6. 高血压或低血压 应立即停止吸痰，给予对症处理。

7. 心律失常 应立即停止吸痰，给予对症处理。

三、中心吸引装置吸痰法

目前，在一般的大医院均设有中心负压吸引装置，吸引管道连接到各病床单位，使用时只需要接上储液瓶和吸痰管，打开开关即可。具体吸痰方法和要求同电动吸引器吸痰术。

四、注射器吸痰法

一般在紧急状态下，没有负压吸引装置时可采用此方法。用 50ml 或 100ml 的注射器连接吸痰管进行抽吸。

测 试 题

1. 电动吸引器吸痰是利用的原理（　　）
A. 正压作用　B. 负压作用　C. 空吸作用　D. 静压作用
2. 为小儿吸痰时，负压一般不宜超过（　　）
A. 13.3kPa　B. 21.3kPa　C. 40.0kPa　D. 53.3kPa
3. 吸痰前下列检查方法错误的是（　　）
A. 吸痰管号码是否合适　B. 电源和吸引器电压是否相等
C. 吸引器各管道连接是否正确　D. 安全瓶内是否加入少量消毒剂
4. 每次吸痰时间不宜超过 15s 的最主要原因是（　　）
A. 减少患者痛苦　B. 减轻气管黏膜受损
C. 防止患者缺氧　D. 避免痰液阻塞导管
5. 下列吸痰法操作不正确的是（　）
A. 使用前检查吸引器功能　B. 每根吸痰管只用 1 次
C. 每次吸痰时间不宜超过 15s　D. 吸痰时宜反复上下提插以保证吸净
6. 属于不正确的吸痰护理操作的是（　　）
A. 吸痰前对缺氧严重者应加大氧流量　B. 插管前应检查导管是否通畅
C. 每次吸痰时间不超过 15s　D. 吸痰导管每日更换 1～2 次
7. 护士给气管切开患者进行吸痰，每次吸痰的时间不应超过多长时间（　　）
A. 15s　B. 30s　C. 10s　D. 12s

8. 进行气管切开吸痰时患者应给予的体位（ ）

A. 半卧位　　B. 端坐卧位　　C. 平卧位　　D. 头低脚高位

9. 吸痰的负压：成人为（ ）

A. 200～300mmHg　　B. 300～400mmHg

C. 100～200mmHg　　D. 400～500mmHg

10. 插入吸痰管的过程中，如感到有阻力，则应将吸痰管后退（ ）

A. 1～2cm　　B. 3～4cm　　C. 2～3cm　　D. 4～5cm

第十二节　鼻饲饮食

鼻饲饮食是指对于胃肠功能正常的患者，将导管（可通过鼻胃管或胃造瘘管）经鼻腔插入胃肠道，以维持患者营养和治疗需要的技术，是一种既安全又经济的营养支持方法。管饲饮食的营养液在营养素组成及营养密度方面有很大不同，其种类包括标准蛋白质规格、水解蛋白质规格、特殊疾病规格等。标准蛋白质配方用于消化和吸收功能未改善者，水解蛋白配方适用于消化与吸收功能比较弱者，特殊疾病的管饲饮食营养液是在某些营养素的密度方面有所改变。几乎所有的管饲饮食营养液配方都不含乳糖。鼻饲术是实施管饲饮食的最常用的方法。

鼻饲术（nasogastric gavage）是将导管经鼻腔插入胃肠道，从管内输注流质食物、水分和药物，以维持患者营养和治疗需要的技术。

【适应证】

1. 不能经口进食者，如昏迷、口腔疾患、口腔术后的患者、不能张口的患者。
2. 早产儿及病情危重的患者。
3. 拒绝进食的患者。

【禁忌证】

1. 食管、胃底静脉曲张患者。
2. 食管癌和食管梗阻患者。

【操作前准备】

1. 患者准备

（1）了解管饲饮食的目的、方法、注意事项及配合要点。

（2）评估患者鼻腔、口腔及面部情况。

（3）取舒适体位。

2. 材料准备

无菌鼻饲包内备：胃管 、压舌板、20ml注射器、镊子、止血钳、治疗盘、纱布数块、治疗巾、液体石蜡棉球。治疗盘内备：50ml注射器（灌食用）、无菌棉签、听诊器、卷尺、治疗碗内盛温开水、胶布，别针，橡皮圈、弯盘，手电筒、卵圆钳、根据患者病情备鼻饲液，漱口水或口腔护理用物、生活垃圾桶、医用垃圾桶。

3. 操作者准备

（1）衣帽整洁，修剪指甲、洗手，戴口罩。

（2）评估患者姓名、年龄、意识状态及营养情况，患者配合程度。

（3）向患者及家属解释管饲饮食的目的、方法、配合要点并取得患者及家属的同意。

【操作步骤】 操作步骤见表 11-28，参见视频。

表 11-28 鼻饲术

操作步骤	注意点及说明
1. 携用物至患者床旁，查对患者信息，	操作前核对
2. 向患者解释操作目的、过程及配合方法	减轻患者的焦虑，取得理解并指导配合操作者完成操作
3. 患者准备	
（1）询问是否需要用便器及屏风	
（2）观察双侧鼻腔，选择通畅一侧，检查口腔，如有活动性义齿，需取下	观察鼻腔可了解有无鼻腔疾患，如鼻中隔偏曲、鼻甲肥大、鼻息肉等，如有鼻腔疾患，应选择健侧置胃管
（3）根据病情，帮助患者取半卧位或坐位，无法坐起者取右侧卧位，昏迷患者取去枕平卧位，头颈部自然伸直	半卧位或坐位可减少胃管通过鼻咽部时的呕吐反射，使胃管易于插入，如果患者呕吐，也防止窒息；右侧卧位可借体位使胃管易于进入胃内
（4）用卷尺测量胃管插入的长度，并做一标记（图 11-15）	测量方法自鼻尖经耳垂至剑突的离，或参照胃管上刻度，以保证插入胃管的长度达到胃内，一般成人为 45～55cm
（5）用棉签沾取温水清洁鼻腔，打开胃管包，戴手套，将治疗巾围于患者颌下，弯盘置于易取放处	防止污染患者的衣服：随时擦净脸面部以保持患者的自尊
4. 准备插管	
（1）备胶布	固定胃管用
（2）用纱布和镊子夹持胃管用空注射器注入少量空气	以防手弄污胃管；检查胃管是否通畅
（3）用液体石蜡棉球润滑胃管的前端	减少插入时的摩擦力，防止胃内容物多时反流
5. 插胃管（核对患者信息）	
（1）左手持纱布托住胃管，右手持镊子夹住胃管，沿选定侧鼻孔先稍向上平行再向后下缓缓插入	鼻腔内有丰富的海绵状静脉组织，摩擦后易损伤出血，插管时手法要轻、慢，尤其应注意避开鼻中隔前下部的“易出血区”向后下缓慢推进，可避免刺激咽后壁而引起恶心
（2）插入至 10～15cm（咽喉部）时嘱患者做吞咽动作，同时将胃管轻轻插入	吞咽时软腭上举，关闭鼻咽部；会厌肌、提咽肌收缩及舌体后缩使会厌覆盖喉 入口；喉上提，声门关闭，胃管越过会厌经梨状窝进入食管。无法做吞咽动作的患者可饮少量温开水以助胃管顺利 进入食管；吞咽动作可帮助胃管顺利进入食管并且减轻患者对操作的恐惧
（3）患者如出现剧烈恶心、呕吐、应暂停插入，嘱患者深呼吸或张口呼吸	降低迷走神经兴奋性，减轻胃肌收缩。插入不畅时可用手电筒及压舌板检查患者的咽部，了解胃管是否盘在口咽部。如果发现患者出现咳嗽、呼吸困难或脸色发绀等现象，表明胃管误入气管，应立即停止插入且把胃管撤回，休息片刻再重新插入
（4）继续插入至预定长度，如遇阻力可将胃管抽回一小段，再小心插入	通过食管三个狭窄处易遇阻力：食管入口处，距切牙约 15cm；平气管分叉处，距切牙约 25cm；穿过膈肌的食管裂孔处，距切牙约 40cm 减少不舒适及对患者造成的损伤
（5）为昏迷患者插管:插管前协先协助患者去枕头向后仰，当胃管插入约 15cm 时，左手将患者头部托起，使下颌靠近胸骨柄，将胃管沿后壁滑行缓缓插入至预定长度（图 11-16）	头向后仰便于胃管沿咽后壁下行，以免误入气管。下颌靠近胸骨柄可增大咽喉部通道的弧度，便于胃管顺利通过会厌部。颈椎骨折患者禁用此法
（6）验证胃管是否在胃内：①用注射器抽吸胃内容物；②向管内注入 10ml 空气，用听诊器在左上腹部听到气过水声；③将胃管末端置于盛水碗内，无气泡逸出（图 11-17）	
（7）用胶布将胃管固定在鼻翼及面颊部或耳垂部（图 11-18）	防止胃管移动或滑出

续表

操作步骤	注意点及说明
6. 鼻饲	
（1）接注射器于胃管末端，先回抽见有胃内容物抽出，再注入少量温开水	确定胃管在胃内，了解有无胃潴留及导管堵塞。温开水可湿润管腔，防止食物黏附于管壁。鼻导管吸氧患者，勿将胃管与吸氧管混淆
（2）遵医嘱缓慢灌入鼻饲液或药物	一次鼻饲量不超过 200ml，时间间隔不少于 2h；药片应研碎溶解后注入，避免灌入速度过快、避免 鼻饲液过冷过热，避免灌入空气；新鲜果汁与奶液应分别灌入，避免产生凝块
（3）每次用注射器抽吸鼻饲液时，应反折胃管末端	防止导管内容物反流或空气进入造成腹胀
（4）鼻饲毕，应再次注入少量温水	
（5）将胃管末端反折并用纱布包好，用别针把胃管固定于大单、枕旁或患者衣领处	防止灌入食物反流。防止胃管脱出
（6）洗净注射器，放入治疗盘内，用纱布盖好备用	所有用物应每日消毒 1 次
（7）帮助患者清洁口腔、鼻腔，携走用物，整理好床单位，嘱患者维持原卧位 20～30min	保持口腔干净及湿润，增加舒适感。维持原卧位以防呕吐长期鼻饲者，应给予口腔护理和蒸汽吸入，2 次/日
（8）核对患者信息，洗手，记录	能阻止微生物的传播、记录插管时间、患者反应、胃潴留情况、鼻饲种类及量
7. 拔管（核对患者信息）	用于停止鼻饲或长期鼻饲需要更换胃管时。长期鼻饲者应每周更换胃管;晚间拔管，次晨再从另一侧鼻孔插入
（1）准备工作同插胃管	
（2）将弯盘置于患者颏下，夹紧胃管末端置于弯盘内，轻轻揭去固定的胶布	防止拔管时管内液体反流
（3）用纱布包裹近鼻孔处胃管，嘱患者深呼吸，在患者呼气时拔管，边拔管边用纱布擦胃管，到咽喉处快速拔出	至咽喉部时快速拔出胃管，以免液体滴入气管
（4）置胃管于弯盘中，移出患者视线外	以免弄污被单和对患者的感官刺激
（5）清洁患者口、鼻、面部，擦去胶布痕迹，协助患者漱口，取舒适卧位，整理床单位，清理用物	维持患者个人卫生。可用汽油、松节油擦去胶布痕迹
（6）核对患者信息，洗手，记录	记录拔管时间和患者反应

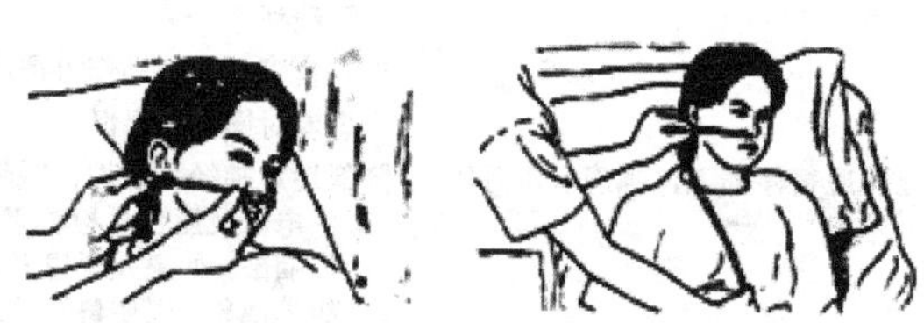

图 11-15　测量胃管置入长度

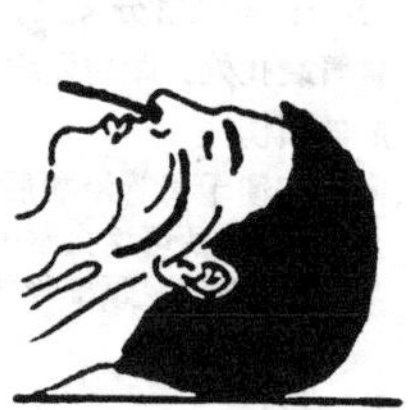

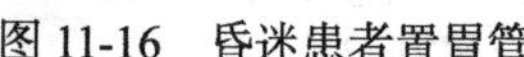

图 11-16　昏迷患者置胃管

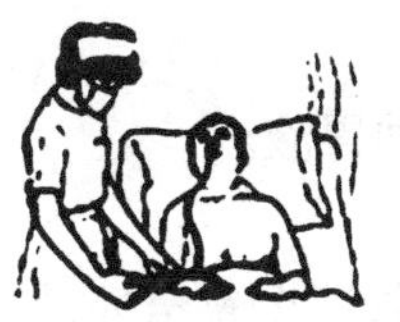
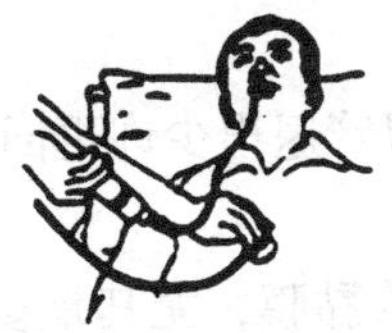
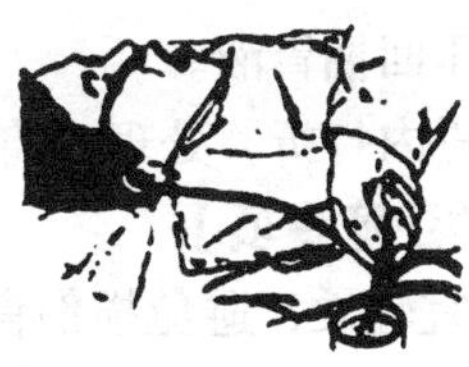

图 11-17 确认胃管在胃内方法

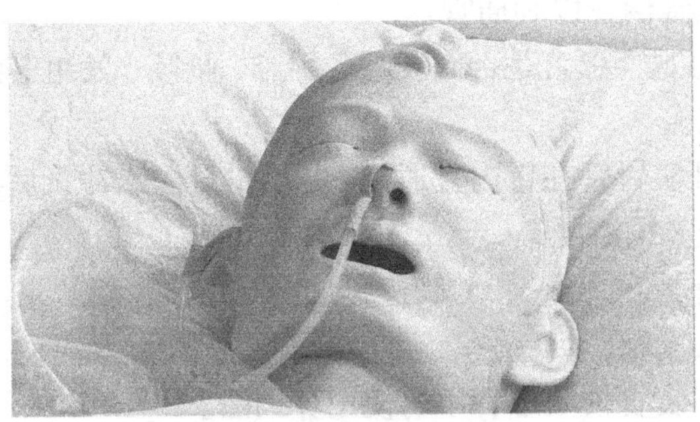

图 11-18 胶布固定方法

【管饲饮食的主要并发症及主要护理措施】 主要护理措施见表 11-29。

表 11-29 管饲护理

并发症	主要护理措施
误吸	管饲前检查管道的位置
	卧床患者如病情许可在管饲时及管饲后 2h 抬高床头 30°～45°持续、缓慢地滴注营养液或变换胃肠内营养的方式
腹泻	袋中的营养液悬挂不超过 4～8h
	检查胰腺的功能是否良好，用低脂肪、不含乳糖的营养液持续喂养
便秘	选择含有纤维素的营养液
	监测患者的活动能力，为患者制定活动计划
管道堵塞	在给药前后用 20ml 温水冲洗管道
	熟悉有关营养液的药理学知识
	在管饲前摇匀营养液

【插胃管常见失败原因分析及处理】

1. 下胃管环节易失败原因有如下几个方面。

（1）胃管打折：由于下胃管过程中用力过猛，造成胃管打折。处理：将胃管少退一些再下。

（2）胃管盘在口中：下胃管时一定要观察胃管是否盘在口中。处理：拔出胃管清洁另一侧鼻腔再下。

（3）胃管下时有阻力：液体石蜡润滑胃管不充分。处理：应多取些液体石蜡充分润滑胃管。

2. 回抽胃液不成功的原因如下几个方面。

（1）胃管贴在胃壁上。处理：轻轻旋转胃管，再回抽胃液。

（2）胃管深度不够，胃液量较少。处理：继续下 3～5cm 胃管，回抽时加大注射器压力，通过增加负压回抽胃液。

（3）胃管在胃内打折。处理：将胃管退出少许再回抽胃液。

【管饲饮食的注意事项】

1. 插管动作宜轻柔，避免损伤食管黏膜，尤其是食管三个狭窄处。

2. 插入胃管 10～15cm 时，如为清醒患者嘱其做吞咽动作；昏迷患者，则用左手将其头部托起使下颌靠近胸骨柄，以利插管。

3. 插管过程中注意观察患者是否出现呼吸困难、呛咳、发绀等症状，若有则表明胃管误入气管，应立即拔出。

4. 每次鼻饲前应证实胃管在胃内且通畅，并用少量温水冲管后再喂食，鼻饲完毕后再用少量温水冲管，防止鼻饲液凝集。

5. 鼻饲液温度应保持在 38～40℃，避免过冷或过热；新鲜果汁和牛奶应分开注入；药片应研碎溶解后注入。

6. 食管静脉曲张、食管梗阻患者不得使用鼻饲法。

7. 长期鼻饲者应每日进行 2 次口腔护理，并定期更换胃管，普通胃管每周更换一次，硅胶胃管每月更换一次。

测 试 题

1. 使用鼻饲管为患者喂药片，正确的做法是（　　）

A. 将药片混入流质饮食一起灌注　　B. 将药片与水一起灌注

C. 将药片研碎，溶解后再灌注　　D. 灌注药片后，灌注 100ml 水，以冲入胃内

2. 插胃管时，患者出现呛咳、发绀时，护士应（　　）

A. 嘱患者深呼吸　　B. 立即拔出胃管重插

C. 嘱患者做吞咽动作　　D. 让患者休息一会再插

3. 成人通过鼻管喂食时，其胃管插入的深度为（　　）

A. 15～25cm　　B. 25～35cm　　C. 35～45cm　　D. 45～55cm

4. 禁忌使用鼻饲法的患者是（　　）

A. 口腔手术后　　B. 破伤风患者　　C. 昏迷患者　　D. 食管静脉曲张出血者

5. 下列食物属于流质饮食的是（　　）

A. 面条　　B. 蒸鸡蛋　　C. 豆腐　　D. 果汁

6. 下列各类患者不需要鼻饲法进食的是（　　）

A. 昏迷患者　　B. 口腔手术患者　　C. 早产儿　　D. 休克患者

7. 流质饮食不宜长期采用的原因是（　　）

A. 影响患者食欲　　B. 影响患者消化吸收

C. 所含热量和营养素不足　　D. 所含蛋白质、脂肪量过多不易消化

8. 为昏迷患者插鼻饲管时，不正确的一项是（　　）

A. 说明治疗目的，以取得合作　　B. 铺治疗巾于颌下，清洁鼻腔

C. 插管时将患者的头部后仰　　D. 插到会厌时，托起患者头部

9. 鼻饲操作下列哪项不妥（　　）

A. 每次鼻饲量不超过 200ml　　B. 应检查胃管是否通畅

C. 检查胃管是否在胃内可以注入少量温开水　　D. 如灌入药物，先将药片研碎溶解

10. 钾的摄入不足主要原因（　　）

A. 消化道梗阻　　B. 排钾利尿剂　　C. 大量出　　D. 缺镁

第十三节 洗胃技术

【目的】

1. 解毒 清除胃内毒物或刺激物，减少毒物吸收，抢救中毒的患者，服毒后4～6h内洗胃最有效。

2. 减轻胃黏膜水肿 幽门梗阻患者饭后常有滞留现象，引起上腹胀满、不适、恶心、呕吐等症状，通过洗胃，减轻胃黏膜水肿及炎症。

【适应证】 非腐蚀性毒物中毒，如有机磷、安眠药、重金属类、生物碱及食物中毒等。

【禁忌证】

1. 强腐蚀性毒物中毒。

2. 肝硬化伴食管胃底静脉曲张、胸主动脉瘤。

3. 近期内有上消化道出血及穿孔、胃癌。

【操作前准备】

1. 患者准备

（1）了解洗胃的目的、方法、注意事项及配合要点。

（2）摆合适体位。

2. 材料准备 胃管洗胃法：一次性使用洗胃包（洗胃管、手套、牙垫、液体石蜡棉球）、一次性洗胃连接管、一次性使用灌注器、一次性压舌板、一次性牙垫、液体石蜡棉球、水温计、治疗碗内盛纱布、治疗碗内盛温开水、吸管、弯盘2个、防水治疗巾、自动洗胃机、水桶2支（有计量刻度）、按需准备洗胃溶液（温度在28～32℃）生活垃圾桶、医用垃圾桶。

3. 操作者准备

（1）评估患者的年龄、病情、意识状态、生命体征等。

（2）口鼻黏膜有无损伤、有无义齿。

（3）解释洗胃的目的，注意事项，配合要点。

【操作步骤】 操作步骤见表11-30。

表11-30 洗胃术

操作步骤	注意点及说明
1. 核对患者信息，洗手、戴口罩	
2. 选择合适洗胃管	胃管要选择大口径且有一定的硬度，胃管前端要有多个侧孔，以免堵塞或负压回吸导致管壁塌陷，造成引流不畅
3. 连接测试洗胃机 连接各种管道，将已配好的洗胃液倒入水桶内，各管路放置相应桶内	
4. 打开洗胃连接管包装，将带有分叉的胃管一端连接洗胃机的进胃口和出胃口，另一端将与患者胃管相连	
5. 药管的一端与机器进液口相连，另一端放于药桶内，污水管的一端与机器排液口相连，另一端放于污水桶内	
6. 开机测试洗胃机，关机备用	

续表

操作步骤	注意点及说明
7. 用皮尺测量胃管置入长度即前额发际至胸骨剑突的距离，读取刻度	
8. 清醒患者取半卧位或左侧卧位、昏迷患者取平卧，头偏向一侧，	
9. 洗手，核对患者信息，防水治疗巾铺于患者颌下，置弯盘于患者口角旁，准备胶布	
10. 打开胃管包装，戴手套、垫牙垫，用液体石蜡润滑胃管前端，由口腔插入至咽喉部时，请患者做吞咽动作，不合作的患者由鼻腔插入，昏迷患者胃管自口腔插入14～16cm时，将患者头部抬起，下颌贴近胸骨柄，增大咽部的弧度将胃管下到胃内、插入至测量长度	插胃管动作要轻、稳，尽量减少对患者的刺激 证明胃管在胃内后再行洗胃，证明胃管在胃内的方法有三种：①第一种是用注射器抽吸，如有胃内容物吸出，证明胃管在胃内；②第二种是将胃管末端置于水中，如有气泡逸出，证明胃管插入气管内，应立即拔出重插；③第三种是用注射器抽吸10ml空气，注入胃管内，同时用听诊器在患者胃部听气过水声，证明胃管在胃内
11. 抽吸胃液，并留取标本送检	
12. 胶布固定，胃管与洗胃机连接，按开始键，机器则开始自动洗胃，若发现出入量不平衡，按液体平衡键，保持出入量平衡，继续洗胃，直至洗出液体清凉无味为止	洗胃过程应随时观察洗出液的性质、颜色、气味、出入液量，观察患者的面色、脉搏、呼吸等变化，有无洗胃并发症发生 严格掌握"先出后入、快进快出、出入基本平衡"的原则
13. 洗胃结束，关闭洗胃机，取下胶布，反折胃管拔出，放置于弯盘内，弃感染性垃圾桶内，置另一弯盘与患者嘴角旁	
14. 协助患者漱口，擦净口鼻，撤防水治疗巾，摘手套	
15. 洗手、摘口罩，核对患者信息	
16. 整理床单位，协助患者摆舒适体位	
17. 用物处置	
18. 先将药管、胃管和污水管同时放在清水中，按开始键清洗洗胃机，反复冲洗 5 次，清洗完后将各管同时提出水面，待机器内水完全排净后关机，再将各管同时放于每升2000mg有效氯消毒液中，按开始键消毒洗胃机，消毒后，将各管同时提出水面，待机器中消毒液完全排净后关机，再将各管同时放入清水桶内，按开始键清洗，将各管同时提出水面，待机器中液体完全排净后关机，将连接管全部取下，弃置感染性垃圾桶内，水桶清洗后浸泡于每升 2000mg 有效氯消毒液中30min，30min后将水桶用凉开水冲洗晾干备用	每次洗胃后要严格清洗、消毒洗胃机，以防交叉感染

【并发症及处理】

1. 咽喉、食管黏膜损伤、水肿 选择质地优良的胃管，插管动作轻柔，插管前向患者做好解释工作，尽量取其配合。

2. 误吸 发生误吸后应立即停止洗胃，吸出气道内误吸液，保持呼吸道通畅。

3. 上消化道出血 立即停止洗胃，给予止血处理。

测 试 题

1. 洗胃时每次入胃的液体量为（　　）

A. 100～200ml　　B. 200～300ml　　C. 300～500ml　　D. 500～700ml

2. 敌百虫中毒时，不宜采用碱性溶液洗胃的原因是（　　）
A. 损伤胃食道黏膜　　B. 抑制毒物吸收
C. 增加毒物溶解度　　D. 生成毒性更强的敌敌畏
3. 下列哪种患者可以洗胃（　　）
A. 吞服硫酸者　　B. 口服敌百虫中毒者
C. 肝硬化伴食管静脉曲张者　　D. 近期有胃穿孔者
4. 下列哪种患者应立即使用2%～4%的碳酸氢钠洗胃（　　）
A. 磷化锌中毒　　B. 乐果中毒　　C. 敌百虫中毒　　D. 巴比妥中毒
5. 敌百虫中毒时不可用下列溶液洗胃（　　）
A. 等渗盐水　　B. 碳酸氢钠溶液　　C. 温开水　　D. 高锰酸钾溶液
6. 如果一次注入洗胃液过多会引起（　　）
A. 胃内压升高引起反射性心跳加快　　B. 胃内压降低引起反射性心搏骤停
C. 胃内压降低毒物吸收增加　　D. 胃内压升高毒物吸收增加
7. 下列哪种药物中毒禁忌洗胃（　　）
A. 磷化锌　　B. 硝酸　　C. 巴比妥钠　　D. 氰化物
8. 患者出现双侧瞳孔散大多见于（　　）
A. 氯丙嗪类中毒　　B. 吗啡药物中毒
C. 水合氯醛中毒　　D. 脑出血
9. 患者出现双侧瞳孔缩小多见于（　　）
A. 临终前表现　　B. 颅内压增高的患者
C. 颠茄类药物中毒　　D. 有机磷农药中毒
10. 吞服强酸强碱性毒物的患者应采取（　　）
A. 口服催吐法　　B. 尽快洗胃　　C. 先用对抗剂洗胃　　D. 禁忌洗胃

第十四节　导尿技术

一、导　尿　术

导尿术（urethral catheterization）是在严格无菌操作下，用导尿管经尿道插入膀胱引出尿液的技术。

【目的】

1. 为尿潴留患者引流出尿液，以减轻痛苦。

2. 协助临床诊断，如留取未受污染的尿标本作细菌培养，测量膀胱容量、压力及残余尿进行尿道或膀胱造影等。

3. 为膀胱肿瘤患者进行膀胱内化疗。

【适应证】

1. 尿潴留、充溢性尿失禁患者。

2. 获得未受污染的尿标本。

3. 尿流动力学检查，测定膀胱容量、压力、残余尿量。

4. 危重患者监测尿量。

5. 行膀胱检查，膀胱造影、膀胱内压测量图。

6. 膀胱内灌注药物进行治疗。

7. 腹部及盆腔器官手术前准备。

8. 膀胱、尿道手术或损伤患者。

【禁忌证】

1. 急性下尿路感染。

2. 尿道狭窄及先天性畸形无法留置导尿管者。

3. 相对禁忌证为严重的全身出血性疾病及女性月经期。

【操作前准备】

1. 患者准备

（1）了解导尿的目的、意义、操作过程、配合要点及注意事项；患者及其家属知情同意并签署《导尿同意书》。

（2）清洗外阴。

2. 材料准备一次性无菌导尿包、浴巾、一次性治疗巾、无菌持物钳、洗手液、生活垃圾桶、医用垃圾桶。

3. 操作者准备

（1）评估患者病情、临床诊断、导尿目的；了解患者的意识、生命体征、心理状态等；判断患者的合作、理解程度（评估患者情况）。

（2）评估外阴部皮肤、黏膜情况。

（3）评估尿潴留患者膀胱充盈度。

【操作步骤】 操作步骤见表 11-31，参见视频。

表 11-31 导尿术

操作步骤	注意点及说明
1. 核对患者床号、姓名，向患者解释导尿的目的和过程	确认患者，通过解释，消除患者紧张和窘迫的心理，以取得配合
2. 关闭门窗，用屏风遮挡患者	保护患者隐私
3. 嘱咐或帮助患者清洗外阴部	保持外阴部清洁，减少尿路逆行感染的机会
4. 根据男、女性尿道解剖特点行导尿术	严格执行无菌技术
（1）女患者导尿术	
1）操作者站在患者右侧，帮助患者脱去对侧裤腿，盖在近侧腿部，并盖上浴巾，对侧腿用盖被遮盖；患者取仰卧屈膝位，两腿略外展，露出外阴	尽量少暴露患者，以减少患者的窘迫感，注意保暖
2）打开桶盖、洗手、戴口罩，将小橡胶单和治疗巾垫于患者臀下，在患者两腿间打开外阴消毒包，弯盘置于患者外阴旁；取出治疗碗和棉球，倒消毒液浸湿棉球，将治疗碗置于弯盘后方	保护床单免受污染
3）左手戴手套，右手持血管钳夹取消毒棉球由外向内，自上而下，依次初步消毒阴阜、大阴唇；接着以左手分开大阴唇，同样顺序消毒小阴唇和尿道口，污棉球置弯盘内；消毒完毕，脱下手套置治疗碗内，连同弯盘移至床尾	弯盘内放置污物，每只棉球限用一次，夹取棉球时应夹棉球中心部位，使棉球裹住钳尖，避免消毒时损伤组织
4）洗手，在患者两腿之间，打开导尿包	嘱患者勿移动肢体，保持原有体位，以免污染无菌区
5）戴无菌手套，铺洞巾，使洞巾和包布内层形成一无菌区，按操作顺序排列用物，选择合适的导尿管，用润滑剂润滑尿管前端	扩大无菌区域，便于操作，尿管过粗易损伤尿道黏膜，过细尿液自尿道口漏出。润滑尿管，便于插入尿道，减少刺激和损伤
6）左手拇指、示指分开并固定小阴唇，右手持血管钳夹取消毒棉球，由内向外，自上而下依次消毒尿道口、两侧小阴唇，最后在尿道口处加强消毒一次，污棉球置床尾弯盘内	每只棉球只用一次，确保消毒过的部位不受污染。消毒尿道口时停留片刻，使消毒液与尿道口黏膜接触，达到消毒目的

续表

操作步骤	注意点及说明
7）左手继续固定小阴唇，右手将无菌治疗碗或弯盘移至洞巾旁，嘱患者张口呼吸，用另一血管钳夹持导尿管对准尿道口轻轻插入尿道 4～6cm，见尿液后再插入 1～2cm，松开左手，下移固定导尿管，将尿液引入治疗碗或弯盘内	继续固定小阴唇，可避免尿道口受污染又可充分暴露尿道口，便于插管。插管时，患者张口呼吸，减轻腹肌和尿道括约肌的紧张，有助于插管，插管动作要轻柔，避免损伤尿道黏膜。老年女性尿道口回缩，插管时应仔细辨认，如果导尿管误插入阴道，应更换重新插入
8）治疗碗或弯盘内尿液盛满后，可用血管钳夹住导尿管末端，将尿液倒入便器内，再打开导尿管继续放尿。注意询问患者的感觉，观察患者的反应	若尿液引流不畅，可用手轻轻按压膀胱，以助膀胱排空对膀胱高度膨胀且又极度虚弱的患者第一次放尿不应超过 800ml，因为大量放尿，使腹腔内压突然降低，血液大量滞留于腹腔血管内，可导致血压下降而虚脱;而膀胱内突然减压，会导致膀胱黏膜急剧充血而发生血尿
9）如需作尿培养，用无菌试管接取尿液 5ml，盖好瓶盖，置合适处	
10）导尿毕，夹住导尿管末端，脱去手套，固定导尿管，将导尿管末端与集尿袋的引流管接头处相连，撤下洞巾，擦净外阴，脱去手套，置导尿包内，包好；撤出患者臀下的小橡胶单和治疗巾，放在治疗车下层；协助患者穿裤，整理床单位	
11）清理用物，测量尿量，尿标本贴检验单联号后送检	尿培养标本须及时送检
12）洗手、记录导尿时间、尿量、尿液颜色及性质、患者反应等情况	
（2）男患者导尿术	
1）协助患者仰卧，脱下裤子退至腿部，露出外阴部，两腿平放略分开；上身及腿部分别用被子及浴巾盖好	男性尿道长而弯曲，必须根据解剖特点，进行导尿，以免造成尿道的损伤和导尿失败
2）将小橡胶单和治疗巾垫于患者臀下，弯盘置患者两腿间；备消毒棉球	
3）左手戴手套，用纱布裹住阴茎略提起，将包皮向后推，暴露尿道外口，右手持血管钳夹棉球自尿道口向外向后旋转擦拭消毒尿道口、龟头及包皮数次，污棉球置弯盘内	包皮和冠状沟易留有污垢，应注意擦拭干净，每只棉球限用一次，确保消毒部位不受污染
4）洗手，在患者腿间打开导尿包，按女患者导尿术操作步骤 4）、5）进行操作	
5）左手用纱布裹住阴茎并提起，使之与腹壁成 60°角将包皮向后推以露出尿道口，用消毒棉球如前法消毒尿道口及龟头，污棉球置弯盘内	当阴茎上提时，尿道的耻骨前弯可被拉直，便于插管
6）左手固定阴茎，右手将无菌弯盘置洞巾口旁，嘱患者张口呼吸，用另一血管钳夹持导尿管前端，对准尿道口轻轻插入 20～22cm，见尿液流出后，再插入约 2cm，将尿液引流入治疗碗或弯盘内	男性尿道较长，又有三个狭窄处，插管时会略有阻力。当插管受阻时，应稍停片刻嘱患者深呼吸，再徐徐插入导尿管；切忌用力过猛而损伤尿道
7）其余步骤同女患者 8)～12)	

二、导尿管留置术

【目的】

1. 抢救危重患者时准确记录每小时尿量，测量尿比重，以密切观察病情变化。

2. 在盆腔脏器手术中，保持膀胱空虚，避免术中误伤。

3. 某些泌尿系统疾病手术后留置导尿管，便于引流和冲洗，并可以减轻手术切口的张力，有利于愈合。

4. 为尿失禁或会阴部有伤口的患者引流尿液，保持会阴部清洁干燥。

5. 为尿失禁患者行膀胱功能训练。

【操作前准备】

1. **患者准备**　了解导尿管留置术的目的、注意事项、配合要点。

2. **材料准备**　同导尿术。

3. **操作者准备**

（1）评估患者病情、临床诊断、导尿目的。

（2）了解患者的意识、生命体征、心理状态等；判断患者的合作程度。

（3）评估外阴部皮肤、黏膜情况。

【操作步骤】　操作步骤见表 11-32。

表 11-32　导尿管留置术

操作步骤	注意点与说明
1. 洗手、戴口罩、准备物品，置治疗车上，推至患者处	
2. 核对患者床号、姓名，向患者解释导尿及留置导尿管的目的和过程	确认患者，消除患者紧张和窘迫的心理，以取得配合
3. 关闭门窗，用屏风遮挡患者	维护患者的隐私
4. 嘱咐或帮助患者清洗外阴	清洁外阴，减少逆行感染的机会。
5. 按男、女患者导尿术操作 1）～7）进行操作	
6. 夹住导尿管末端，脱去手套，向气囊内注入 10ml 空气，固定导尿管	
7. 移开洞巾，将导尿管末端与集尿袋的引流管接头处相连，用安全别针将集尿袋的引流管固定在床单上	引流管应留出足够长度，以防止翻身时牵拉，使导尿管滑脱
8. 将集尿袋置于低于膀胱高度的位置固定	以防尿液回流引起尿路感染
9. 协助患者穿裤，取舒适卧位，整理床单位，清理用物	
10. 洗手，记录操作情况及患者反应	

【留置导尿管患者的护理】

1. 向患者及其家属解释留置导尿管的护理方法，使其认识到预防泌尿道感染的重要性，并主动参与护理。

2. 鼓励患者每日摄入足够的液体，使尿量维持在 2000ml 以上，达到自然冲洗尿路的目的，以减少尿路感染和结石的发生。

3. 保持引流通畅，避免导尿管受压、扭曲、堵塞。

4. 防止泌尿系统逆行感染：①保持尿道口清洁，女患者用消毒棉球擦拭外阴及尿道口，男患者用消毒棉球擦拭尿道口、龟头及包皮，1～2 次/日；②更换集尿袋 1 次/日，定时排空集尿袋，并记录尿量；③更换导尿管 1 次/周，硅胶导尿管可酌情延长更换周期。

5. 患者离床活动时，集尿袋不得超过膀胱高度，防止尿液逆流。

6. 采用间歇性夹管方式，训练膀胱反射功能。夹闭导尿管，每 4h 开放 1 次，使膀胱定时充盈和排空，促进膀胱功能的恢复。

7. 倾听患者主诉，并观察尿液，若发现尿液混浊、沉淀、有结晶，应作膀胱冲洗，尿常规检查 1 次/周。

【导尿术常见失败原因分析及处理】

1. 患者膀胱内液体过少，插管后无尿液流出。处理：操作前评估膀胱内液体量，液体过少必要时由助手挤压膀胱底至尿液流出。

2. 导尿管过粗，插管困难。处理：在备用导尿管中尽量选择较细的一根，最好使用14Fr或12Fr。

3. 导尿管润滑不充分，插管阻力大。处理：操作前充分润滑导尿管，尤其是男性导尿管，应润滑导尿管的1/2长，便于插管。

4. 男性导尿插管方法不正确，插管困难。处理：男性尿道有两个生理弯曲，插入尿管后操作者左手用纱布提起阴茎，使之与腹壁呈60°，即可顺利插管。

5. 违反无菌原则。处理：反复强化训练，操作中严格遵守无菌技术原则，用物污染及时更换。

三、膀胱冲洗术

【目的】

1. 对留置导尿管的患者，保持其尿液引流通畅。

2. 清除膀胱内的血凝块、黏液、细菌等异物，预防感染。

3. 治疗某些膀胱疾病，如膀胱炎、膀胱肿瘤。

【常用冲洗溶液】

1. 生理盐水。

2. 0.02%呋喃西林液。

3. 3%硼酸液。

4. 氯己定（洗必泰）溶液。

5. 0.1%新霉素溶液。

【操作前准备】

1. 患者准备 了解膀胱冲洗的目的、配合要点及注意事项。

2. 材料准备 用物同导尿管留置术，另备如下材料。

（1）开放式膀胱冲洗：无菌治疗盘内置无菌物品：治疗碗、镊子（置治疗碗内）、纱布、70%乙醇棉球（置治疗碗内）、冲洗液、无菌膀胱冲洗装置。

（2）密闭式膀胱冲洗：治疗盘（消毒物品）、冲洗液、输液调节器、输液架、便器及便巾、血管钳、启瓶器、输液吊篮、无菌膀胱冲洗装置。

3. 操作者准备 评估患者病情，向患者及家属解释膀胱冲洗的目的、注意事项、配合要点。

【操作步骤】 操作步骤见表11-33。

表11-33 膀胱冲洗

操作步骤	注意点及说明
1. 洗手，戴口罩，准备物品和冲洗溶液，仔细检查冲洗液有无混浊、沉淀或絮状物，备齐用物，携至患者床边	遵医嘱准备冲洗液，冬季冲洗液应加温至38～40℃，以防低温刺激膀胱
2. 核对患者床号、姓名，向患者解释操作目的和过程	确认患者，取得配合
3. 按导尿术为患者插入导尿管，按导尿管留置术固定导尿管；选择冲洗方式，冲洗膀胱	严格执行无菌操作技术

续表

操作步骤	注意点及说明
（1）开放式膀胱冲洗术	以防导尿管和引流管接头被污染
1）放出膀胱内尿液，分开导尿管与集尿袋引流管接头连接处，消毒导尿管口和引流管接头，并分别用无菌纱布包裹	
2）取膀胱冲洗器吸取冲洗液，接导尿管，缓缓注入膀胱	避免压力过大，造成患者不适冲洗抽吸时不宜用力过猛，吸出的液体不得再注入膀胱，若流出液量少于注入量，可能是导尿管内有脓块或血块阻塞，可增加冲洗次数或更换导尿管。冲洗中若患者感到剧痛或流出血性液体时，应停止冲洗
3）注入 200～300ml。取下冲洗器，让冲洗液自行流出或轻轻抽吸；如此反复冲洗，直至流出液澄清为止	
密闭式膀胱冲洗术	使用原装密闭瓶插入冲洗导管进行膀胱冲洗
1）用启瓶器启开冲洗液瓶铝盖中心部分，常规消毒瓶塞，打开膀胱冲洗装置，将冲洗导管针头插入瓶塞，将冲洗液瓶倒挂于输液架上，排气后用血管钳夹闭导管	膀胱冲洗装置类似静脉输液导管，其末端与 Y 形管的主管连接，一分管连接引流管，另一个分管为与导尿管相连接处；应用三腔导尿管时，可免用 Y 形管
2）打开引流管夹子，排空膀胱	降低膀胱内压，便于冲洗液顺利滴入膀胱，有利于药液与膀胱内壁充分接触，并保持有效浓度
3）分开导尿管与集尿袋引流管接头连接处，消毒导尿管口和引流管接头，将导尿管和引流管与 Y 形管的两个分管相连接，将引流管的玻璃接头用无菌纱布包裹	
4）夹闭引流管，开放冲洗管，使溶液滴入膀胱，调节滴速；待患者有尿意或滴入溶液 200～300ml 后，夹闭冲洗管，放开引流管，将冲洗液全部引流出来后，再夹闭引流管	瓶内液面距床面约 60cm，以便产生一定的压力，使液体能够顺利滴入膀胱，滴速一般为 60～80 滴/分，以免患者尿意强烈，膀胱收缩，迫使冲洗液从导尿管侧溢出尿道外，如滴入治疗用药，须在膀胱内保留 30min 后再引流出体外。Y 形管须低于耻骨联合，以便引流彻底
5）按需要量，如此反复冲洗，冲洗过程中，经常询问患者感受，观察患者反应及引流液性状	若患者出现不适或有出血情况，应立即停止冲洗，并与医生联系。每日冲洗 3、4 次，每次 500～1000ml
4. 冲洗完毕，取下冲洗管，消毒导尿管口与引流管接头连接	
5. 清洁外阴部，固定好导尿管	
6. 协助患者取舒适卧位，整理床单位，清理物品	
7. 洗手，记录冲洗液名称、冲洗量、引流量、引流液性质，冲洗过程中患者的反应	如须注入药物，可根据治疗需要拔除导尿管

测 试 题

1. 下列哪类患者的尿液中有烂苹果味（　　）

A. 前列腺炎　　B. 尿道炎　　C. 膀胱炎　　D. 糖尿病酸中毒

2. 多尿是指 24h 尿量（　　）

A. 1000ml　　B. 1600ml　　C. 1800ml　　D. 2500ml

3. 膀胱炎时，患者排出的新鲜尿液中有（　　）

A. 硫化氢味　　B. 烂苹果味　　C. 氨臭味　　D. 粪臭味

4. 为成年女性导尿时导尿管插入多少厘米后，见尿再插入 1～2cm（　　）

A. 2～3cm　　B. 4～6cm　　C. 7～8cm　　D. 7～9cm

5. 为男性患者导尿，导尿管插多少厘米（　　）

A. 12～14cm　　B. 14～16cm　　C. 16～18cm　　D. 20～22cm

6. 正常尿液的 pH 是（　　）

A. 弱酸性　　B. 酸性　　C. 碱性　　D. 弱碱性

7. 患者，男，叶某，因外伤导致尿失禁，需为该患者留置尿管，为使耻骨联合前弯消失，应提起阴茎与腹壁呈（　　）

A. 20°　　B. 40°　　C. 60°　　D. 80°

8. 导尿时为固定尿管，向尿管气囊注入的液体量和种类是（ ）
A. 10～15ml 冷开水 B. 4～5ml 无菌生理盐水
C. 10～15ml 无菌生理盐水 D. 5～10ml 液体石蜡
9. 24h 尿肌酐测定使用的防腐剂是（ ）
A. 浓盐酸 B. 甲苯 C. 冰醋酸 D. 40%甲醛
10. 留置尿管期间，为了训练患者的膀胱功能，需定时夹管，一般多长时间开放一次（ ）
A. 6h B. 8h C. 4h D. 5h

第十五节 灌肠技术

灌肠技术（enema technology）是将一定量的溶液通过肛管，由肛门经直肠灌入结肠的技术，以帮助患者清洁肠道、排便、排气或由肠道供给药物，达到确定诊断和治疗的目的。灌肠可分为保留灌肠和不保留灌肠。不保留灌肠又分为大量不保留灌肠、清洁灌肠和小量不保留灌肠。

一、大量不保留灌肠

【目的】

1. 软化和清除粪便，驱除肠内积气。
2. 为肠道手术、诊断性检查或分娩作清洁肠道准备。
3. 稀释或清除肠道内的有害物质，减轻中毒。
4. 灌入低温液体，为高热患者降温。

【禁忌证】 妊娠、急腹症、消化道出血、严重心血管疾病。

【常用灌肠溶液】

1. 0.1%～0.2%的肥皂液 降低水的表面张力，使水迅速渗入粪便，从而稀释、软化粪便，并刺激肠蠕动，使粪便易于排出。但肥皂水不宜过浓，以免刺激损伤肠黏膜。肝性昏迷患者禁用肥皂水灌肠。

2. 生理盐水 充血性心力衰竭、水钠潴留患者禁用。

【常用溶液量和温度】

1. 溶液量 成人每次 500～1000ml；小儿每次 200～500ml；1 岁以下小儿每次 50～100ml。

2. 温度 以 39～41℃为宜，降温时用 28～32℃，中暑时用 4℃。

【操作前准备】

材料准备 治疗盘、灌肠管、消毒肛管（24、26 号）、弯盘、血管钳（或调节夹）、润滑剂、棉签、治疗巾、卫生纸、温水、橡胶单或塑料单、便器及便巾。

【操作步骤】 操作步骤见表 11-34。

表 11-34 大量不保留灌肠

操作步骤	注意点及说明
1. 洗手，备齐用物携至患者床旁，核对患者姓名、床号，向患者解释操作目的和方法	确认患者，避免差错。消除紧张、恐惧心理、取得合作
2. 关闭门窗，用屏风遮挡患者	保护好患者的隐私，使之精神松弛

续表

操作步骤	注意点及说明
3. 协助患者取左侧卧位，双腿屈曲，退裤子至膝部，臀部移至床沿，垫橡胶垫和治疗巾于臀下；不能自我控制排便的患者可仰卧位，臀下垫便器,盖好盖被，只暴露臀部	该姿势使乙状结肠、降结肠处于下方，利用重力作用使灌肠液顺利流入乙状结肠和降结肠。保持床单清洁，防止患者受凉，维护患者自尊
4. 将灌肠筒挂于输液架上，筒内液面高于肛门 40～60cm（图 11-19）	保持一定灌注压力和速度。灌肠筒越高，压力越大，液体流入速度也越快，溶液不易保留，且易造成肠道损伤。伤寒患者灌肠时筒内液面不得高于肛门 30cm，灌入液体量不得超过 500ml
5. 连接肛管，在肛管前端涂润滑剂，排尽管内气体，见液体流出后，用血管钳夹闭橡胶管	使肛管易于插入，避免引起直肠的疼痛和损伤直肠
6. 用左手垫卫生纸分开臀部，暴露肛门嘱患者张口深慢呼吸，用右手将肛管轻轻插入直肠（成人 7～10cm，小儿 4～7cm)固定肛管，放开血管钳，开放橡胶管，使液体缓缓流入	深呼吸可促使肛门外括约肌放松，转移注意力，便于插入肛管，插管时应顺应直肠生理弯曲，勿用强力，以防损伤肠黏膜，如插入受阻，可退出少许，旋转肛管再插入，一般流入 1000ml，16～17min
7. 观察筒内液面下降和患者的反应，若液体流入受阻，可前后旋转移动肛管或挤捏肛管,如患者感到腹胀或有便意，可告知患者是正常感觉，嘱患者张口深慢呼吸，放松腹肌并适当降低灌肠筒的高度，减慢流速，或夹管暂停灌肠 30s，再缓慢进行灌肠	使阻塞肛管孔的粪块脱落。使患者放松，减轻腹压,如患者出现面色苍白、出冷汗、剧烈腹痛、心慌、气急、脉速，应立即停止灌肠，与医生联系给予处理
8. 待灌肠液即将流尽时，夹管，用卫生纸包裹肛管，左手持卫生纸避免空气进入肠道,灌肠液和粪便随管流出卫生纸抵住肛门，右手轻轻拔出肛管放入弯盘	
9. 擦净肛门，嘱患者平卧，保留 5～10min 后再解便，以利粪便充分软化，容易排出。将卫生纸、呼叫器置于易取处	
10. 排便后及时取出便器，清洁肛门，协助患者穿裤，整理床单保持病房的整齐，去除异味位，开窗通风	
11. 观察大便性状，必要时留取标本送检	
12. 消毒、清理用物	
13. 洗手，记录灌肠的情况，包括溶液种类、保留时间，以及排出粪便的量、颜色和性状、腹胀的	防止病原微生物传播

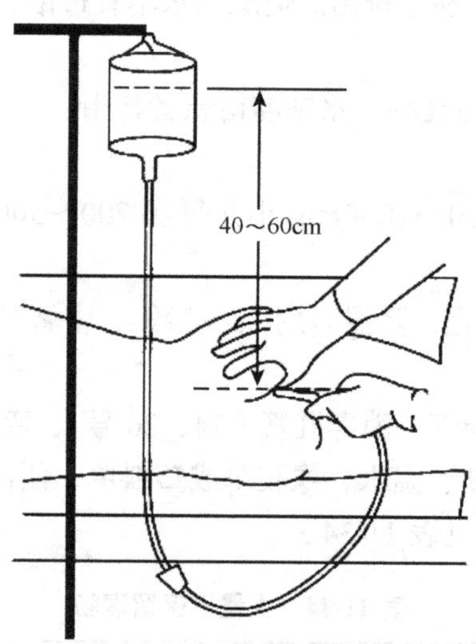

图 11-19 大量不保留灌肠

二、小量不保留灌肠

【目的】

1. 软化粪便，解除便秘。

2. 排出肠道内的气体，减轻腹胀。

【适用证】 由于灌入溶液量小，对肠道刺激性小，常用于腹部或盆腔手术后患者、危重患者、年老体弱者、小儿、孕妇等。

【常用灌肠液】

1. “1，2，3”溶液（50%硫酸镁 30ml、甘油 60ml、温开水 90ml）。

2. 甘油 50ml 加等量温开水。

【操作前准备】

物品准备

（1）治疗盘 1 个内备（消毒注洗器或小容量灌肠筒 1 个、弯盘 1 个、消毒肛管（22～24 号）1 根、肠溶液、棉签、温开水适量、血管钳（或调节夹）一把。

（2）橡胶单或塑料单。

（3）便器及便巾。

（4）润滑剂适量、治疗巾 1 块、卫生纸适量。

【操作步骤】 操作步骤见表 11-35。

表 11-35 小量不保留灌肠

操作步骤	注意点与说明
1. 准备工作同大量不保留灌肠 1～3，减少插管时的阻力和对黏膜的刺激	同大量不保留灌肠
2. 将弯盘置于患者臀边，用注洗器抽吸药液，连接肛管，润滑肛管前端，排气夹管	
3. 手垫卫生纸分开肛门，暴露肛门口嘱患者深呼吸，将肛管轻轻插入直肠 7～10cm	
4. 固定肛管，松开血管钳，缓缓注入溶液，注毕夹管，取下注洗器再吸取溶液，松夹后再行灌注，如此反复直至溶液注完	其余步骤同大量不保留灌肠 10～13 注入速度不得过快过猛，以免刺激肠黏膜，引起排便反射，造成溶液难以保留更换注洗器时，要防止空气进入肠道；如用小容量灌肠筒，筒内液面距肛门的高度低于 30cm，防止空气进入肠道，引起腹胀
5. 嘱患者平卧，尽量保留溶液 10～20min 再行排便	灌肠液有足够的作用时间，以软化粪便同大量不保留灌肠

三、保留灌肠

【目的】 灌入药液，保留在直肠或结肠内，通过肠黏膜吸收达到治疗的目的，常用于镇静、催眠、治疗肠道感染。

【常用溶液】 根据治疗目的不同用多种溶液：镇静催眠 10%水合氯醛等；肠道抗感染 0.5%～1%新霉素液、5%大蒜浸液或其他抗生素溶液。

【操作前准备】

1. 物品准备

（1）同小量不保留灌肠，选择较细肛管。

（2）灌肠溶液（按医嘱备）：200ml 以下。

【操作步骤】 操作步骤见表11-36。

表11-36 保留灌肠

操作步骤	注意点与说明
1. 准备工作同大量不保留灌肠	同大量不保留灌肠
2. 嘱患者先排便排尿	以减轻腹压，清洁肠道，利于药物保留排便后休息30～60min，再行灌肠
3. 根据病情为患者安置不同的卧位，臀部抬高10cm	慢性细菌性痢疾病变部位多在直肠或乙状结肠，取左侧卧位；阿米巴痢疾病变多在回盲部，取右侧卧位，抬高臀部可防止药液溢出，利于药物保留，提高疗效
4. 嘱患者深慢呼吸，轻轻插入肛管15～20cm，按小量不保留灌肠操作方法注入药液	为保留药液，减少刺激，应做到肛管细、插入深、注入药液速度慢、量少，液面距肛门不超过30cm
5. 药液注入完毕，拔出肛管，用卫生纸在肛门处轻轻按揉片刻，嘱患者卧床休息，尽量忍耐，保留药液在1h以上	药液充分被吸收，肠道疾病以晚间睡眠前进行为宜，此时活动减少，药液易于保留吸收
6. 整理床单位，清理用物，观察患者反应和治疗效果，并做好记录	

四、清洁灌肠

【目的】

（1）彻底清除滞留在结肠中的粪便，为直肠、结肠检查和手术做肠道准备。

（2）协助排出体内毒素。

【常用溶液】 生理盐水、0.1%～0.2%肥皂液。

【材料准备】 同大量不保留灌肠。

【操作步骤】

（1）反复多次使用大量不保留灌肠，首次用肥皂水，以后用生理盐水，直至排出液澄清，无粪质为止。

（2）注意每次灌肠的溶液量约500ml，液面距肛门高度不超过40cm。

五、口服高渗溶液清洁肠道

通过口服高渗性溶液，在肠道内造成高渗环境，使肠道内水分大量增加，从而软化粪便刺激肠蠕动，加速排便，达到清洁肠道的目的。

【常用溶液】 硫酸镁。

【适应证】 直肠、结肠检查和手术前肠道准备。

【操作步骤】 患者术前3日进半流质饮食，每晚口服50%硫酸镁溶液10～30ml。术前1日进流质饮食，术前1日下午2：00～4：00口服25%硫酸镁溶液200ml（50%硫酸镁溶液100ml + 5%葡萄糖盐水100ml），然后再口服温开水1000～1500ml。一般服后15～30min，即可反复自行排便，2～3h内可排便2～5次。操作者观察患者一般情况，注意排便次数及性质，确定是否达到清洁肠道目的，记录。

测 试 题

1. 肛管排气一般取（　　）

A. 右侧卧位　　B. 半坐卧位　　C. 左侧卧位　　D. 强迫卧位

2. 对慢性菌痢患者，用2%黄连素溶液灌肠时，下述哪项不妥（　　）

A. 于晚上睡前灌入　　B. 药量<200ml
C. 患者取右侧卧位　　D. 肛管插入肛门 15～20cm 长
3. 为伤寒患者行大量不保留灌肠时，其灌肠液量及液面与肛门的距离是（　　）
A. 1000ml，不超过 50cm　　B. 1000ml，不超过 30cm
C. 500ml，不超过 20cm　　D. 500ml 以内，不超过 30cm
4. 需行直肠造瘘术者，作肠道准备时应选用下列哪种方式（　　）
A. 通便灌肠　　B. 小量不保留灌肠
C. 保留灌肠　　D. 清洁灌肠
5. 需行直肠造瘘术者，灌肠时选用的溶液是（　　）
A. “1，2，3”溶液　　B. 生理盐水
C. 第一次用肥皂水，以后用生理盐水　　D. 50 %硫酸镁
6. 需行直肠造瘘术者，灌肠时的溶液温度是（　　）
A. 39～41℃　　B. 42～43℃　　C. 28～32℃　　D. 26～30℃
7. 下列灌肠的卧位正确的是（　　）
A. 大量不保留灌肠取右侧卧位　　B. 慢性痢疾患者取右侧卧位
C. 阿米巴痢疾患者取右侧卧位　　D. 清洁灌肠取头高足低位
8. 下列情况可实施大量不保留灌肠的患者是（　　）
A. 中暑患者　　B. 心肌梗死患者
C. 急腹症患者　　D. 消化道出血患者
9. 下列哪些不是大量不保留灌肠的适应证（　　）
A. 为便秘者软化、清除粪便　　B. 急腹症病人的肠道准备
C. 腹腔手术前的准备　　D. 分娩者的肠道准备
10. 保留灌肠时，肛管插入肛门长度为（　　）
A. 7～10cm　　B. 15～20cm　　C. 21～24cm　　D. 10～14cm

（马艳梅）

第十二章　眼科临床基本技能操作

第一节　视力检查

【目的】　初步了解患者视功能以及屈光状态。

【适应证】　具有行为意识人群，可以辨认视力表图标。

【禁忌证】　无（婴幼儿不适合此方法）。

【操作前准备】

1. 环境设备要求。

（1）视力表需有充足的光线照明。视力表应挂在光线比较充足的墙上（图 12-1）。

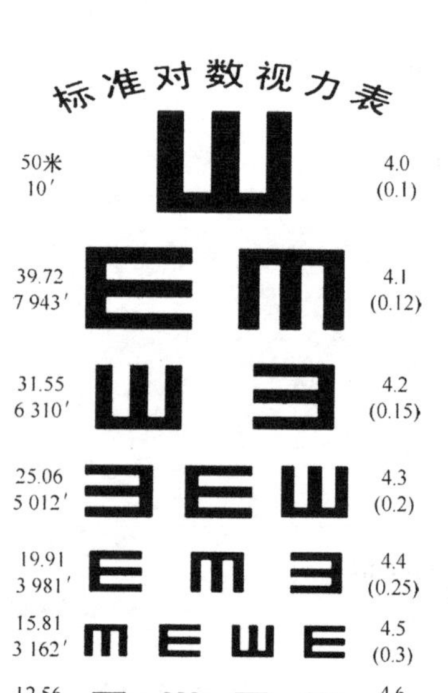

图 12-1　对数视力表

（2）远视力表检查的距离为 5m，近视力表检查的距离为 30cm。房间距离不足 5m 可采用平面镜折射方式，标准距离为 2.5m，患者坐在镜旁。

（3）视力表的 1.0 高度与患者眼睛等高。

2. 患者要求

（1）患者坐在距视力表 5m 的距离。

（2）先右后左，可用手掌或遮掩板遮盖另眼，但不要压迫眼球。

【操作步骤】

1. 检查者用试标杆逐行指着视力表的试标，让患者用手指出该试标的缺口方向。

2. 如果在 5m 处不能识别 0.1 行的试标，则嘱患者向视力表走近，直到识别试标为止。

3. 患者视力低于 1.0 时，须加小孔镜或针板孔检查。患者戴眼镜则检查戴镜视力。

4. 正常视力标准为 1.0。如果在 5m 处最大的试标（0.1 行）不能识别，则嘱患者逐步向视力表走近，直到识别试标为止。此时，再根据 $V=d/D\times0.1$ 的公式计算，如在 3m 处才看清 0.1 行的试标，其实际视力应为 $V=3m/5m\times0.1=0.06$。如走到 1m 处仍不能识别 0.1 行的试标时，则检查指数。从 1m 开始，逐渐移近，记录能辨认指数的距离。如在眼前 5cm 处仍不能识别指数，则检查手动，也从 1m 处开始。如在眼前 5cm 处仍不能识别手动，则检查光感。在暗处用蜡烛照射患眼，另眼须严密遮盖，测试患者眼前是否有光感，记录“光感”和“无光感”。光感从近到远进行测量，一直测到 5m 处。除了测光感，还要检查光定位，嘱患者注视前方，不能摆头或转动眼球，检查者立于距患者 1m 处，于左上、左、左下、上、下、右上、右、右下随机变换光源位置，嘱患者指出光源所在位置。视力低于 0.02 时要测光感光定位。

5. 近视力检查可采用 Jaeger 近视力表或国际标准近视力表。Jaeger 近视力表分 7 个等级，最小的试标为 J1，最大的试标为 J7。

6. 视力检查结果的记录：Vod 右裸眼视力/矫正视力、近视力；Vos 左眼裸眼视力/矫正视力、近视力。

【操作注意事项】

1. 注意检查顺序，先右后左。

2. 遮眼板无压迫眼球。

3. 戴镜患者需测戴镜视力。

4. 检查时以患者为中心、关心体贴患者。态度亲切、语言柔和。

5. 检查完毕向患者解释检查情况。

测 试 题

1. 患者，男，68 岁因双眼视力下降 8 年就诊。就诊时首先进行（　　）

A. 远视力检查　B. 眼部检查　C. 视野检查　D. 验光检查　E. 电生理检查

2. 如果给患者检查视力时，患者右眼 0.3 行视标全部看到，0.4 行只看见一个视标，那么患者右眼视力为（　　）

A. 0.3　B. 0.4　C. 0.3^{+1}　D. 0.4^{-3}　E. 以上记录错误

3. 检查视力时患者走到视力表前 1m 处左眼都不能看清最大试标，请问如何继续检查患者的左眼视力（　　）

A. 验光检查　B. 视野检查　C. VEP 检查

D. 嘱患者向前走直至看见视标　E. 指数检查

4. 检查视力时患者走到视力表前 3m 处右眼看清最大试标，请问患者右眼视力是（　　）

A. 0.1　B. 0.02　C. 0.04　D. 0.06　E. 0.08

5. 患者，男，71 岁，因右眼视力下降 10 年就诊。右眼视力手动/40cm。诊断为“右眼年龄相关性白内障”。选择何种检查初步评估患者视网膜功能及白内障术后效果（　　）

A. 光定位　B. 光感　C. 视网膜电图　D. 视野　E. VEP

第二节 视野检查

【目的】 以检查者的正常视野与受试者的视野作比较，以确定受试者的视野是否正常。

【适应证】 患者主诉视野缺损者，初步判断视野改变。

【禁忌证】 婴幼儿不适合此方法。

【操作前准备】

操作前准备，对照法检查，检查者与患者面对面而坐，距离约 1m。检查右眼时，患者遮左眼，右眼注视检查者的左眼。而检查者遮右眼，左眼注视患者右眼。

【操作步骤】 采用对照法进行检查。

1. 检查者将手指放置于自己与患者的中间等距离处。

2. 分别从左右上下方位向中央移动。

3. 嘱患者发现检查者手指时即示意，通过此方法检查者用自己的正常视野法去比较患者的视野情况。

【注意事项】

1. 检查者视野必须正常，应向患者详细、耐心讲解检查过程及要求。

2. 可以反复多测量几次，以确保结果的真实性。

3. 检查时以患者为中心、关心体贴患者。态度亲切、语言柔和。

4. 检查完毕，向患者解释检查情况。

测 试 题

1. 垂体占位性病变压迫视交叉导致的视野缺损为（　　）

A. 同侧偏盲　　B. 同象限偏盲　　C. 双颞侧偏盲
D. 一眼颞侧盲，另眼正常　　E. 一眼鼻侧盲，另眼正常

2. 缺血性视神经病变视野改变为（　　）
A. 管状视野　　B. 环形视野　　C. 生理盲点扩大
D. 与视神经相连扇形缺损　　E. 弓形视野缺损

3. 开角型青光眼早期视野改变为（　　）
A. 中心暗点　　B. 环形视野　　C. 旁中心暗点　　D. 管状视野　　E. 生理盲点扩大

4. 下列哪些疾病不需要检查视野（　　）
A. 青光眼　　B. 缺血血性视神经病变　　C. 视神经炎
D. 白内障　　E. 视交叉占位病变

第三节　泪道冲洗

【目的】 通过泪道冲洗，判断泪道阻塞部位及是否有慢性炎症。

【适应证】 有溢泪症状或泪小点狭窄患者。

【禁忌证】 急性泪囊炎禁忌行泪道冲洗。

【操作步骤】

1. 将患者安置坐好，背靠墙。

2. 将表面麻醉药滴在棉签上，并放至检查眼的内眦部。

3. 患者闭眼，夹住棉签 5～10min。

4. 准备泪道冲洗针头（6 号钝针头），注射器抽取无菌生理盐水；或预充式泪道冲洗器。

5. 嘱患者头向后仰并稍向检查侧倾斜，自己拿盛水器。

6. 以棉球向外下方牵拉下睑内眦部，患者向外上方看。

7. 针头插进泪点和泪小管，注水。

8. 如泪点过小，则需用泪小点扩张器将泪点扩大。

9. 如下泪小点冲洗不顺畅，则需行上泪小点冲洗。

10. 患者诉有水流入鼻腔或咽喉，表示泪道通畅；如由下泪点注水，清水自上泪点溢出，则为鼻泪管或泪总管阻塞，如伴有脓液溢出，则为泪囊炎，如有部分水流入鼻腔或咽喉，则为鼻泪管或泪总管狭窄；如水从注入的泪点反流，则为泪小管阻塞。

【注意事项】

1. 操作前洗手。

2. 操作前需告知患者此次操作的目的及操作中的感受及如何配合。

3. 操作要轻巧，如遇到阻力勿强行推进，以免造成假道。

4. 操作过程中态度亲切，语言柔和。

5. 急性泪囊炎，禁忌行泪道冲洗。

6. 操作完毕，向患者解释检查情况。

测　试　题

1. 泪道冲洗时，如水从注入的下泪点反流，则阻塞部位在（　　）
A. 下泪小管　　B. 鼻泪管　　C. 泪囊　　D. 上泪小管　　E. 泪总管

2. 慢性泪囊炎特异性特征是（　　）
A. 溢泪　　B. 流泪　　C. 挤压泪囊有脓液反流

D. 泪囊区皮肤红肿　　E. 挤压泪囊鼻腔有脓性分泌物

3. 泪道冲洗时，如由下泪点注水，清水自上泪点溢出，则阻塞部位在（　　）

A. 下泪小管　　B. 鼻泪管　　C. 泪囊

D. 上泪小管　　E. 以上都不是

4. 下列哪项禁忌泪道冲洗（　　）

A. 溢泪患者　　B. 慢性泪囊炎　　C. 急性泪囊炎

D. 泪道阻塞　　E. 以上都不是

第四节　泪液分泌试验

【目的】 泪液分泌试验（Schirmer 试验）帮助诊断眼表干燥症。

【适应证】 有主诉眼干燥患者。

【禁忌证】 急性结膜炎及角膜炎患者。

【操作步骤】

1. 准备一个宽 5mm，长 35mm 的 Schirmer 试纸。
2. 用无菌镊子将一段 5mm 处折叠。
3. 将折弯部分挂于受检眼下睑内侧 1/3 处，轻闭双眼。
4. 5min 后测量试纸被泪水浸湿的长度。
5. 正常情况下，5min 后试纸可被浸湿 10～15mm。
6. 若已点了表面麻醉药，则主要评价副泪腺的功能，短于 5mm 为异常；如不点表面麻醉药，则评价泪腺功能，短于 10mm 为异常。

【注意事项】

1. 操作前洗手。
2. 操作前需告知患者此次操作的目的及操作中的感受及如何配合。
3. 操作要轻巧，勿刺激角膜。
4. 操作过程中态度亲切，语言柔和。
5. 操作完毕，向患者解释检查情况。

第五节　裂隙灯显微镜检查

【目的】 采用放大倍数显微镜，对眼部组织进行详细检查，并可借助于特殊透镜进行眼底检查。

【适应证】 所有患者都可以进行检查。

【禁忌证】 严重眼球破裂伤患者慎用。

【操作前准备】

1. 检查须在暗室中进行，患者坐位舒适，儿童应根据身高选择检查姿势。
2. 检查晶体周边部、后部玻璃体和眼底时，根据情况选择相应的散瞳剂散瞳（根据前房深度和眼压）。
3. 使用接触镜和测眼压时，需使用表面麻醉剂。
4. 观察角结膜、干眼症时，可滴用 1%～2%荧光素钠滴眼液或使用无菌荧光素试纸。

【操作步骤】

1. 滴眼药水时，嘱患者尽量向上看，以棉球拉开患者下眼睑。

2. 滴眼液距眼高 2cm，滴入下眼睑结膜囊。

3. 勿刺激角膜。

4. 嘱患者闭眼，擦去溢出的多余眼液。

5. 棉球按压泪囊 1min（可口述或患者自行压迫）。

6. 滴入散瞳药水后嘱患者闭眼等待 30min。

7. 75%乙醇棉球消毒下颏托及前额横挡。

8. 更换新的颏托纸。

9. 调整好座椅及桌面高低，使被检眼与托架上黑色标记等高。

10. 先调整医生的目镜和瞳距（调节目镜屈光度，适合检查者），嘱患者闭眼，在患者眼睑上调焦，然后嘱患者注视前方。

11. 光线从颞侧射入。

12. 检查眼表组织，裂隙光与显微镜夹角约为 40°，眼前部为 30°，眼后部为 10°或更小。

13. 根据情况调整放大倍数、调整光源的宽窄和长度及角度，选择不同颜色的光观察。

14. 通过粗调和微调将焦点移至需观察的部位。

15. 弥散光学照明法：用宽裂隙斜向投射，使光线弥散照射于检查部位，可对结膜、角膜虹膜等的表面进行全面观察。

16. 角膜缘分光照明法：光线从侧面照射角膜缘，是对侧角膜缘出现光晕，正常角膜除此光晕和环形阴影外，无其他所见，此法可清晰观察角膜的各种病变。

17. 直接焦点照明法：照明光焦点与显微镜焦点完全一致，可以观察角膜、晶状体各层的形态及角膜后沉着物、房水中的浮游物等。

18. 后部反光照明法：借后部反射回来的光线检查角膜和晶状体。

19. 镜面反光带照明法：光线从角膜颞侧照射，在角膜光带的颞侧有一反光区，借助该区光度的增强，来检查该区的组织，用于观察角膜内皮和晶体囊膜。

20. 间接照明法：将裂隙光投射在所要检查部位附近的组织上，而显微镜聚焦于病变部位，适于观察虹膜病变及角膜水肿、新生血管等。

21. 同时裂隙灯显微镜还可以附加前置镜、房角镜、全视网膜镜及三面镜等，配合检查眼底。附加压平眼压计可测眼压。

【注意事项】

1. 检查前洗手。

2. 检查在暗示中进行。

3. 检查需要散瞳或滴用表面麻醉药物，向患者解释清楚。

4. 患者坐位应舒适，可以升降。调整好额托，适应患者。儿童应根据身高选择检查姿势。注意裂隙灯操作平台上操纵杆要进行前后左右调整，直至聚焦完成。

5. 检查时动作轻柔，以患者为中心，关心体贴患者。态度亲切，语言柔和。

6. 检查完毕，向患者解释检查情况，并及时关闭裂隙灯光源。

第六节　角膜荧光素钠染色检查

【目的】 为了查明角膜上皮有无缺损、角膜混浊、溃疡、角膜瘘、干眼症等。

【适应证】 角膜上皮缺损、角膜炎症，角膜溃疡，干眼，青光眼术后滤过泡漏等。

【禁忌证】 角膜穿通伤患者。

【操作步骤】

1. 嘱患者向上看，用无菌玻璃棒蘸少许1%～2%荧光素钠液涂于或用无菌荧光素纸条置于患者下穹窿部结膜上，勿刺激角膜，嘱患者瞬目，过1～2min后观察，或滴1～2滴生理盐水轻轻冲洗结膜囊。

2. 检查须在暗室进行。

3. 更换新的颏托纸。

4. 75%乙醇棉球消毒颏托及额横挡。

5. 患者坐在裂隙灯检查台前，调整好座椅及桌面高度，使被检眼与托架上黑色标记等高。

6. 先调整医生的目镜和瞳距；嘱患者闭眼，在患者眼睑上调焦，然后嘱患者注视前方。

7. 光线从颞侧进入。

8. 光源与显微镜的角度一般呈25°～40°。

9. 选择大光斑，钴蓝光。

10. 观察染色绿色的病灶。

11. 观察角膜瘘时，注意看病灶部位有无房水将绿色泪膜冲开，有则Siedle征阳性。

【注意事项】

1. 检查前洗手。

2. 检查须在暗室进行。

3. 检查需要使用角膜荧光素钠液或试纸，向患者解释清楚。

4. 患者座位应舒适，可以升降。儿童应根据身高选择检查姿势。

5. 检查时动作轻柔，以患者为中心、关心体贴患者。态度亲切，语言柔和。

6. 检查完毕，向患者解释检查情况，并及时关闭裂隙灯光源。

第七节　泪膜破裂时间测定

【目的】 泪膜破裂时间帮助诊断眼干燥症，用于判断泪膜稳定性。

【适应证】 有主诉眼干燥患者。

【禁忌证】 急性结膜炎及角膜炎患者。

【操作步骤】

1. 滴1%～2%荧光素钠液一滴于被检眼下方结膜囊或无菌荧光素试纸放置于被检眼下方结膜囊。

2. 嘱患者瞬目数次。

3. 检查须在暗室中进行。

4. 更换新的颏托纸。

5. 75%乙醇棉球消毒下颏托及前额横挡。

6. 患者坐在检查台前，调整好座椅及桌面高低，使被检眼与托架上黑色标记等高。

7. 先调整医生的目镜和瞳距，嘱患者闭眼，在患者眼睑上调焦，然后嘱患者注视前方。

8. 光线从患者颞侧进入。

9. 光源与显微镜的角度一般呈 15°～40°。

10. 钴蓝光观察。

11. 患者先眨眼，形成完整泪膜，然后嘱患者凝视前方，不得眨眼，并开始用秒表计时。

12. 当泪膜出现第一个黑斑时，即表示泪膜已经破裂，用秒表记录，时间即为泪膜破裂时间。

13. 短于 10s 为泪膜不稳定。测三次，取其平均值。

【注意事项】

1. 检查前洗手。

2. 检查在暗室中进行。

3. 检查需要使用荧光色素钠液或试纸，向患者解释清楚。

4. 勿刺激角膜。

5. 患者座位应舒适，可以升降。儿童应根据身高选择检查姿势。

6. 检查时动作轻柔，以患者为中心、关心体贴患者。态度亲切、语言柔和。

7. 检查完毕，向患者解释检查情况，并及时关闭裂隙灯光源。

第八节　前房角检查

【目的】　检查房角结构，判读房角结构是否异常，为临床诊断及手术提供依据。

【适应证】　正常和异常前房角的观察、青光眼手术后前后对比、前房角异物、新生物和新生血管。

【禁忌证】　急性角膜、结膜炎症、眼球穿通伤或破裂伤、角膜上皮缺损、角膜水肿、患者无法配合检查。

【操作前准备】

熟悉前房角镜下前房角的分类：国内常用的前房角分类法为 Scheie 法（图 12-2），除此之外还有 Schaffer 法、Spaeth 法等。Scheie 法：①宽角（W），虹膜周边部较平坦，原位状态下观察房角，全部结构包括睫状体带易于查见；②窄Ⅰ（N Ⅰ），静态下仅能见部分睫状体带；③窄Ⅱ（N Ⅱ），静态下只能看到巩膜突；④窄Ⅲ（N Ⅲ）静态下只能看到前部小梁；⑤窄Ⅳ（N Ⅳ），静态下只能看到 Schwalbe 线；⑥动态下，即在该变眼球位置或施加少许压力时可判断房角的开闭。

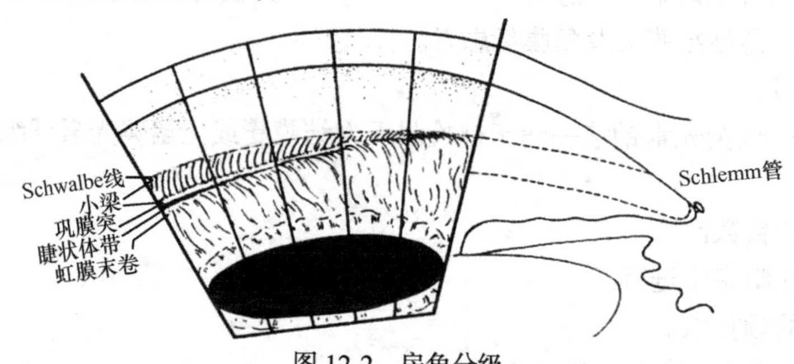

图 12-2　房角分级

【**操作步骤**】　间接型房角镜的使用方法见图 12-3。

1. 检查在暗室中进行。

2. 前房角镜的消毒　先用肥皂水洗涤，再用无水乙醇球轻试，拭干待用。

3. 更换新的颏托纸。

4. 75%乙醇棉球消毒下颏托及前额横挡。

5. 患者结膜囊滴入表面麻醉药。

6. 患者坐在裂隙灯显微镜检查台前，调整好座椅及桌面高低，使被检眼与托架上黑色标记等高。

7. 调好裂隙灯光宽的宽窄及照射角度。

8. 在前房角镜的凹面滴入甲基纤维素钠或其他黏度较高的人工泪液。

9. 嘱患者头部离开裂隙灯，注视前方，医生用手分开患者上下睑，另一手持前房角镜将下缘置于下方结膜，然后迅速将前房角镜完全置于整个结膜囊内。

10. 患者头部重新放置回下颏托上。

11. 擦去流在患者面部的液体。

12. 医生一手持前房角镜，另一手操作裂隙灯显微镜。

13. 裂隙灯臂与显微镜的夹角调整在 10°～15°。

14. 为一面反射镜或两面反射镜，在检查前需转动前房角镜，依次观察各个方向的房角。

15. 用横裂隙灯光带观察鼻颞侧房角，并使裂隙向上倾斜 15°～20°。

16. 检查完毕取出前房角镜，给患者滴抗生素滴眼液。

17. 记录观察到的房角情况。

18. 关闭裂隙灯。

19. 前房角镜清洗干净。

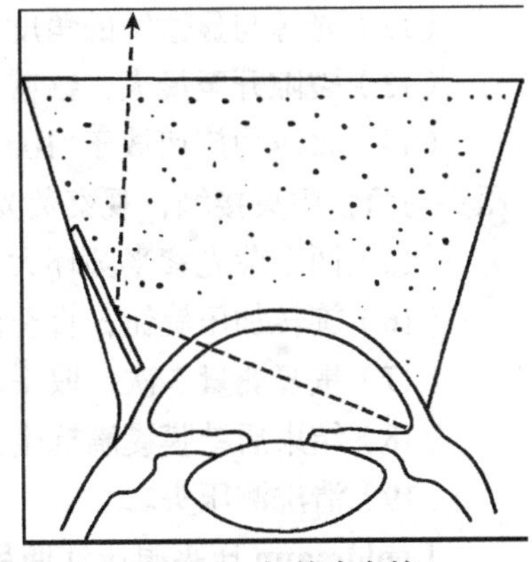

图 12-3　间接房角镜

【**前房角检查的注意事项**】

1. 检查前洗手。

2. 检查前要对患者做介绍，说明检查的原因、目的和要求。

3. 检查在暗室中进行，将裂隙灯光带调短。

4. 检查需要滴用表面麻醉药物，向患者解释清楚。

5. 患者座位应舒适，可以升降。儿童应根据身高选择检查姿势。

6. 检查时动作轻柔，勿过分压迫角膜，以免角膜产生皱褶，影响观察；轻轻转动房角镜，勿损伤角膜。同时要记录检查房角的方向（如反面镜在上，检查的是下方房角，以此类推）。

7. 检查完毕，向患者解释检查情况。

8. 注意前房角镜的消毒，避免交叉感染。

第九节　眼 压 检 查

【**目的**】　用于测量眼内压

【**适应证**】　患者常规检查，特别是青光眼患者的检查。也常用于内眼术后检查。

【禁忌证】 角膜病变患者，或者严重眼表疾病患者及眼球破裂伤患者。

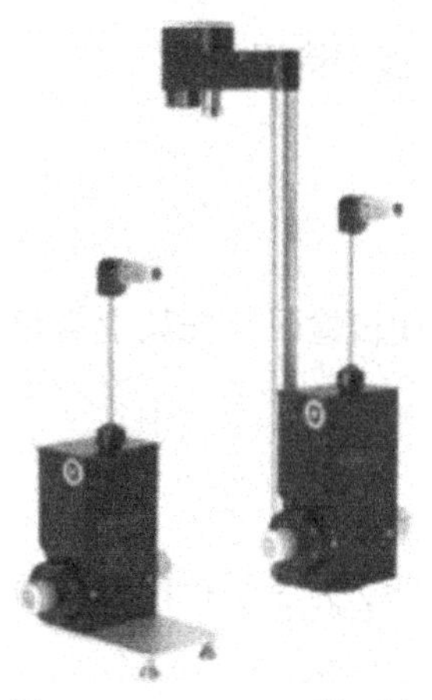

图 12-4 goldmann 眼压计

（一）goldmann 压平眼压计

【操作步骤】

（1）嘱患者尽量向上看，以棉球拉开患者眼睑。

（2）滴入表面麻醉药 2～3 次，滴 1%～2%荧光素钠液或无菌荧光素试纸染色。

（3）嘱患者闭眼，擦去溢出的多余眼液。

（4）棉球按压泪囊 1min（可口述或嘱患者自行压迫）。

（5）安置 goldmann 眼压计（图 12-4），校准眼压计，眼压计测压头用乙醇消毒。

（6）再到裂隙灯前检查，在暗室中进行。

（7）更换新的颏托纸。

（8）75%乙醇棉球消毒下颏托及前额横挡。

（9）患者坐在检查台前，把下颏放在下颏托上，前额顶住托架的前额横挡，调整下颏托，使眼所在位置与托架上的黑色标记相一致。

（10）先调整医生的目镜和瞳距，嘱患者闭眼，在患者眼睑上调焦，然后嘱患者注视前方。

（11）光线从颞侧射入。

（12）光源与显微镜的角度一般呈 60°。

（13）裂隙开至最大，钴蓝光。

（14）将压力旋钮放于 10mmHg。测压头对准角膜中央，缓慢向前推动裂隙灯，使测压头与角膜中央接触，观察荧光素环。

（15）两个荧光素半圆环大小相等对称，宽窄均匀。否则需调整。

（16）旋转加压旋钮，直至两个半圆环内缘相切，此时度数为眼压值。

（17）重复测量 3 次，取平均值。

（18）结束后结膜囊滴抗生素滴眼液。

（19）清洗测压头。

【goldmann 压平眼压计使用的注意事项】

（1）操作前洗手。

（2）操作在暗室中进行。

（3）操作需要滴用表面麻醉药物和荧光素钠，向患者解释清楚。

（4）患者座位应舒适，可以升降。儿童应根据身高选择检查姿势。

（5）角膜荧光素半环太宽时，应吸除过多的泪液。

（6）测量前嘱患者瞬目，避免角膜干燥。

（7）勿在角膜上直接调整测压头，避免损伤角膜。

（8）如眼压大于 80mmHg，则应用附带的重力平衡杆。

（9）操作时动作轻柔，以患者为中心、关心体贴患者。语言柔和，态度亲切。

（10）检查完毕，向患者解释检查情况，并及时关闭裂隙灯光源。

(二) schiotz 压陷眼压计

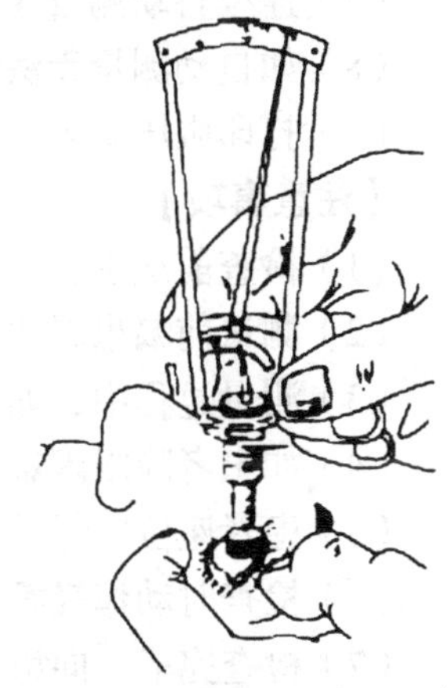
图 12-5　schiotz 压陷眼压计

【操作步骤】

（1）嘱患者尽量向上看，以棉球拉开患者眼睑。

（2）滴入表面麻醉药 2～3 次。

（3）嘱患者闭眼，擦去溢出的多余眼液。

（4）棉球按压泪囊 1min（可口述或嘱患者自行压迫）。

（5）schiotz 眼压计（图 12-5）置于试板上测试眼压计指针是否在“0”位。

（6）眼压计测压头用乙醇消毒，无菌棉球擦干。

（7）患者取仰卧位。让患者睁眼注视正上方。

（8）检查者用左手分开患者上下睑，并固定于眶缘，对眼球勿施压。

（9）检查者用右手执眼压计垂直放置于角膜中央，手柄应保持在眼压计圆柱上下端中间。依靠眼压计重量放置角膜中央，勿施压。

（10）读取指针读数，如指针摆动则从摆动的中点读取刻度数。

（11）如果用 5.5g 砝码测量时指针刻度数<3，则换 7.5g 的砝码测量，以此类推。

（12）根据眼压换算表查出眼压值。

（13）结束后结膜囊滴抗生素滴眼液。

（14）检查结束后，用乙醇棉球消毒测压头，并收好。

【注意事项】

（1）操作前洗手。

（2）操作需要滴用表面麻醉药物，向患者解释清楚。

（3）患者取仰卧位。

（4）测量时勿对眼球施压。

（5）测量后嘱患者勿揉眼。

（6）操作时动作轻柔，以患者为中心、关心体贴患者。语言柔和，态度亲切。

（7）检查完毕，向患者解释检查情况。

(三) 非接触眼压计

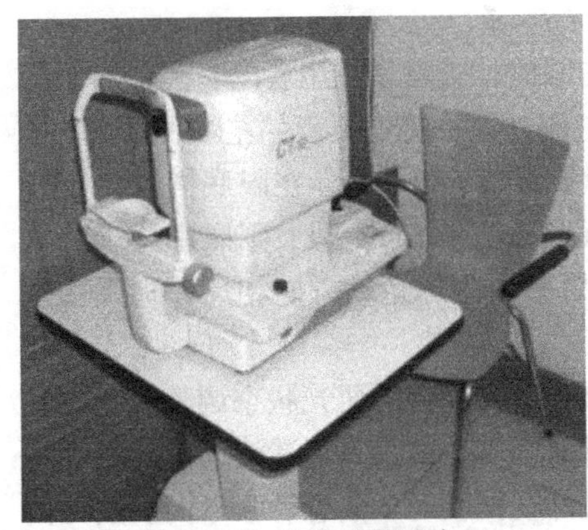
图 12-6　非接触眼压计

【操作步骤】

（1）患者座位应舒适，可以升降。儿童应根据身高选择检查姿势。

（2）更换新的颏托纸。

（3）75%乙醇棉球消毒下颏托及前额横挡。

（4）患者坐在非接触眼压计（图 12-6）前，把下颏放在下颏托上，前额顶住托架的横挡。

（5）打开眼压计，使患者角膜位于观察镜中央。

（6）嘱被检眼注视眼压计内定位点，推动粗调和微调，当眼压计与被检眼距离合适时，电子屏幕上会有提示，眼压计自动测量。

（7）连续自动测量 3 次后，取其平均值。

（8）如自动测量无法完成，则改为手动测量。

（9）打印眼压结果。

【注意事项】

（1）检查前洗手。

（2）测量前嘱患者放松，勿紧张。

（3）测量过程中，如出现眼球位置移动、数据错误、数据有方括号，则需重新测量。

（4）如患者睁眼困难，医生可用手指将患者上下睑分开，勿挤压眼球。

（5）患者座位应舒适，可以升降。儿童应根据身高选择检查姿势。

（6）检查时动作轻柔，以患者为中心、关心体贴患者。语言柔和，态度亲切。

（7）检查完毕，向患者解释检查情况，并及时关闭眼压计开关。

（四）指测法眼压测量法

【操作步骤】

（1）嘱患者双眼尽量往下看。

（2）医生两手的示指尖放在患者一眼的上睑皮肤，中指和环指放在患者额部支持。

（3）以两手的示指交替轻压眼球，感觉眼球的硬度。

（4）记录时以 Tn 表示眼压正常（参照鼻尖硬度），T+1 至 T+3 表示眼压逐渐增高（参照额部硬度），T–1 至 T–3，表示眼压逐渐降低（参照嘴唇硬度）。

【注意事项】

（1）检查前洗手。

（2）检查时动作轻柔，以患者为中心、关心体贴患者。语言柔和，态度亲切。

（3）检查完毕，向患者解释检查情况。

第十节　眼 底 检 查

【目的】 检查后部玻璃体以及视网膜。

【适应证】 眼科常规检查，眼部屈光间质透明患者。

【禁忌证】 眼部屈光间质混浊患者不易检查。

【操作规程】

1. 直接检眼镜操作规程（图 12-7）

（1）患者坐于暗室，采用右右左左原则。检查右眼时检查者站在患者的右侧，右手持检眼镜，右眼观察；检查左眼时检查者站在患者的左侧，左手持检眼镜，左眼观察。

（2）彻照法：检查时距受检眼 10～20cm，镜盘屈光度+8～+10，在眼底橘红色反光中观察是否有黑影。嘱患者转动眼球，如果黑影与眼球运动方向一致，则黑影位于晶状体前方；如果黑影不动，则黑影位于晶状体；如果黑影与眼球运动方向相反，则黑影位于玻璃体。

（3）检查眼底：散瞳，嘱患者直视前方，根据检查者和患者的屈光状态调整镜盘屈光度，手持检眼镜光线从颞侧 15°照射入眼，如看不清楚则转动镜盘直至看清为止。首先观察视盘，然后观察视网膜动静脉及视网膜，观察周边部视网膜时，嘱患者眼球向观察方向转动；嘱患者向检眼镜光源注视，观察黄斑区。直接检眼镜观察眼底为正像，放大倍数为16倍。

2. 直接检眼镜检查的注意事项

（1）检查前洗手，医生戴口罩、帽子。

（2）检查在暗室中进行。

（3）检查需要使用散瞳药物，向患者解释清楚。

（4）检查时动作轻柔，以患者为中心、关心体贴患者。语言柔和，态度亲切。

（5）检查完毕，向患者解释检查情况，并及时关闭检眼镜电源。

3. 间接眼底镜检查法操作规程（图 12-8）

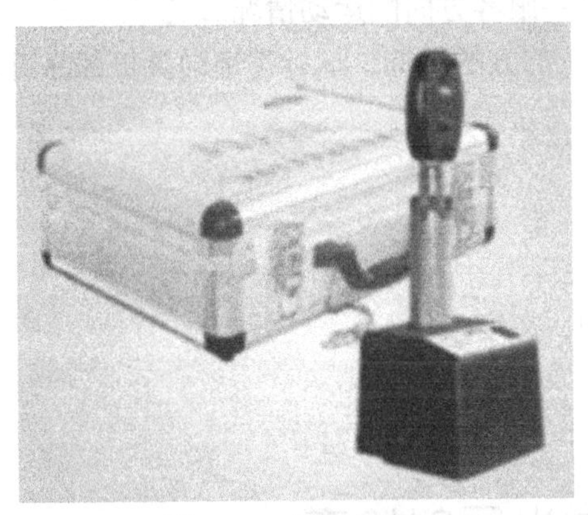

图 12-7　直接检眼镜

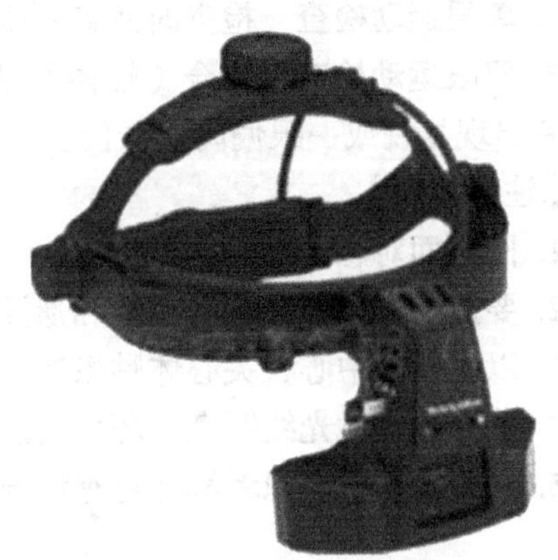

图 12-8　间接检眼镜

（1）间接检眼镜使用时须充分散大瞳孔，在暗室中检查，

（2）医者带好头盔，调整好瞳距，双眼观察形成一个完整光圈，调整好距离及反射镜的位置。

（3）先用较弱的光线观察，看清角膜、晶体及玻璃体的混浊，然后将光线直接射入被检眼的瞳孔，并让被检眼注视光源。

（4）一般用+20D 物镜置于被检眼前 5cm 处，物镜的凸面向检查者，检查者以左手持物镜，并固定于患者的眶缘，被检眼、物镜及检查者头固定不动，当看到视乳头及黄斑时再将物镜向检查者方向移动。

（5）在被检眼前 5cm 处可清晰见到视乳头及黄斑部的立体倒像。检查眼底其余部分时，应使被检者能转动眼球配合检查，检查者围绕被检者的头移动位置，手持的物镜及检查者的头也随之移动。

（6）所见视网膜是放大 4 倍的倒像，上下左右皆是反方向。所见眼底范围大，立体感强，可同时看清眼底不在同一平面上的病变。

第十一节　眼球运动检查

【目的】　检查眼球各方向转动。

【适应证】　小儿斜弱视患者，眼肌麻痹患者。

【禁忌证】　无。

【操作步骤】

1. 医生与患者相对而坐。

2. 医生手执目标物，距离患者眼前 30～40cm。

3. 嘱患者头不能转动，双眼跟随医生手指向右、左、上、下、右上、左上、右下、左下方向运动。

4. 检查向下、右下、左下方运动时，医生用另一手将患者双上睑抬起，以便观察眼球运动情况。

5. 正常眼球运动范围 向颞侧，角膜外缘到外眦；向鼻侧，瞳孔内缘与上下泪点在一条直线上；向上，角膜下缘到内外眦连线；向下，角膜上缘到内外眦连线。

6. 单眼运动检查 检查时遮盖一眼，检查另一眼各方向的运动情况。

7. 双眼运动检查 集合（辐辏）：患者注视正前方的试标，试标逐渐向鼻根部靠近，至患者出现复视或一眼偏离集合位。

【注意事项】

1. 医生面对患者而坐。

2. 要按顺序进行，避免重复和遗漏。

3. 以患者为中心、关心体贴患者。语言柔和，态度亲切。

4. 检查患者时光线明亮，环境安静。

5. 结束检查后向患者解释检查情况。

第十二节　瞳孔对光反射检查

【目的】 检查瞳孔变化，确定视神经传导通路是否异常，诊断视神经相关疾病。

【适应证】 本检查适用于有主诉视力下降患者。

【禁忌证】 无禁忌证。

【操作步骤】

1. 患者坐于暗室，并面向医生。

2. 嘱患者两眼注视前方 5m 远处目标。

3. 直接对光反射 用手电筒照射受检眼，该眼瞳孔迅速缩小。

4. 间接对光反射 以一手放在鼻梁中央挡光，用手电筒照射对侧眼，受检眼的瞳孔迅速缩小。

5. 相对性传入性瞳孔障碍 光线照射患眼，双眼瞳孔不缩小；光线照射健眼，双眼瞳孔缩小；交替照射双眼，患眼瞳孔扩大，健眼瞳孔缩小。

6. 集合反射 嘱患者先注视一远方目标，然后注视 15cm 处试标，此时双眼瞳孔缩小。

7. Argyll-Robertson 瞳孔 直接对光反射消失而集合反射存在。

【注意事项】

1. 检查须在暗室中进行，准备手电筒。

2. 以患者为中心、关心体贴患者。语言柔和，态度亲切。

3. 检查完毕，向患者解释检查情况。

第十三节　角膜感觉度检查

【目的】 检查角膜感觉，初步判断角膜病变。

【适应证】 角膜炎患者。

【禁忌证】 急性结膜炎及眼球破裂伤患者。

【操作步骤】

1. 准备无菌棉签，拧出一条纤维。
2. 用纤维尖端从患者颞侧靠近并触及角膜。
3. 如角膜感觉正常，则出现反射性瞬目。
4. 如反应迟钝，表示感觉减低。
5. 如无任何反应，表示感觉完全消失。
6. 检查完毕，给患者滴抗生素眼液。

【注意事项】

1. 检查前洗手。
2. 用无菌棉签。
3. 动作轻柔，勿损伤角膜。
4. 避免让患者看到医生的动作，以免发生防御性瞬目。
5. 以患者为中心、关心体贴患者。语言柔和，态度亲切。
6. 检查完毕，向患者解释检查情况。

第十四节　斜 视 检 查

【目的】 检查双眼运动及眼斜视、复视。

【适应证】 有眼位不正常患者。

【禁忌证】 无禁忌证。

【操作规程】

1. 遮盖检查方法

（1）遮盖–去遮盖法

1）患者面对医生。

2）准备遮眼板和手电筒。

3）手电筒照射患者鼻根部。

4）嘱患者注视前方 33cm 或 5m 目标。

5）遮眼板遮盖任一眼，如对侧眼有移动，说明斜视。

6）如对侧眼无移动，说明对侧眼处在注视位。

7）去除遮眼板后，观察被遮眼的变化。

8）如返回注视位说明隐斜，如停留在偏斜位，说明斜视。

（2）交替遮盖法

1）患者注视前方 33cm 或 6m 处目标。

2）用遮眼板遮盖一眼，然后迅速移到另一眼前，反复多次，观察眼球的运动。

3）如有移动，说明偏斜。

2. 角膜映光法

（1）患者注视前方 33cm 处的点光源。

（2）观察光点映在患者角膜上的位置。

（3）光点在瞳孔缘为 15°，瞳孔缘与角膜缘的中点为 30°，角膜缘为 45°。

（4）外斜视用 “−” 表示，内斜视用 “+” 表示。

3. 复视像检查

（1）患者坐于暗室，双眼注视前方。

（2）患者右眼前加红色滤光片（或者左眼前同时加绿色滤光片）。

（3）医生距离患者 1m 处手执蜡烛。

（4）患者如果看见一个红光和一个白光，则有复视；如果看见粉红单一光，则无复视。

（5）嘱患者头部不能转动，医生将烛光置于上、下、左、右、左上、左下、右上、右下位置，嘱患者注视烛光，是否看见两个物象。

（6）首先确定复视是水平的还是垂直的、交叉的还是同侧的。

（7）寻找复视像偏离最大的方向。

（8）周边物像属于麻痹眼。

（庞东渤）

第十三章　耳鼻咽喉头颈外科临床基本技能

第一节　耳鼻咽喉头颈外科体格检查

一、鼻及鼻窦的检查法

（一）基本设备

一般应配有检查台、光源、额镜（head mirror）、头灯（最好用冷光源头灯）及常用的检查器械。

耳鼻咽喉科多功能综合治疗台，其优点是：将常用器械及功能（如吸引及清洗系统）集中于一体，主体可随意升降、旋转，便于操作。如果在此基础上再配置耳鼻咽喉内镜、显微镜、图像显示及处理系统，则更为实用。可在综合治疗台放置常用药品，如75%乙醇溶液、3%过氧化氢溶液、1%麻黄碱溶液、1%～2%丁卡因溶液、30%～50%三氯醋酸溶液及1%甲紫（龙胆紫）溶液等。

戴镜、对光是耳鼻咽喉科医生的一项基本操作，对光时须注意：①保持瞳孔、镜孔、反光焦点和检查部位成一直线；②单眼视，但另眼不闭。

（二）外鼻及鼻腔的检查法

受检者体位：正坐（腰靠检查椅背）上身稍前倾，两手置膝上，腰直、头正。检查不合作的小儿，应由家属或助手抱住小儿，作于检查椅上。

1. 外鼻检查法　外鼻的形态（如有无外鼻畸形，前鼻孔是否狭窄等），鼻翼是否一侧隆起（如鼻前庭囊肿）、颜色（如早期酒渣鼻时皮肤潮红）、活动（如面神经瘫痪时鼻翼塌陷及鼻唇沟变浅）等。有时需触诊（如鼻骨骨折时鼻骨的下陷、移位，鼻窦炎时的压痛点，鼻窦囊肿时的乒乓球样弹性感等）。还需注意患者有无开放性鼻音或闭塞性鼻音。

2. 前鼻镜检查法　先将前鼻镜（anterior rhinoscope）的两叶合拢，与鼻腔底平行伸入鼻前庭，勿超过鼻阈，然后将前鼻镜的两叶轻轻上下张开，压下鼻毛，抬起鼻翼，扩大前鼻孔，按下述3种头位顺序检查。

第一头位：患者头面部呈垂直位或头部稍低，观察鼻腔底、下鼻甲、下鼻道、鼻中隔前下部分及总鼻道的下段。

第二头位：患者头稍后仰与鼻底呈30°，检查鼻中隔的中段及中鼻甲、中鼻道和嗅裂的一部分。

第三头位：头部继续后仰30°，检查鼻中隔的上部、中鼻甲前端、鼻丘、嗅裂和中鼻道的前下部。

检查过程中需要注意的几个问题：①正常鼻甲形态与鼻黏膜色泽，正常鼻甲呈特殊的几何构筑，表面光滑，从下向上三个鼻甲依次后退1/3，三个鼻甲及其与鼻中隔之间均分别有一定距离；被覆于鼻甲的黏膜呈淡红色、光滑、湿润，如以卷棉子（applicator）轻触下鼻甲，可觉黏膜柔软而具弹性，各鼻道均无分泌物积聚；②辅助检查：如鼻甲肿胀或肥大，可用 1%麻黄碱溶液或其他鼻用减充血剂喷雾，以达到收敛鼻黏膜之目的；③阳性体征：鼻甲充血、水肿、肥大、干燥及萎缩等，鼻道中分泌物积聚（应进一步区分其性质）鼻中隔病变（偏曲或骨嵴、骨棘、穿孔、异物、息肉或肿瘤等）。

后鼻镜检查法（间接鼻咽镜检查法）：后鼻镜检查可弥补前鼻镜检查的不足。利用间接鼻咽镜、纤维鼻咽镜分别经口及鼻腔，检查后鼻孔及鼻甲和鼻道的形态、颜色、分泌物等，是耳鼻咽喉科的一项基本操作。

（三）鼻窦检查法

鼻窦位置深而隐蔽，常规前鼻镜和后鼻镜检查，配合体位引流、上颌窦穿刺等，可以直接或间接发现许多病变。

前鼻镜及后鼻镜检查目的：①观察鼻道中分泌物的颜色、性质、量、引流方向等，如前组鼻窦炎时，脓性分泌物常自中鼻道流出，后组鼻窦炎则常从嗅裂处流向后鼻孔，是临床上以鼻涕倒流为主诉的常见疾病之一，中鼻道及嗅裂是重点检查部位；②注意各鼻道内有无息肉或新生物，鼻甲黏膜有无肿胀或息肉样变，钩突及筛泡肥大是慢性鼻窦炎常见的体征之一。

体位引流法：作为前鼻镜及后鼻镜检查的补充，通过判断鼻脓性分泌物的来源，借以确定患者是否有鼻窦炎。以 1%麻黄碱溶液收敛鼻黏膜，使各窦口（中鼻道及嗅裂等处）通畅。嘱咐患者固定于所要求的位置 15min，然后进行检查。若疑为上颌窦积脓，侧卧头低位，健侧向下，检查中鼻道后部的脓性分泌物引流情况；如疑为额窦积脓，则头位直立；如疑为前组筛窦积脓，则头位稍向后仰；如疑为后组筛窦积脓，则头位稍向前俯；如疑为蝶窦，则须低头，面向下将额部或鼻尖抵在某一平面。另有头低位引流法：患者取坐位，下肢分开，上身下俯，头下垂近膝，约 10min 后坐起检查鼻腔，视有无脓液流入鼻道。

上颌窦穿刺冲洗法：具有诊断和治疗的双重作用，是耳鼻咽喉头颈外科的一项基本操作。

（四）鼻功能检查法

呼吸功能检查法：主要检查患者的鼻腔通气功能。除常规前鼻镜及后鼻镜检查外，还可借助仪器检查，分述如下几类。

1. 鼻测压（rhinomanometer） 又名鼻阻力计。鼻阻力是鼻腔对呼吸气流的阻力。鼻瓣膜区（nasal valve）是鼻阻力的主要来源。测量鼻阻力可作为衡量鼻通气度的客观指标之一。借助鼻测压计，将压差和流速的关系描成曲线，称为压速关系曲线。正常人双侧总鼻阻力平均为 0. 126～0. 328kPa ·s/L。鼻阻力的大小取决于鼻腔气道最狭窄处的横断面积，即鼻腔有效横断面积（nasal effective cross-sectional area，NECA），故临床多测定 NECA。成人 NECA 值为（0. 52±0.17）cm^2，儿童为（0.4±0.12）cm^2。

2. 鼻声反射测量（acoustic rhinometry） 包括两部分。①声波管及探头：声波管包括声音发生器及传声筒，负责发出声波并接收声波反馈信号。②微机：负责对资料的收集及分析处理。基本原理：声波管发出的声波经鼻探头进入鼻腔，随鼻腔横截面积的不同产生不同的反射，其发射信号及发生率由传声筒记录放大并传入微机，经微机分析处理，确定以距离前鼻孔不同距离为函数的鼻腔横截面积，称之为鼻腔面积–距离曲线。该曲线起始较为平坦的一段表示鼻管的反射曲线，向后代表鼻腔的反射曲线。鼻腔反射曲线中有两个明显的切迹，其中第一切迹也称 I 切迹（isthmus notch），与鼻瓣膜区相对应；第二切迹也称 C 切迹（concha），与下鼻甲前端相对应。2 个切迹分别代表鼻腔的 2 个狭窄部位。鼻声反射测量为一客观测定方法，可以准确反映鼻腔的几何形态，成人、儿童、婴儿均可使用，结果与患者客观感觉一致，且不需利用鼻腔内气流，鼻腔完全堵塞时仍可使用。最常测定的指标有：平均鼻腔最狭窄面积（MCSA）、鼻腔容积（NV）、鼻咽部容积（NPV）等。MCSA 是决定鼻腔开放程度的重要因素。成人 MCSA 为 0.44cm^2。我国正常儿童、少年（3～15 岁）双侧 NV 及 NPV 分别为 9.175～17.213cm^3 和 22.158～52.228cm^3；正常成人 NV 及 NPV 分别为 17.991cm^3 和 52.645cm^3，由此可知，NV 及 NPV 的变化与年龄呈现直线正相关关系。

嗅觉检查法：人类嗅觉功能远不如其他哺乳类动物。对嗅觉的研究明显落后于视觉、听觉和前庭功能。迄今尚无统一的检查方法和评定标准。

1. 简易法　检查有无嗅觉功能。将不同嗅剂，如香精、醋、樟脑油、煤油等，分别装于同一颜色的小瓶中，嘱受检者选取其中任一瓶，手指堵住一侧鼻孔，以另一侧鼻孔嗅之，并说明气味的性质，依次检查完毕。

2. 嗅阈检查法　单位时间内一定数量的某种气味分子随气流到达嗅区，刚能引起嗅细胞兴奋的最小刺激，该气体分子的量称为该嗅素的嗅阈。Amoor 根据嗅觉立体化学理论提出 7 种原嗅素，即醚类、樟脑、麝香、花香、薄荷、辛辣、腐臭气味。以多数人可以嗅到的最低嗅剂浓度为一个嗅觉单位，按 1、2、3、4、5、6、7、8、9、10 嗅觉单位配成 10 瓶。规定 7 种嗅剂，共配成 70 瓶，检查时测出对 7 种物质的最低辨别阈，用小方格 7×10 标出，称为嗅谱图。对某一嗅素缺失时，则在嗅谱图上出现一条黑色失嗅带。

二、咽的检查法

（一）口咽检查法

受检者端坐，放松，自然张口，用压舌板轻压舌前 2/3 处，观察口咽黏膜有无充血、溃疡或新生物；软腭有无下塌或裂开，双侧运动是否对称；悬雍垂是否过长、分叉。注意双侧扁桃体及腭舌弓、腭咽弓有否充血、水肿、溃疡。扁桃体除观察形态外，须注意表面有无瘢痕，隐窝口是否有脓栓或干酪样物。观察咽后壁有无淋巴滤泡增生、肿胀和隆起。咽部触诊可以了解咽后、咽旁肿块的范围、大小、质地及活动度。

（二）鼻咽检查法

1. 间接鼻咽镜检查　常用而简便。对于咽反射较敏感者，可经口喷雾 1%丁卡因溶液使咽部黏膜表面麻醉后再进行检查。受检者端坐，用鼻呼吸以使软腭松弛。检查者左手持压舌板，压下舌前 2/3，右手持加温而不烫的鼻咽镜（或称后鼻镜），镜面朝上，由张口之一角伸入口内，置于软腭与咽后壁之间，勿触及周围组织，以免引起恶心而妨碍检查。调整镜面角度，依次观察鼻咽各壁、软腭背面、鼻中隔后缘、后鼻孔、咽鼓管咽口、咽鼓管圆枕、咽隐窝及腺样体。观察鼻咽黏膜有无充血、粗糙、出血、溃疡、隆起及新生物等。

2. 鼻咽内镜检查　有硬质镜和纤维镜两种。硬质镜可经口腔或鼻腔导入；纤维镜是一种软性内镜，其光导纤维可弯曲，从鼻腔导入后，能随意变换角度，全面观察鼻咽部。现代鼻咽内镜能连接摄影和摄像系统，可在观察的同时摄影，也可在监视器上同步显示并可录制下来，以供存档、会诊和教学用。

3. 鼻咽触诊 主要用于儿童。助手固定患儿，检查者立于患儿的右后方，左手示指紧压患儿颊部，用戴好手套的右手示指经口腔伸入鼻咽，触诊鼻咽各壁，注意后鼻孔有无闭锁及腺样体大小。若发现肿块应注意其大小、质地及与周围组织的关系。撤出手指时观察指端有无脓液或血迹。此项检查有一定痛苦，应向患者或患儿家长说明。检查者操作应迅速、准确而轻柔。

三、喉的检查法

（一）喉的外部检查法

喉的外部检查法主要是视诊和触诊。先观察喉的甲状软骨是否在颈部正中，两侧是否对称。然后进行喉部触诊主要是触诊甲状软骨、环状软骨、环甲间隙，注意喉部有无肿胀、触痛、畸形，颈部有无肿大的淋巴结。然后用手指捏住甲状软骨两侧向左右摆动并稍加压力使之与颈椎发生摩擦，正常时应有摩擦音，环后癌患者的摩擦音消失。行气管切开时喉部触诊也很重要，触到环状软骨弓后在环状软骨弓下缘和胸骨上窝之间作切口，在做环甲膜切开时应触及。

（二）间接喉镜检查法

间接喉镜（disposable laryngeal mirror）检查已有一百多年历史，至今仍是喉部最常用且最简便的方法，所用器械是间接喉镜和额镜。检查时患者端坐、张口、伸舌，检查者坐在患者对面先将额镜反射光的焦点调节到患者悬雍垂处然后用纱布裹住舌前 1/3，用左手拇指和中指捏住舌前部并将其向前下方拉示指抵住上唇，以求固定。右手持间接喉镜将镜面稍加热，防止检查时起雾，放入患者咽部前先在检查者手背上试温，确认不烫时，方可将间接喉镜放入患者口咽部，镜面朝前下方，镜背将悬雍垂和软腭推向后上方。此时先检查舌根、会厌谷、会厌舌面、喉咽后壁及侧壁。然后再嘱患者发“yi”声，使会厌抬起暴露声门此时可检查会厌喉面、杓区、杓间区、杓会厌襞、梨状窝、室带、声带、声门下区，有时还可见到气管上段的部分气管软骨环，在发声时可见到两侧声带内收，吸气时两侧声带外展。

正常情况下，喉咽及喉部的结构两侧对称。梨状窝黏膜为淡粉红色，表面光滑，无积液。两侧声带为白色，声带运动两侧对称。杓区黏膜无水肿。多数患者可以顺利地接受间接喉镜检查，有的患者咽反射敏感，需要行口咽黏膜表面麻醉后才能完成检查，常用的口咽黏膜表面麻醉药物是 1%丁卡因溶液或 1%达克罗宁溶液，如经口咽黏膜表麻后仍不能顺利完成间接喉镜检查，则可选用纤维喉镜或电子喉镜检查。

四、颈部检查法

1. 问诊询问病史 包括年龄、性别、病程、骤起或缓起、是否伴有发热、疼痛、有无上呼吸道、上消化道及全身有关的症状。有无手术、放射或表皮黑色素痣烧灼史。

根据患者年龄可初步估计颈部肿块大致属于哪种类型。婴幼儿多数为先天性肿块，如鳃裂囊肿、甲状舌囊肿、囊性水瘤；青少年患者多为炎性或病毒性淋巴结肿大；青壮年和中年应警惕恶性肿瘤，特别是淋巴肉瘤或甲状腺瘤，还应注意除外颈部结核，老年绝大多数为转移性恶性肿瘤，多来源于鼻咽部、扁桃体、喉部等。

根据发病期长短（即病程），数日者以颈部急性炎症居多，亦不能完全排除恶性肿瘤的可能性，如系老年男性多为恶性肿瘤；数年者，多属先天性疾患。

炎症患者的病史长短颇不一致，急性者可为几日，慢性者可长达几个月，甚至几年。

2. 视诊　立于患者正前方，解开患者领扣，使颈部充分暴露。注意是否两侧对称，有无肿胀，着色，明显搏动，结节，窦道，瘘管及肿块数目。检查者必须熟悉颈部各解剖三角的结构及颈部淋巴结群。有时通过视诊就可以对颈部肿块做出初步诊断，如甲状腺肿块随吞咽上下活动，甲状舌囊肿于伸舌时肿块可内缩，囊性水瘤可透光等。

3. 触诊　以手指掌面由上而下，由外而内，由浅及深对颈部三角区进行系统检查，触及肿块时应注意肿块部位、深浅、形状、大小、数目、质地（硬、软、实感或囊性感是否光滑或不平，有无压痛，活动度及有无搏动）。有时需双手进行检查，甚至手伸入口内压迫口底、舌根或咽侧壁进行双合诊。

炎性肿块一般有疼痛或压痛，可移动，表面发红并常伴有口腔或咽、喉等处炎性病灶，诊断不难但必须注意早期淋巴结转移病变也有并发感染的可能，而出现炎症征象如经抗炎治疗肿块仍不消失，应继续随诊观察，以排除转移性病变。

先天性肿块一般质地柔软，呈囊性，无痛，触之移动或有波动感，多为圆形或椭圆形，生长缓慢，有时伴有瘘管。转移性肿块一般质地坚实，开始多为单个、无痛、可移动，其部位多首先出现于其原发灶淋巴管所引流的区域。以后随着病程的进展，可由单个变为多个，由一侧发展成两侧，或一侧肿块彼此相互融合成串或成团，且与周围组织粘连，触之固定不动，有继发性感染者，甚至表面有糜烂溃疡。

4. 听诊　主要检查颈部肿块有无血管杂音（颈动脉体瘤）及气过声（咽或颈段食管憩室，可于吞咽时听到气过声）。

颅底分为前颅底和侧颅底临床疾病表现主要以耳、鼻、咽部症状为主，请见耳、鼻、咽部检查。

五、耳部检查法

（一）耳郭及耳周检查法

耳郭的检查以望诊和触诊为主，注意有无以下异常。

1. 耳郭畸形多为先天性，包括以下几种。①副耳郭（accessory auricle）：又称副耳，最常见。其耳郭正常，在耳屏的前方或后方有皮赘，触诊可初步确定副耳内有无软骨。②招风耳（bar ear）：由于耳轮和舟状窝向前下倾斜造成耳郭整体前倾。③猿耳（macacus ear）：耳轮后上部位突出呈三角状。④小耳（microtia）：耳郭发育不全，常伴外耳道、中耳或内耳畸形。小耳畸形分为 3 级：Ⅰ级主要为耳郭小，外耳道部分闭锁；Ⅱ级伴中耳畸形；Ⅲ级伴内耳畸形。⑤先天性耳前瘘管（congenital preauricularfistula）：多在耳轮脚前有瘘口，有时能挤压出白色皮脂样物，炎症时瘘管周围红肿，化脓期间有波动感，严重时脓肿破溃。

2. 耳郭囊肿耳甲腔或耳甲艇局限性隆起，伴从耳郭背面光照时透光阳性是耳郭假性囊肿积液的表现。

3. 耳郭炎性表现皮肤红肿、触痛、有簇状疱疹多为带状疱疹。伴同侧周围性面瘫或耳聋、眩晕等表现时称 Hunt's 综合征。

4. 耳后骨膜下脓肿，耳后沟消失、肿胀，有波动感，并将耳郭向前外方推移，应考虑为化脓性中耳乳突炎的颅外并发症。

5. 弥漫性耳郭红肿呈暗红色，是耳郭软骨膜炎的表现，常常是耳郭冻伤和外伤的结果，后期耳郭变形挛缩。

6. 耳屏前压痛尤其是张口痛和压痛，应考虑为颞颌关节炎或颞颌关节功能紊乱。

（二）外耳道及鼓膜检查法

患者受检耳朝正面，检查者相对而坐，检查用光源置于患者头部左上方，调整额镜的反光焦点投照于患者外耳道口。

1. 徒手检查法（manoeuvre method） 由于外耳道呈弯曲状，应用单手亦可用双手将耳郭后、上、外方轻轻牵拉，使外耳道变直；同时可用手示指将耳屏向前推压，使外耳道口扩大，以便看清外耳道及鼓膜。婴幼儿外耳道呈裂隙状，检查时应向下牵拉耳郭，方能使外耳道变直。检查外耳道时，首先应牵拉耳郭，如出现牵拉痛，常常伴外耳道软骨部局限性红肿，是外耳道疖肿的表现。外耳道耵聍为黄白色，一般为片状，有部分人的耵聍为褐色或酱油色液状呈油性耵聍，当耵聍堆积成团后经常为褐色硬块，需用苏打水软化后再清理。外耳道炎皮肤弥漫性红肿。外耳道黑污状物或黄白色片状分布的污物常为外耳道真菌的表现。外耳道有脓液时，早期化脓性中耳炎的脓液为透明稀薄，慢性化脓性为黏稠脓液并有臭味。需将脓液彻底洗净、拭干，以便窥清鼓膜。外耳道无黏液腺，当拭出黏液或黏脓时应考虑为中耳疾病，并有鼓膜穿孔。

2. 耳镜检查法（otoscopy） 当耳道狭小或炎症肿胀时，可使用漏斗状的耳镜（耳道撑开器）撑开狭窄弯曲的耳道，避开耳道软骨部耳毛，保证光源照入。耳镜管轴方向与外耳道长轴一致，以便窥见鼓膜。骨性耳道缺乏皮下脂肪，无伸缩性，故耳镜前端勿超过软骨部，以免引起疼痛。耳镜检查可采用双手或单手法。

查看鼓膜需要调整耳镜的方向，方能看到鼓膜的各个部分。可先找从鼓脐到前下方的光锥，然后相继观察锤骨柄、短突及前、后皱襞，区分鼓膜的松弛部和紧张部。正常鼓膜呈半透明乳白色，急性炎症时鼓膜充血、肿胀，鼓室内有积液时，鼓膜色泽呈橘黄、琥珀或灰蓝色，透过鼓膜可见液平面或气泡。鼓室硬化症时鼓膜增厚，或萎缩变薄，出现钙斑。胆固醇肉芽肿或颈静脉球高位、颈静脉球瘤表现为蓝鼓膜。鼓膜表面肉芽，需用鼓气耳镜（pneumatic otosope）鼓气观察，如肉芽伴随鼓膜运动是慢性肉芽型鼓膜炎的表现。

大疱性鼓膜炎在鼓膜表面特别是松弛部有暗红色疱疹。

鼓膜穿孔按其位置分为紧张部穿孔和松弛部穿孔，边缘性穿孔和中央性穿孔。化脓性中耳炎穿孔仅为针尖样大小，急性期有液体搏动，称“灯塔征”（+），无脓液时可用鼓气耳镜观察。

慢性化脓性中耳炎紧张部穿孔围绕锤骨柄呈肾形锤骨柄有时赤裸，严重时无残余边缘，锤骨柄亦腐蚀。后天原发性胆脂瘤早期在松弛部仅有黄白色饱满感，鼓膜逐渐出现穿孔。通过穿孔的鼓膜，可观察到鼓室黏膜是否充血、水肿，鼓室内有无肉芽、钙质硬化灶、息肉或胆脂瘤等，胆脂瘤为白色片状脱落鳞状上皮堆积成团，潮湿时如豆渣样。

为了判断鼓膜运动度及难以观察的小穿孔，需要借助具有放大和鼓气功能的耳镜，最常用的是鼓气耳镜（pneumatic otoscoe），即在漏斗型耳镜后端安装一放大镜，在耳镜的一侧通过一细橡皮管与橡皮球连接。检查时，将鼓气耳镜与外耳道皮肤贴紧，然后通过反复挤压、放松橡皮球，在外耳道内交替产生正、负压，引起鼓膜向内、向外的运动。鼓室积液或鼓膜穿孔时鼓膜活动度降低或消失，咽鼓管异常开放和鼓膜菲薄时鼓膜活动度明显增强。鼓气耳镜检查可发现细小的、一般耳镜下不易发现的穿孔。

使用自带光源和放大镜电耳镜检查（electro otoscopy），能观察鼓膜较细微的病变如扩张的微血管等。电耳镜便于携带，适用于卧床患者及婴幼儿。电耳镜与鼓气耳镜的结合，尤其适合门诊检查。

（三）咽鼓管功能检查法

咽鼓管的基本检查是经口咽部向上用间接鼻咽镜观察咽鼓管咽口和隆突的结构和状态。也可经鼻腔通过鼻窥镜进行检查。正常咽鼓管位于鼻咽部两侧，咽口被隆起的隆突包围，色淡红。当鼻咽部炎症时，隆突及咽口红肿，镜下可见鼻窦炎的脓涕分泌物阻塞咽口。儿童反复不愈的分泌性中耳炎要观察鼻咽部，以排除腺样体肥大压迫隆突和咽口。成年患者单侧不愈的分泌性中耳炎，也应警惕鼻咽肿瘤压迫咽鼓管口。直接观察咽鼓管管腔的情况，需采用直径小的纤维内镜伸入咽鼓管管腔。除上述咽鼓管形态检查外，还可用吞咽试验法、捏鼻鼓气法、声音抗鼓室压力测试等方法估价咽鼓管功能。

（四）音叉试验

音叉试验（tuning fork test）是门诊最常用的基本听力检查法。用于初步判定与鉴别耳聋性质，但不能判断听力损失的程度。音叉检查可验证电测听结果的正确性。每套音叉由 5 个钢质或合金材料所制，其结构由两个振动臂（叉臂）和一个叉柄组成。5 个倍频程频率首叉 C128、C256、C512、C1024、C2048，分别发出不问频率的纯首，其中最常用的是 C256 及 C512。

检查气导（air conduction，AC）听力时，检查者手持叉柄，向另一手掌的鱼际肌或肘关节处轻轻敲击叉臂（不要敲击过响以免产生泛音影响检查结果）。将振动的两叉臂末端与耳道口置于同一平面 1cm 处呈三点一线。检查骨导（bone conduction，BC）时，应将叉柄末端的底部压置于颅面骨上或鼓窦区。林纳试验（Rinne test，RT）又称气骨导比较试验，通过比较同侧耳气导和骨导听觉时间判断耳聋的性质。先测试骨导听力，当听不到音叉声时，立即测同侧气导听力。也可先测气导听力，气导消失时立即测同耳骨导听力。气导听力时间大于骨导时间（气导＞骨导或 AC＞BC），为阳性（+）。骨导时间大于气导时间（骨导＞气导或 BC＞A），为阴性。气导与骨导相等（AC=BC），以“（±）”示之。结果评价听力正常者，C256 音叉测试时，气导较骨导长 2 倍左右。（+）为正常或感音神经性聋。（–）为传导性聋，（±）为中度传导性聋或混合性聋。

连续音叉气骨导比较试验用于判断耳硬化患者镫骨底板是否固定。方法是用 5 个倍频程音叉分别作气骨导比较试验。镫骨底板完全固定者，各频程音叉都呈（–）。

韦伯试验（Webertest，WT）又称骨导偏向试验，用于比较受试者两耳的骨导听力。方法：取 C25l5 或 C512 音叉，敲击后将叉柄底部紧压于颅面中线上任何一点（多为前额或颏部），以“—”标明受试者判断的骨导偏向侧，而以“:”示两侧相等。结果评价“:”示听力正常或两耳听力损失相等；偏向耳聋较重侧，示病耳为传导性聋；偏向健侧，示病耳为感音神经性聋。

施瓦巴赫试验（Schwabachtest，ST）又称骨导比较试验，用于比较受试者与正常人（一般是检查者本人）的骨导听力。方法：当正常人骨导消失后，迅速测受试者同侧骨导听力，再按反向测试。受试者耳骨导较正常人延长为（+），缩短为（–），（±）示两者相似。结果评价：（+）为传导性聋，（–）为感音神经性聋，（±）为正常。

盖莱试验（Gelletest，GT）用于检查其镫骨底板是否活动。方法：将鼓气耳镜置于外耳道内，当橡皮球向外耳道内交替加减压力的同时，将振动音叉的叉柄底部置于鼓窦区。若镫骨活动正常，受试者感觉到随耳道压力的变化一致的音叉声强弱变化，为阳性（+），反之为阴性（–）。耳硬化或听骨链固定者为阴性。

第二节 上颌窦穿刺冲洗

【目的】 临床上诊断和治疗上颌窦疾病，特别是上颌窦炎的常用方法。

【适应证】

（1）有脓血鼻涕史，怀疑上颌窦炎，需行诊断穿刺。

（2）已确诊亚急性和慢性上颌窦炎，或鼻窦影像学检查显示上颌窦区浑浊，应行穿刺冲洗，或向窦腔内注入药物进行治疗。

（3）上颌窦穿刺造孔，通过内镜或活检钳行上颌窦检查或活检。

【禁忌证】

（1）7 岁以下儿童、窦腔尚未发育成熟。

（2）患者病情危重，难以耐受操作或小儿不合作。

（3）血友病、白血病等凝血功能不全或障碍的患者。

【操作前准备】

（1）患者的准备：告知患者及家属穿刺的目的及必要性，解释可能出现的并发症：面颊部皮下气肿、面颊部感染、眶内、翼腭窝气肿或感染、血管气栓、出血、药物过敏、手术不成功、麻醉意外、心脑血管意外等，并签署穿刺同意书。

（2）材料的准备：耳鼻喉综合治疗工作台或强光检查灯、额镜、前鼻镜、无菌棉片、1%麻黄碱溶液、1%丁卡因溶液、枪状镊、无菌弯盘、无菌 10 号穿刺针、5ml 及 50ml 注射器、培养皿、生理盐水等。

（3）操作者准备

1）携用物至床旁，核对床号、姓名、药名、治疗时间及病变位置。

2）操作者洗手，戴帽子、口罩、带额镜、对光源。

3）了解患者上颌窦穿刺的目的，全面掌握上颌窦穿刺的相关知识，并发症的诊断及处理。

【操作步骤】

（1）再次确认患者的病情：再次查体、查看检查结果，确认操作侧别，排除禁忌证。

（2）体位：患者坐于检查靠椅上，操作者佩戴额镜，麻醉和收缩鼻腔黏膜时取坐位。穿刺时站立于患者对面。

（3）麻醉：在无菌弯盘中用 1%麻黄碱溶液和 1%丁卡因溶液分别浸润棉片，先以麻黄碱棉片收缩穿刺鼻腔黏膜 1 次，再以丁卡因棉片麻醉下鼻道、下鼻甲黏膜约 5min，共 2 次。

（4）进针及穿刺：戴手套，取消毒穿刺针及新的前鼻镜。①在前鼻镜下选取进针点及方向，于下鼻甲前端之后 1.0～1.5cm 的下鼻甲附着处，即上颌窦骨壁最薄的鼻腔外侧壁，朝向同侧外眦进针。针尖斜面朝向鼻中隔；②操作者一手固定患者头部，另一手拇指、示指和中指持针，掌心顶住针尾，稍用力即可穿透骨壁，有“落空感”即停止。

（5）冲洗：①拔出穿刺针内芯，接好注射器或橡皮管，嘱患者低头并偏向健侧，张口呼吸；②回抽注射器，若有空气成脓液，证实穿刺针在上颌窦内，脓液可送检，再注入生理盐水（或甲硝唑注射液）冲洗，可嘱患者做擤鼻动作以帮助脓液洗出；③反复冲洗，直至脓液消失、水清为止；④记录冲洗出的液体的性质和量。

（6）注药：冲洗完毕后，可注入抗炎药物，如庆大霉素、地塞米松等。

（7）冲洗完毕后，按逆时针方向退出穿刺针；在下鼻道放入消毒棉片压迫穿刺处以止血；观察半小时无活动性出血后，即可取出。

（8）术后可复测患者脉搏及血压，观察术后反应，注意并发症。

测 试 题

1. 上颌窦穿刺时要掌握好进针的（　　）

A. 方向　B. 部位　C. 深度　D. 用力程度　E. 以上

2. 上颌窦穿刺多在下鼻道顶部，距下鼻道前端 1.5cm 处是因为：（　　）

A. 骨壁较薄　B. 离上颌窦较近　C. 血管较少　D. 无痛苦　E. 以上都不是

3. 1%的麻碱素滴鼻的主要目的（　　）

A. 收缩血管减轻炎证反应　B. 收缩血管，降低其通透性

C. 收缩血管，改善鼻腔通气和鼻窦引流　D. 收缩鼻黏膜抑制腺体分泌

E. 松弛平滑肌减轻鼻肺反射

4. 上颌窦穿刺最危险的并发证（　　）

A. 晕厥　B. 鼻黏膜撕裂出血

C. 空气栓塞　D. 面颊部肿胀

E. 眼球突出

5. 上颌窦穿刺最佳部位是（　　）

A. 中鼻道，中鼻甲附着处距中鼻甲前端 1～1.5cm　B. 下鼻道，下鼻甲附着处距下鼻甲前端 1～1.5cm

C. 下鼻道，下鼻道后端附着处　D. 靠近鼻腔底部

E. 下鼻道，下鼻甲附着处距下鼻甲前端 0.5～1cm

6. 下鼻甲后端距咽鼓管咽口距离（　　）

A. 0.5～1.0cm　B. 1.0～1.5cm　C. 1.5～2.0cm

D. 0.5～1.5cm　E. 1.0～2.0cm

7. 上颌窦没有哪个壁（　　）

A. 上壁　B. 底壁　C. 前壁　D. 外侧壁　E. 后外侧壁

8. 鼻窦炎发病率最高的是（　　）

A. 上颌窦　B. 额窦　C. 前组筛窦　D. 后组筛窦　E. 蝶窦

9. 上颌窦穿刺时，若疑发生气栓时，应立即将患者置于（　　）

A. 头低位和右侧卧位　B. 头低位和左侧卧位

C. 头高位和右侧卧位　D. 头高位和左侧卧位

E. 头平位和左侧卧位

第三节 鼻出血鼻腔填塞止血

【目的】 压迫止血。

【适应证】

（1）出血较剧烈的鼻腔前部出血。

（2）鼻腔后部或不明部位出血。

【禁忌证】 其他全身性的严重疾病。

【操作前准备】

（1）患者的准备：告知患者及家属鼻腔填塞的目的及必要性，解释可能出现的并发症：头痛、头晕等。

（2）材料的准备：耳鼻喉综合治疗工作台或强光检查灯、额镜、前鼻镜、枪状镊、弯盘、棉片、凡士林油纱条、1%麻黄碱溶液、1%丁卡因溶液、消毒棉片水等。

（3）操作者准备

1）携用物至检查靠椅旁，核对床号、姓名、，询问有无药物（尤其是麻药）过敏史，简述基本操作过程及患者需配合的要点。

2）操作者洗手，戴帽子、口罩、带额镜、对光源。

【操作步骤】

（1）再次确认患者的病情：再次查体、查看检查结果，确认操作侧别，排除禁忌证。

（2）体位：患者坐于检查靠椅上，操作者佩戴额镜坐于患者对面。

（3）麻醉：取1%麻黄碱溶液棉片收缩鼻腔黏膜，再用1%丁卡因溶液棉片放入下鼻道，下鼻甲、中鼻道、中鼻甲，黏膜表面麻醉2～5min，必要时予以2次麻醉。

（4）寻找出血点：用前鼻镜撑开前鼻孔，尽可能看清出血部位和周围鼻腔结构，确认操作指征。

（5）填塞过程

1）让患者端弯盘于下颌下方，检查者戴手套；

2）以枪状镊和前鼻镜操作，将纱条一端双叠约10cm，将其折叠置于鼻腔后上部嵌紧，然后将双叠的纱条分开，短端平贴鼻腔上部，长端平贴鼻腔底，形成一向外开放的“口袋”。

3）将长纱条末端填入“口袋深处，自上而下、从后向前进行填塞，使纱条紧紧填满鼻腔。

4）剪去前鼻孔多余的纱条。

5）用干棉球填入前鼻孔，并用胶布固定。

测 试 题

1. 中鼻甲平面以下严重的鼻出血，鼻腔填塞无效应结扎的动脉是（　　）

A. 颈外动脉　B. 颈内动脉　C. 筛前动脉　D. 筛后动脉　E. 眼动脉

2. 鼻出血最常见的是（　　）

A. 鼻前庭　B. Little 动脉区　C. 鼻腔后端　D. 下鼻甲下缘　E. 中鼻甲下缘

3. 老年人后鼻出血的主要来源（　　）

A. 利特尔动脉丛　B. 克氏静脉丛　C. 吴氏鼻—鼻咽静脉丛　D. 鼻中隔　E. 中鼻甲

4. 下列引起鼻出血的原因正确的是（　　）

A. 鼻中隔偏曲　B. 鼻咽癌　C. 高血压　D. 尿毒症　E. 以上都对

5. 鼻腔纱条填塞时间（　　）

A. 凡士林纱条一般不超过2日　B. 抗生素纱条不超过5日

C. 碘仿纱条不超过7日　D. 以上均是

E. 以上均不是

6. 处理鼻出血的方法哪一项是错位的（　　）

A. 轻微出血可采用局部止血法
B. 找不到出血点时可先用鼻孔填塞
C. 凡有鼻出血均采用后鼻孔填塞
D. 有明确出血点可用冷冻货电灼止血
E. 局部止血同时全身可适当应用止血药

7. 难治性鼻出血较好的止血方法是（　　）
A. 填塞　B. 结扎颈外动脉　C. 导管栓塞法
D. 输血　E. 以上都不是

8. 下列哪项不是鼻中隔黎氏区的血管（　　）
A. 筛前动脉　B. 筛后动脉　C. 腭大动脉
D. 鼻腭动脉　E. 内眦动脉

9. 引起鼻出血最常见局部原因是（　　）
A. 慢性鼻炎、鼻窦炎　B. 有害粉尘及气体的长期刺激作用　C. 外伤
D. 过敏性鼻炎　E. 鼻特殊传染病

第四节　鼻腔鼻窦负压置换疗法

【目的】 吸引鼻腔内分泌物，促进鼻窦引流，利用负压使药液进入鼻窦以达到治疗目的。

【适应证】 慢性化脓性全组鼻窦炎，尤其是儿童鼻窦炎。

【禁忌证】

（1）急性鼻窦炎或慢性鼻窦炎急性发作期，用此法可能加重出血或使感染扩散。

（2）鼻腔肿瘤。

（3）高血压患者因所用麻黄碱、所取头位及鼻内真空将使头疼加重。

（4）局部损伤或血友病、白血病等导致鼻部有出血倾向的疾病。

【操作前准备】

（1）患者的准备：告知患者及家属操作目的及必要性，解释可能出现的并发症：头痛、耳痛、鼻出血、头晕、恶心、呕吐等。

（2）材料的准备：橄榄头、负压吸引装置、滴管、面巾纸、1%麻黄碱滴鼻液和相应的治疗药物（抗生素或激素等）。

（3）操作者准备

1）核对床号、姓名、药名、病变侧别。

2）操作者洗手，戴帽子、口罩。

3）了解患者操作的目的，全面掌握相关知识，并发症的诊断及处理。询问有无药物过敏史，简述基本操作过程和配合要点。

【操作步骤】

（1）再次确认患者的病情：再次查体、查看检查结果，确认操作侧别，排除禁忌证。

（2）先嘱患者仰头：沿两侧鼻孔贴壁缓慢滴入1%麻黄碱滴鼻液3～5滴，收缩鼻黏膜，使窦口打开（儿童使用0.5%麻黄碱滴鼻液，若为萎缩性鼻炎禁用麻黄碱滴鼻液）。2～3min后嘱患者擤尽鼻涕。

（3）体位：嘱患者仰卧垫肩，头尽量后垂使下颌部和外耳道口的连线与水平线（即床面）垂直。

（4）每侧自前鼻孔滴入2～3ml治疗药液：嘱患者张口呼吸，并在吸引期间连续发“开、开、开”音，使软腭上抬并关闭咽腔（若幼儿不能合作者，其哭泣时软腭已自动上举，封

闭鼻咽部，即使不发“开、开、开”音，也能达到治疗效果）。

（5）保持患者卧位：用面巾纸轻压一侧鼻翼，封闭该侧前鼻孔，用连接吸引器（负压＜24kPa）的橄榄头紧塞对侧鼻孔，1～2s 后迅速移开。

（6）一侧重复 6～8 次，双鼻孔交替进行，使鼻窦内分泌物吸出的同时，药液进入鼻窦。

测　试　题

1. 慢性化脓性全组鼻窦炎的患者行负压置换疗法，要求患者仰卧位，肩下垫枕，颈伸垂头，特别要求颏部与外耳道口之间连线与床面垂直是为了（　　）

A. 使口、咽、喉与支气管疾病在一条直线上　　B. 使所有鼻窦的窦口均位于下方

C. 便于医生的操作　　D. 便于随时 X 线的拍摄

E. 以上都不是

2. 负压置换疗法，吸引器产生的负压不宜太大，一般不超过（　　）

A. 16kPa　　B. 18kPa　　C. 20kPa　　D. 22kPa　　E. 24kPa

第五节　环甲膜穿刺术

【目的】　通过穿刺建立一个新的呼吸通道，缓解病人呼吸困难和窒息。

【适应证】

（1）紧急缓解喉梗阻：来不及做气管切开，包括急性上呼吸道梗阻，紧急的喉源性呼吸困难（如白喉、喉头水肿等）；头面部严重外伤导致上呼吸道梗阻，需立即保持呼吸道通畅；气管插管有禁忌证或病情紧急需快速开放气道时。

（2）喉、气管注射药液：注射表面麻醉药进入喉、气管内，为喉、气管内其他操作做准备，声门下喉、气管治疗药物，导引支气管留置给药管，湿化痰液等。

【禁忌证】　有出血倾向者。

【操作前准备】

（1）患者的准备：告知患者及家属穿刺术的目的及必要性，解释可能出现的并发症：皮下气肿、气胸、纵隔气肿、气管食管瘘、假道形成、伤口出血等。并签署穿刺同意书。

（2）材料的准备：环甲膜穿刺针、注射器、棉签、碘伏、头灯、胶带，2%利多卡因注射液或其他气管内注射用药物。

（3）操作者准备

1）核对床号、姓名、药名。

2）操作者洗手，戴帽子、口罩。

3）了解患者穿刺的目的，全面掌握穿刺的相关知识，并发症的诊断及处理。

【操作步骤】

1. 再次确认患者的病情　再次查体、查看检查结果。

2. 体位　患者平卧位或斜坡卧位，头后仰。

3. 麻醉　紧急情况下一般无需麻醉，声门下滴药，可与局麻 2%利多卡因注射液浸润麻醉。

4. 穿刺过程　分为以下几个步骤。①消毒：以碘伏棉签消毒环甲膜前方的皮肤至少两遍。②戴无菌手套后，左手示指和拇指确定甲状软骨和环状软骨的位置，嘱患者在操作过程全程尽量不吞咽、不咳嗽。③左手固定环甲膜处的皮肤，右手持穿刺针垂直刺入环甲膜，有落空感即可停止，回抽注射器有空气抽出（上呼吸道梗阻者，此时可有气体冲出，呼吸

困难可及时缓解）。④固定：穿刺针固定于垂直位置，避免针头上下滑动。

测　试　题

紧急抢救喉阻塞的病人，行环甲膜切开术，待呼吸困难缓解后转为常规气管切开术不宜超过（　　）

A. 12h　　B. 24H　　C. 48h　　D. 72h　　E. 以上都不上

第六节　气管切开术

【目的】 解除喉梗阻，恢复呼吸道通畅，改善肺部换气功能，便于吸出下呼吸道分泌物。

【适应证】

（1）咽部阻塞导致的呼吸困难，如咽部脓肿或者咽部肿瘤。

（2）喉阻塞：喉部炎症、肿瘤、外伤、异物等引起的严重喉阻塞。

（3）破伤风患者可以气管切开预防喉痉挛。

（4）下呼吸道分泌物潴留、排除困难，如重度颅脑损伤、呼吸道烧伤、严重胸部外伤、颅脑肿瘤、昏迷、神经系统病变等。

（5）作为前置手术：某些口腔、鼻咽、颌面、咽、喉部的全麻手术，为保持术后呼吸道通畅可以提前气管切开。

（6）为长期应用人工辅助呼吸提供方便。

【禁忌证】

（1）紧急情况时没有绝对禁忌证。

（2）非紧急情况下需完善相关检查排除凝血功能异常。患者血氧饱和度若低于90%应先以其他方式提升氧储备。

【操作前准备】

1. 患者的准备　告知患者及家属气管切开术的目的及必要性，解释可能出现的并发症：皮下气肿、气胸及纵隔气肿、出血、拔管困难、气管食管瘘、伤口感染等，并签署穿刺同意书。

2. 材料的准备　气管切开包、气管套管、无菌手套、氧气机氧气管、吸引器及吸痰器、注射器、棉签、纱条、碘伏、1%利多卡因注射液、生理盐水、头灯或手术灯。

3. 操作者准备

（1）核对床号、姓名。简述基本过程和配合要点。

（2）操作者洗手，戴帽子、口罩、带额镜、对光源。

（3）了解患者气管切开术的目的，全面掌握气管切开术的相关知识，并发症的诊断及处理。

【操作步骤】

1. 再次确认患者的病情　再次查体、查看检查结果，检查患者血氧饱和度，排除禁忌证。

2. 体位　一般仰卧位，垫肩，头后仰，保持头部正中位。

3. 消毒铺巾　初步定位，以环状软骨下 1/2 横指为中心，由内向外消毒皮肤，直径15cm，碘伏至少消毒 2 遍，注意勿留空隙，棉签不要返回已消毒区域。铺三块无菌巾：先自每一侧肩部至对侧上胸部各一块，最后一块仅展开部分，横行覆于上颈部，注意不能覆盖口鼻。无菌巾内缘距定位切口 2～3cm。

4. 麻醉 一般采用局部麻醉，沿颈前正中上自甲状软骨下缘，下至胸骨上窝，以 1% 利多卡因注射液浸润麻醉，对于昏迷，危重或窒息患者，若患者已无知觉也可不予以麻醉。

5. 手术操作过程

（1）切开：穿戴好无菌手套后，（纵切口）自甲状软骨下缘至胸骨上缘，沿颈前正中线切开皮肤和皮下组织和颈阔肌。（横切口）颈前环状软骨下约 3cm 处，沿颈前皮肤横纹作 4～5cm 切口，切开皮肤、皮下组织及颈阔肌。

（2）分离气管前组织：将颈深筋膜在两侧胸骨舌骨肌之间切开，自上向下分离，胸骨舌骨肌及胸骨甲状肌自中线用血管钳钝性分离，分离过程中从两侧用相等力量牵开，保持气管位于切口正中，并经常用左手示指探触气管环，以防气管被牵连移位。若甲状腺峡部过宽，影响气管暴露，可用拉钩将峡部向上牵引，必要时可将峡部夹持切断缝扎。

6. 切开气管 与第 2～4 气管环处，用尖刀片自下向上挑开 2 个气管环。注意切开气管时应注意勿损伤气管后壁，以防发生气管食管瘘，气管的第一环及环状软骨不可切断，以免遗留喉狭窄。若时间允许，在切开气管前应妥善止血。

7. 插入气管套管 气管切开后，应用弯钳或气管切口扩张器，撑开气管切口，从一侧顺气管方向插入带有管芯的气管套管，插入后迅速取出管芯，检查是否有气流进出，洗净分泌物，将球囊打气，再次检查切口有无出血。

8. 固定套管 套管两侧系以纱带固定于颈部两侧，松紧度以能插入 2 指为宜，切口一般不予以缝合，若皮肤切口过长，可将套管上方创口缝合 1～2 针，下方不予以缝合，以免形成皮下气肿。套管周围伤口内放置油纱或碘仿纱条（一般 1～2 日后取出），应一块无菌开口纱布垫于伤口与套管之间。

测 试 题

1. 常规气管切开术，气管环切开的位置是（　　）

A. 第 1 环　　B. 第 1、2 环　　C. 第 3、4 环
D. 第 5 环　　E. 上述均可

2. 下列哪一项不是气管切开术后护理的要点（　　）

A. 防止套管阻塞或脱出　　B. 维持下呼吸道通畅　　C. 防止感染
D. 抗炎　　E. 禁声

3. 气管切开术后并发皮下气肿的原因有误的是（　　）

A. 暴露气管时周围软组织剥离过多　　B. 皮肤切口过长，空气易由切开口两端漏出
C. 切开气管或插入套管后，发生剧烈咳嗽，促使气肿形成　　D. 缝合皮肤切口过于紧密
E. 气管切口过长，空气易由切口两端漏出

4. 患者于气管切开后逐渐出现呼吸短促，听诊心音低且遥远，应首先怀疑的并发症为（　　）

A. 皮下气肿　　B. 气胸　　C. 纵隔气肿
D. 继发性出血　　E. 肺气肿

5. 气管切开后术腔出现大出血，应立即（　　）

A. 应用止血药物，密切观察　　B. 在套管周围填入凡士林纱条，压迫止血
C. 打开切口，寻找并结扎出血点　　D. 换上带套囊的气管套管
E. 行气管插管

6. 气管切开是若甲状腺峡部过宽，影响气管前壁暴露，应该（　　）

A. 切断并结扎甲状腺峡部　　B. 向上分离，在峡部上方暴露并切开气管前壁
C. 向下分离，在峡部下方暴露并切开气管前壁　　D. 停止手术，立即行气管插管

E. 停止气管切开，立即转行环甲膜穿刺切开

7. 切开气管前壁时划破气管后壁黏膜，可出现（　　）

A. 气胸　　B. 拔管困难　　C. 气食道瘘

D. 呼吸困难、窒息　　E. 大出血

8. 气管切开术中损伤环甲软骨，可出现（　　）

A. 气胸　　B. 拔管困难　　C. 气食道瘘

D. 呼吸困难、窒息　　E. 大出血

第七节　扁桃体周脓肿穿刺、切开排脓

【目的】 明确脓肿是否形成及脓腔部位，将脓液抽出利于恢复。

【适应证】 咽痛剧烈，张口受限，局部充血肿胀明显，有波动感。

【禁忌证】 扁桃体周脓肿未形成者。

【操作前准备】

1. 患者准备

（1）向患者解释脓肿穿刺的目的、操作方法、可能风险，确认患者无操作禁忌。

（2）告知需要配合的事项（取坐位，尽量张口）。

2. 材料准备 2%丁卡因溶液、16～18号粗针头、注射器、压舌板。

3. 操作者准备

（1）携用物至床旁，核对床号、姓名、药名、及脓肿位置。

（2）操作者洗手，戴帽子、口罩、带额镜、对光源。

（3）了解患者扁桃体周脓肿穿刺的目的，全面掌握扁桃体周脓肿穿刺、切开的相关知识，并发症的诊断及处理。

【操作步骤】

1. 医生戴额镜对光 坐于患者对面，于局部喷2%丁卡因溶液，可反复多次麻醉。

2. 于脓肿最隆起处刺入 穿刺时，应注意方位，不可刺入太深，以免误伤咽旁间隙内大血管，针进入脓腔，既有脓液抽出。

3. 切开排脓 在穿刺有脓处，或者选择最隆起和最软化处切开，或从悬雍垂根部作一水平线，另从舌腭弓内侧缘作一垂直线，于两线的交点处，切开黏膜及浅层组织，用长弯血管钳向后外方向顺肌纤维走向撑开软组织，直达脓腔，充分排脓。

4. 脓肿切开后 每日在原切口处扩张引流，直至无脓液时为止。

测　试　题

1. 最常见的扁桃体周脓肿致病菌错误的是（　　）

A. 乙型溶血性链球菌　　B. 甲型草绿色链球菌　　C. 厌氧菌

D. 肺炎双球菌　　E. 金黄色葡萄球菌

2. 扁桃体周脓肿诊断方法最有价值的是（　　）

A. 血培养　　B. B超　　C. 脓肿穿刺抽脓

D. 咽部X线平片　　E. 咽部CT或咽部MRI

3. 扁桃体周脓肿常见并发症是（　　）

A. 咽后壁脓肿　　B. 咽旁脓肿　　C. 智牙冠周炎

D. 智牙冠周脓肿　　E. 以上都是

4. 前上型扁桃体周脓肿穿刺的部位正确的是（　　）

A. 脓肿最隆起处
B. 腭垂尖端与最后磨牙连续的中点
C. 腭垂底与最后磨牙连线中点上 1cm
D. 扁桃体上隐窝
E. 舌腭弓边缘的中点

5. 某患者，扁桃体炎急性发作 5 日，伴高热，张口伴疼痛，说话含糊不清，患侧下颌角淋巴结肿大，诊断为扁桃体周脓肿，其张口困难时因为（　　）

A. 咽上缩肌受累　B. 翼内肌受累　C. 翼外肌受累
D. 茎突舌骨肌受累　E. 咬肌受累

6. 患者，发热 2 日，伴咽旁和颈部剧痛，吞咽困难，说话不清，查体：患侧扁桃体及咽侧壁向中线膨隆，但扁桃体未查及异常，最可能的诊断（　　）

A. 扁桃体周脓肿（前上型）
B. 扁桃体周脓肿（后上型）
C. 咽后壁脓肿
D. 咽旁脓肿
E. 智齿冠周炎

7. 易侵及颈内动脉、颈内静脉引起严重出血和血栓性静脉炎的是（　　）

A. 咽旁脓肿　B. 咽后脓肿　C. 脓性颌下炎
D. 扁桃体周脓肿　E. 贝佐德脓肿

第八节　外耳道冲洗

【目的】 冲出外耳道深部不宜取除的碎软耵聍、微小异物或已软化的耵聍栓。

【适应证】 外耳道深部有不宜取除的碎软耵聍、微小异物或已软化的耵聍栓的患者。

【禁忌证】 急性中耳炎鼓膜穿孔，鼓膜外伤呈裂孔状，外耳道湿疹及外耳道炎。

【操作前准备】

1. 患者准备

（1）向患者解释外耳道冲洗的目的、操作方法、可能风险，确认患者无操作禁忌。

（2）告知需要配合的事项（取坐位，头略偏向对侧；患耳稍向上，同侧颈及肩部围以治疗巾；患者手托弯盘紧贴耳垂下颈部皮肤）。

2. 材料准备 耳冲洗器（或 50ml 注射器）、弯盘、温生理盐水、纱布、棉签、额镜、耳镜。

3. 操作者准备

（1）携用物至床旁，核对床号、姓名、药名、治疗时间及病耳位置。

（2）操作者洗手，戴帽子、口罩、带额镜、对光源。

（3）将温水调整适宜（最好与体温相近，过冷过热均可引起眩晕）。

（4）了解患者外耳道冲洗的目的，全面掌握外耳道冲洗的相关知识，并发症的诊断及处理。

【操作步骤】

（1）医生戴额镜对光，先检查外耳道。

（2）嘱患者手托深弯盘紧靠冲洗耳颈侧，拉直耳道，将冲洗器头置于外耳道口，使冲入的水流方向成 30°向外耳道后上壁（避免触及外耳道深部，损伤皮肤，更不可将冲洗器头塞得太深而伤及鼓膜；冲入水流的速度不宜太急）。

（3）冲洗后将耳道内水倒出，拭干。

（4）复查鼓膜及外耳道壁的情况而记录之，如有无充血、出血、穿孔等。

（5）冲洗后用乙醇轻拭外耳道。

（6）整理用物。

测　试　题

1. 禁忌外耳道冲洗的情况是（　　）

A. 鼓膜穿孔　B. 外耳道狭窄　C. 外耳道异物　D. 耵聍栓塞

2. 适合应用外耳道冲洗的情况是（　　）

A. 外耳道耵聍　B. 鼓膜穿孔　C. 外耳道湿疹　D. 外耳道炎

3. 外耳道冲洗所用的水温过冷过热均可引起（　　）

A. 眩晕　B. 耳鸣　C. 耳聋　D. 鼓膜穿孔

4. 外耳道冲洗时，冲入的水流方向与外耳道后上壁成角应为（　　）

A. 10°　B. 20°　C. 30°　D. 40°

5. 外耳道冲洗患者体位为（　　）

A. 平卧位，患耳朝上。　B. 侧卧位，患耳朝上。

C. 坐位，头略偏向对侧，患耳稍向上。　D. 坐位，头略偏向患侧，患耳稍向上。

6. 下列不属于外耳道冲洗所需准备的材料是（　　）

A. 耳冲洗器（或50ml注射器）　B. 弯盘

C. 温生理盐水　D. 枪状镊

7. 下列不属于外耳道冲洗的并发症的是（　　）

A. 鼓膜穿孔　B. 眩晕　C. 急性外耳道炎　D. 耳聋

8. 下列属于外耳道冲洗过程中患者出现眩晕的可能原因的是（　　）

A. 患者空腹的情况下进行外耳道冲洗　B. 冲洗液过冷或过热

C. 冲洗时间过长　D. 患者情绪紧张

第九节　鼓膜穿刺及切开、置管

【目的】　用于诊断和治疗渗出性中耳炎、中耳积液、大疱性中耳炎。

【适应证】　渗出性中耳炎、中耳积液、大疱性中耳炎。

【禁忌证】

（1）颈静脉球体瘤（鼓室型）。

（2）严重心脏病或血液病者。

【操作前准备】

1. 患者准备

（1）向患者解释鼓膜穿刺及切开、置管的目的、操作方法、可能风险，确认患者无操作禁忌。

（2）告知需要配合的事项（成人局麻者可取坐位，儿童全麻者与耳部手术相同。幼儿不用麻醉时，将小儿的上肢伸直并紧贴躯干两侧，下肢伸直，用一被单将小儿裹紧。一助手将小儿头部固定。另一助手将小儿身体固定，即可施行手术。）

2. 材料准备　外耳道和鼓膜表面用75%乙醇消毒、耳镜、鼓膜穿刺针（7号针针头斜面磨短）、鼓膜切开刀、细吸引管、卷棉子、通气管。

3. 操作者准备

（1）携用物至床旁，核对床号、姓名、药名、治疗时间及病耳位置。

（2）操作者洗手，戴帽子、口罩、带额镜、对光源。

（3）了解患者鼓膜穿刺及切开、置管的目的，全面掌握鼓膜穿刺及切开、置管的相关知识，并发症的诊断及处理。

【操作步骤】

（1）鼓膜穿刺术坐位。耳郭、耳道、鼓膜用75%乙醇消毒，自鼓膜后下部刺入（切勿过深，刺入后固定针头进行抽吸，也可向鼓室内注入药液（如糜蛋白酶、激素等）。穿刺完毕后，耳道内塞入乙醇棉球，1日后取出。

（2）鼓膜切开术用鼓膜切开刀于鼓膜后下部作弧形切口，并以细长吸引管吸取。切开不宜过深，以免损伤中耳组织。

（3）置管术切开鼓膜后将系有黑丝线长约0.5cm的两端稍膨大之通气管斜行嵌入切口处放平，借此以引流。

（4）整理用物。

测 试 题

1. 分泌性中耳炎治疗行鼓膜置管术适应证不包括（　　）
A. 病程延长，经久不愈　B. 反复发作
C. 形成“胶耳”　D. 咽鼓管功能不能短期内恢复
E. 小儿不配合

2. 患儿，男，8岁，左耳分泌性中耳炎，鼓室积液，用波氏球咽鼓管吹张法，症状未见好转，清除中耳积液，首先（　　）
A. 鼓膜切开术　B. 鼓膜穿刺术　C. 鼓室置管术
D. 腺样体切除术　E. 以上都不是

3. 分泌性中耳炎性鼓膜穿刺术符合的治疗原则是（　　）
A. 改善中耳通气引流　B. 清除中耳积液　C. 改善咽鼓管功能
D. 病因治疗　E. 以上都不是

4. 鼓膜穿刺或鼓膜切开时常选择的鼓膜区域是（　　）
A. 前上象限　B. 前下象限　C. 后上象限
D. 后下象限　E. 以上都可

5. 鼓膜切开术适应证（　　）
A. 鼓膜穿孔太小，引流不畅　B. 炎症已消退，鼓膜穿孔长期不愈合
C. 有并发症，但暂不需行乳突手术　D. 全是症状较重，鼓膜明显膨隆，一般治疗无明显缓解
E. 鼓膜穿孔，大量耳漏

第十节　耳石症检查及手法复位

【目的】 确诊及治疗耳石症。

【适应证】 耳石症患者。

【禁忌证】

【操作前准备】

1. 患者准备

（1）向患者解释耳石症检查的目的、操作方法、可能风险，确认患者无操作禁忌。

（2）告知需要配合的事项。

2. 材料准备 检查床。

3. 操作者准备

（1）核对床号、姓名、操作者洗手，戴帽子、口罩。

（2）了解耳石症检查的目的，全面掌握耳石症检查的相关知识，并发症的诊断及处理。

【操作步骤】

1. 耳石症检查

（1）Dix-Hallpike 位置性试验：患者坐于检查床上，检查者位于患者前方，双手把持其头部，向右转 45°，保持此头位不变。同时将体位迅速改变为仰卧位，头向后悬垂于床外，与水平面呈 30°。头位始终保持右转 45°不变，观察眼震和眩晕情况，本体位保持 30～60s。眼震消失后立即坐起再查眼震，观察 30s。然后依同法检查另一侧。

（2）仰卧位转头试验：患者端坐于检查台上，继之由检查者辅助其迅速平卧，随后将头先后向左侧或右侧旋转 90°，观察眩晕及眼震的情况。典型的水平半规管性良性阵发性位置性眩晕在仰卧侧头试验时仅经历短暂几秒潜伏期，即迅速出现剧烈的旋转性眩晕和向地性眼震，持续时间 30～60s，屡次重复本试验均无疲劳性。

2. 耳石症手法复位

（1）Epley 耳石复位法：见图 13-1。①将患者头向患侧旋转 45°（A），从坐位快速变成仰卧位（头部后仰不宜过大，10 度左右即可），患耳向下，患者出现典型的眼震（B）。②待眼震或眩晕症状消失后保持该位置 30s～1min，颈部保持伸展位，头转向对侧 90°（C）。③头与身体的角度不变，让患者健侧卧位，头呈俯卧位（头部相当于转了 180°）（D）。④30s～1min 后头转向正前方让患者缓慢坐起，呈头直位，游动的微粒从后半规管沿总脚进入椭圆囊（E）。

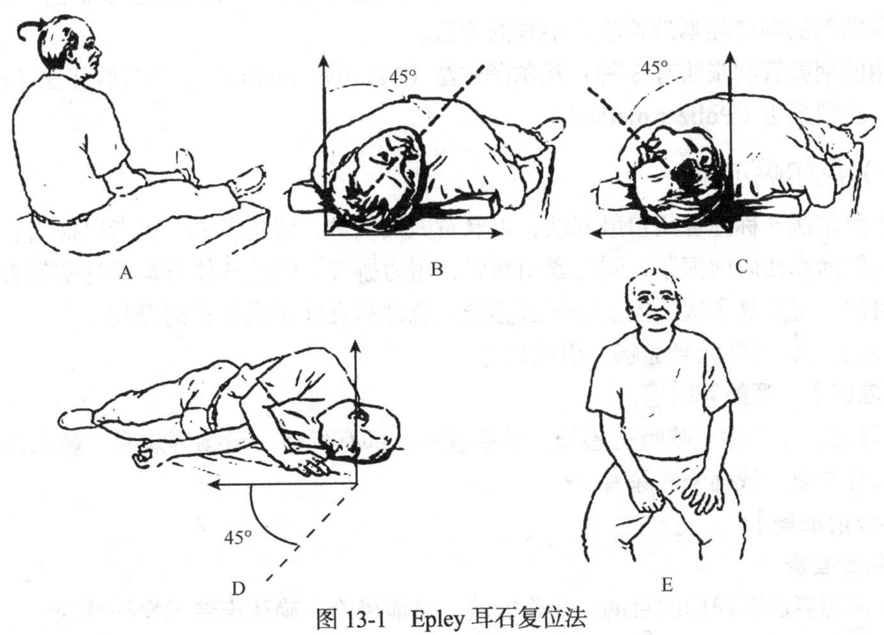

图 13-1 Epley 耳石复位法

（2）Barbecue 翻滚复位法：见图 13-2。右侧患耳：①患者仰卧（A）；②头向健侧转动 90°（B）；③身体转动 180°由仰卧变为俯卧而头位保持不变（C）；④继续转头 90°至面部向下（D）；⑤继续转头 90°至患耳向下（E）；⑥恢复直立（F）。每次头位变换须在半秒钟内完成，每一体位保持 30～60s，直至眼震消失，头部共转动 270°。

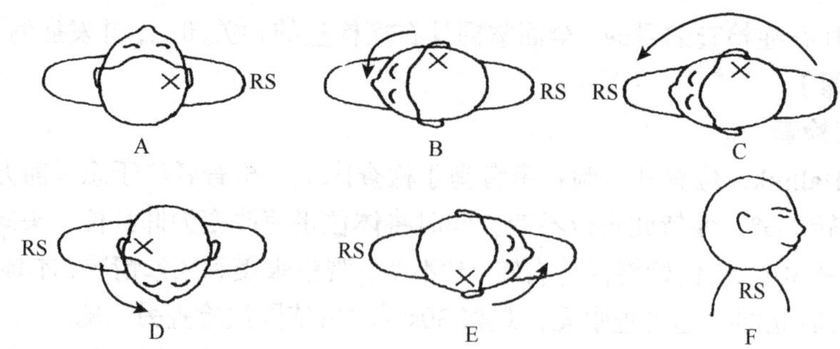

图 13-2 Babecue 翻滚复位法

测 试 题

1. 外半规管受刺激后，产生水平眼震的现象符合（　　）

A. Ewald Ⅰ law　　B. Ewald Ⅱ law　　C. Flouren law

D. Hopkins theory　　E. travelling wave theory

2. 冷热试验，受检者平卧，头前倾 30° 是为了（　　）

A. 防止受检者因刺激后眩晕而跌倒　　B. 检查水平半规管的功能

C. 检查后垂直半规管的功能　　D. 检查上垂直半规管的功能

E. 方便受检者带 F 氏镜观察眼震

第十一节　咽鼓管吹张法

咽鼓管吹张法（Eustachian tube inflation）：是通过规定的动作或应用简单的器械，将空气从鼻咽部的咽口经咽鼓管吹入中耳的方法。

常用的咽鼓管吹张法有 3 种：瓦尔萨尔法（Valsalva method）、导管吹张法（catheterization）、波利策法（Polizer method）。

（一）瓦尔萨尔法

瓦尔萨尔法又称捏鼻闭口鼓起法，以麻黄碱液滴鼻，清楚鼻涕，患者以拇指和示指将自己的两侧前鼻孔向内捏紧，同时紧闭双唇，用力摒气，促使气体自鼻腔达咽鼓管，以达到通气目的，可反复多次，但上呼吸道感染、急性鼻炎伴脓涕增多时禁用。

【目的】 促使咽鼓管通畅、引流良好。

【适应证】 咽鼓管阻塞。

【禁忌证】 急性上呼吸道感染，鼻腔或鼻咽部有炎症、溃疡等病变，鼻出血，鼻腔或鼻咽部有脓液、脓痂未清除者。

【操作前准备】

1. 患者准备

（1）向患者解释操作的目的、操作方法、可能风险，确认患者无操作禁忌。

（2）告知需要配合的事项，将鼻腔分泌物清理干净。

2. 材料准备 橡皮吹气球一个，橄榄式接头一只，听诊橡皮管一根。

3. 操作者准备

（1）携用物至床旁，核对床号、姓名、药名、治疗时间及病耳位置。

（2）操作者洗手，戴帽子、口罩。

（3）了解患者操作的目的，全面掌握咽鼓管吹张的相关知识，并发症的诊断及处理。

【操作步骤】

（1）患者取坐位，先清除鼻腔分泌物。

（2）嘱患者含水一口，将橡皮吹气球前端的橄榄头塞入患者一侧鼻孔，并以手指按住患者另一侧鼻孔。

（3）告知患者将水吞下，同时迅速捏紧橡皮球，将球内气体压入，反复多次。

（二）导管吹张法

导管吹张法同瓦尔萨尔法。

（三）波利策法

【目的】　促使咽鼓管通畅、引流良好。

【适应证】　小儿及不合作成人。

【禁忌证】　急性上呼吸道感染，鼻腔或鼻咽部有炎症、溃疡等病变，鼻出血，鼻腔或鼻咽部有脓液、脓痂未清除者。

【操作前准备】

1. 患者准备

（1）向患者解释操作的目的、操作方法、可能风险，确认患者无操作禁忌。

（2）告知需要配合的事项，将鼻腔分泌物清理干净。

2. 材料准备　咽鼓管导管，听诊橡皮管，橡皮吹气球，1%麻黄碱溶液，1%盐酸丁卡因溶液。

3. 操作者准备

（1）携用物至床旁，核对床号、姓名、药名、治疗时间及病耳位置。

（2）操作者洗手，戴帽子、口罩。

（3）了解患者操作的目的，全面掌握咽鼓管吹张的相关知识，并发症的诊断及处理。

【操作步骤】

（1）患者取坐位，先清除鼻腔分泌物。

（2）麻醉：以1%麻黄碱溶液和1%盐酸丁卡因溶液收缩和麻醉鼻腔黏膜。

（3）先将听诊管一端的橄榄头塞于患者一侧耳的外耳道，另一头塞入检查者的外耳道口，检查者右侧持导管末端，前端开口向下，插入前鼻孔后，沿鼻腔底部缓缓伸达鼻咽部。

（4）当导管前段到达鼻咽后壁时，将导管向受试侧旋转 90°，并向后略退出少许，此时导管落入咽鼓管咽口处，然后再将导管向外上方旋转 45°，使导管插入咽口内，检查者即换左手固定导管，右手拿橡皮球，对准导管穆端开口气数次，经听诊橡皮管若听到“呼-呼”声，表示咽鼓管通畅；若听到“吱-吱”声，表示狭窄；若听到水泡声，则表示有液体；若听不到声音，则表示完全阻塞。

测 试 题

1. 成人咽鼓管全长为（　　）

A. 15mm　　B. 25mm　　C. 35mm　　D. 45mm　　E. 以上都不是

2. 小儿咽鼓管解剖特点（　　）

A. 管腔短，水平且粗　　B. 管腔粗，长，平　　C. 鼓室口粗咽口细

D. 鼓室口高咽口低　　E. 咽口扁平且垂直

第十四章　皮肤科检查

第一节　原发性皮损

原发性皮损（Primary lesion）是皮肤性病的组织病理变化直接产生的结果。不同的皮肤性病常有不同的原发性皮损，掌握原发性皮损对皮肤性病的诊断及鉴别诊断具有重要临床价值。

（一）斑疹

斑疹（macule）为皮肤黏膜的局限性颜色改变，损害与周围皮肤平齐，无隆起或凹陷，大小不一，形状不规则，直径小于1cm。

斑片（patch）：直径达到或超过1cm。根据发病机制和特征，分为红斑、色素沉着斑、色素减退（或脱失）斑及出血斑等。

（1）红斑：局部真皮毛细血管扩张充血所致，压之褪色。包括炎症性红斑和非炎症性红斑两种类型。前者如丹毒，局部皮温升高，肿胀，压之变白；后者如鲜红斑痣，毛细血管扩张，数量增多，皮温不高，压之褪色。

（2）色素沉着斑：表皮或真皮色素增加所致，压之均不褪色，如黄褐斑。

（3）色素减退（或脱失）斑：表皮或真皮色素减少（或消失）所致，压之均不褪色。

（4）出血斑：毛细血管破裂后红细胞外渗所致，压之不褪色，呈鲜红、暗红、紫红、紫蓝或黄褐色，分为瘀点（直径＜2mm）和瘀斑（直径＞2mm）。

（二）丘疹

丘疹（papule）为局限性、实质性、直径小于1cm的表浅隆起性皮损，病变通常位于表皮或真皮浅层，由表皮或真皮浅层细胞增殖（银屑病）、代谢产物聚积（皮肤淀粉样变）或炎症细胞浸润（湿疹）。

1. 斑丘疹　介于斑疹和丘疹之间，稍隆起性损害。

2. 丘疱疹　丘疹顶部有小水疱。

3. 丘脓疱疹　丘疹顶部有小脓疱。

（三）斑块

斑块（plaque）为直径大于1cm的扁平隆起性的浅表性损害，多为丘疹扩大或融合而成。

（四）风团

风团（wheal）为真皮浅层水肿引起的暂时性，隆起性皮损，呈红色或苍白色，周围有红晕，大小不一，边缘不规则，常伴剧痒、发作急，扩大快，一般经数小时即消退，消退后不留痕迹（荨麻疹）。

（五）水疱和大疱

水疱和大疱：水疱为（vesicle）局限性、隆起性、内含液体的腔隙性损害，直径小于1cm；大疱（bulla）直径大于1cm者为大疱。

(六) 脓疱

脓疱（pustule）为局限性、隆起性、内含脓液的腔隙性皮损，脓液可混浊，黏稠或稀薄，周围常有红晕。可由细菌（如脓疱疮）或非感染性炎症（如脓疱性银屑病）引起。

(七) 结节

结节（nodule）为圆形或类圆形局限性坚实深在性损害，病变常深达真皮或皮下组织，可隆起于皮面或不隆起。需触诊可查出。

可由真皮或皮下组织炎性浸润（结节性红斑），代谢产物沉积（结节性黄色瘤），肿瘤组织（皮肤转移癌）等引起。

肿块（mass）直径>2cm 的结节。

(八) 囊肿

囊肿（cyst）为含有液体或黏稠分泌物以及细胞成分的囊性损害，触之有弹性，一般位于真皮或皮下组织。可隆起或仅可触知，常呈圆形成椭圆形，触之可有弹性。

第二节 继发性皮损

继发性皮损（secondary lesion）由原发性皮损演变而来，或因搔抓及治疗不当引起。

（1）糜烂（erosion）：局限性表皮或黏膜上皮缺损形成的红色湿润面，常由水疱、脓疱破裂或浸渍处表皮脱落所致，因损害表浅，基底层细胞存在、故愈后不留瘢痕。

（2）溃疡（ulcer）：局限性皮肤或黏膜缺损形成的创面，深达真皮或更深位置，由感染、损伤、肿瘤、血管炎等引起。因损害常破坏基底层细胞，愈后留有瘢痕。

（3）鳞屑（scale）：干燥或油腻的角质细胞层状堆积，由表皮细胞形成过快或正常角化过程受干扰所致。

（4）浸渍（maceration）：皮肤角质层吸收较多水分导致表皮变软变白，常见于长时间浸水或处于潮湿状态。

（5）裂隙（fissure）：为线条状的皮肤裂口、通常深达真皮。常见于掌跖、指趾关节部位、口角、肛周等处。

（6）瘢痕（scar）：真皮或深部组织损伤后，由新生结缔组织增生修复而成。

（7）萎缩（atrophy）：皮肤的退行性变 由表皮厚度变薄或真皮和皮下组织减少。包括：表皮萎缩 真皮萎缩 皮下组织萎缩。

（8）痂（crust）：皮损中的浆液、脓液、血液与脱落组织、药物等混合干涸凝结而成。

（9）抓痕（excoriation）：线状或点状的表皮或深达真皮浅层的剥脱性缺损。

（10）苔藓样变（lichenification）：因反复搔抓和摩擦致皮肤局限性浸润肥厚，沟深嵴大，表面粗糙，硬如皮革。

第三节 皮损检查的内容及注意事项

一、皮损检查的内容

(一) 视诊

视诊内容包括：皮损性质、大小和数目、颜色、界限及边缘、形状、表面、基底、内容、排列、部位和分布。

（二）触诊

1. 皮损的大小、形态、深浅、硬度、弹性感及波动感；是否浸润增厚、萎缩变薄、松弛、凹陷等。

2. 皮损的轮廓是否清楚，与其下组织是否粘连、固定或可以推动等。

3. 局部温度是否升高或降低；有无压痛；有无感觉过敏、减低或异常。

4. 出汗与皮脂多少。

5. 附近淋巴结有无肿大，触痛或粘连。

（三）临床检查方法

1. 玻片压诊法　选择洁净，透明度好的玻片压迫皮损处至少 15s，观察皮损颜色变化。

临床意义：①区分出血和充血性皮损；②寻常性狼疮皮损出现特有的苹果酱颜色。

2. 鳞屑刮除法　用钝器或指甲轻刮皮疹表面以了解皮损性质。

临床意义：寻常型银屑病特征性银白色鳞屑、薄膜现象、点状出血三联征。

3. 皮肤划痕试验　用钝器以适当压力划过皮肤，出现三联反应。

（1）3～15 秒，在划过处出现红色线条。

（2）15～45 秒，在红色线条两侧出现红晕。。

（3）1～3 分，在划过处出现隆起、苍白色风团状线条

临床意义：人工荨麻疹。

4. 棘层松解征（Nikolsky 征，尼氏征）

（1）手指推压水疱一侧，水疱沿推压方向移动。

（2）手指轻压疱顶，疱液向四周移动。

（3）稍用力在外观正常皮肤上推擦，表皮即剥离。

（4）牵扯已破损的水疱壁时，水疱周边的外观正常皮肤一同剥离。

临床意义：以上四项任意一项阳性为尼氏征阳性，见于表皮内水疱常见于天疱疮，尼氏征阴性见于表皮下水疱、常见于大疱性类天疱疮。

二、皮损检查的注意事项

（一）医患沟通人文关怀

检查者向患者说明检查的目的、意义，征得患者同意。

（您好：我是您的主治医师××，为了明确诊断需要检查您的全身皮肤黏膜，希望您能配合。请问您需要去卫生间吗？现在屏风已拉好，光线充足（自然光），室温适宜，请您做好准备，不要紧张。

（您的检查结束了，谢谢您的配合）。

（二）注意事项

1. 光线充足　最好是自然光，其次是日光灯。

2. 检查范围　包括全身皮肤、黏膜、附属器（指趾、指甲及毛发）；怀疑接触性皮炎及寄生虫性皮肤病者，检查衣物。

3. 必要时借助放大镜和皮肤镜。

测 试 题

根据病例回答下列问题，其中至少有一项是正确的。

患者，女，31 岁，周身红斑、鳞屑反复发作 5 年余。既往体健，家族无类似病史。查体：一般状态良好。咽部充血，皮肤科专科检查：见图 14-1。

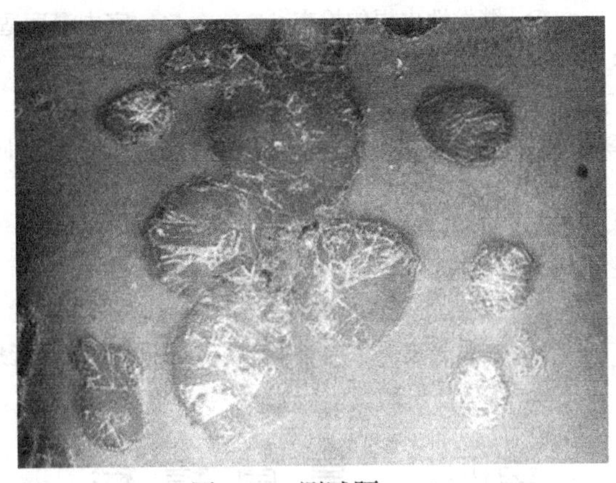

图 14-1　测试题 1～5

1. 本患者的皮损性质是（　　）

A. 斑片　　B. 斑块　　C. 丘疹　　D. 鳞屑　　E. 痂

2. 患者需要做哪些临床皮损检查（　　）

A. 皮肤划痕试验　　B. 玻片压诊　　C. 鳞屑刮除

D. 尼氏征检查　　E. 斑贴试验

3. 患者进行体检时的注意事项都包括哪些（　　）

A. 应对皮肤黏膜及其附属器全面检查　　B. 体格检查主要依靠视诊

C. 体格检查应重视系统检查　　D. 光线充足，最好是日光灯

E. 询问有无用药史

4. 本检查特征性的皮肤反应是（　　）

A. 苹果酱颜色　　B. 点状出血　　C. 薄膜现象

D. 糠秕样鳞屑　　E. 银白色鳞屑

5. 本病的诊断（　　）

A. 寻常型银屑病　　B. 花斑糠疹　　C. 剥脱性皮炎

D. 扁平苔癣　　E. 体癣

患者，男，48 岁，口腔溃疡反复发作 1 年，躯干、四肢皮疹 3 个月。既往体健。查体：一般状态良好。口腔见多发豆粒大小的糜烂面。躯干、四肢皮疹（图 14-2）。

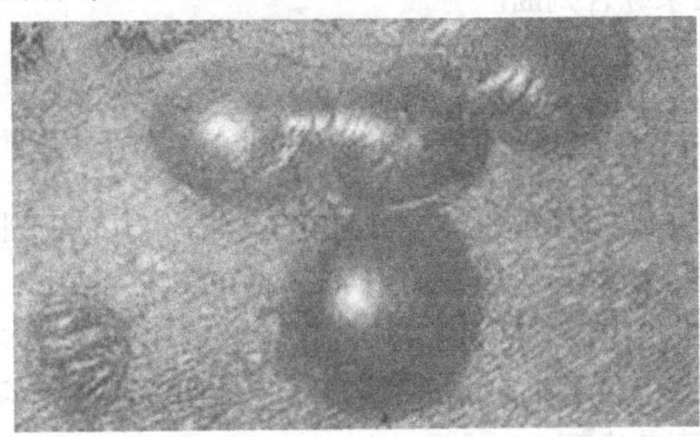

图 14-2　测试题 6～10

6. 本患者的皮损性质是（　　）
A. 丘疹　　B. 丘疱疹　　C. 囊肿　　D. 脓疱　　E. 水疱和大疱
7. 患者需要做哪些临床皮损检查（　　）
A. 皮肤划痕试验　　B. 玻片压诊　　C. 鳞屑刮除
D. 尼氏征检查　　E. 斑贴试验
8. 患者进行体检时的注意事项都包括哪些（　　）
A. 原发性皮损的检查　　B. 继发性皮损的检查　　C. 室内温度适宜
D. 体格检查主要依靠视诊　　E. 询问有无用药史
9. 本检查特征性的皮肤反应是（　　）
A. 手指推压水疱一侧，水疱沿推压方向移动　　B. 手指轻压疱顶，疱液向四周移动
C. 稍用力在外观正常皮肤上推擦，表皮即剥离
D. 牵扯已破损的水疱壁时，可见水疱周边的外观正常皮肤一同剥离
E.稍用力在外观正常皮肤上推擦，表皮可出现水疱
10. 本检查的临床意义（　　）
A. 提示表皮内水疱　　B. 提示表皮下水疱　　C. 见于大疱性类天疱疮
D. 见于天疱疮　　E. 水疱性疾病

第四节　真 菌 镜 检

【目的】　判断是否存在真菌感染。

【适应证】　浅部和深部真菌病。

【禁忌证】　无特殊禁忌证。

【操作前的准备】

（1）取材应在皮损活动区，如环形损害的边缘，水疱顶部，量要充足。

（2）取材前停用抗真菌药物一周。

【操作步骤】

（1）用钝刀刮取皮损边缘部的皮屑，或用小刀刮取变色松脆的甲屑，取标本置玻片上。

（2）加一滴 10% KOH 溶液，盖上盖玻片，在酒精灯上微微加热，待标本溶解，轻轻加压盖玻片使标本透明即可镜检。

（3）先在低倍镜下检查有无菌丝或孢子，再用高倍镜证实。

【临床意义】　直接涂片镜检阳性表明有真菌感染，可初步诊断，但阴性不能排除诊断，行真菌培养明确诊断。

【注意事项】

1. 应与真菌镜检结果综合判断。

2. 严格无菌操作，避免污染。

3. 采集的标本应立即检查。

【相关知识】

1. 真菌性皮肤病　由致病真菌感染所引起的传染性疾病，是皮肤科的常见病、多发病。真菌所致皮肤病称真菌性皮肤病（皮肤真菌病）。

2. 浅部真菌病（皮肤癣菌病 dermatophytosis 简称癣 tinea）　多由嗜角蛋白性毛癣菌属、小孢子菌属和表皮癣菌属侵犯表皮角质层、毛发和甲板引起感染，常见的有头癣、体癣、股癣、手足癣、甲真菌病等。

测 试 题

1. 下列属于深部真菌的是（ ）
A. 黄癣菌 B. 白色毛癣菌 C. 念珠菌 D. 犬小孢子菌 E. 红癣菌
2～5 题，患者，女，45 岁。右手皮肤干燥脱屑 2 年，同时有大拇指指甲增厚，变脆。
2. 最合适的实验室检查是（ ）
A. 斑贴试验 B. 真菌镜检 C. WOOD 灯检查
D. 皮内试验 E. 组织病理
3. 本病的诊断是（ ）
A. 手癣、甲癣 B. 接触性皮炎 C. 湿疹 D. 银屑病
4. 治疗本病的常规用药是（ ）
A. 伊曲康唑、咪康唑软膏 B. 西替利嗪 C. 碘化钾 D. 皮炎平软膏
5. 口服药治疗期间最需检查（ ）
A. 血常规 B. 肝功能 C. 肾功能 D. 尿常规 E. 凝血象
6～8 题共用备选答案：A. 灰黄霉素 B. 伊曲康唑 C.两性菌素 B D. 碘化钾
6. 治疗头癣的首选药是（ ）
7. 治疗甲癣的首选药是（ ）
8. 治疗孢子丝菌病的首选药是（ ）
9. 甲下堆屑最常见于（ ）
A. 银屑病 B. 扁平苔藓 C. 甲癣 D. 甲营养不良 E. 甲沟炎
10. 下列哪一型甲真菌病是各种甲真菌病发展的最终格局（ ）
A. 白色浅表型 B. 远端侧位甲下型 C. 近端甲下型
D. 全甲损毁型 E. 营养不良

第五节 性 病 检 查

一、淋球菌检查

【目的】 判断是否患淋病。

【适应证】 淋球菌感染者。

【禁忌证】 无特殊禁忌。

【操作前准备】

1 患者准备 暴露可疑皮损及周围皮肤、黏膜。

2. 材料准备

（1）一次性无菌手套、无菌帽、口罩、载玻片，屏风。

（2）女性取材用：一次性窥器，一次性臀垫、女性采样拭子。

（3）男性取材用：男性采样拭子。

3. 操作者准备 操作者带帽子、口罩、一次性手套，了解患者病情，掌握操作过程及结果判读。

【操作步骤】

1. 人文关怀 检查者向患者说明检查的目的、意义，征得患者的同意（××您好：我是您的主治医师××，为了明确诊断需要取材，希望您能配合。现在屏风已拉好，室温适宜，请您做好准备，不要紧张）。

2. 标本采集

（1）男性患者取尿道分泌物：在取材前 2h 内不应排尿，操作者戴一次性手套，告知患者背靠墙站立，有临床症状患者可直接用男性采样拭子蘸取分泌物，无临床症状或疗效观察者，固定阴茎，扒开尿道口，用男性采样拭子插入尿道 2～4cm，轻轻转动并保留 10～15s 后取出，操作过程中保证采样试管口朝下，以避免污染，其中涂片 2 张，另取新的采样拭子重新取样送检培养。

（2）女性患者取宫颈分泌物：操作者戴一次性手套，检查床上铺一次性臀垫，告知患者上检查床，采取截石位，左手持窥器，倾斜 45°，沿阴道后侧壁缓缓伸入阴道，边进入，边摆正，扩张窥器，暴露宫颈，先用无菌脱脂棉擦去宫颈口外溢分泌物，然后用女性采样拭子插入宫颈管内 1～2cm，轻轻转动，保留 20～30s 后取出，操作过程中保证采样试管口朝下，以避免污染，其中涂片 2 张，另取新的采样拭子重新取样送检培养。

3. 临床意义 直接涂片镜检阳性可初步诊断，但阴性不能排除诊断；需要做淋球菌培养来明确诊断。

【注意事项】

（1）取材时拭子伸入尿道或宫颈口的深度要足够。

（2）男性患者最好在清晨排尿前或排尿后数小时采集标本进行培养。

（3）涂片时动作要轻柔，防止细胞破碎变形，涂片厚薄要合适。

二、支原体、衣原体检查

【目的】 判断有无支原体衣原体感染。

【适应证】 临床表现及尿常规检查怀疑支原体、衣原体感染者。

【禁忌证】 无特殊禁忌。

【操作前准备】

1. 患者准备 同淋球菌检查。

2. 材料准备

（1）一次性无菌手套、无菌帽、口罩、屏风。

（2）女性取材用：一次性窥器，一次性臀垫、女性采样拭子。

（3）男性取材用：男性采样拭子。

3. 操作者准备 操作者带帽子、口罩、一次性手套，了解患者病情，掌握操作过程及结果判读。

【操作步骤】 同淋球菌检查，其中标本采集无涂片镜检，只需采样一次送检培养。

【临床意义】 培养阳性可确定相应病原体感染。

三、醋酸白试验操作

【目的】 辅助诊断尖锐湿疣。

【适应证】 怀疑尖锐湿疣。

【禁忌证】 局部皮损性糜烂、感染者。

【操作前准备】

1. 患者准备 暴露疣体或可疑皮损。

2. 材料准备　无菌帽、口罩、手套、无菌棉签、5%醋酸。

3. 操作者准备　操作者带帽子、口罩、无菌手套，了解患者病情，掌握操作过程及结果判读。

【操作步骤】

1. 人文关怀　跟患者沟通，做自我介绍，核对患者姓名、年龄，向患者交代检查的目的、检查的方法及意义。

2. 暴露好有皮损的皮肤，以棉签清除局部分泌物后，用无菌棉签蘸5%醋酸溶液涂在皮损及周围正常皮肤黏膜。

3. 3～5min后观察，皮损变为白色、周围组织不变色为阳性。

4. 临床意义　人类乳头瘤病毒感染的上皮细胞与正常细胞产生的角蛋白不同，能被5%醋酸致白。

【注意事项】

（1）敏感性较高。

（2）有时在上皮增厚或外伤擦破情况下有假阳性反应。

（3）该实验诊断尖锐湿疣病非绝对特异反应，应作为临床参考。可能有假阳性或假阴性。必要时需做组织病理检查。

测　试　题

1. 淋菌性尿道炎的确诊方法是（　　）
A. 淋球菌涂片检查　B. 淋球菌培养　C. PCR
D. 淋球菌抗原检测　E. 尿常规

2. 患者，男，45岁，尿频、尿急、尿痛、尿道口红肿，伴脓性分泌物两日，尿道分泌物培养淋球菌生长，该患诊断是（　　）
A. 急性淋病　B. 非淋菌性尿道炎　C. 一期梅毒
D. 念珠菌性龟头炎　E. 生殖器疱疹

3. 急性淋病的表现不包括（　　）
A. 尿急　B. 尿痛　C. 尿脓　D. 皮损为硬下苷　E. 尿道口红肿

4. 淋病的潜伏期是（　　）
A. 3～5日　B. 2周　C. 1个月　D. 3个月　E. 6个月

5. 淋球菌的特点不包括（　　）
A. 呈卵圆形或肾形　B. 怕高温　C. 干燥环境易死亡
D. 一般消毒剂无效　E. 离开人体容易死亡

6. 对于淋菌性尿道炎描述，错误的为（　　）
A. 多有尿频、尿急、尿痛等尿路刺激症状　B. 潜伏期平均3～5日
C. 尿道分泌物量多，为浆液性稀薄黏液　D. 尿道口可出现红肿　E. 全身症状偶见

7. 患者，男，30岁，已婚，轻度尿道烧灼感，伴尿道分泌物2日。体检：尿道口轻度红肿，有浆液性分泌物，患者有不洁性生活史。2周前因尿急、尿频、尿痛、尿道脓性分泌物，分泌物镜检淋菌阳性，而被诊为急性淋病，予淋必治疗后，症状体征消失，淋菌图片和培养均阴性。患者目前情况，最可能的诊断是（　　）
A. 淋病　B. 非淋菌性尿道炎　C. 梅毒
D. 念珠菌性包皮龟头炎　E. 以上都不是

8. 患者，男，40岁，尿道灼痛，尿道口轻度红肿、尿道浆液性分泌物1周，尿道分泌物检测衣原体阳性，该患者诊断可能是（　　）
A. 淋病　B. 非淋菌性尿道炎　C. 包皮龟头炎　D. 一期梅毒　E. 阴茎珍珠状丘疹

9. 醋酸白试验用于诊断哪种疾病（　　）
A. 尖锐湿疣　B. 假性湿疣　C. 单纯疱疹　D. 阴茎珍珠状丘疹　E. 一期梅毒

10. 尖锐湿疣是由什么病毒引起的（　　）
A. HPV　B. HSV　C. HIV　D. E-B病毒　E. 柯萨奇病毒

测试题答案

第五章第二节：1. C　2. D　3. E　4. E　5. C　6. B　7. A　8. D　9. C　10. C　11. D　12. B　13. E　14. B　15. D　16. D　17. A

第五章第三节：1. E　2. D　3. A　4. A　5. C　6. D　7. B　8. E　9. C

第六章第八节：1. B　2. C　3. A　4. A　5. B　6. C　7. D　8. D　9. E　10. B

第七章：1. D　2. C　3. A　4. D　5. E　6. A　7. A　8. E　9. B　10. A　11. A　12. E　13. C　14. B　15. D　16. D　17. A　18. C　19. E　20. A　21. E　22. C　23. D　24. C　25. B

第八章第三节：1. B　2. E　3. A　4. A　5. B　6. E　7. E　8. E　9. B　10. C

第八章第四节：1. ABCD　2. B　3. ABCD　4. ABC　5. ABCD　6. B　7. AC　8. E　9. AB　10. C

第八章第五节：1. CE　2. B　3. ABD　4. CD　5. E　6. C　7. DE　8. BDE　9. ABE　10. BD

第八章第六节：1. E　2. B　3. B　4. B　5. ABCD　6. A　7. ABD　8. ABD　9. A　10. ABC

第八章第七节：1. B　2. ABC　3. ABC　4. A　5. C　6. A　7. A　8. B　9. C　10. C

第八章第八节：1. A　2. B　3. AD　4. A.B.C　5. A　6. ABCDE　7. AB　8. A　9. B　10. AB

第八章第九节：1. C　2. BCDE　3. ABCE　4. ABCD　5. ACE　6. A　7. D　8. E　9. A　10. BCD

第八章第十节：1. A　2. E　3. C　4. B　5. A　6. ABCD　7. ACE　8. ABCDE　9. BD　10. ABD

第十章第一节：1. C　2. D　3. B　4. E　5. B　6. C　7. D　8. C　9. D　10. D

第十章第二节：1. D　2. B　3. A　4. B　5. D　6. B　7. B　8. B　9. A　10. B

第十章第三节：1. A　2. C　3. D　4. D　5. B　6. C　7. A　8. B　9. E　10. D

第十章第四节：1. E　2. E　3. B　4. D　5. B　6. D　7. C　8. C　9. C　10. A

第十章第五节：1. E　2. C　3. D　4. B　5. B　6. D　7. C　8. E　9. D　10. B

第十一章第一节：1. A　2. C　3. A　4. B　5. D　6. D　7. D　8. B　9. C　10. D

第十一章第二节：1. C　2. C　3. A　4. E　5. D　6. E　7. C　8. D　9. B　10. D

第十一章第三节：1. B　2. C　3. D　4. D　5. B　6. A　7. D　8. B　9. D　10. D

第十一章第四节：1. B　2. C　3. C　4. D　5. D　6. C　7. D　8. D　9. B　10. D

第十一章第五节：1. D　2. D　3. D　4. D　5. D　6. B　7. A　8. A　9. C　10. D

第十一章第六节：1. C　2. A　3. C　4. C　5. C　6. B　7. C　8. C　9. D　10. C

第十一章第七节：1. C　2. D　3. C　4. D　5. C　6. D　7. D　8. A　9. B　10. D

第十一章第八节：1. A　2. D　3. A　4. D　5. B　6. D　7. A　8. C　9. D　10. D

第十一章第九节：1. D　2. D　3. D　4. C　5. C　6. D　7. D　8. C　9. B　10. C

第十一章第十节：1. C　2. A　3. A　4. A　5. D　6. B　7. D　8. B　9. D　10. A

第十一章第十一节：1. B　2. C　3. D　4. C　5. D　6. D　7. A　8. C　9. B　10. A

第十一章第十二节：1. C　2. B　3. D　4. D　5. D　6. D　7. C　8. A　9. C　10. A

第十一章第十三节：1. C　2. D　3. B　4. B　5. B　6. D　7. B　8. D　9. D　10. D

第十一章第十四节：1. D　2. D　3. C　4. B　5. D　6. A　7. C　8. C　9. B　10. C

第十一章第十五节：1. C　2. C　3. D　4. D　5. C　6. A　7. C　8. A　9. B　10. B

第十二章第一节：1. A　2. C　3. D　4. D　5. A

第十二章第二节：1. C　2. D　3. C　4. D

第十二章第三节：1. A　2. C　3. B　4. C

第十三章第一节：1. A　2. A　3. A　4. C　5. C　6. D　7. A　8. ABCD

第十三章第二节：1. E　2. A　3. C　4. C　5. B　6. B　7. D　8. A　9. B

第十三章第三节：1. A　2. B　3. C　4. E　5. D　6. C　7. C　8. E　9. C

第十三章第四节：1. B　2. E

第十三章第五节：C

第十三章第六节：1. C　2. E　3. B　4. C　5. D　6. A　7. C　8. B

第十三章第七节：1. D　2. C　3. B　4. A　5. B　6. D　7. A

第十三章第九节：1. E　2. B　3. B　4. AB　5. ACD

第十三章第十节：1. C　2. B

第十三章第十一节：1. C　2. B

第十四章第二节：1. BD　2. C　3. ACE　4. BCE　5. A　6. E　7. D　8. ABCE　9. ABCD　10. AD

第十四章第三节：1. C　2. B　3. A　4. A　5. B　6. A　7. B　8. D　9. C　10. D

第十四章第四节：1. C　2. B　3. A　4. A　5. B　6. A　7. B　8. D　9. C　10. D

第十四章第五节：1. B　2. A　3. D　4. A　5. D　6. C　7. B　8. B　9. A　10. A

参 考 文 献

曹泽毅，2005. 中华妇产科学. 2 版. 北京：人民卫生出版社
陈大燕，陈春彬，廖霖，等，2001. 颈内静脉的解剖与穿刺改良法的临床应用. 广东医学. 22（7）：576-577
陈红，2014. 中国医学生临床技能操作指南. 北京：人民卫生出版社，90～120
陈翔，吴静，2016. 湘雅技能培训教程. 北京：高等教育出版社
陈翔，吴静，2016. 湘雅临床技能培训教程. 北京：高等教育出版社
陈孝平，汪建平，2013. 外科学. 8 版. 北京：人民卫生出版社
陈新，2009. 临床心律失常学. 2 版. 北京：人民卫生出版社
丛玉隆，2002. 当代检验分析技术与临床. 北京：中国科学技术出版社
丰有吉，2012. 全国高等学校临床医学专业试题库——妇产科学. 北京：人民卫生出版社
丰有吉，沈铿，2009. 妇产科学. 2 版. 北京：人民卫生出版社
葛均波，徐永健，2013. 内科学. 8 版. 北京：人民卫生出版社
谷京城，陈冬，牛玉军，等，2011. 耳鼻咽喉头颈外科学试题导航. 北京：人民军医出版社
管怀进，2013. 眼科学. 2 版. 案例版. 北京：科学出版社
江森，董白桦，2001. 计划生育手术彩色图谱. 济南：山东科学技术出版社
教育部医学教育临床教学研究中心专家组，2012. 中国医学生临床技能操作指南. 北京：人民卫生出版社
金汉珍，黄德珉，官希吉，2003. 实用新生儿学. 3 版. 北京：人民卫生出版社
赖荣德，李奇林，2009. 危重急症识别与处置. 北京：科学技术文献出版社
乐杰，2008. 妇产科学. 7 版. 北京：人民卫生出版社
李爱斌，夏良斌，2009. 妇产科小手术与检查技术. 北京：北京科学技术出版社
凌萝达，顾美礼，2000. 难产. 2 版. 重庆：重庆出版社
刘成玉，罗春丽，2012. 临床检验基础. 北京：人民卫生出版社
刘新民，2003. 妇产科手术学. 北京：人民卫生出版社
刘元姣，洛若愚，2007. 实用妇产科手术与并发症治疗. 2 版. 北京：科学出版社
吕淑琴，尚少梅，2006. 护理学基础. 2 版. 北京：中国中医药出版社
尚红，王毓三，申子瑜，2014. 全国临床检验操作规程. 北京：人民卫生出版社
邵肖梅，叶鸿瑁，丘小汕，2011. 实用新生儿学. 4 版. 北京：人民卫生出版社
沈洪. 刘中民，2013. 急诊与灾难医学. 2 版. 北京：人民卫生出版社
万学红，卢雪峰，2013. 诊断学. 北京：人民卫生出版社
汪吉宝，孔维佳，黄选兆，2007. 实用耳鼻咽喉头颈外科学. 2 版. 北京：人民卫生出版社
王益鑫，方爱华，2012. 计划生育技术. 3 版. 上海：上海科学技术出版社
吴希如，李万镇，2006. 儿科实习医师手册. 2 版. 北京：人民卫生出版社
吴晓蔓，2010. 临床检验基础实验指导. 北京：人民卫生出版社
谢幸，苟文丽，2013. 妇产科学. 8 版. 北京：人民卫生出版社
徐润华，徐桂荣，2003. 现代儿科护理学. 北京：人民军医出版社
许文荣，2006. 临床基础检验学. 北京：高等教育出版社.
姚尚龙，曾因明，2011. 临床麻醉基本技术. 北京：人民卫生出版社
张学军，2013. 皮肤性病学. 8 版. 北京：人民卫生出版社
中华医学会，2006. 临床技术操作规范-皮肤病与性病分册. 北京：人民军医出版社
庄依亮，2009. 现代产科学. 2 版. 北京：科学出版社
Beliz ά n J M, Villar J, Nardin J C, et al, 1978. Diagnosis of intrauterine growth retardation by a simple clinical method: measurement of uterine height. American Jouumal of Obstetrics and Gynecology，131（6）：643-646
Cunningham F G，Gant N F，Leveno K J，et al，2001. 威廉姆斯产科学. 21 版. 段涛，丰有吉，狄文译. 济南：山东科学技术出版社
Cunningham F，Leveno Kenneth，Bloom Steven，et al，2011. Williams Obstetrics. 23rd ed. McCraw Hill Professional
Cunningham F，Leveno Kenneth，Bloom Steven，et al，2005. Williams Obstetrics. 22nd ed. McGraw Hill Companies
Edelman Alison，Anderson JoDee，Lai S，et al，2007. Pelvic Examination. N Engl J Med. 356：e26
Gordon Paul，2009. Endometrial Biopsy. N Engl J Med，361：e61
Hanretty K P，2003. Obstetrics Illustrate. 6th ed. Churchill Livingstone
Hazinski M F，Nolan J P，Aicken R，et al，2015. Part 1：executive summary：2015 International Consensus on Cardiopulmonary Resuscitation and Emergency Cardiovascular Care Science With Treatment Recommendations. Circulation. 132（16）（Suppl 1）. in

press
Matthews Mathai，2009. The Partograph for the Prevention of Obstructed Labor. Clin Obstet Gynec01，52（2）：256-269
Metheny N A，Meert K L，Clouse R E，2007. Complications related to feeding tube placement. Curr Opin Gastroenterol，23：179
Neumar RW，Shuster M，Callaway CW，et al，2015. Part 1：executive summary：2015 American Heart Association Guidelines Update for Cardiopulmonary Resuscitation and Emergency Cardiovascular Care. Circulation. 132（18）（Suppl 2）. in press
Paul Gordon，2009. Endometrial Biopsy. N Engl J Med. 361：e61
Pillay Priya，Janaki S，Manjila Cecy，2012. A Comparative Study of Gravidogram and Ultrasound in Detection of IUGR The Journal of Obstetrics and Gynecology of India，62（4）：409-412
World Health Organization，1994. Preventing Prolonged Labour：a practice guide. The Partograph. Part I-Ⅳ Geneva：WHO
World Health Orgnization，2010. Effective Perinatal Care（EPC）. Midwifery/Obstetrical Care. Module M01：Antenatai Care